现代
肺癌内科诊治的
原理和实践

主　编　何志勇　刘振华　叶　峰
副主编　陈　曦　赖金火　施　烯　庄锡彬

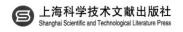

上海科学技术文献出版社
Shanghai Scientific and Technological Literature Press

图书在版编目(CIP)数据

现代肺癌内科诊治的原理和实践 / 何志勇,刘振华,
叶峰主编. —上海:上海科学技术文献出版社,2021
ISBN 978-7-5439-8464-6

Ⅰ.①现… Ⅱ.①何… ②刘… ③叶… Ⅲ.①肺癌－
内科学－诊疗 Ⅳ.①R734.2

中国版本图书馆CIP数据核字(2021)第218072号

策划编辑:姜　曼
责任编辑:姜　曼　忻静芬

现代肺癌内科诊治的原理和实践
XIANDAI FEI'AI NEIKE ZHENZHI DE YUANLI HE SHIJIAN
何志勇　刘振华　叶　峰　主编

出版发行:上海科学技术文献出版社
地　　址:上海市长乐路746号
邮政编码:200040
经　　销:全国新华书店
排　　版:无锡科奇商务印刷有限公司
印　　刷:无锡市海得印务有限公司
开　　本:787mm×1092mm 1/16
印　　张:43.625
字　　数:920 000
版　　次:2021年11月第1版　2021年11月第1次印刷
书　　号:ISBN 978-7-5439-8464-6
定　　价:368.00元
http://www.sstlp.com

编委会名单

主　编　何志勇　刘振华　叶　峰
副主编　陈　曦　赖金火　施　烯　庄锡彬

编　委（以姓氏拼音排序）

陈　弘	陈俊强	陈鹏涛	陈　平	陈声池	陈诗杰	陈　伟	陈文彬	陈　雄
戴炀斌	戴毅君	杜　彬	房文铮	郭　敬	郭婉婷	郭伟峰	何　琦	何约明
洪华兰	胡卉华	黄理明	江振建	康艺苹	柯春霖	赖金枝	兰燕芹	雷　雯
李德育	李　捷	李梅芳	李　宁	李　星	李毅斌	林　莉	林建光	林景辉
林　翔	林艺红	林　宇	刘　锋	刘　青	米彦军	彭永海	邱文斌	邱燕如
邵良秀	苏焕章	苏云霞	孙　静	汤玮玮	王传鹏	王福宇	王俊斌	王海滨
王　强	王文一	王学炆	翁丽红	翁小娇	吴晓婷	谢钰萍	徐海鹏	许达强
许凰真	许天文	许元基	杨鸿毅	杨　虎	杨静波	叶娟萍	游梦星	游　昕
余　擎	余英豪	曾乌查	张桂枫	张国英	张　晶	张　凯	张浩毅	张焕林
张钱永	张振阳	赵爱月	郑嘉铌	庄锡斌				

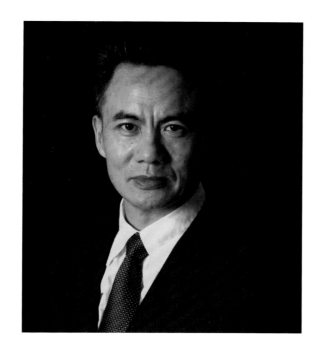

何志勇，1990年毕业于福建医学院（1996年4月更名为福建医科大学），肿瘤学硕士。2014—2015年以高级访问学者身份深造于美国希望之城（City of Hope）国家癌症中心。现任福建省肿瘤医院、福建医科大学附属肿瘤医院胸部肿瘤内科二十五区行政主任、主任医师，福建医科大学副教授，福建省肿瘤医院癌痛多学科综合治疗（MDT）组长和肺癌多学科综合治疗（MDT）副组长，福建省肿瘤医院药物临床试验伦理委员会主任委员，福建省肿瘤化学治疗质控中心成员。多年来致力于肺癌综合治疗及肺癌基础与临床转化研究，主持多项福建省自然科学基金和科技厅科研课题，在 *Journal of Inflammation Research* 等科学引文索引（SCI）收录期刊上发表论文多篇，参与编写《临床肿瘤康复》（人民卫生出版社，2018）等多部学术专著。目前兼任中国医药教育协会肿瘤转移专业委员会副主任委员、中国临床肿瘤学会（CSCO）肿瘤免疫治疗专家委员会常务委员、CSCO非小细胞肺癌专家委员会委员、福建省海峡肿瘤防治科技交流协会肿瘤临床研究协作分会会长、福建省基层卫生协会基层肿瘤防治分会主任委员、福建省抗癌协会肺癌专业委员会常务委员，并被聘为 *Chronicles of Oncology* 和 *Journal of Cancer Research Forecast* 等期刊编委。

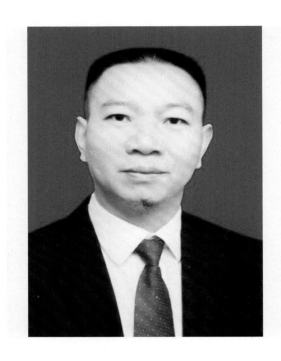

　　刘振华,博士,现任福建省立医院肿瘤内科副主任、主任医师、博士生导师。美国国家癌症研究所(NCI)高级访问学者。兼任中国临床肿瘤学会(CSCO)罕见肿瘤专家委员会委员、中国老年学和老年医学学会精准医疗分会委员、中国医药教育协会疑难肿瘤专业委员会委员、中国南方肿瘤临床研究协会肺癌专业委员会委员、中国研究型医院学会生物治疗专业委员会胃癌学组委员、福建省抗癌协会肿瘤免疫治疗专业委员会副主任委员、福建省抗癌协会营养与支持治疗专业委员会副主任委员、福建省免疫学会肿瘤免疫与生物治疗专业委员会副主任委员、海峡两岸医药卫生交流协会临床肿瘤学诊疗分会副主任委员、福建省医学会微生物与免疫学分会常务委员、福建省海峡肿瘤防治科技交流协会精准医学专业委员会常务委员、福建省医师协会肿瘤内科专业委员会常务委员。

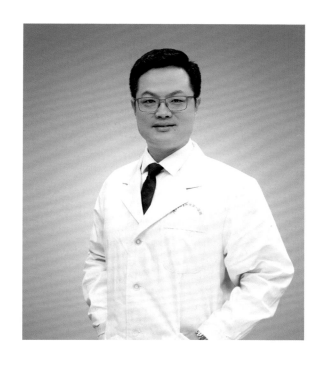

　　叶峰,现任厦门大学附属第一医院肿瘤内科科室行政主任,博士、主任医师、硕士生导师、副教授。从事肿瘤内科临床工作20余年,主要从事肿瘤分子靶向治疗、免疫治疗和耐药领域的临床和转化性研究。在该学科领域有较深的造诣,是厦门市肿瘤内科领域学术带头人。任厦门市化疗质量控制中心主任,组织制定了厦门市抗肿瘤治疗规范,建立健全了质量保证体系;创建了厦门市抗肿瘤药物转化研究重点实验室。兼任中国临床肿瘤学会(CSCO)理事、CSCO临床研究专家委员会委员、海峡两岸医药卫生交流协会临床肿瘤学诊疗分会主任委员、福建省抗癌协会肿瘤内科专业委员会副主任委员、福建省抗癌协会免疫治疗专业委员会副主任委员等职务。主持及参与100余项国际、国内多中心临床研究,设立了肿瘤内科Ⅰ期临床研究病房,使肿瘤内科临床试验水平处于国内领先地位。主持并参与"十三五"国家科技重大专项、国家自然科学基金项目、福建省自然科学基金项目等多项科研课题。在科学引文索引(SCI)收录期刊上发表学术论文30余篇。

序 1

　　肺癌发病率和死亡率在我国恶性肿瘤中均居首位并呈逐年上升趋势。大部分肺癌患者一经发现即为晚期，20世纪90年代以前化学治疗是晚期非小细胞肺癌患者的标准治疗，但这种没有个体性的治疗模式有效率低、毒副反应大，生存期仅 10 个月左右。进入 21 世纪以来，随着人类基因组计划的实施，对肿瘤生物学的认识不断加深，特别是基于肿瘤驱动基因的靶向治疗和基于免疫检查点的免疫治疗的兴起，为晚期非小细胞肺癌带来了新的治疗选择。因此，对肺癌治疗理论和临床实践的系统总结和介绍具有重要的现实意义。基于这样的临床需求，何志勇、刘振华和叶峰 3 位主任医师共同组织编写了这部《现代肺癌内科诊治的原理和实践》。

　　这是一部关于晚期肺癌诊治的系统性专著，阐述近年来肿瘤基础研究和新技术在晚期肺癌诊治中的应用和发展，包括肿瘤基因组计划成果为肺癌分子生物学的认识带来的进展；基于临床试验的循证医学成为肺癌精准治疗和个体化治疗基石与保障。重点介绍了肺癌靶向治疗、抗血管生成治疗和免疫治疗的理论与实践；同时，本书还详细介绍了近年来备受关注的免疫治疗和抗血管生成治疗的副反应和处理原则。全书集结了当今肺癌治疗的最新成果和作者们的个人临床经验与思维，是一本高水平的肺癌著作。同时本书在编写形式和内容上还力求实用，查阅此书既方便快捷，又能温故知新，特别适合在一线繁忙工作的医生们参考。本书的出版对进一步规范我国晚期肺癌治疗模式、提高晚期肺癌治疗水平会起到积极的作用。

中国医学科学院肿瘤医院　石远凯教授

2021 年 9 月

序 2

肺癌是目前世界范围内发病率及死亡率较高的恶性肿瘤之一。特别是晚期肺癌对人民的健康威胁更大。长期以来,晚期肺癌的2年生存率徘徊在20%。近十余年来,基于肺癌驱动基因的分子靶向治疗和以免疫检查点为作用机制的免疫治疗兴起,晚期肺癌治疗进入新局面。治疗模式先后经历了经验医学、循证医学,目前正在步入精准医学和个体化医学的新时期。临床方面,将肿瘤综合治疗理念即"根据病人机体状况,肿瘤病理类型、侵犯范围(病期)和发展趋向,有计划地、合理地应用现有的治疗手段,以期较大幅度地提高治愈率,改善病人的生活质量"贯彻于晚期肺癌治疗全程,使得晚期肺癌的5年生存率提高到10%~15%。

目前,晚期肺癌的基础研究理论、新的治疗药物、新的治疗技术不断涌现,临床治疗指南持续更新,从事肿瘤治疗的临床医师及广大基层中青年医师面临着如何将碎片化的信息整合成系统性知识和解决临床问题的困难。因此,迫切需要一类读物能够全面介绍和总结肺癌的最新治疗理论和临床实践的进展,以便能够在短期内对本专业理论的发展动态、临床实践的更新有全面系统性的了解,从而更好地为临床实践服务。

何志勇主任医师、刘振华主任医师及叶峰主任医师组织福建省内多位在肺癌防治方面学有专长的中青年专家,在查阅大量文献的基础上,结合国内外最新指南、共识及他们自己的临床实践编写了《现代肺癌内科诊治的原理和实践》专著。阐述了晚期肺癌分子生物学研究进展,基因组学在肺癌中的应用等;系统地介绍了晚期肺癌的个体化治疗的最新进展,重点介绍了分子靶向治疗、免疫治疗、抗血管生成治疗的原理和实践,特别是详细介绍了临床试验和综合治疗模式在晚期肺癌的应用和发展。这本书补充了先前出版的有关晚期肺癌基础研究和治疗的内容,着重在近5年的新进展。

福建省肿瘤医院在20世纪90年代即开展了晚期肺癌的基础研究和临床诊治工作,特别是近20年来,在国内率先开展肺癌的综合治疗工作,取得了一些经验和成绩，但仍然存在一些问题和发展瓶颈。希望通过这本专著的出版，和省内外的同道共同努力，相互借鉴和合作，共同提高肺癌的综合治疗水平，延长晚期肺癌患者的生存时间、改善其生活质量。

本书资料翔实，内容新颖，信息量大，几乎涵盖了近年来晚期肺癌基础研究和临床治疗的所有重要研究和最新进展，尤其是编者们对这些结果进行了客观分析和总结，提出了存在的问题和今后研究的方向。本书语言生动，图文并茂，实用性强，是广大呼吸科医师、肿瘤科医师和相关专业研究生学习和阅读很好的参考书。

福建省肿瘤医院院长　陈传本教授

2021 年 9 月

前　言

　　近20年来,癌症已占我国居民死亡原因的首位,尤其是肺癌,发病率、死亡率居各癌种的前列。在我国大城市和沿海地区,肺癌发病率、死亡率近年来有明显上升。因此,肺癌预防、基础研究和治疗一直是肿瘤学的热点问题。

　　进入21世纪以来,随着细胞分子生物学技术的进步、人类基因组计划的实施,对肿瘤生物学行为的认识不断加深。特别是基于肿瘤驱动基因的分子靶向治疗和以免疫检查点为作用机制的免疫治疗的兴起,肺癌治疗进入新局面。同时,肺癌诊疗技术的进步和基础理论的发展日新月异,肺癌治疗由循证医学向精准医学和个体化医学发展。而肺癌患者对疗效预期的日益增长,对临床医生的诊治水平提出了更高要求。因此,对肺癌治疗理论和临床实践的系统总结具有重要的现实意义和紧迫性。

　　我们正处在信息膨胀的时代,临床医师必须吸收各种医学知识以提高自己的认识水平,从而为病人提供更新、更好的服务。很多同道觉得一天不读书便会落后,然而,在浩瀚的信息海洋中,如何将碎片化的信息整合成系统性的知识和临床思维,成为广大基层临床医师及青年医师的一大障碍。因此,迫切需要一类读物能够全面介绍和系统总结肺癌最新理论和临床实践进展,以便从事肺癌治疗的专科医师、相关研究人员和广大基层肿瘤科医师能够在短期内对本专业理论的发展动态、临床实践的更新有全面系统性的了解。特别是近5年来,晚期肺癌的基础理论、新的治疗药物、新的治疗技术不断涌现,临床治疗指南持续更新,而系统性的相关专业书籍出版较少。为了满足临床医师的现实需求,我们应时而动,组织编写了本专著。

　　本书系统介绍和阐述了近年来肿瘤基础研究和新技术在晚期肺癌诊治中的应用和发展,包括肿瘤基因组计划成果为肺癌分子生物学的认识带来的进展;基于临床试验的循证医学成为肺癌精准治疗和个体化治疗基石和保障。重点介绍了肺癌靶向治疗、抗血管生成治疗和免疫治疗的理论与实践,同时,本书还详细介绍了近年来备受关注的免疫治疗和抗血管生成治疗的副反应和处理原则;晚期肺癌伴随副癌综合征及各种相关急症的特点及处理原则。

本书可为从事肺癌防治领域的基础研究人员、临床医师、高校教师和研究生提供帮助。由于肺癌的基础研究和临床试验数据进展迅速，为保证信息时效性，我们力争在最短时间内完成此书的编写工作，加之我们能力和水平有限，不足之处在所难免，望各位同道和读者批评指正。在此，致谢为本书编写付出辛勤工作的各位专家学者和关心支持本书出版的各界朋友。本书的出版还得到了福建省基层卫生协会基层肿瘤防治分会、海峡两岸医药卫生交流协会临床肿瘤学诊疗分会、福建省海峡肿瘤防治科技交流协会肿瘤临床研究协作分会的大力支持，在此一并表示感谢！

何志勇　刘振华　叶峰

2021 年 9 月

目　录

第一部分　原理和原则

第一篇　肺癌的基础理论和进展

第二篇　肺癌治疗学原理

第三篇　肺癌临床实践原则

第二部分　临床实践

第四篇　肺癌的分子病理学和细胞病理学

第五篇　肺癌的临床表现、诊断和分期

第六篇　晚期非小细胞肺癌治疗

目　录

第一部分　原理和原则

第一篇　肺癌的基础理论和进展

第1章
肺癌基因组学及分子生物学进展

第一节　肺癌基因组学

一、人类基因组计划的海啸效应

随着人类的疾病谱发生改变,癌症的发生率和死亡率都在升高,成为危害人类健康的一类疾病。"人类基因组计划"是一项具有划时代意义的科学工程,与制造原子弹的"曼哈顿计划"和"阿波罗登月计划"成为人类自然科学史上三大计划,成为人类历史长河中一颗璀璨的明珠。

在20世纪下半叶,人类的疾病谱开始发生改变,癌症发生率和死亡率都在升高,成为危害人类健康的一类疾病。在1960年,Nowell和Hangerford发现了人类肿瘤细胞中第一个结构异常的染色体,即费城染色体,是22号染色体长臂区段移位至9号染色体长臂上,形成新的染色体,新的染色体会引起 *BCR* 和 *ABL* 基因融合,导致相关疾病产生,在大部分的慢性粒细胞白血病患者中可检出。1976年,Bishop和Varmus首次发现了原癌基因,并且描述了其具有转化成癌的能力。1982年温伯格从人类癌细胞株中克隆出第一个体细胞突变的癌基因 *RAS* 基因。1983年人类首次发现表观遗传学改变在人类肿瘤基因组中的作用。与此同时,从20世纪70年代开始,生物学家们也发明了一系列的分子生物技术,其中包括脱氧核糖核酸(DeoxyriboNucleic Acid,DNA)测序、寡聚核苷酸合成、DNA杂交、分子克隆、聚合酶链式反应(Polymerase Chain Reaction,PCR)等,尤其是20世纪80年代荧光标记法DNA测序仪的研发和应用,为人类基因组计划提供了技术支持。另外,随着未知基因序列的不断解读,人类不断发现基因变异与遗传性疾病和肿瘤疾病密切相关,因此生物医学发展迫在眉睫。1983—1984年,美国能源部组织相关领域科学家,研讨启动大规模人类基因组测序计划的可能性,这便是人类基因组计划的酝酿阶段。

1990年10月1日人类基因组计划在美国首先正式启动,即完成人类所有DNA分子核苷酸序列的测定,1993年把这一计划重点明确在DNA序列图测定上,随后,英国、法国、日本、苏联、中国分别加入这一计划,形成以美国为主导的人类基因组计划项目。1999年12月1日,人类染色体基因完整序列测定完成。2000年6月26日,六国公布完成人类基因组草图的绘制工作,2001年2月12日,人类基因组图谱及初步分析结果公布。2003年4月15日,六国共同宣布人类基因组序列图完成。人类基因组计划较预期提前2年完成,为今后的生物科学发展提供了丰富可靠的数据基础。

在人类基因组计划完成之后,这个成果一度走过黑暗时刻。因为对数据的解读能力不足以及高昂的测序成本,使得测序结果难以应用于临床和生物科学产业。2011年美国科学家Maynard V Olson正式提出"精准医学"这一概念,即"通过遗传关联研究和临床医学紧密接轨,来实现临床人类疾病精确治疗和有效预警",让人类基因组计划的应用透露出曙光。2015年1月30日奥巴马政府提出"精准医疗"计划,即通过收集基因组学和其他分子信息为患者提供个体化医疗。同时,随着新一代测序技术的广泛应用,至此,人类基因组计划在癌症诊断、治疗、预后等方面已广泛应用。

值得一提的是,2006年,美国国家癌症研究所和国家人类基因组研究所开启了癌症基因组图谱计划(The Cancer Genome Atlas Program,TCGA)。癌症基因组图谱计划将运用目前已有知识、工具和手段,在DNA序列水平上找到与癌症相关的DNA变异,然后再运用各种新技术进一步找到致癌的原因。此举有助于人类真正破解癌症致病的机理。该计划涵盖了33种癌症类型,包括超过2万个癌症及正常组织的分子特征。经过12年的发展,TCGA产生了超过2.5 PB的海量数据,包括基因组、表观组、转录组和蛋白质组(图1-1)。

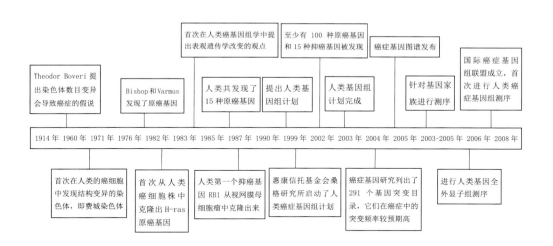

图1-1 人类癌基因组计划发展历程

纵观整个人类癌症基因组发展过程,笔者总结得出:① 随着测序技术的发展不断得到的癌症基因组图谱,使得我们对癌症的认识从组织学水平深入到遗传分子学水平,进而对肿瘤有了新分类。② 靶向药物的研发成功并应用于癌症治疗,说明了通过研究体细胞变异作为治疗靶点是合理且成功的。③ 肿瘤的基因分子分型将帮助临床医生个体化治疗肿瘤患者。④ 肿瘤的遗传物质改变可以作为肿瘤的检测和监测的分子标志物。⑤ 目前在火热开展的多种癌症基因组分析将不断为我们发现新的靶标,并将对治疗的药物研发带来发展前景。

二、基因组学为肿瘤分子生物学带来革命性的认识

1 寻找肿瘤相关基因的历程

在人类基因组计划完成前,科学家们主要通过癌病毒分析、连锁研究、杂合性缺失、细胞遗传学等方法来寻找癌基因,例如 *KRAS*、*TP53*、*APC* 基因等。人类基因组计划的完成标志着生物医学科学的新纪元。现在,研究者可以利用完成的人类基因组序列信息对肿瘤起源和遗传变异进行系统性分析。另外,人类基因组序列图为人类基因组单体型图谱(HapMap)的构建、突变的分类等提供了重要参考。值得一提的是,在寻找肿瘤相关基因的历程中,经历了候选基因法、基因家族法到全外显子组测序,测序技术也是从第一代发展到第二代。

1.1 候选基因法

是对肿瘤发生的各个环节进行筛查,推测或确定几个最有可能与疾病发生相关的基因或邻近的遗传物质作为候选基因进行标记并做相关分析,进而找到与癌症相关的突变。例如利用候选基因法对 *BRAF* 途径进行基因突变的系统分析,发现其与多种肿瘤的发生相关,并且不同癌种发生突变的频率不一,*BRAF* 基因突变在黑色素瘤中经常发生,在其他癌种发生突变的频率很低。同时发现一个重要的现象,*BRAF* 的突变与 *KRAS* 的突变是相斥的,这种现象在多种肿瘤中都看到,包括肺癌、结直肠癌等,说明这些基因在同一途径中起到作用,其实这一概念先前已经在低等生物秀丽隐杆线虫和黑腹果蝇中得到过证实。同时这个概念也让笔者对当前肺癌的靶向治疗获得了重要启示。

1.2 基因家族法

是候选基因法之后发展的一种鉴定肿瘤相关基因的方法。基因家族是指由一个基因通过基因重复而产生更多的拷贝形成一组基因,在基因重复过程中可能发生基因突变,它们可以聚集在同一条染色体上或分散在同一条染色体的不同位置,或者存在于不同的染色体上。它们在结构和功能上具有相似性和编码相似的蛋白产物。科学家们在探索肿瘤过程中发现,那些涉及蛋白表达和脂质磷酸化的基因家族在肿瘤的信号传导和增殖中起关键作用,还有蛋白激酶基因家族的多个成员与肿瘤的发生密切相关,与此同时,蛋白激酶容易受到药物的抑制作用,可以成为抗肿瘤药物的潜在靶点。因此将测序目光重点锁定在这些基因家族中,以缩小研究范围,快

速确定肿瘤相关基因并节约成本,这便是基因家族法。

Erb 基因家族便是一类癌基因,共有4个成员,分别是 *erbB*1、*erbB*2、*erbB*3、*erbB*4 基因,它们分别编码 HER1、HER2、HER3、HER4 蛋白。这些蛋白属于 I 型酪氨酸激酶受体,具有高度同源的氨基酸序列和结构特征,参与细胞内信号传导、调节细胞的生长和分裂,当这些蛋白过表达时可促进肿瘤增殖分化。

在结直肠癌中,有30%患者基因组至少有一个酪氨酸激酶基因发生突变,总共有8种不同的酪氨酸激酶发生突变,大多数科学家以前没有意识到酪氨酸激酶突变与人类癌症相关。其中有518个编码外显子的蛋白激酶基因的突变分析显示,大约有120个基因与蛋白酶磷酸化相关。说明蛋白质酪氨酸磷酸化在肿瘤发生发展中起关键作用。这些具有里程碑意义的发现引起科学家对基因家族研究的重视。

1.3 全外显子组测序

是利用序列捕获技术将全基因组外显子区域的 DNA 捕获富集后进行高通量测序,能够直接发现与蛋白质功能变异相关的遗传变异。全外显子组测序是更全面的探索肿瘤相关基因的方法,它弥补了基因家族法在选择过程中产生的偏移。全外显子组是人类基因的编码部分,其中包含了 18 000 个编码蛋白质的基因。目前已经利用第一代测序法对不同肿瘤进行了全外显子组测序,其中包括肺癌、乳腺癌、结直肠癌、胰腺癌、卵巢透明细胞癌、胶质母细胞瘤、髓母细胞瘤等。这些大规模的测序分析使科学家首次能够理解和描述人类癌症的遗传复杂性。全外显子组分析旨在揭示癌症基因变异的特征、体细胞突变图谱和数量,还能发现与癌症发生有关的新基因,揭示它们在肿瘤的发生过程中发挥的作用。在这些研究中,通过测序的数据、基因表达情况和基因拷贝数分析,为研究者提供了人类肿瘤遗传复杂性的全面视图。从这些分析中笔者获得了几个启发:① 每个肿瘤的癌症基因组编码区域平均有30~100 个体细胞变异,包括点突变、小插入、缺失、扩增等,其中发生最多变异的是单个碱基的替换。这比笔者之前认识的体细胞变异概率要高。② 即使在同一癌种中,肿瘤细胞也存在着明显的肿瘤异质性,这意味着根据肿瘤的组织学分析,无法具体区分肿瘤的突变模式,因为每个癌细胞都包含有不同的突变模式。这便产生了一个非常重要的概念:每个肿瘤都有特定的遗传环境,这与个体化医学紧密相关。③ 不同癌种的遗传图谱和核苷酸类型不同,例如在大肠癌中超过50%是 C/G 到 T/A 的替换,而 10% 是 C/G 到 G/C 的替换。相反,在乳腺癌中,只有35%是从 C/G 到 T/A 的替换,29% 是从 C/G 到 G/C 的替换。这说明了每个癌种的遗传突变谱图大不相同,这有助于深入了解不同癌症的发生机制。④ 随着癌症基因组学的发展,以前从未报道过的与癌症有关的大量基因被逐渐发现,它们在癌症发生发展中起到重要作用。⑤在儿童与成人相比,其实体瘤发生的基因突变概率比成人低5~10 倍,如髓母细胞瘤(图1-2)。在儿童的实体瘤中,它们的编码基因还具有较少的扩增和纯合子缺失。

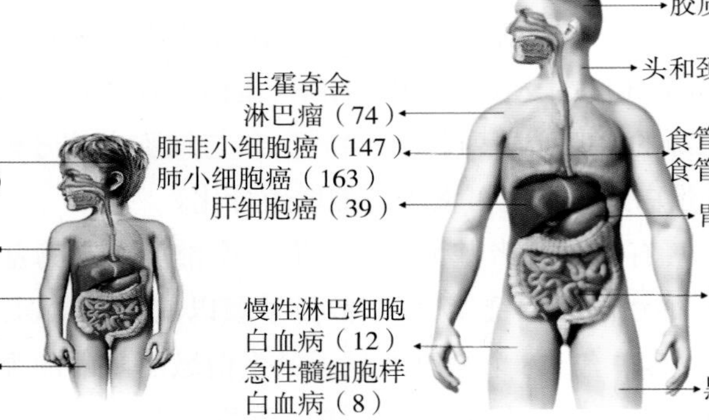

胶质母细胞瘤（35）
头和颈部癌症（66）
食管腺癌（57）
食管鳞状细胞癌（79）
胃癌（53）
结肠直肠癌（66）
黑色素瘤（135）

非霍奇金淋巴瘤（74）
肺非小细胞癌（147）
肺小细胞癌（163）
肝细胞癌（39）

胶质母细胞瘤（14）
成神经管细胞瘤（8）
横纹肌类瘤（4）
成神经细胞瘤（12）
急性淋巴细胞性白血病（11）

慢性淋巴细胞白血病（12）
急性髓细胞样白血病（8）

注：左边为儿童，右边为成人。括号中的数字表示每个肿瘤突变基因中位个数。

图1-2　通过全基因组测序研究检测到的代表性人类癌症中的体细胞突变数量

2　基因组学相关概念的注释

2.1　肺癌体细胞变异的类型

肺癌的体细胞突变包括点突变（single nucleotide changes）、插入与缺失（insertions and deletions）、染色体重排（chromosomal reorganizations）、拷贝数变异（copy number variations）。

点突变是指单个核苷酸替代，即单个碱基改变发生的突变。核苷酸替代是体细胞突变中最常见的类型，平均而言，人类恶性肿瘤的碱基改变频率是几百万分之一，不同癌种的突变频率存在很大的差异。目前，已有多种公开可用的计算方法，通过正常人的样本和肿瘤样本中捕获到的基因组信息进行对比，来有效地检测体细胞突变中的核苷酸替代。这些方法可以用来预测基因突变在癌症中发挥可能的功能。这些生物信息学工具是通过推测核苷酸变化编码不同的氨基酸，取代了正常的蛋白质，引起结构和功能的改变，从而推测产生癌症的可能性。但无论如何，目前这些推算方法不是唯一准确的，所以最后还需要实验来验证核苷酸替代在致癌中发挥的作用。

插入和缺失是第二类常见的突变类型，是指在原有序列中插入基因片段或某些基因片段的缺失，可以通过全基因组测序来发现。这些突变的发生频率是核苷酸取代发生频率的1/10，但却对癌症的发生进展有显著的影响。在人类基因组计划项目完成后，已经有大量的信息背景，现在可以利用特定的测序手段来检测这些插入和缺失。在我国肺癌人群中，目前突变率较高是表皮生长因子受体（epithelial growth factor receptor，*EGFR*）基因，有高达50%的突变率。*EGFR*基因是由28个外显子组成，大多数突变发生在18~21号外显子上，19号外显子多为框内缺失性突变，21号外显子多为替代突变，20号外显子多为插入突变。

染色体重排造成两个或多个不同基因的编码区首尾相连，在同一套调控序列控制下，构成新的融合基因，是肿瘤发生的常见机制之一。有研究表明，约17%的实体瘤中至少检测出一种融合体,新的融合基因会导致激酶持续激活引起癌症。在非小细胞肺癌(non-small cell lung cancer, NSCLC)中经典的融合基因有 *ALK*、*ROS*1,以及现在被逐渐重视的 *RET*、*NTRK*1/2/3、*NRG*1、*FGFR*1/2/3。常见的驱动基因包括 *EGFR*、*BRAF*、*HER*2、*MET* 等也会出现融合突变。值得一提的是,*ALK* 基因融合突变被称为钻石突变,因其在口服靶向药治疗下部分患者的生存期已达 7 年以上。在 NSCLC 中,融合突变占 10%~15%,因此目前融合基因检测是肺癌分子生物学检测的常规诊疗手段之一,临床常用的检测方法包括荧光原位杂交(FISH)、免疫组化(IHC)、逆转录聚合酶链反应(RT-PCT)、二代测序(NGS)。

拷贝数变异是指基因拷贝数出现变异,包括基因扩增、缺失和删除。是大小范围约 kb 到 Mb 的基因组片段的拷贝数增加或减少,可以是简单的 DNA 结构变化,也可以是复杂的染色体变异。利用二代测序可以准确估计恶性肿瘤中某些基因位点中出现的高拷贝数水平。

2.2 驱动基因与过客基因突变

驱动基因是指驱动肿瘤产生相关的基因,在肿瘤发生生长中具有选择性生长优势,与之相对的便是过客基因,是指偶然发生突变的基因,不会引起组织功能改变,没有选择性生长优势。要了解肿瘤的发生发展过程,需要鉴定哪些体细胞突变是驱动因素,哪些是过客突变。但首先需要明确一个概念,那就是驱动基因不代表驱动突变,因为驱动基因也会发生过客突变。例如 *APC* 基因是常见的驱动基因,但只有在 N 端 1 600 个氨基酸的蛋白质截断突变才属于驱动突变,整个基因的错义突变或 C 端 1 200 个氨基酸的蛋白质截断突变都是过客突变。

目前用于识别驱动基因有多种办法,有的是在基因序列图背景下将单个基因突变的频率在同类或相关肿瘤中与其他基因的突变频率进行比较;有的是局部突变对编码蛋白的预测影响。这些办法都是从最有可能促进优势生长的基因中优先选择。当一个基因发生高频突变时,如 *TP*53 或 *KRAS* 基因,笔者有理由怀疑它们是驱动基因。但比较棘手的是,在大多数情况下驱动基因突变频率不是特别高频。就好比由少数较突出的山峰和多数的丘陵平原组成的生态环境,山峰是高频突变的驱动基因,是肿瘤细胞中的地标性建筑,而丘陵是相对低频突变的驱动基因。与正常细胞相比,肿瘤细胞的基因突变率是正常细胞的 100 倍以上,其中包含驱动基因突变和过客突变,因此这些驱动基因可能被误认为是平原。不同患者的肿瘤和基因组区域的突变背景差异很大,要筛选出这些低频突变驱动基因比预期想象得更复杂,而且单纯利用突变频率的背景不能可靠地表明哪些基因是驱动基因。那需要如何识别驱动基因呢? 根据研究表明,致癌基因和抑癌基因的突变模式具有高度选择性和非随机性,致癌基因在相同的氨基酸位置会反复发生突变,而抑癌基因通过其整个长度的蛋白质截断改变而发生突变。由此可以根据识别它们的突变模式来推测它们是否属于驱动基因且它们可能发挥的作用。

    1975年Frederick Sanger提出链终止法,并在1977年发表第一个完整的生物体基因组序列,因此第一代测序又称为"桑格–库森法测序"。第一代测序是基因组学的开端,有了高效的测序放大,人类才能了解更多基因组所携带的信息。我们知道,根据碱基互补配对原则,一条模板链可以以四种脱氧核苷酸三磷酸(dNTP)作为合成原料,相邻两个脱氧核苷酸之间形成磷酸二酯键,新合成的DNA按照模板不断延伸。在第一代测序中,也是基于碱基互补配对原则,在反应体系中分别加入少量四种不同的ddNTP,ddNTP不含3′-OH,无法和下一个核苷酸形成磷酸二酯键,DNA链终止延伸复制。另外,为了方便定位,对ddNTP进行荧光标记或同位素标记,通过凝胶电泳,便可知道每个泳道对应的一种碱基,如此串联起来,便能知道该模板链的序列(图1–3)。桑格–库森法测序因其准确度高,现今还在广泛使用,是基因检测的金标准。但其不足之处是检测通量低、成本高。在2001年完成的人类基因组计划,采用的就是该方法。

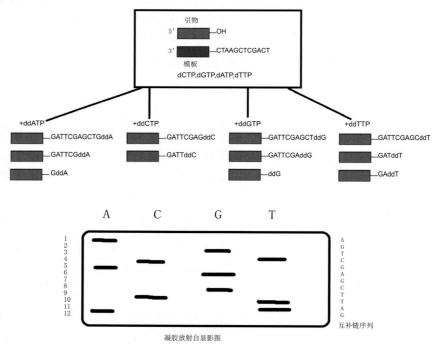

图1–3　第一代测序原理图

    第一代测序被广泛应用于阐明DNA分子的核苷酸序列,但是在现代大规模项目的开展中,包括癌症样本中的全基因组测序,低通量的第一代测序显得捉襟见肘,因此,新一代的高通量测序应运而生。相比于第一代测序,第二代测序通量更高,速度更快,成本更低,在分析癌症基因组时尤为重要。第二代测序的核心思想是边合成边测序,通过捕捉新合成的末端标记来确定DNA序列。主要分为三个步骤:样本准备、成簇、测序。样本准备是将提取的样本基因中的DNA随机打断成小片段,进而构建DNA文库,通过PCR反应,将DNA片段进行扩增。最后加入带有荧光标记的ddNTP进行延伸,捕捉特定荧光从而确定检测序列。目前广泛应用的四大平台是Roche454系统、Illumina/Solexa系统、ABI SOLiD系统和Life Technologies Ion Torrent系统。

四、基因组分析在癌症中的应用

1 基因组分析在免疫治疗中的应用

免疫疗法,例如免疫检查点抑制剂和过继性T细胞疗法,已在多种肿瘤治疗中有着显著疗效。但大多数情况下肿瘤对这些免疫治疗反应性小,而且关于疗效预后的决定因素不明确。因此,找寻基因组学对肿瘤免疫治疗的影响因素,这便是癌症免疫基因组学。随着肿瘤的个体化治疗的发展,临床根据患者的基因突变情况和抗原库匹配来对患者进行量身定制治疗方案,鉴定患者对免疫治疗效果分层的特定生物标志物,来提高治疗反应率,以便患者从免疫治疗中获益。

肿瘤新抗原是癌细胞特有的抗原,如肿瘤上人类白细胞抗原(human leukocyte antigen, HLA)分子,它们是源自患者特异性的非同义突变以及癌细胞中的基因插入与缺失,是肿瘤患者特有的抗原。在过去的十余年中,研究者一直在寻找肿瘤新抗原作为治疗手段,研究新抗原如何与免疫检查抑制点产生相互阻断作用。鉴定新抗原的方法有很多种,首先是利用全外显子组测序或全基因组测序来鉴定患者特异的非同义突变,但目前的技术瓶颈仍是如何从测序数据中分析破译并鉴定为新抗原。近年来,已经产生大量的计算工具,用来预测哪些新抗原具有足够的亲和力来结合在肿瘤细胞表面表达的HLA,但这些技术都费力且准确度不够。目前相关文献对新抗原的描述都非常有限。

癌症免疫基因组学另一个研究内容是评估肿瘤的免疫情况,以便用来预测患者的存活率和预判治疗疗效。目前也已经开发了几种相关算法,利用转录组学来破解肿瘤内的免疫细胞组成。例如通过估计已知核糖核酸(Ribonucleic Acid, RNA)转录物的相对子集进行细胞类型鉴定,可以有效地用于定量肿瘤的免疫成分组成,其方法与免疫组化或流式细胞术相当。使用单细胞RNA测序进行免疫分析,或对T细胞受体库进行测序,衡量T细胞多样性与克隆性,亦可以评估肿瘤细胞的免疫状态。免疫基因组学、癌症基因组学和免疫疗法产生一个关键问题,便是突变负荷与对免疫疗法反应的相关性。目前的假设是突变负荷增加的肿瘤会出现更多的新抗原,因此具有更高的免疫原性,对免疫检查点抑制剂治疗反应性更好。在结直肠癌中,大多数患者对免疫治疗反应不佳,仅在少数由于错配修复基因突变而具有高突变负荷的患者有一定的临床效益。此外,低异质性也可以预测免疫检查点抑制剂治疗的反应。这些研究将有助于患者对于免疫治疗的个体化选择。

最后,肿瘤免疫基因组学也在研究关于肿瘤细胞如何逃避免疫监视的机制。其中一种机制是抗原呈递机制的破坏。因为肿瘤细胞DNA存在突变,通常是单个碱基对的替换,它们仅存在于癌细胞或癌前病变的细胞基因组中。通过HLA成分β2M的突变或 *HLA* 等位基因的缺失实现。另外一种逃逸机制是γ干扰素(Interferon γ,IFN-γ)信号传导通路的破坏,其通路相关基因如JAK1、JAK2激酶或下游转录因子 *STAT*1突变,上调了肿瘤细胞表面上的HLA表面蛋白的表达。另一方面,IFN-γ可以激活其他肿瘤逃逸机制,肿瘤细胞可以编辑新抗原,下调RNA表达水平或删除DNA水平中的突变等位基因等。在将来,研究者使用CRISPR-CAS9基因剪接技术筛选全基因组可能会发现新的肿瘤免疫逃逸机制。

2 基因组分析在肿瘤分子分型中的应用

在基因组学革命以前,肿瘤学分类主要根据肿瘤的发生部位和组织学来分类。目前也主要是根据这两项分类标准作为肿瘤的治疗和预后主要决定因素。但根据组织学,临床上也发现具有相似组织学的肿瘤患者具有不同的临床预后。随着基因组学时代的到来,肿瘤的分子生物学作为肿瘤的重要分类,根据影响癌症基因的突变频率和分布进行定义。典型的代表例子是肺癌。在肺腺癌中,基因组学鉴定肺腺癌中酪氨酸激酶受体基因 *EGFR* 基因有无激活突变,*EGFR* 突变是NSCLC的一种分子亚型,主要发生在非吸烟女性中,较非突变患者具有预后良好。同样,*EML4-ALK* 基因融合突变是NSCLC的另一个亚群,它们具有不同的流行病学和生物学特征,并且对ALK抑制剂具有较好的治疗反应性(图1-4)。

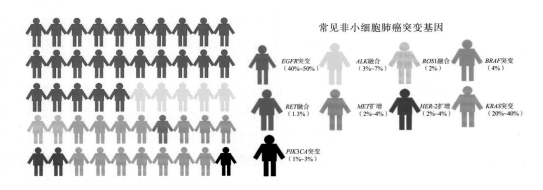

图1-4 常见NSCLC非小细胞肺癌突变基因

3 基于第二代测序技术的液体活检在临床应用

临床对肿瘤组织进行诊断和基因分型通常是从手术标本或活检标本进行检查，但随着肿瘤组织分析技术的多样化，笔者也逐渐意识到这种方法存在局限性，比如危重患者难以耐受组织活检获取标本以及肿瘤组织具有异质性，检测到的可能不是肿瘤组织的全貌。第一篇关于人血液中存在循环游离 DNA(cfDNA)的文章发表在1948年，这在肿瘤领域前所未有，因此也未引起重视，直到近几年，这一发现才被发掘并在临床发挥重要作用。可以通过血液中获取的肿瘤细胞 DNA 片段得到肿瘤组织的遗传信息。通常癌症患者血液中 cfDNA 水平高于健康人，而且来源于肿瘤细胞的 cfDNA 与人体肿瘤负荷相关，也会随着治疗的疗效而发生相应变化。肿瘤细胞释放的循环肿瘤细胞 DNA(ctDNA)在 cfDNA 中。通过特定的方法区分 ctDNA 和 cfDNA。

ctDNA 仅占 cfDNA 不到1%。几毫升的血浆里面包含的 ctDNA 很少，使用第二代测序方法或者数字 PCR(ddPCR)，对血浆里面的 cfDNA 扩增，使得在复杂的 cfDNA 混合物中确定罕见的基因变异成为可能。既可以检测单个基因点突变(例如 *EGFR*、*KRAS*、*BRAF*、*PIK3CA*)、重排(例如 *EML4-ALK*)以及肿瘤扩增(*MET*)，也可以进行全外显子组分析。检测患者血液中肿瘤特异性的基因改变(又称液体活检)在肿瘤学领域有许多应用，包括：① 组织标本不可用或难以获得时，cfDNA 可以用于对肿瘤进行基因分子分型；② 用于监测肿瘤负荷；③ 用于监测肿瘤发生前后肿瘤的基因组克隆进化过程，以便于了解原发和继发耐药机制等；④ 液体活检作为循环生物标志物用于早期癌症检测或免疫治疗的预测生物标志物亦在进一步研究(图1-5)。

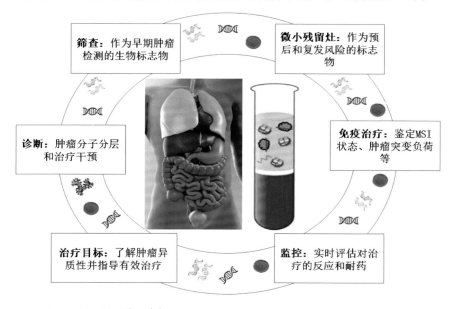

MSI，microsatellite instability 微卫星不稳定

图1-5　液体活检在肿瘤领域的应用

4 癌症基因组分析在肿瘤耐药中的应用

开发和应用抗癌药物的关键是了解药物疗效和产生耐药机制。在大多数肿瘤类型中，一小部分患者的肿瘤存在原发性耐药，而大多数肿瘤患者是继发性耐药，继发性耐药是治疗进展的关键障碍。癌症基因组分析可以了解肿瘤的分子生物学特性，从而进一步探索肿瘤耐药的机制。一个重要应用是鉴定化疗对癌症基因组的影响。例如替莫唑胺治疗神经胶质瘤后复发，通过基因组分析发现基因组中含有大量具有典型 DNA 烷化剂特征的突变，说明单分子靶向治疗几乎存在获得性耐药。在靶点抑制剂应用中，有 *EGFR* 突变的 NSCLC 患者口服一代靶向药物（例如吉非替尼或厄洛替尼），一般在 6~12 个月后出现耐药，通过基因检测分析发现约有 50% 患者出现这种耐药的根本原因是 *EGFR* 20 号外显子 T790M 继发突变。然而与 NSCLC 靶向治疗不同的是，在结直肠癌中两种抗 *EGFR* 单克隆抗体西妥昔单抗和帕尼单抗，用于治疗转移性结直肠癌，最初的临床研究发现，只有一小部分转移性结直肠癌患者从这种治疗方案中获益。在后续的回顾性分析中发现，大约有 35%~45% 的转移性结直肠癌患者体细胞发生 *KRAS* 突变，这是接受西妥昔单抗或帕尼单抗治疗患者的重要负性预测因素。在携带野生型 *KRAS* 基因的患者中，*BRAF* 突变以及 *HER2* 或 *MET* 扩增也可能对 *EGFR* 靶点单克隆抗体的耐药性有关。从这几个例子中可以总结得出，通过癌症基因组分析发现耐药机制对针对继发耐药靶点另外研发药物或替代疗法以克服耐药性至关重要。

目前已经通过基因组学找到许多遗传性肺癌易感基因，相信在不远的将来，可以用于预测肺癌高危人群，及时给予干预，实现精准预防。

五、当代基因组项目

致癌突变的种类非常不同，这表明独立的癌症基因组计划很难找到人类恶性肿瘤中广泛的突变目录。因此，包括癌症基因组图谱（TCGA）和国际癌症基因组联盟（ICGC）的世界范围内，科学家们已经进行了多方努力来协调癌症基因组测序项目。此外，还有其他一些针对特定肿瘤的研究计划，例如孟菲斯的圣裘德儿童研究医院和华盛顿大学的科学家领导的研究计划，旨在对多个儿科的癌症基因组进行测序。

TCGA 于 2006 年在美国开始，是美国国家癌症研究所（National Cancer Institute）支持的癌症基因组学综合计划。最初的项目专注于三种肿瘤：胶质母细胞瘤、卵巢浆液性囊腺癌和肺鳞状细胞癌。但基于最初的积极成果，美国国立卫生研究院扩大了 TCGA 计划，旨在产生多种类型癌症的基因组数据库。迄今为止，TCGA 已经生成了 33 种癌症关键基因组变化的综合图。当前的 TCGA 数据库（2017 年 10 月）公开可用的数据，来自 11 000 多名患者的肿瘤组织和匹配的正常组织的基因组图谱。

ICGC 成立于 2008 年，旨在协调来自全球 50 种具有临床和社会重要性的不同癌症类型或亚型的肿瘤异常基因组目录的生成。该项目主要对基因组中超过 25000 个癌症基因组进行系统研究。包括癌症基因组学、相同病例的表观遗传学、转录组学以及患者的临床特征分析。目前，在 ICGC 的协调下，共有 89 个承诺项目，涉及至少 17 个国家。所有这些项目都针对每种癌症类型处理了至少 500 个样本，这些样本来自发生于癌症患者的各种器官和组织，包括血液、颅脑、乳腺、食道、肾脏、肝脏、口腔、卵巢、胰腺、前列腺、皮肤和胃等等。ICGC 的最新数据发布（2017 年 5 月 18 日，第 24 版）包含了来自超过 76 个项目和 21 个不同肿瘤位点的 17 000 多位癌症捐赠者的突变信息。所有这些协调的项目已经为癌症突变基因的分类提供了新的见解，并揭示了致突变机制的特征，包括致癌物暴露或 DNA 修复缺陷，与不同类型的恶性肿瘤的发展有关。此外，这些癌症基因组研究还有助于临床相关的肿瘤亚型的鉴定，用于预后和治疗的管理，并在某些情况下确定新的癌症治疗目标和策略。

DNA 测序技术的飞速发展可能会将癌症基因组测序的成本大幅度降低，还能让研究人员克服当前测序工作存在的一些局限性。希望在全球范围内协调癌症基因组计划，与此同时，动物模型的基因组也可能会为大家提供最全面的可参考的信息。迄今为止科学家分析得到的有关癌症的原因和分子机制的信息，将这些癌症基因组和功能数据与在全球多家机构接受治疗的数万名癌症患者的临床结果数据相结合，将为实施癌症精准医学奠定基础（表 1-1）。

表 1-1　癌症基因组的数据库和分析工具

类别	工具/数据库	网址
基因组序列	Maq	http://maq.sourceforge.net
	Burrows-Wheeler Aligner	http://bio-bwa.sourceforge.net
	SNVMix	http://www.bcgsc.ca/platform/bioinfo/software/SNVMix
突变	SAMtools	http://samtools.sourceforge.net
	VarScan	http://varscan.sourceforge.net
	MuTect	http://www.broadinstitute.org/cancer/cga/mutect
插入	Pindel	http://gmt.genome.wustl.edu/pindel/current/
拷贝数分析	CBS	http://www.bioconductor.org
	SegSeq	http://www. broadinstitute. org / cgibin / cancer / publications / pub_paper.cgi? mode=view&paper_id=182
基因功能表达	SIFT	http://sift.jcvi.org/
	PolyPhen-2	http://genetics.bwh.harvard.edu/pph2
基因组可视化	CIRCOS	http://mkweb.bcgsc.ca/circos
	Integrative Genomics Viewer	http://www.broadinstitute.org/igv
基因库	Catalogue of Somatic Mutations in Cancer	http://www.sanger.ac.uk/genetics/CGP/cosmic
	Cancer Genome Project	http://www.sanger.ac.uk/genetics/CGP
	dbSNP	http://www.ncbi.nlm.nih.gov/SNP
	Gene Ranker	http://cbio.mskcc.org/tcga-generanker/

人类基因组计划的完成标志着生物医学科学的发展有了新起点。目前认为人类癌症是一种遗传性疾病，可重新根据遗传学的进化改变对肿瘤进行系统性分类。利用人类基因组序列和组织学的认识，可以对常见肿瘤（包括肺癌、乳腺癌、结直肠癌等）的高通量突变图谱进行分析和利用第二代测序技术对癌症标本的全基因组、全外显子组、全转录组进行分析，使人类对肿瘤疾病有了更深入的认识，也促进人类针对体细胞突变类型进行检测。从而得出一些结论：例如鉴定遗传学的变异并认为是这些肿瘤疾病发生的主要驱动力。

然而，癌症的遗传途径绝不是完整的，到目前为止，人类根据所学的知识不断提出令人兴奋的新的问题。体细胞突变的检测仍然面临重要的技术挑战。肿瘤存在时间异质性，肿瘤在发生和发展过程中基因组的不稳定性在很大程度上增加了癌症基因组变异的复杂性和多样性，因此需要区分哪些是驱动基因突变，哪些是乘客突变。同样的，肿瘤也存在空间的异质性，同一肿块同时生长的几个克隆，其遗传物质都可能存在不同的突变，这也带来了关于癌症基因组标本的信息质量问题的思考。纵观整个肿瘤的研究发展史，给人一种只见树木不见森林的感觉。希望在不久的将来，第三代测序技术的进步能够让单细胞基因组的高通量测序成为可能，这对癌症的研究发展至关重要。

下一个要完成的任务是定义所有类型肿瘤的肿瘤基因组图谱。特别是不常见的，但致命性不低的肿瘤，因为这部分对于科学家来说仍然是神秘且未知的，对临床医生来说常常束手无策。对于这些疾病，在过去几年里都很少发现新的治疗分子靶点。因此，必须绘制相应的肿瘤详细的基因组图谱。目前已正在进行的癌症基因组计划的目标之一便是完成不同癌种的基因组图谱，这项工作有望在未来几年内完成。

对于不常见的癌种，一些低频的突变但却是潜在的关键的治疗靶点还无法被检测出来，仍然需要进行大量的基因组分析工作，保证将突变图谱拷贝放大。如前所述，能够预测哪些突变（在一个肿瘤中通常包含成千上万种突变）充当有效的新抗原，对于开发和检测基于免疫疗法的治疗方案至关重要。因此免疫基因组学领域在不久的将来可能迅速崛起。

最后，了解最近发现的近百个癌症不同等位基因的细胞特性也是需要开发的一个领域。实际上，与基因组发现阶段相比，假定的新型癌症等位基因与临床具有潜在的相关性，但其功能的验证仍远远落后于基因组。目前正在应用系统模型中的高通量功能研究，以准确概括人类癌症中发现的基因改变，例如CRISPR/CAS9基因敲除和基因敲入研究。

　　总而言之,对癌症基因组进行图谱分析的最终目标不仅是进一步了解该疾病的分子生物学基础,而且是发现新的诊治靶点。最直接的应用便是针对早期癌症筛查的非有创性检测。因为致癌突变仅存在于癌细胞中,其衍生的突变DNA片段会释放到血液中,这成为肿瘤研究的巨大潜力,避免了有创性检测,并能逐步取代目前敏感性和特异性均不理想的生物标志物。第二代测序技术进一步改进会逐渐降低其测序成本,使将来的分析更加简便,大多数癌症患者可以接受更深入的基因组分析,作为其起始评估和整个治疗过程的动态监测手段。同时为临床提供更加精确的诊断和预后信息,临床根据其肿瘤发现的特定基因突变进行治疗和管理,使临床治疗迈入更精准更个体化的治疗模式。尽管目前仍存在许多挑战,但从第二代测序平台获取的信息已经为个体化医学的发展奠定了扎实基础。相信在不久的将来,在个体化医学这条道路上会越走越宽阔,这也是所有这些工作的绝对目标。

第二节　肺癌的分子生物学

　　恶性肿瘤的发生发展是多个阶段演变的过程,在癌变多个阶段的进程中,常积累了一系列基因的突变,可涉及不同染色体上多种基因的变化,包括癌基因、抑癌基因、损伤修复相关基因、细胞周期调控基因等。同时肿瘤也是一类信号转导异常性疾病,涉及增殖、凋亡、侵袭和转移等多条通路的异常。恶性肿瘤经历多个阶段的演变,从肿瘤细胞逐渐发展成新生物,它们具有一系列标志性的特征。

　　肺癌的发生也是一个多阶段演变的过程,包括遗传和非遗传的改变,由此产生的分子事件将正常的肺上皮细胞转化为肺癌细胞。虽然肿瘤起始细胞只包含少数的突变,但额外的突变会发生在肿瘤进程中,这个过程中肺癌表现出所有的"癌症标志性特征"。

一、肿瘤两大使能特征

1　基因组的不稳定性和突变

　　肿瘤标志性特征的获得在很大程度上取决于肿瘤细胞基因组的一系列改变。简单地说,某些突变基因型赋予细胞亚克隆选择优势,使它们能够在局部组织环境中生长并最终占优势。因此,多步肿瘤进展可以被描绘为一系列克隆扩张,每一步都是由获得一个使能的突变基因型的机会触发的。由于可遗传的表型,例如肿瘤抑制基因的失活,也可以通过表观遗传机制获得,例如DNA甲基化和组蛋白修饰,因此一些克隆扩张很可能是由影响基因表达调控的非突变变化触发的。

1.1 吸烟的对肺癌基因变异的影响

吸烟在肺癌的发生、发展中起着重要作用。与吸烟相关的肺癌是少数有较高突变负荷的肿瘤之一。虽然大多数肺癌是由烟草烟雾中的致癌物引起的,但约20%的病例发生在终生"从未吸烟者"(一生<100支香烟)身上。与吸烟的肺癌相比,非吸烟的肺癌突变更少,*EGFR*和*HER*2突变等分子变异更常见,而*KRAS*、*SIK*11和*TP*53突变更少见。此外,吸烟还会使肺癌的表观遗传发生改变。一般来说,单一突变并不足以引起癌变,但当长期吸烟时人支气管上皮细胞发生表观遗传学改变,此时单一的关键原癌基因如*KRAS*突变就可使正常细胞癌变,进而发展为腺鳞癌。但吸烟导致细胞癌变到肿瘤新生物形成的过程并不清楚。

1.2 体细胞突变

在含有表皮生长因子受体(EGFR)酪氨酸激酶突变或间变性淋巴瘤激酶(ALK)融合蛋白的肿瘤中,证明了肺癌的分子异质性及其通过其特异性驱动突变来分类肺癌的效用,这些肿瘤对小分子EGFR酪氨酸激酶抑制剂(TKIs)或ALK抑制剂具有很好的敏感性。癌症基因组Atlas(TCGA)是研究肺癌分子生物学的重要资源,TCGA现已对11 000多个肿瘤(包括大约1 100个肺癌)的基因组改变进行了描述,评估了肿瘤的体细胞突变、单核苷酸变异(SNV)、结构变异(SV)、基因扩增和缺失、DNA甲基化、信使RNA(mRNA)、非编码RNA及蛋白质的表达[1]。

随着高通量第二代测序技术的发展,已经能精确识别编码序列单碱基的改变。大样本癌症基因组资料显示,肺腺癌中最常见的原癌基因突变为*KRAS*(29%),最常见的抑癌基因突变为*TP*53(51%)。*SMARCA*4是染色质修饰基因,突变率为10%。RNA剪接基因*RBM*突变的发生率为8%,*U2AF*1为2.4%。肺鳞癌中很多突变如*TP*53和*CDKN2A*与腺癌类似,但其频发突变与其他鳞癌如头颈部鳞癌和膀胱癌更相似。在小细胞癌中抑癌基因*TP*53和*RB*1的失活普遍存在,这表明这两个抑癌基因的失活是形成小细胞肺癌所必需的。

肿瘤内异质性改变了人们对肺癌基因组和治疗立场的理解。肿瘤内多个区域(>25%)的少量肿瘤细胞测序让人们对肺癌的进化有了更深入的理解。它显示在每个肿瘤中,大多数驱动基因都是克隆性的,但一些驱动基因突变是在亚克隆多样化后发生的。亚克隆细胞的增加与治疗预后不佳和免疫检查点抑制剂的低反应相关。时间分析发现,吸烟相关的基因事件与临床疾病的发生有一个长的潜伏期,说明了检测早期基因事件的优势。为了证明临床相关的分子异质性,TRACERx是一项正在进行的前瞻性观察队列研究,旨在明确肿瘤克隆异质性是如何影响癌症的复发和生存,以及肿瘤亚克隆如何竞争、适应并进展为肿瘤复发。

---

[1] https://portal.gdc.cancer.gov/ and http://www.cbioportal.org/

1.3 信号通路改变

对肺腺癌、肺鳞癌和小细胞肺癌的基因组分析已经确定了多个关键通路和肿瘤进程的复发性和特征像差。在肺腺癌中，受体酪氨酸激酶 RTK/RAS/RAF 通路的激活子最常见（76%~85%），25% 信号激活发生在磷酸红蛋白 3-激酶（P13K）/AKT/mTOR 通路，P53 通路（63%），氧化应激通路（22%），以及大量的染色质和 RNA 剪接因子（49%）。在癌基因阴性的 15%~25% 的肺腺癌中，*UIMET* 和 *ERBTB*2 扩增、*NF*1 和 *RIT*1 突变是预测的驱动事件，但是需要更多的队列来描述这些罕见的基因事件。

肺鳞癌中的频繁突变基因，涉及氧化应激反应（34%）和鳞状分化（44%）。4*NFE2L*2 可促进在氧化损伤后的存活，它由 *KEAP*1（氧化应力传感器）调节，在无应力条件下抑制 *NFE2L*2，并通过与 *CUL*3.23*LUSC* 形成泛素 *E*3 连接酶复合物而不断泛素化 *NFE2L*2，通常会改变 *NFE2L*2 和/或 *CUL*3 的缺失或突变。参与鳞状分化的基因畸变包括 *SOX*2 和 *TP*63 过度表达和扩增、*NOTCH*1、非甲烯和 *ASCL*4 功能突变缺失以及 *FOXPl* 局灶性突变。

在小细胞肺癌中，*TP*53 和 *RB*1 的双等位基因失活是普遍的，表明 *TP*53 和 *RB*1 功能的完全基因组缺失是必要的。CREBBP、EP300、TP73、RBL1、RBL2 和 NOTCH 家族基因的突变大多相互排斥，表明它们在小细胞肺癌中可能发挥类似的致癌功能。在 SCLC 中，与细胞周期调节、RTK/PI3K 信号、转录调节和 NOTCH 信号传导/神经内分泌分化相关的信号传导通路也受到复发影响。DLK1（一种 NOTCH 信号抑制剂）和 ASCL1（一种被 NOTCH 信号基因抑制）的神经内分泌基因基因也暗示了 NOTCH 信号传导的低活性。在 13% 的病例中发生了 7*P*73 突变和致癌反应，并鉴定了新的 p73Aex2/3 变异体。*SOX*2 突变和扩增及 RFL-MYCL1 融合也与 SCLC 亚型有关。

1.4 肺癌的功能基因组学

肺癌的分子分析发现了广泛的、体细胞的、蛋白质编码的改变。一个子集包括在许多肺癌中发现的经常反复发生的变化（例如 *TP*53 和 *KRAS* 突变），然而，大多数发生在 5% 或更少的病例中。因此，面临的挑战是确定哪些基因改变，无论是常见的还是不常见的，在功能上对发病机制有重要作用。这通常是在人类"临床前"模型，例如肺癌细胞系和异种移植物、正常肺上皮细胞或基因工程小鼠模型（GEMMSL）中进行的，其中改变的基因的表达增加或减少，单独、联合或以全基因组的方式。识别与特定致癌变化相关的"合成死亡"确定了肺癌的新治疗靶点，甚至对一名患者肺癌的详细研究也显示了适用于相当大比例的其他肺癌的弱点和预测肿瘤分子生物标记。正在进行全面和合作的努力，以识别基因和小分子的依赖性，并使数据公开使用。这些项目包括诺华的"项目驱动器"和广泛研究所的"癌症依赖地图项目"。

2 肿瘤介导的炎症反应

病理学家早就认识到，一些肿瘤被免疫系统固有和适应性的细胞密集浸润，从而反映了非肿瘤性组织中出现的炎症状态。随着准确识别免疫系统不同细胞类型的更好标记物的出现,发现几乎每个肿瘤病变都含有密度不等的免疫细胞,从只能用特定细胞类型的抗体才能检测到的细微浸润到明显的大体炎症。

到了2000年,已经有线索表明,肿瘤相关的炎症反应具有意想不到的、矛盾的促进肿瘤发生和发展的效果,实际上有助于早期肿瘤获得标志性能力。在接下来的十年里,关于炎症和癌症发病机制之间的交叉点的研究蓬勃发展,大量和令人信服的证据表明,免疫细胞(主要是天然免疫系统)在肿瘤进展中具有重要的促癌作用。炎症可以通过向肿瘤微环境提供生物活性分子来促进多种标志性功能,包括维持增殖信号的生长因子、限制细胞死亡的生存因子、促血管生成因子、促进血管生成、侵袭和转移的细胞外基质修饰酶,以及导致上皮-间质转化(epithelial-tomesenchymal transition,EMT)和其他标志性促进程序激活的诱导信号。

重要的是,在某些情况下,炎症在肿瘤进展的最早阶段就很明显,并且被证明能够促进早期肿瘤发展为全面癌症。此外,炎症细胞可以释放化学物质,特别是活性氧,这些化学物质对附近的癌细胞具有积极的诱变作用,从而加速它们向恶性程度加剧的遗传进化。因此,炎症可以被认为是一种使肿瘤受益的特征,因为它对获得核心标志能力做出了贡献。

肺脏是一个对外界环境开放的器官,很容易受到各种损伤进而诱发炎症。肺癌与肺部的炎性疾病(如肺炎、肺结核等)具有相关性,且肺癌的发生在一定程度上与局部的持续炎症状态有关。慢性的呼吸道炎症引起支气管上皮细胞和肺部微环境的转变,形成一个有利于肿瘤发生的环境,慢性持续性的炎症同样可以刺激静止的支气管干细胞增殖并导致肺上皮细胞的癌变。另外,肺癌的发展是从一个单一的肿瘤细胞发展成为一个肿瘤的过程,在炎症诱导的肿瘤发展过程中,有很多机制的共同参与,包括增加细胞的增殖和存活能力、诱导血管生成等。炎性因子在炎症和肿瘤中均发挥重要作用,与肺癌密切相关的促炎因子主要有IL-1、IL-4、IL-6、肿瘤坏死因子TNF-α、转化生长因子-β和环氧化酶COX-2。在炎症与肺癌的关系中,存在着大量的信号转导通路,其中与肺癌发展最为密切的是NF-KB和STAT通路。而且炎症与肿瘤血管形成及肿瘤转移也密切相关。然而,炎症与肺癌之间的关系极为复杂,其信号通路并非独立单一,而是互相促进,从而表现为一个网络结构,目前对于其网络的运作机制尚不完全明确。

二、肿瘤本质上具有标志性的特征

1 持续增殖的信号

癌细胞特征之一是它们持续增殖的能力。正常组织有序的控制着生长启动信号的产生和释放,这些信号指导细胞进入增殖和分化周期,从而维持细胞数量的稳态及正常组织的结构和功能。癌细胞通过下调这些信号而变成它们自己命运的主宰。这些启动信号大多数是由位于细胞表面的生长因子受体来传输的,并包含了细胞内酪氨酸激酶区域,最终通过胞内信号途径发送信号,从而调节细胞增殖、生存、凋亡及能量代谢。

1.1 体细胞突变依赖的下游途径

癌细胞基因组的高通量DNA测序显示了在某些人类肿瘤中存在体细胞突变,这预示着通常由活化的生长因子受体激活的信号回路的基本激活。在肺癌中,常见的体细胞突变包括EGFR、HER2、MET、胰岛素生长因子、成纤维细胞生长因子等,通过激活下游的RAS/RAF/MAPK通路或PI3K/AKT/mTOR通路维持肺癌细胞的增殖。另外,肺癌中常见的体细胞突变依赖的下游通路还包括p53通路、p16-RB通路。

1.2 削弱增殖信号传导的负反馈机制的破坏

近年来的研究结果揭示了负反馈链的重要作用,正常情况下它的启动是用于减缓各种类型的信号,从而通过细胞内回路的信号流得到稳定的调节。这些负反馈机制的缺点在于具有增强增殖信号的功能。在肺癌中,这一类型调节的原型包括ras癌蛋白:ras的致癌效应并不是它本身信号活性高度活化的结果,而是致癌变异影响了ras基因而减弱了GTP酶活性,它作为一个本质上是负反馈的机制启动,这个机制平时是用于确保活化的信号传递是短暂的。

相似的负反馈机制在增殖信号回路中的多个节点中启动。一个重要的例子是PTEN磷酸化酶,它通过降解PIP3而抵消PI3K的功能。肺癌中PTEN功能的缺失导致了肺癌细胞的增殖活跃。另一个例子是mTOR激酶,一个细胞生长和代谢的协调子同时位于PI3K途径的上下游。在肺癌细胞内的回路中,mTOR活化通过负反馈导致PI3K信号的抑制。这样的话,当癌细胞内的mTOR在药理学水平上(如雷帕霉素)被抑制,相关负反馈的丢失导致PI3K和它的效应子Akt/PKB活性的增加,进而减弱mTOR的抗增殖抑制效应。

2 逃避生长抑制因素

2.1 接触抑制机制和肿瘤的逃避

研究证明二维培养中密集的正常细胞群体形成细胞与细胞之间的接触,产生汇合的细胞单层,但这种接触抑制在各种癌细胞的培养中被废除了。目前生长控制的机制基础仍不明确。然而,接触抑制的机制开始出现。机制之一包含了NF2基因的产物,一直作为肿瘤抑制基因,因为它的缺失触发了人类成纤维瘤病的一种形式。Merlin蛋白、NF2的胞质产物,通过成对的细胞表面黏附分子(如E-cadherin)到跨膜酪氨酸激酶(如EGFR)形成接触抑制。以这种方式,Merlin蛋白加强了钙黏蛋白介导的细胞与细胞间的黏附性。另外,通过分离生长因子受体,Merlin蛋白限制它们有效地发射丝裂原信号的能力。第二种接触抑制的机制包括LKB1表皮极性蛋白,它们可以组织表皮结构并帮助维持组织完整性。例如,当组织中Myc癌基因上调时,

LKB1能管理强大的*Myc*癌基因的促有丝分裂效应使表皮结构处于静息状态。人类癌症中这两种接触介导的生长抑制缺失的频率仍需要继续研究。这些清楚的机制使细胞可以构建和维持组织结构的复杂性,成为对不正常增殖信号的抑制和平衡的重要方式。

2.2　转化生长因子β通路的破坏促进恶性肿瘤增殖

TGF-β是具有多种生物学功能的生长因子超家族,在调节细胞生长和分化过程中起重要作用,TGF-β最主要的作用是它的抗增殖效应,而目前人们更仔细研究癌细胞如何逃避这些效应而较少研究简单地关闭这些信号回路。很多晚期肿瘤,TGF-β信号已经偏离细胞增殖抑制,而是用于激活一种细胞程序,称为表皮到间质的转换(EMT),这使细胞的特征与恶性程度高相关。

3　抵抗细胞死亡

凋亡机制是由上游调节子和下游效应子共同构成的。按顺序,调节子分形成两个主要的回路,一个是接受和传递胞外死亡诱导信号式(外部的凋亡程序,包括例如Fas配体/Fas受体),另外一个感知和综合一系列胞内起源的信号(内在程序)。目前,内在凋亡程序更广泛地作为癌症致病的屏障。在调节子和效应子之间传递信号的"凋亡扳机"是通过平衡促进和抵抗凋亡的Bcl-2家族成员的调节蛋白来完成的。原型是Bcl-2,连同它最近的家族成员(Bcl-xL、Bcl-w、Mcl-1、A1)都是凋亡抑制子,通过与两个前凋亡触发蛋白(Bax and Bak)结合并在多场合起抑制作用;后者嵌在线粒体外膜中。Bax和Bak与抗凋亡的Bcl-2样蛋白共用蛋白-蛋白相互作用区,称为BH3基序,从而介导它们的各种物理相互作用。相关蛋白(每个蛋白包含单个像BH3的基序)的亚家族与各种细胞感受器配对而异常活化;这些"只有BH-3"的蛋白通过干扰抗凋亡Bcl-2蛋白或通过直接刺激这个家族的凋亡前成员而活化。最值得注意的是通过抑癌基因TP53起作用的DNA损伤感受器,TP53通过上调Noxa和Puma这两个只有单个BH3基序蛋白的表达诱导凋亡,从而相应地导致大量的DNA断裂和其他染色体的不正常。另一种替代方式是,不充分的生长因子信号(如淋巴细胞上的白细胞介素-3或上皮细胞上胰岛素样的生长因子1/2数量的不充足)能通过称为Bim的单个BH3基序蛋白诱导凋亡。

导致细胞死亡的另一个情况也包括某些癌蛋白的过度活化,如Myc,它除了被抗凋亡信号平衡的情况外可以触发凋亡(部分通过Bim和其他单个BH3基序蛋白)。肿瘤通过增加抗凋亡调节子(Bcl-2、Bcl-xL)或生存信号(Igf1/2),或下调凋亡前因子(Bax、Bim、Puma)或缩短胞外配体诱导的死亡途径来保持生存。避免凋亡的机制的多样性反映了癌细胞株在发展成恶性状态过程中遇到的凋亡诱导信号的多样性。在最近的十年,凋亡机制和程序结构以及癌细胞逃避凋亡作用的分类得到广泛关注。从那以后,值得关注的概念进展就包括了其他方式的细胞死亡,拓宽"程序化细胞死亡"的领域成为一种阻碍细胞癌变的屏障。

3.1 自噬介导了癌细胞生存和死亡

自噬与凋亡一样成为一种重要的细胞生理反应,正常细胞中的启动处于低的基础的水平,但在特定的细胞压力状态下能被强烈地诱导,最明显的压力状态是营养缺乏。自噬程序使细胞内的细胞器(如核糖体和线粒体)被破坏,使分解代谢产物用于生物合成和能量代谢从而得到循环。当降解发生时,作为这个程序的一部分,胞内囊泡将为自噬体包裹胞内细胞器提供能量,并把自噬体和溶酶体混合。以这种方式,低分子量的代谢的产物支持了多数癌细胞在压力和营养受限的环境中生存。

在 NSCLC 动物模型中的研究表明,自噬在肿瘤形成的早期阶段可起到抑制的作用,正常自噬的激活可减少肿瘤的发生,而自噬在肿瘤的后期可起到保护的作用。自噬除了能够抑制早期肺癌的形成外,在已发生恶变的肺癌细胞中也能抑制其恶性能力。最近一项探究新型 mTOR 抑制剂对肺癌细胞影响的实验中,发现新型药物(代号为 C4)能明显抑制肺腺癌细胞株 A549 的增殖能力,与此同时,经 C4 处理后肺腺癌细胞中自噬相关蛋白 Beclin1 及 LC3-Ⅱ 明显增加,荧光显微镜下观察到处理组的自噬体数量也高于对照组,提示药物 C4 对肺癌细胞增殖的抑制作用与自噬的活化相关。Xue 等研究表明,P53 家族细胞凋亡刺激蛋白抑制因子(iASPP)在肺癌患者中高表达,可通过抑制 mTOR 通路活性来增加自噬流,促进肺腺癌细胞 H1975 的生长,这也进一步说明了自噬对肺癌的发展可起促进的作用。另外,自噬还会在肿瘤的治疗过程起到拮抗的作用。PI3K/Akt/mTOR 通路是调控自噬的主要通路之一,可负性调节自噬流。有研究发现穿心莲内酯(传统中药穿心莲的有效成分),可通过激活 Akt/mTOR 通路抑制自噬,增加顺铂在耐药的肺腺癌细胞中的敏感性,提示抑制自噬可成为逆转顺铂耐药的机制。除了逆转化疗耐药,抑制自噬还可以增加肺癌细胞对放疗敏感性。通过对自噬机制及自噬相关蛋白进一步的研究,有望将自噬过程中的关键位置作为靶点开发新型药物,为肺癌治疗提供新的途径,为患者带来更有效的治疗。

3.2 坏死具有促进炎症和肿瘤的潜能

与凋亡相反,凋亡中死亡的细胞变成一个几乎看不见的尸体并立即被周围细胞消耗光,而坏死细胞会肿胀破裂,并释放出它们的内容物进入其周围微环境。细胞的坏死在某些情况下明确是在基因控制之下,而不是随机的无序进程。或者更重要的是,坏死细胞死亡后释放促炎症信号进入周围组织微环境,这与没有这种现象的凋亡和自噬相反。结果,坏死细胞能招募免疫系统的炎症细胞,炎症细胞的作用是专门监督组织损伤的程度并移除相关的坏死残骸。然而在肿瘤背景下,多方面的证据显示免疫炎症细胞可能是活跃的肿瘤促进因素,由于这个原因,这些细胞具有促进血管生成、癌细胞增殖和侵袭功能。

另外,坏死细胞能释放生物活性调节因子,如 IL-1α,它能直接刺激周围有活力的细胞增殖,具备这种潜能可能使肿瘤更容易进展。结果,细胞坏死看起来对癌症相关增殖平衡有益,最终可能损伤大于有益。

4 启动不停复制

在2000年,人们已经广泛认同了癌细胞要形成肉眼可见的肿瘤必需有无限的复制潜能。多方面的证据显示端粒保护染色体的末端集中参与了无限制复制能力。端粒末端转移酶是一种特异的DNA多聚酶可以把端粒重复节段加到端粒DNA末端,它在非永生化的细胞中基本上是看不到的,但在大部分(90%)自然永生化的细胞中(包括癌细胞)能表达到功能显著水平。通过伸展端粒DNA,端粒酶能计算端粒破坏的进程,这在无端粒酶的情况下也可以发生。增殖的两个屏障——衰老和凋亡——在理论上已经成为重要的抗癌防御体系,已经根深蒂固地进入人体的细胞中,用于阻止癌前和新生物细胞克隆的过度生长。按这个想法,大部分的初始肿瘤开始倍增,但在被这些屏障阻断后停止。最后获得永生化的那部分极少的细胞能形成肿瘤归功于它们具有充分长度的端粒DNA以避免触发衰老或凋亡,大部分是通过上调端粒的表达或少部分通过端粒重组为基础的代替机制维持端粒。因而,端粒缩短成为一个定时装置,决定了正常细胞复制潜能的限度,也是癌细胞必须克服的问题。

目前的证据表明,由于初始癌细胞克隆无法表达显著水平的端粒酶,在肿瘤形成的多步骤过程中,它们通常会经历端粒缺失的相关危机。这样,通过原位荧光杂交(FISH)的应用在癌前生长中可以检测到广泛的端粒破坏,同时显示了染色体的端-端融合这个端粒缺失败的危机信号。这个结果同样表明,从完全正常的原始细胞进化过程中,这些细胞已经经过了大量连续的端粒缩短的细胞分化。相应地,某些人类肿瘤可能在它们形成肉眼可见的肿瘤之前很久就因为端粒诱导的危机而消失。

5 诱导血管生成

和正常组织一样,肿瘤需要营养和氧形式的供给,以及排除代谢废物的能力。在肿瘤进展过程中,血管生成开关几乎总是激活的并持续开启的,导致正常静止的血管持续萌芽新的血管以支持不断扩大的肿瘤生长。最常见的血管生成诱导和抑制因子分别是血管内皮生长因子A(VEGF-A)和凝血酶敏感蛋白1。*VEGF-A*基因编码新生血管中的配体,这些新生血管生长出现在胚胎和出生后的发育,以及内皮细胞的自身稳定生存,还有成年人的病理和生理状态。VEGF信号通过3种受体酪氨酸激酶(VEGFR1-3)受到不同水平的调节,反映了这个复杂的目的。在动物模型和人类侵袭性癌症的多步骤发展过程中,血管生成的诱导出现得令人惊讶的早。对不同器官包括发育不良和原位癌等癌前病变、非侵袭性病变的组织学分析显示血管生成开关的早期足迹。

一旦血管生成活化,肿瘤显示出各种新生血管生成的模式。在某些肿瘤中,癌细胞中启动的优势癌基因,如Ras和Myc,以上调血管生成因子的表达,然而在其他肿瘤中,这些诱导信号是免疫炎症细胞间接诱导的。研究表明TSP-1和纤溶酶(血管生成抑制因子)以及18型胶原(内皮抑素)的片段一样能作为内源性血管生成抑制剂。大量的这些血管生成内源性抑制剂能在正常小鼠和人类的循环中检测出来。数据表明内源性血管生成抑制剂在组织重构和伤口修复时作为调节短暂血管生成的生理调节剂,在初始肿瘤形成时作为诱导和维持血管生成的内源性屏障。周细胞长期以来被认为是紧贴在正常组织脉管内皮管外表面的支持细胞,在那个位置上它们为内皮细胞提供了重要的机械的和生理的支持。相反,肿瘤相关血管则缺乏这些辅助细胞的表面覆盖。多种骨髓衍生细胞对肿瘤血管生成有贡献,目前已经明确一种骨髓来源的细胞类型成分在病理性血管生成中起重要作用,这些包括了先天性免疫系统的细胞,如巨噬细胞、中性粒细胞、肥大细胞和骨髓祖细胞,它们浸润癌前病变和进展的肿瘤或聚集在此病变的边缘,这些肿瘤周围的炎症细胞有助于触发以前静止的组织中的血管生成,支持与肿瘤生长相关的血管生成的进展。此外,它们还有助于脉管系统抵御来自针对内皮细胞信号的靶向药物的作用。

6 激活侵袭和转移

当癌从上皮组织进展到高病理分级的恶性肿瘤,反应在局部浸润和远处转移,相关的癌细胞典型的改变在于形状的修饰以及改变和其他细胞、细胞外基质(extra-cellular matrix,ECM)的附着。最特征性的改变包括肿瘤细胞 E-cadherin 的缺失,这是一个关键的细胞与细胞之间的黏附分子。在某些高度侵袭性的肿瘤中编码其他细胞与细胞间以及细胞与细胞基质间的黏附分子明确发生改变,有利于细胞聚集的类型被下调。相反地,正常与胚胎发育和炎症过程继续迁移有关的黏附分子通常是上调的。例如,N-cadherin 这个在组织生成过程中正常表达于迁移神经元和间充质细胞的,在很多侵袭性肿瘤细胞中是上调的。除了获得和缺失这个细胞与细胞/基质附着蛋白外,侵袭和转移的主要调节因子大部分仍不明确,或只是个猜想,缺乏功能性证据。侵袭和转移的多步骤过程被分成一系列不连续的步骤,通常称为侵袭-转移级联,它描述了一个连续的细胞生物学改变构想,从局部侵袭开始,接着癌细胞侵入周围血管和淋巴管,癌细胞通过淋巴或血液系统运输,再者癌细胞从这些管道的网眼中逃逸进入远处组织的实质中(溢出),癌细胞小结节的形成(微转移),最后微转移病变生长成巨块肿瘤。

一种发育的调节程序,指的是上皮-间质转化(epithelial-tomesenchymal transition,EMT)成为广泛牵涉的方法,通过这种方法转换的上皮细胞能获得侵袭、抵抗凋亡和播散的能力。在癌细胞侵袭和转移的过程中,这个EMT的多面程序能短暂或稳定地活化。一套多向活性的转录因子,包括 Snail、Slug、Twist 和 Zeb1/2,安排胚胎形成过程中的EMT和相关迁移过程。由这些转录因子所致的细胞生物学特征包括黏附连接的缺失和相关的由多边形的上皮转变成梭形的纤维细胞形态,基质降解酶的表达,运动性增加,抗凋亡能力提高——这个特征都与侵袭和转移进程有关。

EMT程序调节一个特别的侵袭类型,称为间质化。此外,还有两种其他不同类型的侵袭已经确认和牵涉到癌细胞侵袭,包括癌细胞小瘤增大进入周围组织,例如以鳞状细胞癌为特征,有趣的是,这种癌罕见转移,提示这种形式的侵袭缺乏使转移变容易的功能。更不明确的是普遍的变形虫样形式的侵袭,在这个形式中,癌细胞个体表现出形态学上的可塑性,使它们可以滑过本来已存在的胞外间质中的间隙,而不是为自己清理出一条道路,就像在间质化和聚集形式的侵袭中发生的那样。

7　重新编程能量代谢

代表肿瘤性疾病本质的慢性且经常失控的细胞增殖不仅涉及对细胞增殖的放松调控,而且还涉及相应的能量代谢调节,以促进细胞的生长和分裂。在有氧条件下,正常细胞处理葡萄糖,首先通过细胞质中的糖酵解生成丙酮酸,然后转化为线粒体中的二氧化碳;在厌氧条件下,糖酵解更有利,相对较少的丙酮酸被分配到耗氧的线粒体。奥托·沃伯格(Otto Warburg)首先观察到癌细胞能量代谢的异常特征:即使在氧气存在的情况下,癌细胞也可以通过将能量代谢主要限制在糖酵解上,对其葡萄糖代谢进行重新编程,从而产生能量,导致一种被称为有氧糖酵解的状态。

在接下来的几十年里,癌细胞中代谢开关的存在已得到证实。这种能量代谢的重新编程似乎是违反直觉的,因为癌细胞必须补偿。糖酵解产生ATP的效率比线粒体氧化磷酸化低18倍。这在一定程度上是通过上调葡萄糖转运蛋白来实现的,特别是GLUT1,它可以显著增加葡萄糖进入细胞质的数量。事实上,在许多肿瘤类型中都记录了葡萄糖摄取和利用的显著增加,最容易的方法是以葡萄糖的放射性标记类似物(^{18}F-氟代脱氧葡萄糖,FDG)为报告,通过正电子发射断层扫描(PET)非侵入性地显示葡萄糖摄取。

糖酵解促进作用已被证明与激活的癌基因(如 *RAS*、*MYC*)和突变的肿瘤抑制基因(如 *TP*53)有关,它们在肿瘤细胞中的改变主要是因为它们在赋予细胞增殖的标志能力、避免细胞静止控制和抑制凋亡方面有好处。这种对糖酵解的依赖在许多肿瘤内运作的低氧条件下可以进一步加强:缺氧反应系统多向性地作用于上调葡萄糖转运体和糖酵解途径的多种酶。因此,ras癌蛋白和缺氧都可以独立地增加hif1a和hif2a转录因子的水平,而hif1a和hif2a转录因子进而上调糖酵解。

由于相对于线粒体氧化磷酸化而言,糖酵解产生ATP的效率相对较低,癌细胞中糖酵解转换的功能基础一直难以捉摸。根据一个被遗忘已久的假说、最近恢复和完善的假说,糖酵解增加允许糖酵解中间产物转移到各种生物合成途径,包括那些产生核苷和氨基酸的途径,这反过来又促进了组装新细胞所需的大分子和细胞器的生物合成。此外,Warburg样代谢似乎存在于许多快速分裂的胚胎组织中,这再次表明它在支持活跃细胞增殖所需的大规模生物合成程序中发挥了作用。

有趣的是,一些肿瘤被发现含有两种不同的癌细胞亚群,它们的能量产生途径不同。一个亚群由分泌乳酸的葡萄糖依赖(Warburg效应)细胞组成,而一个亚群的细胞优先利用邻居生产的乳酸作为主要能源,利用柠檬酸循环的一部分来做到这一点。这两个群体的功能显然是共生的:缺氧的癌细胞依赖葡萄糖作为燃料,并分泌乳酸作为废物,乳酸被利用,并优先氧合较好的同胞用作燃料。

事实证明,能量代谢改变在癌细胞中的分布与许多其他癌症相关特征一样普遍,这些特征已被认为是癌症的标志。这一认识提出了一个问题,即解除对细胞能量代谢的调控是否因此是癌细胞的一个核心标志能力,这一能力与6个公认的核心标志一样重要。事实上,能量代谢的重新定向在很大程度上是由蛋白质策划的,这些蛋白质以这样或那样的方式参与了对癌症核心特征的编程。从这个角度来看,有氧糖酵解只是由增殖诱导癌基因编程的另一种表型。

8 免疫逃逸

围绕肿瘤形成的第二个悬而未决的问题涉及免疫系统在抵抗或根除早期肿瘤、晚期肿瘤和微转移形成和发展中所起的作用。由来已久的免疫监视理论认为,细胞和组织受到持续警惕的免疫系统的持续监测,这种免疫监视负责识别和消除绝大多数早期癌细胞,从而消除新生的肿瘤。根据这一逻辑,出现的实体肿瘤不知何故设法躲避免疫系统的各种武器的检视,或者已经能够限制免疫杀伤的程度,从而避免了根除。

免疫受损个体中某些癌症发病率的显著增加似乎验证了肿瘤免疫监测缺陷的作用。然而,这些癌症中的绝大多数是病毒诱导的癌症,这表明控制这类癌症的很大一部分通常取决于减少受感染个体的病毒负担,部分方法是通过清除受病毒感染的细胞。因此,这些观察似乎没有阐明免疫系统在限制>80%的非病毒病因肿瘤形成中的可能作用。然而,近年来,越来越多的来自基因工程小鼠和临床流行病学的证据表明,免疫系统是肿瘤形成和发展的重要屏障,至少在某些形式的非病毒诱导的癌症中是如此。

当对缺乏免疫系统各种成分的基因工程小鼠进行致癌物诱发肿瘤的评估时,观察到免疫缺陷小鼠的肿瘤比免疫功能正常的小鼠更频繁和(或)生长得更快。特别是,CD8+细胞毒性T淋巴细胞(CTL)、CD4+Th1辅助T细胞或自然杀伤(NK)细胞的发育或功能缺陷均导致肿瘤发病率明显增加;此外,T细胞和NK细胞联合免疫缺陷的小鼠更容易患癌症。结果表明,至少在某些实验模型中,免疫系统的先天和适应性细胞壁都能够对免疫监视做出重大贡献,从而消除肿瘤。

此外,移植实验表明,最初在免疫缺陷小鼠中产生的癌细胞在同基因免疫活性宿主中引发继发性肿瘤的效率往往较低,而来自免疫活性小鼠中的肿瘤的癌细胞在启动两种类型宿主中的移植肿瘤方面的效率是相同的。这种行为被解释为:高免疫原性癌细胞克隆通常在免疫能力强的宿主体内被清除——这一过程被称为免疫编辑,只留下弱免疫原性变异,以生长和生成实体瘤;此后,这种弱免疫原性细胞可以同时在免疫缺陷和免疫活性宿主上定居。相反,当免疫原性癌细胞出现在免疫缺陷宿主中时,免疫原性癌细胞不会被选择性地耗尽;相反,它们可以与免疫原性较弱的癌细胞一起蓬勃发展。当来自这种未经编辑的肿瘤的细胞被连续移植到同基因受体中时,免疫原性癌细胞在第一次面对第二宿主的合格免疫系统时被排斥。

临床流行病学也越来越多地支持在某些形式的人类癌症中存在抗肿瘤免疫反应。此外,观察到一些免疫抑制的器官移植受者会患上捐赠者衍生的癌症,这表明在表面上没有肿瘤的捐赠者中,癌细胞处于休眠状态,由功能齐全的免疫系统控制。

事实上,上述关于癌症免疫学的讨论简化了肿瘤与宿主之间的免疫相互作用,因为高免疫原性的癌细胞可以通过使免疫系统中被派去消灭它们的组件失效来逃避免疫破坏。例如,癌细胞可能通过分泌TGF-β或其他免疫抑制因子使浸润的CTL和NK细胞瘫痪。更微妙的机制是通过募集主动免疫抑制的炎性细胞,包括调节性T细胞(Tregs)和髓系来源的抑制细胞(MDSCs),两者都可以抑制细胞毒性淋巴细胞的活性。

鉴于这些考虑,以及抗肿瘤免疫作为人类肿瘤形成和发展的重要障碍的初步证明,笔者提出免疫逃避是另一个新兴的标志,其共性作为核心标志能力仍有待牢固确立。

三、分子数据的临床应用及未来趋势

以机制为基础的靶向疗法的引入被誉为30年来癌症发病机制研究取得显著进展的成果之一,特别是对晚期非小细胞肺癌患者的生存,有了质的突破,比如 *EGFR*、*ALK*、*ROS*1、*HER-2*、*MET* 等驱动基因突变的肺癌,相应的酪氨酸激酶抑制剂(TKI)的治疗能显著改善患者的生存及生活质量。笔者不打算在这里列举正在开发或最近引入临床的无数疗法。取而代之的是,考虑标志原则的描述目前是如何开始为治疗发展提供信息的,而且在未来可能会越来越多地这样做。

快速增长的靶向治疗药物可以根据它们对一个或多个标志性功能的各自影响进行分类,比如细胞周期依赖的激酶抑制剂针对肿瘤逃避生长抑制这一特性,PARP抑制剂控制肿瘤基因组的不稳定性,VEGF抑制剂抗肿瘤血管生成,端粒酶抑制剂遏制肿瘤的无限生长潜能,抗PD-1/PD-L1治疗抑制肿瘤的免疫逃逸。实际上,观察到这些药物的疗效在每种情况下都代表着对特定能力的确认:如果一种能力对肿瘤生物学真的很重要,那么它的抑制应该会损害肿瘤的生长和发展。

笔者注意到,到目前为止,大多数针对标志物的肺癌治疗药物都是故意针对特定的分子靶点的,这些分子靶点以这样或那样的方式参与了特定功能的实现。这种作用的特异性一直被认为是一种优点,因为它呈现出对靶的抑制活性,同时原则上具有相对较少的靶外效应,因此非特异性毒性较小。事实上,由此产生的临床反应通常是短暂的,随后几乎不可避免地会复发。

对这一历史的一种解释,得到了越来越多的实验证据的支持,即每一种核心标志能力都受到部分冗余的信号通路的调节。因此,抑制肺癌中一条关键途径的靶向治疗剂可能不会完全关闭标志性功能,允许一些癌细胞在保留功能的情况下存活下来,直到它们或它们的后代最终适应正在应用的治疗施加的选择压力。这种适应可以通过突变、表观遗传重新编程或基质微环境的重塑来完成,可以重建功能能力,允许肿瘤重新生长和临床复发。考虑到支持某一特定标志的平行信号通路的数量必须是有限的,因此有可能以所有这些支持通路为靶点进行治疗,从而阻止适应性耐药的发展。

作为对治疗的反应,癌细胞也可能减少对一种特定标志能力的依赖,变得更依赖另一种,这代表了一种截然不同的获得性耐药性。比如对于*EGFR*突变的肺癌,一代/二代*EGFR-TKI*治疗耐药后,部分的肿瘤可依赖*T790M*突变诱发的下游信号通路激活肿瘤的增殖和转移。最近发现的对抗血管生成治疗的意外反应就是这一概念的例证。一些人预计,有效地抑制血管生成将使肿瘤处于休眠状态,甚至可能导致其溶解。相反,抗血管生成治疗的临床反应被发现是暂时的。在某些临床前模型中,有效的血管生成抑制剂成功地抑制了这一标志性的能力,肿瘤适应并从依赖持续的血管生成转变为增强另一种活性——侵袭和转移。通过侵入附近的组织,最初缺氧的癌细胞显然获得了进入正常的、预先存在的组织血管的途径。

依赖于其他标志性特征的类似适应性转变也可能限制类似标志性靶向治疗的疗效。例如,凋亡诱导药物的部署可能会诱导癌细胞过度激活有丝分裂信号,使它们能够补偿此类治疗引发的最初磨损。这些考虑表明,药物开发和治疗方案的设计将受益于纳入功能离散的标志性能力和支持它们的多个生化途径的概念。因此,笔者可以预见,在机制引导的组合中选择性地共同瞄准多个核心和新兴的标志性能力和使能特征将导致对人类癌症进行更有效和持久的治疗。

同样,有氧糖酵解在恶性生长中的作用将被阐明,包括解决这种代谢重新编程是否是一种可与长期持续增殖的核心标志分开的离散能力。免疫监视是几乎所有肿瘤都必须绕过的障碍,还是只是其中特定免疫原性子集的一种特性,这个问题也会以这样或那样的方式得到解决,这一点笔者仍然感到困惑。然而,其他领域目前正处于快速变化之中。近年来,通过染色质修饰控制转录的复杂分子机制已经被发现,并且有线索表明,在获得某些标志性能力的过程中,染色质配置发生了特定的变化。功能上显著的表观遗传学改变似乎不仅可能是癌细胞的因素,也可能是肿瘤相关间质细胞改变的因素。目前尚不清楚,阐明这些表观遗传机制是否会实质性地改变人们对获得标志性能力的方式的总体理解,或者只是为已知的支配这些能力的调控电路增加额外的细节。

总之,癌症的研究是一门有逻辑的科学,也是一门特别复杂的科学。肿瘤的分子生物学特性具有共性,但每种类型的肿瘤甚至个体所患的肿瘤都有它的异质性,肿瘤发生、增殖及转移都依赖不同的生物特性去实现。因此,应该将突变数据与其他分子数据相结合,如mRNA、microRNA、lncRNA表达数据、拷贝数变异、表观基因组以及蛋白质组学关键数据,以获得最准确的肺癌基因组视图,从而推断此时肺癌生存所依赖的关键的生物学特征,给予相应的联合治疗方式,以期更好的改善肿瘤患者的生存。

主要参考文献

[1] 曾益新.肿瘤学[M].第2版,北京:人民卫生出版社,2003:25-28.

[2] Bergfeld S A, DeClerck Y A. Bone marrow-derived mesenchymal stem cells and the tumor micro-environment[J]. Cancer Metastasis Rev, 2010, 29: 249-261.

[3] Jones P A, Baylin S B. The epigenomics of cancer[J]. Cell, 2007, 128: 683-692.

[4] Esteller M. Cancer epigenomics: DNA methylomes and histone-modification maps[J]. Nat Rev Genet, 2007, 8: 286-298.

[5] Govindan R, Li D, Griffith M I. Genomic Landscape of Non-Small Cell Lung Cancer in Smokers and Never-Smokers[J]. Cell, 2012, 150(6): 1121-1134.

[6] Liu F , Killian J K , Yang M , et al. Epigenomic alterations and gene expression profiles in respiratory epithelia exposed to cigarette smoke condensate[J]. Oncogene, 2010, 29(25): 3650-3664.

[7] Slamon D J. Activating mutations in the epidermal growth factor receptor underlying responsiveness of non-small-cell lung cancer to gefitinib[J]. N Engl J Med, 2004, 350(350): 2129-2139.

[8] Paez J G, Janne P A, Lee J C. EGFR mutations in lung cancer: Correlation with clinical response to gefitinib therapy[J]. Science, 2004, 304(5676): 1497-1500.

[9] Shi J, Hua X, Zhu B, et al. Somatic genomics and clinical features of lung adenocarcinoma: a retrospective study[J]. PLoS Med, 2016, 13(12): e1002162.

[10] George J, Lim J S, Jang S J, et al. Comprehensive genetic profiles of small cell lung cancer[J]. Nature, 2015, 524(7563): 47-53.

[11] Collisson E A, Taylor B S, Campbell J D, et al. Comprehensive molecular profiling of lung adenocarcinoma[J]. Nature, 2014, 511(7517): 543-550.

[12] Kim H, Mendiratta S, Kim J, et al. Systematic identification of molecular subtype-selective vulnerabilities in non-small-cell lung cancer[J]. Cell, 2013, 155(3): 552-566.

[13] Tsherniak A, Vazquez F, Montgomery P G, et al. Defining a Cancer Dependency Map[J]. Cell, 2017, 170(3): 564-576.

[14] Dvorak H F. Tumors: wounds that do not heal. Similarities between tumor stroma generation and wound healing[J]. N Engl J Med, 1986, 315: 1650-1659.

[15] DeNardo D G, Andreu P, Coussens L M. Interactions between lymphocytes and myeloid cells regulate pro- versus anti-tumor immunity[J]. Cancer Metastasis Rev, 2010, 29: 309-316.

[16] Grivennikov S I, Greten F R, Karin M. Immunity, inflammation, and cancer[J]. Cell, 2010, 140: 883-899.

[17] Qian B Z, Pollard J W. Macrophage diversity enhances tumor progression and metastasis[J]. Cell,

2010, 141: 39-51.

[18] Engels E A. Inflammation in the development of lung cancer: epidemiological evidence[J]. Expert Rev Anticancer Ther, 2008, 8(4): 605-615.

[19] Houghton M G, Mouded M, Shapiro S D. Common origins of lung cancer and COPD[J]. Nature Med, 2008, 14(10): 1023-1024.

[20] Davie A, Samuels, Y. Analysis of the genome to personalize therapy for melanoma[J]. Oncogene, 2010, 29: 5545-5555.

[21] Jiang B H, Liu L Z. PI3K/PTEN signaling in angiogenesis and tumorigenesis[J]. Adv Cancer Res, 2009,102: 19-65.

[22] Wertz I E, Dixit V M. Regulation of death receptor signaling by the ubiquitin system [J]. Cell Death Differ, 2010, 17: 14-24.

[23] Sudarsanam S, Johnson D E. Functional consequences of mTOR inhibition[J]. Curr Opin Drug Discov, 2010, 13: 31-40.

[24] Curto M, Cole B K, Lallemand D, et al. Contact-dependent inhibition of EGFR signaling by Nf2/Merlin[J]. J Cell Biol, 2017, 177: 893-903.

[25] Shaw R J. Tumor suppression by LKB1: SIK-ness prevents metastasis[J]. Sci Signal, 2009, 2: e55.

[26] Partanen J I, Nieminen A I, Klefstrom J. 3D view to tumor suppression: Lkb1, polarity and the arrest of oncogenic c-Myc[J]. Cell Cycle, 2009, 8: 716-724.

[27] Ikushima H, Miyazono K. TGFbeta signalling: a complex web in cancer progression[J]. Nat Rev Cancer, 2010, 10: 415-424.

[28] Adams J M, Cory S. The Bcl-2 apoptotic switch in cancer development and therapy[J]. Oncogene, 2007, 26: 1324-1337.

[29] Lowe S W, Cepero E, Evan G. Intrinsic tumour suppression[J].Nature, 2004, 432: 307-315.

[30] Willis S N, Adams J M. Life in the balance: how BH3-only proteins induce apoptosis[J]. Curr Opin Cell Biol, 2005, 17: 617-625.

[31] Junttila M R, Evan G I. p53—a Jack of all trades but master of none[J]. Nat Rev Cancer, 2009, 9: 821-829.

[32] Mougiakakos D, Choudhury A, Lladser A, et al. Regulatory T cells in cancer[J]. Adv Cancer Res, 2010, 107: 57-117.

[33] Ostrand-Rosenberg S, Sinha P. Myeloid-derived suppressor cells: linking inflammation and cancer[J]. J Immunol, 2009,182: 4499-4506.

（李梅芳　翁丽红　何志勇）

第2章
肿瘤转移和微环境

肿瘤微环境是肿瘤细胞赖以生存和发展的复杂环境,主要包括肿瘤细胞周围的非肿瘤细胞,譬如纤维细胞、内皮细胞、神经细胞、脂肪细胞、免疫细胞等以及非细胞成分,包括细胞外基质及相关细胞分泌的趋化因子、细胞因子、生长因子及囊泡(图2-1)。肿瘤细胞和微环境之间的互动对正常组织稳态和肿瘤生长都是至关重要的,影响着疾病的发生、发展,进而影响患者的预后。虽然癌症被认为是一种涉及基因异常突变的疾病,同时越来越多的证据表明,肿瘤也因其微环境成分和基质细胞比例或激活状态的性质而发生改变。由于外周环境的进化和肿瘤内在信号传导通路的改变,肿瘤微环境随着肿瘤的进展也发生改变,因此肿瘤微环境在肿瘤转移过程中也是一个动态变化过程,并影响着肿瘤的转移过程。

恶性肿瘤细胞转移远处器官会造成肿瘤的不可治愈性,也是导致患者死亡的重要原因。在恶性肿瘤转移的过程中,恶性肿瘤需要克服多种的环境障碍,肿瘤细胞需要具有运动性、侵入性和浸润性,通过肿瘤血管系统直接或通过淋巴系统进入血流。尽管许多肿瘤细胞能够找到进入循环的途径,但大多数癌细胞会在这个过程中死亡,只有少数能够渗出、扩张并成功地在其他器官成长,这要求肿瘤细胞在转移过程中不断适应变化的环境。临床实践和理论研究证实,癌症不会随机转移,其转移部位取决于肿瘤的类型。

1900年,James Ewing提出肿瘤细胞以循环依赖的方式繁殖,而Stephen Paget提出了种子和土壤假说,认为肿瘤细胞偏向于特定的器官转移,类似于种子喜欢肥沃的土地生存。转移的亲器官性是由多种因素促进的,包括肿瘤内在因素、器官特异性生态位和肿瘤细胞与宿主微环境之间的相互作用。通过分泌特定因子和细胞外囊泡,肿瘤能够

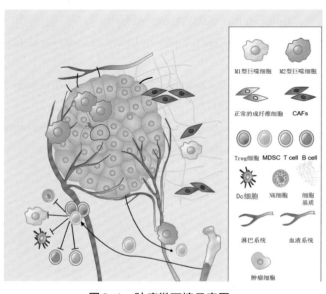

图2-1 肿瘤微环境示意图

在远处的器官中建立转移前生态位,这些因素可以通过激活远端淋巴管生成,招募骨髓源性细胞,并通过激活基质成纤维细胞促进细胞外基质重塑,从而为肿瘤细胞的定植创造一个允许的微环境。

一、原发肿瘤微环境稳态破坏

肿瘤的发生除了基因的异常,调节则是由异常的免疫反应和改变的内环境所致。在恶性肿瘤中,存在于正常成人组织中的协调细胞间相互作用被破坏,因此肿瘤获得了长期规避来自微环境的正常化提示的能力见图2-2,因此,肿瘤发生侵袭和转移。

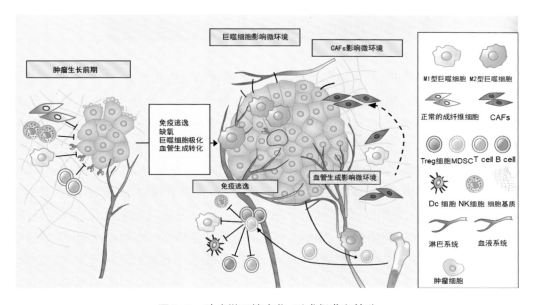

图2-2 肿瘤微环境变化,形成侵袭和转移

巨噬细胞是由血液中的单核细胞穿出血管后分化而成的,而与肿瘤相关巨噬细胞(tumor-associated macrophages, TAM)则是外周单核细胞浸润到实体瘤组织中演变而成的巨噬细胞。传统意义上,巨噬细胞通常被认为是免疫防御过程中的关键效应细胞,但越来越多的研究表明,TAM在支持肿瘤发生发展的多个方面发挥了一定的作用。最值得注意的是在肿瘤边缘的巨噬细胞,它们可驱动侵袭性细胞表型的形成。研究表明,在乳腺癌和胶质瘤中,TAM通过旁分泌信号促进肿瘤细胞侵袭,这些信号包括肿瘤来源的集落刺激因子1(CSF-1)和巨噬细胞来源的表皮生长因子。除了驱动肿瘤细胞侵袭性表型的形成,TAM也是蛋白酶的来源之一,譬如半胱氨酸组织蛋白酶,这些酶可促进肿瘤进展和造成肿瘤的耐药性。

巨噬细胞在正常组织稳态和肿瘤发生过程中所扮演的不同角色依赖于它们表型的变化。巨噬细胞在功能上具有可塑性，可以改变其极化状态以适应不同的生理条件，巨噬细胞可以简化分为两种类型，M1（经典活化的巨噬细胞）和M2（替代活化的巨噬细胞）型。M1型巨噬细胞分泌Ⅰ型促炎细胞因子，参与抗原呈递并具有抗肿瘤作用，相反，M2型巨噬细胞产生Ⅱ型细胞因子，促进抗炎反应并具有促肿瘤的功能。然而，值得注意的是，虽然这种分类是有用的，但有些过于简化，因为它不能完全代表巨噬细胞活化的复杂性，而巨噬细胞活化通常会根据不同的组织微环境进行微调。目前，还不完全了解巨噬细胞是如何在疾病发病时从肿瘤抑制转变为肿瘤促进的，有研究表明，一些因素，譬如缺氧、VEGF、内皮素等等参与了巨噬细胞表型的转化。

二、免疫抑制细胞和转移

早期肿瘤恶性进展的关键步骤是宿主免疫系统的逃避和抑制，这一步可以通过抑制各种效应免疫细胞或通过刺激免疫抑制细胞来实现。患者最普遍的免疫逃避机制之一是通过骨髓源性抑制细胞（myeloid-derived suppressor cells，MDSCs）的细胞数目增多，这是肿瘤患者异常骨髓生成的结果。MDSCs在功能上被定义为免疫抑制的、未成熟的髓细胞，在各种系统损伤（包括感染和创伤应激）的反应中维持正常的内环境稳态。MDSCs在肿瘤发生和浸润肿瘤发展过程中被调动，促进肿瘤血管化和破坏免疫监视的主要机制，包括树突状细胞（DCs）抗原呈递、T细胞活化、M1型巨噬细胞激化及抑制NK细胞活性。MDSCs促进肿瘤进展已经在一些动物模型证实，使用中和抗体中和MDSc细胞可明显减少转移，另外，在临床中观察到外周血中有较高数量的MDSCs，可能造成患者预后差及治疗无效的情况。调节性T（Treg）细胞是另一种在癌症中具有多种免疫调节功能的TME细胞，在正常生理条件下，Treg细胞调节T细胞和B细胞的扩张和激活，在维持先天细胞毒性淋巴细胞的稳态中起着关键作用，鉴于Treg细胞对不同环境刺激的反应具有复杂的调节作用，因此Treg细胞在肿瘤发生过程中具有不同的作用也就不足为奇了。在一些类型的肿瘤中，包括乳腺癌和肝细胞癌，Treg细胞数量的增加与总生存率的降低相关，而在其他类型的肿瘤中，如结肠直肠癌，Treg细胞与生存率的高相关。与MDSCs类似，Treg细胞抑制肿瘤相关抗原呈递，并通过抑制溶细胞颗粒的释放干扰细胞毒性T细胞的功能。Treg细胞在癌症中发挥不同功能的机制尚不清楚。目前还不清楚Treg细胞是否能够根据不同的环境发生功能改变，或者它们是否包含多个具有不同功能的亚群，而这些不同的功能不能用传统的标记进行区分。

三、肿瘤相关的成纤维细胞与转移

成纤维细胞是结缔组织中主要的多功能细胞类型,组成 ECM 和基底膜成分,调节上皮细胞的分化,调节免疫反应和内环境稳态。在肿瘤微环境(tumor micro-environment, TME)中,癌症相关的成纤维细胞(carcinoma-associated fibroblasts, CAFs)的数量异常高,它并不同于正常的成纤维细胞,例如,正常的前列腺上皮细胞在与 CAFs 共注射时产生上皮内瘤变,而与正常的成纤维细胞共注射时则不会。同样,在乳腺癌中,CAFs 具有间叶细胞样表型,并增强癌前和恶性乳腺上皮细胞的转移,而正常的成纤维细胞则促进上皮样表型并抑制转移。目前还不清楚在疾病进展过程中,CAFs 是什么来源的,一些研究表明,它们是由内皮细胞向间充质细胞过渡而产生的,肿瘤相关的内皮细胞从血管中分层生成具有多分化潜能的间充质细胞。小鼠黑色素瘤和胰腺神经内分泌肿瘤的谱系追踪实验表明,这些肿瘤中的 CAFs 来源于内皮细胞。上皮-间质转化(EMT)可促进 CAFs 的产生,EMT 也与参与正常组织稳态的成纤维细胞的产生,上皮来源的肿瘤细胞(例如,乳腺癌和前列腺癌)也可去分化生成表达 CAFs 标志物的间质细胞群。一旦 CAFs 在 TME 中积累,它们就会被周围环境中的生长因子和细胞因子激活,TGF-beta、单核细胞趋化蛋白(MCP1)、血小板源性生长因子(PDGF)、成纤维细胞生长因子(FGF)和分泌蛋白酶都与 CAFs 的激活有关。在最近的一项研究中,诱导 YAP 转录因子是 CAFs 重塑 ECM 以支持肿瘤发生的能力所必需的,YAP 诱导反过来又调节多种调节细胞骨架和基质可塑性,这些因子反馈进一步提高 YAP 的产生。激活的 CAFs 是支持肿瘤发生的分泌生长因子的主要来源,包括诱导血管通透性和血管生成的 VEGF。CAFs 还会产生促炎因子,激活 NF-κB 信号来促进肿瘤发生,而 CAFs 信号在肿瘤前病变中已经很明显。有趣的是,乳腺 TME 中的 CAFs 趋向于转移至骨,具有和原发灶相似的特征,部分原因是具有高 Src 活性的乳腺癌细胞和分泌趋化因子配体 12(CXCL12)和胰岛素样生长因子 1(IGF1)的原发 CAFs 之间的选择性相互作用。这提出了一种有趣的可能性,即原发性 TME 中的异型信号富集于转移细胞,进而在新微环境中落地生根,多种细胞在新的环境中相互作用。

四、细胞外基质与转移

除了特定细胞类型对肿瘤发生的贡献外,ECM 还有能力在早期限制癌症的发生,并在晚期推动疾病向恶性发展。细胞外基质的组成能够预测临床预后。高表达蛋白酶抑制剂的细胞外基质（如serpin家族成员），预后良好，而高表达整合素和基质金属肽酶的细胞外基质则与不良预后和复发风险相关。TME中不同类型的细胞提供不同的ECM蛋白，这被称为基质母体，通过蛋白质组学进行鉴别。不同转移潜能的原发肿瘤在肿瘤和细胞外成分组成上有所不同。

五、肿瘤血管生成与转移

肿瘤血管生成与淋巴结是转移的重要步骤，将在本书第26章着重描述，在此不赘述。

六、肿瘤细胞在周围扩散和存活

一旦原发肿瘤获得了逃避宿主免疫防御的能力，癌细胞进入循环，转移性扩散就开始了（图2-3）。在这里，笔者要提到生态位的概念，其又称生态龛，是表示生态系统中每种生物生存所必需的生态环境最小阈值。在转移之前，原发肿瘤可能已经启动转移前生态位，为肿瘤细胞转移创造条件。另外，被招募的肿瘤微环境中的各种细胞开始为转移创造各种条件。

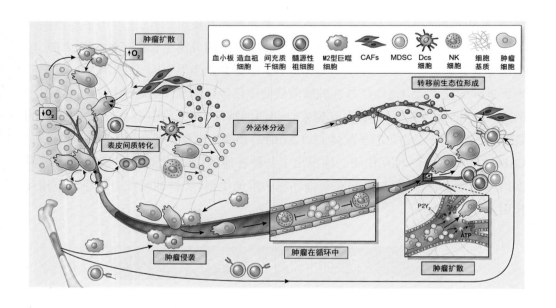

图2-3 肿瘤在循环中的侵袭和转移过程

七、基质影响表型转化

原发肿瘤侵袭的起始步骤之一是表皮间质转化,在此过程中肿瘤细胞丢失上皮标志物和获得间充质特征,赋予其侵袭的特征。一些研究认为基质在表型转化时受到 TGF-β 影响,例如,在畸胎瘤中,肿瘤相关巨噬细胞释放的 TGF-β 上升,造成巨噬细胞聚集,从而造成表型转化。

肿瘤边缘是肿瘤微环境中免疫和基质细胞的重要交汇处,基质细胞在此高度活跃并与肿瘤相互作用。未成熟的髓细胞聚集在该区域,阻止抗原遍呈树突状细胞的分化,从而支持肿瘤免疫逃逸。巨噬细胞是侵袭性边缘的另一种主要细胞类型,TAM 通过提供促迁移因子(如 EGF),通过调节纤维胶原蛋白的产生来加速肿瘤的运动和促进肿瘤细胞的侵袭,同样的,在肿瘤边缘存在大量的 CAFs,这些细胞可以释放促侵袭因子促进肿瘤的侵袭。肿瘤浸润边缘的微环境与肿瘤核心的微环境有很大不同,肿瘤核心是一个乏氧状态,而在肿瘤边缘则含氧丰富。这种不同也会造成不同的细胞在功能上的差异。

八、肿瘤细胞的外周循环

除了原发性肿瘤最初获得侵袭性外,转移级联反应的下一个主要限速步骤是向循环内灌注。多光子活体成像技术现在已经被用于观察活体动物肿瘤转移扩散过程中血管内的转移过程,通过这些技术,观察到巨噬细胞定位于血管,帮助肿瘤细胞进入血液循环。但巨噬细胞如何介导肿瘤细胞进入血液循环仍有待阐明。

九、肿瘤细胞在外周循环的存活

总体来讲,肿瘤转移是一个低效的过程,只有 0.01% 的肿瘤细胞会进入体内循环,形成可检测到的转移。在传播过程中,血小板非常重要,血小板直接与肿瘤细胞相互作用并提高肿瘤细胞的存活率。循环中的血小板与肿瘤细胞形成保护性聚集物,通过增强纤维蛋白沉积阻碍免疫细胞识别,并干扰 NK 细胞介导的细胞毒性,从而,使肿瘤细胞产生免疫逃逸,促进肿瘤的发展与转移。

十、转移和器官趋向性：建立二级生态位

斯蒂芬·佩吉特的种子和土壤假说，认为在转移性播散之前，许多肿瘤分泌的因子有助于转移前生态位的发展，其特征是丰富的骨髓源性细胞类型，增加的成纤维细胞和分泌的癌蛋白和细胞因子，使次级环境容易接受肿瘤的生长，也就是建立二级生态位（图2-4）。研究也表明，骨髓来源的 VEGFR1[+] 细胞在肿瘤转移之前已经在转移部位定植。

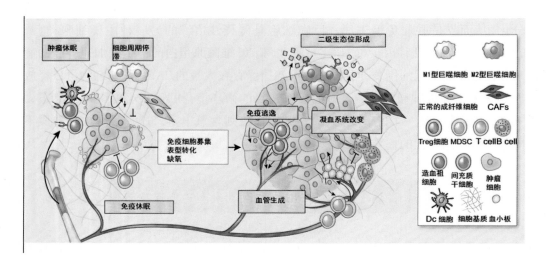

图2-4　二级生态位形成

关于器官向性的另一种假说，认为初级与次级微环境具有共性。例如，最近的研究表明，乳腺癌干细胞试图定植于继发部位，诱导纤维母细胞中的骨膜蛋白来重建原生态位的环境，骨膜蛋白诱导对于定植和随后的生长是必要的，因其促进了肿瘤细胞中的WNT信号转导。即使肿瘤细胞成功地形成次级器官，这也不能保证它们的存活或扩张。次生部位的微环境可以积极抑制转移细胞的存活和生长，例如，通过中性粒细胞介导的杀伤肿瘤细胞。肿瘤细胞可以在次级器官的初始细胞清除防御机制中存活，随后作为无症状休眠的微转移存在，可以在体内持续数年而不被发现。肿瘤休眠是由几个过程介导的，这些过程部分是由微环境驱动的，包括肿瘤团块休眠（细胞凋亡平衡增殖）、细胞休眠（细胞被抑制在G0期中）或免疫休眠（免疫编辑导致平衡状态）。

十一、临床应用和展望

大多数癌症治疗策略都专注于直接针对肿瘤细胞的各个方面,然而,与肿瘤细胞相比,TME中的基质细胞在遗传上是稳定的,因此可能不太容易受到经典的治疗耐药性机制的影响。另外,越来越多的证据表明癌细胞存在一定的异质性,针对肿瘤微环境的治疗成为一种很好的选择,譬如针对肿瘤微环境各种血管生成抑制剂,临床上已经有了一定的应用。鉴于TME在促进和损害肿瘤生长方面的矛盾性,一种值得探索的治疗干预途径是调控其可塑性,而不是简单的针对肿瘤微环境中的某一部分或者简单的破坏肿瘤微环境来实现。目前在临床中广泛应用的免疫疗法就是针对免疫微环境"重新编程"的一个经典例子。由于免疫时代的到来,人们更加关注肿瘤的微环境,并发现了肿瘤微环境新的生物学特点,针对微环境提供了新的治疗策略。尽管如此,新的认识也带来了新的挑战,其中最明显的是如何在日益复杂和相互关联的微环境中识别和定位敏感节点。肿瘤微环境和关键信号通路在不同肿瘤类型和组织之间有着广泛的差异,深入了解如何管理这种多样性,以及不同的微环境如何改变对当前标准治疗的反应,将是未来研究的重要领域,该领域另一个未被探索的问题是肿瘤微环境如何被肿瘤细胞中的特定致癌驱动因素影响和塑造,以及这如何导致基质细胞多样性。另外需要考虑的其他要点包括确定以选择哪些人群,哪些治疗方法与靶向微环境的药物联合,以及如何克服肿瘤微环境的内在或获得性耐药性。展望未来,针对肿瘤微环境的治疗也许会给治疗肿瘤带来一个新的时代,如同免疫疗效带给人们的冲击。

主要参考文献

[1] Joyce J A, Pollard J W. Microenvironmental regulation of metastasis[J]. Nat Rev Cancer,2009, 9 (4): 239-52.

[2] Turajlic S, Swanton C. Metastasis as an evolutionary process[J]. Science,2016, 352 (6282): 169-75.

[3] Gonzalez H, Hagerling C, Werb Z. Roles of the immune system in cancer: from tumor initiation to metastatic progression[J]. Genes Dev, 2018, 32 (19-20): 1267-1284.

[4] Vanharanta S, Massagué J. Origins of metastatic traits[J]. Cancer Cell, 2013, 24 (4): 410-21.

[5] Lambert A W, Pattabiraman D R, Weinberg R A. Emerging Biological Principles of Metastasis[J]. Cell, 2017, 168 (4): 670-691.

[6] Valastyan S, Weinberg R A. Tumor metastasis: molecular insights and evolving paradigms[J]. Cell, 2011, 147 (2): 275-92.

[7] Paget S. The distribution of secondary growths in cancer of the breast[J]. Cancer Metastasis Rev,

1989, 8 (2): 98-101.

[8] Nguyen D X, Bos P D, Massagué J. Metastasis: from dissemination to organ-specific colonization [J]. Nat Rev Cancer, 2009, 9 (4): 274-84.

[9] Bissell M J, Hines W C.Why don't we get more cancer? A proposed role of the microenvironment in restraining cancer progression[J]. Nat Med, 2011, 17 (3): 320-9.

[10] Egeblad M, Nakasone E S, Werb Z. Tumors as organs: complex tissues that interface with the entire organism[J]. Dev Cell, 2010, 18 (6): 884-901.

[11] Qian B Z, Pollard J W. Macrophage diversity enhances tumor progression and metastasis[J]. Cell, 2010, 141 (1): 39-51.

[12] Condeelis J, Pollard J W. Macrophages: obligate partners for tumor cell migration, invasion, and metastasis[J]. Cell, 2006, 124 (2): 263-6.

[13] Goswami S, Sahai E, Wyckoff J B, et al. Macrophages promote the invasion of breast carcinoma cells via a colony-stimulating factor-1/epidermal growth factor paracrine loop[J]. Cancer Res, 2005, 65 (12): 5278-83.

[14] Mosser D M, Edwards J P. Exploring the full spectrum of macrophage activation[J]. Nat Rev Immunol, 2008, 8 (12): 958-69.

[15] Almand B, Clark J I, Nikitina E, et al. Increased production of immature myeloid cells in cancer patients: a mechanism of immunosuppression in cancer[J]. J Immunol, 2001, 166 (1): 678-89.

[16] Talmadge J E, Gabrilovich D I. History of myeloid-derived suppressor cells[J]. Nat Rev Cancer, 2013, 13 (10): 739-52.

[17] Whiteside T L, Schuler P, Schilling B. Induced and natural regulatory T cells in human cancer [J]. Expert Opin Biol Ther, 2012, 12 (10): 1383-97.

[18] Bates G J, Fox S B, Han C, et al. Quantification of regulatory T cells enables the identification of high-risk breast cancer patients and those at risk of late relapse[J]. J Clin Oncol, 2006, 24 (34): 5373-80.

[19] Frey D M, Droeser R A, Viehl C T, et al. High frequency of tumor-infiltrating FOXP3(+) regulatory T cells predicts improved survival in mismatch repair-proficient colorectal cancer patients [J]. Int J Cancer, 2010, 126(11): 2635-43.

[20] Kalluri R, Zeisberg M. Fibroblasts in cancer[J]. Nat Rev Cancer, 2006, 6 (5): 392-401.

[21] Olumi A F, Grossfeld G D, Hayward S W, et al.Carcinoma-associated fibroblasts direct tumor progression of initiated human prostatic epithelium[J]. Cancer Res, 1999, 59 (19): 5002-11.

[22] Dumont N, Liu B, Defilippis R A, et al. Breast fibroblasts modulate early dissemination, tumorigenesis, and metastasis through alteration of extracellular matrix characteristics [J]. Neoplasia, 2013, 15 (3): 249-62.

[23] Marsh T, Pietras K, Mcallister S S. Fibroblasts as architects of cancer pathogenesis[J]. Biochim Biophys Acta, 2013, 1832 (7): 1070-8.

[24] Bergamaschi A, Tagliabue E, Sørlie T, et al. Extracellular matrix signature identifies breast cancer subgroups with different clinical outcome[J]. J Pathol, 2008, 214 (3): 357-67.

［25］ Naba A, Clauser K R, Hoersch S, et al. The matrisome: in silico definition and in vivo character-ization by proteomics of normal and tumor extracellular matrices［J］. Mol Cell Proteomics, 2012, 11（4）: M111.014647.

［26］ Psaila B, Lyden D. The metastatic niche: adapting the foreign soil［J］. Nat Rev Cancer, 2009, 9 （4）: 285-93.

［27］ Mani SA, Guo W, Liao M J, et al. The epithelial-mesenchymal transition generates cells with properties of stem cells［J］. Cell, 2008, 133（4）: 704-15.

［28］ Thiery J P, Acloque H, Huang R Y, et al. Epithelial-mesenchymal transitions in development and disease［J］. Cell, 2009, 139（5）: 871-90.

［29］ Gabrilovich D I, Ostrand-Rosenberg S, Bronte V. Coordinated regulation of myeloid cells by tu-mours［J］. Nat Rev Immunol, 2012, 12（4）: 253-68.

［30］ Wyckoff J B, Wang Y, Lin E Y, et al. Direct visualization of macrophage-assisted tumor cell in-travasation in mammary tumors［J］. Cancer Res, 2007, 67（6）: 2649-56.

［31］ Van Zijl F, Mair M, Csiszar A, et al. Hepatic tumor-stroma crosstalk guides epithelial to mesen-chymal transition at the tumor edge［J］. Oncogene, 2009, 28（45）: 4022-33.

［32］ Gay LJ, Felding-Habermann B. Contribution of platelets to tumour metastasis［J］. Nat Rev Can-cer, 2011, 11（2）: 123-34.

［33］ Kaplan R N, Riba R D, Zacharoulis S, et al. VEGFR1-positive haematopoietic bone marrow pro-genitors initiate the pre-metastatic niche［J］. Nature, 2005, 438（7069）: 820-7.

［34］ Aguirre-Ghiso J A. Models, mechanisms and clinical evidence for cancer dormancy［J］. Nat Rev Cancer, 2007, 7（11）: 834-46.

［35］ Schreiber R D, Old L J, Smyth M J. Cancer immunoediting: integrating immunity's roles in cancer suppression and promotion［J］. Science, 2011, 331（6024）: 1565-70.

（徐海鹏　何志勇）

第3章
肺癌相关生物标志物

生物标志物、靶向治疗和免疫治疗的进步改变了晚期非小细胞肺癌（NSCLC）患者的临床管理。对于有驱动基因突变的NSCLC患者，靶向治疗的模式显著改善了该部分患者的预后。与此同时，对于无驱动基因突变的患者而言，免疫治疗已成为一种不可或缺的治疗方式，虽然PD-L1表达已显示出一定的预测效用，但其预测能效有限。人们现在在分子水平上认识到肺癌是一种异源性疾病，这种分类有助于人们对其潜在生物学和临床行为以及治疗决策的整体理解。因此，目前建议对每个新诊断的晚期NSCLC患者标本进行预测性生物标志物检测（图3-1）。对于所有晚期非鳞状NSCLC患者，建议检测敏感 *EGFR* 突变、*ALK* 融合、*ROS1* 融合、*BRAF V600E*、*NTRK* 融合、*RET* 融合和 *MET* 14号外显子跳跃突变以及 PD-L1 免疫组织化学（IHC），因为已经有针对这些靶标的靶向治疗药物获得批准。此外，*EGFR* 20外显子插入突变、*ERBB2* 突变、*NRG1* 融合、*KRAS* G12C突变和肿瘤突变负荷（TMB）是不断发展的靶标/生物标志物，如果可能，建议也包括在检测当中。对于鳞状细胞肺癌，目前仅推荐检测PD-L1 IHC，但这种情况正在发生变化。鉴于生物标志物的重要性日益增加，笔者将介绍生物标志物（尤其是预测性生物标志物）在晚期 NSCLC 患者精准治疗过程中的应用和新兴趋势。

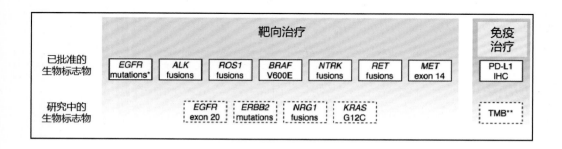

注：*EGFR 致敏突变，不包括外显子20插入。**虽然肿瘤突变负荷（TMB）是经批准的晚期实体瘤的生物标志物，但TMB用于晚期NSCLC患者的一线免疫检查点抑制剂的效用尚未确定，目前仍在研究中。IHC，免疫组织化学。

图3-1 新诊断晚期NSCLC患者的预测生物标志物推荐列表

一、靶向治疗方面

晚期非鳞状 NSCLC 患者的临床管理以全面的生物标志物检测和靶向治疗为基础，而耐药性的产生是目前临床诊疗过程中的难点。针对 *EGFR*、*ALK*、*ROS1*、*BRAF* 和 *TRK* 的现有靶向治疗在本书的第23章已有详细论述，在这里，笔者将着重讨论一些最近批准的生物标志物（*MET* 外显子 14 改变和 *RET* 融合）和新兴靶点（*NRG1* 融合和 *KRAS G*12C 突变），并回顾对一线 *EGFR* 和 *ALK* 靶向治疗后产生获得性耐药的常见机制。

1 新的生物标志物/靶标

MET 14 号外显子跳跃改变在 NSCLC 患者中的发生率约3%~4%，多见于老年患者，并在肺肉瘤样癌中富集。MET 正确结构域中的剪接位点突变导致 14 号外显子的异常跳过，可导致 MET 受体的降解减少和下游信号通路的激活增加。*MET ex*14 跳跃突变对 MET TKI 敏感。克唑替尼和卡博替尼等多激酶抑制剂已证明对转移性疾病患者有效。此外，使用选择性更强的 MET 抑制剂，如卡马替尼和特泊替尼，可导致持久的抗肿瘤反应，突出了它们在一线、二线治疗中的潜在效用。鉴于卡博替尼最近获得批准，筛查 *MET ex*14 跳跃突变已成为临床必须检测的靶点之一。

RET 激酶融合突变存在于 1%~2% NSCLC 患者，这些融合是由 RET 酪氨酸激酶结构域与不同基因的 5′ 区域合并引起的，最常见的是 *KIF5B*、*CCDC6* 和 *NCOA*4。这些 5′ 融合配体通常编码一个卷曲螺旋结构域，导致下游 RET 激酶结构域的组成型激活和随后的癌基因成瘾。多激酶抑制剂如卡博替尼和凡德他尼在具有 RET 激酶融合的 NSCLC 患者中具有一定的临床疗效。目前，有新的、更具选择性的 RET 靶向疗法（如塞尔帕替尼和普雷西替尼）已显示出令人惊喜的临床活性，并有望成为 RET 阳性 NSCLC 患者的标准疗法。特别是随着最近塞尔帕替尼的批准，现在所有晚期 NSCLC 患者都需要进行 RET 融合的检测。

2 具有靶向治疗潜力的新兴生物标志物/靶标

*NRG*1 融合突变在 NSCLC 患者较罕见，发病率小于<1%，但最近的研究显示其可能成为新的靶标。在生理状态下，NRG1 编码作为 ERBB3 RTK 配体的 EGF 样结构域。随后的配体结合诱导 ERBB3/ERBB2 异源二聚化和 MAPK 途径的下游激活。在 NRG1 融合癌症中，EGF 样结构域与高度表达的跨膜蛋白（例如 CD74）融合，导致 ERBB3 和 MAPK 信号传导的配体依赖性激活增加。鉴于 NRG1 融合的罕见性，NRG1 靶向治疗的临床经验仍然有限，一些病例已证明对泛 ERBB 酪氨酸激酶抑制剂（例如阿法替尼）和抗 ERBB3 单克隆抗体具有潜在敏感性。目前，有早期临床试验评估 zenocutuzumab（一种双特异性 ERBB2/ERBB3 抗体）和 tarloxotinib（一种含有 EGFR TKI

的新型氧敏感前药)的疗效。尽管NRG1融合是一个研究性生物标志物,但这些试验的可用性突出了在临床中识别这些融合突变的重要性。

*KRAS*突变发生在高达20%~30%的NSCLC患者中,是最常见的致癌驱动因素。尽管它们很普遍,但由于其独特的结构特性,*KRAS*突变在很大程度上仍然无法制成针对该靶点的药物。最近,针对NSCLC患者中最常见的*KRAS*突变类型——*KRAS G12C*,有研究提出了新治疗策略。目前,有两种正在研究中的KRAS G12C抑制剂,分别为AMG 510和MRTX849,在少数多线治疗后的患者中实现40%~50%的客观缓解率。此外,其他KRAS G12C靶向治疗策略和泛KRAS抑制剂也正在研发中。此外,也有许多研究正在积极探索KRAS抑制剂与SHP2抑制剂、免疫检查点抑制剂和MEK抑制剂的联合疗法。随着这些研究的开展,KRAS检测对于指导NSCLC患者的治疗愈发重要。

3. 与EGFR-TKI耐药相关的生物标志物/靶标

获得性耐药主要有两种模式:"EGFR依赖性耐药"和"非EGFR依赖性耐药"。前者是通过EGFR中的二次位点突变发展而来,这会损害药物结合力和活性。*EGFR T790M*是第一代和第二代EGFR TKI最常见的耐药突变。而第三代EGFR TKI奥希替尼的"EGFR依赖性耐药"类型取决于该药物是用于一线治疗还是在第一代EGFR TKI之后使用。*EGFR C797S*已在一线使用奥希替尼耐药后观察到,但在二线使用奥希替尼后出现耐药的患者中更常见,而*G724S*和*L718Q/V*突变主要见于一线使用奥希替尼后耐药的患者,其中前者通常出现在外显子19缺失的背景下,而后者多出现在*L858R*的背景下。虽然*C797S*没有经过批准的TKI,但有临床前数据表明该变异可能被第一代EGFR TKI抑制。此外,目前正在研发第四代EGFR TKI以克服*C797S*。其他获得性耐药突变包括*C797G*和*L792F*等。

在"非EGFR依赖性耐药"模式中,典型例子是*MET*扩增和*ERBB2*扩增。其中*MET*扩增是对一线奥希替尼最常见的耐药机制,发生率达15%。在这些肿瘤中,*MET*扩增导致下游激活MAPK和PI3K/AKT通路,使肿瘤逃避EGFR抑制。在获得性*MET*扩增的患者中,奥希替尼和MET抑制剂(例如克唑替尼)的联合治疗正在成为克服耐药性的可行临床选择。此外,有几项临床试验评估了选择性更高的MET抑制剂(如Savolitinib和Tepotinib)在获得性*MET*扩增的EGFR阳性耐药患者中的疗效,并取得令人鼓舞的疗效。广泛的获得性"脱靶"耐药改变已在临床和功能上得到证实,包括*ERBB2*扩增/突变、*KRAS*突变、*RET*融合、*ALK*融合、*BRAF*突变/融合等。此外,组织学转化为小细胞癌和鳞状细胞癌是获得性耐药的另一种机制。鉴于这些耐药改变中的许多类型目前有相对应的药物选择,因此广泛的分子分析对于指导耐药后的治疗策略变得越来越重要。

4. 与ALK-TKI耐药相关的生物标志物/靶标

晚期ALK阳性NSCLC患者可用多种第一代或第二代ALK-TKI治疗,包括克唑替尼、阿来替尼、布加替尼和色瑞替尼等。与其他 TKI 类似,对 ALK-TKI 的获得性耐药同样是不可避免的,并且通过各种"靶向途径"和"脱靶途径"发生。值得注意的是,*ALK* 中存在 3 个反复获得性突变,即 *I1171T/N/S*、*V1180L* 和 *G1202R*,它们通过降低药物结合力导致耐药性的产生。尽管存在这些挑战,但最近的研究表明,不同的 ALK TKI 可能有助于克服这些耐药突变。具体而言,有证据表明色瑞替尼、布加替尼和劳拉替尼可能对 I1171T/N/S 和 V1180L 具有活性。此外,劳拉替尼可以克服 G1202R 相关的耐药性。*MET* 扩增也是一种 ALK-TKI 耐药模式,初步研究结果表明,由于克唑替尼具有抗 ALK 和抗 MET 活性,因此可能在这类患者中具有活性。基于以上理论,重复的分子检测在 ALK 阳性患者的精准化治疗中具有重要意义。

二、免疫治疗方面

免疫疗法的出现极大地改变了 NSCLC 的治疗方式,尽管一些患者对免疫检查点阻断剂产生持久反应,但这种治疗方法并非对所有患者有益,甚至一些患者出现显著的免疫不良反应。鉴于此,预测治疗反应的生物标志物是必不可少的,而检测肿瘤程序性死亡配体-1(PD-L1)表达是当前的标准做法。通过免疫组织化学(IHC)确定的 PD-L1 表达程度已证明与治疗反应相关,但该生物标志物仍存在一定局限性。最近,肿瘤突变负荷(TMB)已成为一种新兴的预测性生物标志物(图 3-2)。另外,基因表达特征、肿瘤基因型(例如致癌驱动突变的存在)以及肿瘤微环境中肿瘤浸润淋巴细胞的密度似乎也会影响对免疫治疗的反应。以下,笔者将回顾可预测免疫治疗反应的生物标志物,以期更好地指导临床用药。

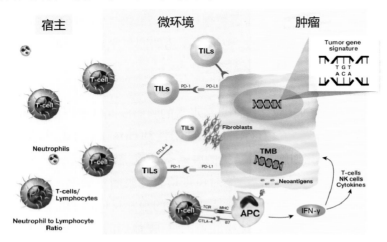

注:APC,抗原呈递细胞;CTLA-4,细胞毒性 T 淋巴细胞相关抗原 4;IFN-γ,γ 干扰素;MHC,主要组织相容性复合体;NK 细胞,自然杀伤细胞;PD-1,程序性死亡受体 1;PD-L1,程序性死亡配体-1;TCR,T 细胞受体;TILs,肿瘤浸润淋巴细胞;TMB,肿瘤突变负荷。

图 3-2　宿主-肿瘤相互作用以及免疫治疗的潜在生物标志物

1　PD-L1表达

通过IHC检测PD-L1表达是当前用于识别晚期NSCLC患者中更有可能对免疫治疗产生反应人群的标准生物标志物。多项前瞻性试验已证明组织PD-L1表达水平与临床疗效之间存在相关性。特别是KEYNOTE-024证明，与化疗相比，帕博丽珠单抗在PD-L1高表达（即PD-L1表达≥50%）的患者中具有更高的总体生存期。但PD-L1表达并不是一个完美的预测生物标志物，并非所有PD-L1高表达的患者均对免疫检查点抑制剂治疗有反应，而部分PD-L1低表达或无表达的患者却也从中受益。KEYNOTE-024提示，在仅包括PD-L1表达不低于50%的肿瘤患者中，帕博利珠单抗治疗组的总体缓解率为45%，这意味着仍有显著比例的PD-L1高表达患者对治疗没有表现出任何反应。目前对PD-L1的争议点主要有，测试平台的差异、不同免疫治疗药物之间PD-L1表达的不同截点的使用以及肿瘤内PD-L1表达的异质性等。

2　肿瘤突变负荷

肿瘤突变负荷（tumor mutation burden，TMB）被定义为每百万碱基中被检测出的体细胞基因编码错误、碱基替换、基因插入或缺失错误的总数。TMB被认为可以估计整体新抗原负荷，从而提供对肿瘤免疫原性更深的认识。CheckMate227研究显示，对比于化疗，无论PD-L1表达如何，接受联合免疫治疗的高TMB患者（定义为每兆碱基≥10个突变）具有更长的PFS。其中在PD-L1表达<1%但高TMB的患者中也观察到了这种PFS获益，这一结果也说明了PD-L1表达作为预测性生物标志物的不足，并表明肿瘤的免疫原性可能不仅仅涉及PD-L1表达水平。尽管Checkmate227有这些初步的阳性发现，但TMB作为NSCLC免疫治疗生物标志物的作用仍然不确定，因为随后的OS随访数据显示，伊匹木单抗联合纳武利尤单抗组在高TMB患者中，OS数据无显著性获益（$HR = 0.77$；$95\% CI$，$0.56 \sim 1.06$），此外，在TMB<10个突变/兆碱基的患者中观察到了类似的生存随访数据（$HR = 0.78$；$95\% CI$，$0.61 \sim 1.00$）。此外，TMB作为生物标志物还有其他局限性，包括所使用的测试平台之间缺乏标准化，以及缺乏将肿瘤定义为具有"高"TMB明确的阈值。

3　肿瘤浸润性淋巴细胞

一些研究表明，在NSCLC患者中，高水平的肿瘤浸润性淋巴细胞（tumor-infiltrating lymphocytes，TIL），包括CD8阳性、CD3阳性和CD4阳性TIL，与生存获益相关。其中高密度TIL，代表T细胞高度富集的肿瘤微环境，被认为反映了对肿瘤细胞更强的免疫识别能力，这种肿瘤表型可能对免疫检查点阻断更敏感。Herbst等人的研究显示，53名NSCLC患者样本中，对阿特珠单抗的治疗反应与TIL上的PD-L1表达程度之间存在关联（$P = 0.015$）。而值得注意的是，在他们的研究中，肿瘤细胞上的PD-L1表达与免疫治疗反应无关。在治疗前和治疗期间，TIL的增加可能预示着临床和放射学反应。目前对于该标志物的研究尚不充分，需要更多的循证医学证据支持并确定其预测阈值。

4 肿瘤特异性基因型

免疫检查点抑制剂治疗 *EGFR* 阳性和 *ALK* 阳性的 NSCLC 患者时疗效欠佳,且超进展的发生率较高。最近有一些证据表明 EGFR 阳性与超进展有关,这可能是由 *PD-1* 和 *PD-L1* 的上调所介导。Toki 等人研究了 150 个 *EGFR* 阳性 NSCLC 肿瘤样本,发现尽管肿瘤微环境中存在免疫细胞,但它们具有较低密度的 *PD-L1* 表达以及高密度的无活性 TIL。该研究中的 TIL 活性是通过测量 Ki67 和颗粒酶 B 的水平来评估,分别反映了低 T 细胞增殖和低细胞毒活性。在 *EGFR* 阳性肿瘤微环境中,非活性 TIL 的频率相对较高,这可能解释了在接受免疫治疗时在此类肿瘤中观察到的反应相对缺乏。与此相反,在同一研究中,*KRAS* 阳性肿瘤具有更高水平的 *PD-L1* 表达和更高密度的活性 TIL。其他研究也证明了 *KRAS* 突变型肿瘤中较强的免疫原性。需要注意的是,*KRAS* 突变型具有不同亚组分型,而不同亚组对免疫治疗有不同的反应。有研究显示,*STK11/LKB1* 改变是 *KRAS* 突变 NSCLC 患者中对 PD-1 抑制剂产生抗性的主要驱动因素,使用免疫检查点抑制剂治疗具有 *STK11/LKB1* 基因组改变的 *KRAS* 突变 NSCLC 患者时,表现出较差的临床结果,且对于 *PD-L1* 阳性的患者也是如此。

虽然某些基因型对免疫检查点抑制剂没有反应的原因仍有待进一步阐明,但在 IMpower150 临床研究中,免疫治疗、化疗联合抗血管治疗组的生存数据显示,此类疗法可能可以克服 *EGFR* 阳性、*ALK* 阳性患者中的免疫治疗耐药性。该研究结果显示,免疫检查点抑制剂与含铂双药化疗和 VEGF 抑制剂联合应用可改善 *EGFR* 或 *ALK* 突变患者的 PFS。尽管这些发现令人鼓舞,并表明有可能将免疫疗法的益处扩展到被认为具有耐药性的肿瘤基因型,但仍需要更多的前瞻性研究验证。

5 基因表达特征

免疫基因特征,尤其是与 IFN-γ 信号传导和活化 T 细胞相关的特征,可能是潜在的生物标志物,并且与几种癌症类型的免疫治疗反应相关。Ayers 等人证明了在接受帕博利珠单抗治疗的黑色素瘤、头颈癌和胃癌患者队列中,从基线肿瘤组织获得的 IFN-γ 相关基因分析结果可预测最佳治疗反应和 PFS。在 POPLAR 研究中,具有效应 T 细胞相关和 IFN-γ 相关基因特征高表达的 NSCLC 患者,具有较好的生存期。在 IMpower150 试验,阿特珠单抗与含铂双药和贝伐珠单抗联合治疗组中,高表达效应 T 细胞相关和 IFN-γ 相关基因特征的患者也显示生存获益($HR=0.51$;$95\%\ CI$,$0.38\sim0.68$),然而低表达该基因特征的患者同样也取得了 PFS 获益($HR=0.76$;$95\%\ CI$,$0.60\sim0.96$)。另一项回顾性研究发现,使用趋化因子和免疫抑制分子表达谱,既证实了 PD-L1 表达,又成功预测了对 PD-1 抑制剂的临床反应。多基因分析有望成为新的生物标志物,以识别可能从免疫治疗药物中受益的人群,但目前仍需要进一步的临床研究和前瞻性研究以验证。

6 基于血清的生物学标志物

肿瘤的组织学标本存在取样不足可能,而外周血生物标志物相对容易获得,侵入性较小,具有作为免疫治疗反应预测标志物的潜力。中性粒细胞与淋巴细胞比率(NLR)是绝对中性粒细胞计数与绝对淋巴细胞计数的比率,具有高中性粒细胞但低淋巴细胞浸润的肿瘤微环境被认为会促进更大的血管生成并抑制细胞凋亡,从而增强肿瘤发生并导致较差的结果,目前已经在各癌种中研究了 NLR 的效用,包括黑色素瘤、乳腺癌和各种胃肠道恶性肿瘤。在 NSCLC 方面,有研究显示,基线时的 NLR 高比率可能是接受免疫疗法的不良预后生物标志物。另外一项回顾性研究发现,患者的 NLR 与免疫治疗的反应相关。其他基于血细胞计数的标志物,例如绝对嗜酸性粒细胞计数、单核细胞计数和血小板-淋巴细胞计数,其中一些与免疫治疗反应相关。NLR 和其他此类外周血标志物可能是潜在的生物标志物,但迄今为止的研究均为回顾性研究,且样本量较小,仍需进一步探索。

bTMB(血液肿瘤突变负荷)作为生物标志物也取得了一些进展。对 POPLAR 和 OAK 研究数据的回顾性分析发现,在接受阿特珠单抗治疗的转移性 NSCLC 患者中,较大的 bTMB 预示着更长的 PFS。该文章分析表明,bTMB 不少于 16 个突变/兆碱基可能是定义"高 TMB"的具有临床意义且可靠的截点。MYSTIC 试验结果提示,与标准化疗相比,双免疫疗法并未延长,但探索性分析发现,在 bTMB 不少于 16 个突变/兆碱基的患者中,对比标准化疗方案,双联免疫疗法可使这部分患者获得更长的生存期(HR=0.62;95% CI,0.45~0.86)。

晚期 NSCLC 患者的管理已成为精准医学的范本。分子肿瘤学的显著进步为晚期肺癌患者带来了更有效的治疗手段并改善了疾病预后。随着基于 DNA/RNA 的综合分析变得越来越广泛,更多生物标志物将不断出现,我们期待对肿瘤的个性化差异能有更深刻的认识,为具有不同分子生物学背景的肺癌患者制定更精准的治疗方案。尽管面临挑战,笔者预测越来越多生物标志物的发现和应用,将引领非 NSCLC 精准医疗的未来。

主要参考文献

[1] Reck M, Rodriguez-Abreu D, Robinson A G, et al. Pembrolizumab versus chemotherapy for PD-L1-positive non-small-cell lung cancer[J]. N Engl J Med, 2016, 375: 1823-1833.

[2] Rittmeyer A, Barlesi F, Waterkamp D, et al. Atezolizumab versus docetaxel in patients with previously treated non-small-cell lung cancer (OAK): a phase 3, open-label, multicentre randomised controlled trial[J]. Lancet, 2017, 389: 255-265.

[3] Reck M, Rodriguez-Abreu D, Robinson A G, et al. Pembrolizumab versus chemotherapy for PD-L1-positive non-small-cell lung cancer[J]. N Engl J Med, 2016, 375: 1823-1833.

[4] Mansfield A S, Aubry M C, Moser J C, et al. Temporal and spatial discordance of programmed cell death-ligand 1 expression and lymphocyte tumor infiltration between paired primary lesions and brain metastases in lung cancer[J]. Ann Oncol, 2016, 27: 1953-1958.

[5] Zhou J, Gong Z, Jia Q, et al. Programmed death ligand 1 expression and CD8+ tumor-infiltrating

lymphocyte density differences between paired primary and brain metastatic lesions in non-small cell lung cancer[J]. Biochem Biophys Res Commun, 2018, 498: 751-757.

[6] Hellmann M D, Ciuleanu T E, Pluzanski A, et al. Nivolumab plus ipilimumab in lung cancer with a high tumor mutational burden[J]. N Engl J Med, 2018, 378: 2093-2104.

[7] Hellmann M D, Rizvi N A, Goldman J W, et al. Nivolumab plus ipilimumab as first-line treatment for advanced non-small-cell lung cancer (CheckMate 012): results of an open-label, phase 1, multicohort study[J]. Lancet Oncol, 2017, 18: 31-41.

[8] Brambilla E, Le Teuff G, Marguet S, et al. Prognostic effect of tumor lymphocytic infiltration in resectable non-small-cell lung cancer[J]. J Clin Oncol, 2016, 34: 1223-1230.

[9] Zeng D Q, Yu Y F, Ou Q Y, et al. Prognostic and predictive value of tumor-infiltrating lymphocytes for clinical therapeutic research in patients with non-small cell lung cancer[J]. Oncotarget, 2016, 7: 13765-13781.

[10] Herbst R, Soria J C, Kowanetz M, et al. Predictive correlates of response to the anti-PD-L1 antibody MPDL3280A in cancer patients[J]. Nature, 2014, 515: 563-567.

[11] Gainor J F, Shaw A T, Sequist L V, et al. EGFR mutations and ALK rearrangements are associated with low response rates to PD-1 pathway blockade in non-small cell lung cancer: a retrospective analysis[J]. Clin Cancer Res, 2016, 22: 4585-4593.

[12] Bylicki O, Paleiron N, Margery J, et al. Targeting the PD-1/PD-L1 immune checkpoint in EGFR-mutated or ALK-translocated non-small-cell lung cancer[J]. Target Oncol, 2017, 12: 563-569.

[13] Champiat S, Dercle L, Ammari S, et al. Hyperprogressive disease is a new pattern of progression in cancer patients treated by anti-PD-1/PD-L1[J]. Clin Cancer Res, 2017, 23: 1920-1928.

[14] Kato S, Goodman A, Walavalkar V, et al. Hyperprogressors after immunotherapy: analysis of genomic alterations associated with accelerated growth rate[J]. Clin Cancer Res, 2017, 23: 4242-4250.

[15] Toki M I, Mani N, Smithy J W, et al. immune marker profiling and programmed death ligand 1 expression across NSCLC mutations[J]. J Thorac Oncol, 2018, 13: 1884-1896.

[16] Dong Z Y, Zhong W Z, Zhang X C, et al. Potential predictive value of TP53 and KRAS mutation status for response to PD-1 blockade immunotherapy in lung adenocarcinoma[J]. Clin Cancer Res, 2017, 23: 3012-3024.

[17] Skoulidis F, Goldberg M E, Greenawalt D M, et al. STK11/LKB1 mutations and PD-1 inhibitor resistance in KRAS-mutant lung adenocarcinoma[J]. Cancer Discov, 2018, 8: 822-835.

[18] Socinski M A, Jotte R M, Cappuzzo F, et al. Atezolizumab for first-line treatment of metastatic nonsquamous NSCLC[J]. N Engl J Med, 2018, 378: 2288-2301.

[19] Ayers M, Lunceford J, Nebozhyn M, et al. IFN-γ-related mRNA profile predicts clinical response to PD-1 blockade[J]. J Clin Invest, 2017, 127: 2930-2940.

[20] Prat A, Navarro A, Pare L, et al. Immune-related gene expression profiling after PD-1 blockade in non-small cell lung carcinoma, head and neck squamous cell carcinoma, and melanoma[J]. Cancer Res, 2017, 77: 3540-3550.

［21］ Ji R R, Chasalow S D, Wang L, et al. An immune-active tumor microenvironment favors clinical response to ipilimumab［J］. Cancer Immunol Immunother, 2012, 61: 1019-1031.

［22］ Fehrenbacher L, Spira A, Ballinger M, et al. Atezolizumab versus docetaxel for patients with previously treated non-small-cell lung cancer (POPLAR): a multicentre, open-label, phase 2 randomised controlled trial［J］. Lancet, 2016, 387: 1837-1846.

［23］ Brogden K A, Parashar D, Hallier A R, et al. Genomics of NSCLC patients both affirm PD-L1 expression and predict their clinical responses to anti-PD-1 immunotherapy［J］. BMC Cancer, 2018, 18: 225.

［24］ Liu X, Qu J K, Zhang J, et al. Prognostic role of pretreatment neutrophil to lymphocyte ratio in breast cancer patients［J］. Medicine (Baltimore), 2017, 96: e8101.

［25］ Koh C H, Bhoo-Pathy N, Ng K L, et al. Abstract P6-08-32: elevated neutrophil lymphocyte ratio predicts survival in breast cancer［J］. Cancer Res, 2015, 75(9 suppl): P6-08-32.

［26］ Szor D, Dias A R, Pereira M A, et al. Prognostic role of neutrophil/lymphocyte ratio in resected gastric cancer: a systematic review and meta-analysis［J］. Clinics (Sao Paulo), 2018,73: e360.

［27］ Mei Z, Shi L, Wang B, et al. Prognostic role of pretreatment blood neutrophil-to-lymphocyte ratio in advanced cancer survivors: a systematic review and meta-analysis of 66 cohort studies［J］. Cancer Treat Rev, 2017, 58: 1-13.

［28］ Diem S, Schmid S, Krapf M, et al. Neutrophil-to-lymphocyte ratio (NLR) and platelet-to-lymphocyte ratio (PLR) as prognostic markers in patients with non-small cell lung cancer (NSCLC) treated with nivolumab［J］. Lung Cancer, 2017, 111: 176-181.

［29］ Cedres S, Torrejon D, Martinez A, et al. Neutrophil to lymphocyte ratio (NLR) as an indicator of poor prognosis in stage IV non-small cell lung cancer［J］. Clin Transl Oncol, 2012, 14: 864-869.

［30］ Kiriu T, Yamamoto M, Nagano T, et al. The time-series behavior of neutrophil-to-lymphocyte ratio is useful as a predictive marker in non-small cell lung cancer［J］. PLoS One, 2018, 13: e0193018.

［31］ Soyano A, Dholaria B, Marin J, et al. Blood biomarkers correlate with outcome in advanced non-small cell lung cancer patients treated with anti PD-1 antibodies［J］. J Thorac Oncol, 2017, 12: S2011-S2011.

［32］ Tanizaki J, Haratani K, Hayashi H, et al. Peripheral blood biomarkers associated with clinical outcome in non-small cell lung cancer patients treated with nivolumab［J］. J Thorac Oncol, 2018, 13: 97-105.

［33］ Gandara D R, Paul S M, Kowanetz M, et al. Blood-based tumor mutational burden as a predictor of clinical benefit in non-small-cell lung cancer patients treated with atezolizumab［J］. Nat Med, 2018, 24: 1441-1448.

（陈诗杰　何志勇）

第二篇　肺癌治疗学原理

第 4 章
肺癌靶向治疗的基础理论

第一节　肺癌的靶向治疗概述

　　目前在全球范围内肺癌已成为发病率和死亡率增长最快、严重危害人类健康和生命的恶性肿瘤之一。近十年来以化疗为主的治疗手段并未使非小细胞肺癌的疗效获得突破性进展。随着表皮生长因子受体(epithelial growth factor receptor，EGFR)基因和棘皮动物微管结合蛋白4-间变淋巴瘤激酶(*EML4 ALK*)融合基因等生物标志物的研究发展，目前晚期非小细胞肺癌(NSCLC)已从原先千篇一律以化疗为主的模式转变为以生物标志物为指导。结合组织学类型的治疗模式，肺癌的治疗将根据其肿瘤驱动基因的异常状况，个体化选择靶向药物治疗。

　　广义的靶向药物治疗是指在细胞分子水平上，针对已经明确的致癌位点的治疗方式(该位点可以是肿瘤细胞内部的一个蛋白分子，也可以是一个基因片段)。非小细胞肺癌分子靶向治疗指针对明确驱动基因突变的小分子靶向治疗。

　　近年，由于先进诊断技术的发展(如下一代测序)，大约一半的非小细胞肺癌(NSCLC)患者可以被检出驱动基因突变。*EGFR*、*ALK* 和 *ROS-1* 激活突变的存在已经得到了很好的探索。新靶点包括 *BRAF*、*KRAS*、*NTRK*、*MET*、*RET* 和 *HER2* 基因，相应一些药物已经获得了 FDA 的批准，而部分的则处于临床试验的后期阶段。

　　2013年 ASCO 报道了法国胸部肿瘤学协作组(IFCT)对9911例肺癌组织样本进行分子标志物检测，这近一万例患者多为男性(63.8%)、吸烟者(83.3%)、V 期患者(64%)和腺癌患者(76.1%)。生物样本主要来自支纤镜(27.4%)、手术(28.1%)和经胸壁穿刺(24.2%)。6个分子变异中，*EGFR* 突变占10.3%(含0.8%耐药突变)，*HER2* 突变占0.9%，*K-Ras* 突变占27%，*BRAF* 突变占1.7%，*PIK3CA* 突变占2.6%，*ALK* 基因重排占3.7%。该研究证实了针对肺癌开展的靶点分子筛查可行，发现在46%的肺癌样本检测到已知靶点的变异，分子标志物筛查的结果协助了57%患者的临床医疗决策。

　　2013年美国达纳法伯癌症研究所(DFCI)报道了肺癌突变协作组(LCMC)项目的更新资料，LCMC 项目于2009年立项，主要分析肺腺癌的分子变异谱特征，有全美14个中心参与。对733例肺腺癌组织样本的10个生物标志物进行检测，这组患者中600例女性(60%)，341例非吸烟者(34%)，63%(465/733)的患者具有1个驱动基因突变。733例检测结果提示，*K-Ras* 突变占25%(182例)，*EGFR* 敏感突变占15%(107

例），*ALK* 基因融合占8%（56例），*EGFR* 其他突变占6%（43例），双基因共变异占4%（24例），*BRAF* 突变占2%（16例），*HER2* 突变占2%（15例），*PIK3CA* 突变占1%（6例），*MET* 扩增占1%（5例），*N-Ras* 突变占1%（5例），*MEK1* 突变占0.1%（1例）。

我国 NSCLC 患者分子变异谱不同于西方人群，主要体现在肺腺癌，如 EGFR 突变频率 45%~55%，*ALK* 重排/融合变异频率 5%~10%，*ROS1* 重排/融合变异频率 2%~3%，*MET ex*14 跳读突变频率 2%~4%（上述为必检基因），*MET* 扩增变异频率 3%~19%，*HER2* 突变频率 2%~4%，*BRAF V*600 突变频率 1%~2%，*RET* 重排/融合变异频率 1%~4%，*KRAS* 突变频率 8%~10%，*NTRK*、*NRG1/2*、*FGFR2* 重排/融合变异频率均 <1% 等（上述为扩展基因）；除极少数病例存在共突变外，上述基因变异在同一个病例中普遍存在互斥现象。

一、NSCLC驱动基因:*EGFR*

活化 *EGFR* 突变位于酪氨酸激酶域，可激活 EGFR 信号。*EGFR* 突变激活的 PI3K-AKT 和 Ras-MEK-ERK 信号对癌细胞的生长、增殖和迁移有着至关重要的作用。最常见的激活突变是19号外显子的框内缺失（in-frame deletion）突变和21外显子858密码子的一个错义突变（导致精氨酸被亮氨酸取代，L858R）。带有 *ECFR* 突变的肺癌对 EGFR 酪氨酸激酶抑制剂（TKIs）高度敏感。目前的研究重点集中在延长疗效持续时间，找到有效的途径阻断或逆转在疾病进程中形成的耐药。最常见的耐药机制就是 *EGFR T*790M 突变，存在约50%的耐药肺癌中。此外还有 *MET* 扩增、*PIK3CA* 突变等。

二、NSCLC驱动基因:*ALK*

2号染色体的易位导致 *EML4 ALK* 融合基因产生，其编码的融合蛋白形成非配体依赖性二聚体，可激活 ALK。ALK 信号可通过激活 Ras-MEK-ERK、JAK3-STAT3 和 PI3K-AKT 信号通路导致细胞增殖和生成。临床试验证实 *ALK* 易位的肺癌患者对 ALK 抑制剂（如克唑替尼、阿来替尼等）高度敏感。新一代的 ALK 抑制剂目前还在临床试验阶段，目前的研究热点是如何克服 ALK 的获得性耐药。

三、NSCLC驱动基因:*ROS*1

约1.5%的肺腺癌中存在有包含 *ROS1* 基因的染色体重排。与 *ALK* 阳性肺癌相似，*ROS1* 阳性肺癌患者往往都比较年轻，无吸烟史，并患有腺癌。克唑替尼对 *ROS1* 易位的肺癌患者有较好的治疗效果。

四、NSCLC驱动基因:*K-Ras*

*K-Ras*是肺癌中一种最常见的突变基因,发生在大约25%的肺腺癌中。肺癌*K-Ras*突变主要定位在第12和13号密码子。肺癌中的*K-Ras*突变似乎与EGFR和ALK易位互不相容,而患者通常都有吸烟史。*K-Ras*突变通常抵抗EGFR-TKI治疗。Sotorasib是首个KRAS G12C抑制剂,具有高选择性和不可逆的特点,在I期Code Break 100试验中,Sotorasib在既往接受大量治疗的NSCLC患者人群显示出持久的临床获益,客观缓解率为36%(所有试验剂量),疾病控制率达到81%,中位持续缓解时间(DoR)为10个月。基于这个研究结果,FDA于2021年5月29日加速批准了安进公司开发的Sotorasib上市,用于治疗肿瘤携带*KRAS G*12C突变且至少接受过一种前期全身性治疗NSCLC患者。

五、NSCLC驱动基因:*BRAF*

*BRAF*突变分为3种类型,I类(BRAF V600E/K/D/R/M)突变是最常见于NSCLC的*BRAF*突变,美国国立综合癌症网络(National Comprehensive Cancer Network,NCCN)指南推荐的靶向药物为达拉菲尼和曲美替尼。II类、III类*BRAF*突变患者脑转移发生率高,共突变发生率高,暂无确定的靶向治疗方案,并且患者预后通常较差。

六、NSCLC驱动基因:*MET*

HGF[①]/MET信号通路异常激活主要包括*MET* 14外显子跳跃突变、*MET*基因扩增和c-MET蛋白过表达。

MET过表达在NSCLC中并不少见。MET过度表达可能是由于缺氧诱导因子(HIF)激活或其他转录因子(包括Ets和Sp1)改变而导致的转录上调的结果。它也可能是由抑制因子microRNAs的下调引起的,如miR-1、miR-34和miR-449a。细胞膜上大量的MET受体单体可以诱导受体自发的二聚化、磷酸化和随后的非配体激活,从而导致下游信号通路的激活,最终导致肿瘤的发生。研究显示,MET过表达在多种实体瘤中是一种预后不良的标志。在对包括5 516例NSCLC患者在内的18项回顾性研究中的危险比(HRs)进行荟萃分析,结果显示,即使排除了异质性研究(*HR* =

---

① 肝细胞生长因子(hepatocyte growth factor,HGF)

1.52,95%可信区间CI,1.08~2.15,高MET表达也显著增加了死亡率。同样,Pyo等人对22项研究中的4454例NSCLC病例进行的荟萃分析证实,MET阳性与总生存期(OS)缩短显著相关(HR = 1.551,95% CI,1.101~2.184)。

在NSCLC中MET14外显子跳跃突变的总发生率为3%～6%,且不与$EGFR$、ALK等NSCLC的其他驱动基因共存,提示其代表一种独立的肿瘤驱动基因。但MET14外显子跳跃突变可以与MET基因扩增和蛋白过表达并存。在NSCLC中,MET14外显子跳跃突变的总体发生率为3%～6%,并且不与$EGFR$、ALK等NSCLC的其他驱动基因共存,提示其代表一种独立的肿瘤驱动基因。目前美国FDA已经批准MET抑制剂卡马替尼上市,并加速批准了特泊替尼用于治疗携带MET14外显子跳跃突变的转移性NSCLC。

MET基因扩增即MET基因的拷贝数增加,包括整体染色体重复和局部区域基因重复,其中整体染色体重复是指肿瘤细胞中出现多条7号染色体。其导致蛋白质过度表达和MET受体的结构性激活。有几种方法,包括荧光原位杂交(FISH)(最广泛使用的技术)、银原位杂交、定量聚合酶链反应和Southern杂交,已被用于检测MET基因扩增。由于不同的技术和标准被用来检测基因扩增,MET扩增在肺癌患者中的患病率在文献中有很大差异。例如,基于FISH分析的MET扩增率在NSCLC患者中为2.4%~4.1%,然而,通过基于聚合酶链反应(PCR)的检测,在高达20%的NSCLC患者中观察到高MET拷贝数的扩增。MET基因扩增通常伴有$EGFR$、$KRAS$等其他基因突变,有研究显示MET扩增可能并不是NSCLC的肿瘤驱动基因。MET扩增与$EGFR$、$KRAS$等其他驱动基因的激活有明确的联系,可能是$EGFR$基因突变的NSCLC获得性耐药的机制之一。有研究显示,15%～20%的$EGFR$获得性耐药患者可检测到MET扩增。另外,MET基因扩增往往提示NSCLC患者的预后较差。

七、NSCLC驱动基因:NTRK

$NTRK$融合突变在肺癌中十分罕见,发生率不足1%,通常不与其他常见致癌驱动基因同时存在。美国FDA目前已批准NTRK抑制剂拉罗替尼和恩曲替尼上市,用于$NTRK$基因融合阳性的晚期复发实体瘤患者包括NSCLC患者。

八、NSCLC驱动基因:RET

RET融合突变大概发生在1%~2%的NSCLC患者,更常见于腺癌。目前,在NSCLC中发现的与RET基因发生融合突变的类型包括CCDC6(10q21)、KIF5B等,而其中 KIF5B-RET 型融合突变较为多见。NCCN 指南目前推荐多靶点酪氨酸激酶抑制剂卡博替尼和 Vandetanib 用于治疗 *RET* 融合突变阳性 NSCLC 患者。但从目前的数据来看,卡博替尼和 Vandetanib 对 RET 靶点的治疗效果并不理想。正在开展的临床研究中,阿来替尼、多靶点酪氨酸激酶抑制剂[仑伐替尼、R XDX-105、Pralsenitinib(BLU-667)]、RET 单靶点抑制剂 Selpercatinib(LOXO-292)的临床应用数据值得期待。

第二节 分子靶向治疗的基本机制

各种小分子 TKI 药物通过选择性地结合相应驱动基因突变体的激酶结构域,从而抑制激酶的活性,抑制下游信号通路的活化,达到治疗肿瘤的作用。对于 *EGFR* 基因,不同突变类型、不同代 TKI 药物的治疗疗效有明显差异。

一、*EGFR* 突变与 NSCLC 的 EGFR-TKI 治疗疗效

EGFR 突变位点发生在 18~21 号外显子上,其中最常见的是 19 号外显子缺失突变(19del)以及 21 号外显子 L858 点突变(L858R),这两种突变占比约为 90%,均为 EGFR-TKI 敏感型突变。分子生物学研究揭示了一些 EGFR 少见突变(发生率约 10%)对 EGFR-TKI 治疗亦敏感,如 19 号外显子插入、*L861Q*、*G719X*、*S768I*、20 号外显子插入突变 *A763_Y764insFQEA*;研究还发现了少见的耐药突变,如 20 号外显子其他插入类型(除 A763_Y764insFQEA)和 *T790M*(对三代 TKI 敏感)。其中 L861Q、G719X、S768I 对 1~3 代 EGFR-TKI 有效率不高于 66%。目前二代的阿法替尼对 *EGFR* 少见突变的研究数据相对较多,疗效亦较好,得到了 NCCN 指南和中国临床肿瘤学会(CSCO)指南对于少见 *EGFR* 突变的治疗推荐。近期一项 II 期单臂实验,发现新药马来酸苏特替尼,有效率高达 92.3%,值得期待。*EGFR* 20 号外显子 *T790M* 突变多数为一代、二代 EGFR-TKIs 治疗后出现的继发性耐药突变,少部分为原始突变。该突变仅对三代 EGFR-TKIs 敏感,包括奥希替尼、阿美替尼等。*T790M* 突变产生的原因目前有两种假说,一种是治疗前就存在,经过 EGFR-TKIs 药物压力选择后 *T790M* 突变为优势克隆;另一种解释为 *T790M* 突变作为再次突变而产生。

二、EGFR-TKIs 现状

1 一代 EGFR-TKI

一代 EGFR-TKI 包括吉非替尼、厄洛替尼和埃克替尼,是可逆性 EGFR-TKI,属喹唑啉类衍生物,可与 ATP 竞争结合 EGFR 酪氨酸激酶的细胞内催化区,抑制磷酸

化,阻断或抑制核内信息的传递,从而阻止肿瘤生长,控制细胞增殖、凋亡、新生血管生成和肿瘤转移。3 种药物对野生型 *EGFR* 和敏感突变型 *EGFR* 均有较高的抑制活性。一项随机、开放Ⅲ期临床研究(IPASS)结果显示,与传统化疗方案相比,接受吉非替尼靶向治疗的 *EGFR* 敏感突变 晚期 NSCLC 患者的效果更优(ORR: 71.2% vs. 47.3%,中位(PFS): 9.6 个月 vs. 6.3 个月,中位 OS: 21.6 个月 vs. 21.9 个月),毒副作用(如骨髓抑制)明显减少。另一项随机、开放Ⅲ期临床研究(ENSURE)结果显示,厄洛替尼组及化疗组的中位 PFS 分别为 11.0 个月和 5.5 个月,中位 OS 分别为 26.3 个月和 25.5 个月,ORR 分别为 62.7% 和 33.6%。该研究结果证实厄洛替尼明显优于传统化疗方案,可作为该人群的一线治疗方案。埃克替尼 (Icotinib) 为我国完全自主知识产权的小分子靶向药,2010 年在中国 27 家机构进行的 随机、双盲、平行对照试验(ICOGEN)表明埃克替尼在治疗Ⅲ B/Ⅳ 期 NSCLC 时,其疗效与吉非替尼相似,但其耐受性及安全性更优于吉非替尼。之后的一项Ⅳ期试验进一步证实了这一点。2016年的一项Ⅲ期开放随机试验(CONVINCE)比较了一线使用埃克替尼与传统化疗方案(顺铂+培美曲塞联合培美曲塞维持治疗)治疗Ⅲ B/Ⅳ 期 *EGFR* 敏感突变的 NSCLC 患者。结果表明埃克替尼组的中位 PFS 较化疗组明显延长(11.2 个月 vs. 7.9 个月,*HR* = 0.61,95%*CI*: 0.43 ~ 0.87;*P* = 0.006),且前者安全性及耐受性明显优于后者。

2 二代 EGFR-TKI

尽管第一代 EGFR-TKIs 在晚期 NSCLC 的治疗中显示出临床疗效,但其中位 OS 与传统化疗相比并未显示出明显优势,且易耐药。这便促进了第二代药物(阿法替尼、达克替尼)的诞生,其分子结构与吉非替尼或厄洛替尼相似,但有一侧链可以与 *EGFR* 的 C797 位点共价结合,从而不可逆地抑制 EGFR-TKI;同时对 *EGFR* 家族成员具有更广泛活性。

阿法替尼 LUX-LUNG3 和 LUX-LUNG6 两项大型随机Ⅲ期临床研究均表明,阿法替尼作为 EGFR 突变 NSCLC 腺癌患者的一线治疗药物,与传统标准化疗相比,中位 PFS、客观缓解率(ORR)均有显著改善,但中位 OS 无显著差异。在最新的 LUX-LUNG6 亚组分析中显示,阿法替尼对 EGFR 19del 突变 患者的中位 OS 较化疗组有显著改善(中位 OS: 31.6 个 vs. 16.3 个月,*HR* = 0.61,*P* = 0.0146),但在 L858 R 突变患者中无此差异,这提醒我们对于不同突变类型可能需要选择不同的 EGF R -TKI 药物。

另一项Ⅱ B 期研究(LUX-LUNG7)比较了阿法替尼与吉非替尼在 *EGF* 突变(19del、L858R)患者中的疗效。试验结果显示,与吉非替尼相比,阿法替尼 ORR 更高 (70% vs. 56%),中位 PFS(11.9 个月 vs. 10.9 个月)及治疗失败时间 (TTF: 13.7 个月 vs. 11.5 个月)的差异均有统计学意义,但中位 OS 两组间的差异并无统计学意义,且 19del 及 L858R 两亚组之间的疗效的差异也无统计学意义。值得一提的 是,对于 EGFR 非经典突变(如 p.L861Q、p.G719S 等)患者,第一代、第三代 EGFR-TKI 的疗效并不理想,而阿法替尼可显著改善此类患者的生存获益。LUX-LUNG6 亚组分析显示,相比较传统化疗,阿法替尼组的 ORR(70.8% vs. 23.1%)、DCR(100% vs. 76.9%)有着显著的优势。目前阿法替尼作为 EGFR 突变 NSCLC 患者一线治疗药物的同时,也是非经典突变患者的最佳选择。

另外一个二代 EGFR-TKI 达克替尼新近的一项Ⅲ期头对头研究(ARCHER 1050)比较达克替尼和吉非替尼作为一线治疗 EGFR 敏感突变患者的疗效。试验结果显示达克替尼作为一线治疗方案,中位 PFS 有显著提升(14.7 个月 vs. 9.2 个月),最新的数据显示中位 OS 也同样显著改善(34.1 个月 vs. 26.8 个月)。但是因为统计设计问题,其 OS 的改善并不被统计学认可。

3 三代 EGFR-TKI

目前临床上使用 EGFR-TKIs 类药物治疗晚期 NSCLC 效果明显,但多数患者在治疗后 6～13 个月后出现耐药问题,表现为肿瘤进展,该现象被称为"继发性耐药"。第一、第二代 EGFR-TKI 耐药机制中最常见的为 20 外显子 *T790M* 突变(40%～55%),*T790M* 突变可以增强 EGFR 激酶对 ATP 的亲和力,从而导致 EGFR-TKI 与激酶区结合率降低,致使 EGFR-TKI 类药物活性下降。第三代 EGFR-TKIs 即是专门针对 T790M 突变设计的药物,包括奥希替尼(AZD9291、Osimertinib)、阿美替尼等。其对野生型 EGFR 抑制较弱,而对 EGFR T790M 突变的抑制活性大大增加,从而可以在尽可能不影响正常 EGFR 活性的前提下,实现对 EGFR/T790M 突变体的抑制。

AURA3 研究显示奥希替尼和传统化疗方案对比,治疗 T790M 突变耐药患者(既往接受 EGFR-TKIs 一线治疗),奥希替尼组中位 PFS 明显优于化疗组(10.1 个月 vs. 4.4 个月,*HR*= 0.30,95%*CI*: 0.23～0.41;*P*<0.001),ORR 也显著提高(71% vs. 31%),其中 144 例中枢神经系统转移患者的中位 PFS 同样明显改善(8.5 个月 vs. 4.2 个月),不良反应率也明显降低(23% vs. 47%)。一线的Ⅲ期临床研究(FLAURA)对比了奥希替尼与第一代 EGFR-TKIs(吉非替尼或厄洛替尼)一线用于 EGFR 敏感突变晚期 NSCLC 患者的疗效及安全性。结果显示两组 ORR 相似(80% vs. 76%),但中位 PFS 奥希替尼明显优于第一代 EGFR-TKI(18.9 个月 vs. 10.2 个月),中位 OS 也显著延长(38.6 个月 vs. 31.8 个月),不良反应发生率亦同样显示出优越性(34% vs. 45%)。最新的 NCCN 指南也推荐奥希替尼作为 EGFR 突变 NSCLC 患者的首选。需要关注的另一个问题即是 EGFR 突变晚期 NSCLC 患者的中枢神经系统(CNS)转移发生率较高,且预后不良。相比较于第 1、2 代药物穿透血脑屏障的能力差、疗效欠佳,奥希替尼则对 CNS 转移患者显示出巨大的优势。

阿美替尼是我国首个自主研发的三代表皮生长因子受体(EGFR)酪氨酸激酶抑制剂(TKI),用于二线治疗 *T790M* 突变阳性 NSCLC 患者。今年美国临床肿瘤学会(ASCO)上公布的Ⅲ期 AENEAS 研究结果(摘要号 9013),与吉非替尼相比,使用阿美替尼作为一线治疗的患者,PFS及DoR均显著延长——中位PFS 19.3个月 vs 9.9个月($HR = 0.46$,$P < 0.001$),中位DoR 18.1个月 vs. 8.3个月($HR = 0.38$,$P < 0.001$)。在阿美替尼治疗既往接受过EGFR-TKI治疗的*T790M*突变阳性患者的Ⅱ期APOLLO研究中,阿美替尼的ORR 68.9%,中位DoR 12.4个月,疾病控制率(DCR)93.4%,中位PFS 12.3个月,是首个全部在中国人群中开展研究的二线治疗PFS超过1年的三代TKI。

三、*ALK*融合突变与ALK-TKI疗效

目前已发现20余种*ALK*融合基因,但以EML4-ALK最常见,占ALK重排的90%~95%,EML4-ALK又分为多个亚型,其中V1型(E13;A20)和V3型(E6;A20)占比最高,均为32%左右,其他EML4-ALK融合亚型则较为少见(占比均不足10%)除EML4这一最常见的融合伴侣外,研究还发现KIF5B、TFG、K LC1、SOCS5、HIP1、TPR、BIRC6等多种罕见的ALK融合伴侣,这些基因变异可能与肿瘤进展和治疗相关。有关ALK融合亚型与靶向治疗疗效相关性还没有定论,目前认为多数融合亚型对ALK抑制剂均是敏感的。

目前ALK的代表性靶向药物主要有第一代克唑替尼(crizotinib)、第二代塞瑞替尼(ceritinib)、阿来替尼(alectinib)、布加替尼(brigatinib)及三代劳拉替尼(lorlatinib),前四者已被NCCN指南推荐用于一线治疗。

克唑替尼作为第一代ALK抑制剂,在ALK阳性的晚期NSCLC的治疗方面起到了开拓者的作用。PROFILE-1014和PROFILE-1029研究均证明在ALK阳性的晚期NSCLC中克唑替尼的疗效优于标准的双药化疗,PFS达到10.9个月和11.1个月,ORR分别是74%和88%。但是,由于克唑替尼的血脑屏障透过度低,因此在后续ALK抑制剂的冲击下,其地位已每况愈下。塞瑞替尼是第二代ALK抑制剂,ASCEND-4研究揭示塞瑞替尼在初治ALK阳性的晚期NSCLC患者中的ORR为72.7%,PFS长达16.6个月,不伴有脑转移的患者中位PFS超过2年(达26.3个月),与克唑替尼的PFS相比又延长了5个月。不过需要注意的是此项研究的对照组是化疗,后续也没有再开展塞瑞替尼与克唑替尼一线比较的临床试验。而另外两个第二代ALK抑制剂—阿来替尼和布加替尼均与克唑替尼进行了一线"头对头"的比较。ALEX研究证实与克唑替尼相比,阿来替尼一线治疗可以显著降低57%的疾病进展风险,PFS延长近2年(34.8 vs. 10.9个月,$HR=0.43$)。此后日本的J-ALEX研究和中国的ALESIA研究在亚洲患者人群也再次印证了阿来替尼要优于克唑替尼。布加替尼(brigatinib)同样是第二代ALK抑制剂,在ALTA-1L研究中将其与克唑替尼直接进行对比,结果发现布加替尼组12个月PFS率为67%,高于克唑替尼组的43%,疾病

进展风险下降51%（*HR*=0.49，*P*<0.001）；ORR 分别为71%和60%；颅内 ORR 分别为78%和29%。由于阿来替尼已经进入我国医保，该药已成为我国 ALK 阳性患者的一线首选。

第三节　分子靶向治疗的耐药问题

分子靶向药物给肺癌治疗带来了疗效的极大提升，但是不可避免最终会出现耐药。了解各个靶点药物的耐药机制，并加以有效解决，从而进一步提出驱动基因阳性肺癌患者的治疗效果，延长生成期。

一、EGFR-TKI 治疗 NSCLC 的耐药问题

EGFR-TKI 通过竞争性结合 EGFR 酪氨酸激酶区域的腺苷三磷酸（ATP）结合位点，抑制其酪氨酸激酶活性，进而抑制 EGFR 信号通路的激活。大部分晚期 NSCLC 患者接受第一代 EGFR-TKI 药物一年内会出现药物的耐药；第二代 EGFR-TKI 治疗的中位 PFS 在10~15个月之间；接受第三代 EGFR-TKI 治疗的中位 PFS 最长，但也较少超过两年。耐药问题成为困扰临床医师和患者的一个十分棘手的难题。

对 EGFR-TKI 耐药产生的机制目前有两种观点，一是获得性模型（也称获得性耐药），指的是长期使用 EGFR-TKI 后药物诱发的突变或旁路激活，如守门基因 *T790M* 的突变，其证据是体外 *EGFR* 突变敏感细胞株 PC-9 与吉非替尼长期培养可诱导出 *T790M* 的突变而成为 PC-9R 耐药细胞株。二是选择性模型（也称克隆选择），指的是在未治的肿瘤中已存在占优势的敏感和少数的耐药细胞，长期用药后敏感细胞被杀灭而原来少量的耐药细胞被选择出来成为优势细胞。目前越来越多的证据支持选择性模型。

二、二代 EGFR-TKI 的获得性耐药机制

1　*EGFR* 基因第20外显子 *T790M* 突变

EGFR 基因第20外显子点突变 *T790M* 是 NSCLC 患者对 EGFR-TKI 产生耐药的重要原因。2005年 Kobayashi 等通过1例病例报告首先解释了吉非替尼耐药的原因：该例患者在治疗前检测到 EGFR-TKI 药物敏感突变，在对吉非替尼耐药后，又发现了新的突变，即第20外显子790位苏氨酸被甲硫氨酸替代（2 369位胞嘧啶突变到胸腺嘧啶），导致 EGFR 的 ATP 结合区"门袋"变小，在空间上阻碍 EGFR-TKI 与 EGFR 的可

逆结合,从而引发耐药。另一种观点认为,T790M点突变的耐药机制是由于突变导致 EGFR 与 ATP 的亲和力增强,而与 EGFR-TKI 的结合能力减弱,使 EGFR 下游信号通路持续激活。一项研究分析了16例对 EGFR-TKI 敏感而治疗后耐药的 NSCLC 患者,用测序法检测 EGFR 酪氨酸激酶区的表达情况,发现在 7 例患者中存在获得性 T790M 突变。该研究结果发现含有 T790M 点突变的患者占 EGFR-TKI 耐药患者的 50%,提示 T790M 点突变是 NSCLC 患者产生 EGFR-TKI 耐药的重要原因。

2 MET扩增

MET 扩增在经第一、第二代 EGFR-TKI 治疗的患者中有 20% 左右出现获得性耐药。MET 编码受体酪氨酸激酶 c-MET,与其配体(肝细胞生长因子,hepatocyte growth factor,HGF)的结合导致受体的酪氨酸磷酸化和下游信号通路的激活,包括磷酸肌醇 3-激酶(PI3K)和 AKT,信号转导子和转录激活因子 3(STAT3),或 RAS 和丝裂原活化蛋白激酶(MAPK)。MET 扩增与 T790M 突变并不相互排斥,因此 T790M 靶向抑制剂和 MET 抑制剂联合治疗是临床研究探索的方向。目前有多个正在进行的试验正在评估 EGFR 和 MET 抑制剂联合应用于既往 EGFR TKIs 失败的患者(NCT01866410、NCT02468661、NCT01982955、NCT02374645)。最近临床试验的结果令人鼓舞,对 EGFR 突变、MET 阳性的 NSCLC 患者进行的卡马替尼(INC280)和吉非替尼的 II 期研究显示,10/53 例具有 IHC3+或 IHC2+和 GCN≥ 的受试者中 5 例达到 PRs(ORR:19%),7/23 例具有 GCN≥ 6 例达到 PRs(ORR:30%)。此外,在靶向治疗后转为 EGFR 野生型的 NSCLC 患者的二线或三线治疗中研究了卡博替尼、厄洛替尼或其联合用药的疗效,结果显示与厄洛替尼组相比,卡博替尼组或其联合用药组的 PFS 显著改善。

3 AXL激活

AXL 是一种受体酪氨酸激酶,已报道在 EGFR-TKIs 获得性耐药中检测到 AXL 的上调。AXL 以前被认为与上皮-间质样转化(EMT)有关,35 例配对标本中有 7 例(20%)检测到 AXL 及其配体 GAS6 的表达增加。其中 2 例同时发生 EGFR-T790M 突变。阻断 AXL 后使病例重新获得对 EGFR-TKI 的敏感性,这验证了 AXL 是 EGFR-TKIs 获得性耐药患者的一个有希望的治疗靶点。目前,多种 AXL 抑制剂正在研究中,包括具有 AXL 活性的多靶点激酶抑制剂(S49076、卡博替尼、ASLAN002、MGCD265、MGCD516),以及针对包括 NSCLC 在内的一系列实体肿瘤中的特异 AXL 抑制剂(BGB324)。

4 胰岛素样生长因子1受体(IGF-1R)高表达

IGF1R 是一种受体酪氨酸激酶,激活的许多信号通路与 EGFR 下游信号通路相同,从而引起肿瘤形成、细胞增殖、血管生成和肿瘤转移等,其激活与 EGFR-TKI 的耐药相关。在 EGFR-TKI 耐药的细胞系中检测到 IGF-1R 过表达,当用 EGFR-TKI 作用于该细胞系时,IGF-1R 的表达量进一步增高。当对 IGF-1R 信号进行抑制时,则促进恢复对EGFR-TKI的敏感性,提示IGF-1R的高表达可能引起EGFR-TKI耐药。

5 HER2扩增

HER2由于没有内源配体,在细胞中以活性状态存在,可随时与HER家族其他成员形成异源二聚体。HER2扩增是一种常见的耐药机制。在接受EGFR-TKIs治疗的26例EGFR突变患者中有3例(12%)检出HER2扩增,而在99例未经EGFR治疗的患者中仅有1例(1%)检出HER2扩增。

6 PIK3CA信号通路

Ludovin等检测了166例经EGFR-TKI治疗的NSCLC患者P13K、K-Ras和EGFR基因突变状态,其中P13K突变率为4.1%,P13K突变与较短的疾病进展时间和较差的总生存相关,并且是1个独立的、预测EGFR-TKI较差疗效的因子,可能与EGFR-TKI的耐药相关。

7 组织学转变

在EGFR-TKIs治疗期间或治疗后,部分患者(5%~10%)发生NSCLC向小细胞肺癌(SCLC)的组织学转变。转化为SCLC的机制尚未完全阐明,但视网膜母细胞瘤基因(RB)缺失可能起了一定作用。RB缺乏本身在SCLC中很常见,并且有初步的证据表明,在NSCLC中慢性EGFR抑制导致SCLC的遗传、组织学和药物敏感性的表现。小细胞转化也与EMT程序有关,如E-钙黏蛋白低表达和波形蛋白表达增加。EMT也可能是由AXL激酶、转化生长因子(transforming growth factor,TGF)或Notch-1的活化引起的,这些患者可能受益于SCLC标准治疗中使用的铂类化疗方案。

三、三代EGFR-TKI的获得性耐药机制

1 EGFR信号依赖的机制

EGFR依赖的机制包括EGFR-C797S突变的发生,这是第三代EGFR-TKIs最常见的耐药机制之一。这种耐药性三级突变的出现让人预测奥希替尼可能靶向结合ATP的半胱氨酸-797残基。由于突变位于EGFR C797密码子上,该密码子位于激酶结合位点,导致奥希替尼与EGFR失去共价结合,从而发生耐药。除奥希替尼外,在接受其他三代EGFR-TKI治疗的T790M突变患者中也有C797S突变的报道,包括接受罗西替尼、阿美替尼等三代TKI。有趣的是,获得C797S的等位基因背景可以预测对EGFR-TKI治疗的敏感性。在vitrostudies中已经报道了C797S和T790M的反式突变对第三代EGFR-TKIs耐药,但对第一代和第三代TKIs的组合敏感。而如果C797S和T790M的突变是顺式的,单独或联合使用EGFR-TKIs是无效的。这些临床前研究结果得到了最近一个研究的支持。该研究显示,一名有反式EGFR T790M和C797S突变的患者对厄洛替尼和奥希替尼联合治疗有效。最近报道了一种新的EGFR

C797G 顺式突变以及 *MYC* 和 *EGFR* 扩增。由于 *T790M* 缺失而导致的耐药性通常在奥希替尼早期出现,与维持 T790M 的患者相比,T790M 缺失的患者治疗失败的时间更短。Piotrowska 等人最近的一项研究用血浆标本评估了 61 份肺腺癌患者的 *C797S* 突变状态。这些患者均发生 *T790M* 突变,接受奥希替尼治疗后均出现 *C797S* 突变,其中:*C797S/T790M* 顺式突变 50 例(82%);*C797S/T790M* 反式突变 6 例(10%);只有 *C797S* 无 *T790M* 者 4 例(6%);1 例(2%)有两个共存的 *C797S* 克隆(一个顺式 *C797S/T790M* 突变、一个反式 *C797S/T790M* 突变)。另外,51 例(84%)患者检出有一种与 C797S 共存的其他耐药机制:*EGFR* 扩增($n=29$;48%);*MET* 扩增($n=10$;16%);*BRAF V600E*($n=3$;5%)和 *PIK3CA* 突变($n=9$;15%)。因此,*C797S* 的多克隆性以及共存的其他耐药机制反映了肿瘤内 EGFR-TKI 耐药突变的异质性。除 *C797S* 外,还描述了其他罕见的三级 *EGFR* 突变,包括新的溶剂前体突变(*G796S/R*)、792 位亮氨酸残基的铰链囊突变(*L792F/H*)、798 位(*L798I*)的结合干扰突变和 718 位(*L718Q*)的空间位阻突变。有趣的是,所有 *L792* 突变与 *T790M* 为顺式,与 *C797* 突变为反式。Ou 等人报道,10 例 *L792* 突变患者中有 2 例、7 例 *L718* 突变患者中有 6 例没有同时存在 *C797* 突变。耐药突变的多样性,可能是由于肿瘤异质性引起的,给肿瘤治疗带来了更大的挑战,同样也影响着未来的药物开发。由 *EGFR* 激活突变、*T790M* 突变和三级 *EGFR* 突变组成的三重突变是一个重大的临床挑战,具有 *EGFR* 突变选择性、空间异构的 ATP 酶非竞争性抑制剂的第四代 EGFR-TKI 如 EAI045 正在开发中。EAI045 与西妥昔单抗在 *L858R/T790M/C797S* 的小鼠模型中表现出协同抗肿瘤作用。Go6976 是一种有效的蛋白激酶C(PKC)抑制剂,能够优先与 *EGFR T790M/C797S* 结合的化合物,研究显示其可以克服 *C797S* 的存在。

2 非EGFR信号依赖的机制

肿瘤和/或血浆样本中已报道的 EGFR 非依赖性耐药机制包括 *MET*、*HER-2* 扩增,*FGFR*、*MAPK* 激活,*KRAS*、*PI3KCA*、*BRAF* 基因突变,PTEN 缺失以及小细胞肺癌转化。此外,据报道,SFK/FAK 信号通过活化 AKT 和 MAPK 信号使奥希替尼的疗效减弱,在药物敏感和耐药模型中均观察到这种现象。

四、EGFR-TKI治疗后耐药的解决方法

对 EGFR-TKI 在 NSCLC 治疗中耐药后的临床解决方法,依据 2020 年版 CSCO 指南,有以下几个方面。

(1)建议再次活检以明确耐药的分子机制,根据相应明确的继发性耐药机制可选择相应的靶向治疗。如第一、第二代 EGFR-TKI 继发 *T790M* 突变可选择第三代的 EGFR-TKI 治疗。*C-MET* 扩增可考虑联合 MET 抑制剂治疗等。鼓励患者参加相应

的临床试验。

（2）根据临床疾病进展情况，分为缓慢进展、局部进展和快速进展。缓慢进展定义为：EGFR-TKI对疾病的控制时间超过6个月，原有的肿瘤病变略有增大或出现1~2处的新的非靶病灶，没有症状或症状没有明显变化。对于缓慢进展患者，许多专家认为属于癌基因成瘾，此阶段停药可能会出现疾病暴发进展，继续服用原来的EGFR-TKI好于改为化疗。但如果有检出明确的获得性耐药机制，也可以按机制转变为相应的靶向治疗。局部进展患者表现为对疾病的控制时间超过3个月，疾病进展表现为孤立的颅外病变或仅限于颅内进展，没有症状或者仅有孤立转移病变引起的症状。局部进展患者考虑继续原EGFR-TKI治疗同时联合局部病灶的治疗。对于非上述两种情况的快速进展病例，建议按继发耐药机制更改靶向治疗方案，或者转为全身化疗，以及化疗为基础的联合治疗。PS评分不佳的不适合全身抗肿瘤治疗者，则予最佳支持对症治疗。

五、ALK-TKI治疗NSCLC的耐药问题

ALK-TKI对 *EML4-ALK* 融合基因阳性的患者有较好的临床疗效，但是逐渐出现的耐药问题也引起了大家的重视，近年来关于耐药机制的研究越来越多，目前认识的耐药机制多种多样。ALK-TKI靶向治疗耐药分为原发性耐药和获得性耐药。原发性耐药患者较少，潜在的耐药机制暂不明确。多数患者属于获得性耐药，获得性耐药机制主要分为药物靶点变异（包括ALK拷贝数扩增或激酶区突变）、旁路激活及其他耐药机制。部分患者可多种耐药机制共存。

1 原发性耐药机制

研究表明克唑替尼原发耐药约占ALK阳性NSCLC患者的6.5%，患者在开始克唑替尼治疗后立即出现疾病进展，中位PFS仅为1.2个月，但未发现其临床特征（例如腺癌组织学类型、吸烟史、年龄等）与其他患者存在显著差异。由于原发性耐药患者较为罕见，尚缺少相关耐药机制的研究。多个病例报告表明，ALK阳性NSCLC患者原发耐药可能与 *ALK* 突变、*MYC* 基因扩增、*EGFR* 共突变、*KRAS* 共突变、*Bim* 基因缺失多态性以及EML4-ALK重排突变等位基因分数（mutant allele fraction，MAF）较低等有关，后续仍需要扩大样本量对这些机制进行更深入的探究。

2 获得性耐药机制

2.1 ALK激酶区突变

ALK激酶结构域突变是最常见的ALK-TKI耐药机制之一，约占克唑替尼耐药机制的30%。Choi等首次报道在克唑替尼耐药的NSCLC患者中发现 *L1196M* 和 *C1156Y* 突变，随后 1151*Tins*、*L1152R*、*G1202R*、*S1206Y* 和 *G1269A* 突变相继被发现。

这些 ALK 突变散布在激酶结构域的各个区域影响其功能,包括溶剂暴露区(G1202R、S1206Y)、管家残基区(L1196M)、ATP 结合区(G1269A)和αC-螺旋 N 末端(1151Tins、L1152R、C1156Y)。此外,Sasaki 等首先在炎性肌纤维母细胞瘤患者中发现 ALK F1174L 突变作为潜在的克唑替尼耐药机制,随后在克唑替尼耐药的 ALK 阳性 NSCLC 患者中也发现该突变。其他克唑替尼耐药相关的 *ALK* 突变还包括 *G1128A*、*I1171T*、*E1210K*、*C1156S* 和 *F1245V* 等。尽管多数克唑替尼耐药患者表现为单一 *ALK* 突变,仍有研究发现少数耐药患者出现多重 *ALK* 突变(≥2),例如 *G1202R+G1269A* 共突变。

为了克服克唑替尼耐药,新一代的 ALK-TKI 逐渐被开发并应用于临床。但随着疾病的进展,多数患者会再次出现新的 *ALK* 突变进而耐药。与克唑替尼相比,二代 ALK-TKI 治疗更易出现 ALK 耐药性突变。其中,*G1202R* 是接受二代 ALK-TKI 治疗患者最常见的耐药突变。除此之外,Ceritinib 耐药突变还包括 *F1174L/C/V*、*L1196M*、*G1202del*、*D1203N* 和 *T1151M* 以及 *C1156Y*、*I1171N* 多重 *ALK* 突变。Katayama 等首先在 Alectinib 耐药细胞系和患者组织中发现 *V1180L* 和 *I1171T* 耐药突变。随后陆续发现 *I1171N/S* 和 *L1196M* 突变也参与 Alectinib 耐药。除 *G1202R* 外,Brigatinib 耐药患者组织中还检测到 *D1203N*、*S1206Y/C* 和 *E1210K* 耐药突变。Lorlatinib 对上述耐药突变均有较好的抑制能力,常用于两种或多种 ALK-TKI 治疗失败患者。Shaw 等发现 *ALK C1156Y* 突变的克唑替尼耐药患者经 Lorlatinib 治疗后耐药,出现新的 *L1198F* 突变。与一代和二代 ALK-TKI 不同,多数 Lorlatinib 耐药患者表现为多重 *ALK* 突变。研究表明,三代 ALK-TKI Lorlatinib 耐药患者中多重 ALK 突变所占比例约为二代 ALK-TKI 耐药患者的 2 倍,主要包括 *G1269A + I1171S / C1156Y / G1202R*、*G1202R + L1196M / F1174L*、*L1196M+D1203N* 等类型。

2.2 *ALK* 融合基因拷贝数增加

ALK 融合基因扩增会导致克唑替尼无法完全抑制下游信号,是肿瘤进展的另一重要原因,约占克唑替尼耐药患者的 15%。Katayama 等首次在克唑替尼诱导耐药的 H3122 细胞系(H3122CR)中发现野生型 *EML4-ALK* 拷贝数增加,同时合并有 *ALK L1196M* 突变。随后 Doebele 等在克唑替尼耐药患者中发现 2 例 *ALK* 基因拷贝数增加,其中 1 例合并有 *ALK G1269A* 突变,进一步表明 *ALK* 融合基因拷贝数增加与克唑替尼耐药有关。

2.3 旁路信号通路的异常激活

信号传导途径旁路激活也是 ALK-TKI 耐药的机制之一,多见于经历多种 ALK-TKI 治疗后的患者。EGFR 异常激活是最常见的旁路激活途径,约占克唑替尼耐药患者的 30%,主要通过上调 EGFR 及其配体的表达实现。EGFR 异常激活首次发现于耐药细胞中,与 EGFR 配体双调蛋白及表皮生长因子(EGF)分泌增加有关。除 EGF 外,体外实验还发现 EGFR 的其他配体转化生长因子-α(transformingg rowth factor-α,

TGF-α）和肝素结合性表皮生长因子（heparin-binding epidermal growth factor，HB-EGF）也参与克唑替尼耐药。随后，Katayama等在ALK阳性肺癌患者临床样本中证实克唑替尼耐药后EGFR磷酸化水平升高。此外，有研究在克唑替尼耐药患者中发现EGFR L858R突变，提示EGFR突变也可能与克唑替尼耐药有关。人表皮生长因子受体2/3（HER2/3）与EGFR同属HER家族，有研究在耐药细胞中发现HER3配体神经调节蛋白1（NRG1）的高表达，可促进HER2和HER3的相互作用，影响下游通路导致耐药。同样地，研究表明EGFR通路的异常激活也参与二代和三代ALK-TKI的耐药。除了EGFR通路外，其他旁路信号通路的异常改变也与ALK-TKI耐药有关。研究发现，部分ALK阳性患者克唑替尼治疗进展后出现KRAS G12C、G12V或Q22K突变，但该突变是否直接导致克唑替尼耐药有待研究。Katayama等发现在配体干细胞因子（stem cell factor，SCF）存在下编码酪氨酸激酶的*KIT*基因扩增会导致H3122细胞对克唑替尼产生耐药。研究表明，H3122细胞克唑替尼耐药还与细胞自噬通路激活有关，伴随着ALK及其磷酸化蛋白表达水平的降低。体内外实验证实，使用细胞自噬抑制剂氯喹可以逆转克唑替尼耐药。Wilson等发现嘌呤P2Y受体在克唑替尼耐药组织中高表达，通过激活蛋白激酶C诱导克唑替尼耐药。此外，Src通路异常激活和胰岛素样生长因子1受体（insulin-like growth factor-1receptor，IGF-1R）及其配体IGF-1过表达也参与克唑替尼和阿来替尼的耐药。MET扩增以及配体肝细胞生长因子（hepatocyte growth factor，HGF）自分泌激活MET信号通路均可以导致阿来替尼失效。

2.4 其他耐药机制

ALK-TKI耐药的其他机制主要包括表型改变、相关基因缺失及蛋白表达异常等。EMT是最常见的组织学变化，表现为上皮组织标志物（如E-钙黏蛋白）丢失，间质组织标志物（如波形蛋白）表达增加。Kim等对H2228细胞系进行克唑替尼诱导耐药后，细胞形态由圆形变为纺锤形，细胞迁移和侵袭能力增强，且E-钙黏蛋白和细胞角蛋白-18表达下降，波形蛋白和AXL蛋白表达增加，提示EMT可能参与克唑替尼耐药。Wei等对克唑替尼耐药患者治疗前后组织样本进行测序，发现耐药组织突变基因富集后显示4条与EMT相关的通路，进一步证实EMT可能参与克唑替尼的耐药。Kogita等发现缺氧能通过诱导EMT从而使H3122细胞对克唑替尼产生耐药。同样地，研究表明EMT也介导Ceritinib、Alectinib和Lorlatinib的耐药。此外，有研究报道NSCLC患者耐药后组织学类型转化为小细胞肺癌的病例，但其分子机制未知。有研究发现克唑替尼耐药患者出现*ALK*基因缺失的现象，但由于*ALK*基因检测方法不稳定，无法排除假阴性结果，暂不明确*ALK*缺失是否是克唑替尼的耐药机制。Kang等发现耐药患者存在DNA错配修复基因*POLE*突变，致使肿瘤突变负荷（tumor mutational burden，TMB）增加，可能与克唑替尼耐药有关。Recondo等在Lorlatinib耐药患者中发现NF2功能缺失突变。组蛋白乙酰化与miR-449、miR-34a等表观遗传学的改变与克唑替尼、Ceritinib 耐药相关。miR-100-5p 上调可能通过抑制 mTOR 通路相关 mRNA 的表达进而导致 ALK-TKI 耐药。在蛋白表达异常中，p-糖蛋白(p-gly-coprotein，p-gp)过表达会影响药物转运从而导致 ALK-TKI 耐药。Kim 等发现克唑替尼、Ceritinib 和 Alectinib 耐药细胞总程序性死亡受体配体 1(programmed cell death ligand 1，PD-L1)、细胞表面 *PD-L1* 和 *PD-L1 mRNA* 水平均高于亲本细胞株，且多重耐药细胞株中表达水平更高；RNA-seq 结果显示 ALK-TKI 耐药与多个免疫相关基因的表达有关。26 例患者的组织标本免疫组化检测结果证实，PD-L1 的高表达可能参与 ALKTKI 的耐药。此外，研究发现，来自耐药细胞的胞外体可诱导敏感株产生耐药，增加细胞迁移能力。

3 ALK-TKI 耐药后的解决方法

3.1 序贯其他 ALK-TKI 靶向治疗

对于克唑替尼治疗后进展的 ALK 阳性 NSCLC 患者，选择合适的后续治疗方案延长患者的生存时间十分重要，常见的措施即序贯使用第二代、第三代 ALK-TKI。与化疗相比，第二代 TKI 治疗克唑替尼耐药患者的客观缓解率(ORR)更高，PFS 延长。ALK G1202R 是第二代 ALK-TKI 最常见的耐药突变，使用第三代抑制剂 Lorlatinib 可以有效地克服该耐药突变。此外，由于不同 ALK-TKI 的化学结构不同，Lorlatinib 耐药的 ALK 突变可能会恢复对早期 ALK-TKI 的敏感性。Shaw 等报道了 1 例 ALK C1156Y 突变的 Cizotinib 耐药患者经 Lorlatinib 治疗后耐药，出现新的 L1198F 突变并恢复对克唑替尼的敏感性。以上研究结果表明，根据患者的 ALK 突变谱以及各 ALK-TKI 的敏感靶点，选择不同 ALK-TKI 组合进行序贯治疗，有望进一步延长患者的生存时间。临床试验结果表明，第二代和第三代 ALK-TKI 用于一线治疗 ALK 阳性 NSCLC 患者的疗效优于克唑替尼，克唑替尼作为一线治疗首选药物的地位也受到了挑战。

3.2 靶向信号通路

抑制 ALK 下游信号通路可以有效克服 ALK-TKI 耐药。MEK 是 ALK 和受体酪氨酸激酶(RTKs)信号通路下游的关键蛋白，联合克唑替尼和 MEK 抑制剂 Selumetinib 可通过抑制下游 Ras/MAPK 信号通路，逆转 H3122CR 耐药。抑制热休克蛋白 90(Hsp90)可以导致 EML4-ALK 和多种致癌信号蛋白降解，进而杀伤癌细胞。Sang 等发现 Hsp90 抑制剂 Ganetespib 在体内外实验中表现出较好的抗肿瘤活性，且对克唑替尼耐药的 ALK 阳性 NSCLC 患者具有一定疗效。但由于 Hsp90 抑制剂副作用较大，其临床应用受限。信号传导途径旁路激活是 ALK-TKI 耐药的重要原因，靶向抑制 EGFR、MET、KIT、Src 和 IGF-1R 等信号通路可有效地克服耐药。例如，联合 Alectinib 与 EGFR TKI、MET 抑制剂(克唑替尼或 PHA-665752)或 Src 抑制剂(Saracatinib)，可成功逆转 Alectinib 及 Lorlatinib 耐药。此外，mTOR 抑制剂可以逆转 NF2 功能缺失突变导致的 Lorlatinib 耐药。HDAC 抑制剂(Quisinostat)可以通过增加 miR-200c 的表达抑制EMT从而克服耐药。

3.3 其他后续治疗措施

除了上述靶向ALK以及信号通路等方式，后续治疗还包括局部治疗、全身化疗和联合抗血管靶向治疗等多方面。若患者疾病进展后无症状、仅有脑部症状或全身孤立病灶，可考虑局限病灶根治性治疗，例如立体定向烧蚀/消融放疗技术或手术。若患者出现全身多发病灶，推荐多西他赛、培美曲塞或吉西他滨等全身化疗以及联合抗血管靶向药贝伐珠单抗等进行后续治疗。

六、驱动基因阳性肺癌的免疫治疗

虽然免疫治疗在驱动基因阴性的NSCLC患者中显示出较好的疗效，但其对ALK阳性NSCLC患者的疗效尚有待商榷。Lin等的研究表明克唑替尼治疗后患者序贯使用免疫检查点抑制剂(immune checkpoint inhibitor, ICI)治疗会出现严重的肝毒性。研究发现，无论PD-L1表达水平高低，ICI单药治疗后ALK阳性NSCLC患者的客观缓解率均较低，故暂不推荐使用免疫治疗作为ALK-TKI耐药后的后续治疗。Impower150研究入组了部分包括EGFR、ALK阳性晚期非小细胞肺癌病例，亚组分析显示驱动基因阳性患者能从免疫联合化疗及抗血管生成治疗中获益，因此该治疗模式可能是驱动基因阳性NSCLC患者合理的免疫治疗模式。其他ICI联合治疗后线驱动基因阳性NSCLC患者的研究也在开展当中，早期的研究数据显示ICI联合化疗或者联合抗血管生成治疗也能给患者带来临床获益。

1 ALK激酶区二次突变导致的耐药

2012年Doebele等研究显示11例耐药的 *EML4-ALK* 阳性NSCLC患者中，4例患者的耐药是 *EML4-ALK* 基因激酶结构域二次突变导致，这点提示在NSCLC患者中 *EML4-ALK* 阳性基因发生二次突变是导致克唑替尼耐药的一个最常见机制(此点与EGFR-TKI耐药机制类似)。与EGFR-TKI耐药机制不同的是，在EML4-ALK阳性的NSCLC患者中二次耐药突变多种多样。可能的原因是EGFR的结构域较局限，因此只能发生有限的突变，这些突变只是抑制了药物的结合并没有抑制药物的活性。相比而言，*EML4-ALK* 基因在其天然的激酶结构域可以存在广泛的耐药突变，这些突变可以同时抑制了药物的结合和其活性。另有研究显示，与EGFR基因T790M耐药突变导致EGFR突变细胞生长抑制不同，*EML4-ALK* 阳性耐药突变促进细胞生长，因此在停用 EMI4-ALK TKI 后不能减少耐药细胞的克隆数。目前为止发现存在于NSCLC患者的二次突变多种多样，包括较早发现的L1196M、L1152R、C1156Y和近期发现的 G1269A S1206Y、G1202R 和 1151Tins，以及已经认识到但尚未发布的D1203N、F1174C。但是目前为止这些已检测出的二次突变导致耐药的机制尚不完全清楚。Sasaki 等研究提示管家基因 *L1196M* 突变耐药机制可能是其位于 ATP 或激酶抑制剂结合部位,此种位阻现象导致克唑替尼结合困难从而出现耐药在克唑替尼耐药的 DFCI076 细胞株中存在 L1152R 突变,该细胞株对另一种与克唑替尼结构不同的 EML4-ALK 抑制剂 TAE684 也耐药,耐药的机制可能是 L1152R 突变削弱了克唑替尼对下游 EML4-ALK 和 ERK1/2 磷酸化信号通路的抑制作用,与野生型 EML4-ALK 相比,合并 L1152R 突变的 EML4-ALK 细胞需要更高浓度的克唑替尼才能抑制 EMI4-ALK 磷酸化。该研究同时指出 L1196M、L1152R、C1156Y 3 种突变均可导致克唑替尼 IC_{50} 明显升高,但是三者之间并没有明显差别。Doebele 等指出 L196M、L152R、C156Y、G1269A 突变均发生在与 ATP 或克唑替尼结合的凹槽附近,使克唑替尼结合受阻导致耐药。在 *EML4-ALK* 融合基因阳性 NSCLC 患者中存在多种耐药突变,对耐药患者进行再活检十分重要,但是同一患者可能同时存在多种不同的耐药突变,这样就增加了突变的检测难度。另外,譬如等位基因的稀释或活检标本中突变体和非突变体细胞的混杂也会增加检测难度。因此,可能尚有未知的耐药突变存在,如单纯的 ALK 基因拷贝数增多导致的耐药可能是存在未被检出的耐药突变。

2 *EML4-ALK* 融合基因拷贝数增加

在体外,*EML4-ALK* 基因拷贝数增多被认为是一种潜在的耐药机制,而且,它可能是产生耐药突变的前奏。*EML4-ALK* 基因的拷贝数增多与二次突变可能同时存在共同导致耐药。*EML4-ALK* 融合基因拷贝数增加首次是在 ALK 阳性细胞系出现对克唑替尼耐药时发现的。其后在对克唑替尼耐药的患者标本中也发现存在拷贝数增加,提示其在肿瘤细胞耐药中可能具有一定的作用。当 *EML4-ALK* 融合基因激酶区突变或拷贝数增加时,ALK 信号通路往往会被保留残存的肿瘤细胞仍具有对 *ALK* 融合基因的依赖性。因此更强、更有效的第二代 ALK 抑制剂也许能够克服此种细胞的耐药机制。该类型耐药被称为 ALK 占优势的耐药。

3 信号旁路的激活

3.1 其他信号通路的转换

还有一种类型被称为其他信号通路的转换,主要是指其他信号通路的出现取代了肿瘤细胞对 ALK 通路的依赖,导致 ALK 抑制剂不能充分抑制肿瘤细胞生长。该类型耐药又被称为 ALK 不占优势的耐药。已鉴定出多种替代的信号通路如:在未接受克唑替尼和已接受克唑替尼治疗的患者中均发现激活的 EGFR 或 K-Ras 突变的存在。Krs 等的研究显示,接近 13% 的 *EML4-ALK* 融合基因阳性患者在克唑替尼治疗前检测出其他的致癌基因,如 *EGFR*、*KRas*、*BRAF* 或 *MET*。Doebele 等研究显示,在克唑替尼治疗后出现耐药的 11 例 NSCLC 患者中检测出 3 例患者合并有 *EGFR* 或 *K-Ras* 突变。在体外将有 EGFR 突变的 cDNA 引入 *EML4-ALK* 阳性的细胞后出现克唑替尼耐药。提示 EGFR 突变可能是导致耐药的原因。在体外将有 K-Ras 突变的 eDNA 引入 EML4-ALK 阳性细胞后并未导致细胞耐药,因此 K-Ras 突变是否为耐药的原因尚不明确。Sasaki 等研究显示,6%(3/50)的患者存在 EGFR 基因与 EML4-ALK 融合基因共存现象,合并 EGFR 突变的 EML4-ALK 抑制剂耐药机制可能是两者存在共同的活化通路,该研究观察了存在 EGFR 活化通路的 H3122 细胞株对克唑替尼的敏感性,结果是外源的 EGFR 可以增加 H3122 细胞株耐药性,而 EGFR 和 EML4-ALK 抑制剂的联合使用可以解决耐药问题。由于二次突变和 EGFR 活化信号通路可以同时存在,从而使耐药机制更趋复杂。

3.2 肿瘤的异质性

当试图克服 ALK 阳性肺癌对克唑替尼的耐药性时,肿瘤异质性导致这一问题更加复杂。事实上,已在多种细胞耐药上观察到肿瘤的异质性。一个患者的标本中鉴定出两种不同的激酶区突变,而有一部分肿瘤细胞不存在突变。另外一个患者的标本同时鉴定出拷贝数增加和突变,但目前并不知道这些变异是否都存在于相同的细胞内。还有,一个患者同时进行了两个不同病灶的活检,显示出每个活检部位存在不同的分子结果。问题就不可避免地出现了:一小块活检组织的分子检测结果能否代表整个肿瘤组织,目前有限的分子检测能否揭示所有细胞耐药的类型。肿瘤异质性的存在将使耐药后的分子机制检测和制订相应的治疗策略更加复杂化。

3.3 其他未知致癌基因的出现

Doebele 等研究中发现部分患者 *EML4-ALK* 融合基因阴性,但是并未发现其他致癌基因的出现,可能是新的尚未被认识的致癌基因导致了耐药,具体原因尚不清楚。另外,大多数克唑替尼耐药的患者表现为治疗后全身进展,但是部分患者仅仅发生颅内进展导致颅内进展的原因是 *EML4-ALK* 融合基因阳性的 NSCLC 患者的生物学行为改变,还是颅内药物浓度过低无法抑制肿瘤细胞的生长,目前尚不明确。在 Costa 等研究中有 1 例颅内进展的患者,脑脊液中药物浓度仅为血中药物浓度的 0.3%,该水平的药物浓度无法抑制 EML4-ALK 融合蛋白的表达。因此,如果颅内药物浓度过低是导致耐药一个原因,那是否可通过改变给药途径解决耐药问题有待研究;同时药物的颅内浓度及作用将成为新型 EML4-ALK 靶向药物的一个评价标准。对使用克唑替尼治疗有潜在颅内进展的患者,何时联合局部治疗更合理,仍需进一步研究明确。

主要参考文献

[1] Maemondo M,Inoue A,Kobayashi K,et al. efitinib or chemotherapy for non-small-cel lung cancer with mutated EGFR[J].N Engl J Med, 2010, 362: 2380-2388.

[2] Mok TS,Wu Y L,Thon et al. Geftinib or carboplatin- paclitaxe in pulmonary adenocarcino ma[J]. N Engl J Med, 2009, 361: 947-957.

[3] Mitsudomi T, Morita S, Yatabe Y, et al. Ge tinib versus cisplatin plus docetaxel in patients with nonsmall-cell lung cancer harbouring mutations of the epidermal growth factor receptor (WJ-

TOG3405):an open label, randomised phase 3 trial[J]. Lancet Oncol, 2010, 11: 121-128.

[4]　Coudert B, Ciuleanu T, Pak K, et al.Survival benei t with erlotinib maintenance therapy in patients with advanced non- small-cell lung cancer according to response to first-line therapy[J]. AnnOncol,201223:388-394.

[5]　Bezjak A,Tu D,Seymour L,et al. Symptom improvement in lung cancer patients treated with erlotinib: quality of life analysis of the Naional Cancer Instituteof Canada Clinical Trials Group Study BR.21[J]. J Clin Oncol, 2006, 24: 3831-3837.

[6]　Gatzemeier U P, luzanska A,Swzesna A,et al. PhaseI study of erlotinib in combination with cisplatin and gemcitabine in advanced nonsmal-cell lung cancer;the Tarceva Lang Cancernvestigation Trial[J]. Clin On col, 2007, 25: 1545-1552.

[7]　Palmer RH, VernerssonE, Grabbe C, et al.Anaplastic lymphoma kinase: signalling in development and disease[J]. Biochem J, 2009, 420(3): 345-361.

[8]　Koivunen JP, Mermel C, Zejnullah, et al. EMALK fusion gene and eficaey of an ALK kinase inhibitor in lung cancer[J]. Clin Cancer Res, 2008, 14 (13):4275-4283.

[9]　Takeuchi K,Cho Y L, So M, et al. Multiplex revese transcription-PCR screning for EML4- ALK fusion transcripts[J]. Clin Cancer Res, 2008, 20(14):6618-6624.

[10]　Choi Y L, Takeuchi K,Soda M,et al. Identification of novel isoforms of the EML4-ALK transforming gene in non-small cell lung cancer[J]. Cancer Res,2008,68(13):4971-4976.

[11]　Mans M K,Stephens C,Zeer G,et al. dentifcation of Novel Variant of EML4-ALK Fusion Gene in NSCLC:Potentia Beneits of the RT-PCR Method[J]. Int Biomed Sci,2012,8(1):1-6.

[12]　To K F,Tong J H,Yeung K S,et al. Detection of ALK rearrangement by immunohistochemistry in lung adenocarcinoma and the identificationofa novel EML4-ALK variant [J]. Thorac Oncol, 2013,8(7):883-891.

[13]　Sasaki T, Rodig S J,Chieac L R,et al. The biology and treatment of EML4-ALK non-small cell lung cancer[J]. Eur J Cancer,2010, 46 (10): 1773-1780.

[14]　Soda M, Takada S. Takeuchi K,et al. A mouse model for EML4-ALK-positive lung cancer[J]. Proe Natl Acad Sci U S A, 2008, 105(50): 19893-19897.

[15]　Zhang X,Zhang S,Yang X, et al. Fusion of EML4 and ALK is associated with development of lung adeno- carcinomas lacking EGFR and KRAS mutations and is correlated with ALK expression[J]. Mol Cancer,2010,9:188.

[16]　Shaw A T, Yeap B Y, Mino-Kenudson M, et al. Clinical features and outcome of patients with non-small-cell lung cancer who harbor EMI4-ALK[J]. J Clin Oncol, 2009, 27(26): 4247-4253.

[17]　Koivunen JPMerme CZejmllaKet al EML4-ALK fusion gene and eficaey of an ALK kinase inhibitor in lung cancer[J]. Clin Cancer Res, 2008, 14(13):4275-4283.

[18]　Ku Y. Cod csponse to gefitinib in lung adenocarcinoma hurboring coesisting EML4-ALK fusion gene and EGF mutation[J]. Thorac Oncol,2010.12(5):2039-2040.

[19]　Tiseo M,Gelsomino F,Boggiani D,et alEGFR and EM4-ALK gene mutations in NSCLC:a case report of erlotinib-resistant patient with both concomitant muations [J]. Lung Cancer, 2011, 71

（2）：241-243.

[20] Chen X. case of lung adencarcinoma harboring eon 19 ECFR deletion and EMI4-ALK fusion gene [J]. Lang Cancer, 2013, 81 (2):308-310.

[21] Wang H A new arget in nonsmll cell lung cancer；EML4-ALK fusion gene[J].Zhongguo Fei Ai Za Zhi, 2011, 14(6):538-542.

[22] Yoshida A, Tsuta K, Nita H, et al. Brightfield duacolor chromogenic in situ hybridization for diagnosing echinoderm microtubuleassociated protein-like 4-anaplastic lymphoma kinase- positive lung adenocarcinomas[J]. J Thorac Oncol.2011, 10(6):1677-1686.

[23] 张绪超,陆舜,张力,等.中国间变性淋巴瘤激酶(ALK)阳性非小细胞肺癌诊断专家共识 (2013版)[J].中华病理学杂志,2013, 42(6):402-406.

（刘振华　李德育）

第5章
肺癌免疫治疗的基础理论

近年来，免疫检查点抑制剂（ICIs）在肺癌患者的临床治疗中体现出了良好的疗效，已成为肿瘤治疗领域的研究热点。有研究显示，肺癌可通过"畸形"的免疫检查点作为"祸首"，出现的负性免疫调节在肿瘤的发生、发展中扮演着重要角色。细胞毒性T淋巴细胞（Cytotoxic T Lymphocyte，CTL）相关抗原4（CTLA-4）是一种白细胞分化抗原，参与免疫反应的负调节，在许多肿瘤组织中明显上调。程序性死亡受体-1（PD-1）、程序性死亡配体-1（PD-L1）可通过免疫逃逸、抑制免疫应答、杀伤等机制，增强肿瘤微环境的抵抗作用。了解和熟悉抗肿瘤免疫治疗的机制及可能预测标志物、耐药机制有利于指导肺癌临床免疫治疗的决策。

第一节　抗肿瘤免疫治疗的机制

肺癌的免疫监视可在早期肿瘤发生阶段起效，但是在临床观察到的肿瘤发展过程中受到抑制。肺癌细胞的抗原性非常低且有异种抗原性，导致其被动逃脱抗肿瘤免疫防御机制。在抗肿瘤应答中CTL起到重要作用，而在肿瘤环境中被主动抑制，且后续调节机制抑制了抗原提呈细胞对肿瘤抗原的识别。免疫保护的主动抑制是程序性死亡蛋白1（PD-1）-程序性死亡蛋白配体1（PD-L1）途径的主要作用。已发现阻断该途径是一种有效的治疗方法。因此目前正大量研究肺癌患者中的单克隆抗体。细胞毒性T细胞抗原4（Cytotoxic T Lymphocyte cmtigen-4，CTLA-4）是一种能够抑制活化信号的分子。抗CTLA-4抗体可改善实体肿瘤中CTL的功能，且使用这种药物可能使肺癌患者获益。

一、细胞毒性作用和免疫逃逸机制

1　细胞毒性作用

抗肿瘤细胞涉及淋巴细胞、巨噬细胞和粒细胞。在肿瘤微环境内淋巴细胞被称为肿瘤浸润淋巴细胞（TIL）、巨噬细胞——肿瘤相关巨噬细胞（TAM），中性粒细胞——肿瘤相关中性粒细胞（TAN）、嗜酸性粒细胞——肿瘤相关组织嗜酸性粒细胞（TATE）。在抗肿瘤免疫应答中起效的主要细胞群为细胞毒性淋巴细胞群（CTL）。

CTL群的代表有CD8$^+$淋巴细胞、CD4$^+$淋巴细胞、自然杀伤细胞(NK)、自然杀伤T细胞(NKT)和B细胞。通过细胞毒性反应诱导的凋亡或膜受体诱导的程序性死亡杀灭肿瘤细胞。有效的细胞毒性损伤需要肿瘤细胞和抗原提呈细胞(APC)的有效抗原呈递。这主要通过巨噬细胞和树突状细胞(DC)达成。后者在与肿瘤抗原接触后迁移至淋巴结并通过呈递抗原激活效应细胞。在APC淋巴细胞信号传导中APC上的协同刺激分子和淋巴细胞上的相应受体起到重要的作用。在恶性肿瘤中若APC-CTL功能受阻,则CTL失活。

2 免疫逃逸机制

众所周知,在临床上抗癌防御功能失效,并且实体肿瘤越大抗肿瘤应答的效果越小。肺癌细胞通过较低的抗原表达和较低的协同刺激分子表达来躲避细胞毒性损伤。一方面,肺癌抗原不稳定且不确切,因为多个先天的和肿瘤发生期间发生的后天性变化。总而言之,这使得肿瘤细胞被动逃避免疫监视。另一方面,这一逃避的很多其他原理与积极调节和抗癌免疫应答的抑制有关。

CTL抑制的机制有很多。淋巴细胞上程序性死亡受体与其肿瘤细胞上配体之间的相互作用导致淋巴细胞凋亡。最近发现T细胞上程序性死亡-1(PD-1)分子的表达在细胞毒性作用抑制方面起到重要作用。PD-1在辅助T细胞(Th)、CTL、调节T细胞(Treg)、B细胞和NK细胞上表达。肿瘤细胞表达高水平PD-1配体:B7-H1(PD-L1)(CD274)和PD-L2(CD273,B7-DC)。PD-1/PD-L1间的相互作用具有较强的免疫抑制作用。采用全人体PD-1或PD-L1拮抗单克隆抗体阻断PD-1/PD-L途径已应用于治疗中,显示能够增加肿瘤特异性T细胞的数目和功能。

抗肿瘤防御机制受损和肿瘤细胞逃避CTL损伤的另一机制是肿瘤细胞和APC上协同刺激分子的变化。T细胞是主要细胞毒性细胞通过与APC相互作用识别目标细胞。APC上的B7分子(CD80 CD86)和淋巴细胞上的CD28受体是激活细胞毒性作用所必需的因子。但是,B7分子也能够通过与CTLA4相关联发出抑制性信号。CTLA4是一种能够抑制T细胞上TCR信号的分子,与CD28协同刺激分子有同源性且亲和力较高。CTLA4导致细胞周期受抑制,通过阻断CD28降低IL-2的释放并增加转化生长因子-β(transforming growth factor-β,TGF-β)的生成。通过与Foxp3相连,CTLA4持续调节性T细胞(Tregs)上表达且促进其调节功能。

二、PD1/PD-L1免疫治疗机制

1 PD1和PD-L1的表达

PD-1基因属于免疫球蛋白超家族,最早于1992由Ishida Y使用削减杂交技术分离出来。PD-1表达于T细胞、Treg细胞、衰竭T组胞、B细胞、激活的单核细胞、DC

细胞、NK细胞和NKT细胞,也可表达于肿瘤细胞上。PD-1分子包括胞外IgV结构域、疏水的跨膜结构域和胞内结构域,胞内结构域具有潜在的磷酸化位点,位于基于免疫酪氨酸的抑制基序(ITIM)和基于免疫受体抑制酪氨酸开关的基序(ITSM)中。ITIM和ITSM可结合抑制性磷酸酶SHP-2。

PD-1目前已知有两个配体:PD-L1(又称CD274或B7-H1)和PD-L2(又称CD273或B7-DC),它们在结构上有37%的相似度,但表达类型却有明显的差异。PD-L1广泛表达于各种造血细胞和非造血细胞如心、肺、胎盘和肝中,而PD-L2的表达局限于APC、巨噬细胞、Th2细胞和非造血细胞中。PD-L1属于I型跨膜蛋白,包括胞外结构域(IgV样结构域、IgC样结构域、信号序列)、跨膜结构域和胞内结构域。在肿瘤细胞中PD-L1的高表达与免疫逃逸有关。在多种肿瘤包括黑素瘤、多发性骨髓瘤、白血病、恶性胶质瘤、胃癌、肾癌、膀胱癌、肝癌、皮肤癌、乳腺癌和NSCLC中可以检测到PD-L1的表达,而PD-1在肿瘤浸润淋巴细胞TIL中高表达。PD-L2以及PD-L1也在某些B细胞的亚类中保守表达。当肿瘤细胞被免疫系统攻击时,它们开始过表达PD-L1和PD-L2对抗T细胞的作用,抑制T细胞而发生免疫逃逸。

2 PD1信号通路

PD-1可与配体PD-L1、PD-L2结合;PD-L1与PD-1 CD80结合;而PD-L2可与PD-1、排斥导向分子家族B蛋白(RGMB)结合,此分子在肺巨噬细胞中富集,与呼吸耐受的诱导有关。

在正常生理状态下,PD-1作为免疫检查点抑制剂可以与其两个配体结合,通过抑制T细胞功能,上调Treg细胞降低免疫反应,同时降低了自身免疫性和提高自我耐受。PD-1与PD-L1或PD-L2结合后诱导ITIM(Y223)和ITSM(Y248)的磷酸化,招募包含Src同源结构域2的蛋白磷酸酶(SHP-1和SHP-2),通过使CD3、ZAP70和PKC发生磷酸化下调TCR信号阳正下游的P3KIAKT通路,从而导致细胞周期阻滞和T细胞活化的抑制。然而在细胞质内这些基序如何招募胞内分子以及与这些分子发生作用的具体机制仍然未知。

在肿瘤微环境的多种形式中,PD-1与PD-L1结合抑制T细胞生存能力有多种机制。肿瘤相关巨噬细胞、DC细胞、MDSC细胞和肿瘤细胞的PD-L1过表达与TIL耗竭显示正相关性。通过下调p-AKT、mTOR、S6和ERK、上调PTEN PD-L1能够诱导Treg细胞发育。其结果是PD-L1通过形成和保持Treg细胞抑制T细胞的活化。另一方面,PD-1抑制PI3K的激活导致抗凋亡蛋白Bcl-xL的下调,最终导致T细胞的死亡。并且PD-1抑制T细胞向下游传递信号此过程需要产生生长刺激因子IL-2,这也导致了细胞周期的停滞和T细胞增殖的抑制。

除了PD-L1,PD-L2也能够与PD1结合传递抑制信号。但是这种免疫功能可能不是很关键,因为PD-L2在肿瘤细胞的表达比较罕见并其与RGMB的结合也很少见。

PD-1/PD-L1 的相互作用产生的结果主要有四个方面: 首先,肿瘤细胞 PD-LI 与效应 T 细胞 PD-1 的结合诱导 T 细胞的凋亡,刺激外周血 T 细胞 IL-10 的产生。这种作用可用 PD-L1 的抗体逆转。其次,PD-L1 诱导 T 细胞的功能失调,促进 T 细胞的无反应性。在慢性淋巴细胞性脉络丛脑膜炎病毒感染小鼠模型中,持续的抗原暴露诱导 T 细胞的耗竭效应 T 细胞部分或全部失去功能。使用 PD-L1 抗体逆转耗竭,恢复效应 T 细胞的功能。第三,PD 通路调节 Treg、DC 细胞功能。DC 细胞由于各种炎症刺激可以提高 PD-1 的表达。PD-1 缺失的 DC 细胞表现出增强的抗菌功能,暗示 PD-1 对 DC 细胞是抑制性受体的作用。第四,诱导免疫耐受。PD-L1 在肿瘤细胞的高表达,与 T 细胞的 PD-1 结合避免 T 细胞的识别和杀伤,发挥分子护罩的作用。

3 PD-L1 的调控

PD-L1 表达受到 MAPK 和 PI3K/AKT 信号通路的调控,同时有多个细胞因子和 microRNA 也能够调节 PD-L1 表达。BRAF V600E 突变的抑制剂治疗黑素瘤与快速的 T 细胞浸润有关。后续研究发现 BRAF 抑制剂能够下调 PD-L1 表达,MAPK 通路的激活可以恢复 PD-L1 表达,而 MEK 抑制剂的使用或 ERK1/2 敲除能够降低这种作用。在 NSCLC 中 EGFR 也能够通过 MAPK 通路激活 PD-L1 表达。化疗也可以通过 MAPK 通路上调 PD-L1 表达。紫杉醇诱导 PD-LI 表达可用 MEK 抑制剂 U0126 消减,低浓度的顺铂也能够通过 MAPK 通过上调 PD-L1 表达。

在黑素瘤中,BRAF 抑制剂降低 PD-L1 的表达,PI3K 抑制剂的使用能够抵抗这种作用。PTEN 的敲除能够上调 PD-L1 表达,而 AKT 抑制剂的使用消除这种现象。虽然抑制 AKT 导致 PD-L1 表达的下降,但是下游的 mTOR/S6 并不介导这种作用。与之相反,AKT 下游的 NF-KB 能够调控 PD-L1 表达。低氧诱导因子 a(HIF-a)、STAT3、NF-κB 等都能够调节 PD-L1 表达。MiR-513 miR-570、miR-34a 和 miR-200 与 PD-L1 的表达负相关。在 NSCLC 中 EGFR 能够通过 AKT-STAT3、IL-6/JAK/STAT3 途径调控 PD-L1 表达,而 ALK 也能够通过 STAT3 调控 PD-L1 表达。由于 MAPK 和 PI3K/AKT 信号通路在细胞中都能够促进生存、促进肿瘤进展,并且下游分子也有交叉,因此它们对 PD-L1 的调控作用也可能是交互的。STAT3 HIF 和 NF-κB 可能通过作用于 PD-L1 的启动子对其进行调控,而 microRNA 倾向于在翻译后水平进行调控。

4 PD-1 与 PD-L1/L2 的结合特性

PD-1 是 I 型膜蛋白,有单个胞外的免疫球蛋白可变(IgV)结构域,在结构和功能上都是单聚体。PD-L1 和 PD-L2 包括两个胞外 Ig 结构域:N 端的 IgV 结构域和 C 端的 IgC 结构域。PD-1 胞外结构域包括反向平行的 B 夹 IgV 型单体结构,包括前片(AGFCCC′C")和后片(ABED),在 Cys54 和 Cys123 之间形成二硫键。与其他 CD28 家族分子相比(CTLA-4、CD28、ICOS 等)PD-1 在茎部区缺少一个 Cys,因此 PD-1 不能二聚化。而 PD-L1 的单体和二聚化都可能存在。人的 PD-1 与 PD-L1 的结合特性已有报道。PD-1 和 PD-L1 的相互作用包括它们的 IgV 结构域的前面的两个 B 折叠,其中包含PD-1的FGCCC"链CC环和FG环以及PD-L1的 AFGCC链。PD-1的构象发生显著的改变,包括PD-1的CC环与PD-L1形成氢键。与之相反PD-L1的骨架没有发生显著的变化,只在接触面的侧链有少许调整。

PD-1与PD-L2、PD-L1与CD80、PD-L2与RGMB的结合特性仍然未知。这些结构的解析有助于了解它们之间的相互作用机制,并有助于免疫药物的发现。

5 PD-1、PD-L1与治疗抗体的结合特性

PD-1抗体、帕姆单抗Fab段与PD-1的结合结构以及抗PD-L1抗体的单链Fv段与PD-L1的结合特性已有报道。帕姆单抗与PD-1的相互作用主要位于两个区域:柔韧的CD环和CC链PD-1在作用部位包含的是一个紊乱的CD环。虽然CD环没有与PD-LI直接作用,它为与帕姆单抗的结合提供了极性、带电和疏水的接触。帕姆单抗的重链(VH)和轻链(V)都与PD-1的CD环有接触。PD-1的C、C链也与PD-1抗体帕姆单抗有接触,这个位点也是PD-L1结合的关键位点。所以帕姆单抗对 PD-1/PD-L1的阻断主要通过结合CD环以及C、C链的重叠结合与PD-L1进行竞争。

纳武单抗是人源化的IgG4抗体。PD-1/纳武单抗 Fab复合物和纳武单抗的Fab段结构已经得到结晶和结构解析。在复合体结构中,PD-1和纳武单抗的结合氢键包括PD-1侧链的D291 R30/S60/K131和主链的P28/L128/A129/P130和A132。PD-1通过范德华力与纳武单抗结合的位点是S27/P28/P31/E61/A129/P130/K131/ A132和O133纳武单抗与PD-1结合的部分包括重链HCDR1的每基酸G26/27/N31/G33,HCDR2的V50/W52/Y53,HCDR3的N9 D100/D101/Y102以及轻链LCDR2的L46/A55/T56和LCDR3的S91。

帕姆单抗或纳武单抗与PD-1的结合位点占据了部分PD-L1与PD-L1的结合位点,同时两个抗体与PD-1的结合使PD-1的BO环和FG环发生构象改变,这种改变与PD-L1和PD-1的结合是不相容的。游离状态PD-1的CD环是很柔韧的,在PD-1/PD-L1复合体中发生紊乱。PD-1/帕母单抗的结合CD环起重要作用,在PD-1/纳武单抗的结合中也能够观察到清晰的CD环。帕姆单抗和纳武单抗的Fv区结构在结合PD-1前后CDR区构象出现少许的偏差与PD-1结合的侧链有微小的调整。这些结构特性提示抗PD-1抗体是与PD-L1的竞争与PD-1进行结合。

阿维单抗利用V和V结合PD-L1的IgV结构域。V:是主要与PD-L1的结合部位,它通过3个互补决定簇(CDR)环与PD-L结合,而V通过CDR1和CDR3与PD-L1作用CDR2与PD-L没有任何相互作用。阿维单抗与PD-L1结合的表位主要包含C、C F和G链以及PD-L1的CC环。阿维单抗的阻断作用主要来源于V,V的贡献较少。更详细的分析显示阿维单抗与PD-L1的重叠区主要是F和G链,也就是HCDR2环。因此,阿维单抗阻断的机制是通过突出的HCDR2环与PD-L1进行竞争与PD-1结合。

BMS-936559是全人源化的阻断PD-L1的IgG4抗体。对PD-1/1 PD-LI和PD-

LI/BMS-936559中分离的PD-LI进行分析,两者在整体结构上没有显著差别。PD-L1的侧链的D49/Y56/H69和主链的A121参与PD-L1和BMS-936559的氢键形成。PD-L1有多个氨基酸残基参与与BMS-936559形成范德华力,BMS-936559的抗体结合部位包括V的HCDR23的部分以及V的LCDRV3的一部分。 BMS-936559占据了PD-1结合的大部分区域,因其更高的亲和力能够抑制PD-1/PD-L1的结合。

帕姆单抗与PD-1的结合亲和力(Kd)是27.0 pmo/L,阿维单抗与PD-L1的亲和力是42.1 pmol/L。 PD-1与PD-L1的亲和力是0.77~8.2 pmol/L,比抗体的亲和力弱很多。抗体与PD-1或PD-L1的这种结合能力是用于治疗,阻断PD-1/PD-L1结合的关键。

目前有很多靶向PD-1/PD-L1/PD-L2的抗体,这些抗体是否与帕母单抗、纳武单抗、阿维单抗及BMS-936559具有相同的阻断模式仍然未知。PD-1和PD-L1是否具有"热点"能够用于治疗抗体的研发仍然需要研究。

为了降低免疫不良反应并能够更多地渗透进入肿瘤中,基于免疫检查点抑制剂的多肽被发明出来。AUNP-12是针对PD通路的治疗性的多肽,在前期试验中表现出很好的抗肿瘤活性,但是它的药代动力学非常短暂。利用镜像噬菌体展示技术人们发现一些抵抗水解的D肽可以作为PD-LI的拮抗剂,并且能够抑制肿瘤的生长,延长生存期。 WO2015/034820A1是小分子药物样的抑制剂,这种药物及其衍生物能够抑制PD-1和PD-L1的结合,IC 50在0.006~0.10mm之间。另外一个抑制免疫检查点的药物CA-170也已被美国FDA接受新药审查的申请。因此,针对免疫治疗的药物可能不再只局限于单克隆抗体多肽,小分子类的药物也在开发中,期待会有多种类型的药物能够用于免疫治疗。

第二节　CTLA-4免疫治疗

一、CTLA-4通路

1987年Brunet等人对CTLA-4进行描述,它是属于免疫球蛋白超家族的223个氨基酸的蛋白分子,主要表达于活化的淋巴细胞并在T细胞介导的毒性作用中诱导表达。人类基因的同系物在1988年得到克隆。紧接着Krummel等发现CTLA-4与CD28具有相反作用能够消除T细胞的活化细胞的活化需要两个连续的信号:第一步, APC通过MHCI/Ⅱ与TCR结合后呈递抗原;第二步,TCR的刺激信号激活T细胞,并需要APC细胞的B7分子与T细胞的CD28结合的共刺激信号。然后T细胞表面表达抑制剂分子CTLA-4,它与CD28竞争与配体结合抑制共刺激信号削弱T细胞活化和增殖。CTLA-4含有36个氨基酸的胞内尾巴,缺少内源性酶活性并且缺少ITIM基序。与CD28表面受体不同,CTLA-4是高度内吞体的,大部分时间存在于细胞内的小泡中。CTLA-4的下游反应研究很多,如可以改变CD3CAE的磷酸化、破坏ZAP70微簇结构的形成与PI3K相互作用、与酪氨酸磷酸酶SHP-2(SYP)结合、与丝/苏氨酸磷酸酶PP2A相互作用等,但也有文献不支持这样的说法。

二、CTLA-4在免疫系统中的作用

总体来说,CTLA-4信号对细胞的影响主要为以下几个方面:

1 促进T细胞的能动性

CTLA-4与配体的结合传递抑制TCR诱导的黏附作用的信号。使用抗CTLA-4的抗体能够提高CD4效应T细胞和Treg细胞的能动性,但却降低了CD8效应T细胞的能动性。

2 介导配体的下调

Treg细胞表达的CTLA-4能够下调APC细胞的CD80和CD86的表达,这种下调作用可能是通过一种反式胞吞作用实现的。CTLA-4去除APC上配体的作用可能是CTLA-4与CD28竞争性结合配体作用的一种延伸。

3 CTLA-4的胞内区对其定位的作用

研究表明CTLA-4的胞外段足够引发后续的抑制性功能。而胞内段的YVKM氨基酸基序能够通过网格蛋白连接子活化蛋白AP-2介导从细胞膜到细胞质的内吞作用。CTLA-4的胞内结构域调控其招募到脂筏及介导支架蛋白TRIM和LAK的相互作用,影响CTLA-4在细胞表面的表达。

4 调节Treg的功能

研究发现Treg是表达CTLA-4的主要细胞群。CTLA-4在Treg中持续高水平表达,在幼稚常见T细胞中缺少表达,当细胞激活时诱导表达。Treg细胞CTLA-4的表达对于自体免疫应答的调控至关重要。另外,CTLA-4缺失的Treg细胞可能会通过IL-10、TGF-B等分子部分弥补其功能。

5 调控Treg细胞的稳态

CTLA-4敲除的小鼠Treg细胞强烈增殖,增殖标志物Ki67分子表达也升高。使用抗CTLA-4抗体治疗的患者,Treg也出现增殖和扩散,CTLA-4突变的部分患者中Treg的比例也上升。而Treg的增殖活性与CD28的表达是相关的,所以CTLA-4调控Treg增殖的作用可能与CD28配体(CD80、CD86)的调节有关。

6 调控囊泡Th细胞(follicularhelper T cell,Th)的分化

CTLA-4缺失的小鼠T细胞自发向Th细胞分化,与CD28信号通路有关。CD28水平的上升引发Tfh数目上的增长。Treg细胞CTLA-4的缺失也能够向Tfh细胞分化。

三、CTLA-4与抗体的结合特性

曲美木单抗是全人源化的阻断CTLA-4的IgG2抗体,它和CTLA-4的复合体结构已经得到解析。CTLA-4侧链K1和K95以及主链的M3O41M99Y104L106和1108参与两者之间氢键的形成,CTLA-4的E97参与盐桥的形成。CTLA-4的多个氨基酸残基与曲美木单抗形成范德华力结合。曲美木单抗的V的HCDR2/HCDR3以及v的LCDRVLCDR3与CTLA-4进行相互作用。对CTLA-4/曲美木单抗复合体和CTLA-4/B7-1复合体中的CTLA-4进行重叠分析发现其在两种复合体中的结构没有明显的偏差,只在抗原-抗体接合面有少数几个残基的结构变动,但并没有在与B7配体的结合处。CTLA-4FG环的MYPPPYY中的连续三个脯氨酸残基与曲美木单抗形成不常见的顺式-反式-顺式的构象,并参与了与抗体的结合。曲美木单抗的抗原表位部分占据了CTLA-4与B7-1/2的结合位点,CTLA-4与曲美木单抗的接触面比受体-配体的接触面更大。

四、针对CTLA-4的治疗

曲美木单抗和伊匹单抗是研究较多的CTLA-4的治疗性抗体,目前两个药物在多个瘤种开展临床试验。

第三节 免疫治疗的分子标志物

肿瘤细胞和APC表达高水平的PD-L1,肿瘤相关PD-L1的DC介导T细胞抑制。肾细胞癌、食管癌、胃癌和卵巢癌肿瘤组织的PD-L1的表达是患者生存的不良预后。因此以肿瘤和(或)APC细胞的PD-L1的表达预测PD通路阻断的临床获益是可能的。在黑素瘤、NSCLC和RCC等肿瘤中使用抗PD治疗观察到了疗效与肿瘤组织PD-LI表达的相关性。肿瘤组织的PD-L1、TIL,尤其是髓系APC(巨噬细胞和髓系DC)的PD-L1在多个瘤种与抗PD-LI的临床获益相关。与之相反,在进展患者的肿瘤组织或TIL中缺少PD-L1的上调。在NSCLC的一些探索性的试验中PD-L1的表达与ORR、PFS和OS无相关性。这些试验的一个局限是PD-L1是在存档的肿瘤组织中而不是在治疗开始前的组织中进行检测。因此后续的试验在治疗前同时进行肿瘤活检标本的检测,不论此前是否接受过治疗在PD-L1阳性的患者中都观察到了高的ORR、PFS和OS这也提示了PD-L1的高表达作为肿瘤标志物的可能性。

PD-L1在肿瘤组织中的表达倾向于成簇表达而不是分散表达,尤其是在干扰素(interferon,IFN)的T细胞浸润的区域。而现在的穿刺活检取样方式可能会忽略PD-L1阳性的区域而得到假阴性的结果。不同研究使用不同的抗体、染色部位以及染色细胞评价PD-L1的表达缺乏统一的标准。研究者在蓝印PD-L1HC实验对比计划中对4种应用于临床试验的PD-L1 IHC实验进行了比较。3种试剂(22C3、28-8、SP263)显示出肿瘤细胞染色一致性较高,而SP142染色阳性肿瘤细胞比其他3种试剂少。4种试剂在免疫细胞的染色上一致性较高。由于肿瘤具有异质性,并且PD-L1的表达会随着治疗的进行受到影响,因此取样的时间和部位也会对PD-L1的检测结果产生影响。

TIL在肿瘤微环境中发挥着很大的作用,多项研究表明TIL数量的上升与患者的预后和生存具有相关性。在用PD-1抗体帕姆抗体治疗的黑素瘤患者中,在肿瘤边缘和内部有CD8、PD-1和PD-L1高表达的细胞的患者疗效较好。在治疗中CD8$^+$细胞的增加与肿瘤的缩小有关。临床研究发现阿特珠单抗的应答与TIL的PD-LI高表达有关,而与肿瘤细胞的PD-L1的表达无关。在疾病进展的患者中没有观察到PD-L1在肿瘤细胞或TIL上的表达增加,而是出现以下3种情形:很少或没有TIL的浸润(免疫忽视);极少或不表达PD-L1的免疫细胞浸润(无功能免疫应答);免疫浸润只发生在肿瘤块的边缘(浸润排斥)。

在肿瘤内部和侵袭边缘都有免疫细胞的浸润。在肿瘤患者中相对于单个区域的分析,对两个区域的TIL进行分析可以提高生存预测的准确性,这为免疫细胞浸润的系统评估提供了依据。这种免疫评分的方法用以描述肿瘤微环境的免疫构成,并已作为肿瘤分类、预后和预测疗效的工具进行研究。免疫评分反映的是肿瘤内部和侵袭边缘的两种淋巴细胞(细胞毒性CD8和记忆CD45ROT细胞)的密度,结果从I0(两种细胞在两个区域都是低密度)到I4(两种细胞在两个区域都是高密度)分为4个等级。这个方法在结直肠癌中应用较多,并已取得较好的结果。综合考虑CD8T细胞和PD-1/PD-L1在肿瘤和肿瘤微环境中的表达,免疫评分作为免疫治疗的分子标志物也可能具有一定价值。这种方法在黑素瘤和NSCLC中已有一定应用。在涉及1~IA期NSCLC患者的一项研究中,基质的PD-L1阳性的免疫细胞和PD-1阳性的上皮内的TIL的高密度与好的疾病特异性生存有关,而它们的低密度与差的疾病特异性生存有关。在多因素分析中,这些因素都表现出显著的相关性,提示都可以作为独立预测因子。免疫评分在晚期NSCLC的肿瘤治疗中的疗效评价仍有待研究。

黑素瘤、肺腺癌和肺鳞癌较其他肿瘤具有较高的体细胞突变。这些突变产生新型的抗原可以被免疫系统识别为非自身抗原,增强T细胞活性,提高免疫治疗的有效性。而DNA损伤修复基质的缺陷能够导致肿瘤高突变负荷,也能提高免疫治疗的疗效。2014年Snyder等人用抗CTLA-4抗体治疗黑素瘤证明了肿瘤突变负荷与临床受益程度的关系。突变负荷(定义为每个外显子的非同义突变的数目)在长期临床获益的患者中无论在发现集和验证集都显著较高。Rizvi 等人也发现在 NSCLC 患者中较高体细胞非同义突变对 PD-1 抗体帕姆单抗体的治疗有效,在发现集和验证集都得到相似的结果。细胞 DNA 复制错误率为 10^{-10},正常情况下可以被错配修复系统(MMR)校正。如果 *MMR* 基因发生突变,细胞内的突变就会积累,产生大量突变基因,这也会影响 DNA 微卫星的基序。微卫星不稳定性(MSI)与 DNA 损伤修复能力负相关,已被证明与免疫治疗的疗效相关。CheckMate026 回顾性分析发现纳武单抗的疗效与患者的肿瘤突变负荷显著相关,而 PD-1 抗体帕姆单抗体治疗高度 MSI 或MMR 缺陷的实体瘤患者也取得了很好的疗效,得到美国 FDA 的加速批准然而目前这方面的临床研究较少,患者的检测费用昂贵,同时也观察到部分肿瘤突变负荷高的患者对免疫治疗无反应,而一些突变负荷低的患者反应良好。因此突变负荷作为肿瘤标志物的广泛应用仍然有待研究。

研究者对 IFN 的表达、血清标志物的组合、微生物群等也作为肿瘤标志物进行了研究并得到一些积极结果,但是目前的临床的应用仍有很大的距离。

一、免疫检查点抑制剂的耐药机制

虽然免疫检查点抑制剂能够诱导长期的临床获益,但是并非免疫治疗对所有患者有效,起初有效的患者亦会发生耐药。免疫系统与肿瘤细胞之间的相互作用相当复杂,具有持续性、动态变化的特点,并参与肿瘤的起源和转移。免疫治疗的耐药机制包括以下 4 种情况:① 肿瘤对免疫治疗没有任何反应(原发耐药);② 抗肿瘤免疫被活化,但是肿瘤细胞可通过免疫检查点或其他适应性免疫攻击而保护自身,临床上亦表现为原发耐药;③ 肿瘤起初对免疫治疗有反应,但是因为肿瘤异质性以及耐药克隆的存在,在一段时间后导致疾病进展;④ 真正的获得性耐药,肿瘤起初对免疫治疗有反应,在免疫治疗压力选择下出现耐药克隆导致疾病进展。

1 已知免疫治疗耐药的内在机制

导致原发或适应性耐药的内在机制包括缺乏抗原突变,MAPK、PI3K、WNT、IFN 等信号转导通路异常,肿瘤抗原表达缺失,抗原表达加工异常,组成性 PD-L1 表达,HLA表达缺失等;与获得性耐药相关的内在机制包括 IFN 信号通路的免疫逃逸突变,靶抗原表达缺失,B-2-微球蛋白(B2M)突变导致 HLA 缺失等。这些因素引起肿瘤细胞上特定基因或通路表达或上调,进而导致肿瘤微环境中免疫细胞浸润及功能受到抑制。

2 MAPK 通路激活与 PTEN 表达缺失导致 PI3K 通路增强

癌基因信号通过 MAPK 通路活化导致 VEGF 和 IL-8 表达增加,从而抑制 T 细胞招募和功能。此外,肿瘤抑制基因 PTEN 表达缺失导致 PI3K 信号通路活化,后者与干扰素(IFN-γ)、颗粒酶 B 表达下降和浸润性 $CD8^+T$ 细胞减少高度相关。

3　WNT/β-catenin通路持续活化

癌基因信号通过稳定β-catenin导致WNT信号持续激活,从而导致T细胞无法浸润至肿瘤内部。在人non-T-cell-inflamed黑素瘤中,肿瘤细胞β-catenin高表达,而肿瘤微环境内缺少T细胞与CD103⁺DC细胞。

4　肿瘤细胞PD-L1高表达

PTEN缺失或PI3K/AKT突变、EGFR突变、MYC过表达、CDK5基因异常及PD-L1基因3′UTR截短等均可导致PD-L1高表达。

5　IFN-γ信号通路缺失

由肿瘤特异的T细胞产生的IFN-γ能够识别肿瘤细胞或抗原递呈细胞上的相应受体,从而发挥有效地抗肿瘤免疫反应。同时,IFN-γ还能增强MHC分子表达,从而促进肿瘤抗原的提呈作用。另外,IFN-γ也能招募其他的免疫细胞,或直接抑制肿瘤细胞的增殖并促进其凋亡。因此,IFN-γ通路上的相关蛋白,如IFN-γ受体IFNGR1和IFNGR2IFN受体链JAK1和JAK2、STATS、IRF等突变或缺失,都会导致对免疫检查点抑制剂耐药。

6　抗原提呈机制缺陷

在抗原加工过程中蛋白酶体成员、转运蛋白、MHC自身及B2M功能缺陷,将导致抗原提呈机制不能有效地将肿瘤抗原提呈至细胞表面。B2M在HLAI家族的折叠与转运到细胞膜的过程中发挥关键作用,若其功能丧失,则导致CD8⁺T细胞失去抗原识别功能。

7　一系列特定基因的表达

在某些对PD-1抑制剂没有响应的肿瘤中,存在一些基因表达的富集,称为innate anti-PD-l resistance signature,或IPRES。这些基因与间叶细胞转化、全能型及伤口愈合相关,更倾向于表达在胰腺癌等对PD-1抑制剂不响应的肿瘤中。

8　已知免疫治疗耐药的外源性机制

主要包括:免疫检查点活化(如CTLA-4、PD-1及其他分子T细胞耗竭及表型改变),肿瘤微环境中免疫抑制细胞募集与活化,细胞因子和代谢产物释放等[如集落刺激因子1(CSF-1)、TGF-β]。这些原因主要是由于肿瘤微环境中免疫抑制细胞发挥抑制作用。

9　调节性T细胞

调节性T细胞(Tregs)能通过分泌抑制性细胞因子或直接的细胞接触来抑制T细胞的响应。多种肿瘤中发现Tregs的浸润,且在动物模型中去除Tregs能够显著提高免疫响应。

10　髓源性抑制细胞

髓源性抑制细胞(MDSCs)在多种病理条件下发挥免疫响应调节因子的作用。MDSCs能够促进血管生长、肿瘤侵袭与转移。肿瘤微环境中MDSCs的存在与低生存率以及免疫检查点抑制剂低响应率密切相关。

11 M2巨噬细胞

肿瘤相关巨噬细胞(TAMs)也能影响肿瘤对免疫治疗的响应。TAMs包括M1巨噬细胞和M2巨噬细胞,肿瘤微环境以M2巨噬细胞为主。M2巨噬细胞能够分泌抑制性细胞因子IL-10和TGF-B,从而抑制免疫响应并促进肿瘤生长和转移,临床上肿瘤微环境中TAMs数目越多,预后越差。

12 其他的抑制性免疫检查点

除PD-1与CTLA-4外,T细胞上还存在其他的抑制性免疫检查点,包括TIM3、LAG3、BTLA、TIGIT和VISTA等。

13 免疫抑制细胞因子与免疫抑制分子

肿瘤细胞或巨噬细胞会释放免疫抑制细胞因子或免疫抑制分子来减弱局部抗肿瘤免疫反应。如TGF-B能够促进血管生成,刺激Tregs而发挥免疫抑制作用。在多种肿瘤中,高水平TGF-B都伴随预后差。临床前试验联用TGF-B抑制剂和抗CTLA-4抗体显示出了极好的肿瘤抑制效果。

14 趋化因子及其受体

某些趋化因子及其受体在MDSCs和Tregs向肿瘤微环境运输的过程中起关键作用。肿瘤细胞能够分泌配体CCL5、CCL7及CXCL8,通过与MDSCs上表达的CCR1、CXCR2受体结合,从而将MDSCs吸引至肿瘤微环境中CCR4在Tregs上高表达antiCCR4能够有效抑制T细胞招募并通过ADCC效应减少Tregs数目。

15 肿瘤浸润细胞上CD28的表达

CD28是T细胞共刺激分子,对T细胞激活、增殖和存活起关键作用。在动物模型中阻断CD28-B7共刺激通路将影响肿瘤特异CD28T细胞的增殖和活化,降低对anti-PD-1/PD-L1治疗的响应。

对于免疫治疗耐药机制的不断解析,应对免疫耐药的策略也在不断地尝试中。通过有效的生物标志物预测免疫治疗疗效和耐药意义重大,目前这些标志物包括基因组标记、免疫调节基因表达以及浸润性CD8T细胞的密度和分布等。而应对免疫治疗耐药的有效策略之一是联合用药。

二、肺癌免疫治疗疗效预测标志物研究进展

免疫检查点抑制剂极大地改变了肺癌药物治疗的格局,改善了患者的预后,但其单药治疗总体疗效仅20%左右,如何寻找更有效的适宜治疗人群,是亟待解决的关键问题。目前比较成熟的疗效预测标志物包括PD-L1、TMB、MSI-H/dMMR,另有一些新兴的潜在标志物在探索之中,包括TIL、肠道微生物等。

1 PD-L1

在肿瘤及其微环境中,PD-L1分为组成型表达和诱导型表达。目前认为,组成型表达是*PD-L1*基因在肿瘤组织中的固有表达,与免疫治疗疗效预测关系不大;而诱导型表达是指PD-L1在干扰素(interferon-gomma,IFN-γ)等分子的作用下出现的适应性聚焦表达,可导致肿瘤局部出现抑制性炎症微环境,这也恰恰为肿瘤免疫治疗提供了靶点。已经证实,PD-L1表达有如下特征:① 呈连续性表达模式,即肿瘤中可能有0~100%的细胞表达PD-L1;② 表达可能随着治疗(免疫、化疗、放疗或抗血管生成治疗等)发生改变;③ 不同瘤种、不同组织学类型的肿瘤以及同一肿瘤内部不同区域的PD-L1表达不同。目前已有多项临床试验和荟萃分析认为,PD-L1可以作为预测晚期NSCLC免疫治疗疗效(包括单药免疫治疗及免疫联合化疗等)的生物标志物。由于证据确凿,自2019年起,PD-L1检测得到了NCCN和CSCO晚期NSCLC诊疗指南的一致推荐。然而迄今为止,上述指南并没有明确对肿瘤组织采用免疫组化法检测PD-L1表达时采用何种方法和平台。虽然PD-L1是目前临床上已被广泛接受的免疫治疗正性疗效预测的生物标志物,然而,它是不完美的疗效预测生物标志物。第一,并非所有的PD-1或PD-L1抑制剂在使用前都需要检测PD-L1。2019年8月,国家药品监督管理局批准DAKO公司生产的PD-L1检测试剂盒(克隆号: 22C3)在中国上市,用于辅助鉴别可使用帕博利珠单抗(pembrolizumab)治疗的NSCLC患者。2019年12月,国家药品监督管理局批准DAKO公司的另一款PD-L1检测试剂盒(克隆号: 28-8)上市,用于辅助鉴别使用纳武利尤单抗治疗的非鳞状NSCLC患者。但是,22C3抗体适用于伴随诊断,而28-8抗体仅适用于补充诊断。第二,并非所有PDL1阳性患者都对免疫治疗有效。以晚期NSCLC为例,PD-L1阳性患者采用帕博利珠单抗进行一线或二线单药治疗的ORR<50%,PD-L1阴性患者也有10%~20%的ORR。第三,PD-L1表达的检测平台不一致。Blueprint II研究对多种检测平台的一致性进行了对比,发现22C3、28-8和SP263抗体的一致性高,而SP142和73-10抗体的一致性较差。虽然这5种检测试剂盒/抗体均在美国获批上市,但唯有22C3被FDA批准作为伴随诊断的PD-L1检测试剂(其他为补充诊断)。第四,PD-L1的表达具有时空异质性。有研究比较了晚期NSCLC不同时间点、不同转移器官组织中PD-L1的表达情况,发现不仅表达水平相差巨大,而且直接影响了患者接受免疫治疗的PFS。第五,PD-L1表达的检测细胞有待进一步明确。大部分抗体只要求检测肿瘤细胞,但是PD-L1抑制剂阿特珠单抗却要求同时检测免疫细胞和肿瘤细胞。

2 TMB

TMB是指肿瘤基因组去除胚系突变后的非同义突变的体细胞突变数量。新抗原是肿瘤特异性突变产生的多肽表位(抗原决定基),具有结合主要组织MHC分子并被呈递的功能。免疫原性是指由体细胞突变产生"非己"成分（转化为多肽表位）能够被 T 细胞识别引起肿瘤清除的免疫反应特性。目前认为，肿瘤 TMB 越高，新抗原产生就越多，肿瘤免疫原性就越高，因此，T 细胞抗肿瘤反应越强。大量研究以及 Meta 分析已经表明，TMB 与 PD-1/PD-L1 抑制剂在多个瘤种中的疗效相关。Check-Mate 026 研究的探索性分析显示，TMB 与单药纳武单抗一线治疗晚期 NSCLC 的 PFS 呈正相关。CheckMate 227 研究第一部分的结果显示：TMB≥10mut /Mb 的 NSCLC 患者，无论 PD-L1 表达如何，纳武单抗+伊匹单抗的 PFS 均优于化疗。BF1RST 研究的中期结果显示，高液态 TMB（b-TMB）亚组（≥16 mut /Mb），阿特珠单抗疗效有优于化疗的趋势。Mystic 研究的探索性终点显示，高 b-TMB 亚组（≥ 2016 mut /Mb），德瓦鲁单抗（durvalumab）和德瓦鲁单抗+曲美木单抗疗效均有优于化疗的趋势。基于上述研究结果，NCCN 指南认为 TMB 是新兴的疗效预测生物标志物，TMB 检测也已经写入 CSCO 指南。然而，TMB 也是不完美的疗效预测生物标志物。第一，TMB 并非总是与免疫检查点抑制剂治疗的应答相关，其原因是肿瘤以逐步进化的方式发展，从而创造了克隆层级；克隆性突变（或同质性肿瘤）产生的新抗原可能比来自亚克隆突变（或异质性肿瘤）的新抗原更能有效引起肿瘤免疫应答。第二，b-TMB 并不能取代组织 TMB，两者是互相补充的关系。如果等位基因突变为低丰度的有意义的突变，b-TMB 可能检测不到，这样可能出现 b-TMB 少于组织 TMB 的情况；另一方面，由于肿瘤组织空间的异质性以及克隆分支等原因，b-TMB 检测出的亚克隆计数会多于组织 TMB，但却不一定有意义。第三，TMB 与 PD-L1 表达通常呈不/弱相关。已有多项研究证实，高 TMB 和 PD-L1 高表达人群只有非常少的交义。第四，关于 TMB 的检测技术、平台、截断值等均不得而知。下一代测序技术（NGS）检测 TMB 分析非常费时，价格昂贵，技术要求高，提供的数据复杂；TMB 阈值尚无明确定义。第五，TMB 与免疫联合化疗的疗效关系不明。来自 KEYNOTE-021、189 和 407 研究的结果显示，无论组织学类型，还是通过全外显子组测序（whole exome sequencing，WES）评估的 TMB 与帕博利珠单抗+含铂化疗或单用含铂化疗的疗效之间均无显著相关性。

3 MSI-H/dMMR

MMR 系统是生物进化的保卫者，具有修复 DNA 碱基错配的功能，可以维持基因组的稳定性和降低自发性突变。人类的 MMR 系统含有 9 个错配修复基因 *MSH*2、*MSH*3、*MSH*4、*MSH*5、*MSH*6、*MLH*1、*MLH*3、*PMS*1 及 *PMS*2 等，其中以 *MLH*1 和 *MSH*2 功能最为重要，负责最主要的修复任务。MSI-H 常由 dMMR 引起。多项临床研究表明，MSIH/d MMR 实体瘤可从免疫治疗中显著获益。基于 5 个临床试验共 149 例患者 ORR 为 39.6% 的结果，2018 年 5 月 23 日，FDA 宣布加速批准帕博利珠单抗用于对具有特定遗传（生物标志物）特征的癌症患者的治疗。这是 FDA 首次不依照肿瘤的组织来源,而是基于生物标志物批准的抗肿瘤疗法。MSI 是遗传不稳定性的标志物,因此,伴有不稳定基因组的肿瘤可同时表现为 MSI-H 和高 TMB。大多数(83%)MSI-H 的样本同时表现为高 TMB,然而,仅 16% 高 TMB 样本表现为 MSI-H。这两种表型同时出现与肿瘤类型高度相关,如高 TMB 和 MSI-H 同时出现在胃肠道肿瘤中,但是在伴高 TMB 的黑色素瘤、肺癌和鳞状细胞癌中,MSI-H 并不常见。因此,MSI-H 与 TMB 是部分重叠的疗效预测生物标志物。

4 肠道微生物

PD-1/PD-L1 抑制剂治疗效果可能与肠道微生物相关。一项针对不同类型肿瘤患者接受 PD-1 抑制剂治疗的大规模数据分析报道:肠道微生物多样化的患者对 PD-1 抑制剂的治疗反应更好;并且肠道中含有大量梭菌目细菌的患者比有更多拟杆菌目细菌的患者更能响应 PD-1 抑制剂的治疗,这提示肠道菌群的类型对免疫治疗亦有影响。另一项来自肺癌、肾癌和膀胱癌共计 249 例患者的类似研究数据显示,破坏了肠道微生物(接受抗生素治疗)组的患者 PFS 及 OS 均明显短于未破坏组。目前,多项探索免疫检查点抑制剂和肠道微生物的相互作用机制的前瞻性临床研究正处于进行中。

5 TIL

有研究表明,肿瘤浸润淋巴细胞(TIL,CD8 阳性 T 淋巴细胞)的数量是影响 NSCLC 患者 PD-1/PD-L1 抑制剂治疗效果的一项独立预后因素。TIL 是肿瘤间质内一群异质性淋巴细胞。在不同肿瘤中,TIL 中 CD4$^+$ T 细胞、CD8$^+$ T 细胞、辅助性 T 细胞亚群(Th)、调节性 T 细胞(Tregs)、自然杀伤细胞等比例不同,多数以 CD8$^+$ T 细胞为主。TIL 是宿主对肿瘤细胞免疫反应的表现,其在多种恶性肿瘤中具有免疫调节作用,如乳腺癌、肺癌。有研究报道,肿瘤中 CD8$^+$ T 细胞的高度浸润能够显著增加肿瘤细胞免疫检查点受体表达,如 PD-1、CTLA-4,导致肿瘤对 ICI 治疗反应更敏感。

6 其他标志物

除上述 5 个正性疗效预测生物标志物之外,人类白细胞抗原(HLA)-I 分子的多样性及特定 T 细胞亚群 T 细胞受体(TCR)的克隆性等也是新兴的、值得关注的标志物。*HLA* 基因能够"教"免疫系统中的 T 细胞识别"自己"和"异己",拥有更多样化 *HLA* 基因意味着免疫系统更有能力识别不属于机体内部的"东西";已有研究表明,HLA-I 类分子多样性越高,免疫治疗疗效越好;如果合并突变负荷高,免疫治疗疗效就最好。机体内所有的 TCR 构成了 TCR 库,其多样性直接反映了机体免疫应答的状态。TCR 库的瘤内异质性可能和基因组的瘤内异质性密切相关,与患者术后的复发风险成正相关。最新研究表明,CD$^+$8 PD-L1$^+$ T 细胞 TCR 克隆多样性更高,免疫治疗响应越好。

三、免疫治疗负性疗效预测的标志物

1 *STK*11 基因突变

*STK*11 基因又名 *LKB*1 基因,其突变能调节冷肿瘤免疫微环境,是非鳞 NSCLC PD-1 抑制剂原发耐药的重要因素。已有研究证明,无论帕博利珠单抗还是德瓦鲁单抗治疗晚期 NSCLC,*STK*11 突变或 *KEAP*1 突变均与免疫治疗疗效呈负相关。而且,TMB 和 PD-L1 的肿瘤细胞阳性比例分数(TPS)状态未影响到 *STK*11 突变或 KEAP1 突变 *NSCLC* 患者接受免疫治疗的结果。

2 *PTEN* 基因缺失

PTEN 基因缺失可导致 PI3K 通路增强,进而致 IFN-γ、颗粒酶基因表达降低以及 CD⁺8 T 细胞数目减少。在晚期黑色素瘤中,*PTEN* 缺失与 TILs 减少正相关,PTEN 表达与抗 PD-1 治疗反应相关。在子宫平滑肌肉瘤中,*PTEN* 缺失导致新抗原减少,进而导致免疫治疗耐药。

3 转化生长因子-β(TGF-β)上调

TGF-β 是一种重要的免疫抑制分子,主要通过刺激组织纤维化和细胞外基质沉积,抑制免疫功能,促进血管生成和上皮-间质转化。2018 年,《Nature》同期发表两篇文章,分别从基础及临床两方面揭示肿瘤相关成纤维细胞分泌的 TGF-β 通过清除 T 细胞介导 PD-L1 抑制剂耐药,与阿特珠单抗的疗效负相关。

4 β-catenin 信号通路激活

一方面,β-catenin 通过促进 ATF3 的转录,抑制 T 细胞浸入肿瘤局部。另一方面,Wnt /β-catenin 通路激活,提升 Tregs 存活能力,诱导 CD4⁺ T 细胞向 Th17 分化,促使树突状细胞分泌 IL-10 /12,抑制 CD8⁺ T 细胞功能,从而抑制机体抗肿瘤免疫应答。

5 JAK突变

由肿瘤特异的 T 细胞产生的 IFN-γ,能识别肿瘤细胞或抗原提呈细胞上的相应受体,从而发挥免疫效应。肿瘤细胞上 IFN-γ 通路相关蛋白,如 IFN-γ 受体(IFN-GR1 与 IFNGR2)、IFN-γ 受体链(JAK1 与 JAK2)、STATs 及 IRF1 等突变与缺失,下游免疫反应无法启用(MHC-I 与 PD-L1),导致免疫治疗耐药。

目前关于免疫治疗疗效预测的标志物研究主要集中在预测正向疗效的 PD-L1、TMB 和 MSI-H/dMMR 上,其中又以 PD-L1 在临床应用上的认可度最高。HLA-I 分子的多样性、TCR 库的克隆性和 T 细胞炎性 GEP 有望成为新兴的正性疗效预测标志物。免疫治疗负性疗效预测的生物标志物则主要包括特定基因的突变、免疫抑制分子或免疫抑制细胞等,但这方面的研究还刚刚起步,尚不能成为临床应用的证据。现有的研究表明,仅有 T 细胞炎性 GEP 和 SCNA,既是肿瘤的预后生物标志物,也是免疫治疗的疗效预测标志物。寻找和发现最佳的肿瘤免疫治疗的预测和预后标志物,依然道阻且长。

主要参考文献

[1] Shaw A T, Kim D W, Nakagawa K, et al. Crizotinibversus chemotherapy in advanced ALK-positive lung cancer[J]. N Engl J Med, 2013, 368(25): 2385-2394.

[2] Goossens N, Nakagawa S, Sun X, et al. Cancerbiomarker discovery and validation[J]. Transl Cancer Res, 2015, 4(3): 256-269.

[3] Blank C U, Haanen J B, Ribas A, et al. Cancer Immunology, the " cancer immunogram"[J]. Science, 2016, 352(6286): 658-660.

[4] Topalian S L, Taube J M, Anders R A, et al. Mechanism-driven biomarkers to guide immune checkpointblockade in cancer therapy[J]. Nat Rev Cancer, 2016, 16(5): 275-287.

[5] Doroshow D B, Sanmamed M F, Hastings K, et al. Immunotherapy in non-small cell lung cancer: facts andhopes[J]. Clin Cancer Res, 2019, 25(15): 4592-4602.

[6] Herzberg B, Campo M J, Gainor J F. Immune check-point inhibitors in non-small cell lung cancer [J]. Oncologist, 2017, 22(1): 81-88.

[7] Schumacher T N, Schreiber R D. Neoantigens incancer immunotherapy[J]. Science, 2015, 348(6230): 69-74.

[8] Samstrin R M, Lee C, Shoushtari A N, et al. Tumor mutational load predicts survival afterimmunotherapy across multiple cancer types[J]. Nat Genet, 2019, 51(2): 202-206.

[9] Yarchoan M, Hopkins A, Jaffee E M. Tumor mutationalburden and response rate to PD-1 inhibition[J]. N Engl J Med, 2017, 377(25): 2500-2501.

[10] Hellmann M D, Nathanson T, Rizvi H, et al. Genomic features of response to combination immunotherapy inpatients with advanced non-small-cell lung cancer[J]. Cancer Cell, 2018, 33(5): 843-852.

[11] Cabel L, Proudhon C, Romano E, et al. Clinical potential of circulating tumour DNA in patients receiving anticancer immunotherapy[J]. Nat Rev Clin Oncol, 2018, 15(10): 639-650.

[12] Hause R J, Pritchard C C, Shendure J, et al. Classification and characterization of microsatelliteinstability across 18 cancer types[J]. Nat Med, 2016, 22(11): 1342-1350.

[13] Le D T, Durham J N, Smith K N, et al. Mismatch repairdeficiency predicts response of solid tumors to PD-1blockade[J]. Science, 2017, 57(6349): 409-413.

[14] Chalmers Z R, Connell C F, Fabrizio D, et al. Analysis of 100 000 human cancer genomes reveals thelandscape of tumor mutational burden[J]. Genome Med, 2017, 9(1): 34.

[15] Chowell D, Morris L G T, Grigg C M, et al. Patient HLA class I genotype influences cancer response to checkpoint blockade immunotherapy[J]. Science, 2018, 359(6375): 582-587.

[16] Reuben A, Gittelman R, Gao J, et al. TCR repertoire intratumor heterogeneity in localized lung adenocarcinomas:an association with predicted neoantigen heterogeneity andpostsurgical recurrence [J]. Cancer Discov, 2017, 7 (10): 1088-1097.

［17］ Skoulidis F,Arbour K C,Hellmann M D,et al. Association of STK11/LKB1 genomic alterations with lackof benefit from the addition of pembrdizumab to platinumdoublet chemotherapy in non-squamous non-small cell lungcancer［J］. J Clin Oncol,2019,37(Suppl15): 102.

［18］ Peng W,Chen J Q,Liu C,et al. Loss of PTEN promotesresistance to T cell-mediated immunother-apy［J］. Cancer Discov,2016,6(2): 202-216.

［19］ George S,Miao D,Demetri G D,et al. Loss of PTEN is associated with resistance to anti-PD-1 checkpoint blockade therapy in metastatic uterine leiomyosarcoma［J］. Immunity,2017,46(2): 197-204.

［20］ Tauriello D V F,Palomo-Ponce S,Stork D,et al. TGFβ drives immune evasion in genetically re-constitutedcolon cancer metastasis［J］. Nature,2018,554(7693): 538-543.

［21］ Mariathasan S,Turley S J,Nickles D,et al. TGFβ attenuates tumour response to PD-L1 blockade bycontributing to exclusion of T cells［J］. Nature,2018,554(7693): 544-548.

［22］ Golsberrry W N,Londono A,Randall T D,et al. A review of the role of wnt in cancer immunomod-ulation［J］. Cancers (Basel),2019,11 (6): E771.

［23］ Gettinger S,Choi J,Hastings K,et al. Impaired HLA class I antigen processing and presentation as amechanism of acquired resistance to immune checkpoint inhibitors in lung cancer［J］. Cancer Discov,2017,7(12):1420-1435.

［24］ Chowell D,Morris L G T,Grigg C M,et al. Patient HLA class I genotype influences cancer re-sponse tocheckpoint blockade immunotherapy［J］. Science,2018,359(6375): 582-587.

［25］ Eedlund K,Madjar K,Mattsson J S M,et al. Prognosticimpact of tumor cell programmed death li-gand 1expression and immune cell infiltration in NSCLC［J］. J Thorac Oncol,2019,14(4): 628-640.

［26］ Galuppini F,Dal Pozzo C A,Deckert J,et al. Tumor mutation burden: from comprehensive muta-tionalscreening to the clinic［J］. Cancer Cell Int,2019,19: 209.

［27］ Sade0-Feldman M,Yizhak K,Bjorgaard S L,et al. Defining T cell states associated with response tocheckpoint immunotherapy in melanoma［J］. Cell,2018,175(4): 998-1013.

［28］ Ott P A,Bang Y J,Piha-Paul S A,et al. T-Cellinflamedgene-expression profile,programmed death ligand1 expression,and tumor mutational burden predict efficacyin patients treated with pembrdizumab across 20 cancers: KEYNOTE-028［J］. J Clin Oncol,2019,37(4): 318-327.

［29］ Taylor A M,Shin J,Ha G,et al. Genomic and functionalapproaches to understanding cancer aneu-ploidy［J］. Cancer Cell,2018,33(4): 676-689.

（刘振华　李德育）

第6章
肺癌抗血管生成治疗的基础理论

Folkman在1971年首次提出肿瘤血管生成理论,该理论被大多数人所接受,目前血管生成抑制剂陆续获批,关于抗血管生成治疗在非小细胞肺癌(NSCLC)中的临床研究更是为其在实际中的运用提供了理论基础。NSCLC抗血管生成药物研究主要包括三类:一类为抗血管内皮生长因子(Vascular endothelial growth factor,VEGF)/VEGFR抗体、一类为VEGF受体酪氨酸激酶抑制剂,另一类则被称为重组人血管内皮抑制素。

一、理论基础

从对肿瘤血管形成的研究中发现,肿瘤生长分为两个阶段,当肿瘤体积很小(直径1~2 mm)时,主要依靠周围的组织营养液弥散维持其生长需要;但体积增大后(直径>2 mm),则启动血管生成,刺激周围成熟的出芽的方式形成新的血管并进入肿瘤,提供养分(图6-1)。

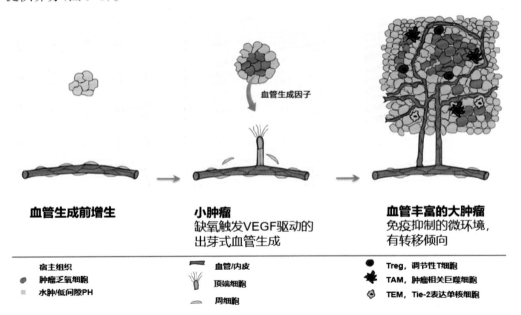

图6-1 肿瘤新生血管生成机制

肺癌血管生成由刺激因子和抑制因子相互作用、共同调控的。已知的促血管新生和生长的因子包括 VEGF、转化生长因子（transforming growth factor，TGF）、表皮生长因子（endothelial growth factor，EGF）、肿瘤坏死因子、成纤维细胞生长因子（fibroblast growth factor，FGF，又称肝素结合生长因子）、血小板衍生生长因子（platelet derived growth factor，PDGF）等。抑制血管生成的因子包括血小板因子-4（PF-4）、γ干扰素（IFN-γ）、血管抑素、内皮抑素、泌乳素等（图6-2）。下面介绍研究较多、具有诊断及治疗价值的调节因子。

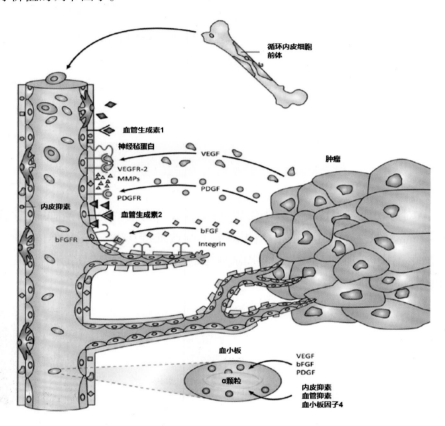

图6-2　抗血管生成机制

二、主要的血管生成调节因子

1　血管内皮生长因子

血管内皮生长因子（VEGF）最早发现于20世纪80年代，可促进血管的通透性及血管内皮细胞的迁移，在血管生成、内皮细胞的增殖、迁移及NO的释放过程中发挥重要作用，是一种具有高度生物活性的功能性糖蛋白。*VEGF*相关基因家族包括6个分泌型的糖蛋白,分别为VEGF-A、VEGF-B、VEGF-C 、VEGF-D、VEGF-E和胎盘生长因子。VEGF-A 主要功能与成人组织血管的生成有关,是VEGF家族中最具特征性的成员,它是内皮细胞的特异性有丝分裂原,也是一种有效的血管形成和通透性诱导因子。其受体VEGFR 主要包括 VEGFR-1、VEGFR-2 和 VEGFR-3 三个成员。VEGFR属于受体酪氨酸激酶超家族,整个分子由含有7个类免疫球蛋白区域组成的胞外结构域、跨膜结构域及胞内结构域组成,其中胞内结构域又可分为一个酪氨酸激酶结构域及C末端的尾部区域。类免疫球蛋白结构域参与VEGF配体的结合;其中VEGFR-1 上的类免疫球蛋白结构域2及VEGFR-1 上的类免疫球蛋白分别与配体结合及配体结合的特异性相关。当配体结合在受体胞外端时,VEGFR会形成同源及异源二聚体,从而诱导胞内激酶结构域中酪氨酸的磷酸化而活化激酶活性,激活信号传导途径。VEGFR-1 在血管内皮细胞或者其他细胞种类上表达,其生理功能包括促进发育中血管生成、参与单核细胞迁移、募集前体内皮细胞、提高自然杀伤细胞黏附性、诱导肝窦内皮细胞生长因子,并能够作为抑制性的血管生成调节因子起作用。VEGFR-2 主要表达在内皮细胞上,并且是血管生成过程调节的关键因子,VEGF 与VEGFR-2 结合引起受体二聚化和自磷酸化,激活下游的 PI3K/AKT、p38 /MAPK 和PLCγ/ MAPK 途径,促进内皮细胞增殖、血管新生和增加血管通透性。VEGFR-3 在淋巴脉管系统被发现,主要参与肿瘤相关淋巴管和 区域淋巴结转移淋巴管生成。

2 成纤维细胞生长因子

FGF 是一个包含 23 个成员的大家族,其中,FGF-1、FGF-2、FGF-4、FGF-5 和FGF-8 参与调节血管新生。表皮生长因子(epithelial growth factor receptor,FGFR)是一类单跨膜的酪氨酸激酶受体,共有FGFR1、FGFR2、FGFR3 和FGFR4 等4 种FGF 受体。在血管生成的早期,FGF家族可产生蛋白酶而降解基底层、下调钙黏素影响同型细胞间黏附,以及调节整合素分子等影响细胞的迁移和增殖。在血管生成的后期,FGF 可通过调控钙黏素、细胞间隙影响血管形态,并可调控基质沉积、募集周细胞等,在血管成熟过程中发挥作用。其中FGF-2 表现出强大的促血管生成活性。FGF-2与其受体 FGFR1 结合,促进内皮细胞的有丝分裂,并对血管生成具有很强的诱导作用。但不同于VEGF的是,FGF-2 促有丝分裂效应是非特异性的,外胚层和中胚层起源的细胞都可作为其作用靶点。FGF-2表达与肿瘤低分化、血管浸润和淋巴结转移等均有关。Takanami 等最先在157 例肺腺癌病例中发现74%的病例有 FGF-2 表达,这些病例都处于较晚阶段、TNM 分期较高、存活率较低。FGFRs 也被发现常在肿瘤中高表达,在内皮细胞培养和动物模型中均发现FGFR激活可诱导血管生成。研究还发现,肺癌中 FGFR1 和VEGF 表达呈现显著相关性,提示FGF 与VEGF的通路在肺癌血管生成方面存在相互作用。

3 血小板衍生生长因子(PDGF)

PDGF 是于1974 年被发现的一种刺激结缔组织等组织细胞增长肽类调节因子,

因其来源于血小板而得名,正常生理状态下存在于血小板的α颗粒内,当血液凝固时由崩解的血小板释放出来并且被激活,具有刺激特定细胞趋化与促进特定细胞生长的生物活性。PDGF家族有4种亚型:PDGF-A、PDGF-B、PDGF-C和PDGF-D。PDGF是周细胞和微血管成熟的必需因子,促进周细胞向血管定向迁移并包绕血管,具有一定的促血管生成和淋巴管新生的作用。PDGF须与细胞膜上相应受体PDGFR结合才能发挥其生物学效应,其受体PDGFR属于酪氨酸激酶受体,是由细胞外N端与PDGF特异识别的结构域、单链顺序跨膜的中间疏水结构域和细胞内C端具有酪氨酸蛋白激酶活性的肽段结构域组成,PDGFR由α及β两种亚单位构成,在内皮细胞、平滑肌细胞、成纤维细胞和神经细胞中均有分布,在多种肿瘤细胞中呈高表达,这两个结构相关的酪氨酸激酶受体与PDGF 4条单链有不同的结合亲和力。一般来说,PDGF-α受体结合PDGF-A、B和C;β受体结合PDGF-B和D。PDGFR与PDGF结合形成二聚体后,在胞内的酪氨酸残基位点发生自身磷酸化,并激活下游的磷脂酰肌醇3激酶(PI3K)、Ras-有丝分裂原激活蛋白激酶(Ras-MAPK)和PLCγ信号通路。PDGFR-α与器官发育有关,而且通过募集表达VEGF的成纤维细胞,间接在肿瘤的血管生成中发挥作用。PDGFR-β表达于周细胞,在内皮细胞不表达,所以该通路促进肿瘤生长的机制是通过募集周细胞使肿瘤血管成熟,而不是增加肿瘤血管数量或密度。阻断VEGFR通路,可使早期不成熟的血管缺少周细胞的覆盖,但是对大血管、周细胞覆盖良好的血管没有影响;而阻断PDGFR-β通路后,抑制的是成熟血管,使得周细胞彼此分离,从而达到破坏肿瘤血管的目的。

4 内皮抑素

1997年,美国哈佛医学院的Folkman和O'Reilly等在培养小鼠内皮细胞瘤的培养液中发现一种具有抑制血管生成的因子,其分子量为$20×10^3$,经N端氨基酸序列测定表明该物质XⅧ型胶原蛋白C末端的184个氨基酸片段,被命名为血管内皮细胞抑制素(endostatin,ES)。其生物学功能包括抑制内皮细胞增殖、抑制血管生成及抗动物肿瘤转移等。

体外实验发现ES对牛毛细血管内皮细胞有特异的抑制增殖作用,而对非血管内皮细胞系细胞、平滑肌细胞等无抑制作用,体内实验证明ES可抑制鸡胚尿囊膜的毛细血管生长,对接种的Lewis肺癌、T241纤维肉瘤和B16F10黑色素瘤的小鼠有明显的抑瘤作用。ES通过减少内皮细胞eNos(endothelial nitric oxide synthase)在serl77上磷酸化,抑制eNOs激活,从而抑制VECF诱导的NO合成和VEGF诱导的内皮细胞迁移和血管形成,阻断肿瘤细胞的营养供给,而达到抑制肿瘤增殖或转移的目的。

5 抗血管生成治疗的药物

VEGF和相应的受体是血管生成相关分子机制中最核心的信号通路,针对VEGF/VEGFR及其下游信号通路药物的研发一直是抗血管生成治疗策略临床前期和研究的热点。抗血管生成药物的作用靶点及相关信号通路(表6-1)。

表6-1　抗血管生成药物的作用靶点及相关信号通路

药物	作用靶点及相关信号通路
贝伐珠单抗 Bevacizumab	VEGF
雷莫芦单抗 Ramucirumab	VEGFR-2
阿柏西普 Aflibercept	VEGF-A&B
尼达尼布 Nintedanib	VEGFR-1~3、PDGFRα/β、FGFR-1~3、RET
舒尼替尼 Sunitinib	VEGFR-1~3、PDGFR-α/β、c-kit、Flt-3、RET
索拉菲尼 Sorafenib	VEGFR-2&3、PDGFR-β、c-kit、Raf、Flt-3
安罗替尼 Anlotinib	VEGFR-1~3、PDGFR-α/β、FGFR-1~4、c-Kit
阿帕替尼 Apatinib	VEGFR-2
重组人血管内皮抑制素注射液 Endostatin	血管内皮细胞、VEGF/VEGFR、FGF/FGFR、PDGF/PDGFR、HIF-1α、MMPs、整合素αvβ3

5.1　抗VEGF/VEGFR抗体

抗VEGF/VEGFR抗体,可以阻断细胞外的受体或其配体。一般可以分为三种,一种是作用于细胞外阻断细胞的受体的配体,例如贝伐珠单抗;一种是阻断细胞外的受体,例如雷莫芦单抗;另一种是可溶性的VEGF的VEGF-A受体,例如阿柏西普。

5.2　贝伐珠单抗

贝伐珠单抗是由罗氏制药公司研制的一种重组的人源化单克隆抗体,包含了93%的人类抗体的框架区和7%的可结合VEGF的人源化鼠抗体的抗原结合区,人源化部分可以延长其半衰期,降低其免疫原性。可阻断VEGF与其在内皮细胞表面的受体(Flt-1和KDR)结合,以抑制肿瘤血管生成。

在晚期初治的结直肠癌Ⅲ期临床试验中,贝伐单抗与标准化疗方案联合应用改善了总生存期,这是抗血管药物第一次在肿瘤患者中被证实了生存获益(15.6个月vs.20.3个月)。Ⅲ期ECOG 4599研究显示,化疗中加入贝伐珠单抗首次使晚期非鳞非小细胞肺癌患者的总生存期(OS)超过1年,两组分别为12.3个月和10.3个月,死亡风险显著降低了21%,而客观缓解率(ORR)增加了一倍多(35% vs. 15%)。2006年,贝伐珠单抗联合紫杉醇/卡铂获FDA批准用于局部不可切除晚期或复发性或转移性非鳞状NSCLC的一线治疗。在中国开展的BEYOND研究进一步佐证了ECOG

4599的研究结果,贝伐珠单抗组和化疗组的中位无进展生存期(PFS)分别为9.2个月和6.5个月,中位OS分别为24.3个月和17.7个月。贝伐珠单抗联合化疗可以显著延长患者的PFS和OS,且无论患者是否表皮生长因子受体EGFR突变,均能从联合治疗中获益。基于这一研究结果,NCCN、CSCO等权威肺癌指南,将贝伐珠单抗联合化疗推荐作为驱动基因阴性晚期非鳞NSCLC的一线治疗方案。

5.3　雷莫芦单克隆抗体

雷莫芦单克隆抗体是另一个在国外已获批用于局部晚期或转移性NSCLC的药物,该药是一种全人源化、抗VEGFR-2单克隆抗体,通过与VEGFR-2的胞外结构域结合,阻断VEGFR-2与VEGF结合并抑制VEGFR-2激活,从而抑制血管的生成及迁移。

一项大型、多中心、随机、双盲、安慰剂对照的Ⅲ期临床研究(REVEL试验)比较了多西紫杉醇+雷莫芦单抗二线治疗含铂化疗失败的Ⅳ期NSCLC患者的疗效和安全性,共纳入1 253例任何病理类型NSCLC。雷莫芦单抗联用较单用多西他赛能明显改善患者的OS(10.5个月 vs. 9.1个月)。其主要的不良反应有发热性中性粒细胞减少、疲劳、白细胞减少和高血压。基于REVEL试验的结果,雷莫芦单抗获得NSCLC二线治疗适应证,成为第一个被FDA批准可同时用于鳞癌和非鳞癌NSCLC患者的抗血管生成药物。一项全球性、随机和安慰剂对照的Ⅲ期临床试验RELAY试验,雷莫芦单抗联合厄洛替尼一线治疗EGFR突变晚期NSCLC患者,旨在探究雷莫芦单抗与厄洛替尼联用的疗效和安全性,研究发现,与对照组相比,雷莫芦单抗联用较单用厄洛替尼能明显改善患者的PFS(19.4个月 vs. 12.4个月)。基于此,2020年5月FDA正式批准雷莫芦单抗联合厄洛替尼作为携带EGFR19外显子缺失或外显子21突变的转移性NSCLC的一线治疗。

5.4　阿柏西普

阿柏西普是一种融合蛋白,由人VEGFR-1、VEGFR-2受体部分胞外区和人IgG1Fc区融合而成,可与VEGF-A和VEGF-B异构体以及胎盘生长因子-1和2的异构体产生高亲和力结合,从而抑制其结合和激活VEGF受体,进而阻断VEGF信号通路。

一项阿柏西普Ⅱ期试验发现单药在复治肺腺癌患者中,ORR为2%[95%CI(0.002,0.072%)],PFS为2.7个月,OS为6.2个月,耐受性较好,有一定治疗活性。随后的Ⅲ期VITAL试验评估了阿柏西普联合多西他赛或多西他赛单药二线治疗局部晚期或转移性NSCLC患者的疗效和安全性,研究提示阿柏西普联合多西紫杉醇无OS获益。另一项多中心、单臂Ⅱ期的临床研究,评估了阿柏西普联合培美曲塞、顺铂一线治疗非鳞NSCLC晚期的疗效。然而这项试验提前停止了,因为在72例登记入组的患者中出现高于预期的可逆性后部白质脑病综合征(reversible posterior leukoencephalopathy syndrome,RPLS)发生率(3例确诊、2例疑似)。

5.5 小分子多靶点药物

小分子多靶点酪氨酸激酶抑制剂,例如索拉菲尼、舒尼替尼、尼达尼布、呋喹替尼、安罗替尼、阿帕替尼、索凡替尼等(表6-2)。主要的作用通路不仅仅包括对于VEGF及其受体相关通路的干预和抑制,同时对于周细胞PDGF及其受体普遍具有作用,除此之外对于肿瘤细胞本身包括Kit通路、RET通路、MET通路的膜内下游信号通路有抑制作用。由于不具有明显的选择性,因此这一类药物的不良反应通常较单靶点药物明显,从而限制了其在临床试验中的剂量。

表6-2　抗血管生成的多靶点小分子TKIs

研究药物	公司	作用靶点	适应证
尼达尼布	勃林格殷格翰	VEGFR-1~3、PDGFRα/β、FGFR-1~3、RET	特发性肺纤维化
舒尼替尼	辉瑞制药	VEGFR-1~3、PDGFR-α/β、c-kit、Flt-3、RET	不能手术的晚期肾细胞癌、伊马替尼治疗失败或不能耐受的胃肠间质瘤、不可切除的,转移性高分化进展期胰腺内分泌瘤成年患者
索拉非尼	拜耳制药	VEGFR-2&3、PDGFR-β、c-kit、Raf、Flt-3	不能手术的晚期肾细胞癌、无法手术或远处转移的肝细胞癌、局部复发或转移的进展性的放射性碘难治性分化型甲状腺癌
安罗替尼	正大天晴	VEGFR-1~3、PDGFR-α/β、FGFR-1~4、c-Kit	既往至少接受过2种系统化疗后出现进展或复发的局部晚期或转移性NSCLC、于腺泡状软组织肉瘤,透明细胞肉瘤以及既往至少接受过含蒽环类化疗方案治疗后进展或复发的其他晚期软组织肉瘤、既往至少接受过2种化疗方案治疗后进展或复发的小细胞肺癌
阿帕替尼	恒瑞医药	VEGFR-2	至少接受过2种系统化疗后进展或复发的晚期胃腺癌或胃-食管结合部腺癌

5.6 尼达尼布

尼达尼布是一类作用于VEGFR1~3、FGFR1~3、PDGFRα/β及RET的多靶点药物。一项随机、双盲、安慰剂对照Ⅲ期临床试验LUME-Lung 1纳入一线化疗后进展的Ⅲb/Ⅳ期NSCLC患者,应用尼达尼布联合多西他赛对比安慰剂联合多西他赛,延长了主要研究终点PFS(3.4个月 vs. 2.7个月),亚组分析发现对一线治疗后9个月内疾病进展的腺癌患者,尼达尼布联合治疗显著提高了中位OS(10.9个月 vs. 7.9个月),所有腺癌病人中位OS同样显著提高(12.6个月 vs. 10.3个月)。基于该试验结果,2014年11月,欧盟批准尼达尼布联合多西他赛用于进展期或转移性肺腺癌二线治疗。

5.7 舒尼替尼

舒尼替尼是一种TKI口服制剂,抑制VEGFR-1、VEGFR-2、VEGFR-3,PDGFRα/β、c-kit、Flt-3和RET,被美国FDA批准用于治疗晚期RCC和伊马替尼耐药的胃肠道间质瘤。在一项舒尼替尼联合厄洛替尼对比厄洛替尼单药治疗既往治疗失败未进行EGFR基因检测的NSCLC患者的III期试验中,舒尼替尼联合组显著增加了患者PFS(3.6个月 vs. 2.0个月)和有效率(Response rate)(10.6% vs. 6.9%),但OS没有明显差异(9.0个月 vs. 8.5个月)。

5.8 索拉菲尼

索拉菲尼是一种口服的针对VEGFR-2和VEGFR-3、PDGFR-β、RAF激酶、c-kit受体、RET和Flt3的多种激酶抑制剂,基于III期临床研究显示其可延长PFS,被FDA批准用于治疗转移性肾细胞癌和进展期肝细胞癌。尽管索拉菲尼是第一个应用于NSCLC的TKIs,但两项大型III期研究均发现索拉菲尼联合含铂双药化疗较单独化疗无OS获益。2015年的一项III期临床试验(MISSION试验)发现,索拉菲尼较安慰剂提高EGFR突变,二、三线治疗失败NSCLC患者的OS(13.9个月 vs. 6.5个月)和PFS(2.7个月 vs. 1.4个月)有所延长,KRAS突变患者的PFS也有所延长。2016年的一项小样本的II期临床试验KCSG-0806中,采用索拉菲尼联合厄罗替尼治疗46例伴或不伴EGFR突变型的NSCLC患者,发现联用索拉菲尼后,患者的ORR和疾病控制率(disease control rate,DCR)均明显高于EGFR野生型患者。BATTLE-2研究是第一次完成的前瞻性、基于生物标志物的自适应随机研究,根据从不同患者的生物标志物分析得到的结果将中、晚期NSCLC患者随机分为4组:厄洛替尼、凡德他尼、厄洛替尼联合MK-2206或索拉菲尼组。自适应随机分组相较平均随机分组中,K-ras突变者应用索拉菲尼治疗被发现存在无显著统计学意义的DCR改善倾向。索拉菲尼与化疗联合目前证据不足,作为一线药物,治疗EGFR突变或KRAS突变的NSCLC可能均有益,长期获益仍需进一步研究证实。

5.9 安罗替尼

安罗替尼能够有效抑制VEGF、PDGFR、FGFR、c-Kit等激酶,能够同时阻断VEGFR、FGFR及PDGFR的激活并抑制其下游信号通路的传导,抑制内皮细胞的迁移、增殖及管腔形成,抑制新生微血管形成。与其他酪氨酸激酶抑制剂比较,安罗替尼对VEGFR2、VEGFR3显示出较高的选择性和抑制活性,抗血管生成更加强效且毒副作用低。一项多中心、双盲、III随机临床试验ALTER 0303试验,纳入既往接受过两种以上化疗方案或EGFR/ALK靶向治疗耐药、不耐受的晚期NSCLC患者,安罗替尼组较安慰剂组显著延长了OS(9.6个月 vs. 6.3个月)和PFS(5.4个月 vs. 1.4个月),提高了ORR(9.2% vs. 0.7%)和DCR(81.0% vs. 37.1%)。对该研究中不同组织类型亚组进行分析。结果显示,无论是腺癌患者还是鳞癌患者,安罗替尼均能显著延长 PFS。对该研究中 *EGFR* 突变状态亚组进行分析。结果提示,与 *EGFR* 突变阴性患者相比,安罗替尼对耐药的 *EGFR* 突变患者(对第一代 TKI 耐药者)的 OS 明显改善。对于 *T790M* 突变或奥希替尼耐药的患者,安罗替尼组的 PFS 比安慰剂组有更好的获益趋势。基于上述研究,2018 年 5 月,国家药品监督管理局批准盐酸安罗替尼用于晚期 NSCLC 患者的三线治疗。

5.10　阿帕替尼

阿帕替尼是我国历经十年自主研制的一种小分子酪氨酸酶抑制剂,可以与 VEGFR-2 的 ATP 结合位点高特异性结合,阻断下游信号转导,抑制肿瘤血管生成。一项开放标签的单臂 II 期临床试验,评估了阿帕替尼对不适合接受标准二线化疗的晚期非鳞状 NSCLC 患者的疗效和安全性。ORR 和 DCR 分别为 13.2% 和 63.2%。中位 PFS 和 OS 分别为 3.06 个月和 7.69 个月。结果提示阿帕替尼在晚期非鳞状 NSCLC 患者中显示出较好的疗效。张力教授公布了 III 期 CTONG1706 研究(ACTIVE,NCT02824458),这是一项多中心、双盲随机对照研究,旨在探索阿帕替尼+吉非替尼(AG 组)对比安慰剂+吉非替尼(G 组)用于敏感 *EGFR* 突变 NSCLC 一线治疗的有效性。研究纳入中国 30 个地区的 310 例 NSCLC 患者。中位随访时间 15.8 个月时,AG 组和 G 组由免疫相关反应标准(Immune-Related Response Criteria,irRC)评估的中位 PFS 分别是 13.7 个月和 10.2 个月,亚组分析显示,*EX19del* 突变患者获益更明显,优于 *L858R* 突变。阿帕替尼+吉非替尼联合治疗有望改写 *EGFR* 突变肺癌患者一线治疗的临床实践。周彩存等公布了卡瑞利珠单抗联合阿帕替尼治疗晚期 NSCLC 的生物标志物分析结果。该研究包含 Ib 期和 II 期临床试验。自 2017 年 3 月起至 2018 年 10 月,105 例接受过化疗预处理的 NSCLC 患者接受了阿帕替尼 250 mg(II 期推荐剂量)和卡瑞利珠单抗治疗。在可评价疗效的人群中($n=94$),ORR 为 30.9%。中位 PFS 为 5.7 个月,中位 OS 为 15.5 个月。基于基因组信息,此联合治疗方案对所有 PD-L1 和肿瘤突变负荷(TMB)亚组都有效。其中,对于 *STK*11/*KEAP*1 基因突变来说,突变型和野生型患者的 ORR 分别为 42.9% 和 28.1%,1 年生存率分别为 85.1% 和 53.1%。尚未观察到预料之外的不良事件。研究者最终认为,卡瑞利珠单抗联合阿帕替尼治疗已经接受过化疗预处理的晚期 NSCLC 患者疗效显著且毒性可控。此外,研究还提示存在 *STK*11/*KEAP*1 基因突变的患者可能会从中获益更多,这一点将在 III 期试验中进行验证(NCT04203485)。

5.11　重组人血管内皮抑制素

重组人血管内皮抑制素主要作用于肿瘤血管的内皮细胞,外源性补充抑制血管生长的细胞因子亦可以有效抑制肿瘤血管生成。这类药物通常需要静脉给药。

重组人血管内皮抑制素是内源性内皮抑制素的改良蛋白,可作用于肿瘤血管的众多信号通路,如 VEGF/VEGFR、FGF/FGFR、PDGF/PDGFR,此外,还可影响低氧诱导因子-1α(hypoxia inducible factor-1, HIF-1α)、基质金属蛋白酶(Matrix metallopro-teinases, MMPs)、整合素αvβ3等,发挥抑制肿瘤新生血管/淋巴管生成/肿瘤生长的生物学功能。自1998年开始,罗永章、周兵等年轻学者们经过了近3年的艰苦努力,对重组人血管内皮抑制素进行了多次改造结构的试验后,在其母体上创造性地添加了9个氨基酸,使其复性率、稳定性明显提高,生产成本大大降低,终于得以进入大宗临床试验。2003年4月至2004年7月,由中国工程院院士孙燕及王金万教授牵头、中国医学科学院肿瘤医院联合全国24家研究中心,对中国生产的Endostatin(恩度)联合NP方案治疗晚期NSCLC的随机、双盲、安慰剂平行对照的Ⅲ期临床研究,该研究入组493例初治或复治(初治:复治= 2:1)、PS评分0~2的Ⅲ/Ⅳ期NSCLC患者,以2:1的比例随机分至试验组和对照组,结果显示:重组人血管内皮抑素联合化疗组较单纯化疗组,明显提高初治和复治患者的有效率(40% vs. 23.9%和23.9% vs. 8.5%),基于此,2005年9月恩度被国家药品监督管理局推荐用于晚期NSCLC的一线用药。该研究的长期生存的随访结果显示:治疗组与对照组的ORR分别为35.4%和19.5%,临床获益率(CBR,定义为完全缓解、部分缓解和疾病稳定总的比例)分别为73.3%和64.0%($P=0.035$),中位TTP分别为6.3和3.6个月($P=0.0000$),中位OS分别为13.75个月和9.77个月。分层分析显示:NP联合恩度治疗NSCLC患者,无论是肺腺癌还是肺鳞癌患者,对疗效和生存均有统计学和临床意义的改善。

6 联合治疗

传统的肿瘤治疗以化疗为主,化疗也是最基本的抗癌手段之一。然而,化疗虽然可以杀灭肿瘤细胞,却无法影响肿瘤的新生血管。化疗用于晚期肺癌的疗效已经达到瓶颈,即便是两药联合,即便使用的是第三代的化疗药物,患者的中位生存期也仅有10个月左右。当进入靶向治疗时代之后,在以往的中国腺癌患者中,EGFR突变阳性的这部分患者达到了40.3%,而对于这部分患者来说,靶向治疗成为首选治疗方案。但是一代EGFR-TKIs治疗的PFS往往达不到1年,在靶向治疗时代如何延长患者的生存获益成为主要问题。免疫与抗血管同样是作用于肿瘤微环境,通过抑制肿瘤血管生成从而调节T细胞的活化,所以抗血管药物与免疫药物联合存在一定的理论基础。

7 总结与展望

免疫微环境是肿瘤微环境中另一重要组成部分,肿瘤微环境中肿瘤血管与各种免疫细胞相互作用,血管正常化能够重塑肿瘤微环境,从免疫抑制状态向免疫促进状态转换,因此抗肿瘤血管治疗与抗肿瘤免疫治疗联合将成为抗瘤治疗新方向。ALTER0303试验确定了激活的循环内皮细胞(activated circulating vascular endotheli-al cells, aCECs)是安罗替尼治疗期间预测PFS的潜在生物标志物。aCECs经VEGF等激活后进入外周血,趋化至肿瘤周围直接形成新血管,因此作为疗效预测指标比上游因子更可靠。虽然对aCECs表型的认定仍存在一定分歧,但越来越多证据证明了其灵敏性与可靠性优于上游的各种刺激因子。此外各种细胞因子、炎症因子和胞外体都参与肿瘤血管生成，也可能是针对肿瘤血管治疗的潜在靶点。

抗VEGF/VEGFR抗体的不良反应主要表现为高血压、蛋白尿，很小部分患者可能出现伤口愈合缓慢或者消化道出血等。EGFR-TKI的不良反应主要为高血压、手足皮肤反应、甲状腺功能异常、蛋白尿等。虽不良反应普遍低于化疗药物，但致死性毒性仍然存在，如心律失常、高血压危象、出血、充血性心力衰竭、冠状动脉事件等。上述不良反应多与药物拮抗VEGF、内皮细胞完整性破坏、凝血功能障碍以及微血管通透性改变等有关，故对高龄和有心、肾疾病史患者需谨慎。对于日咯血量多、肿瘤贴近血管或有血栓者则不宜使用。

近年来，靶向治疗为NSCLC患者带来了更多希望和生存获益，抗血管生成药物联合治疗给NSCLC带来了更高的生存获益。但仍有一些问题需解决：① 目前尚无明确的生物标志物证实能够预测贝伐单抗、雷莫卢单抗、尼达尼布等抗血管生成药物的临床疗效，如何更加精准的选择治疗人群，实现精准治疗？ ② 小分子抗血管生成药物副作用相对较小，如何为抗血管生成治疗选择更加合理的联合伴侣？ 如何选择联合治疗模式中最合适的剂量和给药时序？ ③ 多种血管生成信号传导途径的激活可导致肿瘤细胞抵抗抗血管生成疗法，造成单靶点药物耐药。如何克服抗血管生成治疗的耐药？ 随着对肿瘤生物学的不断深入研究，促进抗血管生成治疗的发展，终能达到造福患者的目的。

主要参考文献

［1］ Folkman J. Tumor angiogenesis: Therapeutic implications［J］. N Engl J Med, 1971, 285（21）: 1182-1186.

［2］ Weis SM, Cheresh D A. Tumor angiogenesis: molecular pathways and therapeutic targets［J］. Nat Med, 2011, 17: 1359-1370.

［3］ Giaccone G. The potential of antiangiogenic therapy in non-small cell lung cancer［J］. Clin Cancer Res, 2007, 13（7）: 1961-1970.

［4］ Lohela M, Bry M, Tammela T, et al. VEGFs and receptors involved in angiogenesis versus lymphangiogenesis［J］. Curr Opin Cell Biol, 2009, 21（2）: 154-165.

［5］ Hicklin D J, Ellis L M. Role of the vascular endothelial growth factor pathway in tumor growth and angiogenesis［J］. J Clin Oncol, 2005, 23（5）: 1011-1127.

［6］ Ferrara N, Gerber H P, LeCouter J. The biology of VEGF and its receptors［J］. Nat Med, 2003, 9（6）:669-676.

［7］ Gerber H P, Ferrara N. Pharmacology and pharmacodynamics of bevacizumab as monotherapy or in combination with cytotoxic therapy in preclinical studies［J］. Cancer Res, 2005, 65（3）:671-680.

［8］ Ellis L M, Hicklin D J. VEGF-targeted therapy: mechanisms of anti-tumour activity［J］. Nat Rev

Cancer, 2008, 8(8):579 –591.

[9] Itoh N, Ornitz D M. Evolution of the Fgf and Fgfr gene families[J]. Trends Genet, 2004, 20: 563–569

[10] SaKurai T, Kudo M. Signaling pathways governing tumor angiogensis[J]. Oncology, 2011, 81: 24–29

[11] Beenken A, Mohammadi M. The FGF family:biology,pathophysiology and therapy[J]. Nat Rev Drug Discov, 2009, 8: 235–253.

[12] Cao Y, Cao R, Hedlund E M. Regulation of tumor angiogenesis and metastasis by FGF and PDGF signaling pathways[J]. J Mol Med, 2008, 86: 785–789.

[13] Kore M, Friesel R E. The role of fibroblast growth factors in growth[J]. Curr Cancer Drug Targets, 2009, 9: 639–651

[14] Slodkowska J, Sikora J, Roszkowski–sliz K, et al. Expression of vascular endothelial growth factor and basic fibroblast growth factor receptors in lung cancer[J]. Anal Quant Cytol Histol, 2000, 22: 398–402

[15] 胡明明,胡瑛,李宝兰.肿瘤中血管生成信号通路相关药物临床转化研究现状[J].中国肿瘤生物治疗杂志,2014,21(1):86–94.

[16] Dong J, Grunstein J, Tejada M, et al. VEGF–null cells require PDGFR alpha signaling–mediated stromal fibroblast recruitment for tumorigenesis[J]. EMBO J, 2004, 23(14): 2800–2810.

[17] Bergers G, Song S, Meyer–Morse N, et al. Benefits of targeting both pericytes and endothelial cells in the tumor vasculature with kinase inhibitors[J]. J Clin Invest, 2003, 111(9): 1287–1295.

[18] Gialeli C, Nikitovic D, Kletsas D, et al. PDGF /PDGFR signaling and targeting in cancer growth and progression: Focus on tumor microenvironment and cancer–associated fibroblasts [J]. Curr Pharm Des, 2014, 20(17): 2843–2848

[19] O′Reilly M S, Boehm T, Shing Y, et al. Endostatin: an endogenous inhibitor of angiogenesis and tumor growth[J]. Cell, 1997, 88(2): 277–285.

[20] Bagnato A. The endothelin axis as therapeutic target in human ma– lignancies: Present and future [J]. Curr Pharm Des, 2012, 18 (19): 2720–2733.

[21] Hurwitz H, Fehrenbacher L, Novotny W, et al. Bevacizumab plus irinotecan, fluorouracil, and leucovorin for metastatic colorectal cancer[J]. N Engl J Med, 2004, 350(23): 2335–2342.

[22] Sandler A, Gray R, Perry M C, et al. Paclitaxel–carboplatin alone or with bevacizumab for non–small–cell lung cancer[J]. N Engl J Med, 2006, 355(24): 2542–2550.

[23] Zhou C, Wu Y L, Chen G, et al. BEYOND: A Randomized, Double–Blind, Placebo–Controlled, Multicenter, Phase III Study of First–Line Carboplatin/Paclitaxel Plus Bevacizumab or Placebo in Chinese Patients With Advanced or Recurrent Nonsquamous Non–Small–Cell Lung Cancer[J]. J Clin Oncol, 2015, 33(19): 2197–2204.

[24] Spratlin JL, Cohen R B, Eadens M, et al. Phase I pharm acologic and biologic study of ramuci-rumab (IMC–1121B), a fully human immunoglobulin G1 monoclonal antibody targeting the vascular endothelial growth factor receptor–2[J]. J Clin Oncol, 2010, 28(5):780–787.

［25］ Miao HQ, Hu K, Jimenez X, et al. Potent neutralization of VEGF biological activities with a fully human antibody Fab fragment directed against VEGF receptor 2［J］. Biochem Biophys Res Commun, 2006, 345(1):438-445.

［26］ Garon EB, Ciuleanu TE, Arrieta O, et al. Ramucirumab plus docetaxel versus placebo plus docetaxel for second-line treatment of stage IV non-small-cell lung cancer after disease progression on platinum-based therapy (REVEL): a multicentre, double-blind, randomised phase 3 trial ［J］. Lancet, 2014, 384(9944): 665-673.

［27］ Maione P, Sgambato A, Casaluce F, et al. The role of the antiangiogenetic ramucirumab in the treatment of advanced non small cell lung cancer［J］. Curr Med Chem, 2017, 24(1): 3-13.

［28］ Kazuhiko N, Edward B G, Takashi S, et al. Ramucirumab plus erlotinib in patients with untreated, EGFR-mutated, advanced non-small-cell lung cancer (RELAY): a randomised, double-blind, placebo-controlled, phase 3 trial［J］. Lancet Oncol, 201920(12): 1655-1669.

［29］ Leighl N B, Raez L E, Besse B, et al. A multicenter, phase 2 study of vascular endothelial growth factor trap (Aflibercept)in platinum- and erlotinib-resistant adenocarcinoma of the lung［J］. J Thorac Oncol, 2010, 5(7):1054-1059.

［30］ Ramlau R, Gorbunova V, Ciuleanu T E, et al. Aflibercept and Docetaxel versus Docetaxel alone after platinum failure in patients with advanced or metastatic non-small-cell lung cancer: a randomized, controlled phase III trial［J］. J Clin Oncol, 2012, 30(29):3640-3647.

［31］ Chen H, Modiano M R, Neal J W, et al. A phase II multicentre study of ziv-aflibercept in combination with cisplatin and pemetrexed in patients with previously untreated advanced/metastatic non-squamous non-small cell lung cancer［J］. Br J Cancer, 2014, 110(3): 602-608.

［32］ Rolfo C, Raez L E, Bronte G, et al. BIBF 1120/nintedanib: A new triple angiokinase inhibitor-directed therapy in patients with non-small cell lung cancer［J］. Expert Opin Investig Drugs, 2013, 22(8): 1081-1088.

［33］ Reck M, Kaiser R, Mellemgaard A, et al. Docetaxel plus nintedanib versus docetaxel plus placebo in patients with previously treated non-small cell lung cancer (LUME-Lung 1): A phase 3, double-blind, randomised controlled trial［J］. Lancet Oncol, 2014, 15(2): 143-155.

［34］ Scagliotti GV, Krzakowski M, Szczesna A, et al. Sunitinib plus erlotinib versus placebo plus erlotinib in patients with previously treated advanced non-small-cell lung cancer: a phase III trial ［J］. J Clin Oncol, 2012, 30(17): 2070-2078.

［35］ Escudier B, Risen T, Sadler W M, el al. Sorafenib in advanced clear cell renal-cell carcinoma［J］. N Engl J Med, 2007, 356 (2): 125-134.

［36］ Llovel J M, Ricci S, Mazzaferro V, et al. Sorafenib in advanced hepatocellular carcinoma.［J］N Engl J Med, 2008, 359 (4): 378-390.

［37］ Paz-Ares LG, Biesma B, Heigener D, et al. Phase III, randomized, double-blind, placebo-controlled trial of gemcitabine/cisplatin alone or with sorafenib for the first-line treatment of advanced, nonsquamous non-small-cell lung cancer［J］. J Clin Oncol, 2012, 30(25):3084-3092.

［38］ Scagliotti G, Novello S, von Pawel J, et al. Phase III study of carboplatin and paclitaxel alone or with sorafenib in advanced non-small cell lung cancer[J]. J Clin Oncol, 2010, 28(11):1835–1842.

[39] Paz-Ares L, Hirsh V, Zhang L, et al. Monotherapy Administration of Sorafenib in Patients With Non-Small Cell Lung Cancer (MISSION)Trial: A Phase Ⅲ, Multicenter, PlaceboControlled Trial of Sorafenib in Patients with Relapsed or Refractory Predominantly Nonsquamous Non-Small-Cell Lung Cancer after 2 or 3 Previous Treatment Regimens[J]. J Thorac Oncol, 2015, 10(12): 1745–1753.

[40] Lim S M, Cho B C, Kim S W, et al. A multicenter phase Ⅱ study of sorafenib in combination with erlotinib in patients with advanced non-small cell lung cancer (KCSG-0806)[J]. Lung Cancer, 2016, 93:1–8.

[41] Papadimitrakopoulou V, Lee J J, Wistuba I I, et al. The BATTLE-2 study: a biomarker-integrated targeted therapy study in previously treated patients with advanced non-smallcell lung cancer[J]. J Clin Oncol, 2016, 34(30): 3638–3647.

[42] Sun Y, Niu W, Du F, et al. Safety, pharmacokinetics, and antitumor properties of anlotinib, an oral multi-target tyrosine kinase inhibitor, in patients with advanced refractory solid tumors[J]. J Hematol Oncol, 2016, 9(1): 105.

[43] Yu L, Chen Y, Tooze S A. Autophagy pathway: Cellular and molecular mechanisms[J]. Autophagy, 2018, 14(2): 207–215.

[44] Xie C, Wan X, Quan H, et al. Preclinical characterization of anlotinib, a highly potent and selective vascular endothelial growth factor receptor-2 inhibitor[J]. Cancer Sci, 2018, 109(4): 1207–1219.

[45] Karasic T B, Rosen M A, O'Dwyer P J. Antiangiogenic tyrosine kinase inhibitors in colorectal cancer: is there a path to making them more effective?[J]. Cancer Chemother Pharmacol, 2017, 80(4): 661–671.

[46] Peng Y, Cui H, Liu Z, et al. Apatinib to combat EGFR-TKI resistance in an advanced non-small cell lung cancer patient with unknown EGFR status: a case report[J]. Onco Targets Ther, 2017, 10: 2289–2295.

[47] Wu F, Zhang S, Xiong A, et al. A Phase Ⅱ Clinical Trial of Apatinib in Pretreated Advanced Non-squamous Non-small-cell Lung Cancer[J]. Clin Lung Cancer, 2018, 19(6): e831–e842.

[48] 王金万,孙燕,刘永煜,等. 重组人血管内皮抑素联合 NP 方案治疗晚期 NSCLC 随机、双盲、对照、多中心Ⅲ期临床研究[J]. 中国肺癌杂志,2005,8(4):283–290.

[49] Sun Y, Wang J W, Liu Y Y, et al. Long-term results of a randomized, double-blind, and placebo-controlled phase III trial: Endostar (rh-endostatin) versus placebo in combination with vinorelbine and cisplatin in advanced non-small cell lung cancer[J]. Thorac Cancer, 2013, 4(4): 440–448.

[50] Han B, Kai L, Wang Q, et al. Effect of anlotinib as a third-line or further treatment on overall survival of patients with advanced non-small cell lung cancer: The ALTER 0303 phase 3 randomized clinical trial[J]. JAMA Oncol, 2018, 4(11): 1569–1575.

［51］ Wang J, Xiao J, Wei X, et al. Circulating endothelial cells and tumor blood volume as predictors in lung cancer［J］. Cancer Sci, 2013, 104（4）:445−452.

［52］ Liu Z, Wang J, Meng Z, et al. CD31− labeled circulating endothelial cells as predictor in anlotinib− treated non− smallcell lung cancer: analysis on ALTER− 0303 study［J］. Cancer Med, 2018, 7（7）:3011−3021.

［53］ 中国临床肿瘤学会血管靶向治疗专家委员, 非小细胞肺癌抗血管生成药物治疗专家组. 晚期非小细胞肺癌抗血管生成药物治疗中国专家共识(2019版)［J］. 中国肺癌杂志, 2019, 22（7）:11−22.

（刘振华　林莉）

第 7 章
化学药物治疗的基础理论

化学药物治疗,简称化疗,是利用化学合成药物杀伤肿瘤细胞、抑制肿瘤细胞生长的一种治疗方法。尽管它的历史较手术、放疗短,但也逐渐发展成熟,由为数十多种不同作用机制的药物组成、在肿瘤治疗不同阶段发挥重要作用。近年来,随着肿瘤分子机制的研究进展,免疫检查点抑制剂药物的研发成功,大量的靶向药物、免疫药物进入临床实践,取得了突破性的疗效,但是化疗在肺癌中仍是扮演着不可或缺的角色,将化疗与靶向药物、免疫治疗等联合应用也在进入肺癌的治疗领域。本章通过对对化疗药物的药理学基础等的介绍,正确认识化疗药物,为合理应用化疗药物打下基础。

一、肿瘤细胞的增殖动力学

肿瘤细胞增殖动力学是研究肿瘤细胞群体生长、增殖、分化、丢失和死亡变化规律的学科。细胞的异常增殖是肿瘤的重要生物学特征,肿瘤的体积增长、侵袭转移、影响器官功能都与肿瘤细胞的数量增加密切相关。一般来说,成熟度高、分化良好的良性肿瘤生长较缓慢,而成熟度低、分化差的恶性肿瘤生长更快。临床实践中肿瘤的侵袭性和治疗效果也通过肿瘤细胞的数量变化速率反映出来。

细胞周期(cell cycle)是指细胞从一次分裂完成开始到下一次分裂结束所经历的全过程,包括 4 个时期,即 G1 期、S 期、G2 期和 M 期。G1 期亦称 DNA 合成前期,处于 M 期和 S 期之间。在 G1 期细胞进行 RNA 及酶等蛋白质的合成,并为 DNA 合成做准备。不同类型肿瘤细胞的 G1 期持续时间差异很大。S 期为 DNA 合成期,在 S 期中主要完成 DNA 的复制,使 DNA 含量加倍,为细胞分裂提供遗传物质基础。S 期一般持续 8~20 h。G2 期为 DNA 合成后期,此时 DNA 合成已结束,细胞继续进行 RNA 和蛋白质的合成,准备进入有丝分裂。此期一般持续 2~10 h。M 期为有丝分裂期,此时 DNA 和蛋白质形成染色体,并平均分配到 2 个子细胞中去,一般 M 期为 0.5~1 h。如果细胞在 G1 期就缺乏相应的生长因子,细胞周期的运行将停止在限制点,此时细胞进入"安静"状态,称为 G0 期细胞。G0 期细胞并不是死细胞,它们不但可以继续合成 DNA 和蛋白质,完成某一特殊细胞类型的分化功能,还可以作为储备细胞,一旦有合适的条件,即可重新进入细胞周期。这一期的细胞对正常启动 DNA 合成的信号无反应,对化疗、放疗的反应性也差。G0期细胞的存在是肿瘤耐药的原因之一。

处于细胞增殖周期的肿瘤细胞占整个肿瘤组织恶性细胞的比值称为肿瘤的生长分数(growth fraction,GF)。恶性程度高,生长较快的肿瘤一般GF较高,对化疗、放疗的反应较好;而恶性程度低,生长缓慢的肿瘤的GF较低,对化疗不敏感,反应性差。影响肿瘤生长速度的另一个因素是肿瘤的丢失分数,即死亡的肿瘤细胞占肿瘤细胞的比值,在未治疗的情况下,细胞的死亡可由于恶性细胞的遗传学不稳定性所造成,也可因血管供应不足,造成缺血性坏死。恶性肿瘤的细胞生长与丢失之间是不平衡的,细胞生长速度高于丢失的速度,因此,肿瘤细胞数目增加,体积增大。

肿瘤倍增时间(doubling time,DT),是指肿瘤体积增大1倍所需的时间,反映了肿瘤细胞分裂和丢失两方面因素对肿瘤体积的影响。不同病理类型的肿瘤倍增时间差异较大,倍增时间短的肿瘤生长较快,在接受有效的化疗、放疗后肿瘤体积缩小得也较快。

二、化疗药物的代谢动力学

化疗药物的代谢动力学(pharmacokinetics)特性包括给药途径及其在人体内的吸收、分布、代谢和排泄等问题,对指导如何有效地使用药物,并最大限度地减少毒副作用具有重要的意义。

1 化疗药物的吸收

抗肿瘤药物的给药途径有血管外给药和血管内给药,前者包括口服、肌内注射、腔内注射和鞘内注射,后者包括静脉注射和动脉给药。通常而言,口服给药生物利用度(bioavailability)较低,同时药物进入血液循环的时间有不同程度的延迟,部分药物可在胃肠道被转化为无活性的代谢物,如阿糖胞苷(cytarabine,AraC)在消化道中被破坏,故不采用口服剂型。而静脉给药不存在药物的延迟吸收和生物利用度问题。但特定的化疗药物有特定的剂型,如卡培他滨(capecitabine)仅有口服剂型,而无针剂,所以只能选择口服给药。

2 化疗药物的分布

化疗药物吸收进入血液循环系统后,迅速再分布到人体各组织中,在血流量大的组织肝、肾等代谢排泄器官及肿瘤组织中含量较高,但药物在体内分布总体是不均匀且缺乏特异性的同时血脑屏障、血睾屏障的存在能够阻止多数化疗药物进入脑实质和睾丸内。通过特殊的给药途径或改变剂型的方法,可使药物在肿瘤组织内有较高的选择性分布,从而更有效地治疗肿瘤。如通过动脉插管将药物直接注射到肿瘤部位,提高局部药物浓度;此外,化疗药物通过与瘤细胞有亲和性的药物载体结合成复合物,通过载体将药物高度特异而且十分准确地导向靶细胞,也可增强药物对瘤细胞的杀灭作用,如紫杉醇脂质体(paclitaxel liposome)。

3 化疗药物的代谢与排泄

多数化疗药物经静脉注射后代谢、排泄消除很快,于几分钟内血药浓度即降至痕量(tace)。肝脏是药物的主要代谢器官,体内循环的药物流经肝脏时,经肝细胞的各种功能酶催化,大多数转变为无活性的代谢物,但是也有少部分药物在体内转化为活性更强的成分药物,如巴比妥类还可以诱导肝微粒体酶(hepatomicrosome enzyme)的产生而增强药物活性,但异烟肼等药物能抑制肝微粒体酶使药物代谢减慢,因此化疗期间同时治疗其他疾病时需注意药物的相互作用。

化疗药物代谢物主要由肾脏排泄,其次还可通过胆道、肠道、汗腺、肺排泄。部分药物对肝和肾都有不同程度的损害作用,因此化疗前与化疗期间需谨慎评估患者肝、肾功能,对于肝、肾功能不全患者,使用化疗药物需慎重。

此外,已发现多种编码药物代谢酶、转运蛋白的基因存在多态性(polymorphism),可能影响药物的代谢动力学过程,导致患者出现严重不良反应或治疗无效,如UGT1A1基因多态性与伊立替康(irinotecan,CPT-11)的毒性具有明显的相关性。

三、肿瘤的耐药

肿瘤的耐药性是影响化疗和肿瘤根治的主要原因,至今只有少数组织来源的晚期肿瘤可以通过药物治愈,但它们同样有复发或耐药的风险。

1 耐药的定义

体内肿瘤的耐药,通常指在标准化疗疗程后,肿瘤体积没有缩小或持续增大,这并不意味着化疗没有杀死肿瘤细胞,而是被杀死的细胞数量低于增殖的数量,导致肿瘤细胞总数仍在增长。耐药可以分为天然性耐药和获得性耐药,获得性耐药指接触药物后逐渐产生的耐药性。

2 耐药的机制

2.1 肿瘤细胞的自发突变

肿瘤细胞可因其固有的遗传不稳定性,自发突变而耐药。与抗生素耐药相似,这种突变可以是接触药物之前就存在肿瘤细胞群中的天然耐药基因变异型,也可以是接触药物后诱发基因突变而产生的耐药基因变异型。耐药细胞出现得越早,治疗后耐药细胞越多,肿瘤进展越快,疗效越差。

2.2 细胞凋亡与耐药

正常情况下,细胞的凋亡机制可以使发生异常改变或基因突变的细胞进入凋亡程序而死亡。细胞凋亡的失调可导致多种疾病,50%以上的肿瘤细胞在凋亡机制上存在缺陷。凋亡通路的异常是肿瘤耐药的重要机制。凋亡调控系统中任何功能缺失,都可能通过不同途径导致细胞程序性死亡功能的缺陷,使肿瘤细胞更容易发生天然的、广谱的耐药。其中研究最多、最为深入的是以 Bcl-2 家族为代表的凋亡抑制基因和以半胱氨酸蛋白酶家族为代表的凋亡活化基因的异常。

（1）Bcl-2 和恶性肿瘤　在细胞凋亡过程中,Bcl-2 家族蛋白主要调控凋亡信号的整合。Bcl-2 在肺癌、乳腺癌、结肠癌等瘤种中的表达水平均显著增高。抗凋亡蛋白 Bcl-2 通过 Bcl-2 基因重排等导致其过表达,打破正常凋亡机制,使肿瘤细胞对凋亡信号变得不敏感,得以抵抗常规放化疗等治疗。

（2）Caspase 和恶性肿瘤　Caspase 家族分子的缺失性突变导致了其凋亡诱导功能的丧失,使得肿瘤细胞不断增殖,恶性程度增加。Caspase 家族分子转录后修饰也同样可以减少肿瘤细胞的自发性凋亡,维持肿瘤细胞的高速增殖。

（3）TP53 和恶性肿瘤　DNA 损伤是研究最深入的诱导细胞凋亡发生的原因,而这些因素诱导细胞凋亡的重要载体是 TP53 基因。TP53 是迄今发现最重要的抑癌基因,作为防止潜在恶性细胞生长和存活的应激反应信号途径的中枢,在防止肿瘤发生发展中起到重要作用。TP53 功能缺失的肿瘤不发生凋亡,也增加了肿瘤细胞对放化疗的耐药性和抵抗性。

（4）肿瘤干细胞与耐药　肿瘤干细胞（Cancer Stem Cell, CSC）是存在于肿瘤组织中的一小部分具有干细胞性质的细胞群体。它具有很多正常干细胞所具有的特性。它能保持永久性是因为它具有活跃的 DNA 修复能力、高表达腺苷三磷酸结合盒转运体、抗辐射、抗凋亡、耐药等。肿瘤干细胞耐药与下列因素相关：① 它可以长时间处于休眠状态并具有多种耐药分子而对杀伤肿瘤细胞的外界理化因素不敏感,尤其是周期特异性药物；② 药物靶标的过表达或者突变,使药物失去活性及细胞内药物减少等。

（5）肿瘤细胞增殖动力学和耐药　增殖周期中不同时期的肿瘤细胞对化疗的敏感性不同,静止期（G0）的细胞对药物最不敏感,且作用于某一特定时期的药物,对其他时期的细胞无效。所以治疗方案尽量选择多药联合治疗方案,治疗方案中应选择作用于不同时期的药物以克服耐药。但是因周期动力学的耐药与因基因水平改变所致耐药不同。理论上前者是可以恢复的,如果药物维持足够浓度,所有的细胞,包括 G0 期细胞都可以进入敏感时相中。而基因改变所致耐药,是不能恢复的。

2.3　耐药的生物化疗机制

药物发生作用的过程：首先通过细胞膜进入细胞内,部分药物在细胞内被激活,而后与细胞内的靶分子结合,发挥作用。以上环节的任意一步改变,都可能导致耐药的出现。耐药细胞的生化改变分为两种：单一性耐药和多药耐药。单一性耐药指仅针对一种药物所产生的耐药,如氨甲蝶呤诱导二氢叶酸还原酶升高导致的耐药。多药耐药性（mulit-drug resistance, MDR）指一旦肿瘤细胞对某种药物耐药后,对其他结构不同,作用机制也不同的药物也出现耐药。MDR 的发展是一个复杂的过程,主要机制包括:外源性药物代谢升高、药物外排增强、生长因子、DNA修复能力增强和遗传因素(基因突变、扩增和表观遗传改变)。目前发现的耐药相关基因主要有:① 多药耐药性基因(*MDR*1),该基因编码的蛋白是P-糖蛋白,是一种跨膜蛋白,其表达水平升高的细胞对化疗药物,尤其是蒽环类、长春碱类等具有一定耐药性;② *MRP*基因,该基因编码多药耐药蛋白(MRP),是一种跨膜糖蛋白,通过直接将药物泵出细胞外或是暂时把药物转运到某些细胞器内从而降低细胞内的有效药物浓度。其表达水平增高者对长春新碱、多柔比星等药物产生耐药。目前针对这些可能的机制进一步研制开发针对多药耐药癌细胞的新的潜在的抗癌药物,发现能够逆转癌细胞多药耐药的新药,将提高常用化疗药物的效率,有机会治疗目前无法治愈的肿瘤。

3 肿瘤负荷和耐药

化疗的疗效与开始治疗时肿瘤的负荷明显相关。负荷越大,发生突变的细胞越多,越容易出现耐药。所以主张尽早治疗,在肿瘤负荷较低时开始治疗。

四、化疗药物在肺癌治疗中的前景和展望

1 肺癌个体化化疗进展

临床实践中发现不同患者采取相同的化疗方案,疗效与毒副作用差异显著,导致差异的原因主要是不同个体间的基因组的差异。研究表明,造成药物反应个体差异的主要原因是基因多态性(gene polymorphism),其中单核苷酸多态性(single nucleotide polymorphism,SNP)是最常见的形式之一。近年来,全基因组关联(genome wide association study,GWAS)成为恶性肿瘤遗传易感性、药物敏感性及患者预后研究中强有力的工具。GWAS是利用高通量的基因检测平台在全基因组范围内同时研究几十万甚至上百万个SNPs,在较大样本量的研究对象中筛选与疾病或性状显著相关的SNPs位点,并利用一个或多个独立人群进行验证,最终确定与疾病遗传易感性相关的SNPs位点。

2009年ASCO年会中Rosell等报道了一篇Ⅳ期NSCLC患者*CHRNA3*基因(既往GWA研究证实与肺癌发病相关)多态性的临床研究。该研究使用Taqman基因分型技术,对外周血DNA中3个SNP进行分型,分别是*CHRNA3*基因上的*rs*1051730、*CHRNA5*基因上的*rs*16969968和*LOC*123688基因上的rs8034191。根据试验设计分为对照组和研究组,对照组患者均接受TP(多西他赛加顺铂)方案化疗,研究组根据核苷酸切除修复交叉互补组1(excision repair cross-complementation group 1,ERCC1)表达高低分为两组方案化疗。ERCC1高表达者(HG组)接受TG(多西他赛加吉西他滨)方案,低表达者(LG组)用TP方案。结果显示在PS评分0分的患者中,rs1051730上携带CT者的总缓解率高于携带CC者(P=0.01)和TT者(P=0.02)。多因素分析显

示,在LG组、PS评分0分的NSCLC中,*CHRNA*3的多态性可延长PFS时间,其中携带CT基因型的患者总缓解率达84%,PFS为12.13个月,中位生存期为18.98个月(表7-1)。

表7-1　在LG组、PS评分0分的NSCLC中*CHRNA*3基因多态性与生存的关系

基因 *CHRNA*3	CC	CT	TT	*P*值
总缓解率	7(50%)	21(84%)	3(50%)	0.05
PFS(月)	6.74	12.13	7.77	0.05
MOS(月)	12.60	18.98	10.68	0.41

另外药理基因组学最新研究表明肿瘤某些基因的表达状态或SNP变化,与化疗的预后相关。

*ERCC*1是核苷酸外修复酶家族重要成员之一。*ERCC*1基因的正常表达是维持该修复酶功能的分子基础,高表达往往与铂类耐药相关,而低表达常伴随着肺癌发病率增加。

Olaussen等在2006年发表的一项研究,采用标准的免疫组织化学方法,检测了IALT入组的761例手术切除的NSCLC患者肿瘤组织中*ERCC*1的表达情况,其中335例(44%)*ERCC*1阳性,426例(56%)阴性。阴性组中,有224例接受含铂方案的辅助化疗。比较化疗组和单纯手术组,结果发现接受辅助化疗者的中位生存期较单纯接受手术者延长14个月(56个月 vs. 42个月,*P*=0.002),5年生存率分别为47%和39%,接受含铂方案化疗组的生存情况明显优于单纯手术组,化疗组死亡风险降低了35%(*P*=0.002,*HR*=0.65,95%*CI*=0.50~0.86)。而在阳性患者中,化疗组和单纯手术组的5年生存率分别为40%和46%,中位生存期分别为55个月和50个月(*P*=0.29),提示是否接受辅助化疗与生存期无关,未降低死亡风险(*P*=0.400,*HR*=1.14,95%*CI*=0.84~1.55)。在单纯接受手术的患者中,*ERCC*1阳性组和*ERCC*1阴性组的5年生存率分别为46%和39%,*ERCC*1阳性组死亡风险降低了34%(*P*=0.009,*HR*=0.66,95%*CI*=0.49~0.90)。该研究认为*ERCC*1与顺铂耐药有关,*ERCC*1的高表达说明机体对理化因素导致的DNA损伤将有较强的修复能力,同时也导致铂类化疗产生的肿瘤细胞DNA损伤修复能力增强,其结果表现为耐药现象。Rosell等人进一步进行了*ERCC*1基因组型的前瞻性Ⅲ期临床随机对照试验。400例NSCLC患者随机分配到对照组和研究组,对照组患者均接受TP(多西他赛加顺铂)方案化疗,研究组根据*ERCC*1表达高低分为两组方案化疗。*ERCC*1高表达者接受TG(多西他赛加吉西他滨)方案,低表达者用TP方案。结果研究组中*ERCC*1基因低表达者接受TP方案有效率高达56.6%,对照组的有效性仅为40.4%(*P*<0.02);而*ERCC*1基因高表达组接受TG方案有效率亦仅为37.7%。*ERCC*1基因高表达患者生存率在对照组含铂方案和研究组非铂方案间也存在较大差异,后者明显高于前者。

错配修复(mismatch repair, MMR)是细胞纠正复制错误的重要方式,常出现在增

生过程中以维持基因的精确性。*MLHI* 和 *MSH*2 基因蛋白产物的功能是识别和修复错配的 DNA。*hMLH*1 和 *hMSH*2 是主要的 DNA 错配修复控制基因。有研究报道 *MSH*2 基因蛋白产物与顺铂损伤后 DNA 修复相关。2009 年 ASCO 年会有学者报道用免疫组织化学技术检测 IALT 研究中术后患者 MSH2 表达情况。研究共对 673 例标本进行分析，发现 257 例（38%）*MSH*2 阳性，416 例（62%）*MSH*2 阴性，阴性的患者接受化疗后生存期较长（$P=0.03$，$HR=0.76$，$95\%CI=0.59\sim0.97$），而阳性的患者接受化疗并不能延长生存（$P=0.48$，$HR=1.12$，$95\%CI=0.81\sim1.55$）。同时研究还发现随着 *ERCC*1 与 *MSH*2 阳性的比例升高，患者生存时间缩短，对于 *ERCC*1 与 *MSH*2 均阴性的患者，接受化疗可以延长生存（$P=0.01$，$HR=0.65$，$95\%CI=0.47\sim0.91$）。*MSH*2 可能与 *ERCC*1 一起作为预测铂类药物化疗效果的独立预测指标。

2　核糖核苷酸还原酶 1

核糖核苷酸还原酶 1（ribonucleotide reductase subunit 1，RRM1）作为吉西他滨作用靶点之一的核糖核苷酸还原酶（ribonucleotide reductase，RR）是 DNA 合成途径中的限速酶，在 DNA 合成修复途径中发挥重要作用。它主要催化二磷酸核糖核苷酸转化为二磷酸脱氧核糖核苷酸，后者是 DNA 合成和修复必不可少的原料。RR 包括 RRM1 和 RRM2 两个亚单位，其中 RRM1 是核苷酸结合位点，控制底物的特异性和酶活性，同时也是核苷类似物系化疗药物的结合位点，参与 DNA 合成、修复和吉西他滨的代谢途径。

Bepler 等测定了接受手术治疗的 126 例早期 NSCLC 患者肿瘤组织和正常肺组织 *RRM*1 基因 mRNA 的表达水平，发现 *RRM*1 基因高表达者生存期更长，肿瘤复发时间更晚；多因素变量分析亦证实 *RRM*1 表达是独立的预后因素。Zheng 等在 2007 年 *NEJM* 杂志发表的一项试验，研究了 I 期未接受化疗的 NSCLC 患者的术后病理标本。该试验对 187 例患者进行分析，结果发现 *RRM*1 的表达与 ERCC1 相关（$P < 0.001$）。*RRM*1 高表达者的中位生存期明显优于低表达者（> 120 个月 vs. 60.2 个月，$P = 0.02$），*RRM*1 和 *ERCC*1 均高表达者的生存期亦较长，中位生存时间超过 120 个月。研究者认为，*RRM*1 高表达者术后生存时间较长，提示 *RRM*1 是生物学上和临床上 NSCLC 恶性行为的重要决定因子。

然而 RRM1 高表达并非总是有利于肿瘤患者的预后，在对吉西他滨化疗作用的预后研究中得到了相反的结论。吉西他滨干扰 RR 的功能，因此推测 RRM1 的表达可能与吉西他滨耐药有关。Gautam 等采用定量 PCR 的方法检测 22 例接受 GP（吉西他滨联合顺铂）化疗 NSCLC 患者的肿瘤组织中 *RRM*1 mRNA 的表达，发现 *RRM*1 低表达者对化疗的反应较好，可延长疾病进展时间（$P = 0.05$），提高生存率（$P = 0.0028$）。Rosell 等进一步研究了 *RRM*1 及 *ERCC*1 基因表达在 NSCLC 中的作用。在对 70 例晚期 NSCLC 患者进行研究后，证实在 mRNA 水平 *ERCC*1 和 *RRMI* 有高度相关性（$r = 0.624$，$P < 0.000\,1$），吉西他滨联合铂类方案中低 *ERCC*1 患者的中位生存期明显

延长（17.3 个月 vs. 10.9 个月，P = 0.003 2），低 RRM1 患者的中位生存期也明显延长（13.9 个月 vs. 10.9 个月，P = 0.039 0）。

2007 年 ASCO 年会上 Simon 等进行的 II 期临床研究，对 60 例晚期 NSCLC 患者标本进行检测，根据 $ERCC$1（E1）与 RRM1（R1）的不同表达水平，采用不同的化疗方案，以求探索分子指标指导个体化治疗的可行性和益处。对低 E1/低 R1 采用吉西他滨+卡铂，高 E1/低 R1 采用吉西他滨+多西他赛，低 E1/高 R1 采用多西他赛+卡铂，高 E1/高 R1 采用多西他赛+长春瑞滨。结果 55 例患者得到结果，R1 表达范围从 0~1 637，E1 表达范围从 1~8 103，两者之间表达相关（P < 0.01）；部分缓解（partial response，PR）率为 44%（95% CI = 31% ~ 59%），1 年生存率与无进展生存率分别为 59%、14%，中位生存期与无进展生存期分别为 13.3、6.6 个月。研究者认为根据 RRM1 与 $ERCC$1 的表达水平指导晚期 NSCLC 患者化疗值得开展。

3 乳腺癌易感基因 1

1994 年 Miki 等成功地克隆了乳腺癌易感基因 1（breast cancer susceptibility gene 1，$BRCA1$）。$BRCA1$ 作为一种抑癌基因，能从多个水平、多层次上通过多条信号转导途径抑制细胞增殖、细胞生长，阻滞细胞周期于 G2/M 期，诱导细胞凋亡，促进细胞终末分化，是一个重要的细胞周围负调控子。$BRCA1$ 也是 DNA 损伤修复结合蛋白，能通过多条信号转导途径激活 DNA 损伤修复的调控点，参与 DNA 损伤修复，维持基因组的完整性。已有研究证明 BRCA1 一方面可以消除一系列 DNA 损伤剂如顺铂、依托泊苷、博来霉素等引起的凋亡表型，从而增加肿瘤细胞对 DNA 损伤药物的耐药性；另一方面可增加抗微管药物如紫杉醇引起细胞凋亡的敏感性。这些发现提示 $BRCA1$ 对化疗引起的凋亡具有不同的调节功能。Rosell 领导的研究小组已证明 $BRCA1$ 低表达者对以顺铂为基础的化疗敏感性高，$BRCA1$ 高表达者对抗微管制剂（如紫杉醇）敏感。Olaussen 等在 2006 年发表的一项试验，结果指出 $ERCC$1 和 $BRCA1$ mRNA 的表达在对顺铂敏感性的影响上起正协同作用。Rosell 等进一步用荧光定量 PCR 的方法同时检测 NSCLC 中 $ERCC$1 和 $BRCA1$ 的表达情况，亦证实两者 mRNA 的表达水平高度相关。

4 胸苷酸合成酶

胸苷酸合成酶（thymidylate synthase，TS）是胸苷酸从头合成的关键酶，为 DNA 合成和修复提供底物。TS 在肺癌组织特别是鳞癌中的表达水平比正常肺组织和腺癌组织明显增高，提示其可作为 TS 抑制剂治疗的指标。目前研究多聚焦于 TS 与培美曲塞效能的检测。Scagliotti 等人发现，与顺铂加吉西他滨相比，顺铂和培美曲塞在肺腺癌治疗中表现出明显的生存获益，但在肺鳞状细胞癌中没有获益。已经证实鳞状细胞癌通过 mRNA 高表达 TS，并且发现培美曲塞与其他叶酸依赖的酶可抑制 TS 的功能。培美曲塞对肿瘤的敏感性可能至少部分取决于 TS 的水平。

五、化疗药物剂型的发展

1 抗体偶联药物的研发

抗体药物偶联物（antibody-drug conjugate，ADC）是一类通过特定的连接头将靶标特异性的单克隆抗体与高杀伤性的细胞毒性药物偶联起来的靶向生物药剂，以单克隆抗体为载体将小分子细胞毒性药物以靶向方式高效地运输至目标肿瘤细胞中。ADC药物结合了靶向性、选择性强的抗体和高抗肿瘤活性细胞毒性药物的优势，在保留小分子细胞毒性药物肿瘤杀伤特性的同时，选择性降低小分子细胞毒性药物的脱靶副作用，有效提高了抗肿瘤治疗的获益风险比。因此，近年来ADC药物一直是肿瘤精准治疗领域的热门研究方向之一。目前，全球已有8种ADC药物获得批准用于临床（包括血液系统肿瘤、乳腺癌和尿路上皮肿瘤）。此外，还有百余种ADC药物的临床研究正在开展中。

2 药物结构的改良

如在早期研发中，因紫杉醇难溶于水，所以紫杉醇注射液是以聚氧乙基代蓖麻油和无水乙醇组成混合溶媒制成的注射剂，为预防因上述溶媒引发的过敏反应及超过敏反应，临床上普遍采用大剂量激素加组织胺受体拮抗剂作为紫杉醇注射液使用前的常规预处理，即便如此，仍然无法杜绝过敏反应和超过敏反应的发生。此外，因使用预处理方案，限制了伴有严重糖尿病、高血压和胃溃疡等基础病变的肿瘤患者使用。之后在紫杉醇基础上有两种改良型新药，其一是注射用紫杉醇脂质体，该药是以磷脂、胆固醇等为膜材料，采用特殊制备工艺将紫杉醇包裹在脂质体中，不再使用混合溶媒，避免了因使用混合溶媒而对人体所产生的毒副反应。一项纳入14个随机对照试验（RCT），包括980例患者的荟萃分析结果显示，紫杉醇脂质体联合顺铂在治疗晚期非小细胞肺癌患者所导致的恶心、呕吐、肌肉和四肢痛、周围神经炎以及过敏反应如皮疹和呼吸困难等不良反应发生率方面明显低于普通紫杉醇联合顺铂，且其DCR优于普通紫杉醇组（82.2% vs. 75.5%，$P<0.05$）。第二是白蛋白结合型紫杉醇，采用纳米技术，借助天然白蛋白增加紫杉醇的药物递送和生物利用度，同时避免了有机溶剂引起的超敏毒性反应，不需要激素预处理。与溶剂型紫杉醇比，改良后脂质体紫杉醇和白蛋白紫杉醇具有使用方便的特点。另外目前已有新型口服紫杉醇剂型在研，不需要静脉输液，可节省医疗资源，减少患者住院和就诊次数，使患者依从性更好。

六、放射治疗、靶向治疗、抗血管治疗及免疫治疗与化疗的联合应用前景

1　化疗与放疗的联合

放疗与化疗的联合治疗可以提高疗效,主要原因包括以下方面:

不同的抗肿瘤机制,正常组织保护,空间协同作用及肿瘤治疗反应增强作用。其中空间协同作用及肿瘤治疗反应增强作用适用于 NSCLC 的治疗。空间协同作用指放疗针对局限的肿瘤病灶,化疗则针对远处转移。两者联合的方式主要有同步或者序贯。同步治疗时不但通过放化疗各自及相关的细胞杀伤能力作用于同一细胞来增加疗效,而且还能作用于不同的细胞导致 DNA 损伤、杀死特异性细胞并能降低增殖速度。序贯治疗时电离辐射通过产生自由基破坏肿瘤细胞并导致其坏死和凋亡,同样,全身治疗通过打乱信号通路导致肿瘤细胞死亡并降低增殖能力。两者互补,都能给予较高剂量,更有效。

2　化疗与靶向药物的联合

驱动基因突变患者首选靶向治疗,已成为专家的共识。但靶向药物不可避免仍存在耐药的问题,如何最大化一线治疗疗效,联合治疗是一种治疗选择。但是初始的结果却令人失望。INTACT1 和 INTACT2 试验中,将吉非替尼(Iressa)联合吉西他滨+顺铂(GP)与紫杉醇+卡铂(TC)治疗初治 NSCLC 患者,均未见与单用化疗相比有统计学差异,反而增加毒副作用。而后基础研究证实,厄洛替尼在多西他赛之后序贯使用可增强后者的 M 期阻滞和诱导凋亡的作用,提示靶向与化疗序贯得当可能有协同作用。FAST-ACT 研究比较了吉西他滨+顺铂/卡铂方案序贯或不序贯厄洛替尼治疗的疗效与安全性。序贯厄洛替尼组 PFS 显著延长,疾病进展风险显著降低43%。FAST-ACT-Ⅱ是在前期基础上开展的一项Ⅲ期研究。研究显示厄洛替尼组与安慰剂组相比,中位 PFS(7.6 个月 vs. 6 个月,$HR=0.57$,$P<0.000\ 1$),中位 OS(18.3 个月 vs. 15.2 个月,$HR=0.79$,$P<0.042$),均有显著意义。在出现客观缓解的患者中,厄洛替尼组的中位缓解持续时间显著长于安慰剂组(10.3 个月 vs. 5.6 个月,$HR=0.32$,$P<0.000\ 1$)。对 EGFR 突变亚组进行分析,实验组与安慰剂的中位 PFS(18.8 个月 vs. 8.8 个月,$HR=0.25$,$P<0.000\ 1$),中位 OS(31.4 个月 vs. 20.6 个月,$HR=0.48$,$P<0.009$),差距更加显著。该研究显示,厄洛替尼与化疗序贯一线治疗晚期肺癌可能是一种有希望的治疗模式。

另外 PARP 抑制剂奥拉帕利,可以抑制 DNA 的修复,特别是对于同样具有 DNA 修复障碍的如 BRCA 突变的肿瘤细胞具有双重抑制效应,而在小细胞肺癌的前期试

验中显示虽然无 *BRCA* 突变也有一定的疗效。

替莫唑胺是一种新型的口服二代烷化剂咪唑四嗪类衍生物,作用于肿瘤细胞分裂的各个时期,为细胞周期非特异性药物,具有广谱抗肿瘤活性。该药可透过血脑屏障进入脑脊液,在中枢神经系统达到有效的药物浓度,为目前小细胞肺癌可选药物之一。研究证实,双药联合,ORR 达到 41.7%,DCR 为 79.2%。中位 DOR 为 4.3 个月,中位 PFS 为 4.2 个月,中位 OS 为 8.5 个月。相比 PARP 抑制剂单药,能更有效地诱导 DNA 损伤,抑制肿瘤增殖,达到杀伤肿瘤的目的,为小细胞后线治疗提供一个有效的挽救治疗方案。

3 化疗与抗血管药物治疗联合

抗血管生成药物与化疗具有协同作用,使肿瘤区域血管正常化,组织间高压减轻,缓解局部缺氧状况,恢复肿瘤细胞的药物渗透、传递和摄取能力,另外化疗所致肿瘤区缺血可促进 VEGF 表达,帮助肿瘤抵抗化疗的凋亡诱导机制,而连用抗血管药物可以预防继发的保护效应,最终控制肿瘤进展并提高对化疗的敏感性。经典的"贝伐珠单抗"的 ECOG4599 研究及 BEYOND 研究结果进一步证实上述理论,奠定了非鳞非小细胞肺癌一线化疗联合抗血管治疗的地位。韩宝惠牵头的"安罗替尼联合化疗一线治疗驱动基因阴性 NSCLC"II 期临床研究也取得较好疗效,期待 III 期研究的结果。

4 化疗与免疫治疗的联合

随着对免疫生物学的深入了解和免疫疗法的不断研发,免疫治疗已改变了恶性肿瘤,特别是肺癌的治疗格局,有望在将来给患者带来长期生存。既往认为化疗对肿瘤细胞的杀伤主要通过破坏 DNA 的复制,抑制肿瘤细胞代谢和微管组装实现。而目前,越来越多证据显示肿瘤同样可以通过免疫刺激机制发挥抗肿瘤作用。两者的联合应用可以发挥化疗的如下有点。① 降低肿瘤负荷,保留通过肿瘤坏死暴露的新抗原,进而直接影响肿瘤基质细胞。细胞毒药物能够消除肿瘤细胞对免疫系统的抑制作用,改善肿瘤微环境的免疫抑制状态,甚至某些化疗药物具有"肿瘤疫苗"的活性,增强抗肿瘤抗原向 T 细胞的呈递作用;② 化疗能引起免疫性细胞死亡,激活免疫系统识别死亡细胞的特征,进而搜索并消灭类似的细胞。但是我们仍然需要大型的临床研究来确定合适的剂量与方案,以获得最大疗效和最小毒性。目前免疫联合化疗已在驱动基因阴性的肺癌治疗中广泛应用。

综上所述,尽管在靶向及免疫治疗飞速发展的今天,化疗对于早期根治手术后以及晚期肺癌的治疗仍有着重要意义,如何更精确的确定化疗方案、化疗剂量,如何将化疗与其他治疗手段,如抗血管治疗、免疫或靶向治疗联合应用,发挥重要的免疫调节作用,增加疗效,减轻毒副作用,仍是今后需要关注的研究方向。

主要参考文献

[1] 孙燕.临床肿瘤学高级教程[M].北京:人民军医出版社,2014.

[2] 赫杰.肿瘤学概论[M].第2版.北京:人民卫生出版社,2018.

[3] 周琰,庄荣源,陈朴,等.UGT1A1基因多态性与伊立替康治疗结直肠癌不良反应的关系[J].
中国癌症杂志,2014,24(7):493-495.

[4] 杨拴盈.肺癌个体化治疗[M].北京:人民卫生出版社,2016.

[5] 孙渊,宋倩倩,李范珠,等.长春新碱固体脂质纳米粒药动学和体外抗肿瘤研究[J].中国新
药与临床杂志,2013,32(12):965-970.

[6] Hanna N, Juhasz E, Cainap C, et al. LBA40_PRTARGET: A randomized, phase I trial compar-
ing vintafolide versus vinafolide plus docetaxel, versus docetaxel alone in second-line treatment
of folate-receptor-positive non-small cell lung cancer(NSCLC) patients[J]. Ann Oncol, 2014,
25(suppl 4):438-448.

[7] Thorgeirsson T E, Geller F, Sulem P, et al. A variant associated with nicotine dependence, lung
cancer and peripheral arterial disease[J]. Nature, 2008, 7187 (452): 638- 642.

[8] Hung R J, McKay J D, Gaborieau V, et al. A susceptibility locus for lung cancer maps to nicotin-
ic acetylcholine receptor subunit genes on 15q25[J]. Nature, 2008, 7187 (452): 633-637.

[9] Amos C I, Wu X, Broderick P, et al. Genome- wide association scan of lag SNPs identifies a sus-
ceptibility locus for lung cancer at 15q25[J]. I. Nat Genet, 2008, 40 (5): 616- 622.

[10] Wang Y, Broderick P, Webb E, et al. Common 5p15. 33 and 6p21. 33 variants influence lung
cancer risk[J]. Nat Genet, 2008,40 (12): 1407- 1409.

[11] Aggarwal C, Somaiah N, Simon GR. Biomarkers with predictive and prognostic function in non-
small cell lung cancer: ready for prime time?[J]. J Natl Compr Canc Netw, 2010, 8(7):822-832.

[12] Zhou W, Liu G, Park S, et al. Gene- smoking interaction associations for the ERCCI polymor-
phisms in the risk of lung cancer. Cancer Epidemiol Biomarkers Prev, 2005, 14 (2): 491-496.

[13] Olaussen K A, Dunant A, Fouret P, et al. DNA repair by ERCCI in non- small- cell lung cancer
and cisplatin- based adjuvant chemotherapy[J]. N Engl J Med, 2006, 355 (10): 983-991.

[14] Cobo M, Isla D, Massuti B, el al. Customizing cisplatin based on quantitative excision repair
Cross- complementing 1 mRNA expression: a phase II trial in non- small-cell lung cancer[J]. J
Clin Oncol, 2007, 25 (19): 2747-2754.

[15] Bepler G, Sharma S, Cantor A, et al. RRM1 and PTEN as prognostic parameters for overall and
disease-free survival in patients with non- small- cell lung cancer[J]. J Clin Oncol, 2004, 22
(10): 1878- 1885.

[16] Zheng Z, Chen T, Li X, et al. DNA synthesis and repair genes RRM1 and ERCC1 in lung cancer
[J]. N Engl J Med, 2007, 356 (8): 800- 808.

[17] Gautam A, Li Z R, Bepler G. RRM1- induced metastasis suppression through PTEN- regulated
pathways[J]. Oncogene, 2003, 22 (14): 2135-2142.

[18] Rosell R, Crino L, Danenberg K, et al. Targeted therapy in combination with gemcitabine in

non- small cell lung cancer[J]. Semin Oncol, 2003, 30 (4 Suppl 10): 19-25.

[19] Miki Y, Swensen J, Shattuck- Eidens D, et al. A strong candidate for the breast and ovarian cancer susceptibility gene BRCA1[J]. Science, 1994, 5182 (266): 66-71.

[20] Rosell R, Danenberg K D, Alberola V, et al. Ribonucleotide reductase messenger RNA expression and survival in gemcitabine/cisplatin-treated advanced non-small cell lung cancer patients [J]. Clin Cancer Res, 2004, 10 (4): 1318- 1325.

[21] Rosell R, Cobo M, Isla D, et al. Pharmacogenomics and gemcitabine[J]. Ann Oncol, 2006, 17 (Suppl 5): 13-16.

[22] Olaussen K A, Dunant A, Fouret P, et al. DNA repair by ERCCI in non-small-cell lung cancer and cisplatin- based adjuvant chemotherapy[J]. N Engl J Med, 2006, 355 (10): 983-991.

[23] Rosell R, Skrzypski M, Jassem E, et al. BRCA1: a novel prognostic factor in resected non- small- cell lung cancer[J]. PLoS One, 2007, 11 (2): E1129.

[24] Riely G J, Rizvi N A, Kris M C, et al. Randomized phase II study of pulse erlotinib before or after carboplatin and paclitaxel in current or former smokers with advanced non-small-cell lung cancer [J]. J Clin Oncol, 2009, 27: 264-270.

[25] Pouysségur J, Dayan F, Mazure N M. Hypoxia signalling in cancer and approaches to enforce tumour regression[J]. Nature, 2006, 441(7092):437-443.

[26] Folkman J. Antiangiogenesis in cancer therapy-endostatin and its mechanisms of action[J]. Exp Cell Res, 2006, 312(5):594-607.

（刘振华　张桂枫）

第 8 章
分子遗传学变异和生物标志物检测方法

同大多数恶性肿瘤一样,肺癌是内在的基因突变和外在的环境因素共同作用产生的结果。基因突变是肺癌发生、发展的主要因素,导致了RNA转录和蛋白表达的异常。而RNA的转录和蛋白的表达是极其复杂的过程,各种因素参与其中调控着这一进程,包括表观遗传学变异、非编码RNA(Non-coding RNA,ncRNA)等等都影响着肺癌的发生、发展以及对治疗的反应等。

精准检测出肺癌的分子遗传学变异尤其是驱动基因突变等,对了解肺癌的发生、发展,指导肺癌的精准治疗具有重要的作用。目前在DNA、RNA以及蛋白水平都有不同的检测方法,各种检测方法有其优缺点。选取合适的检测样本,采用合理的检测方法,对更全面、更精准获取肺癌的分子遗传学信息都有着重要的影响。

肺癌的分子遗传学变异,包括基因组学的变异、RNA转录的异常以及蛋白表达的异常,都影响着肺癌的发生、发展。其中基因组学变异包括驱动基因的突变以及表观遗传学变异等,尤其是驱动基因突变已经在肺癌的临床诊断、治疗中的重要内容。RNA转录受到ncRNA的严密调控。ncRNA包括微小RNA(miRNA)、长链非编码RNA(lncRNA)以及环状RNA(circRNA)等,大量研究显示,它们在肺癌的发生、发展以及侵袭、转移、治疗耐药等起着重要作用。蛋白异常表达是基因突变、转录过程异常的结果,同时也通过信号通路、交互通信等影响着下游信号蛋白、旁路信号蛋白的表达,最终影响着肺癌的发生、发展。

第一节 肺癌基因组变异

肺癌起源于正常的气道上皮,其间可能经历多种基因组的改变,包括原癌基因的激活突变和抑癌基因的失活突变,突变的积累最终导致肿瘤的发生发展。其中,驱动基因的突变被认为是在肺癌的发生发展起着主导作用的基因变异。目前,已经发现部分非小细胞肺癌和小细胞肺癌存在一些常见的基因变异主导着肿瘤的发生发展,但是这两个肺癌类型基因突变的集合有所不同。另有大量研究显示,基因组的表观遗传学变异在肺癌的发生发展中也起着重要作用。

一、驱动基因

肿瘤中的基因变异根据其对细胞生长增殖的贡献分为驱动基因和乘客基因。随着基因分析和分子诊断技术的不断发展及新一代测序技术的应用,解析肺癌的遗传特征谱以及找到更多新型的肺癌驱动基因将更加便捷,并可以更新、简化临床中肺癌基因的检测方法,为肺癌的靶向治疗提供更多潜在药物靶点,以提高患者的预后及远期生存率,为肺癌患者长期生存带来新的希望。

二、肺腺癌驱动基因

肺腺癌驱动基因研究在NSCLC驱动基因中开展得最早,也最为成熟。全世界多个国家和组织开展了肺腺癌驱动基因的检测工作,其中非常著名的是来自北美的肺癌突变联盟LCMC、法国的国家肺癌基因筛查项目。我国也有数家研究机构对中国人群肺腺癌的驱动基因突变谱进行了分析。我国NSCLC患者分子变异谱不同于西方人群,主要体现在肺腺癌,如 *EGFR* 突变频率 45%~55%,*ALK* 重排/融合变异频率 5%~10%,*ROS1* 重排/融合变异频率 2%~3%,*MET ex*14 跳读突变频率 2%~4%(上述为必检基因),*MET* 扩增变异频率 3%~19%,*HER2* 突变频率 2%~4%,*BRAF* V600 突变频率 1%~2%,*RET* 重排/融合变异频率 1%~4%,*KRAS* 突变频率 8%~10%,*NTRK*、*NRG1/2*、*FGFR*2 重排/融合变异频率 均<1% 等(上述为扩展基因);除极少数病例存在共突变外,上述基因变异在同一个病例中普遍存在互斥现象。

1 EGFR突变

2004 年,来自美国两个不同实验室的工作人员分别发现了 *EGFR* 基因突变。*EGFR* 突变位于酪氨酸激酶外显子18~21区域,*EGFR* 基因突变后可以导致其信号通路不依赖胞外 EGF、TGF-α 等配体的激活而自行活化。EGFR 激活后通过 PI3K-AKT、RAS-MEK-ERK 和 STAT 信号通路对癌细胞生长、增殖和迁移起至关重要的作用。EGFR 突变位点发生在 18~21 号外显子上,其中最常见的是 19 号外显子缺失突变(19del)以及 21 号外显子 L858 点突变(L858R),这两种突变占比约为 90%,均为 EGFR-TKI 敏感型突变。分子生物学研究揭示了一些 *EGFR* 少见突变(发生率约10%)对 EGFR-TKI 治疗亦敏感,如 19 号外显子插入、L861Q、G719X、S768I、20 号外显子插入突变 A763_Y764insFQEA;研究还发现了少见的耐药突变,如 20 号外显子其他插入类型(除 A763_Y764insFQEA)和 T790M(对三代 TKI 敏感)。其中 L861Q、G719X、S768I 对 1~3 代 EGFR-TKI 有效率不高于 66%,近期一项 II 期单臂实验,发现新药马来酸苏特替尼,有效率高达92.3%,值得期待。*EGFR* 20号外显子T790M突变多数为一代、二代EGFR-TKIs继发性耐药后出现的突变,少部分为原始突变;该突变仅对三代EGFR-TKIs敏感,包括奥希替尼、阿美替尼等。T790M突变产生的原因目前有两种假说,一种是治疗前就存在,经过EGFR-TKIs药物压力选择后T790M突变变为优势克隆;另一种解释为T790M突变作为再次突变而产生。*MET*或*ERBB*2扩增也与EGFR-TKI耐药相关,NCCN指南将其纳入EGFR-TKI耐药基因检测内容。基于广泛的分子标志物检测,更多EGFR-TKI耐药相关的基因变异不断被发现,如基于FoundationOne®CDx检测发现的RET重排共突变(与一代和二代EGFR-TKI耐药相关)和FGFR3-TACC3融合突变,基于MSK-IMPACT TM检测发现的BR AF融合、FGFR3融合、YES1扩增、KEAP1丢失和MTOR E2419K突变。

2 *ALK*基因融合

间变性淋巴瘤激酶(naplastic lymphoma kinase,ALK)被认为是间变性大细胞淋巴瘤(large-celllymphoma,ALCL)的融合基因,是一种跨膜受体酪氨酸激酶,属于胰岛素受体超家族。约3% ~ 7%的NSCLC患者可出现ALK重排,主要见于腺癌亚型,并与KRAS和EGFR突变相互排斥。2007年,Soda等人在一组NSCLC患者中发现与棘皮动物微管相关蛋白样4(Echinoderm microtubule-associated protein-4,EML4)-ALK融合基因,系2号染色体短臂中存在倒位所致。目前已发现20余种*ALK*融合基因,但以*EML4-ALK*最常见,占ALK重排的90% ~ 95%,*EML4-ALK*又分为多个亚型,其中V1型(E13;A20)和V3型(E6;A20)占比最高,均为32%左右,其他EML4-ALK融合亚型则较为少见(占比均不足10%)除EML4这一最常见的融合伴侣外,研究还发现KIF5B、TFG、KLC1、SOCS5、HIP1、TPR、BIRC6等多种罕见的ALK融合伴侣,这些基因变异可能与肿瘤进展和治疗相关。近期报道肺腺癌中一种新的EML4-ALK、BIRC6-ALK双融合变异体,对阿来替尼有较好的敏感性。EML4-ALK形成二聚体引起构象改变,通过自身磷酸化,活化多个细胞内信号通路。JAK-STAT、MAPK/ERK、PLCγ和PI3K-AKT途径是四个关键信号通路,是细胞生长、增殖和凋亡/细胞存活的调节因子,它们的调节失控是导致肿瘤发生的重要因素。人肺癌细胞株H2228和H3122呈EML4-ALK阳性(尽管它们携带不同的变异),并用于分析ALK信号传导,两种细胞系中均观察到磷酸化AKT、ERK和STAT3水平的升高,但ALK抑制对这些信号分子的激活状态有不同的影响。这表明ALK抑制剂对下游信号传导的影响取决于融合蛋白的性质。*EML4-ALK*融合基因多见于年轻、少吸烟或不吸烟的NSCLC患者。

3 *ROS*1基因融合

*ROS*1基因最初是于1986年在鸟肉瘤病毒(UR2)发现的具有独特致癌作用的基因序列,于2007年首次在NSCLC中被发现。ROS1属于胰岛素受体家族的一种单体型受体酪氨酸激酶。其在人类中的生物学作用尚未明确,仍然是一个"孤儿"受体酪

氨酸激酶，尚未找到已知的配体。人类的 *ROS1* 基因定位于6q21染色体，属于酪氨酸激酶胰岛素受体基因，由胞内酪氨酸激酶活性区、跨膜区及胞外区3部分组成，编码具有酪氨酸激酶活性的嵌合蛋白。*ROS1* 基因发生重排时丢失细胞外区域，保留跨膜区和胞内酪氨酸激酶区域，重排位点主要发生在 *ROS1* 基因的32~36外显子。最常见的 ROS1 融合伴侣是 CD74、SLC34A2、CCDC6 和 FIG。近年来发现了更多的新型 ROS1 融合伴侣，如基于 FoundationOne®CDx 检测的罕见的新型 TPD52L1-ROS1 融合和 TMEM106B-ROS1 融合。融合后持续激活 ROS1 酪氨酸激酶区及下游 JAK/STAT、PI3K/AKT、RAS/MAPK 等信号通路，进而引起肿瘤的发生。*ROS1* 重排的患者有以下几个临床特点：年龄偏小（中位年龄49.8岁）、女性、从未吸烟/轻吸烟者、亚裔，以及腺癌的组织病理学诊断。一项回顾性分析表明 *ROS1* 重排的患者中位生存期（36.7个月）高于其他基因重排的肿瘤，如 *EGFR* 突变和 *ALK* 重排的 NSCLC（分别为25.3个月和23.9个月）。一项中国人 *ROS1* 重排晚期 NSCLC 患者克唑替尼治疗研究提示：ORR 为71.4%，DCR 为94.3%。估计中位 PFS 为11.0个月（95%可信区间为7.8～14.2个月）。估计中位 OS 为41.0个月（95%可信区间为22.5~59.5个月）。

4. *KRAS* 突变

RAS 蛋白是一类鸟嘌呤核苷酸结合蛋白，具有 GTP 水解酶活性，当其与 GDP 结合时，处于非激活状态（关），而与 GTP 结合时被活化（开）。鸟嘌呤核苷酸转换因子（guanine nucleotide exchange factors，GEFs）促进 GTP 与 RAS 结合，继而激活多条信号通路，如 RAF-MEK-ERK、PI3K-AKT-mTOR 和 Ral-GDS 等，调节肿瘤生长、增殖、分化、和凋亡等生命过程。Kirsten 大鼠肉瘤病毒癌基因（Kirstenrat sarcoma viral oncogene，*KRAS*）是 RAS 家族中最重要的基因，且 *KRAS* 突变是多种肿瘤中最常见的致癌因素之一。*KRAS* 一旦发生突变，就会丧失 GTP 水解酶活性，进而持续活化，促使细胞持续增殖而癌变。*KRAS* 突变存在于约20%的高加索 NSCLC 人群，而亚裔 NSCLC 人群 *KRAS* 突变发生率略低。*KRAS* 基因突变的最常见方式是点突变，常见的突变形式有 KRAS-G12D 突变（41%）、KRAS-G12V（28%）和 KRAS-G12C（14%）突变。在 NSCLC 中，最常见的是 G12C 点突变。研究人员一直在寻找能够干扰 KRAS 与 GTP 结合的药物，以阻断突变型 *KRAS* 基因的致癌作用。Sotorasib 是首个 KRAS G12C 抑制剂，具有高选择性和不可逆的特点，在 I 期 Code Break 100 试验中，Sotorasib 在既往接受大量治疗的 NSCLC 患者人群显示出持久的临床获益，ORR 为36%（所有试验剂量），DCR 达到81%，中位持续缓解时间（DOR）为10个月。基于这个研究结果，FDA 于2021年5月29日加速批准了安进公司开发的 Sotorasib 上市，用于治疗肿瘤携带 KRAS G12C 突变且至少接受过一种前期全身性治疗 NSCLC 患者。

5. *BRAF*

BRAF 基因位于7号染色体上，其编码出的丝氨酸/苏氨酸蛋白激酶，在丝裂原活化蛋白激酶（MAPK）/细胞外信号调节激酶（ERK）通路中发挥重要作用，参与细胞

的生长、增殖、存活和分化。MAPK/ERK 通路包括几种带有激酶结构域（RAF、MEK、ERK）的蛋白，它们将信号从膜受体传递到核内的 DNA 上。*BRAF* 突变分为 3 种类型，I 类（BRAF V600E/K/D/R/M）突变是最常见于 NSCLC 的 *BRAF* 突变，NCCN 指南推荐的靶向药物为达拉菲尼和曲美替尼。II、III 类 *BRAF* 突变患者脑转移发生率高，共突变发生率高，暂无确定的靶向治疗方案，并且患者预后通常较差。与 BRAFV600E 碱基替换相比，*BRAF* 基因融合极为罕见，且与前者在生物学上有很大的区别。Ross 等应用 FoundationOne 方法对 4 013 例 NSCLC 患者行基因组综合谱分析，仅有 8 例（0.2%）发现含有完整的激酶结构域的 BRAF 融合蛋白，组织学类型为腺癌或有腺癌的特征，而鳞状或小细胞肺癌中未被发现。来自中国肺癌患者数据研究发现 NSCLC 中 BRAF KDD 和 BRAF 融合的发生率不到 0.5%。个案报告显示，携带 BRAFKDD 的 NSCLC 患者接受 BR AF-TKI 治疗有效。其他癌种的个案报告提示，针对不同 BRAF 融合基因使用个体化靶向治疗方案可使患者获益。

6 *HER*2（ERBB2）

人表皮生长因子受体 2（human epidermal growth factorreceptor 2，HER2）是 ErbB 家族酪氨酸激酶受体的成员之一。HER2 没有与配体结合的结构域，但可以通过自体或与其他表皮生长因子家族成员形成异体二聚化，激活促分裂原活化的蛋白激酶（mitogen-activated protein kinase，MAPK）、磷脂酰肌醇 3-羟激酶（phosphatidylinositol 3-hydroxy kinase，PI3K）/蛋白激酶 B（protein kinase B，PKB，又称 AKT）、蛋白激酶 C（protein kinase C，PKC）和信号转导及转录激活因子（signal transduction and activatorof transcription，STAT）在内的信号通路，产生级联反应，在肿瘤细胞增殖、生长、转移方面发挥驱动作用。与其他 NSCLC 患者相比，HER2 异常患者往往化疗疗效不佳、预后差、OS 短。*HER*2 异常 NSCLC 患者具有 3 个亚类，包括基因突变、基因扩增和蛋白过表达。NSCLC 患者中，*HER*2 基因突变的发生率为 1%~4%，其临床病理特征与表皮生长因子受体（epidermalgrowth factor receptor，EGFR）突变相似，常见于不吸烟、女性和肺腺癌患者；且作为驱动基因的 *HER*2 突变与其他驱动基因如 *EGFR*、Kirsten 鼠肉瘤病毒癌基因（Kirsten rat sarcoma viral oncogene homolog，KRAS）、间变性淋巴瘤激酶（anaplastic lymphoma kinase，ALK）和鼠类肉瘤滤过性毒菌致癌同源体 B1（v-raf murine sarcoma viral oncogene homolog B1，*BRAF*）等互斥。原发性 *HER*2 基因扩增在肺腺癌中的发生率为 2%~5%，常伴有胸膜转移，且 *HER*2 扩增是 *EGFR* T790M 突变患者靶向治疗最常见的耐药机制之一。*HER*2 蛋白过表达的发生率为 2.4%~38.0%，其特点是镜下多见乳头样结构，预后较差且 OS 短。中国 NSCLC 患者中 ERBB2 融合的发生率为 0.29%。部分患者使用阿法替尼治疗有效。近期报道一种不可逆 HER 抑制剂吡咯替尼显示了对携带 HER2 第 20 外显子插入的 NSCLC 的临床活性。

7 MET基因

MET基因位于人类7号染色体(7q21-31),长度约125 kb,同时含有21个外显子。由MET基因编码的蛋白为c-MET,也称为肝细胞生长因子受体(hepatocyte growth factor receptor,HGFR),是具有自主磷酸化活性的跨膜受体,属于酪氨酸激酶受体超家族,主要表达于上皮细胞。肝细胞生长因子(hepatocyte growth factor,HGF)是目前发现的唯一的c-MET配体,属于纤维蛋白溶酶原家族,主要表达于间质细胞。HGF能够与c-MET的细胞外结构域结合,促使c-MET发生二聚化、酪氨酸磷酸化,激活众多下游信号通路,如PI3K-Akt、Ras-MAPK、STAT和Wnt/β-catenin等,从而发挥促进细胞增殖、细胞生长、细胞迁移、侵袭血管及血管生成等效应。c-MET正常表达时促进组织的分化与修复,当存在异常时则可能促进肿瘤的增殖与转移。HGF/MET信号通路异常激活主要包括MET 14外显子跳跃突变、MET基因扩增和c-MET蛋白过表达。在NSCLC中,MET 14外显子跳跃突变的总体发生率为3%~6%,并且不与EGFR、ALK等NSCLC的其他驱动基因共存,提示其代表一种独立的肿瘤驱动基因。但MET 14外显子跳跃突变可以与MET基因扩增和蛋白过表达并存。MET基因扩增即MET基因的拷贝数增加,包括整体染色体重复和局部区域基因重复,其中整体染色体重复是指肿瘤细胞中出现多条7号染色体。MET基因扩增通常伴有EGFR、KRAS等其他基因突变,有研究显示MET扩增可能并不是NSCLC的肿瘤驱动基因。MET扩增与EGFR、KRAS等其他驱动基因的激活有明确的联系,可能是EGFR基因突变的NSCLC获得性耐药的机制之一。有研究显示,15%~20%的EGFR获得性耐药患者可检测到MET扩增。另外,MET基因扩增往往提示NSCLC患者的预后较差。

8 RET基因

RET基因编码产生的RET蛋白是一种存在于细胞膜上的受体酪氨酸激酶(receptor tyrosinekinase,RTK),通过受体与配体的结合,刺激细胞内区域发生磷酸化,从而激活下游信号,参与调节细胞的生长和分化。目前,相关研究认为,RET基因通过本身断裂与其他基因接合的方式发生重组,成为一个新的融合基因。RET基因发生点突变和RET基因发生融合突变可以使RET基因逃脱配体调控,自我磷酸化强化、信号转导功能增强,促使激酶的活化以及原癌基因的转化,诱发肿瘤生成。RET基因点突变被认为是甲状腺乳头状癌的一个驱动基因,但在其他类型肿瘤中较为少见。2011年,研究者首次在肺腺癌组织中发现酪氨酸激酶受体编码基因RET(rearranged during transfection)基因融合突变,后继针对RET基因的研究不断深入开展。研究表明,中国肺癌患者的RET基因融合突变率较低,仅为1%~2%;但是,由于中国的肺癌患病群体基数较大,因而该类患者在临床中并不少见。目前,在NSCLC中发现的,与RET基因发生融合突变的类型包括CCDC6(10q21)、KIF5B等,而其中KIF5BRET型融合突变较为多见。截至目前,KIF5BRET融合基因已被证实存在多种变体,其中 K15:R12 是最常见的一种变体,占 *KIF5B-RET* 融合基因变体的 60%~70%。与 ALK 和 ROS1 类似,RET 患者常为年轻的非吸烟者、女性。这类癌症对 RET-TKI 抑制剂有反应。NCCN 指南目前 推荐多靶点酪氨酸激酶抑制剂卡博替尼和 Vandetanib 用于治疗 *RET* 融合突变阳性 NSCLC 患者。但从目前的数据来看,卡博替尼和 Vandetanib 对 RET 靶点的治疗效果并不理想。正在开展的临床研究中,阿来替尼、多靶点酪氨酸激酶抑制剂[仑伐替尼、R XDX-105、Pralsenitinib(BLU-667)]、RET 单靶点抑制剂 Selpercatinib(LOXO-292)的临床应用数据值得期待。

9 *NTRK* 基因

NTRK 基因家族包括 *NTRK*1、*NTRK*2、*NTRK*3,分别编码神经营养受体酪氨酸激酶 TRKA、TRKB、TRKC,参与神经元发育与分化。*NTRK* 融合为罕见突变,在常见肿瘤类型如肺癌、胰腺癌、结直肠癌、黑色素瘤中发生率<1%,但在某些罕见的肿瘤类型,如分泌型乳腺癌和婴儿纤维肉瘤,发生率可高达 90%,是多种肿瘤的致癌驱动因素。*NTRK* 融合突变在肺癌中十分罕见,发生率不足 1%,通常不与其他常见致癌驱动基因同时存在,回顾性研究显示 *NTRK* 基因融合可发生于任何性别、年龄及吸烟状况的患者。在肺大细胞神经内分泌癌中,NTRK 基因融合的发生率明显高于其他类型 NSCLC。在一项纳入 538 例肺癌病例的研究中,肺大细胞神经内分泌癌中 *NTRK* 基因融合的发生率高达 31.0%。并且,有研究发现 BDNF/TRKB 通路参与肺大细胞神经内分泌癌的形成及侵袭,为其治疗的探索提供了新的方向。NTRK 点突变在肺癌中相对更为常见,有文献报道,*NTRK*2 和 *NTRK*3 点突变在肺大细胞神经内分泌癌中发生率约为 10%,但在其他的组织学亚型中尚未发现。而 Ding 等研究通过检测 188 例肺腺癌患者标本,发现其中 20 例存在 *NTRK* 点突变,*NTRK* 突变阳性率为 10.64%,提示 *NTRK* 突变不只存在于肺大细胞神经内分泌癌。近期一项中国患者肺癌数据提示:检出 *NTRK* 突变 8 例(8/173,4.6%),其中 4 例 *NTRK* 错义突变(4/173,2.3%)、2 例 NTRK 融合基因突变(2/173,1.2%)、2 例 *NTRK* 拷贝数缺失(2/173,1.2%)。在 8 例 *NTRK* 突变患者中,4 例与肺癌驱动基因突变相关(3/4 EGFR,1/4 ALK)、2 例 *NTRK* 组织和配对全血检测不一致、1 例检测到 *NTRK* 错义突变、1 例检测到 *NTRK* 拷贝数缺失、2 例检测到 *NTRK* 野生型。NTRK 基因突变与临床病理因素(性别、年龄、病理类型、吸烟状况、转移部位)无关。

10 *MEK*1 基因

*MEK*1 是 BRAF 下游增殖信号通路的丝氨酸苏氨酸激酶,约 1% 的 NSCLC 存在 *MEK*1 突变,这种突变在肺腺癌中较肺鳞癌更多见,主要突变位点为 K57N、Q56P 和 D67N。在体外模型中,*MEK*1 突变可以导致信号通路持续激活并对 MEK 抑制剂敏感。但 MEK 抑制剂在临床中的应用还比较有限,目前仅被美国 FDA 批准用于联合 BRAF 抑制剂治疗 BRAF V600E 突变的 NSCLC。

肺鳞状细胞癌的驱动基因研究总体落后于肺腺癌。研究发现,肺鳞癌患者很少发生常见于肺腺癌的驱动基因如 *EGFR* 突变、*KRAS* 突变、*ALK* 融合等。进一步全面研究分析肺鳞状细胞癌突变基因发现,较为常见的肺鳞状细胞癌驱动基因为 *FGFR*1(20%)、*SOX2*(20%)及 *PIK3CA*(20%)的突变。来自不同国家的机构探讨了肺鳞癌的驱动基因谱,发现不同种族肺鳞癌的驱动基因谱高度相似。

1 FGFR1

*FGFR*1 属于受体酪氨酸激酶(receptor tyrosine kinase,RTKs)型受体。有研究表明,FGFR 在肺鳞状细胞癌组织中的表达率明显高于癌旁组织,进一步研究发现,*FGFR*1 是肺鳞状细胞癌中较为常见的突变,并且对于女性和晚期肺鳞状细胞癌是一种有利的预后标志物。另一项研究发现,肺癌人群中 1.9%(210/10 966)检测到 FGFR 异常,包括突变、融合和基因扩增。肺鳞癌 FGFR 异常率(6.8%,65/954)高于肺腺癌(1.3%,128/9 596)。19 例患者检测到 FGFR 癌基因突变,其中 68% 为男性肺鳞癌患者。19 名患者中有 11 名(58%)同时存在 PI3K 信号改变,因此强调了在此类患者中采用双靶向 FGFR 和 PI3K 信号联合治疗的潜在策略。

2 SOX2

SOX2 在 CSC 中各种类型的胚胎和成体干细胞中均有表达。Correia 等研究通过诱导激活体外支气管上皮细胞中的癌基因,建立支气管发育不良的器官模型,发现 *SOX2* 失调驱动支气管发育不良,与肿瘤启动子 53 的丧失协同作用,可加强发育异常的表型。也有研究表明,染色质免疫沉淀识别与 *SOX2* 靶基因相关,其可以控制肿瘤的发生、存活、增殖、黏附、侵袭和副肿瘤综合征。但也有学者认为,*SOX2* 的单独扩增只能"启动"癌变,并不能进一步驱动癌变,*SOX2* 需要在其突变的基础上合并下游信号通路改变才能驱动癌变。一项研究表明,p21 激活激酶 5(PAK5)在 LUSC 组织中过表达,PAK5 的缺失通过降低 *SOX2* 在体内外的表达和磷酸化而降低 LUSC 的自我更新能力。在异种移植模型中,PAK5 的基因敲除或药物抑制可抑制肺鳞癌细胞体内的生长和转移,提示 PAK5 介导的 SOX2 磷酸化促进了肺鳞癌细胞的肿瘤干细胞样表型。抑制 PAK5 可能是治疗 SOX2 阳性肺鳞癌的一个有前途的靶点。

3 PI3K

PI3K 属于脂质激酶家族,参与细胞增殖、存活和代谢的调节。现已有研究证实 *PI3K* 参与肺鳞状细胞癌的发生发展主要原因为其高频率的扰动。其中 PIK3CA 突变、扩增和 PTEN 丢失已在部分肺鳞状细胞癌病例中被鉴定。亦有研究证实,符合 PIK3CA 突变的患者可能在早期鳞状细胞肺癌中具有生存优势。近期一项研究在描

绘中国人早期肺鳞状细胞癌的基因组图谱中发现 PIK3CA 扩增与 TMB 显著增高相关（P=0.036）；PIK3CA 扩增与 CD8$^+$TIL 密度显著降低独立相关（P=0.005）。这可能有助于未来肺鳞癌个体化免疫治疗试验的设计。

4 小细胞肺癌的驱动基因

SCLC 是肺癌中分化最低、恶性程度最高的一型，由于受到肿瘤标本来源的限制，SCLC 的基因组研究相对于上述两型较少。研究表明，SCLC 中特征性基因主要包括抑癌基因 *TP53*、*RB-1*、*PTEN*、*NOTCH* 等的缺失或失活，*PIK3CA*、*EGFR*、*c-MET*、*c-Kit* 过度表达及 *FGFR*1、*SOX2*、*MYC* 家族的扩增等。

George 等对 110 例 SCLC 肿瘤标本进行了全基因组测序发现，约 1/4 的肿瘤组织中存在 NOTCH 家族的失活突变，*TP53* 和 *RB1* 的双等位基因失活和重组、*TP73* 基因的突变和重排会导致致癌基因 TP73Dex2/3 的产生。近期研究表明，NOTCH 信号传导的异位激活可以急剧抑制培养物和小鼠中 SCLC 细胞的扩增，然而，SCLC 培养物中有部分失去神经内分泌特征的癌细胞，它们具有 NOTCH 信号通路活化，在功能上与神经内分泌肿瘤细胞相互作用并促进它们生长。因此，根据肿瘤的细胞组成，在治疗上激活或抑制 NOTCH 的策略可能对患者有益。

Byers 提出了 SCLC 中另外两个潜在的驱动基因，即果蝇 zeste 基因增强子的人类同源物-2（enhancer of zestehomolog 2，EZH2）和聚腺苷酸二磷酸核糖聚合酶-1（polymerase，PARP-1），进一步研究表明，在 SCLC 细胞系中，EZH2 表达水平比 NSCLC 细胞系高 3 倍，比正常肺细胞高 12 倍。Murai 等探究了转化生长因子-β（TGF-β）在 SCLC 细胞中的作用，发现 EZH2 通过抑制 TGF-β-Smad-ASCL1 途径促进 SCLC 进展。此外，有研究证明 EZH2 在癌细胞中的表达和活性可在多个水平上改变，并由 lncRNA 调节。

与其他肺癌亚型和正常肺上皮细胞相比，SCLC 细胞表现出较高的 PARP 表达谱，并且对 PARP 抑制剂高度敏感。此外，PARP 抑制剂在体内和体外都能增强 CHT 和电离辐射的效应。因此，使用 PARP 抑制剂可能是一种有前景的 SCLC 患者的靶向治疗方法。第二阶段临床试验 ECOG-ACRIN 2511 调查了 PARP 抑制剂 veliparib 在未经治疗的晚期小细胞肺癌患者中的疗效。研究人员发现，尽管与对照组相比，联合应用 veliparib 与顺铂和依托泊苷双联治疗的患者的 OS 有改善（OS 分别为 10.3 个月和 8.9 个月），但结果没有统计学意义。PARP 抑制剂组合因此可能是小细胞肺癌患者有吸引力的治疗方法，但需要预测生物标志物。值得注意的是，发现 SLFN11 的表达与 veliparib 疗效密切相关，可能是这些患者潜在的生物标志物。

DLL3 在 NE 起源的 SCLC 中高表达，其抗体-药物结合物罗伐匹珠单抗（Rova-T）结合在这些表达 DLL3 细胞上，诱导细胞死亡。Rova-T 是第一个将 DLL3 用作新的生物标志物的小细胞肺癌靶向治疗药物。第二阶段研究调查了 Rova-T 作为三线药物在复发和难治性小细胞肺癌患者中的有效性和安全性。研究结果显示，Rova-T 具有适度的抗肿瘤活性,这也会造成毒性。对于选择得当的小细胞肺癌患者,RoVa-T仍可能是一种有前途的治疗方法。

第二节　肺癌RNA变异

RNA在体内的作用主要是引导蛋白质的合成,根据结构和功能的不同分为信使RNA mRNA和nc RNA。信使RNA(mRNA)在蛋白质合成过程中负责传递遗传信息、直接指导蛋白质合成。非编码RNA(Non-coding RNA)是指不编码蛋白质的RNA。其中包括核糖体RNA(rRNA)、转运RNA(tRNA)、核小RNA(snRNA)、核仁小RNA(snoRNA)和mi RNA等多种已知功能的RNA,还包括未知功能的RNA。大量研究数据表明,高等生物多达一半以上的DNA转录为RNA,其中绝大多数为ncRNA。甚至,有的科学家预言ncRNA在生物发育的过程中,有着不亚于蛋白质的重要作用。目前在肺癌领域ncRNA已有大量研究数据,包括miRNA、lncRNA、cirRNA。

一、肺癌miRNA研究进展

miRNA失调已被证实是肿瘤发生、发展的一个重要因素或机制,它通过恶性细胞、非恶性基质细胞和肿瘤微环境中非细胞成分之间的相互作用影响肿瘤增殖、血管新生、转移和获得性耐药。因此,研究miRNA在很大程度上弥补了对肺癌发病机制认识上的不足。

1　miRNA表达与肺癌发生、发展

研究表明,miRNA与肺癌,尤其是NSCLC的发生密切相关。如在NSCLC组织中miRNA-30a-5p、miRNA-486-5p和miRNA-126-3p、miR-184、miR-103,miR-203、let-7、miR-33、miR-193a-5p、miR-335、miR-195、miR-34a/b/c、miR-140下调,而miRNA-205-5和miRNA-210-3p、miR-1246,miR-1290、miR-21、miR-31、miR-17~92、miR-196a、miR-18a-5p、miR-25,miR-93,miR-106b、miR-19a、miR-130b、miR-574-5p、miR-494、miR-221/222、miR-30b/c、miR-147b、miR-155上调,其中miR-30a-5p与miR-210-3p具有高度敏感性和特异性,可为区分癌组织与非癌组织进一步提供依据。

肺癌中许多原癌基因与miRNA所参与调控表达的联系十分密切,具体表现为一种或多种miRNA表达水平的下调或上调通过靶向原癌基因的信号转导通路而影响肿瘤的发生及发展。例如作为NSCLC的抑癌基因,miRNA-223可通过靶向EGFR调控PI3K/AKT途径。miRNA-199b可靶向抑制ERK和Akt信号通路相关基因,抑制*K-Ras*突变NSCLC的生长和转移。

肺癌发生的另一个重要因素是抑癌基因的失活,目前已证实大多数 NSCLC 和 SCLC 存在 p53 抑癌基因失活。而一些 miRNA 可直接结合 *p53 mRNA* 的 3′ UTR 抑制 *p53* 翻译,如 miRNA-675-5p、miRNA-449a 等。同时 miRNA 也可通过抑制 p53 拮抗物以增强 p53 蛋白的稳定性和功能,如 miRNA-149-3p 和 miRNA-4270。另外,miRNA 还参与 DNA 损伤的损伤修复,以及调控肺癌细胞的增殖和迁移等。

因此,miRNA 几乎全程参与了肺癌的发生和发展,这种调控作用体现在各型肺癌的细胞分子水平上。

2 肺癌中 miRNA 调控异常的机制

成熟 miRNA 在肺癌中的调控异常与癌细胞生长、侵袭及迁移密切相关,而这种调控异常的主要原因包括表观遗传修饰的改变、表观遗传缺失、基因缺陷以及转录抑制等。表观遗传修饰的改变通常为广泛的基因组 DNA 启动子低甲基化,这可导致突变的致癌性 miRNA 的表达。比如与相应基因组低甲基化相关的 14q32 miRNA 的过表达促进肺癌的转移,其中的 miRNA-487a-3p 和 miRNA-323b-3p 等显著促进了侵袭性表型。另一种表观遗传修饰的改变为 DNA 启动子的高甲基化,可导致抑制肿瘤的 miRNA 表达下调,例如,具有抑癌作用的 miRNA-137 就因 DNA 启动子的高甲基化而在肺癌中被下调。

肺癌中 miRNA 的调控异常与基因缺陷也有着重要关系,其中最常见的就是 p53 在 NSCLC 中的表达或功能缺失,并且使下游效应因子缺失。如 miRNA-183-5p、miRNA-675 高表达可以抑制 p53 而促进机体 NSCLC 的转移及生长。

肺癌细胞中 miRNA 调控异常与转录抑制的关系具体与 *c-Myc* 这种原癌基因相关:c-Myc 是 miRNA-17-92 簇激活剂,它与启动子结合后导致多种抑癌 miRNA 的表达缺失,或上调致癌 miRNA 的表达。另外,c-Myc 还可直接作为一些 miRNA 的靶基因,例如 miRNA-449c 靶向 c-Myc 可抑制 NSCLC 细胞进程。

3 肺癌细胞中的 PD-L1 和 miRNA

目前公认的恶性肿瘤的发生和发展的一项重要因素是癌细胞可逃避免疫监视。癌细胞可以通过多种方式扭曲宿主的免疫检查点,以此逃避免疫系统的排斥。PD-1/PD-L1 信号通路主要通过降低 T 淋巴细胞活化、抑制 T 淋巴细胞增殖和诱导特异性 T 细胞凋亡而发挥负性调节的作用。PD-L1 是在免疫反应中 T 细胞表面表达的免疫检查点的抑制剂,其与存在于淋巴细胞上的 PD-1 相互结合使细胞毒性 T 细胞(cytotoxic T lymphocyte,CTL)抑制细胞因子和蛋白水解酶的分离。癌细胞能表达 PD-L1,引起免疫细胞功能障碍和凋亡,并且还能与 B 细胞、自然杀伤性 T 细胞以及树突状细胞上表达的 PD-1 结合,以抑制抗癌免疫力。研究已证实 PD-L1 的表达受信号通路、转录因子和表观遗传因子的调控,诸如 miRNA-513、miRNA-197、miRNA-34a 等 miRNA 在许多恶性肿瘤中负调控 PD-L1。而 miRNA-197 介导的 CKS1B/STAT3 轴可通过多种致癌基因(Bcl-2、c-Myc 和 cyclin D1)调控肿瘤进展,驱动肿瘤 PD-L1 的表达。

4　肺癌诊断与监测的新工具：miRNA作为生物标志物

随着生物技术的发展，临床肿瘤诊断及预后监测愈发受益于肿瘤分子标志物的发展及其检测技术的不断完善。研究发现，miRNA可能可以作为肺癌诊断的新手段，使一些早期肺癌患者的高频率影像学检查现状得以改善。黄毅等研究发现血清miRNAs可能是早期NSCLC患者较好的生物标志物，血清miRNAs与血清外体miRNAs的联合应用有助于进一步提高NSCLC的早期诊断水平。但肺癌发病机制十分复杂，且对于miRNA在其发生及发展中所发挥的作用仍有许多未知领域，要彻底实现miRNA作为临床诊断及预后的生物学指标还需继续深入探索。

5　miRNA与肺癌的转移及预后

miRNA表达谱有助于miRNA作为恶性肿瘤的转移监测及预测预后的潜在生物标志物。运用TCGA数据库获取肺癌患者临床信息及miRNA的表达数据，就可识别差异表达的miRNA并作进一步分析。

近期一项研究报道了利用qRT-PCR检测发现发生远处转移的NSCLC患者血浆中的miRNA-21和miRNA-23a水平显著高于无转移患者，且两者表达与肿瘤大小显著相关。另外，miRNA-21-5p在NSCLC中通过靶向SMAD7的表达促进肿瘤的发展，其在肿瘤组织中的高表达与肿瘤大小、淋巴结转移、远处转移以及分化显著相关。同时，一些miRNA可在不同肺癌病理亚型中表现出改变，而不只局限于一种。近期一项研究发现根据不同miRNA组合，能很好地区分NSCLC与小细胞肺癌，且该模型验证成功率高。但是，如何大幅度提高miRNA监测及判定各型肺癌预后的敏感性和特异性，是miRNA从临床前研究到临床中运用所要面临的又一大问题。

6　miRNA在肺癌治疗中的调控作用

近年来，靶向miRNA治疗剂的开发也已成为重要的抗癌补充策略及研究热点。证据表明，一些关键miRNA的调节还可能逆转致癌信号通路，并增强抗癌治疗中的细胞毒性作用。如miRNA-4262可通过调节PTEN进而参与NSCLC对紫杉醇的耐药性，抑制其表达可能是克服NSCLC对紫杉醇耐药性的一种方法。一些miRNA靶向的调控轴在肺癌放射治疗中也起重要作用，并代表了NSCLC新的潜在治疗靶点。如miRNA-21-5p的抑制可通过HMSH2促进NSCLC的放射敏感性。因此，miRNA作为治疗恶性肿瘤的靶点或潜在靶点，在临床前和临床实验阶段显示出有希望的前景。但基于临床环境中靶向miRNA治疗的复杂性及其他问题，还需更多临床前及临床的前瞻性研究。

7　总结

目前已可在肺癌的不同阶段使miRNA得到实时定量及定性检测，并可作为肺癌的诊断、预后甚至预测性生物标志物。但要使miRNA完全进入临床诊断阶段仍存在诸多难点，如miRNA标志物的特异性及敏感性欠佳，检测和定量技术也需要改善，从而能够普及于临床,且经济有效。

此外,miRNA还可被用于补充当前肺癌干预治疗的策略。合成或干预特定的miRNA来抑制肺癌的发生、发展、耐药性及放射抵抗性等。但是仍有许多障碍需要克服,诸如药物输送、特异性、脱靶效应、毒性介导及免疫学激活的不良事件等突出问题。

再者,某些miRNA在增强或抑制肺癌进展方面具有双重作用,且不同信息分子与不同信号转导途径之间还存在交叉对话,构成了复杂的调控及信号转导网络。因此,想要实现miRNA从临床前阶段到临床中诊治肺癌的彻底转变,就需要对其在肺癌发生、发展中的作用及机制有更深入的认识及理解,并通过大规模的研究解决许多上述的关键性问题。

二、肺癌lncRNA研究进展

lncRNA是一类转录本长度超过200个核苷酸的RNA分子,具有明显表达的细胞或组织特异性,在表观遗传学水平、转录水平及转录后水平对基因的表达具有调控作用。研究发现,lncRNA在肺癌中的表达水平与癌旁组织存在显著差异,提示lncRNA可能影响肿瘤发生发展。进一步研究发现,lncRNA通过参与包括染色质修饰、基因表达调控、细胞分化等在内的多种细胞学进程,影响肿瘤转移与侵袭、肿瘤细胞的增殖和凋亡、肿瘤血管生成及调节肿瘤耐药,促进或抑制肺癌的发生发展,为肺癌治疗提供新策略。此外,lncRNA还可作为潜在的生物标志物用于包括肺癌在内的多种恶性肿瘤的早期诊断及疾病预后。

1 lncRNA与肺癌的发生发展

肿瘤的发生发展过程是基因表达失调的结果,通常涉及癌基因的激活或抑癌基因的抑制,lncRNA能作为关键的调控因子影响肿瘤侵袭和转移、肿瘤细胞增殖和凋亡、肿瘤血管生成及调节肿瘤耐药,与肺癌的发生发展密切相关。

1.1 lncRNA参与肺癌的侵袭和转移

肺肿瘤局部浸润和远处转移的生物学特性是导致肺癌发病率和病死率居高不下的主要原因,而这与癌细胞的EMT现象密切相关。异常表达的lncRNA可通过调控信号通路基因的表达在肺癌的转移和侵袭过程中扮演重要角色。Pan等发现lncRNA JPX/miR-33a-5p/Twist1轴通过激活Wnt/β-catenin信号调节肺癌的发生和转移。Yu等研究认为FAM207bp是一种假基因来源的lncRNA,可促进肺腺癌细胞的增殖、迁移和侵袭,并可作为免疫相关预后因子。

1.2 lncRNA与肺癌细胞增殖和凋亡

大量研究证实,lncRNA可通过与miRNA相互作用,在肺癌的发生和演进过程中发挥重要作用。如 lncRNA FGD5-AS1 可吸附结合 hsa-miR-107,上调成纤维细胞生长因子受体样1(FGFRL1)的表达,促进肺癌细胞的增殖。lncRNA MIR503HG 可直接靶向下调 miR-489-3p 和 miR-625-5p 的表达,从而促进 NSCLC 的增殖并抑制其凋亡。研究人员发现,与癌旁组织相比,lncRNA GMDS-AS1 在肺腺癌(lung adenocarcinoma,LUAD)组织和细胞中的表达显著下调,其可作为竞争性内源 RNA(competing endogenous RNA,ceRNA)竞争性结合 miR-96-5P,上调圆柱瘤病基因(cylindromatosis,CYLD)的表达,抑制肺癌细胞的增殖以及促进细胞凋亡进程。而 lncRNA HAND2-AS1 能够通过失活 PI3K/Akt 通路抑制 NSCLC 细胞增殖,促进细胞凋亡。lncRNA Jpx/miR-33a-5p/Twist1 轴通过激活 Wnt/β-catenin 信号调节肺癌的发生和转移。

1.3 lncRNA 与肺癌血管生成

肿瘤新生血管在肺癌的发生发展中发挥了十分重要的作用。研究发现 lncRNA 能够参与肺肿瘤的进展和新生血管生成。lINC00173.v1 通过海绵 miR-511-5p 调节 VEGFA 的表达促进肺鳞状细胞癌的血管生成和进展。在非小细胞肺癌中,lncRNA EPIC1 通过激活 Ang2/Tie2 轴促进肿瘤血管生成。

1.4 lncRNA 参与调节肺癌耐药

肺癌耐药机制复杂,目前尚无明确定论。随着研究的逐渐深入,越来越多的证据表明 lncRNA 的异常表达是影响肺癌细胞耐药性的关键因素。顺铂具有抗癌谱广、作用强等特点,是目前用于肺癌治疗最广泛的基础化疗药物。研究发现 LINC00221 在耐顺铂的 NSCLC 组织和细胞中高表达,LINC00221 可通过下游 miR-519a /ZBTB5 信号转导轴调节肺癌细胞对顺铂的敏感性。PVT1 可能作为 miR-216b 的竞争性内源 RNA,通过 miR-216b / Beclin-1 途径调节细胞凋亡和自噬,从而抑制受体肺癌细胞对顺铂的敏感性。Lee 等发现 LncRNA KCNQTOT1 通过介导 TGF-B 信号参与小细胞肺癌的化疗耐药调控。

2 lncRNA 与肺癌诊断

越来越多的研究表明,异常表达的 lncRNA 可作为非侵入性的肿瘤标志物,在肺癌的早期诊断中发挥不可替代的作用。研究发现,NSCLC 患者血清样本中循环 lncRNA SPRY4-IT1、ANRIL 和 NEAT1 的表达显著上调,其中 ANRIL 对 NSCLC 具有较高的诊断价值(AUC=0.798),通过进一步检测分析发现,上述三种 lncRNA 联合诊断肺癌的 AUC 值为 0.876、灵敏度为 82.8%、特异性为 92.3%,表明 ANRIL 联合 SPRY4-IT1、NEAT1 可提高肺癌患者的诊断阳性率,更有利于肺癌的早期诊断。随着研究的逐渐深入,越来越多的 lncRNA 被证实具有早期诊断肺癌的价值,能有效区分肺癌患者、健康体检者、肺部良性疾病者,对肺癌的早期诊断具有十分重要地意义。

3 lncRNA 与肺癌治疗

lncRNA 参与调控信号通路基因的表达与肺癌的发生发展密切相关。进一步研究发现,lncRNA 可作为分子靶向治疗的关键突破点,沉默、阻断、破坏致癌性 lncRNA 或恢复抑癌因子 lncRNA 的功能,能有效抑制肺癌细胞的恶性生物学行为及调节肿瘤耐药,对肺癌治疗具有重要意义。Li 等研究发现,lncRNA BCAR4 可作为肺癌治疗的潜在靶点,敲低 BCAR4 可抑制肺癌细胞的侵袭,转移和增殖,诱导细胞周期停滞并增加细胞凋亡。此外,下调 BCAR4 的表达还可抑制肺癌在体内动物模型中的转移。该过程发生的潜在机制与 EMT 密切相关。

4 lncRNA 与肺癌预后

大量研究证实异常表达的 lncRNA 与肺癌预后密切相关,其可作为潜在的分子标志物,预测肿瘤组织分化程度、淋巴结转移情况、TNM 分期、肿瘤大小,对肺癌临床诊疗具有重要意义。研究人员发现 lncRNA AFAP1-AS1 在 NSCLC 组织中的表达显著上调,通过进行 Cox 多因素回归分析,结果显示 lncRNA AFAP1-AS1 是影响 NSCLC 患者整体 OS 的独立危险因素。一项研究表明 LINC0042646 表达水平与临床分期显著相关,LINC0042 6 高表达组的 OS 显著高于低表达组。FAM207bp 是一种假基因来源的 lncRNA,可促进肺腺癌细胞的增殖、迁移和侵袭,并可作为免疫相关预后因子。这些研究结果揭示了 lncRNA 作为肿瘤预后相关分子指标,其在肿瘤中的表达水平可用于评估肺癌患者的临床病理学特征及总生存期。

5 小结

综上所述,lncRNA 通过调节肿瘤耐药及影响肺癌细胞的恶性生物学行为如肿瘤的转移与侵袭、肺癌细胞的增殖与凋亡、肿瘤血管新生,参与肺癌的发生与演进过程,为肺癌临床治疗提供新思路。此外,lncRNA 是具有巨大潜力的分子标志物,有助于癌症早期诊断及预测肺癌预后情况。虽然越来越多的证据表明 lncRNA 在肿瘤的发生发展中具有重要作用,但目前 lncRNA 在肺癌中的研究还处于初级阶段,对 lncRNA 的结构和功能还缺乏详细的了解。随着研究的逐渐深入,lncRNA 被证实在体外细胞实验和动物肿瘤模型中能作为肺癌治疗的潜在靶点,为肺癌临床治疗带来新希望。但由于组织特异性传递、潜在的靶外效应、lncRNA 介导的毒性及免疫激活等挑战的存在,lncRNA 的靶向策略离临床直接应用还有很长一段距离。未来,有必要进一步研究开发有效的 lncRNA 调节剂,以减少靶外效应对肺癌治疗的潜在影响。

三、肺癌 circRNA 研究进展

环状 RNA(circular RNA,circRNA)作为 nc RNA 内一员,近年来发现其在人类表观遗传调控和疾病发病机理中起着重要作用。circRNA 是共价闭合的连续环,不具有 5′ 和 3′ 末端,从而增加了其结构稳定性并限制了外切核糖核酸酶的降解,在肿瘤诊治及预后评价中具有极高的临床应用价值。

circRNA 广泛参与了细胞结构、功能和生理发育的调控，它们可能有助于癌症的发病和发展，在肺癌方面亦如此。

1 circRNA 在肺癌进展中的作用及机制

1.1 circRNA 促进肺癌细胞增殖

circRNA 主要通过发挥 miRNA 海绵功能调节 miRNA 生物活性，进而发挥对肺癌的促进或抑制的作用。有研究发现 NSCLC 组织和细胞中 circPVT1 过表达，可能的机制为转录因子 c-Fos 与 circPVT1 的启动子区域结合。敲除 circPVT1 可抑制 NSCLC 细胞增殖、迁移和侵袭，并促进肿瘤细胞凋亡。原因可能是 circPVT1 通过调节 E2F2 信号传导途径介导 NSCLC 进程。CircPVT1 可以竞争性结合 miR-125b 从而增强 E2F2 的表达，促进肿瘤发生。另研究认为 CircABCB10 通过下调 microRNA-217 的表达促进肺癌细胞的增殖和迁移。

1.2 circRNA 促进肺癌细胞凋亡

在体内和体外实验均表明，circ-CRIM1 可以通过海绵化作用下调 miR-93 和 miR-182 表达来促进白血病抑制因子受体（一种肿瘤抑制因子）的表达，促进肺腺癌细胞凋亡。在临床和病理分析中，肺腺癌中 circCRIM1 的下调与淋巴结转移和 TNM 分期显著相关，提示 circCRIM1 是影响肺腺癌患者 OS 的独立危险因素。这表明 circ-CRIM1 可以抑制肺腺癌细胞的侵袭和转移，是肺腺癌潜在的治疗靶点。CircNDUFB2 通过破坏 IGF2BP 的稳定性和激活抗肿瘤免疫来抑制非小细胞肺癌的进展。

1.3 circRNA 与肺癌转移

Feng 发现 hsa-circ-0000211 在人肺腺癌组织和肺腺癌细胞系中的表达分别高于正常组织和人肺正常上皮细胞。Hsa-circ-0000211 的敲低可以抑制肺腺癌的迁移和侵袭特性。另有学者发现 circMAN2B2 的敲低可显著抑制 H1299 和 A549 肺癌细胞的增殖和侵袭。

2 circRNA 与肺癌耐药

Dong 发现在 NSCLC 中 circ_0076305 上调，在耐顺铂的 NSCLC 组织和细胞中升高更显著。进一步的实验发现，circ_0076305 可以通过与 miR-296-5p 结合来调节 NSCLC 细胞的顺铂抗性。敲低 hsa_circ_0004015 显著降低细胞活力，增殖和侵袭，而过表达在体内和体外表现出相反的作用。此外，hsa_circ_0004015 可以增强 HCC827 对吉非替尼的耐药性。

3 circRNA 作为肺癌的生物分子标志物

3.1 circRNA 作为肺癌的诊断分子标志物

Li 等分析了 92 例 NSCLC 患者组织样本，发现 hsa_circ_0079530 在肺癌组织中与正常组织相比表达明显上调（$P<0.01$），其高表达在不同肿瘤大小（$P=0.001$）和淋巴结转移（$P=0.038$）中差异具有统计学意义，并且 hsa_circ_0079530 在 NSCLC 中的诊断 ROC 曲线下面积为 0.756（$95\%CI$：$0.649\sim0.864$；$P<0.01$），说明 hsa_circ_0079530 对

肺癌的诊断及预后具有一定的价值。目前已有研究证实在肺癌组织中 hs_circ_0046264、circRNA-FOXO3、circ_0001649、circRNF13、circITCH 存在表达下调，而 circUBAP2、hsa_circRNA_103809、circ-BANP、hsa_circ_0013958、circRNA_102231 则被证实在肺癌组织中表达上调，这些分子具有成为 NSCLC 患者早期检测的潜在生物标志物的能力。

3.2 CircRNA 作为评价肺癌预后的分子标志物

预后评价可以作为调整治疗方案的重要参考，据此能有效改善患者生存时间。Zou 等发现 circ-0067934 在 NSCLC 肿瘤组织及细胞株内具有高表达。分析表明 circ-0067934 高表达与生存期呈负相关，Cox 比例风险分析表明 circ-0067934 可作为 NSCLC 患者不良预后判断的独立危险因子。一项荟萃分析显示 CIRS-7、hSA_CIRC_0020123、hSA_CIRC_0067934的升高与淋巴结转移呈正相关，具有判断预后价值。

4 展望

在全球，肺癌对人类的威胁日益加重。而肺癌治疗中较低缓解率以及继发性耐药等问题迫使人们进一步寻找诊断和治疗肺癌的新靶点。circRNA 在肺癌中异常表达，且结构稳定，在肺癌诊断中具有较好的敏感性与特异性，并在肺癌进展中发挥着一系列生物学功能，可以作为诊治肺癌的新靶点。在后续研究中或许可以利用circRNA 的分子海绵功能，针对特定的肿瘤相关 miRNA 合成 circRNA 调控肿瘤后续基因表达，也可以适当地修改 circRNA 分子，沉默肿瘤相关结合位点以辅助治疗肿瘤。未来利用circRNA 诊断治疗肺癌从基础走向临床或将成为新的趋势。

第三节　生物标志物检测方法

生物标志物包括DNA、RNA 和蛋白质。DNA 主要检测基因突变(点突变移码突变缺失突变)扩增和染色体变异(结构和数量变异)RNA 和蛋白质主要检测分子表达量。检测 *ECFR* 基因突变，可预测 ECFR-TKI 的疗效，检测 *ERCC*1 *mRNA* 表达量，可能预测多西他赛联合顺铂的疗效，检测 *c-MET* 基因扩增可预测 onartuzumab 的疗效；检测 *ALK* 基因重排或 *ROS*1 融合基因可预测克唑替尼等的疗效。基于生物标志物的个体化治疗是未来肿瘤治疗的方向。

一种有生命力的靶向药物必须有明确的驱动基因(分子靶点)获益人群及高效准确的质项。操作的不规范甚至一些已达成共识的规范操作都可能对生物标志物检测结果产生直接或间接影响，从而发生假阳性、假阴性。本章基于已有文献和笔者的经验，从检测方法的优缺点、待检标本及其特点病理质控各分子靶点的特点及最适合检测这些靶点的标本及方法等方面进行阐述。

DNA 和 RNA 均以核苷酸为基本单位故其检测方法无差异,均以基于聚合酶链反应(polymerase chain reaction,PCR)平台的方法为主。当然在发展成熟后,出于经济因素等考虑可以免疫组化作为初筛,如乳腺癌中 HER2 检测,但在结果上仍以前者为金标准。DNA 和 RNA 水平的检测方法归总起来分为两类。一类以测序法为代表基于单个核苷酸的检测,能够识别所有突变,包括已知和未知突变,称为筛查法;另一类以突变特异性扩增系统(amplification refraction mutation svstem.ARMS)为代表,基于引物识别配对原理,仅能检测已知突变称为位点特异性方法。两类方法各有其优缺点。

1　筛查法

筛查法基于测序时发现的碱基变化或者解链过程中碱基间相互作用力的不同,检测出一个变异或者整体性变异。前者为测序法,后者为变性高效液相色谱法(denaturing high performance liquid chromatography,DHPLC)或高分辨率溶解曲线法(high resolution melting,HRM)。

1.1　一代测序

一代测序技术是 20 世纪 70 年代中期由 Fred Sanger 及其同事首先发明的。其基本原理是聚丙烯酰胺凝胶电泳(polyacrylamide gel electophoresis,PACE)能够把长度只差一个核苷酸的单链 DNA 分子区分开来。一代测序实验的起始材料是均一的单链 DNA 分子。第一步是短寡聚核苷酸在每个分子的相同位置上退火然后该寡聚核苷酸就充当引物来合成与模板互补的新的 DNA 链。用双脱氧核苷酸作为链终止试剂(双脱氧核苷酸在脱氧核糖上没有聚合酶延伸链所需要的 3-OH 基团所以可被用作链终止试剂)通过聚合酶的引物延伸产生一系列大小不同的分子后再进行分离。测序引物与单链 DNA 模板分子结合后 DNA 聚合酶用脱氧核糖核苷三磷酸(deoxy-ribonucleoside triphosphate,dNTP)延伸引物。延伸反应分 4 组进行,每一组分别用 4 种双脱氧核糖核苷三磷酸(dideoxyribonucleoside triphosphate,ddNTP)中的一种进行终止,再用 PAGE 分析 4 组样品,从得到的 PAGE 凝胶上可以读出需要的序列。

Sanger 测序法因操作简便得到广泛应用。后来在此基础上发展出多种 DNA 测序技术如焦磷酸测序技术。在该测序过程中,每次加入一种类型的 dNTP,若该 NTP 能与模板链互补配对则在 4 种酶的作用下发生一系列反应,最终将荧光信号转换成电信号体现出来,显示为一个个高度不一的峰,峰的高度与碱基的个数成正比。反之,当 dNTP 不能与模板链结合时将直接被三磷酸腺苷双磷酸酶降解,该峰值将不会显示。

一代测序技术应用于肺癌分子检测：① 可以检测所有类型的变异，包括已知突变和未知突变。② 产生大量数据，结果分析有一定难度。③ 灵敏度较低，仅25%左右。另外，一代测序技术还有一些缺点，主要体现在：① 通量低，一次只能筛查出有限数量的基因变异，会遗漏某些类型的基因变异；② 不能检测未知基因变异；③ 不能同时提供TMB和MSI数据；④ 耗竭样本，影响后续进一步检测。尤为重要的是，这类检测方法可能漏检少见或罕见的突变，导致"假阴性"结果，使患者失去精准治疗的机会。

1.2 下一代测序

下一代测序（next generation sequencing，NGS）技术又称为高通量测序（high throughput sequencing）技术。它可以一次对几百万到10亿条核酸分子进行测序，实现一天内完成人类基因组的测序运行。基于其强大的测序能力，该技术在癌症基因组学研究等方面具有广泛的应用。其基本原理是应用不同颜色的荧光标记4种不同的dNTP，当DNA聚合酶合成互补链时每添加一种dNTP就会释放出不同的荧光，根据捕捉的荧光信号并经过特定的计算机软件处理，从而获得待测DNA的序列信息。

近年来，随着对肺癌驱动基因研究的日益深入，引发了基因检测的革命性变化，特别是在以 EGFR 突变为代表的基因变异的异质性和对靶向药物的耐药性方面。人们逐步认识到既往单一基因、单个突变位点、静态的和定性的检测不能准确地反映异质性肿瘤内的多个亚克隆基因变异及其治疗选择过程中动态变化规律。因此肺癌驱动基因的检测正在经历从单基因到多基因、从静态到动态、从定性到定量、从组织到单细胞水平的转变。正是基于上述认识的巨大转变NGS才得以快速发展全基因组外显子组及转录组测序分析，才得以大规模及系统性的开展。全基因组测序不仅有助于明确肿瘤发生、发展的分子机制，也为肿瘤的个体化诊治开辟了新思路。基于全基因序列分析的肿瘤个体化治疗模式应至少包括：① 获取配对肿瘤和正常对照样本，并确认所得组织达到肿瘤组织、细胞质量和数量的严格标准；② 通过高通量测序平台比对肿瘤患者的肿瘤组织和自身正常组织的全基因组序列，筛选出个体肿瘤发生相关结构性变异插入/缺失突变及单碱基变异等的"肇事基因"；③ 将筛选出的数据进一步与其他患者或临床背景数据库进行比较验证病变组织细胞的基因序列在不同个体中的异质性；④ 结合基因组特征测序结果和数据协调中心的临床背景数据对基因组变异进行详细解读，获得全基因表达视图，进行突变影响预测；⑤ 基于相关肿瘤生物信息学的分析，结合肿瘤个体中的突变，设计针对多个靶基因的诊疗方案。

全基因序列分析在肿瘤个体化诊治中的关键思路，是通过比对患者的肿瘤组织和自身正常组织的全基因组序列，发现个体肿瘤相关的"肇事基因"从而对患者的个体化诊治和预后分析做出决定性影响。通过全基因组测序进行个体化诊治的一大优点是可避免常规候选基因测试的局限性。全基因组测序能够探测到常规检测之外的基因变异位点。全基因组的测序和确认在7周内完成且可根据结果改变患者的治疗计划及预后,这说明,全基因组测序可在较短时间内发现细胞遗传学所无法发现的致癌基因。随着全基因组测序费用的降低,其在检测易患癌基因变异中的应用值得期待。

全基因组序列分析技术在肺癌个体化诊疗临床应用中的一个重要问题是肺癌肿瘤细胞中的基因突变是否能代表肺癌整体的基因突变。2013年,王洁教授等通过单细胞基因测序对11例肺癌患者循环肿瘤细胞(Circulating Tumor Cell, CTC),进行了全基因组和外显子组测序。结果发现,不仅来自同一患者的不同外周血CTC的全基因组拷贝数变化模式高度一致而且同一患者的原发灶和转移灶肿瘤组织的全基因组拷贝数变化模式亦保持一致更为令人惊奇的是,不同肺腺癌患者CTC全基因组拷贝数变化模式同样保持一致。这种现象在NSCLC患者中也得到了验证。提示特定的基因拷贝数变异在肿瘤形成和转移中发挥了重要作用。尽管全基因组测序技术在寻找肺癌驱动基因方面已经取得了一定的进展,但要应用于临床,还面临很大的挑战:由于大多数肺癌在发现时已处于晚期诊断主要依靠小标本,这可能会影响测序结果,进而使生物信息学分析变得异常艰难;尽管目前研究发现肺癌基因拷贝数在各种情况下保持高度一致,但异质性是肿瘤的基本特点,故对肺癌基因组进行更为深入全面的分析实属必要。

下一代测序技术应用于肺癌分子检测:① 并行检测多种分子变异。对现在科研常用的483个癌症治疗相关基因进行并行检测,根据检测结果实施个体化用药。② 需要专业人员进行数据分析。③ 下一代测序精确度与测序平台、测序深度等相关。SOLID(supported oligo ligation detetion)测序的准确度相对较高,原始碱基数据的准确度大于99.94%,而在15X覆盖率时的准确度可以达到99.999%。④ 目前国内外获批用于NSCLC的NGS检测方法有热点基因变异NGS检测和全面基因组CGP检测两种。肿瘤热点基因变异NGS panel的检测范围一般仅局限于发生频率较高的特定基因,仅检测少数目标基因的特定区域(即已被证实有与高致癌风险相关的区域),并且无法检测所有的基因变异类型。我国已获批用于NSCLC患者检测的NGS产品均为热点基因检测。CGP检测要求至少覆盖300个以上与肿瘤用药、预后密切相关基因的全外显子区域;覆盖临床意义明确的热点融合基因的内含子区域;包含TMB、MSI检测;并可以准确评估所有基因的拷贝数变化(copy number variation, CNV)。CGP检测目前已经获得FDA批准的包括FoundationOne®CDx和MSK-IMPACTTM。FoundationOne®CDx是FDA批准的首个NGS泛癌种伴随诊断产品,基于杂交捕获技术,覆盖包括309个基因的全部外显子以及34个常见重排基因的特定内含子,一次检测即可提供324个肿瘤相关基因的4种变异信息,有效测序深度达到500X以上,可检出肿瘤驱动基因的罕见变异形式,同时还能提供TMB和MSI数据。Foundation-One®CDx是目前唯一一个经过分析验证和临床验证的泛癌种伴随诊断产品。MSK-

IMPACT™是第一个经FDA批准的实验室开发的肿瘤基因组补充诊断产品,MSK-IMPACT TM同样也基于杂交捕获技术,一次检测可提供468个肿瘤相关基因的两种基因变异类型(碱基替换和插入/缺失)。

1.3 DHPLC、HRM等其他方法应用

DHPLC方法比较混合在一起的两条或多条染色体经变性和退火后的PCR扩增产物,通过同源和异源双链DNA部分变性时在反相色谱柱上的保留时间不同,可以揭示突变是否存在。DHPLC的敏感性和特异性可达96%。这些特性和低成本使得DHPLC成为一种检测人类和其他基因组序列的有效工具。一项研究共收集295例肺腺癌患者的MPE标本,用DHPLC法检测EGFR外显子19缺失和外显子21-L858R突变。发现MPE是检测EGFR突变的可靠肿瘤组织替代物。MPE可在有组织和血浆的情况下,为晚期肺腺癌患者EGFR-TKIs治疗决策提供*EGFR*突变的参考。

HRM法是1997年Wittwer等发明的。与当时盛行的其他DNA分析技术不同,这个方法无须进行额外的样品分离。随着溶液温度上升,DNA同源或异源二聚体的稳定性增加,并可通过荧光染料SYBRGreenI监控。该法可通过熔解温度(Tm)不同鉴别PCR产物基因型的差异。2003年Wittwer等发表了将LCGreen染料应用于HRM法进行基因突变检测。这种方法仅需将普通的引物和通用双链染料加入到PCR扩增体系。灵敏度可达100%,特异性随扩增子长度、引物长度等略有不同。一项研究比较了测序法与HRM法在肺癌中的运用,结果测序法和HRM法检测外显子19突变的微小等位基因片段的下限分别为1%和0.25%,而对于外显子21突变,两种方法均可检测到0.25%的MAF。多重等位基因特异性实时PCR检测表明,野生型DNA在混合DNA检测中不阻碍突变等位基因的扩增。所有经Sanger测序检测为突变阳性的标本,均用HRM进行检测。在HRM中检测到突变的19号外显子和21号外显子,约有28%和40%的病例测序未检出。总体而言,HRM的敏感性和特异性分别为100%和67%、阴性预测值为100%、阳性预测值为80%。 DHPLC和HRM虽能够检测出基因变异存在,但除非是已知变异,否则这两种方法均不能明确是何种变异,仍需测序法来最终确定具体突变类型。

2 位点特异性方法

与筛查法不同,位点特异性方法仅能检测某个特定位点变异,通常是已知变异。检测方法分为两类—FISH荧光探针平台和定量PCR平台(如ARMS法等)。近几年正在研究的还有数字PCR(digitalPCRdPCR)等灵敏度更高的方法。乳腺癌*HER-2*扩增、肺癌*EGFR*突变检测是FISH和PCR平台方法的经典应用。

2.1 FISH 荧光原位杂交

荧光原位杂交(fuorescence in situ hybridization,FISH)是在20世纪80年代末在放射性原位杂交技术的基础上发展起来的一种非放射性分子细胞遗传技术,以荧光标记取代放射性核素标记而形成的一种新的原位杂交方法。FISH的基本原理是将

DNA(或 RNA)探针用特殊的核苷酸分子标记然后将探针直接杂交到染色体或 DNA 纤维切片上,再用与荧光素分子偶联的单克隆抗体与探针分子特异性结合,从而对 DNA 序列在染色体或 DNA 纤维切片上进行定性、定位及相对定量分析。FISH 法多用于基因扩增和融合的检测,如 HER-2 扩增和 ALK 融合。但该法无法检测碱基替换或插入/缺失。

2.2 荧光定量

荧光定量(real-time fluorescence quantitative PCR,RTFO PCR) 是 1996 年由美国 Applied Biosystems 公司推出的一种新定量试验技术,它是通过荧光染料或荧光标记的特异性探针对 PCR 产物进行标记跟踪,实时在线监控反应过程,结合相应的软件可以对产物进行分析,计算待测样品模板的初始浓度。

根据不同的引物设计、荧光探针可以设计出不同的方法,如 EGFR 分子检测最普遍的 ARMS 法。其基本原理是在突变位点设计 PCR 引物,引物 3 端与突变型基因配对,但不与正常基因配对,从而保证了只有突变型模板才能够扩增。1999 年 Whitcombe 等设计研发了 Scorpion ARMS,利用引物 5' 端的蝎形尾探测扩增时引物延伸部分将检测靶标区域 DNA 变成了单分子事件提高了整个检测体系的动力学、热力学、检测设计和探针可信性。现在临床应用的 ARMS 法有蝎形探针、双环探针等多种。

ARMS 法用于分子检测的检测限达 1%,且有多种经国家批准的商品化试剂盒操作简单,发生污染概率小,目前已被临床广泛应用。但也有一些缺陷,例如,PCR 仅限于分析 DNA 的点突变、小片段插入/缺失、少数常见亚型的融合基因检测,ARMS-PCR 无法有效检出 EGFR 19del 某些罕见亚型;ARMS-PCR 同样无法有效检出酪氨酸蛋白激酶 MET(c-mesenchymal-epithelial transition factor,C-MET)14 号外显子跳跃突变等罕见基因变异。

2.3 dPCR 等

PCR 于 1992 年由 Sykes 提出。1999 年 Vogelstein 和 Kinzler 在前人报道的单分子定量技术的基础上采用 96 孔板系统发展了微升级的 PCR 扩增方法并用于结肠癌 K-RAS 的定量分析。随后几年的时间内 dPCR 突破了 96 孔板及 386 孔板的限制,微流体和纳升反应仪器的开发,赋予其高通量的特性。虽然目前在该平台的大框架下,细节技术仍处于日趋完善中,但业已成为研究热点。

作为传统 RTFQPCR 的升级版 dPCR 采用的是直接计数目标分子数,而不依靠任何校准物即通过计数单个分子,从而实现绝对定量。具体来说在该项技术中样品被充分稀释后,每个样本被分到单独的 PCR 反应孔中。一部分阳性反应孔含有目标分子,另一部分阴性反应孔则不含有目标分子。接下来采用传统实时定量 PCR(real-time quantitative PCR, qPCR)的荧光结合染料或荧光标记探针来实时检测整个扩增过程积累的荧光信号。待扩增循环结束后利用不同荧光信号的 PCR 反应孔数目计算样本中的绝对目标分子数。由此可知 dPCR 将传统 qPCR 的指数数据转换成数字信号,通过判断扩增是否发生达到对核酸的绝对定量,也即体现了dPCR命名的由来。

dPCR 特点:① 灵敏度理论上没有上限。样品稀释度越高,灵敏度就越高。现在常说的是在0.1%。② 精确定量。可以对样品中某一基因位点野生型和变异的DNA数量进行定量。

3 分子检测的未来

分子检测的未来很大程度上依赖于测序技术的进步。过去的30年里测序技术从以凝胶电泳为基础,经毛细管测序系统到现在的高通量大规模并行检测技术,极大地推进了个体化治疗的发展。

3.1 技术的发展

从单基因到多基因,从定性到定量检测由于大部分肺腺癌为单一驱动基因故现行的分子检测方法(靶向治疗 V10)通过检测单个分子选择特定的患者接受靶向治疗。逆转录PCR(reverse transcription-PCR,RT-PCR)FISH Sanger 测序、焦磷酸测序,甚至 IHC 等方法基本可以满足检测需求。由于少数肺腺癌存在多个驱动基因,45%肺鳞癌表现为多个驱动基因变异或通路改变,故目前正在发展完善中的分子检测(靶向治疗 V2.0)主要是基于 PCR 的大规模阵列 SNapShot 检测和初始的高通量测序技术如 SNPI CNVDNA 微阵列 RNA、微阵列等方法进行多靶点并行检测,使临床实践中能更充分地利用有限的肿瘤标本获得更多的分子信息,为患者提供更多更有效的治疗选择。未来的分子检测(个体化治疗 V30)主要通过 NGS 获取患者的基因组信息(全基因组、外显子组、全转录组、目标转录组和表观遗传学分析等方法)实现从定性到定量的检测变革,从而深入了解 NSCLC 的异质性(如临床实践中笔者常常发现一些 EGFR 敏感突变患者应用 TKIs 疗效不佳,部分可能与突变的 EGFR 含量或丰度低有关),最终为患者制定个体化的治疗方案,实现真正意义上的个体化治疗。

靶向治疗 V10 和 V20 时代检测能够获得的信息仅限于是否突变,而个体化治疗 V3.0 时代通过新一代测序方法和生物信息学分析能够计算出核酸标本中突变等位基因和野生型等位基因的比例,从而更有针对性的打击携带突变等位基因的肿瘤细胞。

核糖核苷酸是 RNA 的基本单位,是 DNA 中丰度最高的非标准核苷酸,它们会在 DNA 复制和修复过程中嵌入基因组 DNA 进而影响基因组的稳定性。然而迄今为止人们还无法鉴定和定位这些插入 DNA 的核糖核苷酸,也无法确定它们的类别,但核糖核苷酸插入会改变 DNA 的结构和功能。为此,人们开发了一种新测序技术——Riboseseq。研究发现,核糖核苷酸里特有的羟基(OH)是 Riboseseq 的关键,它能使 DNA 发生扭曲,形成敏感性位点。由于 OH 和碱性溶液之间的反应使 DNA 更容易被切割。Riboseseg 就是利用这一反应来检测核糖核苷酸的插入事件。该技术可以鉴定和分析插入基因组 DNA 的核糖核苷酸,能够特异性的直接捕捉嵌入 DNA 的核糖核苷酸适用于任何生物的任何细胞类型，只要能提取出基因组DNA（从细胞核基因组、质粒DNA到线粒体DNA），不需要进行标准化，还可以在DNA遭遇环境压力发生断裂和脱碱基时分析rNMP鉴定特征性的核糖核苷酸插入。可以找到人类疾病包括肿瘤等新的生物学指标。目前利用这一技术已经在酿酒酵母的细胞核和线粒体DNA中成功绘制了核糖核苷酸的完全图谱鉴定了核糖核苷酸插入的"热点"区域。研究显示，核糖核苷酸嵌入很普遍但并不是随机发生的。该法先在核糖核苷酸处切割DNA，然后构建DNA文库，文库中的DNA序列包含核糖核苷酸插入位点及其上游序列。随后对文库进行高通量测序将测序读取结果与参考基因组进行比对最终获得rNMP插入事件的基因组图谱。

第三代测序又称单分子测序技术，以Pacific Biosciences公司的SMRT（single molec-ular real-time，SMRT）测序和Oxford NanoPore Technol ogies公司的纳米孔测序为代表。其原理为不同荧光标记的dNTP，与模板链互补后荧光基团被DNA聚合酶剪切，作用时间较长的荧光能够被捕获。而没有与模板配对的碱基停留时间很短，不能被检测。三代测序在测序数据量和准确度上较二代测序并无明显提高，但其拥有超长的读取长度（10~15 kb）和运行时间短等优点，可作为二代测序的有益补充。

3.2 标本的发展

从静态到动态检测标本的发展同样对个体化治疗具有很大的推动作用。检测标本由单一的组织学标本向便捷无创的血液标本发展，为动态监控患者治疗过程提供了可能有利于对患者进行更加有效的全程管理。2014年Oxnard等用dPCR法研究了血浆游离DNA（cell-free DNA cfDNA）动态监控*EGFR*突变状态，评估疾病进展。研究提示，实时定量的血浆无创基因分型可评估药效和耐药情况，并且能较影像学早16周检测出耐药突变。

二、检测标本概论

1 手术标本

因肿瘤细胞数量多、比例高，故手术标本是分子检测的最佳标本。手术标本有两种处理方式，术中冰冻和固定包埋为蜡块。前者常用于术中病理诊断，其抗原性保存比较好，且可以抽提出高质量、高浓度的DNA样品有利于分子检测，但是组织结构形态的保存没有石蜡切片佳，而且抗原容易弥散，不易观察抗原分布情况。石蜡包埋的组织其形态保存较好，且保存时间较长，但抗原常被封闭甚至破坏，需要对抗原进行修复，且福尔马林固定和石蜡包埋过程会对DNA结构造成一定影响，从而在一定程度上影响了分子检测结果。

2　小活检标本

由于70%的NSCLC患者在初诊时已处于晚期,无法接受手术,难以获得手术标本。因此,小活检标本和细胞学标本作为替代标本用于分子检测具有重要的临床意义。

目前小标本获取技术包括经胸壁穿刺活检经支气管镜针吸活检(transbronchial needle aspiration,TBNA)、超声支气管镜(endobronchial ultrasonography,EBUS)及电磁导航支气管镜检(electromagnetic navigation bronchoscopy,ENB)等多种技术。有时还需要将上述基于支气管镜的活检技术与食管超声内镜(endoscopic ultrasonography EUS)联合应用。ENB创伤小、并发症少、安全性高;经皮穿刺活检可以获得更大的组织样本,并且这两项技术获得的组织样本理论上足够用于病理和分子诊断。由于CT分辨率高可用于检测肺部小结节,CT引导的细针穿刺活检(fine needle aspiration biopsy,FNAB)可用于获取病灶直径<1.5 cm的NSCLC患者标本虽然该技术对病理诊断具有一定挑战,但是其风险小和并发症少。EUS- FNAB和EBUSTBNA技术互补若联合使用几乎可对所有纵隔淋巴结进行活检。其中EBUS-TBNA适用于诊断中央型肺癌以及进行肺癌纵隔淋巴结分期;EUS-FNAB适用于获取转移的淋巴结;ENB适用于周围型肺癌。原发灶的小活检标本在质控合格的情况下,与手术标本检测结果一致,转移灶可能存在一定程度的异质性,如用肺癌多处淋巴结穿刺标本检测*EGFR*突变状态时存在约14%的异质性。

3　细胞学标本

常见的细胞学标本包括细针抽吸(fine-needle aspiration,FNA)标本和由于肺癌常见并发症产生的液体标本等。前者包括经支气管壁的抽吸物(如EBUS穿刺标本)淋巴结或其他表浅转移灶细针抽吸物等;后者包括胸腔积液腹水、心包积液、肺泡灌洗液(bronchoalveolar lavage fuid,BALF)、脑脊液、痰液等。相比之下,从恶性胸腔积液中找到癌细胞概率较低;FNA获取的标本更具针对性,可获得较多肿瘤细胞,且由正常细胞造成的污染最少。

细胞学标本一般更适合应用IHC和RT-PCR法检测,尤其是RT-PCR法对于细胞学标本特别是离心浓缩后的恶性浆膜腔积液标本检测具有一定优势。一般情况下细胞样本较组织样本的肿瘤细胞数含量少。有异常的细胞涂片和细胞蜡块(cell-block)均可长期保留,其中细胞蜡块切片还可使用VentanaIHC和FISH方法进行分子检测。

用干分子检测时无论是原发灶还是转移灶的细胞学标本与组织标本突变检出率并无显著性差异。

4　血液标本(液态活检,liquid biopsy)

由于小标本活检一次性成功率仅66.3%,部分患者需重复2~4次,故很多患者难以接受。血液标本因为取材便捷、无创、均一而备受青睐。一些患者因年龄、病灶位置等因素无法获取组织标本,血液标本成为最后的期盼。CSCO NSCLC 诊疗指南(2020)建议针对 NSCLC 患者的基因检测,首选组织检测,只有在组织标本量不足或者组织不可及的情况下,可以选择液体活检作为补充手段。血液标本用于分子检测主要包括 cfDNA、CTCs 和胞外体(exosomes)的检测。

4.1 cfDNA

也称循环肿瘤 DNA(cell-free circulating tumor DNA,ctDNA),是由凋亡或坏死的肿瘤细胞释放到血浆中的单链或双链 DNA 携带有与原发肿瘤组织一致的分子遗传学改变,有望成为一种新型肿瘤标志物,将在肿瘤的诊断、治疗及预后监测等方面发挥重要作用尤其对于一些不具有典型临床症状检查无特异性和诊断困难的肿瘤可避免复杂的有创伤活检。凋亡和坏死来源的 DNA 片段长度不同。一般来说,凋亡细胞释放的 DNA 片段长度为 185~200 bp,而更长的 DNA 片段则可能是由坏死的肿瘤细胞释放的。

目前认为,部分(非全部)晚期 NSCLC 患者的血液中存在 cfDNA。目前从血清上清液或者血浆中提取 ct DNA 的液体活检技术相对成熟且大量的临床研究证实了血液样本中的 ctDNA 检测可评估肿瘤的复发、耐药和转移。有研究证实,治疗后 ctDNA 是否清零可以评估疗效,ctDNA 的上升也可以提前预示病情进展。

循环肿瘤 DNA(CtDNA)作为晚期肿瘤生物标记物的价值已被证实。研究显示,cfDNA 检测晚期 NSCLC 患者 EGFR 突变的一致性、敏感性达80%左右,特异性达90%以上。Mok 等在 FAST-ACT2(CTONG0902)研究中评价了从血浆 DNA 检测 EGFR 突变作为生存预测标志物的可行性。研究的主要终点为 PFS 次要终点为 OS 和 ORR 等。共有224例配对标本。以组织样本为参照,检测方法为 cobas EGFR blood test 试剂盒。结果显示,血浆检测的敏感性为76%(68/89)、特异性为96%(130/135)EGFR 突变的阳性和阴性预测值分别为93%(68/73)和86%(130/151);血浆和石蜡包埋组织检测 EGFR 突变的总一致率为88%(198/224);联合治疗组(化疗联合靶向治疗)和化疗组血浆 EGFR 突变型患者的 PFS 分别为138个月和61个月($HR=0.21$,$P=0.000 1$),OS 分别为324个月和19个月($HR=0.51$,$P=0.003 5$)而野生型患者的 PFS 分别为6.7个月和6.0个月($HR=0.80$,$P=0.06$),0S 分别为161个月和13.3个月($HR=0.89$,$P=0.39$)。在 FASTACT2 研究中发现血浆游离 DNA 和血浆 EGFR(pEGFR)突变特异性 DNA 在治疗的第3周期(C3)明显降低而在疾病复发时又升高;一线治疗时,对于所有患者,基线与 C3 时 pEGFR 突变均阳性患者的 ORR 显著低于基线阳性而 C3 阴性者(ORR 33% vs. 66%);C3 时 PEGFR 突变阳性者的 PFS 和 OS 均显著短于阴性者(PFS:7.2个月 vs. 12.0个月;OS:18.2个月 vs. 31.9个月);对于接受吉西他滨/铂类联合厄洛替尼一线治疗的患者,基线 pEGFR 突变阳性而 C3 突变阴性者与基线、C3 均阳性者的 ORR 无显著性差异;但 C3 时 pEGFR 突变阳性者的 PFS 仍显著劣于阴性者(78个月 vs. 166个月)而 OS 无显著差异。中位 pEGFR 突变 DNA 拷贝数显示两组 pEGFR

突变DNA拷贝数均在C3时下降,而在疾病进展时升高,但接受厄洛替尼治疗的患者的DEGFR突变DNA拷贝数升高程度仍远低于单纯化疗者。该研究提示cobasEGFR血浆检测能够较为可靠地反映血浆EGFR突变状态;在吉西他滨/铂类联合厄洛替尼一线治疗时基线和C3 pECFR突变均阳性者提示PFS和OS均较短(可能在C3时EGFR-TKI已经不能完全控制肿瘤了);对于EGFR突变并一线接受EGFR-TKIs治疗的患者,C3 pEGFR突变状态可能是疗效的预测因子,液态活检有望用于治疗过程中的疗效监测但仍需前瞻性研究证实。在2015年ASCO年会上韩国学者Ahn等动态检测了接受EGFR-TKIs治疗的EGFR突变NSCLC患者血浆中EGFR突变状态,发现ddPCR是检测血浆EGFR突变状态的有效方法;监测血浆EGFR突变状态有助于早期明确EGFR-TKIs的疗效(EGFR-TKI治疗0~20 d即可观察到cfDNA水平的变化,并能发现早期患者是否外周血EGFR突变其检测的优势是假阳性率低(0~20%),故其阳性对指导EGFR-TKIs的选择有较大参考价值,但假阴性率达20%~58%。IPASS研究和IFUM研究中cfDNA中*EGFR*突变的特异性分别为100%和99.8%。韩宝惠等比较了组织学标本、细胞学标本及血浆游离DNA标本的*EGFR*基因突变的检出情况(IGNITE研究)。结果发现,在真实世界中,血液检测较组织学及细胞学检测具有较高的特异性,在亚太地区患者中可达97.2%。以上表明血液检测的假阳性率很低,在临床检测中发现血液EGFR基因突变阳性的患者,可以认为是真阳性。但检测血液中*EGFR*基因突变的敏感性仅49.6%,较以往IFUM(65.7%)等研究的结果偏低,推测与肿瘤分期、血液标本的处理、*EGFR*突变检测方法等的差异有关,故对血液标本*EGFR*突变检测呈阴性者应特别谨慎尤其是对于*EGFR*突变的优势人群,应尽可能取得组织学标本,或反复、多次进行血液检测已明确*EGFR*突变状态。Qiu等进行了一项荟萃分析,共纳入27项检测NSCLC患者血浆EGFR-cfDNA突变的临床研究,共包括3110例NSCLC患者。结果显示cfDNA检测NSCLC患者血浆EGFR突变的敏感性、特异性和一致率(组织和血浆)分别为62%96%和81%。以上研究表明目前*EGFR*组织学、细胞学检测依然是*EGFR*基因突变检测的金标准:*EGFR*血浆cfDNA检测具有高度特异性但敏感性较差可作为无法取得组织或细胞学标本的患者的有效补充(欧洲药物管理局和国家药品监督管理局分别于2014年9月和2015年2月先后批准对吉非替尼说明书进行更新,补充了如果肿瘤标本不可评估则可用血浆标本进行cfDNA中*EGFR*突变检测);检测血液标本中*EGFR*基因突变的方法尚需进行更严格的质控验证和优化,检测试剂必须使用欧盟或中国批准的试剂盒以提高检测的敏感性(NSCLC血液*EGFR*基因突变检测中国专家共识2015年12月)。尽管检测cDNA可以明确*EGFR*基因突变状况并指导EGFR-TKIs的用药,但基于PCR平台的检测方法对于应用血液检测*ALK*仍存在一定的先天不足,主要原因是目前RT-PCR均是在RNA水平检测*ALK*融合基因,而血液中存在大量RNA酶,大部分肿瘤RNA释放入血后都已降解。因此Newman等应用NGS方法检测了血液中游离DNA的*ALK*融合基因表达。结果显示4例阳性,其中2例患者接受克唑替尼治疗均获得良好效果。提示该法有一定应用前景。应用FISH方法检测CTCs中的*ALK*基因取得了令人惊喜的结果。Pailler等应用FA-FISH(filteradapted FISH)方法检测了18例*ALK*阳性和14例*ALK*阴性NSCLC患者的CTC,结果显示所有*ALK*阳性患者中每1 ml血液可检测到>4个CTCs存在*ALK*分离信号表达,且这些存在*ALK*融合基因的CTCs均显示间质转化亚型。提示这些CTCs具有很强的侵袭性和抗免疫能力。

ctDNA在早期肺癌检测中的敏感度偏低。报告总敏感度为48%,在96例I~III期NSCLC癌患者中设定了两个单核苷酸变异的阈值。敏感性从I期腺癌的15%到II期或III期鳞癌的100%不等。另一项采用NGS在1 005名I~III期泛癌患者和812名无癌对照患者中进行的泛癌早期检测血液中ctDNA的结果显示:尽管特异性高于99%,但敏感性从乳腺癌的33%到卵巢癌的98%不等,其中肺癌的敏感度为59%。

尽管应用血液标本检测驱动基因突变具有很大的临床价值但同时也具有很大的挑战性。主要表现在:第一,如上所述cfDNA来源于肿瘤细胞凋亡或坏死后的DNA,其DNA均以碎片状形式存在于血液中而提取这些碎片状DNA是目前的一大难点,尤其是很难有合适的方法对碎片状DNA进行质控;第二,即便成功提取cfDNA,其含量也非常少且不稳定需要极其灵敏的方法检测。目前,基于血液检测技术的研究倾向于dPCR和NGS,相比于1%灵敏度的ARMS法,其灵敏度可达0.1%,甚至更高。

4.2　CTCs

CTCs是指由于自发或诊疗操作等原因,从肿瘤组织脱离之后进入人体血液循环系统的各类肿瘤细胞和细胞团(又称循环肿瘤微栓子,circulating tumor emboli,CTM)的总称。CTCs被分为上皮型CTCs间质型CTCs和混合型(上皮和间质特性共存)CTCs。CTCs早在140多年前就被发现,但CTC在转移性癌症患者的外周血中存在的数量极少10个细胞大概才含有一个CTC(约1~100个CTCs/ml全血),但由于其在恶性肿瘤的早期诊断转移疗效预测及预后评估中的重要性日趋明显,故逐渐受到广泛关注。

CTC作为"液体活检"备受关注。最新研究表明间质型CTC和CTM具有更强的转移侵袭潜能和药物耐受能力,其恶性程度更高,已成为CTCs研究的热点。

许多研究认为CTCs是肿瘤转移、耐药及复发的根源。大多数CTCs在短时间内会发生凋亡或被机体的免疫系统识别并清除其在血液循环中的MST指在1~24 h内被免疫系统识别并清除。只有极少数的肿瘤细胞(主要是间质型CTCs尤其是CTM)经过血液循环传播后,抗凋亡能力得到了加强,获得了化疗耐药的特性因此该类细胞更易在血液循环中生存下来,并在适宜的条件下黏附并穿过血管壁侵入新的组织或器官然后进行分裂增殖,形成微转移灶,导致肿瘤复发和转移。

与影像学血清学等现有检查方法相比检测CTCs有可能在更早期即可发现肿

瘤,并能更准确、更直接地反映肿瘤转移、进展、耐药情况及治疗效果等,实现实时个体化治疗。越来越多的研究显示肿瘤细胞在疾病的早期就开始散播:早期检测到CTCs并不完全意味着肿瘤已处于晚期,但CTCs的数量可能会随着疾病进展而增多。Ilie等进行了一项前瞻性研究,应用依据细胞大小并通过滤膜直接富集CTCs的方法(isolation by size of epithelial tumor cells,ISET法)检测了168例慢性阻塞性肺疾病(chronic obstructive pulmoriary disease,COPD)患者血液中的CTCs。结果发现,在168例COPD患者中5例检测出CTCs,3例分离出的细胞具有良性细胞形态特征。在随后进行的随访中,这5例COPD患者的胸部CT先后都发现了肺部结节术后病理证实均为早期肺癌,术后12个月时胸部CT复查均未发现肿瘤复发,也未检测到CTCs。3例具有良性细胞形态的COPD患者及其余160例在第一次血液检测时即未发现病变细胞的COPD患者,在随访中均未发现肺部结节。同时多项研究表明叶酸受体阳性的CTCs可作为NSCLC早期诊断和进展监测的生物标志物,这表明CTCs在对肺部膜玻璃结节的动态观察中有很好的指导价值。这些研究提示,检测CTC可能有助于肺癌的早期诊断。一项临床研究显示V期肺癌患者血液中CTCs数量明显多于Ⅲb期患者,而Ⅲb期又明显多于Ia期;肝转移及骨转移患者CTCs数量明显多于其他部位转移者;基线CTCs数量<5的患者PFS和OS明显长于>5者;化疗后CTCs数量减少者的临床疗效明显好于增多者。此外2013年发表于 *Science* 的研究发现CTC型别可快速评估化疗疗效。Kuhlmann等研究了143例卵巢癌患者,发现ERCC1阳性CTCs是OS和PFS的独立预测因子($P=0.026$ 和 0.009),特别有趣的是,在初始诊断时ERCC1阳性CTC能准确预测该患者对铂类耐药。Muinelo-Romay等对43例新诊断的NSCLC患者进行了前瞻性研究,旨在评价CTCs预测NSCLC患者预后的价值。在第12个周期化疗前留取血样本应用CellSearch技术检测的CTCs和CTC相关物质(主要是没有形态学特征的细胞碎屑)。在开始化疗前18例(49%)患者检测到了完整的CTCs其中10例CTCs计数>5个91%的患者细胞角蛋白阳性;CTCs计数>5个的患者PFS($P=0.034$)和OS($P=0.008$)均短于CTCs计数<5个者;完整的CTCs数目和CTC相关物质之间呈强烈正相关($r=0.7$,$P=0.001$);完整的CTCs数目和淋巴结转移之间也表现为正相关,23例N3期患者具有完整的CTCs者占58%,而19例N0~1期患者具有完整CTCs者仅占22%($P=0.029$);CTCs数量多者往往更易形成多发转移。治疗期间,CTCs计数升高者PFS和OS亦明显短于CTC计数降低者。该研究提示CTCs可作为晚期NSCLC预后和化疗疗效的生物标志物;具有完整CTCs者N分期更晚;CTCs数目多者更易形成多发转移灶。JF DORSEY等人在 *Cancer* 上发表了通过对30例NSCLC患者化疗前后循环肿瘤细胞数目的统计,发现在化疗后,循环肿瘤细胞的数量会减少并具有统计学意义。并表明可以通过化疗前后循环肿瘤细胞的数量来判定化疗的效果。一项研究运用上皮细胞特异性标志物(EpCAM),对97例III6期和IV期NSCLC患者的CTC及cDNA进行检测,发现CTCs($HR=2.1$;95% CI 1.2~3.7;$P=$

0.014），ctDNA（HR=1.9；95% CI 1.1-3.4；P=0.032）与预后不良相关。

CTCs 是完整、无损伤的肿瘤细胞与肿瘤耐药、转移及表型转换相关的基因变异在 CTCs 中高度富集；从 CTC 中检测分子标志物在理论上较 cfDNA 准确度更高，结果更为可信。获得 CTCs 后，需进一步染色确认后才能进行深入分析，包括突变分析、全基因组测序、FISH 分析及 CTCs 细胞培养等。这些都是 CTCs 研究的方向。目前CTCs 捕获的方法从原理上可分为物理学方法、分子生物学方法及直接分析方法。物理学方法利用细胞大小、密度、可变形性和电学性质捕获 CTCs，该方法较容易且无须抗体标记，但是 CTCs 捕获纯度很低（1%~20%）。分子生物学方法主要是利用免疫磁珠结合 CTCs 表面特异性抗原，识别并捕获 CTCs，将其在血液中与白细胞分离，其中CTCs 表面抗原一般选择肿瘤特异性标志物或者上皮细胞特异性标志物（EpCAM 和CKs）。目前市场上运用此方法的仪器有 CellSearchMACs 以及 Dynal 磁珠。其中 Cell-Search 在 2004 年到 2008 年相继通过 FDA 批准用于乳腺癌前列腺癌、结直肠癌患者的预测及预后评估，在 2012 年仅获得国家药品监督管理局批准用于乳腺癌患者预后分析，迄今尚未批准该方法用于肺癌患者。直接分析法是裂解血液中红细胞后，通过高通量分析对 CTC 进行直接分析。尽管如此能够捕获到的 CTC 数量仍然非常有限，纯度也不够理想，尤其是 CTCs 数量和纯度之间"鱼与熊掌不可兼得"，极大地限制了其临床应用。

为了寻找一种有效、可靠的鉴定外周血中 CTC 的方法，Yu 等应用 RT-PCR 法检测了 68 例进展期肺腺癌患者及 30 名健康人外周血中存活素（survivin）、细胞角蛋白 7（cytokeratin 7，CK7）、人端粒酶催化亚单位（human telomerase catalyticsubunit，hTERT）及甲状腺转录因子-1（thyroid transcription factor 1，TTF-1）的 mRNA 的表达水平，它们识别 CTC 的敏感性分别为 41.18%、61.76%、41.18% 和 35.29%。然而，联合 4 者后的敏感性高达 82.35%。研究还发现，存活率、CK7hTERT 及 TTF-1 的 mRNA的表达水平与肺癌远处转移呈正相关（P<0.05）。Man 等通过 qRT-PCR 方法在肺腺癌患者外周血 CTC 中鉴定出 4 个表达显著增高的候选基因，分别是 CK7、钙离子激活的氯通道-2（Ca-activatedchloride channel-2，CLCA-2）、透明质烷介导的移动性受体（hyaluronanmediated motility receptor，HMMR）及 hTERT。若定义至少一个基因的mRNA 表达增高为 CTCs 检测阳性，在 154 例肺腺癌患者中 74% 的患者 CTCs 阳性；在48 例良性肺疾病患者中有 68%CTCs 阳性；而在 78 名健康对照者中仅仅检测到 2.2%的 CTC 阳性。后续的 3 年随访发现，在初次检测后 90 d 内 CTC 标志物（CK7、CLCA-2、HMMR 及 hTERT）升高者的 OS 明显短于降低者（P<0001）。寻找合适的标志物在CTC 检测中具有重要意义。

近期一项研究采用 CellSearch 和实时荧光定量 CEACAM5 mRNA 检测方法，研究了化疗初治 IIIB/IV 期 NSCLC 中 CTC 的检出率及其临床意义。43 例患者在一线化疗期间的不同时间点采集血样。细胞检索显示，在基线、治疗 1 周期和 2 周期后，≥1CTC

的检出率分别为 41.9%、40.9% 和 16.7%，≥5 CTC 的检出率分别为 11.6%、9.1% 和 5.6%。治疗前后 CEACAM5 mRNA+CTCs 检出率分别为 29.3% 和 16%。两种方法的阳性符合率为 2.2%。并且两中方法都能预测 PFS、OS。使用 CellSearch 和 CEACAM 5mRNA 检测和监测 CTC 为化疗初治的晚期或转移性 NCSCLC 提供了有价值的补充临床信息。以上研究说明，CTC 在肿瘤诊断、预后评估中具有一定的价值。

4.3 胞外体

胞外体最早是 20 世纪 80 年代初在未成熟的红细胞中分离出来的一种直径为 40~100 nm 的圆形单层膜结构，属于细胞主动向外排泌的小的细胞外膜囊泡。多种细胞，尤其是 DC 和肿瘤细胞可释放胞外体。来源于 DC 和肿瘤细胞的胞外体表面表达 MHCI 类和 II 类分子共刺激分子 CD80 和 CD86 抗原肽等能够激活体内抗原特异性 T 细胞发挥免疫作用。多种体液如血浆、血清、乳汁、尿液及唾液中均含有胞外体；胞外体包含多种蛋白质 DNA 片段和核酸等。胞外体既可调控局部和全身微环境促进肿瘤发生、发展、转移及耐药，也可以通过调节免疫系统而抑制肿瘤的生长。由于体内外实验证明胞外体具有抗肿瘤作用，故胞外体作为抗肿瘤疫苗被广泛研究。

由于胞外体脂质双层膜的保护，其内的蛋白质、DNA 片段、mRNA、miRNA 等具有更高的稳定性和肿瘤特异性。多项研究发现，胞外体中的蛋白质、核酸分子可能在肺癌诊断中有重要价值。Cazoli 等对 10 例肺腺癌、10 例肺肉芽肿及 10 例健康吸烟者应用 qPCR 技术筛选出 742 个 miRNAs，应用 WEAK 软件进行统计分析和建模，用 50 例肺腺癌、30 例肺肉芽肿及 25 例健康吸烟者进行验证。结果发现 4 个 miRNA（miRNA-378a、miRNA379、miRNA139-5p 和 miR-200b-5p）能够区分肺结节和非肺结节（敏感性、特异性及 ROC 曲线下面积分别为 97.5%、72% 和 90.8%）；6 个 miRNA（miRNA-151a-5p、miRNA-30a-3p、miR200b-5p、miR-629、miRNA-100 和 miRNA-154-3p）能够区分肺癌和肉芽肿（敏感性、特异性及 ROC 曲线下面积分别为 96%、60% 和 76%）。从而认为应进一步扩大样本量验证该模型的预测效力。Li 等发现 B-榄香烯治疗肺癌可能是通过上调 P53 表达和提高胞外体的释放发挥作用的。一项研究发现 4 个 LUAD 特异性 miRNA（miRNA-181-5p、miRNA-30a-3p、miRNA-30e-3p 和 miR-320b），可作为区分 NSCLC 中腺癌和鳞癌的理想生物标志物。

化疗耐药是肺癌治疗中需要解决的另一个问题。尽管已有报道称一些胞外体可以促进化疗耐药，但另一些外切体对抑制肺癌的化疗很重要。例如，miRNA-1 过表达通过抑制 ATG3 介导的自噬提高了 NSCLC 细胞对 DDP 的敏感性；这有助于增加抗肺癌药物的化疗敏感性

另一项研究还显示，miR-539 通过靶向 DCLK1 增加了 NSCLC 对顺铂的化疗敏感性。此外，王晓源等进行了一项研究，表明 miR-181b/Notch2 轴通过调节 NSCLC 中的癌症干细胞样属性来抑制化疗耐药性，是解决 NSCLC 耐药性的另一种治疗靶点。近期一项研究发现巨噬细胞来源的包外体通过抑制 NEDD4L、稳定 c-Myc，从而增强肺

癌的有氧糖酵解和化疗耐药性。

胞外体作为液体活检的对象之一，在各方面都具有很大的潜力。液体活检与以往作为金标准的组织活检不同，组织活检是一种侵入性的检查，具有一定的局限性（如肿瘤的异质性、进化、肿瘤组织、无法获取或不足以进行完整的基因分析以及对于患者的侵入性风险等），液体活检 相对于传统的手术活检和穿刺活检，优势在于它是一项非侵入性的技术，对患者的不良反应更小，可以重复获取样本，且成本更为低廉。然而，目前对于胞外体的研究仍存在以下几个问题：① 胞外体作为肿瘤微环境的重要组成部分，其在 NSCLC 的进展过程中的具体作用机制尚不清楚，胞外体可以在肺癌细胞及其微环境之间转移具有生物活性的分子，但是其能准确将这些生物分子递送到特定靶细胞的机制仍需要阐明；② 胞外体在 NSCLC 诊治中的灵敏度和特异度有待提高；③ 由于目前技术的限制和较高的研究成本，获得大量的、高纯度的胞外体及胞外体全面表征仍具有挑战性，这也将影响临床应用、生物医学研究及生产成本，因此需要结合多种分离技术来优化胞外体的分离及富集；④ 胞外体的定量、纯化和保存尚未标准化，这对实验过程和结果产生一定影响；⑤ 胞外体是一种很有前景的肺癌诊断、监测预后以及实时监测治疗效果的生物标志物，但目前的研究样本量通常较少，重复性较差，因此需要大型的多中心研究提高液体活检的有效性；⑥ 胞外体用于靶向治疗的不良反应目前还尚未明确。基于上述问题，仍需要对胞外体作为肺癌诊断标志物进行大量验证和分析。随着对胞外体生物学结构和功能及其在肺癌发生、发展中机制的进一步研究和更深入的理解，相信胞外体作为液体活检的对象之一及蛋白质、DNA 及 RNA 等稳定遗传物质的可靠来源，可以为肺癌的早期诊断、治疗和预后监测提供新的策略。

三、分子检测中的病理质控

分子检测需要注意规范实验室规范标本处理规范、操作人员规范、应用产品规范。其中标本处理规范中最重要的当属病理质控。

2011 年《中国非小细胞肺癌 *EGFR* 基因突变检测共识》和 2014 年《中国表皮生长因子受体基因敏感突变与间变淋巴瘤激酶融合基因阳性非小细胞肺癌诊断治疗指南》就肺癌生物标本物的病理质控做了明确要求，"组织切片:无论哪种标本类型，均应保证包含有至少 200~400 个肿瘤细胞，尽量剔除非肿瘤组织和细胞，应用灵敏度高的方法时可酌情降低。一般需切 5~10 μm 的切片 10 张以满足对肿瘤细胞数量的要求，切片时要有措施避免不同病例组织间的交叉污染。上述标本的质量控制应由有经验的病理医师负责"。

指南对上述标本处理方法做了细节上的补充"必要时显微镜下定位标出肿瘤组

织区域进行人工切割刮取组织以保证有足量的肿瘤细胞提取。对于肿瘤细胞数量不达标的样本应该重新采集。应有措施避免不同病例组织间的交叉污染""所有标本均应该在尽量短的时间内完成检测"。

　　小活检标本、细胞学标本因为肿瘤细胞含量小,病理质控显得尤为重要。有研究表明细胞学标本与组织标本检测*EGFR*突变状态不一致的原因在于病理质控,包含 3 点:DNA 浓度、肿瘤细胞数量及肿瘤细胞比例。以下条件满足其中之一是细胞学样本和组织样本检测的*EGFR*突变状态可以达到100% 匹配:DNA 浓度>25 ng/μl,肿瘤细胞数量>30 个,肿瘤细胞比例>30%。

主要参考文献

[1]　Mok T S, Wu Y L, Thongprasert S, et al. Gefitinib or carboplatin paclitaxel in pulmonary adeno-carcinoma[J]. N Engl J Med, 2009, 361(10): 947–957.

[2]　Bepler G, Williams C, Schell M J, et al. Randomized international phase II trial of ERCC and RRM1 expression-based chemotherapy versus gemcitabine/carboplatin in advanced non-small-cell lung cancer[J]. J Clin Oncol, 2013, 31(19):2404–2412.

[3]　Xin Y, Jin D, Eppler S, et al. Population pharmacokinetic analysis from phase I and phase I studies of the humanized monovalent antibody, onartuzumab (MetMAb), in patients with advanced solid tumors[J]. J Clin Pharmacol, 2013, 53(11): 1103–1111.

[4]　Kazandjian D, Blumenthal G M, Chen H Y, et al. FDA approval summary: crizotinib for the treatment of metastatic non-small cell lung cancer with anaplastic lymphoma kinase rearrangements[J]. Oncologist, 2014, 19(10): e5–e11.

[5]　McGinn S, Gut I G. DNA sequencing spanning the generations[J]. N Biotechnol, 2013, 30(4): 366–372.

[6]　Sikkema-Raddatz B, Johansson L F, de Boer E N, et al. Targeted next-generation sequencing can replace Sanger sequencing in clinical diagnosties[J]. Hum Mutat, 2013, 34(7): 1035–1042.

[7]　Yegnasubramanian S. Explanatory chapter next generation sequencing[J]. Methods Enzymol, 2013, 529: 201–208.

[8]　Kilpivaara O, Aaltonen L A. Diagnostic cancer genome sequencing and the contribution of germline variants[J]. Science, 2013, 339(6127):1559–1562

[9]　Thirlwell C, Eymard M, Feber A, et al. Genomewide DNA methylation analysis of archival formalin-fixed parafin-embedded tissue using the llumina Ininium Human Methylation 27 BeadChip [J]. Methods, 2010, 52(3): 248–254.

[10]　Hagemann IS, Devarakonda S, Lockwood C M, et al. Clinical next-generation sequencing in patients with non- small cell lung cancer[J]. Cancer, 2015, 121(4): 631–640.

[11]　Vollbrecht C, Konig K, Heukamp L, et al. Molecular pathology of the lungs. New perspectives by next generation sequencing[J], Pathologe, 2013, 34(1): 16–24.

[12] Xiao W, Oefner P I. Denaturing high-performance liquid chromatography: A review[J]. Hum Mutat, 2001, 17(6): 439-474.

[13] Gundry C N, Vandersteen J G, Reed G H, et al. Amplicon melting analysis with labeled primers: a closed-tube method for differentiating homozygotes and heterozygotes[J]. Clin Chem, 2003, 49(3): 396-406.

[14] Wittwer C T. High-resolution DNA melting analyis:advancements and limitations[J]. Hum Mutat, 2009, 30(6): 857-859

[15] Wittwer C T, Herrmann M G, Moss A A, et al. Continuous fluorescence monitoring of rapid cycle DNA amplification[J]. Biotechniques, 2013, 54(6): 314-320.

[16] Tsuchiya K D. Fluorescence in situ hybridization[J]. Clin Lab Med, 2011, 31(4): 525-542.

[17] Kubista M, Andrade J M, Bengtsson M, et al. The real-time polymerase chain reaction[J]. Mol Aspects Med, 2006, 27(2-3): 95-125

[18] Newton C R, Graham A, Heptinstall L E, et al. Analysis of any point mutation in DNA. The amplification refractory mutation system (ARMS)[J]. Nucleic Acids Res, 1989, 17(7): 2503-2516.

[19] Whitcombe D, Theaker J, Guy S P, et al. Detection of PCR products using self-probing amplicons and fluorescence[J]. Nat Biotechnol, 1999, 17(8): 804-807.

[20] Kimura H, Kasahara K, Kawaishi M, et al. Detection of epidermal growth factor receptor mutations in serum asa predictor of the response to gefitinib in patients with nonsmall-cell lung cancer[J]. Clin Cancer Res,2006,12(13):3915-3921

[21] Murakami Y, Oki M, Saka H, et al. Endobronchial ultrasound-guided transbronchial needle aspiration in the diagnosis of small cell lung cancer[J]. Respir Investig, 2014, 52(3):173-178.

[22] Bellevicine C, Vita G D, Malapelle U, et al. Applications and limitations of oncogene mutation testing in clinical cytopathology[J]. Semin Diagn Pathol, 2013, 30(4): 2842-2897.

[23] Centeno B A, Enkemann S A, Coppola D, et al. Classification of human tumors using gene expression profiles obtained after microaray analysis of fine needle aspiration biopsy samples[J]. Cancer, 2005, 105(2): 101-109.

[24] Hagiwara K, Kobayashi K. Importance of the cytological samples for the epidermal growth factor receptor gene mutation test for non-small cell lung cancer[J]. Cancer Sci, 2013, 104(3): 291-297.

[25] Sun P L, Jin Y, Kim H, et al. High concordance of EGFR mutation status between histologic and corresponding eytologic specimens of lung adenocarcinomas[J]. Cancer Cytopathol, 2013, 121(6): 311-319.

[26] Jahr S, Hentze H, Englisch S, et al. DNA fragments in the blood plasma of cancer patients: quantitations and evidence for their origin from apoptotic and necrotic cells[J]. Cancer Res, 2001, 61(4):1659-1665.

[27] Bai H, Mao L, Wang H S, et al. Epidermal growth factor receptor mutations in plasma DNA samples predict tumor response in Chinese patients with stages B to V nonsmal-cell lung cancer[J].

Clin Oncol, 2009, 27(16): 2653-2659.

[28] Bai H, Mao L, Wang H, et al. Epidermal growth factor receptor mutations in plasma DNA samples predict tumor response in Chinese patients with stages B to V nonsmal-cell lung cancer[J]. J Clin Oncol, 2009, 27(16): 2653-2659.

[29] Bai H, Wang Z, Chen K, et al. Inluence of chemotherapy on EGFR mutation status among patients with non-small-cell lung cancer[J]. J Clin Oncol, 2012, 30(25): 3077-3083.

[30] Newman A M, Bratman S V, To J, et al. An ultrasensitive method for quantitating circulating tumor DNA with broad patient coverage[J]. Nat Med, 2014, 20(5): 548-554.

[31] Krebs M G, Sloane R, Priest L, et al. Evaluation and prognostic significance of circulating tumor cells in patients with non-small-cell lung cancer[J]. J Clin Oncol, 2011, 29(12): 1556-1563.

[32] Yu M, Bardia A, Wittner B S, et al. Circulating breast tumor cells exhibit dynamic changes in epithelial and mesenchymal composition[J]. Science, 2013, 339(6119): 580-584.

[33] Kuhlmann J D, Wimberger P, Bankfali A, et al. ERCC1-positive circulating tumor cells in the blood of ovarian cancer patients as a predictive biomarker for platinum resistance[J]. Clin Chem, 2014, 60(10): 1282-1289.

[34] Muinelo-Romay L, Vieito M, Abalo A, et al. Evaluation of circulation tumor cells and related events as prognostic factor and surrogate biomarkers in advanced NSCLC patients receiving first-line systemic treatment[J]. Cancers, 2014, 6(1): 153-165.

[35] Mach A J, Kim J H, Arshi A, et al. Automated cellular sample preparation using a Centrifuge-on-a-Chip[J]. Lab Chip, 2011, 11(17): 2827-2834.

[36] Riethdorf S, Fritsche H, Muller V, et al. Detection of circulating tumor cells in peripheral blood of patients with metastatic breast cancer: a validation study of the cell search system[J]. Clin Cancer Res, 2007, 13(3): 920-928.

[37] Harouaka R, Kang Z, Zheng S Y, et al. Circulating tumor cells: advances in isolation and analysis, and challenges for clinical applications[J]. Pharmacol Ther, 2014, 141(2): 209-221.

[38] Yu Y, Xu G, Cao J, et al Combination of four gene markers to detect circulating tumor cells in the peripheral blood of patients with advanced lung adenocarcinoma using real-time PCR[J]. Oncol Lett, 2013, 5(4): 1400-1406.

[39] Man Y, Cao J, Jin S, et al. Newly identified biomarkers for detecting circulating tumor cells in lung adenocarcinoma[J]. Tohoku J Exp Med, 2014, 234(1): 29-40.

[40] Azmi AS, Bao B, Sarkar F H. Exosomes in cancer development, metastasis and drug resistance; a comprehensive review[J]. Cancer Metastasis Rev, 2013, 32(3-4): 623-642.

[41] Li Y, Zhang Y, Qiu F, et al. Proteomic identification of exosoma LRG1:a potential urinary biomarker for detecting NSCLC[J]. Electrophoresis, 2011, 32(15): 1976-1983.

[42] Rabinowits G, Gereel-Taylor C, Day J M, et al. Exosomal microRNA:a diagnosis marker for lung cancer[J]. Clin Lung Cancer, 2009, 10(1):42-47.

[43] 周彩存, 王洁, 程颖, 等. 二代测序技术在 NSCLC 中的临床应用中国专家共识(2020版)[J]. 中国肺癌杂志, 2020, 23(9):741-761.

［44］ Wang S, Chen H, Zhong J, et al. Comparative study of EGFR mutations detected in malignant pleural effusion, plasma and tumor tissue in patients with adenocarcinoma of the lung［J］. Lung Cancer, 2019, 135: 116–122.

［45］ Joy R A, Thelakkattusserry S K, Vikkath N, et al. Somatic mutation detection efficiency in EG-FR: a comparison between high resolution melting analysis and Sanger sequencing［J］. BMC Cancer, 2020, 20(1): 902.

［46］ Ross J S, Gay L M, Wang K, et al. Nonamplification ER BB2 genomic alterations in 5,605 cases of recurrent and metastatic breast cancer: an emerging opportunity for Anti-HER2 targeted therapies［J］. Cancer, 2016,122(17): 2654–2662.

（刘振华　李德育）

第三篇　肺癌临床实践原则

第 9 章
肺癌的病因学和流行病学

第一节　肺癌的病因学

一、全球肺癌的流行情况

据 2019 年世界卫生组织（World Health Organization，WHO）统计，癌症是目前 112 个国家人口的第一或第二大死因，23 个国家人口的第三或第四大死因。癌症导致巨大的疾病负担，不仅是全球主要死因之一，也是阻碍人类期望寿命延长的重要因素。国际癌症研究机构（International Agency for Research on Cancer，IARC）致力于调查、统计和分析全球癌症流行病学数据并开展癌症病因学研究。2021 年 1 月，IARC 的研究团队基于世界各地的肿瘤登记数据，于美国癌症学会旗下《临床医师癌症杂志》（*CA: A Cancer Journal for Clinicians*）发表了《2020 年全球癌症统计报告：全球 185 个国家 36 种癌症发病率和死亡率的估计》。报告显示，2020 年全球肺癌新发病例 2 206 771 例，死亡病例 1 796 144 例，分别占癌症发病和死亡总数的 11.4% 和 18.0%，是 2020 年第二大高发癌症，也是癌症死亡的主要原因。肺癌的标准化发病率和死亡率分别为 22.4/10 万和 18.0/10 万，0~74 岁累积发病和死亡风险分别为 2.74% 和 2.18%。肺癌是男性癌症发病率和死亡率的主要原因，而在女性中，肺癌的发病率排在第三位，仅次于乳腺癌和大肠癌，在死亡率上仅次于乳腺癌。男性标准化发病率（31.5/10 万）和死亡率（25.9/10 万）约为女性（分别为 14.6/10 万和 11.2/10 万）的 2 倍。目前，发达国家的肺癌发病率和死亡率约为发展中国家的 3~4 倍。然而，在发达国家推行积极控烟策略而发展中国家吸烟率居高不下的影响下，全球总体烟草使用率也在持续增长，截至 2016 年，全球约有 80% 的 15 岁以上吸烟者居住在低、中等收入国家，肺癌的发病率和死亡率在发达国家和发展中国家之间的分布很有可能因此发生逆转。

二、中国肺癌的流行情况

1　数据来源

《2019 中国肿瘤登记年报》于 2021 年 1 月由人民卫生出版社正式出版，该年报汇总 2016 年我国肿瘤登记地区癌症监测数据。年报上报范围为 2016 年 1 月 1 日至

2016年12月31日全年新发癌症发病和死亡个案数据,以及各肿瘤登记处2016年年中人口数据。上报2016年肿瘤登记数据的登记处分布在全国31个省(自治区、直辖市)及新疆生产建设兵团(未包括香港、澳门特别行政区和台湾省),合计登记处682个,覆盖人口476 692 113人。依据标准对2016年肿瘤登记数据进行质量控制,同时充分考虑区域覆盖面,最终纳入487个登记处合格数据作为年报数据。全国487个肿瘤登记处2016年覆盖人口381 565 422人,其中城市地区肿瘤登记处200个,覆盖人口1.93亿;农村地区肿瘤登记处287个,覆盖人口1.89亿。此次年报对合计癌症和22种癌症的发病死亡数据进行了详细分析,并分地区、年龄及性别比较了癌症分布差异。

2 2016年肺癌发病率与死亡率

根据487个癌症登记处的数据,肺癌的发病率为60.40/10万。男性和女性的比率分别为79.37/10万和40.85/10万。城市发病率64.01/10万,农村发病率为56.71/10万。最新癌症数据统计报告,在所有癌症登记处,肺癌死亡率为48.42 /10万。男性和女性的发病率分别为66.23/10万和30.07/10万。城镇地区肺癌的粗略死亡率51.15/10万,农村地区为45.64/10万。死亡率之间存在巨大差异,男性是女性的两倍以上。

3 肺癌发病率趋势

全球疾病负担(Global Burden of Disease,GBD)研究是迄今为止最全面的全球流行病学观察研究,由健康指标与评估研究所(Health Metrics and Evaluation,IHME)牵头使用残疾调整生命年来衡量疾病负担。残疾调整生命年这一按时间进行衡量的指标综合使用了早死所致的寿命损失年和在非完全健康状态下的寿命损失年。根据GBD研究估计,从1990—2019年,不论性别,中国的肺癌粗发病率都在显著增加,但是近年来趋于平稳。根据2000—2014年我国22个癌症登记处的数据分析研究也发现,中国的肺癌发病率在男女性中都急剧上升,但在年龄标准化后程度有所下降。肺癌发病率变化趋势在男女性中表现不同。据报道,女性粗发病率和年龄标准化发病率(ASIRC)呈不同程度的上升趋势,年平均变化率分别为4.5% [95% 置信区间(95%CI): 4.1%~5.0%]和1.4%(95% CI: 1.0%~1.9%),而男性年龄标准化发病率则呈下降趋势,由2000年的48.43/10万下降到2014年的46.85/10万。我国农村肺癌发病率是城市的1.76倍,分别为5.8%和3.3%,而城市地区肺癌发病率无明显变化,男性总体发病率下降。在组织学亚型方面,一些研究发现腺癌的比例明显增加,已成为主要亚型,而鳞状细胞癌的比例则逐渐下降。男性肺癌发病率的下降说明控制男性相关风险因素的干预措施某种程度上是有效的,同时应重视女性的危险因素,主要是接触二手烟和室内燃烧产品。然而,尽管所有年龄组的男女肺癌发病率均随年龄增长而增加,但从2000年至2014年,每个年龄组没有明显变化,这表明人口老龄化可能加重了肺癌负担。肺癌发病率趋势的地区差异可能与城市地区更严格的控制和更高水平的政策执行有关。考虑到主要的组织学亚型性别的区别,存在研究的不一致可能是由于性别构成或吸烟率的区域差异,以及样本大小和报告年份之间的差异。

4 肺癌死亡率趋势

肺癌是近几十年来死亡率增长最快的恶性肿瘤之一,已经成为癌症相关死亡的主要原因。总的来说,20世纪肺癌粗死亡率相对保持稳定,近20年来有明显的上升趋势。年龄标准化死亡率在1990—2019年期间也普遍呈上升趋势,但自2005年以来上升趋势不断下降。事实上,肺癌已经上升到中国许多地区恶性肿瘤死亡谱的顶端。然而,基于癌症登记数据的分析指出,肺癌死亡率并没有明显的趋势改变或显著的变化。具体来说,男性和女性的肺癌死亡率呈上升趋势,女性死亡率的年平均变化率较高,导致男女性死亡率比下降。至于年龄死亡率,35岁以下的死亡率呈下降趋势,而65岁及以上的肺癌死亡率呈上升趋势。35~65岁年龄组的死亡率趋势不一致。从地区分布的角度来看,1990年至2017年城市地区年龄标准化肺癌死亡率下降年平均变化率为-0.36%,而同一时期农村地区肺癌死亡率显著上升。辛文燕等基于癌症登记数据也有类似发现,表明差距缩小是由于不同的趋势,尽管城市地区的肺癌死亡率比农村地区高很多。然而,张迪等报告了相反的趋势。至于研究报告中不一致的趋势,一个可能的原因是中国的肺癌死亡率几十年来随着危险因素和预防因素的变化而有不同程度的上下波动,因此在不同时期观察到了不同的结果。此外,粗死亡率和年龄调整死亡率之间的差距也有利于人口老龄化可能对肺癌负担产生的影响。鉴于各年龄组的变化不同,年轻人的减少可能是改进医疗技术和采取三早策略(早发现、早诊断和早治疗)的一个好处。此外,由于老年患者更有可能被诊断为晚期癌症,情况依然严重。一项研究指出,肺癌死亡人数的增加主要是由非人口因素引起的,占总增长的70.00%。因此,中国中年男性肺癌死亡率没有明显下降的事实,主要归因于吸烟率的持续高涨。

5 肺癌患者生存情况及趋势

我国癌症患者5年总生存率约为40.5%,明显高于肺癌患者(19.7%),表明在所有癌症中肺癌预后较差。肺癌中位生存时间一般小于2年,肺癌患者的5年生存率随诊断年龄的增长而降低。此外,女性的生存率(25.1%)高于男性(16.8%),这可能与她们的生理特征(如激素水平)、健康的生活方式及较少的职业危险有关。研究还发现,城市居民的存活率高于农村居民,因为城市居民有更高的健康意识和获得更好的医疗服务机会。不同组织亚型的存活率可能不同。预后最好的是鳞癌,其次是腺癌,小细胞癌的预后最差,复发率高,容易远处转移。治疗也是肺癌生存的一个重要因素。肺癌分化程度低(I期)患者的生存率明显高于其他分期转变组。此外,接受手术的患者的生存率显著提高(35例),这也可能与一般的低阶段有关。根据

Zeng 等分析,肺癌年龄标准化 5 年相对生存率从 2003—2005 年的 16.1%(95%*CI*,15.6%~16.6%)提高到 2012—2015 年的 19.7%(95%CI,19.3%~20.1%)。城乡肺癌生存率呈上升趋势,城市为 19.5%~23.8%,农村为 11.2%~15.4%。男性和女性也有类似的趋势,而且在 20 世纪 90 年代以后这种趋势明显加速,在 2012—2015 年,男性肺癌的存活率为 16.8%,比存活率最高的甲状腺癌要低 62.5%。妇女肺癌的生存率在 2012—2015 年为 25.1%,被认为是低生存率。这种良好的结果可能是由于医学技术的不断改进和采用早期发现癌症的治疗策略。例如,亚洲人群有更高比例的表皮生长因子受体突变,更有可能受益于靶向药物,如吉非替尼和厄洛替尼。因此,靶向治疗的研究和开发可能对提高生存率有很大的贡献。

6 福建省肺癌流行情况

2009 年以来,在"国家重大公共卫生服务——肿瘤随访登记项目"的推动下,福建省人群肿瘤登记工作覆盖的地区不断扩大,目前已建立 12 个登记处。覆盖 15 个县(市、区),占全省户籍人口的 20.2%。2019 年福建省肿瘤防治办公室收到 12 个登记处上报的 2016 年肿瘤登记数据,经过严格质控、筛选,福州市长乐区、厦门市区、莆田市涵江区等 10 个质量较好的登记处数据被纳入《2019 福建省肿瘤登记年报》。报告显示,2016 年福建省肿瘤登记地区肺癌发病率为 49.98/10 万,中标率为 34.92/10 万,世标率为 34.73/10 万,占全部恶性肿瘤发病的 17.59%,居发病第一位。其中男性发病率为 66.33/10 万,女性发病率为 33.06/10 万,男性为女性的 2.01 倍。城市地区发病率为 52.25/10 万,农村地区发病率为 48.26/10 万,城市地区比农村地区高 8.27%,年龄标化后高 10.43%。东南地区发病率为 49.06/10 万,西北地区发病率为 52.18/10 万,东南地区比西北地区低 6.36%,年龄标化后高 4.61%。

同期肺癌死亡率为 37.66/10 万,中标率为 25.74/10 万,世标率为 25.66/10 万,占全部恶性肿瘤死亡的 23.04%,居死亡第一位。其中男性死亡率为 54.37/10 万,女性死亡率为 20.36/10 万,男性为女性的 2.67 倍。城市地区死亡率为 39.84/10 万,农村地区死亡率为 36.01/10 万,城市地区比农村地区高 10.64%,年龄标化后高 12.03%,东南地区死亡率为 35.05/10 万,西北地区死亡率为 43.86/10 万,东南地区比西北地区低 25.14%,年龄标化后低 13.29%。

肺癌年龄别发病率在 50 岁以前处于较低水平,50 岁以后快速上升,在 75 岁以上组达到高峰。肺癌年龄别死亡率在 55 岁以前处于较低水平,55 岁以后迅速上升,在 75 岁以上组达到高峰。城市地区、农村地区、东南地区和西北地区年龄别发病率和死亡率均在 75 岁以上年龄组达到高峰。全部肺癌病例中,有明确亚部位的病例占 20.01%。其中肺上叶病例最多,占 54.49%,其次下叶占 35.91%,中叶占 6.66%。全部肺癌病例中,有明确组织学类型的病例占 52.34%。其中腺癌病例最多,占 64.73%,其次鳞癌占 19.41%,小细胞癌占 10.30%,其他类型病例占 4.02%。

三、肺癌的危险因素及其分布

1 吸烟

1.1 吸烟与肺癌的流行病学

烟草使用是公共卫生的主要威胁之一,特别是在中国。中国是烟草最大的生产国和消费国,在中国3.15亿烟民中约28%的吸烟者年龄≥15岁。根据相关流行病学数据估计,吸烟导致的男性死亡人数为366 980人(26.4%),女性死亡人数为32 510人(4.0%),而吸烟导致的肺癌死亡人数约占42.7%。面对居高不下的吸烟率以及疾病所带来的经济负担,中国政府努力控制烟草流行,包括签署世界卫生组织烟草控制框架公约,制定一系列禁烟政策,开展控烟活动。诸如增加烟草成本和税收,指定无烟地点等措施已将吸烟率从2000—2015年的30.2%降低至26.9%。然而,中国的烟草控制形势仍然不容乐观,尤其是在中国北方和东北地区。根据世界卫生组织的数据,尽管吸烟率明显下降,但同期中国的实际吸烟者人数仍从3.1亿人增加到3.15亿人。自20世纪以来,进行了几次全国性的烟草流行病调查,报告显示2002年当年的吸烟者超过3亿,而且仍在增加。虽然从1996年到2018年总体吸烟率呈下降趋势,但目前中国的吸烟率仍居高不下,未能达到《健康中国2030》和其他计划的目标。此外,世界卫生组织报告称,西太平洋地区(即中国所在地)预计将在2010年至2025年期间经历西南衰退,并将很快取代东南亚,成为平均增长率最高的地区。此外,青少年是吸烟者的重要储备。

1.2 烟草中的致癌物

虽然烟草是一种极其复杂的混合物,但根据动物模型和流行病学证据可以推测特定成分与癌症之间的关系。自20世纪50年代以来,香烟烟雾已被确认为明确的致癌物,IARC已将香烟烟雾和无烟烟草都归类为1类致癌物。并且该机构还进一步确认了香烟烟雾中测量到的72种致癌物,并根据其致癌的证据将它们归类为1类(对人类致癌)、2A类(可能对人类致癌)或2B类(可能对人类致癌)。香烟烟雾中引起特别关注的成分包括苯并[a]芘、苯、1,3-丁二烯、芳香胺、镉及N-亚硝胺等。

苯并[a]芘具有相当强的致癌活性,国际癌症研究机构将其认定为1类致癌物。除了多环芳烃,在香烟烟雾中发现的其他大量碳氢化合物包括苯(一种明确的白血病病因)和1,3-丁二烯(一种多器官的强致癌物质)均为1类致癌物。此外烟雾中含有许多芳香胺,例如已知的膀胱致癌物2-氨基萘和4-氨基联苯、杂环胺和呋喃等。香烟烟雾中的有毒金属包括铍、镉、铅和钋-210,均属于1类致癌物。N-亚硝胺作为公认的致癌物一直以来受到了很多关注。亚硝胺是通过亚硝酸盐与氨基反应形成的。其中两种烟草特异的化合物是研究的热点,分别是4-(甲基亚硝胺)-1-(3-吡啶基)-1-丁酮(NNK)和N-亚硝基烟碱(NNN),两者均为1类致癌物。

除香烟烟雾外,无烟烟草产品虽然不燃烧,但却仍含有大量的致癌物,最突出的是N-亚硝胺,此外也会含有有毒金属。电子烟作为利用电池加热含尼古丁的溶液产生气雾供使用者吸入的电子装置,和加热非燃烧型烟草制品一样通常也具有这些致癌物,尽管可能浓度较低。

不同的烟草成分在致癌作用上存在一定程度的器官特异性。来自多项研究的证据表明,PAH和N-亚硝胺参与了肺癌的发生,也可能与呼吸道癌和子宫颈癌有关。NNK不仅是肺的强致癌物,而且在鼻腔、胰腺和肝脏中也显示出肿瘤诱导活性。NNN在各种动物模型中可诱导沿呼吸道和食道的肿瘤。芳香胺(如4-氨基联苯和2-萘胺)是强膀胱致癌物,而苯是导致白血病的已知原因。

焦油一度被认为是吸烟引起癌症的主要成分,但事实上焦油并不是一种特定物质,而是从吸烟产生的烟雾中收集到的一种混合物,也通常被称为无尼古丁的干颗粒物。最初的研究表明,给老鼠涂上香烟焦油会导致癌变。因此有理论认为,减少香烟中的焦油含量可能也会减少吸烟带来的疾病负担。但实验室研究和流行病学研究都表明,与全成分香烟相比,低焦油香烟无论是在个体水平还是在公共健康水平都没有带来益处。自20世纪80年代,香烟制造商开始不断推出一些新型的烟草产品如改良型香烟、无烟草香烟和加热非燃烧型烟草制品等,并宣称其对健康的危害更小。电子烟逐步开始受到人们的欢迎,特别是青少年群体。迄今为止的数据显示,使用电子烟可以减少接触吸烟造成的香烟烟雾中的致癌物(如亚硝胺、多环芳烃、一些挥发性有机物等)。但是从传统香烟转向电子烟能够在多大程度上降低总体的癌症风险还需要更多的证据,因此目前尚不能做出对转换烟草使用形式而带来个体或人群获益的乐观判断。

如前述,烟草中含有多种多样的致癌物,尽管每支香烟的致癌物含量可能看似很低,但对大多数人来说,吸烟是一种长期成瘾的行为。如果每天吸食多支香烟并长此以往,多种致癌物质的混合物将被吸入,且其剂量是不可忽略的。致癌物暴露会导致致癌物-DNA加合物的形成,然后诱发基因的突变和损伤,持续存在的DNA加合物可能会在DNA复制过程中造成错误编码。如果不进行修复或去除,将可能引起导致癌症的细胞转化过程。DNA加合物对癌症的发生、发展过程至关重要,许多研究表明,吸烟者组织中检测到的DNA加合物含量高于不吸烟者,并且DNA加合物水平与癌症风险有关。吸入的致癌物质在体内的代谢过程中可能被激活,从而增强其致癌活性,也可能会诱导细胞色素P450系统,该系统又进一步促进了致癌物的代谢活化。与此同时,另一些系统参与了烟雾成分的失活过程,例如由尿苷5′-二磷酸葡萄糖醛酸基转移酶和谷胱甘肽-s转移酶催化化合物的失活和排泄。因此在个体层面,致癌物的激活和失活的平衡可能是预测癌症风险的一个重要因素。同样,DNA修复能力也是一个重要的考虑因素,致癌物——DNA加合物及其产生的基因改变可以通过酶促反应或错配修复的方式进行修复。编码这些酶的基因的多态性,可能有助于解释癌症易感性的个体差异。

1.3 吸烟与肺癌

肺癌在早年即20世纪初期,还被认为是一种罕见的恶性肿瘤。但在接下来的几十年中,肺癌的发病率显著增加,一度成为全球发病率最高的恶性肿瘤。疾病负担的增加,使人们逐渐注意到吸烟对健康的不利影响。肺作为受到吸烟影响首当其冲的脏器,肺癌与吸烟的关系无疑引起了最多的讨论和探索。最早在1941年,Ochsner和DeBakey两位科学家率先明确表示肺癌发病率的增加主要是由于吸烟的增加。随后,在1950年报道了两项分别来自英国和美国病例对照研究,从此建立起吸烟和肺癌之间的因果关系,因此该研究具有里程碑式的重大意义。英国皇家内科医师学会和美国外科医师总会分别在1962年和1964年给出官方的意见,明确指出吸烟是肺癌的主要原因。在中国人群中,中国肺癌筛查与早诊早治指南制定工作组将26篇国内外关于中国人群吸烟与肺癌的相关研究进行荟萃分析(Meta-analysis)显示,中国人群吸烟者患肺癌的风险为不吸烟者的2.77倍(OR=2.77)。

肺癌的发生与吸烟行为之间存在典型的滞后时间,分析肺癌在人群中的发病率推测该滞后时间约为20年。并且,肺癌风险与吸烟存在一定的剂量反应关系,即每天吸烟的数量和吸烟时间都与肺癌风险相关,尤其是吸烟时间越长,风险越高。据估计,长期吸烟者的肺癌风险是终身不吸烟者的10~30倍。重度吸烟者的肺癌累积风险可高达30%,而从不吸烟者的终身肺癌风险≤1%。环境烟草烟雾的暴露即二手烟的强度远低于主动吸烟,但暴露时间可能相对更长。目前认为二手烟的暴露强度与肺癌的相对危险度也存在量-效关系。中国肺癌筛查与早诊早治指南制定工作组检索到1987—2020年发表的关于中国非吸烟人群二手烟暴露与肺癌关系的33篇病例对照研究论文,结果显示二手烟暴露者患肺癌的风险为无二手烟暴露者的1.33倍(OR=1.33,95%CI:1.25~1.40倍)。

在吸烟与肺癌发生的机制方面,已知烟雾致癌物会引起G∶A和G∶T突变,并且$KRAS$癌基因和p53抑癌基因的突变与烟草引起的癌症密切相关。p53的失活和$KRAS$的激活,可能降低NSCLC的生存率。一些烟雾成分也可能以间接诱导癌症发展的方式发挥作用。尼古丁虽然本身不是致癌物,但已知通过核因子κB减少细胞凋亡并增加血管生成和转化过程,通过尼古丁或NNK激活的肺上皮中烟碱型乙酰胆碱受体与恶性细胞的存活和增殖有关。亚硝胺似乎也通过激活蛋白激酶A和B而具有相似的活性。NNK可结合β-肾上腺素受体激酶I刺激花生四烯酸的释放,花生四烯酸被环氧合酶-2转化为前列腺素E2。烟雾中的化合物可能激活表皮生长因子受体和环氧合酶2,这两种物质在许多癌症中都会升高。纤毛毒素、炎症和氧化化合物,例如烟雾中的丙烯醛和环氧乙烷,也可能会影响癌症的发展。表观遗传变化(例如高甲基化),尤其是p16的甲基化,也可能在肺癌发展中起作用。

2　室内空气污染

暴露于含氡环境是不吸烟者罹患肺癌的首要原因,也是吸烟者罹患肺癌的第二大原因,占中国肺癌死亡人数的3.78%。氡是一种无色无味的放射性气体,无处不在,因为它是天然存在的,可以在岩石、土壤和水中释放。氡的浓度在室外空气中会被稀释到很低的水平,因此室外氡不是一个严重的问题。然而,越来越多的煤矸石、钢渣和其他工业废料被用于建筑和装饰材料,导致室内工人暴露在空气中的风险迅速增加。2002年5月至2004年11月在全国26个城市进行的调查显示,我国部分地区居民的氡水平为43.8 ± 37.7(范围: 6.6~596) bqm^{-3},6.4%的监测室高于100 bqm^{-3}。另一项于2006至2010年进行的调查,涵盖12%的中国人口,报告显示按人口计算的加权平均水平为30.7 ± 4.3(范围: 5.3~183.0) bqm^{-3},其中1.8%的监测室高于100 bqm^{-3}。20世纪80年代和90年代的调查结果与测量结果的比值为1.80,表明室内氡水平总体呈上升趋势。同时也发现中国的高氡区域分散。具体来说,南方地区岩土中的铀(镭)含量高,而北方地区则取决于建筑类型、通风和装饰材料。室内空气污染的另一个重要原因是固体燃料(主要是煤和未加工的生物质燃料)用于烹饪、取暖或照明。当未完全燃烧时,它们可能产生一氧化碳、颗粒物(pm)和其他有毒有机化合物(包括多环芳烃和杂环芳香化合物),据报道这些物质与肺毒性和癌症风险有关。世界卫生组织的数据显示,2013年中国约45%的人口仍在使用固体燃料,农村地区的比例更高(79%)。然而,在大多数发达国家,使用固体燃料的人口不到5%。2010年,国际癌症研究机构将燃煤排放物列为人类致癌物(第1组)。因为我国女性在家庭烹饪中通常起主导作用,可以认为吸烟率低的女性肺癌发病率高可能是因为接触固体燃料烟的比例较高。此外,经济欠发达地区还面临着非清洁能源利用率低和通风条件差或缺乏的问题,从而增加了肺癌的疾病负担。由于室内空气污染不可避免,改善通风对使用清洁能源的房屋也被证明是有效的。此外,中式烹饪是肺癌的一个值得注意的风险因素,因为它往往涉及加热的非精炼油挥发更多和接触更多的烟。

3　室外空气污染

室外空气污染也是引起全球关注的环境问题的焦点,已被列为人类致癌物(Ⅰ类)。长期和短期暴露于大气污染物对人体健康,尤其是心肺系统造成极大的威胁,其机制包括遗传变化、炎症刺激、免疫、脱氧应激反应和表观遗传效应。近年来,政府采取了一系列综合措施来改善空气质量,从全国388个城市收集的环境监测数据显示,过去5年中国年空气质量总量翻了一番,平均颗粒物浓度下降了近28%。此外,各污染物浓度超标的天数比例明显减少,部分污染物(二氧化硫和二氧化碳)甚至小于0.1%。这显示了国家在环境治理上取得了成效。长期暴露在户外低污染的环境中,也可以观察到健康损害。因此,现在迫切需要管理空气质量。

4 职业危害

呼吸道是致癌物进入人体和直接作用的器官的主要途径,相应的,肺癌也是最常见的职业性癌症之一。在中国,目前的职业病危害因素包括石棉(各种类型)、双醚(氯甲基)和氯甲醚、砷和无机砷化合物、铬化合物、磷酸钙和焦炉排放,这些危害因素已被国际癌症研究机构。基本确定为Ⅰ类致癌物。2019年中国统计年鉴报道在采矿、制造、建筑和能源供应等行业工作的人数超过1.2亿,这表明仍有相当多的人面临患职业性肺癌的风险。根据中国疾病预防控制中心发布的年度职业病报告,不考虑不明原因的病例,每年有数十起职业性肺癌病例,约占所有职业性肿瘤的一半。此外,其他职业例如交通警察、焊接工人、油漆工、金属冶炼行业和橡胶厂的工人尚未被纳入,这些也是患肺癌的高风险职业。因此,对于决策者和环境管理员来说,在工作场所进行健康监测至关重要。

5 慢性阻塞性肺病及其他肺部疾病

虽然流行病学研究报告,约有20%~30%的吸烟者发展为慢性阻塞性肺疾病(COPD),10%~15%发展为肺癌,但慢性阻塞性肺病是肺癌患者中最常见的共病,患病率在30%~70%。一组新诊断的肺癌病例显示患有COPD的比例高达无吸烟者的6倍。另外的研究表明,气道阻塞增加、年龄增长、体重指数降低、一氧化碳的肺活量扩散 < 80% 等因素与肺癌的诊断有关。此外,CT上的肺气肿程度是肺癌的独立危险因素,也是癌症特异性死亡率的预测因子。最近,国际肺癌协会对近25 000例肺癌病例进行了汇总分析,结果显示肺癌的发病率和死亡率与肺气肿有显著的相关性。提出的COPD与肺癌之间的联系的机制包括基质重塑和肺修复过程,这些过程导致上皮细胞间质转变和癌变的发展。此外,几个全基因组关联和候选基因研究已经在几个染色体位点上确定了肺气肿和肺癌之间的关联,支持肺癌易感性可能包括COPD相关基因变异。在一个大型的荟萃分析中,有支气管炎、肺结核或肺炎病史的不吸烟者被发现患肺癌的风险增加。

6 肺癌的其他危险因素

鉴于癌症是内部因素和外部环境长期相互作用的结果,还有其他可能导致肺癌负担的危险因素。一方面,饮食习惯,如饮用含砷的水、吸烟者服用大剂量的β胡萝卜素补充剂,以及食用红肉、加工肉类和酒精饮料,据报道会增加患肺癌的风险。据报道,中国大约27%的肺癌死亡是由于蔬菜摄入量低。另一方面,内在因素也很重要,包括遗传因素和肺病史(主要是肺气肿、支气管炎、肺结核或肺炎),这些都被报道为肺癌的独立原因。

在内因方面,探索个体易感性的影响因素是筛查及预防肺癌的研究重点。家族史是影响个体罹患肺癌遗传易感性的重要因素。一项来自欧洲的大型病例对照研究和一项包含41项研究的荟萃分析表明,如果一级亲属患有肺癌,则个体患肺癌的风险会增加(OR=1.63),如果有两个或更多家庭成员患有肺癌,则风险会进一步增加

（OR=3.6）。风险最高的是有亲属在年轻时诊断为肺癌的人，和有多名亲属患肺癌的人。在中国人群中，中国肺癌筛查与早诊早治指南制定工作组检索并采用荟萃分析方法汇总了 43 篇国内外公开报道的肺癌家族聚集性病例的病例对照研究，结果显示，与存在一级亲属肺癌家族史但未患肺癌的亲属相比，患肺癌的发病风险增加了 86.0%（OR=1.86）。

除家族史外，基因（遗传性）因素以及表观遗传（获得性）的 DNA 变化同样对肺癌的遗传易感性存在影响。研究发现，肺癌与罕见的孟德尔癌症综合征或家族聚集之间存在关联，该现象提示外显率高、但发生频率低的基因可能存在一定贡献。编码参与致癌物激活或解毒的酶、参与 DNA 修复的酶，这类基因的突变也会影响肺癌的易感性。Dai 等在跨种族基因数据库中进行检索和荟萃分析，在 NSCLC 肺腺癌、肺鳞癌 3 个数据集中共鉴定出 19 个遗传易感位点，其中包括 6 个首次发现的易感位点：染色体 2q33.1 区域的 rs3769821、3q26.2 区域的 rs2293607 和 14q13.1 区域的 rs1200399，分别使 NSCLC 发病风险增加 8.0%（OR=1.08）、10.0%（OR=1.10）和 11.0%（OR=1.11）；染色体 2p14 区域的 rs17038564 和 9p13.3 区域的 rs35201538 可分别增加 15.0%（OR=1.15）和 10.0%（OR=1.10）的肺腺癌发病风险；染色体 9q33.2 区域的 rs4573350 可增加 13.0%（OR=1.13）的肺鳞癌发病风险。Hu 及其研究团队在较大规模的中国人群的全外显子测序研究中发现，5p15 和 3q28 为肺癌的易感位点，并且在 13q12.12 和 12q12.2 区域鉴定的 3 个新的遗传位点（rs753955、rs17728461 和 rs36600），分别使肺癌风险增加 18.0%（OR=1.18，95%CI：1.13 ~ 1.24）、20.0%（OR=1.20，95%CI：1.14 ~ 1.27）和 29.0%（OR=1.29，95%CI：1.20 ~ 1.38）。

但受限于现有易感基因位点结果的证据等级，目前对肺癌高风险人群的定义仍主要集中于年龄、吸烟史、家族史、职业暴露史和既往肺部疾病史等传统因素，对遗传因素在发病过程中的作用进行评估。对肺癌高危人群的定义随着时间、空间的不同必将是不断动态演变的，尽管目前已经确定了一些存在多态性的候选基因，但在研究对肺癌易感性具有决定作用的宿主遗传因素的领域，仍然应继续深入研究，从而推动肺癌的精准筛查。

在个体层面，风险预测模型是识别肺癌发生概率的重要手段。既往研究总结了 2018 年之前国内外发表的 27 个关于肺癌的预测模型，大部分模型［如 Bach 模型，PLCOm2012 模型，LLP（Liverpool Lung Project）模型］纳入了年龄、性别、种族、受教育程度、体育锻炼、体重指数、吸烟、饮酒、恶性肿瘤与肺癌家族史、呼吸系统疾病史等传统流行病学危险因素，部分模型（如 Korean Men 模型、Cosmos 模型）在流行病学危险因素基础上，纳入了血糖、肺功能、痰分析等临床或实验室检查指标，也有部分模型（如 African-American Genetic Variants 模型）考虑了遗传因素。基于中国人群的肺癌预测模型主要建立在队列研究或病例对照研究之上，除了 Logistic 和 Cox 回归分析之外，还采用了人工神经网络等多种数据挖掘技术。其中样本量较大的是 Wang

等研究,纳入的因素包括性别、年龄、教育水平、体重指数、家族史及生活方式等,AUC达到了0.885 1。将生物标志物纳入肺癌预测模型的相关研究也有报道。其中最近一项Wu X及其团队报道的肺癌预测模型纳入了癌胚抗原(CEA)、胆红素、甲胎蛋白(AFP)及C反应蛋白(CRP)等指标,最终结果显示总体人群中的曲线下面积(Area under curve,AUC)为0.851(95% CI = 0.840~0.862),从不吸烟者为0.806(95% CI = 0.790~0.819),轻度吸烟者为0.847(95% CI = 0.824~0.871),重度吸烟者为0.732(95% CI = 0.708~0.752),提示在重度吸烟者中还需要更精准地区分亚组以判别其患肺癌的风险。另外一些纳入单核苷酸多态性(SNP)或与DNA甲基化相关的酶的预测模型,如Li及Feng研究均存在样本量偏小或预测效能不足的弊端,因此并未在临床上得到广泛的应用和推广。这提示在临床实践中,传统的临床因素仍是目前预测肺癌风险的重要指标,在此基础上还需对影响遗传易感性的因素进行进一步的探索,以期待为个体水平的风险评估和公众水平的筛查管理书写新的篇章。

第二节　肺癌的流行病学方法介绍

流行病学(Epidemiology)是研究特定人群中疾病、健康状况的分布及其决定因素,并研究防治疾病及促进健康的策略和措施的科学。流行病学研究疾病的频率与分布及其影响因素,探究病因及流行规律,以制定相应的防治措施,并对措施的效果进行考核,其目的包括描述人群健康状况、解释疾病病因、预测疾病发生的数量及不同人群的健康状况以及控制人群中的疾病。流行病学原理和方法应用于癌症研究已久,其假设癌症并非随机发生,而且可以通过系统的研究阐明致癌非随机性。例如,1950年代初期Doll和Hill进行的肺癌研究,该研究证实吸烟与英国40 000多名医务人员的肺癌死亡率增加有关,该研究结果此后得到许多同类研究证实,同时结合有关吸烟造成的潜在生物机制影响实验室研究结果,进一步确立了吸烟在肺癌病因中的作用。流行病学方法也用于临床方法的选择,通过临床试验评估新治疗方案或预防措施的有效性,或通过观察性研究评估卫生服务的模式和成本(包括疾病筛查、治疗、临终关怀等)。

流行病学研究根据是否由观察者将所研究因素加之于研究对象,可将人群调查研究分为实验研究(experimental study)和观察研究(observational study)两大类,其中实验通过将志愿参加的研究对象随机分为实验组和对照组,在实验组给予所研究的因素或新疗法,对照组给予安慰剂或传统疗法,观察、测量、记录两组的结果并作比较,分析研究因素的优劣。观察研究为流行病学研究的中心内容,根据以往对疾病的了解情况分为描述性研究和分析性研究,其中分析性研究的主要方法为病例对照研究和队列研究(表9-1)。

表 9-1　流行病学研究方法和应用

研究类型	研究方法	研究内容	应用
描述性研究	横断面研究	时间分布	监测
	纵向研究	地区分布	健康计划
	生态学研究	人群分布	提出假设
分析性研究	病例对照研究	危险因素	危险因素评价
	队列研究	病因	假设检验
实验研究	临床试验	效果	验证危险因素假设
	人群现场试验	效益	流行病学试验
	社区干预试验	效应	卫生服务评价

一、常用研究方法

1　现况研究

现况研究亦称横断面研究（cross-sectional study）或患病率研究（prevalence study），是指在特定时间（或较短时间内）收集特定范围人群某一时点（time-point）信息的现状调研，用于描述疾病、健康状况或暴露因素和其他有关变量的分布情况，描述某些因素或特征与疾病或健康状况的联系，为制定疾病防治策略、提出病因假设、做好患者"三早"管理等提供依据。现况研究主要用于描述现状，一般不用于病因推断。

根据调研研究的人群范围不同，现状研究可分为普查和抽样调查。普查（census）是指在特定时间对特定范围的人群中的全部个体做调查，普查可以发现人群中的全部病例，以便于早期治疗；通过普查可以较全面地描述疾病的分布和特征，同时可普及医学卫生知识。但普查对象多、工作量大、质量不易控制、花费往往较大等特点，因此不适于患病率低和检查方法复杂的疾病调查。抽样调查（sampling survey）是从总体人群中抽取有代表性的样本所进行的调查，用样本的估计量来估计总体参数所在的范围。与普查相比，抽样调查省时、省力、省费用，调查对象相对较少，质量易得到保证，并且应答率较高，故现况研究常采用抽样调查的方法。

常用的抽样调查方法：

1.1　单纯随机抽样

单纯随机抽样（simple random sampling）也称简单随机抽样，是最基本的概率抽样方法。单纯随机抽样是指在总体中以完全随机的方法抽取一部分观察单位组成样本，如通过抽签、随机数字等。

1.2　系统抽样

系统抽样（systemic sampling）又称机械抽样或等距抽样，即先将总体的观察单

位按某一顺序分成 n 个部分,再从第一部分随机抽取第 k 号观察单位,依次用相等间隔,从每一部分各抽取一个观察单位组成样本。例如在 1 000 户中抽取 100 户开展调查,要现将 1 000 户进行编号(条件允许时可使用已有的门牌号),在 1~10 号间随机抽取 1 户作为抽样起点,然后每隔 10 号抽取一个样本,最终抽取完成的调查样本。

1.3 分层抽样

先将总体中的观察单位按对主要研究指标影响较大的某种特征分为若干类型或组别,再从每一层内随机抽取一定数量的观察单位,合起来组成样本。分层抽样(stratified sampling)要求层内变异越小越好,层间变异越大越好,它是从分布不均匀的研究人群中抽取有代表性样本的常用方法。分层抽样可分为两种:① 按比例分层随机抽样,即按总体各层观察单位的多少,成比例抽样,各层内抽样比例相同,如每层均抽出 10% 的研究对象;② 最优分配分层随机抽样,不同层的抽样比例不同,除考虑各层的观察单位数外,还考虑各层的标准差大小,可使抽样误差进一步减小。

1.4 整群抽样

将总体分为 n "群",随机抽取其中若干"群"组成样本。整群抽样(cluster sampling)便于组织和质量控制,可以节省人力、物力,但抽样误差较大。

1.5 多级抽样

多级抽样(multistage sampling)又称多阶段抽样,先从总体中抽取范围较大的单元,称为一级抽样单元,再从中抽取范围较小的二级单元,称为二级抽样,还可依次再抽取范围更小的单位,这便是多级抽样。多级抽样是大型流行病学调查时常用的抽样方法。

2 生态学研究

生态学研究是在群体的水平上研究某种因素与疾病之间的关系,以群体为观察和分析的单位,通过描述不同人群中某因素的暴露状况与疾病的频率,分析该暴露因素与疾病之间的关系,该研究方法在群体水平测量相对容易,但需注意生态学研究中发现的变量之间的关系并不一定能应用与个体水平。

3 队列研究

队列研究(cohort study)是将某一特定人群按是否暴露于某可疑因素或暴露程度分为不同的亚组,追踪观察两组或多组成员结局(如疾病)发生的情况,比较各组之间结局发生率的差异,从而判定这些因素与该结局之间有无因果关联及关联程度的一种分析性研究方法。队列研究以观察流行病学为基础,并且因为有确定的时间关系及能够反映疾病的因果情况,被认为是"理想的"研究方法。队列研究的对象可能是某个地理区域内一组人群、暴露于特定行业中某些职业风险的人员,或被认为患有特定疾病高风险的人。根据研究对象进入队列时间及终止观察的时间不同,可分为前瞻性队列研究(或实时队列研究)、历史性队列研究(回顾性队列研究)及双向队列研究(数据收集是双向时)。在队列研究中,患病的相对危险度(RR 值)表示为暴露组与未暴露组的累积发病率之比,也称为累积发病比或风险比,其数值反映了暴露与疾病之间的关联程度(图9-1)。

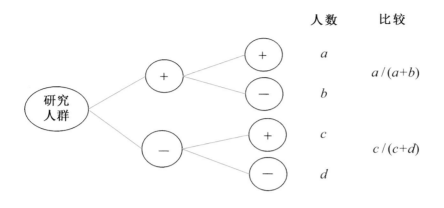

人数　　　比较

a

$a/(a+b)$

b

c

$c/(c+d)$

d

图9-1　队列研究原理示意图

4　病例对照研究

病例对照研究(case-control study)是队列设计的替代方法,是一种"由果及因"的观察性研究,可以用于评估暴露与疾病(或任何其他健康状况)之间的关系。病例对照方法比较病例和非病例(对照)之间过去暴露的概率,并使用暴露比值比(OR值)作为相对风险的估计值。例如,可以进行一项病例对照研究来探索吸烟与肺癌之间的关系,首先选择肺癌患者和非肺癌患者组成病例组和对照组,在调查两组研究对象的吸烟史,如表9-2所示。

表9-2　吸烟和肺癌的病例对照研究

分组	肺癌	非肺癌	合计
吸烟者	a	b	$a+b$
非吸烟者	c	d	$c+d$

在肺癌患者中暴露比为$Odds=a/c$,在非肺癌患者中暴露比数为$Odds=b/d$,暴露比数比$OR = ad/bc$。

病例对照设计也并非一成不变。例如,如果暴露的影响是短暂的,则有时可以将病例用作其自身对照(称为病例交叉设计)。在基于病例的病例对照研究中,可以从已完成随访队列中在给定的时间点选择病例和对照。同时,因病例组中包括大多数包含现存病例,这些病例在疾病发生后经历了不同的时间,而且研究者纳入研究对象之前已死亡的病例则无法纳入研究,这最终导致纳入研究的病例可能无法代表整个队列中的所有病例。对于癌症研究,可以从癌症人群报告队列或医院确定病例,使用癌症人群报告队列的主要优势是病例确定的完整性,但病例报告通常不是实时的,可能会有几个月甚至一年以上的滞后时间,有些病例可能已经在滞后时间内死亡。最常见的对照类型包括基于人群的对照(在癌症病因的病例对照研究中通常通过随机数字表选择)、医院非研究疾病患者对照和朋友对照。病例对照设计的最大优点是获取数据的速度快效率高,已经成为分析性流行病学研究设计中最常使用的研究方法。因为大多数类型的癌症并不常见且需要很长的进展时间,所以迄今为止,大多数癌症流行病学研究都采用病例对照设计,而不是队列研究设计。

5　实验研究

实验流行病学主要包括现场试验和社区试验,其中现场试验接受处理或某种预防措施的基本单位是个人,而不是人群或亚人群,是未患所研究疾病的个体;社区试验亦称社区干预试验其接受某种处理或干预措施的基本单位是整个社区或某一人群中的亚群,如某学校的班级、某城市的街道或居委会(图9-2)。

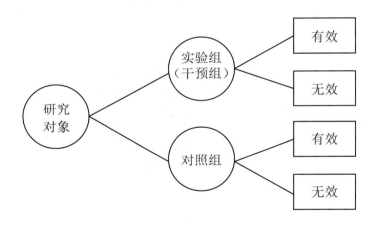

图9-2　实验研究的结构示意图

二、流行病学结果的解释

开展流行病学研究得到的结论大多需要进一步验证是否存在意义,例如,队列研究的风险比为3,病例对照研究的比值比为2.5并不一定意味着暴露与疾病之间存在关联。需要评估其他几种可能解释,包括偶然(随机误差)、偏倚(系统偏差)和混杂因素,还需要评估潜在的相互作用,并使用统计方法来评估偶然的可能性。通常的方法是计算相对风险(RR值或OR值)及估计值的95%置信区间。如果置信区间不包括1,则说明观察到的关联在统计上是有意义的;如果置信区间包括1,则说明观察到的关系在统计上无显著性。置信区间的宽度与研究中的样本量大小直接相关，样本量越大，数据的变异性越小，置信区间越小，找到真实存在的具有统计学意义的关联的可能性就越大。95％置信区间表示，如果可以多次重复进行数据收集和分析，则该置信区间应在95％的区间中包含测量的正确值。

偏倚为在流行病学研究中导致对暴露与疾病之间关联的估计不正确的系统性错误，它可以在每种类型的流行病学研究设计中发生。偏倚主要有两种：选择偏倚和信息偏倚。当纳入研究的个体与目标人群有系统的差异时，就会出现选择偏倚。

混杂因素亦称混杂因子或外来因素，是指与研究因素和研究疾病均有关，若在比较的人群组中分布不匀，可以歪曲（掩盖或夸大）因素与疾病之间真正联系的因素。混杂因素必须满足3个条件：① 必须与暴露相关；② 必须是所研究疾病的独立危险因子；③ 必须不是研究因素与研究疾病因果链上的中间变量（即不在因果关系途径上）。

与选择偏倚和信息偏倚不同，混杂是各种暴露与疾病之间复杂的相互关系的函数。比如在一项关于饮酒对肺癌影响的病例对照研究中，我们可能得到比值比为2.5（因为没有考虑其他变量的影响，通常称为粗比值比），这表明饮酒会使患肺癌的风险增加1.5倍。但是，如果根据吸烟史将所有研究对象分为两个分层，然后分别计算两个分层（吸烟者和非吸烟者）的比值比，则可能有两个特定于分层的优势比均等于1，这表明饮酒与肺癌风险无关。在此示例中，在不考虑吸烟情况而估计饮酒与肺癌之间的相关性的粗略比值率是具有误导性的。在此示例中，吸烟与暴露（即饮酒）和疾病（即肺癌）都相关，因此称为混杂因素。此时需要使用简单计算或通过模型校正，通过分层分析来评估第三个变量的潜在混杂影响。如果特定分层的计算结果彼此相似，但不同于粗比值比，则表示存在混杂。在实践中，大多数疾病（包括癌症）都具有多因素病因，因此通常有必要使用多元统计模型同时评估一组变量的潜在混杂效应。从多变量模型得出在其他因素的已被校正时的效果测量被称为"调整比值比"。如果不控制其他变量的潜在影响，研究就无法真正判断观察到的暴露与特定疾病之间的关联是否是虚假的。

如果暴露对疾病风险的影响在由第三变量形成的分层中不均匀，则将第三变量视为效应修饰变量，并将这种情况称为交互作用或效应修饰。即当不同分层中的效果度量彼此不同时，既存在交互作用。在肺癌的例子中，如果吸烟者中饮酒者肺癌比值比为1，而不吸烟者中饮酒者肺炎比值比是3，则表明吸烟与饮酒存在交互作用，吸烟是一种效应修饰变量。交互作用评估的本质是分层分析，类似于混杂的评估。混杂和交互作用都可能存在于给定的研究中，但当发生交互作用时，应分别报告不同分层的效应测量值，而不是报告总的效应测量值。与混杂为系统性错误需要尽量避免不同，交互作用是对暴露与疾病之间真实关系的更详细描述。

分子流行病学作为一种多学科方法被广泛用于癌症研究。涉及的学科包括传统流行病学、遗传学、生物信息学、分子生物学、生物化学、细胞生物学、分析化学、毒理学、药理学和实验室医学。与传统的癌症流行病学研究侧重于通过基于问卷的访谈或调查确定的暴露或危险因素不同,分子流行病学研究具有更广泛的暴露评估范围,包括通过生物标志物分析外源性和内源性致癌因子暴露水平,暴露后分子变化情况以及癌症的遗传易感性。在分子流行病学研究中测得的生物标志物改变包括DNA、RNA、蛋白质、染色体、复合分子(例如 DNA-蛋白质复合物)、小分子代谢产物以及各种内源性和外源性化学物质(例如类固醇、营养状态、植物化学物质等)。分子标志物可以反映或代表致癌过程的不同方面,包括内部暴露的生物标志物、暴露后分子水平的变化及早期病变生物标记。当相关标志物或组织不便获取或测量时,可使用替代标志物或间接组织,但需要确定或与其替代目标的相关性。当进行基于人群的流行病学研究时,肿瘤患者的相关标本较易获得,但代表性对照受试者的组织样本很难获得,因此经常使用血液样本中的分子标记物作为替代物,但如果血液中的生物标志物仅局限于局部而不能传播或作用于目标组织或器官,则循环标志物与癌症之间的关联可能无法探及。因此,在分子流行病学研究中,建立替代物与其目标之间的紧密联系至关重要。

1 遗传因素的研究

遗传因素是流行病学研究重要内容之一。目前已知两种类型的遗传因素与癌症病因有关,一种称为遗传突变,具有很强的外显力(高风险),遗传清晰,但在普通人群中很少见。另一种称为遗传多态性,在一般人群中显示出较低的外显率(低风险)但频率很高。传统的基于家庭的遗传流行病学研究关注家庭成员与普通人群遗传情况的差异,而分子流行病学研究则研究普遍的遗传易感性。分子流行病学使用关联分析在无关的群体中开展探究,而遗传流行病学则以谱系、亲子或兄弟姐妹对的形式调查家庭成员。由于研究参与者是无关联的个体,因此在分子流行病学中可以计算相对危险度或优势比,传统的遗传流行病学在存在关联的家庭成员中开展探究,可以进行连锁分析。

目前研究表明基因与环境的相互作用在癌症的发展中起着至关重要的作用。常见的遗传变异,例如SNP被认为是癌症易感性的重要决定因素,也是分子流行病学研究的主要重点。由于基因的重要生物机制,遗传变异可从外部和内部暴露于致癌物或危险因素,分子和细胞损伤、改变和机体反应等各方面影响致癌过程的各个方面。 自20世纪中叶以来全基因组关联分析(GWAS)研究已广泛用于研究遗传多态性在癌症中的作用,已完成了大量的GWAS寻找可能影响宿主对癌症易感性的SNP,已发现了数百种遗传变异在统计学上与癌症风险相关。但是由于大部分单个或少数基因多态性的功能较弱,大多数比值比在1.1~1.5。对于大多数SNP,功能相关性或生物学意义尚不清楚。此外,与癌症风险相关的SNP很少位于蛋白质编码区域,而在可能与肿瘤发生有关的候选基因(例如癌基因、抑癌基因、DNA修复基因和异常代谢或排毒基因)的基因座中则更少。GWAS发现SNP与癌症相关的基因包括针对肺癌的CHRNA3和CHRNA5。在GWAS鉴定的这些基因中,有两个有兴趣的发现,一个便是肺癌与编码神经元烟碱样乙酰胆碱受体亚基的CHRNA3和CHRNA5存在关联,这些亚基的不同基因型似乎会影响个体对烟草的成瘾性,从而导致不同的吸烟暴露和肺癌风险。一个与多个癌症风险相关的基因组区域是5p15(包含TERT-CLPTM1L区域),目前已发现与该区域与5种癌症发病相关,包括基底细胞癌、肺癌、膀胱癌、前列腺癌和宫颈癌。TERT是端粒酶逆转录酶,可延长端粒的长度,并与细胞增殖和端粒异常维持有关,TERT的风险等位基因与老年人端粒较短和肺中DNA加合物较高存在一定关联。

2 生物标志物的分析

分子标志物的实验室分析是分子流行病学研究的另一个组成部分,具有与基础科学研究不同的独特特征。在基于人群的流行病学研究中,生物学标本的收集既困难又昂贵。这不仅增加了研究成本,而且对流行病学研究的多个领域施加了限制。标本采集可能会对研究参与者的反应率产生不利影响,从而有可能损害研究的有效性。对于器官特异性癌症的研究,很难研究靶组织中的分子标记。血液是分子流行病学研究中最常用和最通用的标本。使用的其他标本包括尿液、粪便、指甲、头发、痰、颊细胞和唾液。还使用了新鲜冷冻或化学固定的组织样本,但是这些样本的可用性高度限于患者或一般研究人群的选定亚组。在涉及组织标本的流行病学研究中,可比性和一般化性一直是挑战,除了那些只关注癌症患者的癌症预后或治疗的研究之外,已经尝试使用特殊的体液进行流行病学研究,例如乳头抽吸和乳房肺导管灌洗,但标本收集和准备工作的困难使这些标本在基于人群的大型研究中不切实际。

3 代谢组学

代谢组学是对包括细胞、组织、血液、尿液、体液及粪便在内的生物系统中由氨基酸、游离脂肪酸及糖等小分子代谢物组成的代谢组的系统分析,不仅涵盖内源性和外源性代谢物,而且外源性代谢物来自环境暴露、饮食、食物补充、微生物组代谢、物质使用和医源性来源。代谢物组的分析通常使用两种技术:核磁共振和质谱联用液体或气相色谱仪。这些分析可以增加流行病学研究的巨大价值,但是目前,人类癌症的许多发现来自于对诊断或诊断后收集的肿瘤样本或血液样本进行分析的小型研究。因此,大多数研究只能解决诊断或预后问题,而不能解决病因学问题。

［1］ Last J. A Dictionary of Epidemiology. 3rd ed［J］. New York: Oxford University Press；1995.

［2］ Doll R，Hill A B. Lung cancer and other causes of death in relation to smoking: a second report on the mortality of British doctors［J］. Br Med J 1956, 2(5001): 1071-1081.

［3］ Gross C P, Long J B, Ross J S, et al. The cost of breast cancer screening in the Medicare population［J］. JAMA Intern Med, 2013, 173(3): 220-226.

［4］ Ma X, Wang R, Long J B, et al. The cost implications of prostate cancer screening in the Medicare population［J］. Cancer, 2014, 120(1): 96-102.

［5］ Yu J B, Soulos P R, Herrin J, et al. Proton versus intensity-modulated radiotherapy for prostate cancer: patterns of care and early toxicity［J］. J Natl Cancer Inst, 2013, 105(1): 25-32.

［6］ Zeidan A M, Wang R, Davidoff A J, et al. Disease-related costs of care and survival among Medicare-enrolled patients with myelodysplastic syndromes［J］. Cancer, 2016, 122(10): 1598-1607.

［7］ Johnson S B, Park H S, Gross C P, et al. Use of alternative medicine for cancer and its impact on survival［J］. J Natl Cancer Inst, 2018, 110(1): 121-124.

［8］ Grimes D A, Schulz K F. Cohort studies: marching towards outcomes［J］. Lancet, 2002, 359(9303): 341-345.

［9］ Rothman K. Epidemiology: An Introduction［M］. New York: Oxford University Press；2002.

［10］ Rundle A, Schwartz S. Issues in the epidemiological analysis and interpretation of intermediate biomarkers［J］. Cancer Epidemiol Biomarkers Prev, 2003, 12(6): 491-496.

［11］ Shields P G. Tobacco smoking, harm reduction, and biomarkers［J］. J Natl Cancer Inst, 2002, 94(19):1435-1444.

［12］ Hunter D J. Gene-environment interactions in human diseases［J］. Nat Rev Genet, 2005, 6(4): 287-298.

［13］ Hirschhorn J N, Daly M J. Genome-wide association studies for common diseases and complex traits［J］. Nat Rev Genet, 2005, 6(2): 95-108.

［14］ Sud A, Kinnersley B, Houlston R S. Genome-wide association studies of cancer: current insights and future perspectives［J］. Nat Rev Cancer, 2017, 17(11): 692-704.

［15］ Stadler Z K, Thom P, Robson M E, et al. Genome-wide association studies of cancer［J］. J Clin Oncol, 2010, 28(27): 4255-4267.

［16］ Hung R J, McKay J D, Gaborieau V, et al. A susceptibility locus for lung cancer maps to nicotinic acetylcholinereceptor subunit genes on 15q25［J］. Nature, 2008, 452(7187): 633-637.

［17］ Amos C I, Wu X, Broderick P, et al. Genome-wide association scan of tag SNPs identifies a susceptibility locus forlung cancer at 15q25.1［J］. Nat Genet, 2008, 40(5): 616-622.

［18］ Thorgeirsson T E, Geller F, Sulem P, et al. A variant associated with nicotine dependence, lung cancer and peripheral arterial disease［J］. Nature, 2008, 452(7187): 638-642.

［19］ Spitz M R, Amos C I, Dong Q, et al. The CHRNA5-A3 region on chromosome 15q24-25.1 is a risk factor both fornicotine dependence and for lung cancer［J］. J Natl Cancer Inst, 2008, 100

（21）:1552-1556.

[20] Rafnar T, Sulem P, Stacey S N, et al. Sequence variants at the TERT-CLPTM1L locus associate with many cancer types[J]. Nat Genet 2009, 41(2): 221-227.

[21] Fernandez-Garcia I, Ortiz-de-Solorzano C, Montuenga L M. Telomeres and telomerase in lung cancer[J]. J Thorac Oncol, 2008, 3(10):1085-1088.

[22] Zienolddiny S, Skaug V, Landvik N E, et al. The TERT-CLPTM1L lung cancer susceptibility variant associates with higher DNA adduct formation in the lung[J]. Carcinogenesis, 2009, 30 (8): 1368-1371.

[23] Fraga MF, Ballestar E, Paz M F, et al. Epigenetic differences arise during the lifetime of monozygotic twins[J]. Proc Natl Acad Sci USA, 2005, 102(30): 10604-10609.

（吴晓婷　余擎　王传鹏　雷雯　叶峰）

第10章
肺癌的筛查和预防

一、早筛结论

肿瘤筛查是指通过选择特定的筛查项目,在"健康人群"中对恶性肿瘤进行筛查。肿瘤筛查的目标是通过早期治疗、干预来预防罹患相关疾病及死亡,是早期发现肿瘤和癌前病变的重要方法。肿瘤筛查的主要目标是降低相关疾病的死亡率(降低疾病特异性死亡率)。

从长远来看,预防是减少肺癌负担的最有效策略。大多数肺癌是由吸烟引起的,包括不吸烟者的肺癌,其中很大一部分癌症是由环境烟雾暴露引起的。提倡戒烟至关重要,因为吸烟被认为是85%~90%肺癌的诱因。戒烟的进展现在反映在美国男性肺癌发病率和死亡率的下降上。然而,美国的吸烟率仍然很高,2015年为15%,并且在世界许多地方还在增加。此外,有吸烟习惯的人患肺癌的比例很高,因为戒烟多年后肺癌的风险并没有下降。

肺癌是男性和女性癌症相关死亡的首要原因。一些但并不是所有研究都表明,无论吸烟水平如何,女性患癌症的风险都高于男性。据估计,全世界每年有160万人死于肺癌。据美国癌症协会估计,美国每年有超过23.4万肺癌新病例确诊,超过15.4万肺癌相关的死亡病例。

NSCLC的临床结局与诊断时的分期直接相关。根据第八版TNM肺癌分级,采用临床分期的5年生存率从92%(IA1期)到无生存率(IVB期);根据病理分期,5年生存率为90%~12%。此外,在早期肺癌(I期)中,肿瘤大小与生存之间存在关系。对于NSCLC患者,现有的数据比较有限,但当疾病在早期诊断时,也支持改善预后。然而,75%的肺癌患者的症状是由于晚期局部或转移性疾病,不能治愈。尽管在治疗方面取得了进步,但所有肺癌患者的5年生存率平均约为18%。

肺癌的许多特征表明筛查应该是有效的:高发病率、死亡率及显著的患病率(0.5%~2.2%);确定的风险因素允许对高危个体进行针对性筛查,对某些类型的肺癌需要漫长的临床前阶段,并且有证据表明治疗对早期疾病更有效。

早期癌症筛查的潜力可以提高整体治愈率,并允许更有限的手术切除来实现治愈。然而,筛查可能无法实现这些目标,除非它是在多学科方案的背景下进行的,以确保筛查得到适当的执行,结果得到适当的解释,并进行跟踪,并在发现疾病时得到适当的管理。

肺癌筛查的成功可以通过各种结果指标进行评估,包括癌症检出率、检测阶段、生存期、疾病特异性死亡率和总死亡率。对于像肺癌这样需要侵入性检测和治疗的致命疾病,最重要的评估结果是疾病特异性和总死亡率。

除了早期疾病检测可能降低死亡率外,一些研究发现,参与低剂量CT肺癌筛查随机对照试验对戒烟率有良好影响。然而,关于有利的戒烟率是否与被邀请参加试验、被筛选而不是在对照组或在筛选中获得或多或少有利的结果有关,结果是复杂的。

虽然筛查肺癌有降低肺癌发病率和死亡率的潜在好处,但它也有潜在的危害,包括:

1 评估异常发现的后果

需要进一步评估的异常,大部分为良性结节,可通过穿刺活检和/或手术,并伴有相关的发病率和死亡率。在国家肺部筛查试验(NLST)中,超过53 000名高危人群被随机分配到低剂量CT扫描或胸片筛查。在异常结果中(24.2%的低剂量CT扫描和6.9%的X光片),96%是假阳性(即没有导致肺癌诊断),11%的阳性结果导致了侵入性研究。大多数阳性研究通过成像解决,并被证明是假阳性检查。

大约40%的筛查患者有意外发现,如肺气肿或冠状动脉钙化。虽然偶然发现可能不需要进行后续检查,但可能会引起患者的担忧,可能需要临床医生向患者提供咨询,并确定是否需要进行额外的检查。

2 辐射照射

在筛查计划中,连续成像产生的辐射可能单独增加罹患癌症的风险,包括肺癌。由于筛查通常要进行几轮,阳性研究需要进一步评估,累积辐射剂量也很重要。一项针对50岁及以上无症状高风险吸烟者的低剂量CT筛查计划的二次分析显示,筛查10年后,女性的估计累积有效辐射剂量中位数为13.0 mSv,男性为9.3 mSv。据估计,每通过筛查发现108例肺癌,就会有一种主要癌症是由辐射引起的。对于低剂量CT,估计有效辐射剂量为1.4 mSv,而一个标准剂量诊断性胸部CT的平均有效辐射剂量为7~8 mSv,一个胸片(前后[PA]和侧位)的平均有效辐射剂量为0.1 mSv。

3 患者心情

结节的长期随访,通常持续数年,可能会引起与害怕患肺癌有关的焦虑。很少有试验用低密度螺旋CT筛查来评估患者的痛苦。2014年对5项随机试验和1项队列研究的系统回顾发现,LDCT筛查可能与短期心理不适相关,但不影响痛苦、担忧或与健康相关的生活质量。假阳性结果与短期的痛苦增加有关。随后的一项研究评估了NLST参与者中的2 800名患者的健康相关生活质量和焦虑。与阴性筛查的患者相比,该研究发现采用筛查方式的患者在1个月和6个月的预后没有差异,肺癌不推荐使用胸片和/或痰细胞学筛查。

4 过度诊断

筛查时发现的一些癌症,如果从未被发现,在患者的一生中不会影响发病率或死亡率。对这类癌症的诊断被称为"过度诊断"。过度诊断可能会在筛查项目中产生更大的影响,对"过度诊断"肺癌进行不必要的侵入性研究和治疗的风险可能最大。

用低密度CT筛查肺癌的观察性研究估计过度诊断的程度在13%到27%之间。虽然随机试验表明,低密度螺旋CT筛查可以降低肺癌和全因死亡率,但筛查发现的一些癌症可能仍然代表过度诊断,导致不必要的积极治疗。NLST经过6.5年的随访后,与胸片组(1 060对941)相比,LDCT组多发现119例肺癌。一项研究使用NLST数据估计过诊断的上限,但该模型因未考虑领先或长度时间偏差而受到批评。只有长期随访才能提供对过度诊断的真实评估。

二、戒烟及预防与早筛

肺癌是我国癌症相关死亡的首要原因。2018年超过170万人死于肺癌,NSCLC占其中80%~85%。NSCLC死亡率较高主要是因为其临床结局与肿瘤分期直接相关。部分患者早期无症状,就诊常已是晚期,严重影响患者治疗方案选择、实施及患者治疗效果和预后。75%的肺癌患者的症状是由于晚期局部或转移性疾病,而不能治愈。尽管在治疗方面取得了进步,但所有肺癌患者的5年生存率平均仅约18%。因此,倡导肺癌的预防,并宣传推广肺癌的早期筛查、早期诊治,是降低肺癌发病率和死亡率的重要措施。

肿瘤是人体细胞在外界因素长期作用下,基因损伤和改变长期积累的结果,是一个多因素、多阶段、复杂渐进的过程,从正常细胞发展到癌细胞通常需要十几年到几十年的时间。因此,有很长一段时间可以预防或早期筛查,防止肿瘤的发生和进展。

肺癌的病因及发病机制虽仍未完全明了,但肺癌发病的主要危险因素国际上已有了共识,主要包括遗传和环境因素两大类。环境因素主要包括吸烟、酗酒、慢性感染、职业暴露、环境污染、缺乏运动和营养因素等,而这些与癌症相关的行为和环境危险因素是可以改变和避免的,因此,肺癌是可以预防的。

1 一级预防

又称病因预防。是在疾病未发生时针对病因采取的措施,根本在于加强对病因的研究,减少对危险因素的接触。肺癌进展迅速且预后不良,缺乏有效的二期预防措施,应把一级预防放在首位。具体措施如下:

1.1 控制吸烟

控制吸烟是首要措施。劝阻烟民戒烟和禁止在公共场所吸烟对肺癌的预防有积极重要的意义,通过建立戒烟门诊和提供戒烟药物等方法帮助烟民戒烟。

1.2 控制大气污染和环境污染

加强居室内的有效通风,采用空气净化装置,选用环保型室内装修材料,烹调时选择合适的油类并使用吸油烟机,预防吸入有害气体等。

1.3 职业防护

加强职业防护工作,对开采放射性矿石的矿工和暴露于致癌化合物环境中的人员,应采取有效的防护措施尽量减少受到辐射和与致癌因子接触。

1.4 饮食预防与化学预防

旨在通过使用药物、食物或营养成分来干预癌前病变,预防肺癌发生和分化逆转肿瘤细胞来预防和控制肺癌。研究证实多种食物对预防肺癌有作用。

2 二级预防

又称三早预防。包括早发现、早诊断和早治疗。尽可能筛查高危人群,早期发现,及时采取措施,防止进一步发展。

2.1 筛检对象

年龄>40岁,并且至少有以下一项危险因素者:

① 吸烟大于等于20年包(所谓年包,指用每天吸烟多少包乘以持续多少年得出的数值)的人群,这类人群中的一些人即使戒烟了,但只要戒烟时间不足15年的,仍算高危人群;② 被动吸烟;③ 有职业暴露史(石棉、铍、铀、氡等接触者);④ 有恶性肿瘤病史,或肺癌家族史;⑤ 有慢性阻塞性肺疾病,或有弥漫性肺纤维化病史。

2.2 筛检方法

以往常规筛查方法是胸片,但根据一项大规模的临床试验研究结果表明,对高危人群用低剂量CT筛查肺癌可降低20%的肺癌死亡率。

3 三级预防

包括对症治疗和康复治疗。在疾病的临床期为了减少疾病的危害而采取的措施,主要目的是为了防止伤残和促进功能恢复,减少癌症患者并发症、减轻痛苦、延长生存期、改善生存质量。确诊的肺癌患者给予及时、最合理的综合有效的治疗,提高疗效,有效防止癌症的复发和转移。注重康复、姑息和止痛治疗,进行生理、心理、营养和锻炼指导。

吸烟通常被认为是可预防肿瘤发生的最大因素。其中,肺癌首当其冲。50多年前,1964年美国外科医生关于吸烟与健康的报告中,烟草被认为是肿瘤的致病因素。在2014年的美国公共卫生署署长报告中,烟草被确定为多种疾病和肿瘤的致病因素,1965—2014年,在美国造成了2 000多万人死亡。吸烟是一种公认的成瘾习惯,通常从青年开始,不幸的是,它持续到成年,导致严重的不良后果。关于肿瘤,2014年美国公共卫生署署长报告提供了与肿瘤患者吸烟的影响有关的实质性证据,结论如下:

在肿瘤患者和幸存者中,证据足以推断吸烟与不良健康结果之间的因果关系。戒烟可改善肿瘤患者的预后。

在肿瘤患者和幸存者中,证据足以推断吸烟与增加全因死亡率和肿瘤特异性死亡率之间的因果关系。

在肿瘤患者和幸存者中,证据足以推断吸烟与已知由吸烟引起的第二原发癌(如肺癌)风险增加之间的因果关系。

在肿瘤患者和幸存者中,证据具有提示性,但不足以推断吸烟与复发风险、治疗反应较差和治疗相关毒性增加之间的因果关系。

吸烟是大多数国家烟草的主要使用形式,据估计,2014年吸烟量为5.8万亿支。20世纪估计有1亿人死于与烟草有关的原因,根据目前的使用预测,21世纪估计还有10亿人死亡。大约50%的吸烟者将死于与烟草有关的疾病。近年来,许多发达国家的烟草使用趋于平稳或下降水平,但许多发展中国家的烟草使用率却有所上升。尽管估计全球范围内的烟草造成1万亿美元的经济负担,但通常只有不到1%的烟草收入用于烟草控制活动。

尼古丁是烟草的主要成瘾成分。在吸烟过程中,尼古丁会在几秒钟内传递到大脑,从而刺激多巴胺能系统,并产生有益的体验,而这种刺激可以通过环境刺激来增强。

三、低剂量螺旋CT

1　胸片/痰细胞学

不推荐通过胸片和/或痰细胞学筛查肺癌。目前已有至少7项(6项随机,1项非随机)胸片肺癌筛查的大规模对照临床试验。这些研究早在1960年就开始了,一项随机试验发表了20年的随访分析。没有一项随机试验证明胸片筛查对死亡率有好处;然而,只有前列腺、肺、结直肠和卵巢癌症筛查试验(Prostate, Lung, Colorectal, and Ovarian Cancer Screening Trial)将筛查与无筛查进行了比较。

PLCO试验是一项大型随机试验($n = 154942$),评估对55~74岁人群筛查包括肺癌在内的多种癌症的影响。肺癌筛查包括基线时进行的单片前(PA)胸片,每年一次,持续3年,而对照组接受常规护理。这项研究在几个重要方面不同于以往的胸片筛查试验:该队列包括相同数量的男性和女性,参与者不是特别高的风险者(51.6%的当前或前吸烟者),患病率筛查结果包括在试验和分析中,允许筛查与不筛查的真实比较。

在最初的筛查中,5 991例(8.9%)胸片显示异常,从目前吸烟者的11%到不吸烟者的8%不等。在长达三轮的年度筛查后(非吸烟者不参与第3轮筛查),参与者被跟踪了13年,基线时的筛查依从率为86.6%,第一~第三年的筛查依从率为79%至84%。在13年的随访中,肺癌发病率没有显著差异之间的筛查和常规治疗组[20.1和19.2每10000人每年,相对危险度(*RR*)1.05,95%置信区间:0.98~1.12]之是没有明显差异,在肺癌死亡率(*RR*=0.99,95%可信区间:0.87~1.22)或阶段的疾病方面没有区别。肺癌发病率高是那些以前还是现在比不吸烟者吸烟暴露,但是没有吸烟者之间的发病率或死亡率差异筛选或控制组织(*RR*=0.94,95%可信区间:0.18~1.10,后6年和*RR*=0.99,95%可信区间:0.87~1.22,13年后随访)。在筛查组中,只有大约20%的癌症是通过筛查发现的。因此,与常规护理相比,每年进行胸片筛查并没有降低肺癌死亡率。

PLCO试验的肺癌部分设计于2015年完成。然而,监测委员会认为,随着较长时间的随访,结果不太可能改变,由于国家肺部筛查试验(NLST)最近的报告比较了高危人群中的低剂量CT(LDCT)筛查和胸片筛查,目前的研究结果具有公共卫生意义。来自PLCO试验的数据也分析了符合NLST标准的患者子集。

2 低剂量胸部CT

由于胸片筛查缺乏死亡率获益,CT扫描技术的改进导致了对低剂量螺旋CT(LDCT)用于肺癌筛查的评估。LDCT指的是在单次最大吸气后屏气期间使用多探头CT扫描仪获得的非对照研究,且扫描时间小于25秒。与诊断性胸部CT扫描相比,新型的多检测器CT扫描仪可以产生高分辨率的成像,且辐射暴露明显更少。在鉴别小的、无症状的肺癌方面,低剂量CT筛查明显比胸片更敏感。

胸片和LDCT筛查有很高的"假阳性"(非癌症)发现率,这导致需要额外的检查:通常包括连续成像,甚至可能包括侵入性手术。

3 全国肺部筛查试验

NLST是一项对高危人群进行LDCT与胸片筛查的大型随机试验,对33个美国医疗中心的53 454名高危人群进行了为期3年的年度LDCT扫描与胸片筛查比较。试验表明,与胸片筛查相比(以及从PLCO试验数据得出的推断,与常规治疗组相比),LDCT筛查降低了高危人群的死亡率(基于年龄和吸烟史)。

阳性表现定义为LDCT成像上4mm的非钙化结节或胸片上的任何非钙化结节。在所有三轮筛查中,24.2%的LDCT和6.9%的胸片显示异常。累积的假阳性检出率很高:LDCT和胸片筛查的假阳性检出率分别为96.4%和94.5%。

LDCT组Ⅳ期癌症的发生率低于第二、第三轮筛查的胸片组,提示早期癌症的诊断减少了晚期肺癌的发生。通过筛查检测到的肺癌大多是Ⅰ或Ⅱ期(70%的CT检测到,56.7%的X线检测到),除了小细胞癌,小细胞癌在检测到的癌症中所占比例不到10%。胸部低剂量CT显示腺癌占多数。

NELSON试验是一项大型的欧洲随机试验,其将LDCT与未接受筛查的对照组进行比较,证实经延长随访肺癌死亡率降低了24%,此结果与NLST一致。然而,这项研究在评估全因死亡率方面能力不足。与 NLST 相比,它的筛查方法存在显著差异,包括筛查阳性研究的容量定义和筛查间隔更长。

总之,胸片或低剂量 CT(LDCT)筛查的随机对照试验和队列研究显示:

(1)根据在女性中有限的数据显示,胸片检查并不能降低肺癌的死亡。

(2)在鉴别小的、无症状的肺癌方面,低剂量 CT 筛查明显比胸片更敏感。

(3)胸片和 LDCT 筛查有很高的"假阳性"(非癌症)发现率,这导致需要额外的检查:通常包括连续成像,甚至可能包括侵入性手术。最常见的附带发现是肺气肿和冠状动脉钙化。

(4)NLST 是一项对高危人群进行 LDCT 与胸片筛查的大型随机试验,结果显示肺癌死亡率受益为 20%,全因死亡率降低 6.7%。对于大多数健康调查参与者而言,筛查在 6 年内防止每 1 000 人中 3.9 人死亡,相当于在 3 年内每年对 256 人进行筛查,以达到在 6 年内防止 1 人死于肺癌。在这样一个模型中,估计在美国有 860 万人将满足 NLST 的筛查标准(基于 2010 年的数据),并假设全面筛查实施,筛查就有可能在美国每年避免 1.2 万人死于肺癌。但是,另一项研究表明,与 NLST 参与者相比,美国符合筛查条件的患者年龄更大,并有更多的合并症。与 NLST 试验相比,在筛选合格的患者群体中,筛查的好处和坏处可能是不同的。

(5)成本效益问题是一个主要问题,因为与筛查相关的成本很高,特别是在本试验中发现的许多 LDCT 筛查假阳性者的随访成本很高。此外,NLST 试验中相对较低的手术并发症发生率在其他情况下可能无法重复,因此危害可能比报道的更大。

(6)NELSON 试验是一项大型的欧洲随机试验,其将 LDCT 与未接受筛查的对照组进行比较,证实经延长随访肺癌死亡率降低了 24%,此结果与 NLST 一致。然而,这项研究在评估全因死亡率方面能力不足。与 NLST 相比,它的筛查方法存在显著差异,包括筛查阳性研究的容量定义和筛查间隔更长。

在肺癌筛查试验中,参与度与戒烟率的有利影响相关。

四、国际专家小组筛查的建议或指南

1 美国胸外科协会

2012 年,美国胸外科协会(AATS)也发布了指南,建议对符合 NLST 标准的高危人群进行 LDCT 筛查。AATS 的指南将扩大筛查的年龄,建议对 55~79 岁的高危人群进行筛查,并建议在 50 岁时开始对未来 5 年的累积风险为 5% 或更高的人群进行筛查。

2 美国胸科医师学会、美国临床肿瘤学会、美国癌症学会

指南建议建立一个登记处,收集有关后续检测、吸烟行为、辐射暴露和患者经历

的数据;制定用于解释CT诊断质量指标,类似于乳房X射线摄影的质量控制;并强调了戒烟的重要性。

3 加拿大预防卫生保健工作小组

加拿大预防卫生保健工作小组建议,对于55~74岁的至少有30包/年吸烟史的吸烟或戒烟少于15年的无症状成年人,连续3年每年进行LDCT筛查。

4 美国国家综合癌症网络

国家综合癌症网络(NCCN)指南建议对高危人群进行年度LDCT扫描筛查进行讨论;他们不建议对中低风险个体进行常规筛查。高风险的定义为55~74岁、有≥30包/年的吸烟史,如果戒烟,则在戒烟<15年,或年龄≥50岁,有20包/年的吸烟史,并有一个额外的危险因素(二手烟暴露除外)。尽管指南指出筛查的时间不确定,但建议至少进行三次扫描,并建议每年进行LDCT,直到患者不再有资格接受治疗。该指南强调,肺癌筛查应在多学科计划(可能包括放射学、肺部医学、内科、胸部肿瘤学和/或胸外科)的背景下进行,以管理下游检测。

5 美国预防服务工作组

对USPSTF的系统评审是USPSTF修订指南的基础。在2013年USPSTF建议对55~80岁高危成年人(有30包/年的吸烟史的目前的吸烟者或在过去15年内戒烟的成年人)每年进行一次LDCT扫描;一旦个人已经15年没有吸烟或预期寿命有限就应停止筛查。

五、筛查咨询

任何肺癌筛查计划都需要有LDCT的检测能力。只有当临床医生和患者都致力于进行随访调查,包括连续成像和可能的外科肺活检,并且在胸片和肺癌管理方面有专业知识时,才应进行筛查。美国国家癌症研究所为患者和临床医生制定了一份指南,用于审查NLST的数据,以促进关于筛查的益处和危害的交流。提供者需要在筛选和处理肺小结节的原则方面有经验。如果这些因素到位,高危人群(吸烟和职业接触)有强烈的动机接受肺癌筛查,那么在开始筛查前应与患者讨论以下几点。有些人主张正式的知情同意包括以下几点:① 在预防肺癌和其他疾病的死亡和并发症方面,戒烟是一种比筛查更有效、更有力的干预手段;② 肺癌筛查需要长期且持续执行,癌症是在最初和每年的随访研究中发现的,单一的基线研究是不够的。③ 筛查最可能的"阳性"结果是发现良性结节,它需要进一步评估,这种评估可能需要侵入性研究,甚至可能需要手术。

对于那些经过适当的咨询、等待成本-效果分析结果和正在进行的随机试验后选择接受筛查的患者,笔者建议仅对符合以下所有标准的患者每年进行低剂量螺旋

CT扫描筛查:① 身体状况良好;② 患肺癌的风险增加(与参加NLST试验的小组的风险相似)。参与NLST的高危标准为55~74岁,至少30包/年的吸烟史;如果已经戒烟,则停止吸烟时间<15年;③ 能够使用与NLST试验中相同的放射学、病理学、外科和其他不确定肺病变治疗能力的中心;④ 了解可能需要对异常发现进行后续评估。

六、未来方向

1 正电子发射断层成像(PET)扫描

至少有两项研究评估了每年用低剂量计算机断层扫描(LDCT),然后用氟代脱氧葡萄糖(FDG)评估直径≥7 mm的非钙化病变患者,它们的每项研究的结果相似。在一项研究中,FDG-PET正确诊断了25个不确定结节中的19个。FDG-PET诊断恶性肿瘤的敏感性为69%、特异性为91%、阳性预测值为90%、阴性预测值为71%。当FDG-PET阴性患者3个月后再次进行CT检查时,阴性预测值为100%。如果这些结果被未来的研究证实,这种简单算法可能对将PET成像技术纳入大规模筛查程序有实质性的意义。

2 非放射学技术

包括分子和蛋白质肿瘤生物标志物的识别,其也可能有助于肺癌的早期发现。肺部小肿瘤的检测和治疗(在影像学显示之前)可能产生更好的结果,尽管提前时间和其他类型的偏差对这些技术的评估影响可能性很大。在广泛使用这些药物之前,必须彻底调查其疗效。

这些技术还可以帮助识别出肺癌风险明显较高的人,这些人的放射学报告中发现早期肺癌的可能性提高。

用于生物标志物分析的潜在生物样本包括气道上皮(包括口腔黏膜)、痰、呼出的气体和血液。NLST建立了一个血液、痰和尿液样本的生物标本库,这个标本库连续收集了1万多名NLST参与者的血液、痰和尿液样本,用于未来的研究。

调查使用的技术包括:① 痰中肿瘤标记物的免疫染色或分子分析。例如,p16 ink4a启动子高甲基化和p53突变已被证明在慢性吸烟者出现肿瘤的临床证据之前就出现在慢性吸烟者中了;② 自动痰图像细胞术;③ 荧光支气管镜检查(见第21章);④ 挥发性有机化合物呼出分析,这似乎在肺癌患者中更常见;⑤ 支气管镜样本的基因组和蛋白质组学分析用于检测分子标记物的血清蛋白微阵列。

3 评估肿瘤生长模式

持续吸烟观察(COSMOS)研究调查了通过LDCT扫描检测到的体积倍增时间(VDT)或肿瘤生长速率是否可以用来确定哪些肿瘤可能是惰性癌症,从而来确定潜在的过度诊断。VDT是根据连续扫描肿瘤大小的变化来估计的;VDT <400 d的肿瘤

被认为是快速生长,400~599 d为缓慢生长,>600 d为惰性生长。VDT与肺癌死亡率相关(快速增长的癌症每年9.2%,缓慢增长或惰性癌症每年0.9%)。在COSMOS队列中发现的癌症中,10%的癌症的体积倍增时间超过600 d,25%的癌症的体积倍增时间超过400 d甚至更长,因此代表可能存在过度诊断;以上肿瘤可以通过侵袭性较低的干预措施得到合理的治疗。

七、小结

总之,胸片或低剂量CT(LDCT)筛查的随机对照试验和队列研究显示:① 根据在女性中有限的数据显示,胸片并不能降低肺癌的死亡率;② 在鉴别小的、无症状的肺癌方面,低密度CT筛查明显比胸片更敏感;③ 胸片和LDCT筛查有很高的假阳性(非癌症)发现率,这导致需要额外的检查:通常包括连续成像,甚至可能包括侵入性手术。最常见的附带发现是肺气肿和冠状动脉钙化。

现行的肺癌筛查在最佳筛查频率和时间、适当的人群目标、确定阳性发现标准以及确定尽可能减少假阳性发现评估的诊断随访方案等方面仍存在问题。

1 年龄较大

关于筛查的最佳证据来自NLST,但NLST中只有25%的参与者年龄≥65岁,没有人超过75岁。对NLST结果的二次分析发现,与<65岁的患者相比,那些≥65岁的患者更有可能出现假阳性筛查,癌症的患病率和阳性预测值更高(4.9%对3.0%)。

2 女性

在两项大型随机肺癌筛查研究中,特别是NELSON试验中,女性的代表性不足。然而,在这两项研究中都有证据表明肺癌筛查对女性的有效率可能比男性高。

3 放射学参数

用来定义异常结果的标准影响癌症的风险和筛查程序的性能特征。NLST定义一个非钙化结节>4 mm为异常,这导致筛查假阳性率高。研究表明,不同的放射学标准可以降低假阳性率,但如何确定最佳的筛查参数尚不清楚。

有两种确定异常研究的基本方法,每种方法都有被认为是异常的阈值:尺寸的线性尺寸(通常是两个垂直尺寸的平均值)和使用专门软件确定的结节体积。NELSON试验采用半自动容积测量,结果显示其研究的阳性率较低,阳性预测价值较高。其他因素也可能有助于提高NELSON试验中的准确性。

一项对来自国际早期肺癌行动计划(I-ELCAP)研究队列和NLST的数据的回顾性解释表明,应设置一个更保守的阈值(例如,>6 mm)在降低假阳性率(减少不必要的程序或后续研究)的同时,对癌症的检测影响最小。另一项回顾性研究将美国放射学会的肺成像报告和数据系统(Lung-rads)标准应用于NLST数据。该研究发现假阳性率下降,但同时也降低了筛查的敏感性。与NLST相比,Lung-RADS标准对于基线筛查阳性的阈值(>6 mm)更为保守,并且需要提高已存在的结节的检测标准。

结节大小的范围是否被认为是异常的,这取决于个体的特定癌症风险。在Pan-Canadian筛查研究中,已经开发并验证了一种预测工具,可根据患者和结节的特征来估计结节恶性的概率。识别、定义及跟踪异常的最佳研究方法仍然是一个活跃的研究领域。对孤立性肺结节的评估分别进行了更详细的讨论。

4 风险预测模型

该试验选择了根据吸烟史被认为是肺癌高风险的参与者。如果能够更精确地识别高危人群,则可以提高筛查的益处。为了更好地识别高危人群,已经提出了包括吸烟以外因素的风险预测模型。然而,需要前瞻性研究来确定是否可以使用风险模型轻易地识别人群,在这种风险模型中筛查比NLST中确定的20%肺癌死亡率获益更大。此外,如何实施和实施基于个体风险的筛查仍然是一个重大的挑战。

有证据表明,针对高风险人群进行筛查可以在风险较低的情况下带来更大的好处。在一项利用NLST参与者的回顾性研究中,使用风险预测模型将参与者分为5个五分位组。研究发现,经筛查预防的肺癌死亡病例中,有88%发生在3个风险最高的五分位数中,而只有1%的肺癌死亡发生在低风险的1/5一组中。来自前列腺、肺、结直肠和卵巢(PLCO)癌症筛查试验数据的模型包含了年龄、教育程度、体重指数(BMI)、家族史、慢性肺部疾病史和吸烟状况,此模型在外部验证中表现良好。一项将该模型应用于PLCO和NLST队列的研究表明,66~80岁的吸烟者比55~64岁的吸烟者从筛查中获益更多,而从不吸烟的人不会从筛查中获益。

在随后的研究中,一个结合吸烟史、家族史、肺部疾病、性别、教育、种族和BMI的实证个体风险模型在PLCO和NLST队列和美国普通人群中得到验证,并与美国预防服务队(US Preventive Services Task Force,USPSTF)和美国医疗保险和医疗补助服务中心(Centers for Medicare and Medicaid Services,CMS)推荐的筛查方法进行比较。个体风险评估模型提高了筛查的有效性和效率;如果对相同数量的既往吸烟者进行筛查,与USPSTF标准的应用相比,基于个体风险的筛查将避免20%以上的死亡。它还将减少17%的筛查以防止死亡。有了这种方法,有足够的肺癌风险的不适用于USPSTF个人将从筛查中受益,取代仅有36%符合资格的USPSTF,低风险个人不太可能从筛查中受益。这一策略还增加了推荐进行筛查的非裔美国人和女性的人数。

最后一个例子是,利物浦肺项目(Liverpool Lung Project,LLP)风险模型将吸烟时间、肺炎史、癌症史、肺癌家族史和接触石棉纳入风险评分。该模型在三个独立的人群中进行了验证,并发现在识别高危患者时比单独的分析吸烟史或家族史有更好的辨别能力。

5 成本效益

有关实施肺癌筛查计划的决定,应部分基于筛查计划的成本效益分析。基于

NLST的试验,由于假阳性率高(约95%),导致需要进行额外的研究以及需要持续的筛查,因此挽救每条生命的筛查成本是未知的,但是很可能很高,而且绝对避免的死亡人数相对较低(每100 000人·年)。

需要进行建模研究以确定实际的成本效益。一项基于NLST完成前设计的模型的分析表明,LDCT筛查可将10年肺癌死亡率降低18%至25%,每个质量调整生命年(QALY)的成本为12.6万~26.9万美元。此外,该模型还发现,与单独进行LDCT筛查或LDCT筛查联合戒烟相比,戒烟方案更具成本效益。NLST完成后的另一个模型估计,LDCT筛查每QALY需要花费81 000美元。该模型指出,对不同亚组的估计差异很大,低剂量CT筛查在女性和肺癌风险较高的组中更具成本效益。

肺癌是导致癌症相关死亡的主要原因。预防(促进戒烟)对肺癌死亡率的影响可能比筛查大得多。尽管如此,低剂量CT(LDCT)肺癌筛查有显著减轻肺癌负担的潜力。

肺癌高危男性中进行胸片的早期试验发现,仅使用胸片或加痰细胞学检查没有得到死亡率方面的益处。一项针对男性和女性的单视胸片大型随机试验[前列腺、肺癌、结肠直肠癌和卵巢癌(PLCO)癌症筛查试验]发现,筛查没有降低肺癌发病率或死亡率。

LDCT指的是在单次最大吸气后屏气期间使用多探头CT扫描仪获得的非对照研究,且扫描时间小于25s。放射剂量照射小于标准剂量胸部CT诊断检查的三分之一。

NLST对30包/年吸烟史的患者(包括戒烟时间<15年的患者)进行LDCT筛查,结果显示肺癌和全因死亡率降低。这些结果导致多个专业组织修订了指南。

NELSON试验是一项大型的欧洲随机试验,将LDCT与未接受筛查的对照组进行比较,结果显示经延长随访,肺癌死亡率降低了24%,其结果与NLST一致。

应该强烈建议所有吸烟者戒烟,因为这是降低肺癌风险最有效的干预措施。目前正在吸烟或有吸烟史的病人应被告知进行肺癌筛查的风险和好处。

对于健康状况良好的患者,这些人被认为至少具有与NLST标准下的患者一样高的肺癌风险,对于能够进入与NLST相似的放射、诊断和治疗能力的治疗中心的患者以及筛查费用不是问题的患者,笔者建议每年进行低剂量螺旋CT筛查(2A级)。参与NLST的高危标准为:55~74岁,至少30包/年的吸烟史,如果有吸烟史,则戒烟时间<15年。与NLST之后的建模研究以及美国预防服务工作组(USPSTF)的建议一致,笔者还建议对健康状况良好、年至80岁的高危患者进行筛查(2C级)。对于已经戒烟的人,每年一次的检查应该持续到戒烟后15年。

与LDCT相关的潜在危害包括需要随访的假阳性影像结果、偶然发现、辐射暴露、筛查和随访相关的焦虑以及过度诊断。

胸部X线平片筛查已被证明对肺癌筛查无效。笔者建议不要使用胸片筛查肺癌(1A级)。

［1］ Jamal A, King B A, Neff L J, et al. Current Cigarette Smoking Among Adults – United States, 2005-2015［J］. MMWR Morb Mortal Wkly Rep, 2016, 65: 1205.

［2］ Burns D M. Primary prevention, smoking, and smoking cessation: implications for future trends in lung cancer prevention［J］. Cancer, 2000, 89: 2506.

［3］ Halpern M T, Khan Z M, Young T L, et al. Economic model of sustained-release bupropion hydrochloride in health plan and work site smoking-cessation programs［J］. Am J Health Syst Pharm, 2000, 57: 1421.

［4］ Halpern M T, Gillespie B W, Warner K E. Patterns of absolute risk of lung cancer mortality in former smokers［J］. J Natl Cancer Inst, 1993, 85: 457.

［5］ Tong L, Spitz M R, Fueger J J, et al. Lung carcinoma in former smokers［J］. Cancer, 1996, 78: 1004.

［6］ Siegel R L, Miller K D, Jemal A. Cancer Statistics, 2017［J］. CA Cancer J Clin, 2017, 67: 7.

［7］ McDuffie H H, Klaassen D J, Dosman J A. Men, women and primary lung cancer--a Saskatchewan personal interview study［J］. J Clin Epidemiol 1991; 44:537.

［8］ Osann K E, Anton-Culver H, Kurosaki T, et al. Sex differences in lung-cancer risk associated with cigarette smoking［J］. Int J Cancer, 1993, 54: 44.

［9］ Bain C, Feskanich D, Speizer F E, et al. Lung cancer rates in men and women with comparable histories of smoking［J］. J Natl Cancer Inst, 2004, 96: 826.

［10］ Goldwasser D L. Estimation of the tumor size at cure threshold among aggressive nonsmall cell lung cancers (NSCLCs): evidence from the surveillance, epidemiology, and end results (SEER) program and the national lung screening trial (NLST)［J］. Int J Cancer, 2017, 140: 1280.

［11］ Brain K, Lifford K J, Carter B, et al. Long-term psychosocial outcomes of low-dose CT screening: results of the UK Lung Cancer Screening randomised controlled trial［J］. Thorax, 2016, 71: 996.

［12］ Gohagan J, Marcus P, Fagerstrom R, et al. Baseline findings of a randomized feasibility trial of lung cancer screening with spiral CT scan vs chest radiograph: the Lung Screening Study of the National Cancer Institute［J］. Chest, 2004, 126: 114.

［13］ National Lung Screening Trial Research Team, Aberle D R, Berg C D, et al. The National Lung Screening Trial: overview and study design［J］. Radiology, 2011, 258: 243.

［14］ National Lung Screening Trial Research Team, Church T R, Black W C, et al. Results of initial low-dose computed tomographic screening for lung cancer［J］. N Engl J Med, 2013, 368: 1980.

［15］ Jaklitsch M T, Jacobson F L, Austin J H, et al. The American Association for Thoracic Surgery guidelines for lung cancer screening using low-dose computed tomography scans for lung cancer survivors and other high-risk groups［J］. J Thorac Cardiovasc Surg, 2012, 144: 33.

［16］ Bach P B, Mirkin J N, Oliver T K, et al. Benefits and harms of CT screening for lung cancer: a systematic review［J］. JAMA, 2012, 307: 2418.

[17] Wender R, Fontham E T, Barrera E Jr, et al. American Cancer Society lung cancer screening guidelines[J]. CA Cancer J Clin, 2013, 63:107.

[18] Canadian Task Force on Preventive Health Care, Lewin G, Morissette K, et al. Recommendations on screening for lung cancer[J]. CMAJ, 2016, 188: 425.

[19] Wood D E. National Comprehensive Cancer Network (NCCN) Clinical Practice Guidelines for Lung Cancer Screening[J]. Thorac Surg Clin, 2015, 25: 185.

[20] Couraud S, Cortot A B, Greillier L, et al. From randomized trials to the clinic: is it time to implement individual lung-cancer screening in clinical practice? A multidisciplinary statement from French experts on behalf of the French intergroup (IFCT) and the groupe d'Oncologie de langue francaise (GOLF)[J]. Ann Oncol, 2013, 24: 586.

（米彦军　叶娟萍　王海滨　许达强　郭敬　叶峰）

第11章
肺癌临床试验的设计和分析

第一节　概述

一、临床试验的概念

　　临床试验是指任何以人类(患者或健康志愿者)为对象的试验、研究,意在发现或证实某种试验药物的临床医学、药理学和/或其他药效学作用进行的系统性试验、研究;以证实或揭示试验药物在人体的作用、不良反应及/或试验药物的吸收、分布、代谢和排泄,以确定药物的疗效与安全性的试验、研究。通俗地讲,临床试验是为了验证目标药物在人类受试者身上的安全性和有效性的研究过程,人们通过科学合理的试验设计获得真实可信的研究数据,从而根据数据得出关于药物安全及有效与否的结论。

　　对于医药发展而言,临床试验有着至关重要的作用,离开了临床试验,所有的药物就有可能变成杀人的毒药。为什么这么说呢? 这个道理很简单。"是药三分毒",任何一种药物本身都是具备一定毒性的,而药物的毒性与其使用量又是息息相关的,如何在保证安全的情况下,让药物达到最大的功效,是笔者一直的追求,如果不通过临床试验了解其安全性及量效关系,而直接将其运用于人体,那么毫无疑问它很有可能不仅没有预期的疗效,反而会给患者造成巨大的伤害,从古至今,无数的例子都充分说明了这个道理。现代医药研发也正是通过临床试验产生的结果充分了解目标药物的特性,从而使得人们能够真正地掌控药物,使其正面作用最大化,而反面作用最小化。脱离了临床试验的药物,其后果是相当可怕的,可以说,如果没有临床试验,就不会有发展至今的现代医药学。

二、临床试验的发展史

　　众所周知,医药卫生保健事业对于促进人类健康的作用是非常重要的。而其发展的关键之一在于医药研发板块,药物是人们对疾病干预的主要手段,无数新药的产生为很多疾病的治疗提供了新的选择,人们也越发发现药物对于医药卫生事业的重要性。从古至今，人们对于药物的探索从未停止，探索的方式也从早期比较简单的临床试验演变到如今系统的临床研究。在人类发展早期，有非常多的事件已经初具临床试验的雏形。公元前600年左右，新巴比伦国王尼布甲尼撒二世进行了一次偶然的简单对照临床试验，他严格要求一群受试者保持3年只饮酒吃肉的饮食，然而，四位皇家血统的孩子说服了尼布甲尼撒允许他们将饮食改为面包和水，仅仅十多天以后发现，改为吃面包和水的人看上去比那些饮酒吃肉的人有更好的营养和气色。当然，这些都只是比较早期的临床试验雏形，直至1747年5月20日，苏格兰海军军医詹姆斯·林德进行了著名的坏血病临床试验，开创了临床试验的先河。他的试验被视为第一个众所周知的对照设计临床试验：一种平行对照组被给予一种替代疗法的试验。至此，临床试验进入了一个方法学探索的快速发展阶段（表11-1）。

表11-1　临床试验发展大事记

年份	事　件
1747年	英国海军军医詹姆斯·林德（James Lind）开展了第一个临床对照试验——柑橘和柠檬治疗坏血病
1781年	德国医生安东·梅斯梅尔（Franz Anton Mesmer）设计第一个单盲临床试验——动物磁疗试验。
1801年	John Haygarth 医生报告了第一个安慰剂对照试验——金属棍是否有电磁作用。
1855年	英国伦敦市区一位名叫Whitehead的当地官员第一例具备雏形的病例对照研究——Broad Street水井与霍乱暴发。
1898年	Fibiger 设计了第一个半随机临床对照试验——血清治疗白喉试验。
1913年	第一个前瞻性队列研究。
1920年	Goldberger 发表第一个考虑混杂因素的病例对照研究——糙皮病影响因素研究。
1925年	英国著名统计学家 Ronald Aylmer Fisher 提出试验随机化原则。
1926年	Lane Claypon 发表了第一个现代模式下的病例对照研究——生殖因素和乳腺癌的关系。
1931年	第一次在临床试验中使用配对随机分组设计。
1933年	美国流行病学家 Frost 开展了第一个回顾性队列研究——家庭接触史与结核病传播的研究。
1935年	Ronald Aylmer Fisher 第一次系统介绍了试验设计的原理和方法，并提出了试验设计的三个基本原则。
1938年	John R Paul 第一提出临床流行病学的概念。
1943年	《柳叶刀》报告了第一个大规模、多中心、临床对照试验——棒曲霉素治疗感冒试验。
1948年	医学研究委员会（Medical Research Council，MRC）牵头开展了第一个设计规范的临床随机双盲对照试验——链霉素治疗结核试验。

年份	事　件
1967年	Schwartz首次提出随机实况/实效临床试验。
1972年	Archie Cochrane提出RCT是临床决策的最高级别证据。
1977年	美国国家癌症研究所（NCI）第一次建立临床试验注册中心。
1989年	Chalmers教授研究组发表第一个现代意义的基于随机对照试验的系统评价——糖皮质激素防治早产儿的病死率。
1993年	WHO根据各国药物临床试验管理规范，制定、颁布了适用于各成员国的《WHO药物临床试验规范指导原则》，随之《药物临床试验质量管理规范》（Good Clinical Practice，GCP）开始广泛实施。 Kaplan等首次在论文中使用"真实世界研究"（real world study，RWS）一词。
1994年	以加拿大渥太华大学临床流行病学系David Moher为代表的试验报告规范（the standards of reporting trials，SORT）工作组成立，提出结构化报告随机对照试验的提议。
1996年	临床试验报告的统一标准（consolidated standards of reporting Trials）——CONSORT声明首次发表，开启了医学研究报告规范的新篇章。
2004年	包括WHO在内19个国家和国际组织共同成立了多学科专家组成的工作组历经4年的努力，正式发布了证据推荐分级的评估、制订与评价（Grading of Recommendations Assessment，Development and Evaluation，GRADE）系统，它是适用于系统评价（systematic reviews，SR）、临床实践指南（clinic practice guideline，CPG）和卫生技术评估（health technology assessment，HTA）的分级工具，是当前证据质量和推荐强度分级的国际标准之一。
2007年	WHO国际临床试验注册平台正式运行。
2008年	中国国家中医药管理局启动伦理审查的规范化建设工作。
2013年	刘保延主任医师在《中医杂志》发表了《真实世界的中医临床科研范式》，从科学范式的角度对真实世界的中医临床研究方法进行了系统论述。
2015年	WHOICTRP发布的关于支持临床试验数据共享的声明。
2017年	中国加入ICH。

　　人类临床试验经历了漫长的发展过程，而它在我国的发展时间相对较短，新中国成立之初，我国的药品无须临床、无须药政监管部门审批即可上市，而如今，每个上市药品必须通过系统的I、II、III期临床试验，这个过程是我国临床试验的发展史，也是我国医药行业的发展史。未来的路还很长，笔者探索的脚步也不会停下。

三、临床试验的质量保证

　　临床试验的根本在于为试验的治疗方案提供数据以支持预期的结果,因此,对于临床试验而言,数据的科学、真实、可靠就变得尤为重要。那么为了保证临床试验过程中产生的数据满足上述的要求,就必须要制定标准的规则来限制临床试验的全过程,从国家的层面上讲,药品监管部门要制定药物临床试验相关的法规、指导原则,比如药品管理法、各临床试验开展的指导原则等;而对于各参与临床试验的研究组织,也需要制定相配套的标准操作规程(Standard Operating Procedure,SOP),以规范临床试验的执行,保证整个过程都在完全可控的条件下开展。只有这样,才能确保临床试验产生的数据科学、真实、可靠。

　　药物临床试验质量管理规范(GCP)是人们为了规范临床试验全过程所制定的标准规则,它有许多的版本,不同的国家根据自身的情况制定了适宜自己的GCP,比如:人用药品注册技术要求国际协调会议(ICH)版的GCP、我国国家药品监督管理局版的GCP等等;不论时哪个版本的GCP法规,其目的都在于规范药物临床试验的开展,其效用涵盖药物临床试验的整个过程,包括方案设计、组织实施、执行、监查、稽查、记录、分析、总结和报告。当然,GCP相关法规只是界定临床试验各个环节的根本原则和最低标准,实际过程中的细则还需借助于各临床试验指导原则以及参与方的标准作业程序(Standard Operation Procedure,SOP)而所有的这些细则必须全面满足于GCP相关法规。

　　上面提到临床试验的相关法规制度用于规范临床试验。那么,众所周知,制定的制度只有执行才能使得其发挥预期的作用,否则所有的制度只能是一堆毫无用处的废纸。而临床试验质量保证的目的,就在于使得临床试验满足规范性的要求;另一方面,药物临床试验大多是昂贵的,需要耗费非常巨大的人力及财力资源。如果由于质量问题出现了研究的延迟或结果的无效,那么人们可能不得不花费更多的资源去弥补或者甚至是前功尽弃;因此,临床研究的质量保证是不能被忽视的环节,质量问题可能导致规范性问题亦影响受试者的安全。将质量保证纳入药物临床研究过程能够使得临床研究更加的科学、可靠,笔者认为可以从以下几个方面来建设及完善质量保证体系。

1　将质量融入文化

　　要通过培训教育或者互相影响,提升参与人员的质量意识,并最终形成团队的文化。如果参与人员都认同质量文化,并且追求高质量,那么每个承担不同职责的人员都会特别关注质量参数。这些专业人员将作为实施质量保证的单位一起工作,并使质量保证的推进更加轻松、容易。

2　质量源于设计

好的临床研究设计是确保高质量的前提,所谓"巧妇难为无米之炊",如果没有好的临床试验设计,那么研究团队再强大,最终做出来也只能是无效的结果。所以,质量保证应该从设计开始,参与临床研究的各方应共同参与试验设计,确保试验的每一个步骤和环节的制定均经过充分的商讨和考虑,并要求临床试验过程的每一步都有质量检查组成部分。同时,应该有足够的质量保证检查,以确保错误不会被忽视。因为发现错误的时间越长,对临床试验安全性和有效性分析的影响就越大。

3　质量应符合法规要求

离开了法规要求的质量是不存在的,质量的根本在于法规的依从性。临床试验必须按照监管当局制定的指导方针进行。而质量管理人员应提前意识到所有这些监管限制的要求,并通过制定合适的措施来避免这方面的风险和挑战。要知道,一旦研究进入实施阶段,避免法规风险就变得十分重要了。

4　尊重临床研究受试者

临床试验跟普通科学研究最大区别在于,研究对象是人类,所有临床研究需要充分考虑人的因素。临床试验是对受试者进行的,他们必须满足特定的参数,以确保他们参与试验的适宜性。临床试验的质量保证还承担着为研究获得符合方案的受试者的责任。但是这些受试者必须以最大的尊重来对待,并且应该在道德的范围内来对待,即充分考虑伦理,研究应使得风险大于获益。

第二节　临床试验的分期及设计

一、新药研发、注册流程

一种药物从研发到最终上市,需要经历非常漫长的过程,在这个过程中我们不仅需要投入大量的人力、财力资源,而且同时要面临随时失败的风险。就以普通化学药物在美国FDA上市举例,整个药物从研发到上市的过程大约需要10~12年,耗资超过10亿美金。而据最新数据显示,在所有的新药研发项目中,最终能够杀出重围,研发成功的比率占2%~3%,但是,一旦研发成功,药品可以为药企创造巨额的收益,甚至在很短时间内就可以赢回之前所有的投入。由此可见,新药研发是多么凶险的产业,用高投入、高风险、高回报等这些词汇已经不足以表现新药研发的刺激,很多人更愿意用"九死一生"来形容。既然,新药的研发上市过程如此艰辛,那么有必要来详细了解一下新药研发上市的过程,概括来讲,整个过程包含5个板块。

1　新药的发现

1.1　药物靶点及生物标记物的筛选和确认

在开展新药研发之前,首先需要选定研发目标,比如,药物要针对的适应症、适应症的靶点等等。

1.2　先导化合物的确定

在确定了药物作用的靶点以后,研发人员应首先要找到一个对该靶点有作用的化合物或者特定结构。

1.3　构效关系研究和活性化合物的确定

在前一步的理论基础上,围绕目标先导化合物并根据其构效关系进行化合物设计和优化。

1.4　候选药物的选定

研发人员需要通过体外实验对众多化合物进行必要的活性测试,经过层层筛选,最终确定几个具备开发前景的最优化合物,即候选药物。

2　临床前研究

候选药物选定后,新药研发就开始进入早期开发阶段。早期阶段的首要目标就是完成临床前的毒理学研究,以便向药品监管部门提交"试验用新药"申请。

2.1　药品的化学、制造和控制

研发开始前,首先需要获得相应的化合物,而化合物一般是通过化学合成手段获得,因此第一步是原料药合成工艺研发,这是过程不是简单的一步化,而是一个不断改进、完善的过程。随着研究的不断往前推进,后续临床研究及商品化对于化合物的要求也会越来越高。

2.2　药动学研究

体外基本研究完成后,首先进入动物实验,其中动物体内的药动学特性是需要指标之一,通过药动学研究了解药物在动物体内的吸收、分布、代谢、排泄过程,这些数据可以指导临床研究以何种形式给药(口服、吸入、针剂),以及给药频率与剂量等。

2.3　安全药理学研究

药理学方面的研究终点在于了解目标化合物针对目标疾病的生物活性情况,同时评估药物对疗效以外的相关作用。

2.4　毒理学研究

毒理学研究需要开展的项目比较多,其中包括急性毒性、亚急性毒性、慢性毒性、生殖毒性、致癌致畸性等。

2.5　制剂研发

化合物并不能直接运用于人体,它需要制剂研发人员将其开发成特定的剂型方能发挥作用。

3 临床研究

当一个化合物完成了临床前试验后,需要向药品监管部门提交新药临床研究申请(IND),经过批准同意后,方可在人体开展试验;申请人员根据IND要求准备相应的材料。

3.1 I期临床试验

药物首次用于人体的试验,称为Ⅰ期临床试验。这一阶段的临床试验一般需要纳入20~100名健康受试者(对肿瘤药物而言通常采用肿瘤患者,但人数相对更少),在严格控制的条件下,给不同剂量的药物,并进行密切地监护,仔细监测药物的血液浓度、排泄性质和任何有益反应或不良作用,以评价药物在人体内的特性。同时也要通过这一阶段的临床试验获得其吸收、分布、代谢和排泄以及药效持续时间的数据和资料;以及药物最高和最低剂量的信息,以便确定将来在患者身上使用的合适剂量。

3.2 II期临床试验

为了证实药品的治疗作用,就必须在真正的患者身上进行临床研究,即Ⅱ期临床试验。Ⅱ期的临床试验通常需要征集100~300名相关患者进行试验。通过试验对新药的有效性和安全性做出初步评价,并为设计Ⅲ期临床试验和确定给药剂量方案提供依据。

3.3 III期临床试验

Ⅲ期的临床试验通常需1 000~3 000名患者。该阶段试验一般将对试验药物和安慰剂(不含活性物质)或已上市药品的有关参数进行对照和双盲法试验,在更大范围的患者受试者身上进行扩大的多中心临床试验。最后,根据严格统计学数据分析,进一步评价药物的有效性和耐受性(或安全性)。Ⅲ期临床试验是治疗作用的确证阶段,也是为药品注册申请获得批准提供依据的关键阶段,该阶段是临床研究项目的最繁忙和任务最集中的部分,无疑是整个临床试验中最重要的一步。

3.3.1 新药申请

完成所有3个阶段的临床试验并分析所有资料及数据,药物的安全性和有效性得到了证明,新药持有人则可以向药事监管部门提交新药申请(NDA)。新药申请需要提供所有收集到的科学资料,监管部门对试验资料进行审评。

3.3.2 批准上市

新药申请一旦获得药事监管部门的批准,该新药即可正式上市销售,供医生和病人选择。但是新药持有人还必须定期向药监部门呈交有关资料,包括该药物的副作用情况和质量管理记录。对于有些药物药监部门还会要求做第四期临床试验,以观测其长期副作用情况。

3.4 IV期临床试验(药品的上市后监测)

药物在上市以后,使用的人群就会被无限地放大,可能在临床实验中没有发现的问题或是副作用都会显现出来,因此需要对其疗效和不良反应继续进行监测。药事监管部门要求根据这一阶段的监测结果来修订药物使用说明书,同时还会涉及药物配伍使用的研究,药物使用禁忌等研究。下图总结了新药研发上市的整个流程。

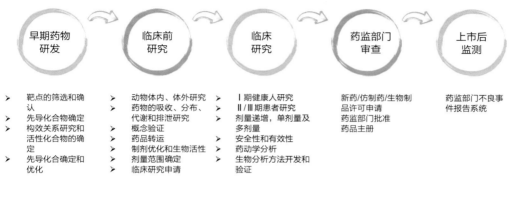

图11-1 新药研发上市流程

二、临床试验设计

1 基本考虑

针对临床试验,其目的是基本考虑点之一,而该部分内容前文已有提及,这里就不作赘述。

另外,受试者是临床试验的关键因素之一,选择合适的受试者是临床试验获得预期结果的必要保障。从宏观角度来讲,I期临床研究通常选择健康人作为受试者,对于一些细胞毒性药物或抗肿瘤药物,由于可能对健康人身体造成伤害,所以一般会建议纳入患者进行试验,其他阶段的临床试验需要评估药物的有效性数据,因此基本都是纳入患者进行试验;更进一步,参与临床试验的受试者必须满足更加严格的入选和排除标准,比如针对EGFR的靶向药物应选择EGFR敏感突变型的患者。

2 试验设计

试验设计是临床研究开展的核心内容,唯有通过科学合理的设计,方可达到研究人员预设的目标。而临床试验设计又并非是一成不变的,它需要根据研究本身的特点进行专门的设计,这里笔者简单介绍一下I~IV期临床试验设计的一些常规方式。随着临床研究的不断发展,相信在未来会有更多的先进设计慢慢出现。

2.1 I期临床试验

目前药物I期临床试验剂量递增设计主要分成两种:非参数设计和参数设计(图11-2)。

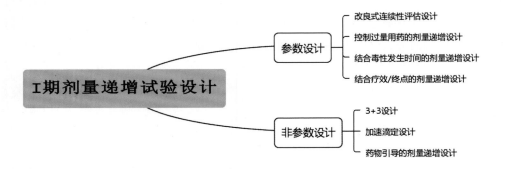

图11-2 药物 I 期临床试验剂量递增设计

2.1.1 参数设计

该设计一般主要是利用贝叶斯方法,通过确定先验概率和患者是否发生剂量限制性毒性(DLT)来计算后验概率。前一例患者所计算出的后验概率是决定下一例患者是否进行剂量递增的选择确认标准。

研究人员使用剂量-毒性模型来指导剂量递增以及确定最大耐受剂量。为剂量-毒性曲线的陡度建立了贝叶斯先验分布,并且在每个患者接受治疗后更新该分布。该模型基于仅使用第一阶段治疗数据以及患者是否经历了DLT。这种方法称为连续重新评估方法。对于每个新患者,该模型用于确定导致特定百分比的患者发生DLT的预计剂量。该剂量分配给下一位患者。随后提出了对原始连续性重新评估方法的许多修改(图11-3)。

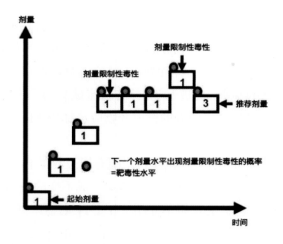

注:方格代表剂量组,方格内数字代表患者例数;p(DLT at next DL)表示下一个剂量水平出现剂量限制性毒性的概率;RD表示推荐剂量。

图11-3 改良式连续评估设计图

该设计的原理是：假设在靶剂量处达到可接受的毒性发生率，此时提前明确一个起始剂量，治疗一组患者后，收集其毒性反应的数据，并用已选好的数学模型拟合所获得的数据，从而利用其推断最佳剂量，为下一组受试者所用，且每一次分析所用数据即为在此之前所获得的所有数据。之后连续再评估（continuous assessment，CRM）便是一个不断重复的过程，直到计算所得剂量不再变化或者预定数量的病例全部得到了治疗。

由于改良式连续性评估设计存在让患者暴露于过高的药物剂量的风险，从而是的产生较大的毒性作用，因此，研究人员提出了该设计来降低这个风险。即每一例患者接受一定剂量后，可以计算出下一例患者发生过度剂量的风险，一般过度剂量允许的最大风险为25%，一旦超过允许的最大风险，则进行不再剂量递增（图11-4）。

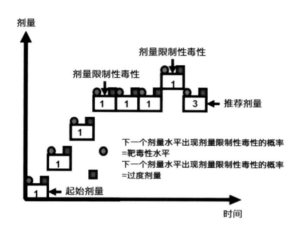

图11-4　控制过量用药的剂量递增设计

（1）结合毒性发生时间的剂量递增设计　通常，用药后的毒副反应发生在给药一两次后，如果某些药物存在累积毒性、迟发型毒性等情况，则很容易使后面入组的患者暴露在没有及时发现的毒性剂量下。由于这种情况的存在，因此研究者可能会要求延长试验观察时间。

（2）药效/毒性终点的剂量递增设计　由于Ⅰ期临床研究主要目的是研究药物的耐受性和药动学特征，通常不会过多关注药效学，但是对于某些特殊疾病的Ⅰ期临床研究（如肿瘤Ⅰ期临床研究），如果把药效学和毒性结合起来考虑，作为剂量递增的依据，有时会取得意想不到的效果。

2.1.2　非参数设计

非参数设计方法严格按照已设计的方案要求，将患者分配到各个不同剂量水平。该类设计的最大特点是并不对剂量-毒性曲线做出预先的假设。以下简单介绍以下非参数设计的几个方案。

（1）"3+3"设计　这是一种常用的传统剂量递增设计（图11-5）。具体操作是给药的每个剂量组一般计划纳入3例患者,起始剂量由临床前数据经过评估计算确定,且各试验组的给药剂量在试验前已在方案中明确规定。剂量爬坡方案设计通常采用改良的Fibonacci方法。每个剂量组完成后至于是否进行下一剂量组试验则根据以下规则判断:① 如果同一剂量组中3例患者均没有出现DLT,则递增至下一个剂量组。② 如果同一剂量组中有超过2例患者出现DLT,则递减至上一个剂量组。③ 如果同一剂量组3例患者中有1例出现DLT,则该剂量组再额外增加3例患者进行试验。如果全部6例患者中仅有1例出现DLT,则递增至下一个剂量组;如果超过2例出现DLT,则递减至上一个剂量组。④ 当递减至上一个剂量组时,若此剂量组只有3例患者,则再额外增加3例患者进行试验。若此剂量组已有6例患者参加研究,则试验结束,此剂量称为最大耐受剂量(MTD)。通常,在美国Ⅱ期临床试验推荐剂量确定为MTD,而在欧洲和日本为MTD为小于MTD的前一个剂量。

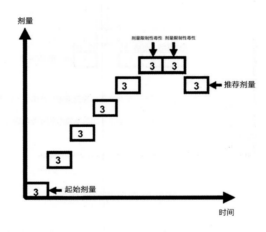

图11-5 "3+3"传统设计图例

(2)加速滴定设计 前面提到的"3+3"设计方法实际上并没有令人信服的科学依据,只是长期下来研究人员的经验表明它是安全的。该设计有3个局限性:① 它们有时会使过多的患者接受亚治疗剂量的新药治疗。② 试验可能需要很长时间才能完成。③ 它们提供的有关患者间变异性和累积毒性的信息非常有限。

为了解决这些问题,研究人员开发了加速滴定设计。加速滴定设计允许患者内剂量的递增,并且每个剂量水平只使用一名患者,直到看到2级或更高的毒性。在患者体内滴定剂量以达到2级毒性。分析包括将统计模型拟合到完整的数据集,其中包括针对患者治疗的所有疗程的所有毒性等级。该模型包括代表剂量-毒性曲线的斜率,患者间剂量-毒性曲线位置变化的程度以及累积毒性程度(如果有)的参数(图11-6)。所有这些参数都是根据数据估算得出的。

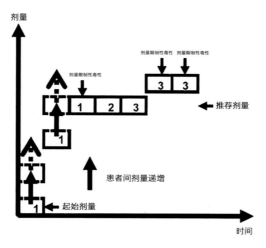

图11-6　加速滴定设计图例

（3）由药理指导的剂量递增设计　由药理指导的剂量递增设计有两个阶段,先由临床前药动学数据预先设定一个要求达到的目标血药浓度,然后根据实时得到的每个患者的药动学数据确定随后的剂量水平。只要患者的血药浓度没有达到设定的水平,则以每个剂量组1例患者,进行100%剂量递增。当达到目标血药浓度或发生DLT时,则转变成以较小递增幅度递增的"3+3"设计。该设计目前并没有被广泛应用,主要是因为其实施存在一些困难。比如:难以获得实时药动学数据,如何根据临床前药动学数据预测Ⅰ期临床试验不同方案药动学参数;当药物代谢的个体间差异导致前一剂量组患者的AUC异常低时,如何避免后一剂量组患者暴露在高毒性的剂量下。

（4）其他方法　在Ⅰ期临床研究中还有一个"零期"的概念,主要是使用预期不会引起毒性的极低浓度的单剂量新药治疗患者,从而使得研究人员可以通过测量给药前后的药效学终点来早期评估药物的分子靶标是否受到抑制。这些试验需要事先开发用于测量药效学终点的分析方法,以及用于估计同一患者独立组织样品的测量变异性的适当数据库。

2.2　Ⅱ期临床试验

Ⅱ期试验研究的重点主要集中在药效学,即药物对人体的作用。其研究目的是初步考察药物在目标患者人群中是否能够具备初步的治疗效果,且副作用在可接受的范围内。同时,Ⅱ期临床试验还需要确定药物作用于目标患者的最大和最小有效剂量范围,为Ⅲ期临床试验剂量提供参考,以及药代动力学和药效学之间的关系。

Ⅱ期临床试验设计方法根据有无对照组设置,分为单臂试验和随机对照试验。另外,还包括随机撤药试验设计等。接下来我们将用一定的篇幅介绍一下Ⅱ期临床研究的设计要点。

2.2.1　单臂 II 期临床试验

单臂研究,顾名思义,就是没有为试验组设计相对应的对照组,仅有一个组的试验。在 II 期临床试验中,往往要对多个病种、多种剂量或用法进行研究分析,目的是去除无效剂量、筛选敏感病种,以便进一步深入研究。单臂试验又分为单臂单阶段和单臂多阶段,最简单的试验设计即为单臂单阶段试验,其在计划的样本数量的患者都接受治疗后,根据治疗效果最后得出试验结论。单臂单阶段试验设计的缺陷是,如果在达到最后样本量之前,发现治疗无效,也不能终止试验,造成资源浪费和伦理学困境。单臂多阶段试验设计能够避免单阶段试验设计的缺陷,其能在某试验组疗效未达到预期效果时终止该试验组的研究,避免更多的受试者接受无效治疗。

对于单药 II 期试验,基于实体瘤指南中疗效评估标准的缓解率通常提供了标准的治疗终点指标。研究人员已经开发了针对该类试验的多种统计方案和样本量计算方法。最受欢迎的方法之一是两阶段设计。n_1 名可评估患者在试验的第一阶段进入研究,如果在这 n_1 名患者中获得的缓解不超过 r_1,则应计为终止并且该药物被拒绝;否则,应继续对 n 名可评估的患者进行研究。在第二阶段结束时,如果观察到的缓解率小于或等于 r/n,则拒绝药物,其中 r 和 n 由所用的设计确定。

篮子设计的合格与否是基于肿瘤中特定的基因突变而不是组织学类型的这个理念已经变得非常流行。这些设计通常是非随机试验,它们可能包括多种药物,患者经过分类以接受针对其肿瘤中所含分子改变的药物,而针对篮子设计已经研究人员开发了许多新的统计方案,该设计结合了通过组织学相互作用对药物进行的中期测试。如果该相互作用在统计上不显著,则将忽略组织学,并确定合并样本的样本量,否则,将对组织学进行独立分析。贝叶斯版本为连续分析和确定哪些组织学与其他药物在敏感性上可能有所不同提供了更大的优化。

2.2.2　随机对照 II 期临床试验

所谓随机对照试验,即设置两个组,分别是试验组和对照组,纳入的患者随机进入两个组别。由于 II 期临床试验属于探索性人体试验,其样本量少,故大多数 II 期临床试验设计为单臂、非随机化,并且不设对照组,而是采用历史数据对照,这增加了对药物有效性判断的不确定性。对于而后的 III 期临床试验而言,II 期临床试验扮演着"前瞻哨所"的作用,它可以在很大程度上降低 III 期试验失败的风险,故此,II 期研究通常建议采用随机对照设计,且应该有具备统计学意义的一定数量样本量。尽管 II 期随机对照临床设计没有足够的统计把握度对新药和标准治疗间做出决定性的评价,但这种设计可以为有前景的新药优先进入 III 期试验提供量化依据。II 期随机对照临床试验设计可应用于评价多种剂量、多种给药方案、试验治疗及标准治疗对比的研究,为 III 期临床试验设计提供更加具有借鉴意义的数据。

以肿瘤研究为例,在 II 期试验中,通常建议使用以肿瘤进展时间为终点的随机设计,以评估可能具有抑制作用的药物的单药 II 期临床试验,以及将新药添加到有效方案中的试验。随机 II 期和 III 期设计之间有两个关键的设计区别。首先,尽管它可能不是直接反映患者获益的可接受的 III 期终点指标,但随机化的 II 期终点设计可以使用抗肿瘤作用的敏感指标作为终点指标,这样的终点指标不需要"验证",而且它们并不是生存期的有效替代指标,仅用于确定是否进行 III 期试验,试验终将以公认的 III 期终点评估新方案。II 期试验还可能有助于优化可用于 III 期的方案,并提供有关最佳目标人群的信息;第二个主要区别是,用于计划和分析 II 期试验的 I 类错误"α 水平"可以从用于 III 期试验的两侧 5% 的水平提高,通过使该 α 水平提高到单侧的 10%,可以实现所需患者数量的节省。

随机 II 期设计加对照方案与 III 期临床试验相比,II 期临床试验所需的患者更少,但与 II 组单臂试验相比,它们通常需要更多的患者。然而,在评估到事件终点的时间或评估联合方案时,它们通常是必要的。II 期随机化对照临床试验主要目的是通过对所试验药物的有效率进行科学的评估,从而选择有效率最优的剂量及给药方案后一阶段的临床试验。但是,II 期随机化临床试验所需的样本量不足以对试验药提供明确的优效性、非劣效性或等效性进行推断。

2.2.3　无缝 II/III 期设计

II 期临床还有另外一种设计,叫作无缝 II/III 期试验的设计。通常情况下,将患者随机分配到新的治疗方案和对照组之间,使用 II 期终点(例如缓解率或进展时间)进行中期分析,以确定采用新治疗方法后的结果是否足以支持继续 III 期样本量。如果累积继续进行,则累积和随机化将继续进行,并使用可接受的 III 期终点进行最终分析,II 期患者纳入最终分析。

伞形试验是整合的 II/III 期随机试验,在这些试验中,患者被分为随机试验,其中包含针对其肿瘤中包含的基因组改变的试验治疗方法,它们通常针对特定的组织学类型的癌症进行。诸如 ISPY-2 之类的"平台试验"属于 II 期试验,涉及多个方案和多个生物标志物层,以确定哪种方案–方案组合值得进行 III 期评估。它们使用"适应性随机化",即在每个阶层的治疗之间平等的随机化随后被分配给短期反应率更高的方案。

2.3　III 期临床试验

III 期临床是药品上市前的最后一个临床研究阶段,它的开展主要是用来回答一个问题:即药品的风险/受益比如何? 正因如此,III 期临床试验一般是具有足够受试者样本量的随机盲法对照试验。III 期临床试验也可以进行量–效关系的研究,同时也可以根据药品特点、目标患者的具体情况,进行药物相互作用等的研究。III 期临床试验结束时需提供有统计学意义的结论,包括新药目标适应证、所纳入的疾病人群、主要疗效指标、给药途径、用法用量及疗程、足够支持注册申请的安全性信息,并针对有效性、安全性数据进行全面的风险/受益的评估等。以下对 III 期临床试验的几个重点环节进行详细的介绍。

2.3.1 临床终点

Ⅲ期临床试验的目的在于为临床医生提供专业的指导,帮助他们与患者一起做出治疗解决方案,因此,试验本身应该提供目标患者相关终点的可靠数据信息。评估治疗效果的主要终点应该是患者受益的直接衡量标准,生存和症状控制两个非常重要的临床终点,但由于难以通过可靠的方式进行测量,并且由于它可能会受到随之而来的处理的影响,因此通常不使用症状控制。

尽管通常把持久的转移性疾病完全消退作为延长生存期指标的替代,但部分肿瘤缩小,尤其是持续时间较短的肿瘤,通常并不是进行Ⅲ期试验的合适临床终点。在一项对晚期卵巢癌的随机临床试验中,研究人员对缓解率差异和中位生存期差异之间关系进行荟萃分析,结果发现,响应率的大幅提高与中位生存期的微小改善相关。因此,将响应率作为临床终点可能会导致给予患者越来越强的毒性治疗,而他们的净收益却很少或没有。验证一个临床终点是否可作为临床获益的替代指标,需要对有关该疾病的一系列随机临床试验进行分析。

2.3.2 随机化

为了确定一种新的治疗方法是否对目标疾病起作用,病史是一个非常不错的对照。在比较未随机分配治疗方案时接受两种不同治疗方法的患者的结局时,通常已知和未知的预后因素会影响患者接受哪种治疗方法。将新疗法与历史对照组进行比较,接受新疗法的患者通常比对照组的选择率更高。另外,通常没有足够的信息来确定是否存在预后差异,并且可能尚未测量出对照的当前已知预后因素。一般来说,不太可能确定对照组是否符合当前的研究条件,以及它们以何种方式来代表所有符合条件的患者的选择。

在药品开发中,随机和非随机试验通常都有作用。在某些情况下,可以使用非随机方式来确定哪些方案足以用于随机Ⅲ期评估。对于重要的公共卫生问题,除非预期的治疗对结果的影响非常大,否则需要使用随机的Ⅲ期试验。

在患者符合条件并同意参加试验随机后,应对患者进行随机分组,使用一个随机的和不可破译的随机程序,并通过独立的第三方统计公司进行随机操作,以避免主观因素的影响。

2.3.3 分层

在随机试验中,当患者的重要预后因素已知时,通常建议分层随机化以确保这些因素的均匀分布,这通常是通过为每个层次的患者准备一个单独的随机列表来完成的。每个列表必须平衡,以便在每组4~10个患者中,治疗组和对照组包含相同数量的患者。在各板块内,治疗任务的顺序是随机的。在随机分组时,必须知道每个患者的分层因素。而且,即使涉及通过生物标志物亚组进行的分析,缺乏分层也不会使随机研究结果无效。

一般来说,最好按那些已知的对结果有重要独立影响的因素来分层。如果两个因素密切相关,则只需包含一个因素。许多临床试验人员认为,分层是不必要的并发症,因为可以在分析中对已知因素的不平衡进行调整,并且统计功效的影响可忽略不计。当然,笔者认为的确如此,但是当样本量受到限制时,分层可以帮助确保中期分析的平衡。当依靠复杂的调整方法来应对预后的不平衡时,这样执行起来通常可能会比较困难。分层也是用来确定什么是重要的预后因素的一种简便方法。

2.3.4 析因设计

析因设计是通过使用同一患者回答一个以上治疗问题来提高 III 期临床试验效率的一种方法。例如,考虑涉及因子 A(无论使用药品 A1 还是 A2 用于诱导)和因子 B(是否使用药品 B1 或 B2 用于合并)的 2×2 因子设计,该设计有四个治疗组:A1B1、A1B2、A2B1 和 A2B2,尽管有 4 个治疗组,但是可以使用所有患者评估每种治疗因子的平均效果。要将 A1 与 A2 进行比较,可以忽略因子 B 或在两个因子 B 层次上平均因子 A 的治疗效果。通常,在假设两种药品的疗效之间没有相互作用的情况下,计算 2×2 析因试验的样本量。样本量与简单的两臂试验大致相同。析因设计提供了以一个成本为代价回答两个问题的可能性,但是在结果解释方面存在歧义的风险。 对于不太可能出现负面相互作用或不太可能两个因素都产生实质性影响的情况,析因设计可以大大提高临床试验的效率。

2.3.5 非劣效性试验

非劣效性试验通常将标准治疗与侵入性较小或较方便的治疗进行比较,后者在主要终点方面预期不会优于标准治疗。对于此类试验设计,新方案的次要结局尽管很重要,但不值得在主要终点降低有效性。当目前已经存在一项有效的治疗,研究中如果直接采用安慰剂对照或无治疗对照是存在一些伦理问题的。因为这样对于处于安慰剂组或无治疗对照组的患者而言将承担重大风险。当前几乎所有的疾病都存在有效的治疗方案,往往这些方案是作为一个标尺,新的诊疗方案应尽可能超越它们。虽然一些新的治疗方法产生了更好的疗效,但还有一些治疗方法可能在疗效相似的情况下更为安全、便捷或低价。设计非劣效性试验的初衷是寻找一个现有治疗方案的替代品,使得人们有更多的选择。

由于 IV 期临床研究主要是药品上市后的安全性监测研究,因此,这里就不作详细赘述。总而言之,临床试验过程的每个阶段都是一个复杂而又极具科学性的研究过程,其中的细节远不止几句话就能够说清讲明的,上面关于 I~III 期临床试验的描述并不能全面地向大家展示整个临床研究关键设计技术信息的全貌,还需要大家在平常的临床工作过程中不断地探索,不断地深化对各个环节重要技术内容的理解,举一反三,从而开发出更加高效科学的研究方案设计思路。

临床研究是一门综合性的学科,除了需要科学的设计、规范的实施外,最后还需要通过统计学原理对试验所得到的数据进行全面的分析总结。由于临床试验设计的类型可能各不相同,因此,在统计分析过程中的思路和方法也是不一样的,这样一来,才有了诸如STROBE、CONSORT、TREND以及STARD等适用于不同研究类型的报告规则。这里给大家简单介绍一些临床试验过程中常用的一些统计手段,帮助大家了解统计学在临床研究中的应用。

四、描述统计方法

在对数据进行后期分析推断之前,首先应该对数据进行清晰准确的描述。因此,这部分内容通常也是统计分析报告中必不可少的内容,而后再对描述的数据进行后续的分析统计。这里有一点非常值得大家注意,即在描述数据的时候,仅对临床试验和纳入样本特征对应的单变量进行单纯的概括描述,并不对研究的总体特征进行其他推断。准确地表现临床研究中的数据是获得可靠结果的前提,为了达到这个前提又必须充分了解临床研究中数据类型。对于定性数据(包括二分类变量、顺序变量和名义变量),一般采用频数和百分比描述,其中等级资料可采用中位数和四分位间距进行描述。对于定量数据,先进行正态分布检验,如果数据近似正态分布一般采用均数和标准差,非正态分布则需采用中位数和四分位间距。均值和标准差对离群值的比较敏感,在临床试验的统计汇报中,对主要结局指标通常会采用多种形式进行综合描述:均值、标准差、中位数、最小和最大值范围、变异系数。涉及生存时间的相关数据,对于小样本或大样本未分组的生存时间数据通常采用Kaplan-Meier法进行描述,而对例数较多的分组数据采用寿命表法,对生存时间进行中位数及上下四分位间距的统计描述,同时绘制生存曲线直观反映生存情况。

五、生存资料的分析

临床研究的观测结果需要做长期随访才能确定,所以评价影响因素或干预效果时,不仅需要分析感兴趣的重点事件是否发生,还要考虑到达终点时经历的时间长短。生存分析是将终点事件是否发生和所经历的时间结合起来的统计分析方法。生存曲线的组间比较常采用的是Log-rank检验(对远期差异敏感)和Wilcoxon检验(对近期差异敏感)。生存资料的回归分析可建立多个因素对生存资料的回归模型,以便了解各个因素的独立作用。一般可分为参数模型的回归分析和半参数COX回归分析。若确定生存资料服从某特定分布(Weibull分布、指数分布、对数正态分布或Gamma分布等),需使用相应的参数模型拟合,能得到更准确的结果。若生存资料的准备分布无法获得时,可采用COX等比例风险模型,其不依赖特定分布的特点,在随访研究中得到非常广泛的应用。COX模型的使用需要满足风险等比例的前提假设,对分类协变量可检验生存曲线是否交叉,对连续协变量需拟合偏残差与生存时间的关系。若不满足前提假设,需采用含时依协变量的COX模型,此外某些协变量在随访过程会发生改变,也需要采用该模型进行分析。一般的生存资料假定受试者在随访时间内最多经历一次随访事件,然而受试者可能经过多次相同或类似的结局事件(复发),针对该类生存资料需要采用Anderson-Gill强度模型,该模型假定每次事件类型相同且相互独立。

六、辅助统计方法

样本量估计和检验效能分析:在临床研究中不可能选择所有的目标人群进行试验,通常会从目标人群中选择一些具备代表性的样本开展研究。根据假设检验原理,如果纳入的样本量过小,那么可能无法得到真实研究结果,又或者说研究结果不具代表性;反之,如果样本量过大,则会导致操作难度的增加,并会浪费大量的人力、物力资源,另外,如果过大的样本量被暴露在临床研究中,可能造成不必要的风险,存在伦理方面的问题,也就是说样本量不应该太多,也不应该太少,应该正确估算出合适的样本量。在进行样本量的评估时可以受到很多因素的影响,比如:试验设计类型、检验水准、把握度和主要终点等。通常在研究中需要选择合适的参数并借用正确的计算公式,进行样本量的估算。检验效能,即把握度,是根据Ⅱ型错误概率(假阴性率)的大小决定。当假设的统计检验结果为阴性时,不能拒绝原假设,需要检查样本量和检验效能是否偏低,保证"阴性"结论的正确和可信。

1 匹配

在非随机临床对照试验中,因为没有在研究开始前对研究对象进行随机分组,并且某些重要因素在组间分布不均匀,从而造成对照组间缺乏可比性,使得无法切实地评价分组因素的实际作用。在研究中常用的匹配方法包括:个体匹配、多元匹配和倾向得分。个体匹配是将协变量相等或相近的个体作为一对,这样保证组间完全均衡,但是当控制变量较多时,效率不高,但可以在大样本量或协变量条件苛刻(基因研究)中使用。多元匹配是根据协变量之间的马氏距离按照最近原则进行匹配。倾向得分是根据已知协变量计算研究对象进入研究组的概率,最常用的模型是Logistic模型和判别分析。倾向得分可直接作为协变量进行模型的调整校正,或根据倾向得分分层后进行分层分析。

2 敏感性分析

敏感性分析在临床研究中常用于评估试验结果稳健性。在目前的临床试验中敏感性分析使用已经越来越广泛。临床试验的设计和分析通常是基于某个预先的假设,如果该假设不满足对结论可能会带来一定影响,敏感性分析通过改变研究假设、统计分析方法和模型等方法来检验研究结论在不同的条件下是否一致,通常要用到敏感性分析的情况包括:缺失值、离群值、研究方案违背、研究结局的不同定义、基线不均衡等。原先试验和敏感性分析结果的一致性能巩固研究结论,使其更可靠。而如果敏感性分析结果与原先结果不一致时,则需要具体分析产生差异结果的具体原因,并采取科学合理的处理措施。

3 中期分析

中期分析是指在正式完成临床试验前,按预定计划比较各治疗组之间的疗效和安全性所做的分析。常用于尽早确认药物的有效性、样本量的重新估算及检测试验的安全性。它是监测临床试验的常用的方法之一。由于中期分析牵涉揭盲,进行中期分析的时间、所采用的方法等应事先制订计划并在试验方案中说明。中期分析一般要求独立的第三方统计分析单位进行,并严格审核。

4 自助法

自助法(Bootstrap)是以现有样本为基础再抽样的随机模拟方法,特别适用于难以用常规方法计算或分布未知的参数的可信区间估计和假设检验。具体操作是在含有 m 个样本的数据集中,每次随机挑选一个样本,将其作为训练样本,再将此样本放回到数据集中,这样有放回地抽样 m 次,生成一个与原数据集大小相同的数据集,这个新数据集就是训练集。

在临床研究中,一般是通过专门的第三方统计公司进行数据管理和统计分析。上面内容对研究过程中常用的几个统计分析方法进行了简要的描述。临床统计学是一个非常庞大的学科,如果要把它讲清楚、讲全面,可能不是通过一两个章节可以做到的,具体还需要读者朋友们查阅专门的统计学相关资料文献。

第二节　临床研究在肺癌中的应用与发展

一、背景

当前,肺癌是我国乃至世界范围内发病率和死亡率最高的恶性肿瘤,显然成了肿瘤界的头号杀手。根据我们国家当前的数据,每3~4位肿瘤患者中就有一位是肺癌患者,其中更加令人毛骨悚然的是晚期肺癌患者占总体肺癌人群的70%以上。在十几年前,一旦患者查出身患肺癌,那基本就意味着收到了死亡通知书,生还可能性极小。由于之前临床医生对于肺癌的分类并不像当前这么细致,肺癌治疗手段也相对比较单一,主要以手术、放化疗为主,晚期患者一般存活时间不会超过1年。随后,随着螺旋CT筛查、靶向治疗、免疫治疗,再加上传统的放化疗模式的发展,当下,我国针对肺癌的整体诊疗模式已经发生相当大的改变,肺癌的早期诊断率大幅提高,晚期肺癌患者从进入医院检查,到给出治疗方案只需要几天时间,而晚期肺癌患者的中位生存时间也延长到了3年以上。通常把肺癌分为非小细胞肺癌和小细胞肺癌,据相关统计数据显示,其中小细胞肺癌大概占肺癌发病率的12%~17%,而非小细胞肺癌约占83%~88%,由此可见,非小细胞肺癌在总体的肺癌患者中占据了绝大多数,因此,肺癌的研究重心也就基本放在非小细胞肺癌上。本节主要针对非小细胞肺癌的相关诊疗进行介绍。

二、肺癌的诊疗发展

肺癌确诊发现时,多数患者可能已经处于中晚期,这成了导致肺癌预后较差的关键因素。因此对于肺癌的控制,不应该局限在后期治疗方案,而应该更多地关注早期的筛查,做到早发现、早治疗。据当前的一些研究资料显示,诸如放射性物质、吸烟以及遗传因素是导致肺癌产生的主要原因,这些在本书前面内容也有提及。显然,这些信息能够帮助人们很好地对肺癌的产生进行有效的预防,也就是说,肺癌的预防要从这些主要的致癌因素抓起,尽可能避免在平常的生活和工作中将自己过多地暴露于肺癌高危因素。同时,对于有吸烟史和肺癌家族史的人群,属于高位人群,需要进行早期筛查,比如:每年一次进行低剂量螺旋CT筛查,通过筛查能够在肺癌的早期阶段发现,从而基本能够通过简单的手术进行治疗即可能达到治愈的效果。

为了攻克肺癌这个难关,国家和社会投入了巨大的资源和精力,目前,肺癌的诊疗技术在不断地高速发展。针对NSCLC,通常主要以手术治疗为主,结合术后辅助放化疗的治疗模式。众所周知,肿瘤发现早期,一般会建议采用手术治疗和放射性治疗,这两种治疗方案因为其作用机理的缘故,比较容易对患者带来创伤大、副反应高等问题。近年来,为了克服上述治疗方案存在的问题,借助当前科学技术和诊疗技术,在肺癌的治疗中以培美曲塞为代表的相对高效和低毒的化疗药物逐步运用到患者化疗中,它充分降低了患者在化疗过程中产生的副作用,为患者能够长期维持治疗创造了条件,因此,培美曲塞联合铂类也成为肺癌的早期诊疗标准方案。现有的一系列临床结果显示,以铂类为基础的两药联合化疗要比安慰剂或单药化疗更能获得良好效果,不同的铂类之间疗效没有差异。另外,培美曲塞对于腺癌更有优势,而吉西他滨对鳞癌更有治疗优势。尽管这些放化疗方案已经给很多患者带来很好的效果,但是因为本身仍然存在的一些毒性作用,以及后面可能产生的患者不耐受的情况,使得人们不得不去寻找新的替代方案,从而能够让患者获得更好的治疗。随着靶向和免疫治疗时代的到来,越来越多的靶向药物、免疫治疗方案不断地出现,这为NSCLC的治疗提供了新的选择。针对靶向治疗,患者一般需要通过病理分析,确定疾病发生的基因突变位点,然后再根据突变情况选择合适的治疗方案,比如针对EGFR突变的NSCLC,通常可以采用吉非替尼、厄洛替尼、阿法替尼、奥西替尼等进行治疗或联合治疗。如果出现脑转移病灶≥3个,则采用EGFR-TKI治疗;或其他联合治疗方案,如:吉非替尼/厄洛替尼联合化疗、厄洛替尼联合贝伐单抗。出现耐药后,可以选择继续原EGFR-TKI治疗+局部治疗,或再次活检明确耐药机制后再继续用药;同理,对于ALK融合阳性的NSCLC,也有其相应的靶向治疗方案。尽管靶向治疗仍然在保持高速发展,但是截至目前,临床研究结果表明:针对EGFR突变NSCLC的一线治疗,EGFR-TKI相对于化疗具有更高的ORR、更长的PFS、更低的毒性、更好的生存质量,它具备绝对的优势。然后不幸的是,仍然没有办法完全治愈肺癌,因为,几乎所有的肺癌最终还是会走向疾病进展,当然这最主要的原因还是因为"肿瘤过于狡猾",患者产生耐药性,免疫治疗虽然已经进入人们的视野,但总体来讲,还处于发展阶段,目前还有很多问题有待解决,不过肺癌的诊疗终归要向前发展,诸多的问题也需要解决,至于答案在哪里,该走向何处,这仍需要不停地探索。

三、临床研究在肺癌中的应用

前文给大家详细介绍了临床试验的详细内容,综合来讲,临床试验是医药研发的"探索者",它能够催动医疗技术的向前发展,为广大患者带去生的希望。医学是一个实践的科学,所谓"实践出真知",正因为医学的实践性从而让医生在平常的临床过程中发现了许多的问题,这些问题都需要医生去进行不断地探索,并找到这些问题的解决方案,而这个寻找答案的过程,就是医生提升的方式。换句话说,临床研究更像是医学发展的创新源泉。因为在这个过程中的很多药物和治疗方案,都是具有创新性和开拓性的,有的只是短期在国内还没有上市,有的在理论上具备针对目标疾病的良好疗效(甚至是早期临床研究数据已经证明疗效),这些药物临床研究经过这个阶段的"洗礼"而最终走向市场,事实也证明,经过临床试验考验的药品的确是经得起患者检验的。在当前这个崇尚科学的时代,临床研究对于医学发展而言变得至关重要,因为它一个创新的过程,许多未知的治疗方案或者说是未解之谜将会从临床研究过程中走出或破解。所以针对前文提出的疑问,医生可以给患者一个的答复,虽然目前肺癌仍然无法治愈,但是未来治愈肺癌的药物将从临床研究中产生,这便是临床研究之于肺癌诊疗的作用。当然,要最终攻克肺癌这个难关,光有武器还不行,还得充分地利用它,只有将临床研究充分地运用到肺癌的治疗中,才有可能让临床研究真正地服务于患者。

这里给大家介绍一个临床研究在肺癌中的运用实例——ECOG 4599研究。ECOG 4599研究是一项Ⅲ期随机、对照临床研究,研究共纳入878名ⅢB/Ⅳ期或复发的NSCLC患者(鳞癌、脑转移及有出血病史者不能入组),对纳入患者进行随时分组,并分别接受化疗或贝伐单抗联合化疗治疗,该研究是NSCLC的里程碑式的临床研究。研究患者接受紫杉醇＋卡铂(CP)或CP＋贝伐珠单抗治疗,主要研究终点是OS,次要研究终点是PFS和ORR。结果显示,联合贝伐珠单抗组患者的中位OS达到12.3个月,死亡风险显著降低达21%(HR=0.79,95% CI 0.67~0.92,P=0.003),且联合贝伐珠单抗组患者的ORR提高了1倍以上(35%对15%,P<0.001)。同时,研究结果显示,贝伐单抗联合化疗组的整体耐受性良好。但与化疗组相比,>3级的肺、胃肠道、中枢、鼻出血在贝伐单抗联合化疗组发生率较高(4.4%对0.7%,P<0.001);治疗前肺内病灶空洞形成和近期咯血是贝伐单抗治疗后潜在出血的危险因素。除此之外,贝伐单抗联合化疗组在以下几方面不良事件发生率略高于对照组:4级中性粒细胞减少(25.5%对16.8%)、4级血小板减少(1.6%对0.2%)、≥3级中性粒细胞减少性发热(5.2%对2.0%)、≥3级的低钠血症(3.5%对1.1%)、≥3级高血压(7.0%对0.7%)、≥3级蛋白尿(3.1%对0)、≥3级的头痛(3.0%对0.5%)、≥3级皮疹(2.3%对0.5%)。亚组分析表明,毒性反应和治疗相关死亡在>70岁的老年患者中更易发生。而后,贝伐珠单抗成为首个使非鳞癌患者[无关表皮生长因子受体(EGFR)状态]的OS超过1年的一线治疗药物,为推动肺癌的治疗进展做出了突出的贡献。

2010年ECOG 4599研究的肺腺癌亚组分析结果表明,贝伐珠单抗联合CP方案使腺癌患者的中位OS达到史无前例的14.2个月,而单纯化疗组的OS与非鳞癌人群的数据相当,仅为10.3个月。同时,贝伐珠单抗联合CP方案降低腺癌患者死亡风险达31%。与其他针对腺癌的临床试验数据,如培美曲塞联合顺铂的JMDB研究(12.6个月)以及西妥昔单抗联合长春瑞滨＋顺铂的FLEX研究(12.0个月),进行比较可发现,ECOG 4599研究中腺癌亚组的中位OS(14.2个月)更长,提示联合贝伐珠单抗治疗为腺癌患者提供了更有效的治疗方案选择,使得贝伐珠单抗联合CP方案成为肺腺癌治疗中新的里程碑。

ECOG 4599研究是一个很好的临床研究在肺癌治疗领域应用并取得突出成绩的范例。当然,人们从未停止临床试验在肺癌中的应用探索,目前也有大量针对肺癌治疗的临床研究正在开展,那么未来是否会有更新更具突破性的针对肺癌治疗的治疗方案从临床研究中走出呢? 可能现在尚无答案,但这是一个重要的方向,当前也有临床研究正在开展,人们怎能不充满希望呢?

四、展望

每一种治疗方案都可能存在其局限性,正是因为这些因素的存在,所以才不断地推动临床治疗技术往前发展。各大传统治疗手段进步的同时,微创手术的发展也给肺癌的治疗带来了许多的便利,它降低了传统手术对患者身体产生的创伤,更有利于患者手术后的恢复。传统的治疗方案也不断地完善其治疗不足,拓展其新的发展方向,如放射性治疗在精准靶区和精准保护正常组织方面取得非常理想的进展。近年来,全新治疗方案初露头角,如靶向治疗和免疫治疗的出现,更是掀起了一波新型治疗狂潮,是该领域在肿瘤治疗方面的里程碑事件,通过靶点药物对突变的基因进行治疗,从而达到对肺癌控制和治疗的效果,提高了肺癌患者5年生存率。靶向治疗引发的精准医疗概念,在未来必然会出现更多的靶向药物,克服耐药性,提高肺癌患者的生存率。显然,当前的一些治疗手段并未达到完美的程度,还有很大的发展空间,比如微创手术的发展并没有达到极限,在未来治疗过程中可以将微创再微创,降低放射治疗的副作用,发展出损伤更小、安全系数更大的治疗方法;随着精准医疗概念的进一步推行,针对靶向治疗药物的研究将进一步深入,越来越多的精准靶点和精准药物将会出现,免疫治疗中存在的耐药性的问题也将逐步得到解决;此外,促进多学科综合治疗发展在未来肺癌的诊疗中也必将取得突出的成绩。而这所有的一切,都离不开临床研究发展,都将依托于研究创新。回顾肺癌的治疗发展史,从早期的手术治疗、放化疗,发展到如今的靶向治疗、免疫治疗,以及各种联合治疗方案,层出不穷治疗理念和方案的出现,让笔者有理由相信,未来肺癌终将变成一类可以控制的慢性病甚至是治愈。

<h3 style="text-align:center">主要参考文献</h3>

[1] 刘雅莉, 谢琪, 刘保延, 等. 临床试验百年历程概述[J]. 中国循证医学杂志, 2016, 16(11): 1241-1249.

[2] Simon R, Freidlin B, Rubinstein L, et al. Accelerated titration designs for phase I clinical trials in oncology[J]. J Natl Cancer Inst, 1997; 89(15): 1138-1147.

[3] Eisenhauer E A, Therasse P, Bogaerts J, et al. New response evaluation criteria in solid tumors: revised RECIST guideline (version 1.1)[J]. Eur J Cancer, 2009; 45(2): 228-247.

[4] Simon R. Optimal two-stage designs for phase II clinical trials[J]. Control Clin Trials, 1989; 10(1): 1-10.

[5] Simon R. Genomic driven clinical trials in oncology[J]. Ann Int Med, 2016; 165(4): 270-278.

[6] Cunanan K M, Iasonos A, Shen R, et al. An efficient basket trial design[J]. Statist Med, 2017; 36(10): 1568-1579.

[7] Berry S M, Connor J D, Lewis R J. The platform trial: an efficient strategy for evaluating multiple treatments[J]. JAMA, 2015; 313(16): 1619-1620.

[8] Simon R. Stratification and partial ascertainment of biomarker value in biomarker-driven clinical trials[J]. J Biopharm Stat, 2014; 24(5): 1011-1021.

[9] Qiang H, Chang Q, Xu J, et al. New advances in antiangiogenic combination therapeutic strategies for advanced non-small cell lung cancer[J]. J Cancer Res Clin Oncol. 2020; 146(3): 631-645.

(李毅斌　汤玮玮　孙静　李宁　叶峰)

第12章
肺癌的MDT形式和内容

多学科专家组（multidisciplinary team，MDT）诊疗模式指由两个以上相关的学科，由相对固定的专家组成临床多学科工作团队，针对某一器官或者系统疾病，在固定的时间固定的地点召开临床讨论会，由各专家提出诊疗意见，最后综合汇总制定出治疗方案。MDT诊疗模式是向肿瘤患者提供一种综合、全面、以患者为中心的诊断治疗模式，最大限度减少了患者的误诊误治，缩短患者诊断和治疗等待时间，增加治疗方案的可选择性、制定最佳治疗措施，改善肿瘤患者预后，同时避免了患者不停转诊和重复检查给患者和家庭带来的负担，从而提高患者的治疗效果和整体满意度。

一、国内外MDT发展及现状

1965年美国加利福尼亚北部儿童发展中心在关于智障儿童的咨询诊断上提出了多学科的理念。1993年英国将多学科的诊疗模式应用到社区卫生保健，并提出以患者为中心的多学科综合诊疗理念。1997年国际结直肠癌工作组对整个欧美医院的结直肠癌患者推行MDT诊疗模式。至此之后MDT模式渐渐在欧美等一些国家得到推广和不断完善。欧美许多癌症诊治指南均规定：所有确诊肿瘤患者在接受治疗前必须经过相关MDT会诊。与此可看出，MDT模式俨然成为欧美医院医疗体系的重要组成部分。

我国MDT起步相对较晚，仅局限在北京、上海、广州等一线大城市的一些大型医疗中心。为了促进我国MDT诊疗模式被大众认知且推广，促进其有效组织和实施，在2015年5月北京成立了"中国医师协会外科医师分会多学科综合治疗专业委员会"，其工作目的在于推广肿瘤MDT理念、制定MDT规范和达成共识；探索制定、推广可执行的MDT组织形式和流程；通过组织各地区MDT活动，协助提高国内各级医院MDT协作精神和肿瘤诊疗水平；加强院际之间MDT协作和交流，打破院际间壁垒；将互联网引入MDT活动中，促进全国MDT开展；落地肿瘤MDT诊疗模式，更好地服务于患者。2018年由国家卫生健康委员会医政医管局提出"进一步改善医疗服务行动计划（2018—2020年）"，中国医师协会外科医师分会MDT专委会配合国家政策，开启"星火计划"，落实MDT诊疗模式落地，改善医疗服务，探索MDT可推广的模式。

二、肺癌MDT诊疗模式的必要性

据国家癌症中心登记数据分析结果显示我国2015年新发肺癌人数约78.7万例,发病率57.26/10万,每年因肺癌死亡人数约63.1万例,死亡率45.87/10万。作为我国发病率和死亡率均高居癌症榜首的肺癌,其管理的趋势逐步向综合化、个体化、长期化发展。以患者为中心,从防治、诊断、治疗以及康复/关怀的"延伸化管理模式"逐渐形成,对肺癌患者实施多学科专家组诊疗模式,提供肿瘤的"一站式服务",为其建立个体化治疗方案,增加治疗有效率,降低死亡率,改善临床预后,提高生存质量更显得势在必行。以下主要就厦门大学附属第一医院MDT诊疗经验进行介绍。

三、MDT诊疗模式的组织架构

1 体系建设

厦门大学附属第一医院在2016年成立肺癌MDT诊疗团队和结直肠癌MDT诊疗团队,次年新增肺结节MDT诊疗团队,此外结直肠癌MDT诊疗团队进一步扩展为胃肠道肿瘤MDT诊疗团队。随着越来越多病种MDT诊疗团队的成立,为保证各病种MDT诊疗工作的顺利开展,该院在组织体系、工作机制、流程等方面也不断完善。2019年经厦门大学附属第一医院院办公会通过成立厦门大学附属第一医院MDT工作领导小组,领导小组下设MDT工作办公室(挂靠医务部),牵头管理全院MDT诊疗工作。肺癌MDT诊疗团队由MDT工作办公室直接管理,并制定肺癌MDT诊疗的工作制度、操作流程、诊疗规范等制度以及肺癌MDT诊疗管理人员和专业技术人员的岗位职责制度等。

2 肺癌MDT诊疗团队人员构成

包括主席、成员(核心成员和扩展成员)、秘书(学术秘书和工作秘书)。

2.1 主席

职责:① 确保所有需要讨论的病历能够及时进行讨论,必要时根据病情缓急,调整讨论优先次序。② 确保MDT所有成员能围绕主题参与讨论并发言。③ 确保MDT所有成员充分交流,营造专业的讨论气氛。④在治疗方案产生后,明确落实执行人员,并在会诊单中记录。

2.2 成员

由高级职称人员担任(如遇特殊情况可酌情放宽至中级职称)。分核心成员和扩展成员。核心成员即相对固定的成员,包括:临床科室(胸外科、呼吸内科、肿瘤内科、放疗科），医技科室（放射影像科、病理科）等。建议每个专业的成员应设置 AB 角，防止因突发情况导致核心成员缺席的情况发生。扩展成员即因病例需要除上述科室外额外邀请的相关科室。职责：① 应准时参加会诊，不迟到早退。② 讨论专家对本专业领域有决定权。

2.3 秘书

包括学术秘书和工作秘书。学术秘书职责：① 负责判断门诊预约患者是否需要进行 MDT 会诊。② 负责了解患者病史并进行现场汇报。③ 负责会诊现场患者检查检验、影像资料的调阅。④ 负责挂号、开医嘱和会诊记录等。⑤ 负责随访跟踪 MDT 诊疗方案的落实情况和执行效果并定期汇报，对重点病例进行归纳总结和分享等。工作秘书职责：① 协助 MDT 会诊的全程操作。② 负责受理患者预约，在会诊前收集会诊病例（如果是门诊自助预约患者，工作秘书必须提前电话与预约者联系，了解会诊目的、诊前相关检查是否完善等）。③ 负责通知肺癌 MDT 诊疗团队人员会诊时间、地点和会诊病例的病情简介等。④ 负责准备必要的会诊设备设施。⑤ 负责保障会诊现场及督促肺癌 MDT 诊疗团队人员准时到场参加会诊、统计会诊专家工作量和分发会诊补贴等。⑥ 负责保管和存档 MDT 会诊相关资料。

四、肺癌 MDT 诊疗的纳入标准

（1）门诊自助预约患者（有完善的检查检验资料并经相关医生判断有必要进行 MDT 会诊讨论的）；

（2）住院期间诊治过程中因病情需要，由主管医生提出 MDT 会诊申请的；

（3）建议进行 MDT 讨论的病例 ① 双侧肺癌；② 高龄或合并症和（或）并发症多发的；③ 病情复杂的等。

五、肺癌 MDT 诊疗的流程

目前该院开展肺癌 MDT 诊疗的形式主要包括门诊 MDT、住院 MDT、远程 MDT、互联网 MDT。以下分别阐述不同形式的肺癌 MDT 诊疗各自的会诊流程。

1 准备阶段

1.1 门诊 MDT

1.1.1 门诊医生申请

在医生出诊过程中，如遇符合 MDT 会诊的病例，经患者同意后，门诊医生登入门诊医生工作站新建门诊 MDT 会诊记录单填写患者病史情况并保存，工作秘书收到短信通知后安排MDT会诊。

1.1.2　患者自助预约申请

肺癌患者自助预约肺癌MDT门诊号成功后,由工作秘书提前电话联系,了解患者会诊目的、诊前相关检查是否完善等,经过工作秘书初筛后将该患者病历推送给学术秘书,由学术秘书负责判断是否需要进行MDT会诊。如果符合会诊要求,则由工作秘书通知预约患者会诊时间、会诊地点及注意事项并安排MDT会诊(图12-1)。

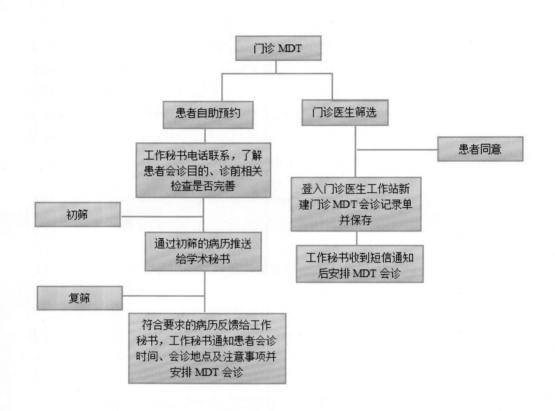

图12-1　门诊MDT流程图

1.2　住院MDT

主管医师根据纳入标准筛选需要进行MDT会诊的住院肺癌患者,经患者同意后,由主管医师登入住院医生工作站新建住院MDT会诊记录单填写患者病史情况并保存,工作秘书收到短信通知后安排MDT会诊(图12-2)。

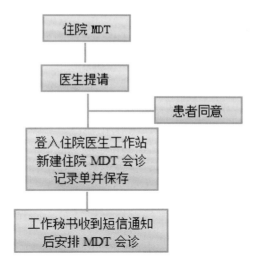

图 12-2　住院 MDT 流程图

1.3　远程 MDT

需 MDT 会诊的病例根据实际需要或者患者要求由工作秘书与外院专家联系,提前将患者病情简介、检查检验等相关资料传送给外院专家、与外院专家协调具体远程 MDT 时间并通知本院肺癌 MDT 诊疗团队人员和需要进行远程 MDT 的肺癌患者,安排 MDT 会诊。

1.4　互联网 MDT

各地肺癌患者通过互联网医院 App 预约肺癌 MDT 网络会诊成功后,后台将预约信息推送给学术秘书,学术秘书线上接诊,如果符合 MDT 会诊要求则填写网络 MDT 会诊记录单并保存,工作秘书收到短信通知后安排 MDT 会诊(图 12-3)。

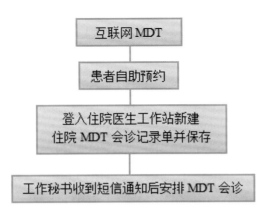

图 12-3　互联网 MDT 流程图

2 实施阶段

2.1 实施流程

① 工作秘书安排预约患者就诊顺序,通知坐诊医生;② 学术秘书开诊前了解预约患者基本病史并做病史汇报;③ 会诊中,除住院MDT由发起的主管医师准确完整介绍病例外,门诊MDT、远程MDT、互联网MDT由学术秘书进行病例汇报。专家进行现场讨论后,由主席对患者的诊断、治疗计划进行总结。学术秘书全程做好现场记录,必要时最好同时进行录音。④ 学术秘书负责就诊时影像资料调阅和就诊患者的挂号、开药、检查及写病历等,并打印纸质版会诊结果交给患者。

2.2 肺癌MDT会诊记录的规范化

该院肺癌MDT会诊记录作为单独的表单嵌入电子病历系统中。肺癌MDT会诊记录包括:申请科室、请求会诊时间、患者基本信息(姓名、性别、年龄、科别、床号、病案号)、会诊类型、会诊状态、诊断、复发与否、肿瘤位置、主诉、现病史、既往史、个人史、婚育史、家族史、辅助检查报告(实验室检查、影像学诊断、病理诊断、基因检测结果)、MDT目的、会诊日期、会诊地点、参加科室及MDT专家名单、发起科室、发起医师、MDT专家意见、MDT总结、总负责人签名、签名时间(表12-1~表12-4)。

表12-1　MDT肺癌MDT会诊记录

申请病种:	申请科室:		请求会诊时间:
姓名:	性别:		年龄:
科别:	床号:		病案号:
会诊类型:		会诊状态:	
诊断: (自动获取:住院-入院诊断;门诊-门诊诊断)		复发:(字典)	
肿瘤位置:(字典)		肿瘤病理学分型:(字典)	
T分期:(字典)		N分期:(字典)	
M分期:(字典)			
转移部位:(字典)【支持多选】		转移部位其他: 转移部位选择"其他",需填写描述内容	
合并症:(字典)【支持多选】		合并症其他: 合并症选择"其他",需填写描述内容	
分子分型(标题)			
样本类型:(字典)		分子检测方法:(字典)	
基因突变:(字典)		MLH1甲基化检测:(字典)	
BRAF基因检测:(字典)		微卫星不稳定性:(字典)	
KRAS突变:(字典)		NRAS突变:(字典)	
其余突变基因:文本			

现病史:(需同步展示入院记录的内容)	
MDT目的:(字典)	
邀请科室(标题)	
参与科室名称1:(字典)	医师名称1:
参与科室名称2:(字典)	医师名称2:
参与科室名称3:(字典)	医师名称3:
参与科室名称4:(字典)	医师名称4:
参与科室名称5:(字典)	医师名称5:
参与科室名称6:(字典)	医师名称6:
参与科室名称7:(字典)	医师名称7:
参与科室名称8:(字典)	医师名称8:
参与科室名称9:(字典)	医师名称9:
参与科室名称10:(字典)	医师名称10:

发起科室:(字典)	发起医师:	发起时间:
MDT策略:(字典)		
专家会诊意见(标题)		
会诊科室1:(字典)	会诊医师1:	会诊意见1:
会诊科室2:(字典)	会诊医师2:	会诊意见2:
会诊科室3:(字典)	会诊医师3:	会诊意见3:
会诊科室4:(字典)	会诊医师4:	会诊意见4:
会诊科室5:(字典)	会诊医师5:	会诊意见5:
会诊科室6:(字典)	会诊医师6:	会诊意见6:
会诊科室7:(字典)	会诊医师7:	会诊意见7:
会诊科室8:(字典)	会诊医师8:	会诊意见8:
会诊科室9:(字典)	会诊医师9:	会诊意见9:
会诊科室10:(字典)	会诊医师10:	会诊意见10:

MDT总结:	
总负责人签名:	签名时间:

3 评估阶段

肺癌MDT结束后需落实诊疗方案的执行情况及随访诊疗效果(表12-2),根据患者病情变化和诊治需求,必要时再次进行MDT会诊。对于肺癌MDT患者的随访管理可以使用肺癌MDT随访表加上EORTC QLQ-C30 3.0和QLQ-LC13问卷(表12-3、表12-4)。

表12-2　肺癌MDT随访表

申请病种：	随访科室：	随访时间：
姓名：	性别：	年龄：

MDT执行情况：
　　　　☐ 完全执行 ☐ 不完全执行 ☐ 不执行

MDT效果：
　　　　☐ 达到预期 ☐ 未达到预期,原因:_____

是否复发：　复发时间：　复发位置：

复发后是否治疗：
　　　　☐ 无 有,治疗方式:_____

疗效评价：
　　　　DFS:____ PFS:____ OS:____ QoL:____

注:DFS无病生存时间;PFS:无进展生存时间;OS:总生存时间;QoL:生活质量

表12-3　EORTC QLQ-C30 version 3生活质量调查问卷

我们很希望了解一些有关您及您的健康状况的信息。请独立回答以下所有问题,并圈出对您最合适的答案。答案无"正确"与"错误"之分。您提供的信息我们将绝对保密。

请填写您的姓　名:_____

出生日期(年、月、日):_____

今日日期(年、月、日):_____

	没有	有一点	有一些	非常多
1.当您做一些费力的动作,如提沉重的购物袋或行李箱时,您是否感到困难?	1	2	3	4
2.长距离步行时,您是否感到困难?	1	2	3	4
3.在户外短距离散步时,您是否感到困难?	1	2	3	4
4.在白天,您是否必须卧床或坐在椅子上?	1	2	3	4
5.您是否需要别人协助进食、穿衣、洗漱或上厕所?	1	2	3	4
在过去的一周中:	没有	有一点	有一些	非常多
6.您的工作或者日常活动是否受到体能限制?	1	2	3	4
7.您的业余爱好和休闲活动是否受到体能限制?	1	2	3	4
8.您曾感到气短吗?	1	2	3	4

	没有	有一点	有一些	非常多
9.您有过疼痛吗?	1	2	3	4
10.您曾需要休息吗?	1	2	3	4
11.您曾感到睡眠不好吗?	1	2	3	4
12.您曾感到虚弱吗?	1	2	3	4
13.您曾感到没有胃口吗?	1	2	3	4
14.您曾感受到恶心想吐吗?	1	2	3	4
15.您曾呕吐过吗?	1	2	3	4
16.您曾有便秘吗?	1	2	3	4
在过去的一周中:	没有	有一点	有一些	非常多
17.您曾有过腹泻?	1	2	3	4
18.您曾感觉疲乏吗?	1	2	3	4
19.疼痛妨碍您的日常活动吗?	1	2	3	4
20.您是否很难集中注意力做事,例如读报或看电视?	1	2	3	4
21.您曾感到紧张吗?	1	2	3	4
22.您曾感到担心吗?	1	2	3	4
23.您曾感到容易动怒吗?	1	2	3	4
24.您曾感到情绪低落吗?	1	2	3	4
25.您曾经感到记事困难吗?	1	2	3	4
26.您的身体状况或治疗过程,妨碍了您的家庭生活吗?	1	2	3	4
27.您的身体状况或治疗过程,妨碍了您的社交活动吗?	1	2	3	4
28.您的身体状况或治疗过程,造成了您的经济困难吗?	1	2	3	4

以下问题,数字1~7代表从"很差"到"很好"的等级,请在1至7之间圈出对您最合适的答案。

29.您如何评定过去一周中您的整体健康状况?

1	2	3	4	5	6	7

30.您如何评定过去一周中您的整体生活质量?

1	2	3	4	5	6	7

表 12-4　EORTC QLQ-LC13 生活质量调查问卷

患者有时会有以下临床症状。请指出在过去一周内您所出现的这些临床症状或问题的程度，圈出最适合您的答案。

在过去的一周中：	没有	有一点	有一些	非常多
1.您经常咳嗽吗？	1	2	3	4
2.您咳血吗(痰中带血)？	1	2	3	4
3.您休息时感到气短吗？	1	2	3	4
4.您散步时感到气短吗？	1	2	3	4
5.您爬楼梯时感到气短吗？	1	2	3	4
6.您有过口腔或舌头疼痛吗？	1	2	3	4
7.您有过吞咽困难吗？	1	2	3	4
8.您有过手脚发麻/刺痛吗？	1	2	3	4
9.您有过脱发吗？	1	2	3	4
10.您有过胸痛吗？	1	2	3	4
11.您有过手臂或肩膀疼痛吗？	1	2	3	4
12.您有过身体其他部位的疼痛吗？	1	2	3	4
如果有,请写出部位：_____	1	2	3	4
13.您服用过止疼药吗？	1	2	3	4
1.没有　　2.有				
如果用过,止疼作用大吗？	1	2	3	4

六、总结

随着肺癌诊疗水平的不断提升,肺癌的诊治也逐渐步入规范化、个性化的时代。对于肺癌的治疗需要打破传统意义上一名医生对一名患者的模式,需要打破学科和学科之间、专业和专业之间的壁垒,从横向纵向多方面多层次多维度以肺癌患者自身的特点、以肿瘤患者为中心、以循证医学证据和指南为依托、以最优的诊疗方案为目标的肺癌MDT诊疗全流程管理模式,让肿瘤患者的利益最大化。

该院在具体实践的过程中认为要使肺癌MDT高效运行需认清并做好以下几点：

1　坚持"六个一"

1.1　一种疾病

针对肺癌患者进行讨论,形成对该患者的诊断、治疗决策并执行,后续对执行效果进行持续追踪评价。

1.2　一个团队

志同道合、相关专业学术兴趣的人员组成肺癌MDT诊疗团队。团队必须由两个及两个以上不同学科组成。

1.3　一个时间

固定时间、定期举行、频次合理。

1.4 一个地点

固定地点、配备必要的软硬件设施设备。

1.5 一种理念

以患者为中心。

1.6 一份奉献

团队成员分工明确，自觉履行各自承担的职责。如专家组成员应保证较高出席率、工作秘书充分准备会诊材料等。

2 肺癌MDT诊疗中秘书很关键

不管是学术秘书还是工作秘书，在整个肺癌MDT诊疗运行中扮演着非常重要的角色，他们是连接患者和医生之间的纽带，负责协调沟通信息的传递，是使整个肺癌MDT诊疗工作顺利开展的保证。

3 信息化平台的建设助力肺癌MDT诊疗流程优化

3.1 肺癌智能AI的应用

通过信息化技术和AI技术覆盖患者的诊断治疗和科研管理全过程（图12-4）。特别在肺癌MDT诊疗过程中对肺癌能进行辅助诊断、辅助治疗决策、辅助确诊等。

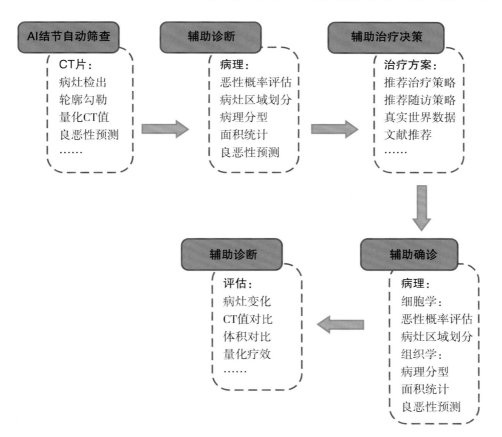

图12-4 肺癌MDT诊疗信息化优化流程

3.2 肺癌专病电子病历的标准化、结构化

该院胸外科编写出版的我国首部胸外科疾病标准化诊疗术语,既满足管理需要又能积累病历数据,扩大肺癌诊断信息覆盖面。对于肺癌MDT诊疗中,使用标准化、结构化电子病历(图12-5、图12-6)能更加方便后期数据的采集统计,进而对数据进行分析和总结,不仅对于提高肺癌MDT诊疗水平和同时对于科研产出上也有很大的帮助。

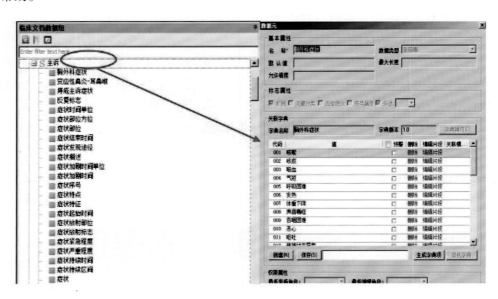

图12-5 标准化、结构化电子病历

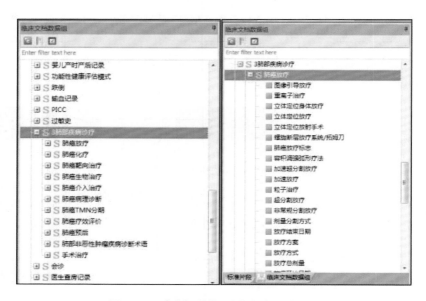

图12-6 肺癌标准化、结构化电子病历

3.3 肺癌MDT病例数据库

数据库和医院HIS系统自动对接,自动结构化病历至数据库中,数据按照肺癌MDT记录表模板存储,自动结构化录入病历(可查看原始病历数据进行对比校验),可查看肺癌患者诊疗历程详情数据,可关键词模糊、精确搜索或多点位值逻辑关系进行高级搜索查找肺癌患者。

虽然该院在肺癌MDT诊疗工作中做了许多前期准备和工作并付之于实践中,但该院目前的肺癌MDT诊疗还处于探索过程中,还有很多需要完善和改进的地方。目前我国已发行相关的专家共识供参考和学习,具体可参考肺癌多学科团队诊疗中国专家共识。

主要参考文献

［1］ 叶颖江,王杉. 多学科专家组诊疗模式的组织和规范实施[J]. 中国实用外科杂志, 2011, 31(1): 22-24.

［2］ 郑荣寿,孙可欣,张思维,等. 2015年中国恶性肿瘤流行情况分析[J]. 中华肿瘤杂志, 2019, 41(1): 19-28.

［3］ 钟文昭,中国胸部肿瘤研究协作组,中国抗癌协会肺癌专业委员会,等. 肺癌多学科团队诊疗中国专家共识[J]. 中华肿瘤杂志, 2020, 42(10): 817-828.

［4］ Sprangers M A, Cull A, Groenvold M, et al. The European Organization for Research and Treatment of Cancer approach to developing questionnaire modules: an update and overview. EORTC Quality of Life Study Group[J]. Qual Life Res. 1998; 7(4): 291-300.

［5］ Sprangers M A, Cull A, Bjordal K, et al. The European Organization for Research and Treatment of Cancer. Approach to quality of life assessment: guidelines for developing questionnaire modules. EORTC Study Group on Quality of Life[J]. Qual Life Res. 1993; 2(4): 287-295.

［6］ 徐茂,尤明春,马万兵. 多学科专家组诊疗模式在肿瘤诊疗活动中的实践[J]. 东南国防医药, 2013, 2(2): 67-69.

(李星 杨虎 王文一 郑嘉铌 何琦 叶峰)

第二部分　临床实践

第四篇　肺癌的分子病理学
和细胞病理学

第13章
2015年WHO分类原理

　　肺癌是世界上最常见的恶性肿瘤,每年世界新增肺癌患者135万例,目前东欧和北美是发病率和死亡率均最高的地区。肺癌在亚洲的发病率因地区而不同,中国和日本在亚洲地区的发病率最高。近几年肺癌在中国发病率急速增长,相比中国其他地区而言,肺癌发病率在北京、上海、天津及江苏、辽宁等省的大城市呈明显上升趋势,目前认为肺癌的高发病率主要与中国的快速工业化发展造成的空气污染及庞大的烟草销售密切相关。

一、肺癌发生的部位及大体分型

　　肺癌的形态学性质分类主要以形态学代码区别和表示,其来自国际肿瘤学疾病分类(ICD-O)。对于良性肿瘤,行为编码为/0;对于未指明的、交界的或不确定的行为编码为/1;对于原位癌和Ⅰ级上皮内瘤变编码为/2;对于恶性肿瘤编码为/3。

　　临床和CT影像医生主张依据肿瘤发生部位将肺癌分为中心型及周围型两大类,凡是肿瘤发生于总支气管及叶支气管或段支气管开口以上支气管的,皆定为中心型;发生于段支气管开口以下支气管的肺癌,则定为周围型。肺癌分为中心型和周围型两大类对于肺癌普查和临床均有帮助。两类肺癌有各自的病理学基础和临床病理联系,中心型肺癌较易获得阳性细胞学结果,病理活检多属管内型和管壁浸润型,因而发生肿瘤阻塞支气管,合并肺不张、肺气肿及阻塞性肺炎的可能性较大,由于部位特征,亦认为支气管镜检查更适用于中心型肺癌。周围型肺癌由于部位分布上的解剖特点,早期阶段往往不伴有症状,因而明确诊断更多的有赖于影像学引导下的经皮穿刺肺活检(percutaneous aspiration lung biopsy,PALB),晚期肿瘤较易侵犯胸膜,合并胸水,此时胸水的细胞学检查可作为诊断措施之一。

　　关于肺癌的大体分型,国内外许多学者都做过大量的工作。根据肿瘤在支气管中发生的部位将肺癌的大体类型分为:① 中心型。肿瘤侵犯总支气管或叶支气管;② 中间型。肿瘤侵犯段支气管;③ 周围型。肿瘤侵犯小的周围支气管,通常肿瘤靠近胸膜;④ 多发型。来自上述任何一类的多发性肿瘤。

　　以肿瘤肉眼形态特征来讲,可将肺癌分为5个基本类型,即① 管内型;② 管壁浸润型;③ 球型;④ 块型;⑤ 弥漫浸润型等。基本特征如下:

1 管内型

肿瘤限于支气管腔内,可以有管壁侵犯,但大体检查管壁外的肺组织无肿瘤存在。一些病例表现为息肉样或菜花样突入腔内,并可有粗细长短不一的蒂。

2 管壁浸润型

肿瘤组织明显地破坏支气管并侵入周围肺组织,但在肿瘤切面上仍能清楚地辨认支气管,特别是残留的支气管软骨,显示出支气管的位置在肿瘤中心。

3 球型

肿瘤呈球形,与周围组织分界清楚,与支气管的关系不明确,边缘可呈小分叶状,肿瘤体积一般较小,但少数也有较大的,若最大直径超过4 cm,则边缘比较平滑。但分界必须清楚才作为球型。

4 块型

较多出现于大肿块,形状不规则,与周围肺组织分界有时不清楚,可呈大分叶状,与支气管关系不明确。

5 弥漫浸润型

肿瘤组织弥漫浸润性生长,并波及肺叶或肺叶的大部分,形态相似于融合性支气管肺炎或大叶性肺炎。

以上大体分型是针对晚期肺癌,而不适用于早期肺癌,特别是早期肺腺癌。

二、肺癌的病理诊断方法

在2004年WHO分类之前,区分组织学亚型如腺癌和鳞状细胞癌没有治疗意义。因此,一些病理学家将小细胞癌以外的肿瘤简单地归为非小细胞癌(NSCC),而不考虑更具体的组织学亚型。然而,自那时以来,肺癌领域取得了重大的治疗进展,对病理诊断和分子检测产生了深远的影响。培美曲塞对腺癌或NSCLC患者的疗效优于鳞状细胞癌患者,鳞状细胞癌患者如果接受贝伐单抗治疗,则有较高的危及生命的出血风险。2004年WHO分类的应用与首次发表的论文显示,当EGFR基因突变出现在肺腺癌中时,靶向治疗有显著疗效。这一发现是一个重大的进步,极大地促进了随后分子生物学和患者治疗方面知识的拓展。表皮生长因子受体酪氨酸激酶抑制剂现在是EGFR突变的晚期肺腺癌患者的一线治疗。此外,ALK基因阳性的晚期肺腺癌患者目前使用ALK抑制剂环唑替尼治疗,从2007年肺癌ALK易位的初步鉴定到2010年NSCLC的 I 期临床试验,并于2011年获得美国食品和药物管理局的批准,临床开发时间非常短。许多其他与特定分子靶点相关的药物,特别是主要与腺癌或鳞状细胞癌相关的驱动基因突变,正在进行临床试验。在过去的十年中,许多新的治疗靶点的识别导致了对非切除标本(特别是小活检)和细胞学标本的分类系统的迫切需要。因此,该系统是2011年IASLC/ATS/ERS肺腺癌分类的主要新组成部分。由于治疗靶点现在越来越多地被发现在腺癌之外,鳞状细胞癌的诊断可能变得同样重要。

鉴于这些进展,组织样本不再仅用于诊断,而是用于免疫组织化学染色和与潜在靶向治疗相关的分子检测。这种方法对于小活检和细胞学检查尤其重要,因为大约70%的肺癌不能手术,需要分子检测的分子靶向治疗,主要用于晚期NSCLC患者。因此,辅助分析和组织学诊断的组织管理至关重要。尽管管理这些小样本的方法在实验室之间存在很大差异,但基于多学科共识,已发布了处理小活检和细胞学准备的良好临床实践建议。

目前,对肺癌组织学类型及分化表型的诊断,一般采用以下7种方法。

1 痰细胞学检查

对患者的痰液进行细胞学检查,是肺癌各项诊断手段中最简便易行的一种方法。患者无痛苦,易接受,且可反复进行。它能对80%~90%的中央型肺癌患者做出诊断,阳性率可随痰检次数的增加而提高。一般一次痰检的阳性率为40%~60%,5次可提高到80%。痰细胞学检查可早期发现肺癌,特别是对中央型早期鳞癌的阳性率较高。故应把痰细胞学检查作为可疑肺癌患者特别是中央型肺癌的首选诊断方法。近年来膜式液基薄层细胞学检测技术(thinprep cytologic test, TCT)已广泛应用于细胞学检查,该技术通过高精度过滤膜过滤后能够将标本中的余质分离,制成直径为20 mm薄层细胞于载破片,可消除黏液的影响和炎细胞的干扰,细胞单层涂片,背景干净,染色均匀,更易于各类癌细胞的诊断。

痰涂片上的癌细胞,在多数情况下是容易辨认的,特别是分化较好的鳞癌、腺癌、小细胞癌。细胞学和组织学诊断之间的符合率可达70%~90%,但应注意在肺梗死、支气管扩张、病毒性肺炎、真菌病及放射性病变时,肺泡内的巨噬细胞、增生的肺泡上皮细胞或间皮细胞可误为癌细胞,而做出假阳性诊断,因此需要应用免疫组化等方法进行鉴别诊断。

主要类型肺癌的细胞学特征:

1.1 鳞癌细胞

多单个散在,大小形状不等可呈圆形、多边形、带状或梭形、纤维状。有的则巨大呈奇异形或蝌蚪状,其特点是细胞质一般呈嗜酸性,有的有明显角化;细胞核圆形或不规则形,染色质均匀分布,常深染如墨水状,核仁不明显。有时可见癌细胞的封入现象及呈小片的鳞癌细胞。

1.2 腺癌细胞

腺体形态可表现为细胞排列成解剖单位的各种排列,包括柱状细胞排列成栅栏状排列,细胞排列成扁平蜂窝状结构,细胞器官化为三维细胞球或具有光滑管腔边界(即群落边界)的分枝群。细胞核倾向于位于细胞质的边缘,并有泡状染色质和突出的核仁。细胞质多呈嗜碱性,通常是细密的空泡状,并且可能存在细胞质黏蛋白。

1.3 小细胞癌细胞

多松散聚集成堆,很少形成片块,细胞小,大小、形状稍不一,可呈圆形如淋巴细胞样,但较小淋巴细胞大(约为周围淋巴细胞的两倍),或呈雀麦形,有的呈短梭形或带有棱角,细胞质稀少如裸核状,细胞核染色质呈细颗粒状、深染、无核仁。

痰涂片中也可见到具有鳞癌特征也有腺癌特征的腺鳞癌、分化差的鳞癌、腺癌和大细胞癌等几种类型,因细胞形态没有特征性,互相间鉴别困难,通常诊为"非小细胞型"。脱落细胞学分型因涂片的局限性,缺乏组织结构学特征,使癌细胞的分型有一定偏差。痰细胞学检查对早期肺癌(主要是鳞癌)的诊断只能定性,不能定位。一旦痰液中发现了鳞癌细胞,从影像学上亦不能定位时,还需借助纤维支气管镜活检明确定位。

2 纤维支气管镜活检

此种方法适用于发生在气管和大支气管的肿瘤及段支气管以上中央型肺癌的诊断,可从小块支气管黏膜活检组织中确定肿瘤的性质及肺癌的类型如鳞癌、腺癌、小细胞癌等,并可根据活检部位准确定位。故这是一种最可靠的诊断肺癌的重要手段。其缺点是对外周型肺癌因纤维支气管镜难以到达取样部位,常无能为力。

3 经纤维支气管镜肺活检

对位于亚段以远的周围型病灶需行纤维支气管镜肺活检,按胸部CT定位所在的叶、段,将活检钳送人病变内获取标本(此方法目前临床上已很少应用)。目前可在磁导航下,对周围型病变进行活检。病灶的大小直接影响阳性率的高低,微小结节肺癌因病变直径 < 2 cm,诊断阳性率仅为 11%~28% ,病变越小,诊断阳性率越低。经纤维支气管镜肺活检的缺点是获取组织较小。

4 经支气管针吸活检

经支气管针吸活检(transbronchial needle aspiration,TBNA)是通过支气管镜的活检通道将一种特制的带有可弯曲导管的穿刺针放置入气道内,穿透气道壁对管壁外的病灶、肿大淋巴结等进行针刺吸引,获取组织标本和细胞,适用于经纤维支气管镜肺活检钳不能到位的周围型病灶。对于表面较光滑的黏膜下病变及表面有坏死物覆盖的病变,TBNA可进入病灶的中心部位获得病变组织,从而提高诊断的阳性率。

5 支气管内超声下经支气管细针穿刺活检

支气管内超声下经支气管细针穿刺活检(endo-bronchial ultrasound-guided trans-bronchial needle aspiration,EBUS-TBNA)是通过气道超声检查仪引导、定位,再在纤维支气管镜下经气道壁穿刺活检,适用于肺门、纵隔淋巴结的探查以及周围型肺癌。对于肺门、纵隔淋巴结,EBUS-TBNA 穿刺活检阳性准确率和阴性准确率分别为94.6% 和 91.2%;在气管镜不能观察到的周围型肺癌中,大于 70% 的患者能够通过气道超声探头清楚地显示肿瘤。通过 EBUS-TBNA 取得的标本与 TBNA 类似,多为细胞学标本,制片要求也与之相同。目前也经常采用细胞包埋技术。将所抽吸的细胞学标本固定后离心沉淀,取沉淀物包裹于小片擦镜纸中脱水,然后石蜡包埋。细胞包埋为进一步的免疫组化检查及分子病理检测提供了可能性。

6　经皮肺穿刺活检

通常采用B超引导下经皮肺活检或CT引导下经皮肺活检。其中CT引导下经皮肺活检适用于肿瘤部位较深,或X线、B超定位困难,或邻近有重要脏器或大血管的肺内直径≤2 cm的小病灶,能够精确分辨出病灶的界限及纵隔大血管和病灶的位置关系,因此穿刺成功率高,气胸、出血等并发症少。目前新出现一种电磁导航系统,把术前CT图像的三维图像和微创操作实时相结合,引导操作器械自动寻找病变位置,动态反馈操作进程,指引医生活检的同时,避开正常的神经、血管等结构,因此在最大程度上降低并发症,并且由于精确定位(精确度达±1 mm),提高了小病灶穿刺的成功率。

应将穿刺标本及时放入4%中性甲醛固定液中送病理科常规脱水、包埋及制片。如果是细针穿刺,一般采用负压抽吸,所得液体可先细胞学涂片,剩余物用4%甲醛固定后离心沉淀,取沉淀物脱水、石蜡包埋、制片。

7　胸腔积液细胞学检查

有些肺癌特别是腺癌患者,可较早发生胸膜转移而出现胸腔积液,如果原发癌部位胸腔积液在影像学上难以定位时,亦可抽吸胸水做细胞学检查,这也有助于肺癌的诊断与鉴别诊断。

胸水中最常见到的肿瘤细胞是腺癌细胞,腺癌细胞在形态上则显示细胞及其细胞核的异型性和多形性,核浆比增大,核膜不规则增厚,染色质多少不等,细胞质内常见有黏液空泡、将细胞核挤向一侧,可呈印戒状。核分裂象易见。癌细胞聚集不规则,亦可形成真正的组织碎片,如实性团、乳头状、腺泡状,或形成增殖球(即较多的癌细胞聚集在一起,形成圆球形细胞团)。有时可见封入现象,即个癌细胞的细胞质内吞噬有另一个较小的癌细胞,当这些特征明显时,诊断癌细胞阳性并无困难。如细胞的这个特征不其明显,要特别注意与增生的间皮细胞鉴别,必须经常记住良性反应性间皮细胞有特别的增生能力,间皮细胞一般较大,细胞质丰富,通常为单核星圆形,间皮细胞增生时,亦可见双核及核分裂象,多单个散在或呈小堆,常规染色间皮细胞的胞质常见空泡变性增大,形似黏液,PAS染色间皮细胞的胞质可呈弥漫性阳性。但如PAS染色呈阳性的可疑癌细胞,经淀粉酶消化后仍呈阳性,则认为不是间皮细胞,而是上皮性肿瘤细胞产生的黏液物质,即可诊断为腺癌细胞。

另外,有些疾病如结核性胸膜炎,胸水中的细胞成分几乎全为淋巴细胞,而其他细胞不常见。在此种情况,反应性淋巴细胞亦显示活跃增生的表现,甚至细胞核不规则,要注意和淋巴增生性疾病相鉴别。胸水液基薄层细胞片中肿瘤细染色均匀,细胞结构较为清晰更易于各类癌细胞的诊断。胸腔积液目前也常采用细胞包埋技术,将胸水离心沉淀石蜡包埋后切片,不仅细胞更为清楚而且还可进一步的免疫组化检查,对腺癌细胞与间皮细胞的鉴别十分重要。

如胸腔积液是由恶性间皮瘤引起的,胸水细胞学检查亦可查见恶性间皮瘤的细胞。常表现为瘤细胞多单个散在亦可成堆,大小稍不等,核圆形,居细胞中央,核浆比增大,可见双核及多核瘤细胞,并见封入现象。但是仅凭细胞学诊断胸膜来源恶性间皮瘤十分困难,不过通过胸水细胞包埋切片后,再行FISH技术检测细胞是否有p16缺失,可有助于与增生的间皮细胞鉴别。

8 胸腔镜活检

对周围型肺部小病灶经纤维支气管镜活检、TBNA及经皮肺穿刺活检不能明确诊断者,可采用胸腔镜活检或开胸活检以获取足够的病变标本。目前,胸腔镜活检因其创伤小、术后疼痛较轻等优点已经广泛代替开胸肺活检。尤其是直径＜1cm的各类小病灶,可在手术中对病灶探查,经冷冻切片诊断明确为恶性时,可直接肺段或肺叶切除术。

主要参考文献

[1]　Nasim F, Sabath B F, Eapen G A. Lung Cancer[J]. Med Clin North Am, 2019, 103(3): 463–473.

[2]　Rodriguez-Canales J, Parra-Cuentas E, Wistuba I I. Diagnosis and molecular classification of lung cancer[J]. Cancer Treat Res, 2016, 170: 25–46.

[3]　Schwartz A G, Cote M L. Epidemiology of lung cancer[J]. Adv Exp Med Biol. 2016, 893: 21–41.

[4]　Collins L G, Haines C, Perkel R, et al. Lung cancer: diagnosis and management[J]. Am Fam Physician, 2007, 75(1): 56–63.

[5]　Zheng M. Classification and pathology of lung cancer[J]. Surg Oncol Clin N Am, 2016, 25(3): 447–468.

[6]　Thakur S K, Singh D P, Choudhary J. Lung cancer identification: a review on detection and classification[J]. Cancer Metastasis Rev, 2020, 39(3): 989–998.

[7]　Petersen I, Warth A. Lung cancer: developments, concepts, and specific aspects of the new WHO classification[J]. J Cancer Res Clin Oncol, 2016, 142(5): 895–904.

[8]　Petersen I, Petersen S. Towards a genetic-based classification of human lung cancer[J]. Anal Cell Pathol, 2001, 22(3): 111–121.

[9]　Mountain C F. Staging classification of lung cancer. A critical evaluation[J]. Clin Chest Med, 2002, 23(1): 103–121.

[10]　Meyerson M, Carbone D. Genomic and proteomic profiling of lung cancers: lung cancer classification in the age of targeted therapy[J]. J Clin Oncol, 2005, 23(14): 3219–3226.

[11]　Kerr K M. Classification of lung cancer: proposals for change?[J]. Arch Pathol Lab Med, 2012, 136(10): 1190–1193.

[12]　Sui X, Jiang W, Chen H, et al. Validation of the Stage Groupings in the Eighth Edition of the TNM Classification for Lung Cancer[J]. J Thorac Oncol, 2017, 12(11): 1679–1686.

[13] Kligerman S，Abbott G. A radiologic review of the new TNM classification for lung cancer[J]. AJR Am J Roentgenol，2010，194(3): 562-573.

[14] West L，Vidwans S J，Campbell N P，et al. A novel classification of lung cancer into molecular subtypes[J]. PLoS One，2012，7(2): e31906.

[15] Detterbeck F C，Postmus P E，Tanoue L T. The stage classification of lung cancer: Diagnosis and management of lung cancer，3rd ed: American College of Chest Physicians evidence-based clinical practice guidelines[J]. Chest，2013，143(5 Suppl): e191S-e210S.

[16] Tsao M S，Yoon J Y. The eighth TNM classification for lung cancer-What is next?[J]. Lung Cancer，2018，121: 97-98.

[17] Maggiore C，Mulè A，Fadda G，et al. Histological classification of lung cancer[J]. Rays，2004，29(4): 353-355.

[18] Franklin W A. Pathology of lung cancer[J]. J Thorac Imaging，2000，15(1): 3-12.

[19] Petersen I. The morphological and molecular diagnosis of lung cancer[J]. Dtsch Arztebl Int，2011，108(31-32): 525-531.

[20] Sica G L，Gal A A. Lung cancer staging: pathology issues[J]. Semin Diagn Pathol，2012，29(3): 116-126.

（余英豪　邵良秀）

第14章
肺癌的组织学类型

目前世界各国广泛应用的WHO肺肿瘤分类是1967年首次发布的,以往将肺上皮性恶性肿瘤主要分为鳞状细胞癌、小细胞癌、腺癌,大细胞癌和其他类型五大类。从临床实践来看,由于小细胞肺癌(small-cell lung carcinoma,SCLC)更容易早期播散到其他器官,手术治疗疗效差,而对放射治疗和化学治疗的最初反应率高,又因过去很长一段时间内,鳞状细胞癌、腺癌、大细胞癌等NSCLC对化疗的疗效基本不受组织学类型的影响,因此以往的病理形态学分类最重要的是区分SCLC和NSCLC两类。随着对肺癌研究日益深入及临床治疗手段不断进步,这种简单的区分方法很难满足临床实践的需要,尤其NSCLC包含了各种组织学类型和亚型,而且由于肺癌的组织学有明显异质性,还常存在混合性组织学类型(光镜下至少30%肺癌有明显的组织异质性),它们的临床特点、治疗和预后都不相同。

因此,必须了解各种不同类比,最主要的变化首先是在整个分类中强调了免疫组化技术在诊断中的作用,同时重视遗传学研究,尤其是和进展期肺癌的个体化治疗相关的分子检测研究;其次是提出对于小活检和细胞学标本的诊断与手术切除标本诊断策略完全不同。2015版另一个重要改变是采纳了2011年国际肺癌研究学会(IASLC)美国胸科学会(ATS)和欧洲呼吸学会(ERS)公布的肺腺癌的国际多学科分类,提出一个与2004版有很大不同的肺腺癌分类方法,同时还将小细胞癌、大细胞肺神经内分泌癌不典型类癌及类癌统一归为肺神经内分泌肿瘤,并对鳞癌、大细胞癌及肉瘤样癌分类做了一定的变更(表14-1)。

表14-1　2015年WHO肺上皮性肿瘤病理组织学分类

腺癌	腹壁型腺癌	神经内分泌肿瘤	小细胞癌	复合性小细胞癌
	腺泡型腺癌		大细胞神经内分泌癌	复合性大细胞神经内分泌癌
	乳头型腺癌		典型类癌	
	微乳头型腺癌		不典型类癌	
	实体型腺癌		弥漫性特发性肺内分泌细胞增生	
	浸润性黏液腺癌	大细胞癌		
	浸润性黏液及非黏液性混合型腺癌	腺鳞癌		

腺癌	胶样腺癌		肉瘤样癌	多形性癌
	胎儿型腺癌			梭形细胞癌
	肠型腺癌			巨细胞癌
	微浸润性腺癌	非黏液型		癌肉瘤
		黏液型		肺母细胞瘤
	浸润前病变		涎腺型肿瘤	腺样囊腺癌
	不典型腺瘤样增生			黏液表皮样癌
	原位腺癌	非黏液型		上皮肌上皮癌
		黏液型		多形性腺瘤
鳞状细胞癌	鳞状细胞癌	角化型	其他未分类癌	淋巴上皮瘤样癌
		非角化型		NUT癌
		基底样		
	浸润前病变			
	原位鳞状细胞癌			

一、鳞状细胞癌

1 鳞状上皮异型增生和原位癌

ICD-O 代码：8070/2，鳞状上皮异型增生和原位癌（squamous dysplasia and carcinoma in situ）是起自支气管上皮鳞状细胞癌的前驱病变，此类病变在临床上通常无症状，纤维支气管镜和大体检查所见往往类似黏膜白斑，大多浅表或扁平，黏膜稍增厚，少数表现为结节或息肉状。

组织学上，支气管黏膜上皮在鳞状化生的基础上，鳞化的上皮呈不同程度的细胞层次增多、排列混乱、极向消失、大小不等、核增大、深染，可见核分裂象等。它是进一步发展为肺鳞癌最常见的病理组织学基础。根据其异型性的大小，可分为轻度、中度和重度3级。轻度者这些变化轻微，仅基底层细胞增生，占上皮全层的下1/3，核分裂象无或极少；中度者这些变化较轻度者为著，基底层细胞增生更明显，占上皮全层的下2/3，细胞核浆比例增大，核垂直排列，核仁不明显，下1/3可见核分裂象；重度者细胞层次增加明显，细胞大小不等及多形性明显，基底带细胞扩展至上1/3，核浆比例增大，核形带角或有皱襞，染色质粗且分布不均，核仁明显，在下2/3可见核分裂象。当鳞状上皮全层均被显著异型细胞累及，但尚未穿破基底膜，称为原位癌。鳞状上皮异型增生和原位癌可单发性或多灶性。应当注意支气管上皮可有各种增生和化生性改变，包括杯状细胞增生、基底细胞（储备细胞）增生，不成熟鳞状化生和鳞状化生，这些改变可以单独出现，也可伴随异型增生和原位癌出现，如单独出现这些增生和化生，不应视为癌前病变。

2 鳞状细胞癌

ICD-O代码:8072/3,鳞状细胞癌(sqous cell carcinoma, SCC)是一种起自支气管上皮,显示角化和(或)细胞间桥的恶性上皮肿瘤。肿瘤好发于50~70岁男性,男女之比为(6.6~15):1,90%以上患者有长期吸烟史。大多数SCC位于中央,起自主支气管、叶或段支气管,约1/3肿瘤位于周围。鳞状细胞癌易于局部侵犯,通过直接浸润累及邻近结构。对于中央型鳞状细胞癌,与隆突的距离是决定治疗方式的关键因素,但是这个距离的计算不能仅仅依据肺切除术后的病理检查确定,还需要结合支气管镜、手术所见和(或)影像学数据。

中央型肿瘤形成支气管腔内的息肉状肿块和(或)浸润支气管壁累及周围组织,完全阻塞或部分阻塞支气管腔面导致分泌物潴留、肺不张、支气管扩张、阻塞性肺炎和感染性支气管肺炎。周围型鳞癌肿瘤可长得很大,1/3病例因中央坏死形成空洞。

2015版WHO将肺鳞状细胞癌分角化性鳞状细胞癌(ICD-O代码:8070/3)、非角化性鳞状细胞癌(ICD-O代码:8071/3),基底细胞样癌(ICD-O代码:8083/3)三个亚型角化性鳞状细胞癌显示角化、角化珠形成和(或)细胞间桥,肿瘤细胞胞质丰富,染成红色,有折光性;核深染,看不见核仁。

非角化性鳞状细胞癌肿瘤细胞胞质少,呈空泡状核,核仁明显,通常缺乏角化或仅局灶性区域中可见细胞间桥和个别有明显嗜酸性胞质的角化细胞,由于组织形态上与低分化腺癌细胞有重叠,常需要免疫组化的帮助诊断。基底样鳞状细胞癌属于差分化SCC,肿瘤细胞胞质少但界限清楚,核深染、核浆比例高,核仁不明显、核分裂象易见,肿瘤细胞呈实性、结节状或小梁状,外周细胞排列成栅栏状,缺乏鳞状细胞分化,但局部偶尔可见角化珠,常见粉刺样坏死,约有1/3病例可见菊形团样结构。大多基底样鳞状细胞癌有间质的透明变性或黏液样变性,肿瘤可以包含角化性鳞状细胞癌或非角化性鳞状细胞癌成分,但基底样成分要大于50%。基底样鳞状细胞和大细胞神经内分泌癌,均可见栅栏样和菊形团样结构,但基底样鳞状细胞癌细胞更小,缺乏核仁且神经内分泌标记,CD56、CgA、Syn通常阴性(但小于10%的病例可有一个局灶阳性)。免疫组化显示鳞状细胞癌表达P40,P63和CK5/6,P40是鳞状细胞癌最特异指标,通常是弥漫阳性表达。而TTFI阴性。

3 鳞癌的变异型

3.1 小细胞鳞癌

小细胞鳞癌(squamous cell carcinoma, small cell variant)是一种分化差的鳞癌,癌细胞较小,核浆比例增大,胞质较少,但仍保持非小细胞癌的形态特征,核染色质呈粗颗粒状或泡状,有的癌细胞可见明显核仁。与小细胞癌的不同点是,癌细胞巢与其周围发育成熟的纤维性间质分界清楚癌巢中心可见鳞状细胞分化灶,坏死不常见。在诊断为小细胞鳞癌之前,应排除复合性小细胞癌/鳞癌的可能,这是鳞癌与真正的小细胞癌的混合。小细胞鳞癌缺乏小细胞癌核的特征性,具有粗颗粒状或泡状染色质及较明显的核仁，多取材或切片可找见角化。免疫组化癌细胞表达P40、P63，不表达神经内分泌标志。

3.2 梭形细胞鳞癌

梭形细胞鳞癌(spindle cell squamous cell carcinoma)癌组织完全由梭形鳞状细胞构成，或由介于鳞状细胞和梭形细胞之间的过渡形细胞构成，或无明确的鳞癌分化特征，或可见不明显的角化细胞及细胞间桥，但癌组织与间质分界尚清楚。免疫组化梭形细胞表达CK、P40及EMA，不表达Vim、Actin、Desmin。

3.3 肺泡充填型鳞癌

肺泡充填型鳞癌(alveolar space-filling type of squamous carcinoma)发生自肺外周的细小支气管，甚至位于胸膜下。其组织形态特征不同于中央型鳞癌。癌组织在肺细支气管和肺泡腔内呈充填式浸润生长，但通常不破坏肺泡网的组织结构，故在癌细胞巢中或其间常见残存的肺泡(不要把此种现象误为腺鳞癌)，这种类型鳞癌十分少见。

二、腺癌

ICD-O代码：腺癌8140/3。吸烟肺癌是全世界最常见的癌症死亡原因。肺癌发生的空间和时间模式与吸烟相似。高收入国家的死亡率和发病率通常最高，尤其是美国和欧洲国家，但现在正在下降，尤其是年轻男性和女性。长期以来，肺癌在男性中的发病率一直高于女性，但在许多高收入国家(如美国)，男性和女性的发病率已开始趋同。在世界各地，目前肺癌的发病模式在很大程度上反映了吸烟的历史模式；在非洲大部分地区以及中美洲和南美洲发病率很低。

肺癌的危险因素包括吸烟、易燃烟草制品、室内环境中的氡等。环境和矿山、其他职业因素和室外空气污染。除吸烟外，其他报告的致病因素还包括二手烟草烟雾、氡和其他电离辐射、砷、室内空气污染以及潜在的慢性肺病(如肺纤维化、慢性阻塞性肺病、α-1抗胰蛋白酶缺乏症及肺结核)和家族史。

20世纪60年代，肺癌的主要组织学类型开始发生转变；腺癌(adenocarcinoma)的相对频率增加，而SCC和小细胞癌则有所下降。这些年来，组织学类型的相对比例变化很大。在最早的时期(1977—1986年)，鳞状细胞癌占病例的30%以上；但到2000年，这一比例40%下降到20%。腺癌占早期病例<30%，但到2006—2010年这一比例上升到>40%，小细胞癌比例从18%下降到13%，大细胞癌比例从9%下降到2%。其他特定肿瘤的比例从2%上升到近5%。在2001—2005年，不明癌的比例从10%上升到23%，然后下降到18%。这些最新趋势反映了过去10年中组织学类型测定的改进，尤其是大细胞癌和腺癌，例如引入TTF1和鳞状细胞标记物的免疫组化染色。这可能是大细胞癌比例显著下降的原因之一。由于治疗和预后的影响,现在越来越强调准确确定组织学类型。

美国卫生与服务部2014年的报告对肺癌组织学类型变化趋势的证据进行了全面的回顾。该报告包括与肺癌模式变化相关的4个重要结论:① 证据充分表明,自20世纪60年代以来,吸烟导致肺癌的风险增加。② 这些证据足以证明,自20世纪50年代以来,吸烟人群患肺癌的风险增加是由于香烟的设计和成分发生了变化。③ 这些证据不足以说明哪些设计改变是导致腺癌风险增加的原因,但有证据表明,通气过滤器和烟草特有亚硝胺水平的增加起了作用。④ 有证据表明,鳞状细胞癌发病率的下降是随着吸烟率的下降而下降的。

国际肺癌研究学会(IASLC)、美国胸科学会(ATS)和欧洲呼吸学会(ERS)于2011年2月在 *Journal of Thoracic Oncology*(JTO)上公布了肺腺癌的国际多学科分类。对2004年WHO切除肿瘤分类提出了重大改变,其中:① 终止细支气管肺泡癌和混合型腺癌的术语;② 增加原位腺癌作为浸润前病变,加入非典型腺瘤性增生;③ 增加微浸润腺癌;④ 在综合组织学分型后,根据前显性亚型对浸润性腺癌进行分类,半定量估计各亚型在5%的增量中所占的百分比;⑤ 使用术语贴壁式生长来表示无浸润成分(以前被归类为细支气管肺泡肿瘤)作为侵袭性腺癌的一部分出现;⑥ 浸润性黏液腺癌为恶性肿瘤,以前分类为黏液性细支气管肺泡癌,不包括符合原位腺癌或微浸润腺癌标准的肿瘤;⑦ 明确透明细胞腺癌和印戒腺癌的亚型,并在出现任何数量的腺癌时将其识别为特征,无论数量多少;⑧ 取消黏液性囊腺癌一词,包括胶质腺癌。

2015版WHO肺肿瘤腺癌分类基本采纳了2011年多学科肺癌分类,将肺腺癌分为浸润前病变、微浸润性腺癌浸润性腺癌三大类型:

1 浸润前病变

1.1 非典型腺瘤样增生

非典型腺瘤样增生(atypical adenomatous hyperplasia,AAH)ICD-O代码8250/0,AAH最早是在原发性肺癌,尤其肺腺癌周围肺组织中偶尔发现。而目前国内所常见到的AAH是因为CT影像学检查的普及使肺内微小病灶检出率增高所致。AAH是最早期的浸润前病变,CT上改变通常是密度很淡并均匀的单纯磨玻璃影。

1.1.1 肉眼形态

AAH病灶通常<0.5 cm,但偶尔可达l cm,病灶常界限不清,灰白灰黄色结节,单发或多发。

1.1.2 镜下形态

AAH是Ⅱ型肺泡上皮细胞或Clara细胞沿固有的肺泡壁增生,其细胞形态为圆形、立方形或短柱状,核圆形或卵圆形,有轻至中等异型,细胞在肺泡壁上常是不连续排列的。AAH与周围正常肺泡是渐续性的转换。

1.1.3 鉴别诊断

WHO 给出的 AAH 诊断标准是在肺浸润腺癌旁发生的,而目前国内常见到的 AAH 手术标本多是因为 CT 影像学检查的普及找到的肺内孤立性微小病灶。其实两者在组织形态学上是有些差别,比如 WHO 标准中通常 AAH 的肺泡壁间隔无明显增宽、更少伴有透明病变,而在目前国内手术切除的孤立性的 AAH 常可见上述改变 AAH 的诊断需结合 CT 影像、组织结构和细胞学特征等多个因素进行综合分析判断。AAH 与肺原位腺癌(pulmonary adenocarcinoma in situ,AIS)同属浸润前病变,两者鉴别存在一定困难。AIS 通常更大(>0.5 cm),肿瘤细胞更加丰富且 AIS 的细胞异型更大,肿瘤性肺泡形态与周围正常肺泡转换更加突然。

1.2 肺原位腺癌

AIS,ICD-O 代码 8140/2,是一种小的局限性腺癌(≤3 cm),发生在肺周围,通常靠近胸膜。其生长局限于沿原有肺泡结构的肿瘤细胞(纯鳞状生长),缺乏肿瘤、血管或胸膜侵犯,由于 AIS 是腺癌发展过程中一个重要的起始点,正确诊断 AIS 十分重要。AIS 分为非黏液型和黏液型两种。

1.2.1 非黏液型 AIS

影像学上,AIS 的典型表现为纯宫颈腺瘤变(Cervical glandnlar neoplasia,CGN)在薄层 CT 上比 AAH 的密度稍高,有时病变为部分实性结节。

(1)镜下形态 肿瘤细胞(显示向 Ⅱ 型肺泡上皮细胞或 Clara 细胞分化)沿固有的肺泡壁增生呈附壁样生长(lepidic growth),不存在肺间质、血管、胸膜的侵犯,无论在肿瘤内还是在肿瘤周围的正常肺组织中都不存在肺泡内肿瘤细胞(intro-alveolar tumor cells)聚集,也无肿瘤细胞形成的真正乳头或微乳头生长方式,也无腺泡及实性生长方式的肿瘤成分。肺泡间隔可增宽伴硬化,这是由于硬化性或弹力纤维增生所致。有些 AIS 的局部区域肿瘤细胞可明显增殖活跃,表现为肿瘤细胞核增大、深染、突向肺泡腔,但不见核仁,常可见核内包涵体。值得注意的是,有时由于切面或制片的关系,可以形成少量的假乳头,不是真正具有二级和三级分支的乳头状结构,不能误诊断为微浸润腺癌。实际上在 AIS 发展过程中,在肿瘤的不同区域常是不同步的,在同一肿瘤的某些区域肿瘤细胞处于缓慢生长或静止甚至退缩状态,肿瘤细胞由于自身的凋亡,细胞数量减少,肺泡张力减低,难以维持肿瘤性肺泡结构。伴随而来的肺间隔纤维组织增生,导致部分原位腺癌的肺泡内陷,可形成假性浸润构象但并非真正地浸润,而同一肿瘤的有些区域可表现出生长活跃的状态,这就构成了 AIS 组织形态改变的多态性,造成病理诊断的困难和诊断者之间的差异。

(2)AIS 与 AAH 鉴别 主要有 3 点:① AAH 的最大径通常 < 0.5 cm,很少 > 0.8 cm;② AAH 的肿瘤细胞则呈不连续排列,而 AIS 的瘤细胞在肺泡壁上呈连续排列;③ AAH 的影像学表现为 pGGO。其实 AAH 与 AIS 是一个连续进程,在同一病灶中常可同时存在,如遇到这类情况通常选择诊断 AIS。AIS 与微浸润性腺癌鉴别见微浸润性腺癌有关内容。

1.2.2　非黏液型 AIS

十分少见,通常是肺内孤立性结节(≤3 cm);在 CT 影像学上常表现为实性结节。组织学上肿瘤细胞沿固有的肺泡壁生长,肿瘤细胞呈高柱状,细胞质含有丰富黏液,偶尔可见杯状细胞(goblet cell),肿瘤细胞核位于基底部(几乎没有核不典型性或有轻微核不典型性)。黏液型原位腺癌要与微浸润性黏液腺癌鉴别,详见微浸润性腺癌有关内容。

2　微浸润性腺癌

微浸润性腺癌(minimally invasive adenocarcinoma,MIA)是目前国内早期肺腺癌手术切除标本中所占比例最大的病种。MIA 虽是近年来提出一个新的概念,但理解起来并不困难,即在 AIS 的基础上肿瘤组织发生了微小或区域性浸润性病变,而且这类浸润性病变的范围被限定在 ≤ 0.5 cm。目前也将 MIA 分为非黏液性和黏液性两种类型。同样 AIS 一样,绝大多数 MIA 为非黏液性,黏液性 MIA 很少见。CT 影像学上,MIA 表现不一,非黏液性 MIA 通常表现为以磨玻璃样成分为主的部分实性结节,实性部分通常 ≤ 0.5 cm。黏液性 MIA 多数表现为实性结节。

2.1　肉眼形态

肿瘤通常 ≤ 3 cm。

2.2　镜下形态

非黏液性型 MIA 大部分肿瘤细胞类似原位腺癌沿肺泡壁生长,病变内含有微小浸润腺癌病灶,但最大范围≤0.5 cm。如伴有多个≤0.5 cm 浸润灶,可采用浸润性病灶的百分比之和乘以肿瘤的最大径,如数值≤0.5 cm 仍可诊断为 MIA。浸润性结构是指腺泡型、乳头型、实体型和微乳头型腺癌成分,如存在血管淋巴管、胸膜、肺泡内肿瘤细胞、坏死和气道播散等,则不能诊断 MIA,应诊断为浸润性腺癌。绝大多数 MIA 为非黏液性,黏液性 MIA 在黏液性原位腺癌基础上见局灶性浸润性腺癌成分,其组成浸润性腺癌成分最多见是腺泡样腺癌成分,也可是浸润性黏液腺癌成分。同原位腺癌一样,MIA 病灶的界线一定要干净,特别是黏液型 MIA,要注意邻近的肺实质内确定没有粟粒状播散结节。2015 版 WHO 肺肿瘤分类中强调肿瘤气道播散(spread through air spaces,STAS)概念,提出无论在肿瘤内还是在肿瘤周围的正常肺组织中都不存在肺泡内肿瘤细胞(intra-alveolar tumor cells),如果发现存在 STAS 现象,应直接诊断为浸润性腺癌。实际上黏液型 AIS 和 MIA 是十分少见的,更多见的是黏液型浸润性腺癌。对于肿瘤>3 cm 的 MIA,如形态完全符合 MIA 的诊断标准,可以做出倾向 MIA 的诊断。

2.3　鉴别诊断

AIS 与 MIA 鉴别时有一定困难。典型的 AIS 组织学病理学诊断并不困难。在诊断有复杂组织构象的“非典型 AIS”应注意如下几点,并综合分析后再做出判定。

(1)注意肿瘤组织中是否保留原有的肺泡结构　因为AIS的肿瘤细胞应该是沿着原有的肺泡壁增生,大多数区域应保留原有肺泡壁结构,如果肺泡组织结构有广泛破坏并有伴随发生的重建,常会发生局部间质浸润。但在一些处于旺炽样增生状态AIS,其部分区域可见到立体复杂的肺泡结构,其原有肺泡结构可以不明显或部分重新构建,此时与要根据后面介绍的肿瘤细胞的形态和排列综合分析,判断是否存有浸润发生。

(2)注意观察肿瘤细胞排列形式及密度　AIS的肿瘤细胞通常是沿肺泡壁无细胞间隔地生长,大部分区域细胞是单层、密度适中,极少出现肿瘤细胞拥挤重叠,如见到肿瘤细胞拥挤重叠并成簇或成堆的向腔内生长,则是浸润性腺癌的特征。

(3)观察肿瘤细胞形态　包括肿瘤细胞高度、细胞核的形态和染色质及核仁特征等。典型AIS应该是形同Ⅱ型肺泡上皮细胞或Clara细胞,细胞呈立方形,细胞核中等大小,核染质细腻,细胞无明显异型。但处于旺炽样增生状态AIS的肿瘤细胞核可以增大、深染并突向肺泡腔,肿瘤细胞因深染,故染色质结构不清,常可见核内包涵体,但不见核仁及核分裂象。浸润性腺癌细胞核相对较大,因染色质淡染核呈空泡状,并可见核仁,或细胞核染色质粗糙、呈凝块状等,此外如果肿瘤细胞高度明显增加(大于细支气管的正常柱状上皮细胞的高度)并排列拥挤重叠,往往是浸润性腺癌的特征。

(4)观察肿瘤细胞与间质关系　主要是判别真性肿瘤间质浸润与假浸润。假浸润可以是由于AIS部分区域肿瘤性肺泡因肿瘤细胞增生数量不足(肿瘤细胞增生活性低),肺泡张力下降,同时又因周围肺间质增生而造成肿瘤肺泡因受到挤压而缩小,形成的假浸润现象,还可以是因取材或制片过程中人为挤压造成原有肺泡组织结构变形、细胞拥挤重叠并成簇或成堆的向腔内生长,则是浸润性腺癌的特征。

(5)观察肿瘤细胞形态　包括瘤细胞高度、细胞核的形态和染色质及核仁特征等。典型AIS应该是形同Ⅱ型肺泡上皮细胞或Clara细胞,细胞呈立方形,细胞核中等大小,核染质细腻,细胞无明显异型。但处于旺炽样增生状态AIS的肿瘤细胞核可以增大、深染,并突向肺泡腔,肿瘤细胞因深染,故染色质结构不清,常可见核内包涵体,但不见核仁及核分裂象。浸润性腺癌细胞核相对较大,因染色质淡染核呈空泡状,并可见核仁,或细胞核染色质粗糙、呈凝块状等,此外如果肿瘤细胞高度明显增加(大于细支气管的正常柱状上皮细胞的高度)并排列拥挤重叠,往往是浸润性腺癌的特征。

(6)观察肿瘤细胞与间质关系　主要是判别真性肿瘤间质浸润与假浸润。假浸润可以是由于AIS部分区域肿瘤性肺泡因肿瘤细胞增生数量不足(肿瘤细胞增生活性低),肺泡张力下降,同时又因周围肺间质增生而造成肿瘤肺泡因受到挤压而缩小,形成的假浸润现象,还可以是因取材或制片过程中人为挤压造成原有肺泡组织结构变形造成假浸润现象。两者的鉴别主要是两点,首先是上面第(3)点介绍的注意观察肿瘤细胞形态,因被挤压形成的假浸润肺泡,其构成的肿瘤细胞形态应与其他非挤压区域肿瘤细胞相似,细胞核有时可以是深染,但一定不是空泡状核也不见核仁,而具有浸润能力的癌细胞细胞核相对较大,染色质可淡染并可见核仁,或细胞核染色质粗糙等。其次有浸润能力的肿瘤腺体常呈锐角倾向间质并可见局灶性间质促结缔组织反应性增生。同样一个临床上常见到的问题是,由于目前肺腺癌分类规定,在 AIS 的肺泡腔内应无肿瘤细胞形成乳头(如有乳头形成考虑是浸润性腺癌特征),但没有详细述说如何与在 AIS 中常见到的附壁细胞乳头样增生时形成的乳头样结构相鉴别。解决这一问题也还是要通过上述第(2)和第(3)点综合判定。AIS 的瘤细胞乳头样增生时,细胞排列密度适中,不会出现拥挤重叠;同时肿瘤细胞形态同非乳头样增生区域 AIS 细胞基本相同。而乳头状腺癌细胞排列密度很高,常出现细胞拥挤重叠排列,同时表现出癌细胞异型性明显增加或细胞高度或细胞核长度增加等。

3 浸润性腺癌

上海交通大学附属上海胸科医院对 2012 年 6 月至 2013 年 5 月期间经手术切除的 2056 例原发性肺腺癌的临床病理资料进行系统分析的结果显示,浸润性腺癌占全部病例的 86%。男女之比为 1∶1.32;年龄为 17~84 岁,平均 59 岁,女性发病年龄低于男性;肿瘤直径为 0.3~12 cm,平均 2.6 cm。肿瘤发生在右肺多于左肺;上叶多于下叶。大多发生在肺外周部,亦可为中央型,或甚至位于支气管内。周围型肺腺癌常累及脏层胸膜并可伴有广泛转移。

3.1 肉眼形态

多数为边界清楚的包块,肿瘤大小悬殊,可从小至 1 cm 到大至占据一整叶切面呈灰白色,肿瘤大者可坏死或出血。如癌组织有大量黏液分泌,则质软呈黏液样。

3.2 镜下形态

根据腺癌的细胞、组织结构特征,可分为以下 5 种亚型:

3.2.1 附壁型腺癌(lepidic adenocarcinoma)

ICD-O 代码:8250/3,这种亚型通常由沿肺泡壁表面生长的平淡的肺细胞(Ⅰ型肺细胞或 Clara 细胞)组成,类似于微小腺癌和原位腺癌切片中定义的形态。如果存在多个侵袭性病灶,或者侵袭性大小难以在一个离散的病灶中测量,则侵袭性腺癌成分至少存在于一个最大尺寸>5mm 的病灶中,最近的数据表明,估计侵袭性大小的另一种方法是将侵袭性成分的百分比和肿瘤总直径的比值相加。如果结果>5 mm,则应诊断为附壁型腺癌。侵袭定义为:① 组织学亚型,而不是鳞状细胞型(即腺泡状、乳头状、微乳头状和/或实性);② 与侵袭性肿瘤细胞相关的肌纤维母细胞间质;③ 血管或胸膜侵袭;④ 通过空气空间扩散。如果癌细胞:① 侵犯淋巴管、血管或胸膜;② 肿瘤坏死;③浸润成分>5 mm;④ 通过肿瘤周围肺组织的肺泡腔扩散,则诊断为鳞状上皮前显性腺癌而非微小腺癌。据了解,鳞状上皮的生长可导致肺转移性肿瘤和侵袭性黏液腺癌。然而,这种分类中继发性腺癌是一种非黏液腺癌。以鳞状生长为主要成分的腺癌,与浸润性黏液腺癌相区别。鳞状上皮占优势的腺癌不应用于浸润性黏液腺癌。鳞状生长占优势的鳞状细胞瘤鳞状生长也可能由核不典型的肿瘤细胞组成,类似于邻近的侵袭模式。这些病例与肿瘤细胞可切除的Ⅱ型肺细胞或Clara细胞未知的病例有无临床差异。附壁生长型腺癌与其他类型的浸润性腺癌相比,很少发生淋巴结转移,较少发生胸膜侵犯,这部分患者几乎全部是临床肿瘤分期(TNM)Ⅰ期,其预后较好,患者手术后5年生存期>90%。

3.2.2 腺泡型腺癌(acinar adenocarcinoma)

ICD-O代码:8551/3,浸润性肺腺癌中腺泡为型最常见(占37%),这种亚型显示了腺体的大部分组成部分,腺体呈圆形到椭圆形,中心腔被肿瘤细胞包围。肿瘤细胞和/或腺间隙可能含有黏蛋白。腺泡结构也可能由周围核极化的肿瘤细胞圆形聚集体和中央细胞质组成,没有清晰的管腔。当鳞状上皮生长形成巢状结构时,这种腺体样形态可能很难与腺泡型相区分,然而,当肺泡结构丧失和/或肌纤维母细胞间质预先形成时,浸润性腺泡腺癌被认为是存在的。筛状排列被认为是腺泡腺癌的一种类型,尽管这种类型与不良预后有关。腺泡型易发生胸膜侵犯,其淋巴结转移率及TNM分期也相对较高。

3.2.3 乳头状腺癌(papillary adenocarcinoma)

ICD-O代码:8260/3,乳头状型在肺浸润性腺癌中是比较常见的类型,占全部浸润性腺癌29%左右。癌细胞排列衬于有纤维血管轴芯的间质表面,可形成的二级和三级分支的乳头状结构,可有或无黏液分泌产物,肿瘤细胞呈立方形或柱状,细胞排列拥挤并有明显异型,细胞核空泡状常可见核仁。这种亚型显示了腺细胞沿着中央纤维血管核心生长的主要成分,这应该与附壁型腺癌区域肺泡壁的褐色上皮切片相区别。如果肿瘤的腺泡或肺泡腔充满乳头状或微乳头状结构,则肿瘤类型分别被归类为乳头状或微乳头状腺癌。诊断这种类型不需要肌纤维母细胞基质。

3.2.4 微乳头型腺癌(micropapillary adenocarcinoma)

ICD-O代码:8265/3,这种亚型的主要成分是肿瘤细胞生长在乳头状簇中,形成缺乏纤维血管的小乳头。肿瘤细胞通常很小,呈立方形,核不典型。环状腺体可漂浮在肺泡间隙内。血管和间质侵犯是常见的。可见砂粒体。这一组织学亚型在2015年WHO分类中被列为独立的亚型。近年的研究显示以微乳头型腺癌的腺癌具有较强的侵袭行为,易发生早期转移,与实体型腺癌一样,预后很差。现微乳头型发生比例低,笔者的统计显示占全部手术切除的浸润性腺癌病例的1.9%。研究还显示,即便是临床Ia期微乳头型腺癌,其5年无病生存期(disease-free survival,DFS)也仅为40%,与其他各组织学亚型相比,微乳头型腺癌更易发生胸膜侵犯和淋巴结转移,表现出更强的侵袭性。

3.2.5 实体型腺癌伴黏液分泌(solid adenocarcinoma with mucin production)

ICD-O代码:8230/3,这种亚型以多边形肿瘤细胞为主要组成部分,形成缺乏可识别的腺癌成分区域,即腺泡状、乳头状、小乳头状或鳞状生长。如100%为实巢状,实体型腺癌必须与鳞状细胞癌和大细胞癌区别开来,这两种癌都可能表现出罕见的细胞内黏蛋白。实体型腺癌黏液染色(淀粉酶消化后PAS染色或奥辛蓝染色)显示含有细胞内黏液的肿瘤细胞比例是≥5/2HPF。有研究显示,临床Ia期实体型腺癌5年DFS为66.7%,提示实体型腺癌分化差,同微乳头型腺癌一样恶性程度高,是影响肺腺癌预后的重要因素。由于腺癌多为混合亚型,因此当肿瘤组织中含有微乳头成分和实体型成分,尽管比例很少,也应在病理报告中标明此类型的存在及所占比例,提示临床医师及时采取积极治疗并密切随访。

3.3 免疫组化

依腺癌的亚型和分化程度而异,绝大多数肺腺癌表达上皮性标记物 AEI/3、CK7、CAM5.2、CEA 和 EMA,部分表达 CK20,Napsin A 的敏感性与 TTF1 相当。目前,最常用的肺细胞标志物是 TTF1 和 Napsin A,大约75%的浸润性腺癌 TTF1 阳性。在肺腺癌中,EGFR 突变与 TTF1 阳性之间的密切关系也有报道。值得注意的是,TTF1 在其他肿瘤中也有表达,如小细胞肺癌、大细胞神经内分泌癌、一些类癌和甲状腺癌。NapsinA 在其他肿瘤如肾细胞癌中有时也有表达。

3.4 鉴别诊断

要注意与转移性腺癌鉴别,笔者的经验在与转移性腺癌鉴别时详细询问病史是最重要的环节。其次推荐使用 TTF1 和 NapsinA 联合检测,两者对肺原发性腺癌均有近80%的敏感性且有一定互补性,有助于转移性腺癌鉴别。此外转移性腺癌可表达器官特异性标记,如甲状球蛋白(TG)、前列腺特异性抗原(prostate specific antigen,PSA)、前列腺酸性磷酸酶(prostatic acid phosphatase,PAP)及绒毛素(villin),对鉴别转移性甲状腺癌、前列腺癌及胃肠道腺癌有一定帮助。因 ER、PR 几乎仅在乳腺中呈阳性表达,故有一定的鉴别意义。

4 浸润性腺癌的变异型

4.1 浸润性黏液腺癌

浸润性黏液腺癌(invasive mucinous adenocarcinoma),ICD-O 代码:8254/3,(以前称为黏液性细支气管肺泡癌),浸润性黏液腺癌有多中心、多叶和双侧的趋势,这可能反映了气源性扩散。

4.1.1 肉眼形态

浸润性黏液腺癌是一种界限不清的软性胶质肿瘤,无中心性变性纤维化、炭疽性色素沉着或胸膜皱褶。肿瘤多见肺外周部,呈分叶状结节,切面呈胶样,黄白色,一些肿瘤表现为广泛播散性结节或弥漫性肺炎样大叶实变。

4.1.2 镜下形态

肿瘤细胞是由柱状细胞和细胞质内含有大量黏液的杯状细胞组成。肿瘤周围的肺泡内常充满黏液。团黏液细胞也可形成大小、形状不等的腺样结构,腺管上皮细胞呈柱状,胞质较透亮,核位于基底部,有的含有黏液。如果肿瘤中混有附壁生长型、腺泡型、乳头型和微乳头型癌等非黏液腺癌成分,而且非黏液腺癌成分≥10%时,则要诊断为黏液型和非黏液型混合性浸润性腺癌,并要注明非黏液腺癌成分组织类型。

4.1.3 免疫组化

肿瘤细胞表达CK7、CK20、HNF4、TTF1、NapsinA表达率明显低于非黏液性腺癌。癌组织对CDX-2及MUC2呈阳性表达浸润性黏液型腺癌KRAS突变可达90%;近期的研究还证实有NRG1融合基因突变。

4.1.4 鉴别诊断

鉴别诊断首先要与黏液型AIS和MIA鉴别(见前述);其次要与伴有黏液成分的非黏液型浸润性腺癌鉴别,各类非黏液浸润性腺癌可产生黏液,但缺少富有黏液的杯状细胞和柱状细胞(这两种肿瘤细胞形态与腺泡型腺癌细胞不同是两者鉴别的要点);还要注意与转移性黏液腺癌鉴别(来自胰腺、卵巢、结肠等),胰腺黏液腺癌表达CK20和MUC2;结肠黏液腺癌表达CK20和CDX2,很少表达CK7,但在极少情况可表达TTF1。

4.2 胶样癌

胶样癌(colloid adenocarcinoma),ICD-O代码8480/3,也称交界性恶性黏液囊性肿瘤,胶质腺癌是一种腺癌,在这种腺癌中大量的黏蛋白池取代了空气空间。

4.2.1 肉眼形态

肿瘤位于肺外周部,肿瘤质软,肿瘤境界清楚,有部分纤维性包膜,切面呈胶样可有囊性变并含大量黏液

4.2.2 镜下形态

肿瘤组织内见大量细胞外黏液并形成黏液池;肿瘤由杯状细胞和柱状细胞组成,细胞常无明显异型,可附壁样生长,也可漂浮在黏液池中。

4.2.3 免疫组化

肿瘤细胞表达CK20、MUC2和CDX2,可弱表达或局灶表达TTF1、CK7和Napsin A。

4.2.4 鉴别诊断

同样要注意与消化道、胰腺、卵巢和乳腺转移来的黏液腺癌区别。

4.3 胎儿型腺癌

胎儿型腺癌(fetal adenocarcinoma),ICD-O代码8333/3,也称肺内胚层肿瘤、胎儿肺和原肺母细胞瘤,是一种肿瘤组织排列及细胞形态类似胎儿肺的腺癌。低级别胎儿腺癌患者往往是年轻的不吸烟者,与其他腺癌相比,低级别胎儿腺癌通常发生在年轻患者中,发病率在40岁时达到高峰,女性倾向较轻,高级别往往发生在老年男性吸烟者中。

4.3.1 肉眼形态

肿瘤多见肺外周部,通常肿瘤境界清楚,切面呈灰白色,肿瘤大者可坏死或出血。

4.3.2 镜下形态

胎儿型腺癌分为低级别和高级别两种亚型:低级别胎儿腺癌为分枝状腺管结构并被覆假复层柱状上皮肿瘤细胞呈柱状,细胞核小,相对均匀一致,核可有轻度异型,细胞胞质透亮或轻微嗜酸性,富于糖原,类似于假腺管期胎儿肺被覆上皮,细胞的核下和核上胞质内含糖原空泡,腺体基部常可见鳞状细胞样细胞形成的桑葚体(morula formation),似子宫内膜样腺癌。高级别胎儿型腺癌肿瘤细胞核明显异型,可见坏死,缺少桑葚样结构,并常混合有其他类型的各类浸润性腺癌成分(但这些成分仅是次要成分)。

4.3.3 免疫组化

低级别胎儿型腺癌瘤细胞表达TTF1、CgA/Syn(90%),同时可出现β-catenin和ERβ异常的核浆表达。低级别胎儿型腺癌有独特的CTNNB1基因突变驱使,β-catenin表达认为是与Wnt信号通路相关联。高级别胎儿型腺癌肿瘤细胞可表达CgA/Syn(50%)、AFP、glypican3和SALL4。

4.3.4 鉴别诊断

首先要与肺母细胞瘤鉴别,肺母细胞瘤是双向型肿瘤,其包括胚胎性腺癌(典型性低级别)和原始的间叶源性的间质及局灶的特殊的间叶性分化(骨肉瘤、软骨肉瘤、横纹肌肉瘤),胎儿型腺癌缺乏原始的间叶源性母细胞成分。还应注意同转移的子宫内膜癌鉴别,胎儿型腺癌常表达TTF1,子宫内膜癌表达雌孕激素受体(上皮细胞和间质细胞均表达)和PAX8。

4.4 肠型腺癌

肠型腺癌(enteric adenocarcinoma),ICD-O代码8144/3,是一种恶性程度很高的周围性肿瘤,肺的原发性肠型腺癌由具有结直肠腺癌某些形态学和免疫表型特点的成分所组成。

4.4.1 肉眼形态

肿瘤多见于肺外周部,肿瘤境界清楚,切面呈灰白色质硬,常可坏死。

4.4.2 镜下形态

肿瘤细胞高柱状并呈管状或管状绒毛状排列,常可见管腔内坏死等。诊断肺肠型腺癌时,肠分化癌成分应占肿瘤的50%以上。肠型腺癌可有其他肺腺癌组织学亚型成分如沿腺泡型或乳头型腺癌等。

4.4.3 免疫组化

肠型腺癌常可表达一种结直肠癌分化的标记物(CDX2、CK20或MUC2),但部分肠型腺癌仅是组织学形态有肠型腺癌的特征,没有结肠癌的免疫表型。有半数病例可表达CK7和TTF1,有助于与转移性结直肠癌区分。

4.4.4 鉴别诊断

由于有时肺肠型腺癌的组织学和免疫表型与结肠腺癌无法完全区别(特别是有

结直肠癌病史的患者,因有少数转移性结直肠癌病例可表达TTF1),故目前多数学者认为只能是在临床和影像学等各类检查排除了结肠腺癌后,才能做出肺肠型腺癌病理诊断。通过二代测序技术研究发现在已确定的肺肠型腺癌和已明确为肺转移性结直肠癌其基因突变有明显差异,肠原发癌和肠癌肺转移中能检测到APC基因和错配修复(mismatch repair,MMR)系统相关基因突变,而已确诊的肺肠型腺癌中检测到*EGFR*基因突变、*ALK*融合基因、*ERBB*2基因突变等。因此检测这类型基因突变类型将极有助于肺肠型腺癌与转移性结直肠癌的鉴别。

三、肺神经内分泌肿瘤

1 小细胞癌

ICD-O代码:小细胞癌(small cell carcinoma,CLC)8041/3;复合性小细胞癌8045/3,即小细胞神经内分泌癌,占肺癌的10%~20%,以前曾称为燕麦细胞癌、小细胞间变性癌、未分化小细胞癌等。肿瘤大多位肺门或肺门旁,少数位于周围。患者多为中老年,80%以上为男性,85%以上的患者为吸烟者。因肿瘤生长迅速,并早期转移,以及异位激素的产生,胸膜、纵隔受累常见且较广泛,常导致上腔静脉综合征。

1.1 肉眼形态

肿瘤大多位于肺门或肺门旁,肿瘤境界清楚切面呈灰白色质硬,常可坏死。

1.2 镜下形态

组织学上,小细胞癌肿瘤细胞的形态一般较均匀,其特征是癌细胞较小,规定肿瘤细胞不大于静止状态淋巴细胞的3倍,多呈淋巴细胞样或燕麦细胞形,核位于中央,细胞质少,细胞边界不清,瘤细胞排列成小巢状或小梁状,周边呈栅状,胞核之间可互相嵌合成铸模形(nuclear molding)。高倍镜下,核常带棱角,染色质细而弥散呈粉尘状,核仁不清,核分裂象多见,肿瘤内常有广泛坏死,小血管壁可见来自坏死癌细胞的嗜碱性物质沉积(Azzopardi现象)。

复合性小细胞癌(combined small cell carcinoma)是指SCLC中混合NSCLC成分,包括鳞状细胞癌、腺癌和大细胞癌,有时可为梭形细胞癌或巨细胞癌,其中NSCLC成分应超过10%,病理报告中应注明NSCLC的组织学类型。

1.3 免疫组化

免疫组化显示肿瘤细胞表达广谱CK(AE1/3),常是在核旁逗点样或是细胞质内弥漫表达;肿瘤细胞表达神经内分泌标记物(Syn、CgA、CD56和NSE),Syn和CD56一般为弥漫强阳性,而CgA往往为灶性或弱阳性,其中CD56最敏感。但约有10%SCLC不表达神经内分泌标记物。此外,SCLC表达TTF1(约90%)和CD117(约80%)。小于60%的小细胞癌CD117阳性。SCLC肿瘤细胞Ki-67指数比较高,通常>

50%，平均≥80%。电镜显示约2/3病例中存在直径100~200 nm的有界膜分泌颗粒。

1.4 鉴别诊断

1.4.1 其他神经内分泌癌

SCLC与大细胞神经内分泌癌（large cell neuroendocrine carcinoma，LCNEC）最重要的鉴别点是细胞大小、核浆比以及核仁是否存在。SCLC较LCNEC核浆比高，而后者瘤细胞常可见核仁。

1.4.2 小细胞鳞状细胞癌

癌细胞小，与小细胞癌难以区别，但其中可见明确的鳞癌灶，有角化现象。同时，免疫组化染色有助于鉴别诊断，此癌神经内分泌标记为阴性。

1.4.3 原始神经外胚叶肿瘤（primitive neuroectodermal tumour，PNET）

PNET肿瘤细胞小，弥漫性增生易于误为SCLC，但PNET通常核分裂象少于SCLC，而且弥漫性表达CD99，不表达角蛋白及TTF1。

1.4.4 促纤维增生性小细胞肿瘤（desmoplastic small cell tumor）

此瘤常见于腹腔，盆腔，多见于青少年。发生在肺纵隔及胸膜者亦有报道。其特点是肿瘤细胞小，呈大小不一的巢状，与小细胞癌难以区别，所不同的是肿瘤间质常呈明显的纤维组织增生，可发生硬化。免疫组化染色显示，瘤细胞表达神经内分泌标记物（CgA、Syn、CD56和NSE）及肌源性标记可呈阳性反应。

2 大细胞神经内分泌癌

ICD-O代码：8013/3，大细胞神经内分泌癌（large cell neuroendocrine carcinoma，LCNEC）被定义为非小细胞癌伴有神经内分泌形态学特征（包括菊形团和栅栏状排列），且表达神经内分泌指标（CD56、CgA、Syn）中一个指标阳性即可，但需>10%的肿瘤细胞明确阳性，此癌可发生在中央或外周，肿瘤平均大小为3 cm（1.3~10 cm），通常为境界清楚的结节状肿块，偶见呈多结节者。其切面呈黄白色或褐色，常有广泛坏死及出血。淋巴结转移常见。

2.1 肉眼形态

肿瘤见于肺外周部，肿瘤境界清楚，切面呈灰白色质硬，常可坏死

2.2 镜下形态

组织学上，癌细胞大，细胞质丰富，核大而空淡核仁明显，核分裂象多。癌细胞呈器官样巢状、小梁状、菊形团样和栅栏状排列，常有大片坏死。

2.3 免疫组化

免疫组化显示瘤细胞表达CD56、CgA和Syn 3个常用的神经内分泌标志中，CD56的灵敏性最高，但CgA、Syn的特异性更高。LCNEC常常P40阴性，但P63可阳性。肿瘤细胞通常表达广谱CK（AE1/3），部分表达TTF1（50%），约有70%的病例表达CD117，Ki-67指数一般为40%~80%。电镜下癌细胞胞质内含有神经内分泌颗粒。

2.4 鉴别诊断

主要是与分化差的鳞癌及一般的(非神经内分泌)大细胞癌相鉴别,免疫组化及电镜观察有助于鉴别。如肿瘤形态像不典型类癌,但核分裂>10 个/(2 mm²)(2 mm²相当于10 个高倍视野),仍需诊断 LCNEC。10%~20%肺鳞癌、腺癌、大细胞癌在镜下形态下无神经内分泌形态,但有神经内分泌免疫表型和(或)电镜下的神经内分泌颗粒,建议诊断为非小细胞癌伴神经内分泌分化。这类肿瘤的预后和对化疗的反应目前尚不清楚。对一些组织学及细胞形态类似与大细胞神经内分泌癌,但神经内分泌指标阴性的病例,建议诊断大细胞癌伴神经内分泌形态,归(非神经内分泌)大细胞癌。复合性大细胞神经内分泌癌(combined LCNEC):LCNEC 伴有腺癌、鳞状细胞癌、巨细胞癌和(或)梭形细胞癌成分。

3 类癌和非典型类癌

ICD-O 代码:典型的类癌肿瘤 8240/3;非典型类癌肿瘤 8249/3,类癌(carcinoid)亦称典型类癌,上海交通大学附属胸科医院 2000—2009 年 9345 例肺癌手术切除标本统计分析显示,该类肿瘤约占全部于术切除肺癌的 0.67%该医院手术切除 32 例肺类癌肿瘤标本分析显示:患者男女性别比为 2.2:1;典型类癌患者平均年龄 43 岁,不典型类癌 3.3cm;绝大多数为Ⅰ期患者(84.4%,27/32),典型类癌 5 年无进展生存率为100%;不典型类癌 5 年无进展生存率为 92.9%。

3.1 肉眼形态

肿瘤可以是中央型,亦可位于肺外周部,肿瘤边界清楚,切面呈灰白灰黄,质软或中等,通常不见坏死。

3.2 镜下形态

类癌癌细胞中等大小,大小与形状十分一致,并呈器官样结构为其显著特征。胞核圆形或卵圆形,位于中央,染色质细而分布均匀,核仁不明显,细胞质少至中等量,嗜伊红色,亦可透明。肿瘤细胞排列成器官样、小梁状、岛屿状、栅状、假腺样或菊形团样,少数病例肿瘤细胞可呈梭形样细胞;透明样细胞和印戒样细胞。间质为富于血管的纤维组织。类癌的肿瘤细胞核通常较规则,但有时可有轻度非典型或多形性,核分裂象少见,典型类癌通常无坏死。依据核分裂数和有无坏死可将类癌分为典型类癌(typical carcinoid,TC)和非典型类癌(atypical carcinoid,AC)两型:TC 的核分裂数<2 个/(2 mm²)(2 mm²相当于 10 个高倍视野),无坏死;AC 的核分裂数 2~10个/2 mm²和(或)灶性坏死。瘤细胞核的非典型或多形性不是区别 TC 与 AC 的可靠标准。当核分裂数≥11 个/(2 mm²)和出现大片坏死,根据细胞形态和大小应诊断为SCIC 或 LCNEC,还应注意的是必须在肿瘤生长最活跃的区域计数核分裂,如果核分裂较少,则须观察整张切片。发生在肺周边部的微小类癌,小于 5 mm,形态学与 TC相同,称为肺微小瘤(pulmonary tumorlet)由于病变微小。由于病变微小,以往常在肺活检或尸检(pulmonary tumorlet)时偶尔发现,目前因国内肺内小结节手术切除率增

高,故也常在肺小结节切除标本中见到此类病变。本病部分病例与支气管扩张或炎症性病变导致肺组织瘢痕形成有关。

3.3　免疫组化

免疫组化染色显示瘤细胞大多表达 CK,但有时可不表达 CK(达 20% 病例)。CgA、Syn、CD56 可不同程度阳性。Ki-67 指数在典型类癌和不典型类癌中的表达各不相同,典型类癌 Ki-67 指数较低,不典型类癌的 Ki-67 指数偏高。电镜下,肿瘤细胞胞质内含有直径 100~400 nm 的致密核心有界膜分泌颗粒。

3.4　鉴别诊断

类癌和微瘤型类癌的鉴别主要在大小上,后者直径<5 mm。在气管镜活检诊断典型类癌时,一定要结合肿瘤的大小,以防止过度诊断。肺类癌和大细胞神经内分泌癌及小细胞癌的鉴别可通过坏死、核仁和核分裂进行鉴别,后两者一般核分裂大于 10 个/10HPF,如出现大面积坏死不支持不典型类癌。三者的区别在手术标本上一般不存在问题,但对某些存在明显挤压伤的小活检标本需要特别注意,因为发生机械性损伤时,细胞结构和形态看不清楚,尤其是核浆比无法判断。且当无明显的坏死及核分裂时,如果单凭酶标提示神经内分泌表达,易将肺类癌诊断为小细胞癌。这时须加做 Ki-67,如果 Ki-67 指数偏低,诊断小细胞癌一定要慎重。类癌误诊为小细胞癌的报道亦见诸文献。有报道小细胞癌的 Ki-67 的指数一般>50%,Ki-67 指数<20% 则不能轻易诊断小细胞癌。此外,肺原发性类癌也需与转移性类癌和不典型类癌进行鉴别。除有肿瘤病史外,TTF1、CK7 和 CK20 组合测定亦可用于鉴别胃肠道来源且分化好的转移性神经内分泌肿瘤。既往 TTF1 在支气管肺类癌中的表达分歧较多,近来 Rosa 等文献报道肺内的神经内分泌细胞可表达 TTF1,部分肺类癌表达 TTF1,非肺源的分化好的神经内分泌肿瘤往往 TTFI 阴性。Du 等报道 TTF1 只在原发性肺类癌中表达且主要表达在周围型病变中。Schmilt 等复查了 604 例胃肠胰肿瘤,发现仅有 0.7%TTF1 阳性。此外,CK7 多数表达在肺肿瘤,而 CK20 多表达在胃肠道依据上述指标,基本上已可甄别类癌的原发部位。

4　弥漫性特发性肺内分泌细胞增生

弥漫性特发性肺内分泌细胞增生(diffuse idiopathic pulmonary neuroendocrine cell hyperplasia,DIPNECH)是支气管和细支气管上皮中散在的单个肺神经内分泌细胞呈线性排列或呈小结节样弥漫性增生。肺神经内分泌细胞具有摄取胺前体和脱羧基功能,其大多以单个散在分布于支气管和细支气管黏膜上皮细胞之间或黏膜下腺皮细胞之间,少数以线性排列或形成圆形小体,DIPNECH 好发于 40~60 岁成人,女性稍多,病变常见于气道或肺间质纤维化或支气管扩张等患者,这种病变是否是一种局限性的癌前状态尚未肯定。

4.1　镜下形态

病变局限在细支气管黏膜上皮内,表现为增生的神经内分泌细胞数量增多,可从单个散在或呈线样,或在细支气管上皮基底部形成小巢,更甚者可将细支气管上皮由增生的神经内分泌细胞完全取代,可致其管腔狭窄,但不穿透基底膜。神经内分泌细胞较小,排列不整,核形不一、深染。

4.2 鉴别诊断

主要与细支气管上皮的基底细胞不典型增生及肺间隔平滑肌增生相鉴别,细支气管上皮的基底细胞不典型增生基底细胞数量增多,排列较规律,大小、形状较一致,免疫组化神经内分泌标记阴性。肺间隔平滑肌增生免疫组化神经内分泌标记阴性,但SMA等肌源性标记阳性。

5 大细胞癌

ICD-O代码:大细胞癌(large cell carcinoma,LCC)8012/3,肺大细胞癌被定义为是一种未分化的非小细胞肺癌,其在细胞学和组织结构及免疫表型等方面缺少小细胞癌、腺癌及鳞状细胞癌的特征,且必须是手术切除标本才能做出大细胞癌的诊断。目前的资料显示肿瘤好发于老年男性、中位年龄约为60岁。

5.1 肉眼形态

影像学上大细胞瘤可为中央型或外周型肿瘤通常较大,直径一般大于3cm,坏死广泛且常见可侵及胸膜及其邻近的组织。

5.2 镜下形态

组织学上癌组织常呈紧密分布的实性团或片块,或弥漫分布呈大片,无腺癌、鳞癌分化特征。癌细胞较大,细胞质中等或丰富、淡染,或呈颗粒状,或略透亮,核圆形或卵圆形、空泡状、核仁明显,核分裂象易见。大细胞癌组织坏死常见,且较广泛。有的大细胞癌可见少数黏液阳性的细胞。如经黏液染色并淀粉酶消化后,见有大量的产生黏液的细胞,则应诊断为实性腺癌伴黏液形成。

2015版WHO肺肿瘤分类将旧版的大细胞癌的几个亚型做了较大幅度修改,首先将基底样大细胞癌归为鳞癌一个亚型;将大细胞神经内分泌癌归入神经内分泌癌;将淋巴上皮瘤样癌归入其他和未分类癌的范畴;取消透明细胞大细胞癌和横纹肌样大细胞癌亚型。

5.3 免疫组化

免疫组化和黏液染色在诊断大细胞癌时是必要的。诊断大细胞癌先决条件是肺腺癌免疫标志(TTF1/ NapsinA)和鳞癌标志(P40/P63(4A4)/Ck5/6)及黏液染色均为阴性

5.4 鉴别诊断

诊断时需要与腺癌实体亚型(TITFI/NapsinA/黏液染色阳性、P40/P63(4A4)/Ck5/6阴性)、非角化性鳞癌(TTF1/NapsinA/黏液染色阴性、P40/P63(4A4)/Ck5/6阳性)和腺鳞癌(含有明确的腺癌及鳞癌两种成分,且每一种成分要>10%)鉴别。2015版WHO肺肿瘤分类考虑到世界范围各国及地区经济及卫生技术水平发展不均,大细

胞癌可能会有以下3种情况:① 大细胞癌,免疫表型为 CK 阳性、肺腺癌免疫标志和鳞癌标志及黏液染色均为阴性;② 大细胞癌,免疫表型为 CK 阳性、肺腺癌免疫标志和鳞癌标志表达阴性(TTF-1/NapsinA、P40/P63(4A4)/Ck5/6 其中之一有局灶性阳性)、黏液染色为阴性;③ 大细胞癌,不能提供免疫组化和黏液染色结果。

6 腺鳞癌

ICD-O 代码8560/3,腺鳞癌(adenosquamous carcinoma)是指在同一个肿瘤内有明确的腺癌和鳞癌两种成分并存,其中的一种成分最少要占整个肿瘤的10%。大多数患者有吸烟史。

6.1 肉眼形态

腺鳞癌可以是中央型,亦可位于肺外周部。

6.2 镜下形态

腺鳞癌含有明确的腺癌及鳞癌两种成分,两者的比例各异,或一种占优势,或两者比例相等,但其中的一种成分至少要占整个肿瘤的10%,故腺鳞癌的诊断应建立在对手术切除标本进行全面检查的基础上(活检和细胞学标本仅能做出提示性诊断)。其组织形态特征如在鳞癌及腺癌中所述,两者均可表现为高分化、中分化和低分化,但两种成分的分化程度并非一致,多数是两种成分相互分开而无联系,少数是相互混杂。

6.3 免疫组化

免疫组化显示癌细胞表达不同分子量角蛋白(AE1/3、CAM5.2 和 CK7 等),但通常不表达 CK20,鳞癌和腺癌两种成分分别表达 P40 和 TTF1。

6.4 鉴别诊断

包括鳞癌、腺癌伴有上皮鳞化及分化差的黏液表皮样癌。如在鳞癌见到少量腺癌成分时(<10%)应诊断鳞癌伴少量腺癌成分,反之亦然。分化差的黏液表皮样癌与具有分化差成分的腺鳞癌的鉴别时有一定困难,黏液表皮样癌发生在近侧大支气管内,呈外生性,突入腔内,由表皮样细胞及黏液细胞杂乱混合构成,呈不规则片块,或有腔隙形成,杯状细胞通常散布在细胞巢内,而不形成腺管,亦无单个细胞的角化及鳞状细胞珠形成。而腺鳞癌多位于外周部,可形成腺管,亦可看见角化或细胞间桥。腺鳞癌需注意与鳞癌中内陷入的非肿瘤腺体鉴别,后者腺体及细胞无异型,并常被肿瘤成分挤压。

7 肉瘤样癌

原发性肺肉瘤样癌(sarcomatoid carcinoma)是一类异质性较大的非小细胞癌,比较少见,上海交通大学附属胸科医院2000—2009年9 345 例肺癌手术切除标本统计分析显示,该类肿瘤约占全部手术切除肺癌的1.64%。肉瘤样癌包括多形性癌、梭形细胞癌、巨细胞癌、癌肉瘤和肺母细胞瘤共5种类型。上海交通大学附属胸科医院2011—2015年手术切除46 例肉瘤样癌中多形性癌发病最高达39 例,梭形细胞癌3

例,巨细胞癌2例,癌肉瘤和肺母细胞瘤各1例。肉瘤样癌好发于老年男性,平均年约60岁,男女之比约为4:1,肿瘤可位于肺的中央或周边,以周围型居多。临床上,肿瘤进展迅速,常广泛转移,化学治疗和放射治疗的疗效差,预后不良。最近有文献表明在肉瘤样癌中有较高比例的MET基因第14号外显子跳跃突变,而且有突变患者对克唑替尼(crizotinib)的临床试验疗效显著。

7.1 多形性癌

多形性癌(pleomorphie carcinoma)ICD-O代码:8022/3。

7.1.1 肉眼形态

可以是中央型,亦可位于肺外周部,肿瘤切面呈灰白色质硬,常可见灶状出血及坏死。

7.1.2 镜下形态

肿瘤可以完全由恶性梭形细胞和巨细胞共同组成,亦可以是低分化非小细胞癌,即腺癌、鳞癌、大细胞癌或未分化非小细胞癌中含有10%以上的梭形和(或)巨细胞成分,病理诊断多形性癌时,报告中应注明腺癌或鳞癌成分。间质可为纤维性、黏液样,中性粒细胞吞入现象、坏死、出血、血管侵犯常见。

7.1.3 免疫组化

NSCLC成分表达CK和EMA,梭形细胞和巨细胞成分表达波形蛋白,偶可局灶性表达CK、EMA和α-SMA。

7.2 梭形细胞癌

梭形细胞癌(spindle cell carcinoma)ICD-O代码:8032/3

7.2.1 肉眼形态

常位于肺外周部肿瘤境界清楚,切面呈灰白色质软或中等。

7.2.2 镜下形态

肿瘤几乎全部由上皮性的梭形细胞构成,无明确腺癌、鳞癌、大细胞癌或巨细胞癌成分。梭形细胞排列成束状和巢状,肿瘤内可有散在的淋巴细胞和浆细胞浸润,当炎症细胞浸润显著时,需与炎性肌纤维母细胞瘤鉴别。

7.2.3 免疫组化

梭形细胞常可同时表达CK、CEA、波形蛋白和TTF1。

7.3 巨细胞癌

巨细胞癌(giant cell carcinoma,GCC)ICD-O代码:8031/3。

7.3.1 肉眼形态

常位于肺外周部,肿瘤切面呈灰白色质地中等,常可坏死。

7.3.2 镜下形态

几乎全部由肿瘤性的巨细胞(包括多核巨细胞)构成,无分化性癌的成分。癌细胞相互松散排列,常有大量炎症细胞,尤其中性粒细胞浸润,癌细胞胞质内常可含有炎症细胞。

7.3.3 免疫组化

CCC中巨细胞也可同时表达CK、波形蛋白和TTF1。

7.4 癌肉瘤(carcinosarcoma)

ICD-O代码8980/3,是一种混合性的恶性肿瘤,既包括非小细胞癌(典型的为鳞癌或腺癌),又包括伴有异源性分化的肉瘤(如横纹肌肉瘤、软骨肉瘤、骨肉瘤等)

7.4.1 肉眼形态

肿瘤境界比较清楚,切面呈灰白色质地中等,可见局灶性坏死。

7.4.2 镜下形态

NSCLC成分中最常见的是鳞癌,其次是腺癌和大细胞癌等;肉瘤样成分,按降序排列,依次为横纹肌肉瘤软骨肉瘤、骨肉瘤或上述的混合。分化差的区域可由梭形细胞排列成纤维样、席纹状(storiform)、血管周细胞瘤样的结构。

7.4.3 免疫组化

NSCLC成分表达CK和EMA,软骨肉瘤成分表达S100蛋白,横纹肌肉瘤成分表达结蛋白、myoD1和肌细胞生成素(myogenin)。

7.5 肺母细胞瘤

肺母细胞瘤(pulmonary blastoma)ICD-O代码8972/3,是一种双向分化型肿瘤,包括胚胎性腺癌(低级别)和原始的间叶源性的肿瘤,可以视为一种特殊类型癌肉瘤。

7.5.1 肉眼形态

多位于肺外周部,肿瘤切面常呈灰白色、灰红相兼,质地中等。

7.5.2 镜下形态

其上皮成分为低级别的胚胎性腺癌,分支管状腺体;衬有假复层的柱状细胞、圆形核、透亮或淡嗜伊红的细胞质、柱状细胞富于糖原,像胚胎肺的假腺样期的气道上皮部分病例局灶可出现多形性,像高级别的胚胎性腺癌或传统的腺癌。43%~60%病例中可见桑葚样小体。间叶成分为紧密排列的原始的卵圆形细胞,核浆比高,在黏液样或纤维性背景中有分化成熟的成纤维细胞样细胞的趋势。少数病例可见局灶的特殊的间叶性分化成分(骨肉瘤、软骨肉瘤、横纹肌肉瘤)等,肺母细胞瘤中有罕见成分的报道,如卵黄囊瘤、畸胎瘤、精原细胞瘤、胚胎性癌和恶性黑色素瘤等。

7.5.3 免疫组化

上皮成分弥漫表达CK7、AE1/3、34BE12、CEA、EMA、TTF1等,可局灶表达CgA、Syn、Vim、激素多肽(calcitonin ACTH serotonin等)。间叶源性的母细胞成分弥漫表达Vim、MSA,局灶表达AE1/3。腺样成分和母细胞成分表达β-catinin(核/浆),罕见的生殖细胞肿瘤成分表达AFP、PLAP等。

7.5.4 鉴别诊断

诊断肺母细胞瘤需与肺胎儿型腺癌、滑膜肉瘤和胸膜肺母细胞瘤鉴别。肺胎儿型腺癌缺乏母细胞成分。滑膜肉瘤其上皮样成分为非胎儿型腺癌形态,并常有SSI8-SSX异位。胸膜肺母细胞瘤分为3个亚型:Ⅰ型,发病年龄<2 岁(中位年龄10个月),多囊结构,镜下见囊内衬呼吸型上皮,其下为小的原始的恶性细胞形成连续或不连续的形成层样区域,而母细胞成分难以看见。Ⅱ型,发病中位年龄为35个月,常呈囊实性,显微镜下除可见的Ⅰ型区域外,沿其实性区域可见原始性小细胞在肿瘤间隔内成片增生,有时可见梭形细胞肉瘤束;Ⅲ型,发病中位年龄为41个月,肉眼见为实性肿瘤,镜下见成片的母细胞和肉瘤样区域(软骨肉瘤样、纤维肉瘤样、横纹肌肉瘤样)的混合;可出现多少不等的出血、坏死、纤维化;该型无肿瘤性上皮成分是与肺母细胞瘤鉴别的要点。

8 肺涎腺型恶性肿瘤

肺的涎腺型恶性肿瘤(salivary tumorlet)是一组主要起自气管和支气管壁小涎腺的肿瘤,这些肿瘤均较少见,上海交通大学附属胸科医院2000—2009年肺癌手术切除标本统计分析显示该类肿瘤约占全都手术切除肺癌的0.72%。

8.1 腺样囊性癌

腺样囊性癌(adenoid cystic carcinoma)ICD-O 代码8200/3,此癌是发生在下呼吸道最常见的涎液原型肿瘤之一,仅发生在气管及大支气管,尤以气管为多。在X线胸片上因其位于支气管内且在中央不易定位,而纤维支气管镜活检易获阳性结果。临床上,男、女发病率相同,中年人多发,平均年龄为45岁。腺样囊性癌常以局部复发为主,很少远处转移。

8.1.1 肉眼形态

肿瘤常突入支气管腔内呈息肉状生长,最大直径可达数厘米,或呈环形弥漫浸润性结节,直径0.9~4.0 cm,质软,呈灰白色、粉红色或浅褐色,癌组织也可穿过软骨壁扩展至周围肺实质。少数可侵至胸膜或纵隔,形成巨块。

8.1.2 镜下形态

癌组织在支气管壁内呈浸润性生长,表面的支气管上皮可发生溃疡或鳞化,其组织形态与唾液腺器官发生的同类肿瘤完全相同。癌细胞较小,核深染,排列呈圆柱状、小梁状、实性条索,由导管上皮及肌上皮双层细胞构成的腺体或小管,常见具有特征性的大小不等的筛状结构片块,其中可见扩张的假囊肿,囊内含有黏液或嗜酸性基底膜样物质。肿瘤间质可有黏液样变性,有时透明变性显著,则压迫上皮性条索呈窄带状。实性巢外周细胞偶呈栅栏状,如基底样构型。瘤组织坏死及核分裂象不常见,可侵及周围肺实质及局部淋巴结,38%的病例见有侵袭周围神经现象,并常可沿气管或支气管发生跳跃性转移。

8.1.3 免疫组化

瘤组织对低分子量角蛋白、波形蛋白、肌动蛋白呈强阳性反应,S-100蛋白呈局灶性阳性,肿瘤细胞还可表达CD117。

8.2 黏液表皮样癌

黏液表皮样癌(mucoepidermoid carcinoma)ICD-O代码8430/3,少见,患者年龄为4~78岁,近半数发生在30岁以下。此癌亦为侵袭性生长,但大多数生长缓慢,病程较长,转移罕见。

8.2.1 肉眼形态

大多数肿瘤位于大支气管(主支气管、叶支气管和段支气管),呈息肉状突入支气管腔内,引起支气管刺激和阻塞症状。肿瘤直径为0.5~6cm(平均2.2 cm)质软或中等。

8.2.2 镜下形态

构成此癌的特征性成分是黏液细胞、表皮样细胞及中间型细胞,组织学上,依据各种癌细胞的比例和异型程度可将该肿瘤分为低级别和高级别两型。低级别型(low-grade malignancy)以黏液细胞形成含黏液的小腺腔和囊肿为主,混有非角化鳞状细胞和介于上述两种细胞之间的中间型细胞。癌细胞的异型性小,核分裂象很少,通常无坏死。肿瘤局部侵袭,很少发生转移,手术完全切除后预后良好。高级别型(high-grade malignancy)主要由中间型细胞和鳞状细胞组成,混有少量黏液细胞和黏液,癌细胞异型性较大,核深染,核浆比例高,核分裂象多常伴有明显坏死,有些病例亦可见分化好的低度恶性肿瘤区。肿瘤常侵犯肺实质和转移到肺门淋巴结,手术很难将肿瘤完全切除,预后不良。

8.2.3 免疫组化

黏液表皮样癌不表达TTF1和Napsin A,这点有助于与肺腺癌的鉴别。可检测到MAML2基因重排。

8.2.4 鉴别诊断

低级别黏液表皮样癌因其含有明确的表皮样成分及黏液细胞,不易与其他癌相混淆,而分化差的高级别黏液表皮样癌,则需与腺鳞癌相鉴别。前者通常位于大支气管内呈息肉样,缺少细胞角化和角化珠形成,同时常可找见低度恶性黏液表皮样癌成分;而后者多位于肺外周部,鳞癌成分可显示角化现象。

四、上皮-肌上皮癌

上皮-肌上皮癌(epithelial-myoepithelial carcinoma),ICD-O代码8562/3,此癌罕见,几乎均位于大支气管内,故有气道阻塞症状。

1 肉眼形态

肿瘤位于支气管腔内,也可侵至周围肺实质,切面呈实性灰白色,有的呈胶冻状。

2 镜下形态

上皮-肌上皮癌表现为由内侧的上皮细胞和周边的肌上皮两种细胞构成管状或实性结构，腺管状上皮细胞所占比例不一，其周围的肌上皮细胞呈梭形或圆形，其细胞质呈嗜酸性或透明，核分裂象少见，间质可透明变性。此癌手术切除通常可治愈，但有的也可能复发或转移。

3 免疫组化

上皮细胞表达CK，通常Vim和S100阴性；肌上皮细胞CK、CD117及GFAP弱阳性，S100、Actin强阳性，CEA、HMB45阴性。

五、腺泡细胞癌

腺泡细胞癌（acinic cell carcinoma）罕见，大多为成人，可发生在大支气管内引起支气管刺激或阻塞症状，或位于肺实质而无症状。

1 肉眼形态

位于支气管内者呈息肉状，在肺实质内者境界清楚，无包膜。

2 镜下形态

肿瘤细胞大小、形状均一，呈圆形、多角形，细胞质丰富呈嗜酸性或嗜碱性颗粒状，核居中，通常为小圆形或卵圆形，有时可见泡状核，含有明显核仁。肿瘤细胞可排列成片块、巢、腺泡、小腺体或管状乳头状，被厚薄不等的纤维组织分隔，有时有丰富的淋巴细胞或淋巴、浆细胞浸润。PAS染色癌细胞可含抗淀粉酶的阳性颗粒。

3 鉴别诊断

首先要排除转移性唾液腺腺泡细胞癌，如肿瘤为邻近支气管的孤立结节，考虑为原发的。此外，要与嗜酸性细胞类癌、支气管颗粒细胞瘤相鉴别。免疫组化可把类癌区别开来，电镜观察亦有助于鉴别诊断，类癌可见神经分泌颗粒，颗粒细胞瘤有丰富的自噬性溶酶体，而腺泡细胞癌无。

六、嗜酸性细胞腺癌

嗜酸性细胞腺癌（oncocytie adenocarcinoma）ICD-O代码8940/0，亦称多形性腺瘤，肺嗜酸性细胞腺癌极罕见，国外文献仅有8例报道。2006年，国内吴继华等报道1例70岁男性患者，其肿瘤位于左肺上叶外周部，大小为5 cm×5 cm×4 cm，给予手术切除左肺上叶治疗。

1　肉眼形态

左肺上叶支气管腔内有一肿物,大小为5.8 cm ×4.6 cm × 1.8 cm,完全堵塞管腔,呈灰白色,向周围肺组织生长,境界不清。

2　镜下形态

肿瘤组织呈梁索状、腺样或实性片块,间质稀少;肿瘤细胞较大,边界清楚,呈圆形或多边形,细胞质丰富,呈嗜酸性颗粒状,并见散在的巨核及多核巨细胞,核染色质细颗粒状,核分裂象多见。肿瘤组织侵犯支气管软骨、黏液腺及血管并在肺实质呈浸润性生长,伴大片状坏死。

3　免疫组化

瘤组织CK阳性,EMA、CAM5.2、S-100均阴性。

七、其他未分类癌

1　淋巴上皮瘤样癌

ICD-O 代码8082/3,淋巴上皮瘤样癌(lymphoepithelioma-like carcinoma)在多方面与发生在鼻咽部的淋巴上皮癌相同,在西方国家少见,但多见远东地区。

1.1　肉眼形态

多见于肺外周部孤立性肿块,肿瘤切面常呈灰白色,质地中等有弹性。

1.2　镜下形态

癌的组织形态与鼻咽部淋巴上皮癌完全相同。肿瘤呈弥漫浸润方式伴有大量淋巴细胞浸润,癌细胞呈合体细胞样生长,细胞核空泡状,有明显的嗜酸性核仁,核分裂易见,平均10个/$(2 \ mm^2)$。癌细胞无腺、鳞分化特征,被有多量淋巴细胞,浆细胞浸润的纤维性间质包绕癌巢内亦有淋巴细胞浸润。

1.3　免疫组化

肿瘤细胞表达CK(AEI/AE3)CK5/6、P40、P63,提示鳞状细胞来源。同时伴有混合 CD3$^+$T 淋巴细胞和 CD20$^+$B 淋巴细胞浸润 NSE、CgA、Syn 少数细胞呈阳性表达。原位杂交法检测 EBER1 常为阳性,提示 EBV 在此型肺癌的发病中可能起作用。很少有 KRAS 和 EGFR 突变,提示这些基因对该病的发展无明显驱动作用。

1.4　鉴别诊断

需注意与非霍奇金淋巴瘤及转移性鼻咽癌区别。

2　NUT 癌

ICD-O 代码8023/3,NUT 癌是一种侵袭性、低分化癌,因肿瘤细胞有 NUT 基因重排而被命名。目前全世界报道少于100例,可发生于任何年龄,但更多见于年轻人和儿童,男女发病比例相当。NUT 癌发现时已多为进展期,故手术切除标本例数较少。

NUT癌高侵袭性,目前尚未有特别有效的化疗药物,平均生存期仅为7个月。

2.1 肉眼形态

肉眼检查见肿块较大,切面黄褐-白色,常见坏死。

2.2 镜下形态

显微镜下肿瘤由小到中等大小未分化肿瘤细胞组成,呈片状或巢状排列,核不规则,染色质颗粒状或粗糙,常有突然角化现象。

2.3 免疫组化

超过50%NUT癌的肿瘤细胞显示NUT抗体(C52B1)斑点状核阳性。但应注意在精原细胞瘤中可有NUT弱或局灶性表达,多数病例广谱CK阳性,其他上皮标志如EMA、BerEP4、CEA的结果报道不一。大部分病例有p63、p40核表达,提示鳞状细胞来源。CgA、Syn和TTF1偶有表达。NUT癌还可表达CD34。NUT癌细胞伴有染色体易位,15q14上的NUT基因(NUTM1)可与19p13.1上的BRD(70%病例)或9q34.2上的BRD3(6%病例)以及其他未知基因(24%病例)发生易位。

2.4 鉴别诊断

NUT癌易误诊为鳞状细胞癌(特别是基底样鳞癌)、未分化肿瘤、小细胞癌、腺鳞癌、尤因肉瘤、转移性生殖细胞肿瘤、急性淋巴瘤等。诊断NUT痛需要免疫组化证明NUT蛋白表达或有NUT基因重排。

主要参考文献

[1] Mairinger T. Histology, cytology and molecular diagnostics of lung cancer[J]. Pathologe, 2019, 40(6): 649-661.

[2] Cersosimo R J. Lung cancer: a review[J]. Am J Health Syst Pharm, 2002, 59(7): 611-642.

[3] Rekhtman N. Neuroendocrine tumors of the lung: an update[J]. Arch Pathol Lab Med, 2010, 134 (11): 1628-1638.

[4] Sholl L M. The Molecular Pathology of Lung Cancer[J]. Surg Pathol Clin, 2016, 9(3): 353-378.

[5] VanderLaan P A. Updates in lung cancer cytopathology[J]. Surg Pathol Clin, 2018, 11(3): 515-522.

[6] Pelosi G, Scarpa A, Forest F, et al. The impact of immunohistochemistry on the classification of lung tumors[J]. Expert Rev Respir Med, 2016, 10(10): 1105-1121.

[7] Franklin W A. Pathology of lung cancer[J]. J Thorac Imaging, 2000, 15(1): 3-12.

[8] Lakshmanan I, Ponnusamy M P, Macha M A, et al. Mucins in lung cancer: diagnostic, prognostic, and therapeutic implications[J]. J Thorac Oncol, 2015, 10(1): 19-27.

[9] Maldonado F, Jett J R. Advances in the diagnosis of lung cancer: contribution of molecular biology to bronchoscopic diagnosis[J]. Curr Opin Pulm Med, 2010, 16(4): 315-320.

[10] Jain D, Roy-Chowdhuri S. Molecular pathology of lung cancer cytology specimens: A concise review[J]. Arch Pathol Lab Med, 2018, 142(9): 1127-1133.

[11] Sholl L M. The Molecular pathology of lung cancer[J]. Surg Pathol Clin, 2016, 9(3): 353-378.

［12］ Cagle P T, Allen T C, Bernicker E H, et al. Impact of recent developments in lung cancer on the practice of pathology［J］. Arch Pathol Lab Med, 2016, 140(4): 322−325.

［13］ Warth A, Endris V, Penzel R, et al. Molecular pathology of lung cancer［J］. State of the art 2014. Pathologe, 2014, 35(6): 565−573.

［14］ Jonna S, Giaccone G, Subramaniam D S. Understanding molecular diagnostic technology in oncology through the lens of lung cancer［J］. Discov Med, 2018, 26(141): 21−29.

［15］ Rossi E D, Wiles A, Vecchione A. Lung cancer and molecular testing in small biopsies versus cytology: The Logics of Worlds［J］. Cancer Cytopathol, 2020, 128(9): 637−641.

（余英豪　邵良秀）

第四篇　肺癌的分子病理学和细胞病理学

263

第15章
肺癌分子检测进展及意义

近年来,肺癌发病率和死亡率居高不下,已经成为危险人类健康和生命的主要恶性肿瘤之一。继传统化疗、放疗之后,针对驱动基因变异的靶向治疗已经逐渐成为肺癌尤其非小细胞肺癌(NSCLC)的主要治疗方法,且取得显著疗效。但目前化疗和分子靶向治疗均遇到了瓶颈,为了提升患者的治疗效果和延长其生存时间,探求新的更为有用的治疗方法有着非常重要的临床意义。其中联合靶向和免疫治疗将是未来的一种新型治疗模式,如PD-L1作为免疫检查点(immune checkpoints)的重要成员可异常表达于诸多人类肿瘤组织及肿瘤浸润的免疫细胞中,参与肿瘤免疫逃逸,与患者的临床病理参数及预后密切相关,并与肺癌中EGFR等相关驱动基因的发生都有密切的关系,当然,随着检测技术的更新换代,NSCLC免疫治疗的预测性检测也得到快速的发展,如液体活检技术、TMB技术等,NSCLC的早期诊断、治疗及预后都得到了有效提高。

在精准医学时代,精准诊断是精准治疗的前提。目前,NSCLC已经进入多基因检测、多靶点治疗的时代,对NSCLC患者来说,基于基因检测的分子分型和药物治疗策略同等重要,同时在病理形态学诊断的基础上,需要充分利用各类分子诊断技术平台(包括IHC、PCR、FISH、NGS等)对NSCLC驱动基因进行检测,为临床治疗方案提供依据。

基于对NSCLC的前沿靶向治疗和分子检测的临床必要性,本章将介绍肺癌治疗的分子机制、分子检测平台的选择以及分子检测新进展。

一、肺癌治疗选择的分子检测及机制

1 非小细胞肺癌的致癌因素

肿瘤细胞包含许多基因异常,但只有某些异常(称为驱动突变)是肿瘤细胞生存所必需的。因为肿瘤细胞依赖于这些驱动因子,突变的基因失活导致癌细胞死亡。驱动基因突变在肺癌的发生中起着基础性的作用,因此对这些突变的分析有助于揭示肺癌复杂的分子发病机制。*EGFR*、*KRAS*和*ALK*突变通常被认为是肺癌的典型驱动突变,但这些突变是以一种几乎完全针对肺腺癌的方式获得的。在具有这些驱动基因突变的腺癌中,*EGFR*或*ALK*改变的腺癌优先见于从不吸烟者,并在肺周围组织中发展;而伴有*KRAS*突变的腺癌通常发生在吸烟患者中,并且这类腺癌经常发生在肺门区域,类似于鳞状细胞癌和小细胞肺癌细胞癌。

2 非小细胞肺癌靶向治疗的遗传学基础

通过对肺癌复杂生物学的理解可以预测治疗反应,特别是通过突变(如*EGFR*、*KRAS*、*BRAF*和*ERBB2*)、易位(如*ALK*)激活癌基因的最新进展(*ROS1*和*RET*)以及腺癌和鳞状细胞癌中的扩增(如*MET*和*FGFR*1)提供了新的治疗靶点,并对具有独特分子特征的肿瘤亚群进行了鉴定,这些发现已经得到了对携带*EGFR*基因突变的肺腺癌和激活*ALK*基因融合的肺腺癌治疗的进展,许多其他靶向药物目前正在临床研究中,用于治疗肺腺癌和肺鳞状细胞癌。在最近对肺腺癌、鳞状细胞肺癌、大细胞癌和小细胞肺癌的下一代序列分析中,可以发现更广泛的癌症基因组改变描述许多主要受体是酪氨酸,属于改造中的目标驱动程序。

肺腺癌(包括*EGFR*突变和*ALK*、*RET*和*ROS1*易位)主要发现于从不吸烟者和轻度吸烟者的腺癌中,而其他事件(尤其是*KRAS*和*BRAF*突变)更常见于吸烟者的腺癌中。然而,这些关联并不是绝对的,因此不应根据吸烟史将患者排除在特定改变的分子检测之外。

在癌症患者占比10%~20%的欧洲血统肺癌患者和大约50%的东亚血统肺癌患者,这些比例因当地吸烟率的不同而不同:吸烟率高的地区,表皮生长因子突变癌的发病率较低,而克拉斯莫特癌症的发病率较高。在晚期*EGFR*突变型肺腺癌患者中进行的随机试验显示,一线治疗吉非替尼、厄洛替尼和阿法替尼有益处。*EGFR*突变检肺癌患者样本最近已发表。*L858R*突变和外显子19缺失突变对小分子表皮生长因子受体(EGFR)抑制剂的敏感性最高。大多数EGFR外显子20插入突变对小分子*EGFR*抑制剂具有耐药性,A763μY764insFQEA突变除外,对厄洛替尼和吉非替尼敏感。对EGFR抑制剂的二级耐药性可能源于获得EGFR的额外体细胞突变(T790M突变),或源于*MET*原癌基因或*ERBB2*原癌基因的扩增。小分子EGFR抑制剂和EGFR抗体的组合,以及T790M特异性EGFR抑制剂,目前正在研究治疗由EGFR T790M突变引起的继发性抑制剂耐药的肺癌。

*KRAS*突变是高加索人群肺腺癌中最常见的受体酪氨酸激酶/RAS/RAF通路致癌驱动因素改变,这些人群的突变率约为30%,东亚人群的突变率约为10%,*KRAS*突变与肺腺癌对*EGFR*靶向药物缺乏反应有关,但其对总生存率的影响仍有争议。与*EGFR*突变型肺腺癌不同,目前对*KRAS*突变型肺腺癌尚无明显有效的治疗方法。

*ALK*融合检测现在是肺癌诊断的主要手段。在3%~7%的肺腺癌中,通过与*EML4*基因融合激活*ALK*基因重排的这些易位对ALK/MET/ROS1抑制剂和其他ALK抑制剂反应良好,肺腺癌中*ALK*融合检测的临床试验指南已经发表。涂片可能有利于ALK-FISH检测的组织切片,因为它们消除了该截断和任何相关错误。通过与几个可能的伙伴融合激活*ROS1*和*RET*基因,包括CD74和SLC34A2,在大约1%的肺腺

癌中可见。

与*ALK*驱动的肺腺癌一样，ROS1驱动的肺腺癌似乎对环唑替尼有反应，尽管目前临床证据不太可靠。*RET*融合是肺腺癌中另一个明显的驱动因素，约1%的病例发现*RET*融合，几乎不包括非吸烟者。已发现*RET*融合与卡博扎尼的反应有关。其他*RET*抑制剂正在试验中。

体细胞激活*ERBB*2突变外显子20插入和胞外结构域突变发生在1%~5%的肺腺癌中。临床前研究表明，ERBB2抑制剂可能是有效的，但适当的临床数据仍有待研究。

*BRAF*基因突变见于2%~10%的肺腺癌。肺腺癌中非V600E突变的比例高于黑色素瘤和结直肠癌。尽管目前没有批准BRAF抑制剂用于肺腺癌，但有报道称对ve-murafenib有反应。

目前主要研究的驱动基因包括*EGFR*、*ALK*、*ROSI*、*KRAS*、*BRAF*、*MET*等。

2.1　表皮生长因子受体

表皮生长因子受体（epidermal growth factor receptor，EGFR）属于ErbB受体家族的一员，该家族包括 EGFR（ErbB-1）、HER2（ErbB-2）、HER3（ErbB-3）、HER4（ErbB-4）。EGFR属于酪氨酸激酶型受体，被配体激活后形成二聚体，激活其胞内激酶通路，进而激活下游信号通路，包括PIK3CA/AKT、RAS/RAF/MPAK、JAK/STAT3等，从而促进细胞的存活和增殖。编码EGFR受体的*EGFR*基因的突变或过表达和肿瘤细胞的增殖、肿瘤侵袭、转移及细胞凋亡的抑制等有关。

2004年Lynch等发现有*EGFR*基因在酪氨酸激酶区域的序列突变的肺腺癌患者与酪氨酸激酶抑制剂（TKI）吉非替尼的显著疗效明显相关。*EGFR*基因突变主要分布在第18~21的4个外显子上，突变种类有数十种，且存在两个甚至更多的突变点共存的复合突变。主要的突变类型有19del、1858R、1790MG719X1861Q、20ins、S768等，其中19del和L858R占全部突变类型的90%以上。上海交通大学附属胸科医院2013年2 837例非小细胞肺癌EGFR突变率为44%，其中I9del和L858R分别为19.92% 20.90%。Mitsudomi等发现19del及21号外显子L858R的有效率达到了70%以上。T790M是TKI原发和继发耐药的主要机制，其他耐药机制包括*MET*基因扩增，*PIK3CA*基因突变等。而1790M同时也成为第三代TKI（AZD929I等）的治疗靶点，据相关研究表明其客观有效率达到70%以上，中位无进展生存期（PFS）约为9个月。而C797S突变又会使第3代TKI发生耐药，驱动基因突变和靶向药物的研发在未来将继续斗智斗勇。

EGFR的检测方法目前主要有ARMS一代测序高通量测序等。ARMS方法目前有多种商品化试剂盒，操作简便，检测周期短，检测结果灵敏度、准确性也较高，但只能检测试剂盒所包含的突变类型。第一代测序可以检测所有突变类型，但灵敏度相对较低，检测流程较为烦琐，周期长。高通量测序最近两年应用于肿瘤临床检测中，逐渐得到重视,可以同时检测多个基因,但仍有许多实际问题需要解决,亟须建立行业规范。

2.2　间变淋巴瘤激酶基因*ALK*

间变淋巴瘤激酶基因*ALK*的变异主要为*ALK*基因发生断裂重排和其他基因形成融合基因,其中*EML4-ALK*融合基因是其主要类型。国内研究数据表明,*ALK*融合基因在NSCLC中的发病率为3%~7%。上海市胸科医院利用Ventana ALK免疫组化法在9 889例NSCLC中检测出485例ALK融合蛋白阳性(4.90%),其中腺癌中阳性率为6.05%),研究还发现ALK融合蛋白更常见于年轻的肺腺癌患者,特别是小于30岁的患者;在早期的肺腺癌中罕见ALK融合蛋白阳性,浸润性黏液腺癌和实体型浸润性腺癌的阳性率明显高于其他亚型的浸润性腺癌。

*ALK*融合基因阳性患者应用克唑替尼(crizotinib)的临床试验疗效显著,明显优于传统化疗。产生耐药的病例,使用二代药物赛瑞替尼(ceritinib)同样可取得显著疗效。

*ALK*的检测方法主要有FISH法、RT-PCR法、免疫组化法和高通量测序。其中免疫组化法操作简便,可较大批量进行检测,周期短,应用较为广泛,但有些免疫组化法结果判读困难的病例仍需要用FISH法和RT-PCR法进行验证。

2.3　*ROS*1

*ROS*1基因重排是一种较新的肺癌分子亚型其变异方式和激活途径与*ALK*类似,且同样适用于克唑替尼(erizotinib)。上海胸科医院的3 357例NSCLC中检测到96例ROSI阳性病例(2.91%),其中腺瘤突变率为3.15%,*ROSI*基因的检测方法有FISH法和RT-PCR法。

2.4　*KRAS*

*KRAS*基因突变在肺癌中较为常见,在高加索人群NSCLC中突变率可达25%左右,而在我国为7%左右。上海市胸科医院在2 332例NSCLC中检测出184例阳性(7.89%)。一般认为*KRAS*突变和*EGFR*突变及*ALK*融合基因是互斥的。有*KRAS*基因突变的肺癌患者通常EGFR-TKI治疗无效,而针对其突变的靶向药物的研究尚无突破性进展。检测方法为一代测序和RT-PCR法。

2.5　*BRAF*

*BRAF*基因突变存在于1%~3%的NSCLC中,且多为V600E。上海市胸科医院在1 020例NSCLC中检测出12例V600E突变(1.18%)。尽管*BRAF*突变在黑色素瘤使用靶向药物有效,针对*BRAF*突变的靶向药物在有该基因突变的黑色素瘤患者有较好的治疗效果,但在肺癌中的疗效需进一步评估。检测方法为一代测序和RT-PCR法。

2.6　*MET*

*MET*基因第14号外显子跳跃突变是最近发现的一个分子亚型,该突变和克唑替

尼的疗效是相关的最近研究发现 *MET* 基因第14号外显子跳跃突变在肉瘤样癌中有较高发生率，而且有突变患者对克唑替尼(erizotinib)的临床试验疗效显著而 *VET* 扩增和靶向治疗疗效的关系尚待进一步研究。

2.7 其他基因

目前研究中和肺癌相关的驱动基因还有 *RET* 基因重排、*PIK3CA* 突变以及和肺鳞癌相关的 *PTEN*、*EGFR*1、*PDGFRA* 等。

3 肺癌的治疗现状

目前，如需要分析肿瘤特异性分子异常，显然有必要将当前和新兴的技术应用于肺癌患者小组织标本的分子分析，但与广泛使用肺活检和细胞标本进行分子检测相关的一些科学方法和实际挑战。

理想的分子检测标本是新鲜肿瘤组织，然后立即冷冻。然而，像这样的样本通常只用于学术中心的研究目的，并用于发现目的。在病理学实验室中，诊断性临床肿瘤组织标本(例如通过芯针活检、支气管镜检查或手术切除获得的标本)用福尔马林固定并包埋在石蜡中。福尔马林固定法和石蜡包埋法都保证了核酸在分子检测中的完整性。因此，样本注射后应立即用福尔马林缓冲液(或6~24 h)固定。细胞学标本(例如胸膜液和通过支气管刷洗、支气管肺泡灌洗、经支气管针吸或细针穿刺活检获得的标本)通常固定在酒精中，这是保存核酸的最佳方法。当一个细胞学标本含有丰富的材料时，该标本可以作为组织标本(细胞块)进行处理，以获得切片。尽管组织样本更适合用于分子检测，但含有大量恶性细胞的细胞学样本也可成功用于此目的。病理学家应该确定分子筛试样的等效性，通过评估恶性细胞含量和样本质量进行检测。

在接受肺癌活检和细胞学标本进行组织学诊断时，必须解决两个重要方面。首先，处理活检和细胞学标本进行组织学和随后的分子检测。要求对样本的使用进行深思熟虑的优先排序，应考虑预留免疫组化治疗所需的分子检测样本。

因此，建议使用有限的免疫组化诊断标记来做出正确的组织学诊断。其次，病理学家必须确定每个标本中的恶性细胞数量是否足以提取核酸，以及用于组织切片分子检测(如FISH和免疫组织化学)。这需要评估恶性细胞与非恶性细胞的百分比，以及组织和细胞在坏死和适当保存和固定方面的特征。当标本含有大量基质或坏死，这有助于病理学家标记核酸提取的最佳肿瘤区域。

在某些非恶性细胞与肿瘤细胞混杂的肿瘤标本中，显微解剖是必要的。由于对肺癌的生物学(尤其是肿瘤在发病过程中的分子进化)的了解日益加深(局部进展和转移)以及与抗药性相关的分子异常的鉴定，对于晚期转移性肺肿瘤的分子检测而言，表征疾病进展的每个阶段的分子异常已变得极为重要，在临床决策的每个时间点对肿瘤进行取样和分析是很重要的。如果此信息影响患者的进一步治疗，应考虑再次活检。在这种情况下，重要的是病理学家要了解再次活检的目的，既要避免不必要的诊断性免疫组织化学分析浪费组织样本,又要指导对样本进行适当的分子检测。

到目前为止,大多数用于临床应用的生物标志物包括单个基因突变、基因扩增或易位。但在许多患者和癌症类型中,这些单一的生物标志物不足以选择患者进行靶向治疗。新技术的发展,如高通量的多重方法学,使得在肿瘤组织样本中筛选新生物标记物的全基因组、蛋白质组和转录组成为可能,并确定特定的分子靶点,开发基因组和蛋白质组学图谱,更好地反映单个肿瘤中存在的复杂分子畸变。大规模生产技术的迅速发展。DNA 和 RNA 的下一代测序(next-gene ration sequencing)促进了肺肿瘤组织标本的高通量分子分析和检测。

与传统的单基因分析相比,这些技术具有多种优势,包括能够在一次测试中对大量基因进行全序列测定,同时检测缺失、插入、拷贝数改变、易位,以及所有已知癌症相关基因的外显子碱基替换(包括已知热点突变)。最新的下一代测序应用所需的起始材料(DNA 或 RNA)数量越来越少;目前,对数百个基因的突变、扩增和融合的分析甚至可以在从小型常规固定活检和细胞学样本中提取的 DNA 上进行。

4 非小细胞肺癌免疫治疗的预测性检测

免疫治疗已成为晚期 NSCLC 患者的一种主要新的治疗方法。主要方法是用 PD-1 或 PD-L1 抗体阻断免疫检查点,分别针对活化 T 细胞上的 PD-1 受体和肿瘤细胞及抗原呈递免疫细胞上的 PD-L1 受体。通过免疫组织化学评估 PDL-1 表达的初步研究表明,与 PD-1 抗体治疗的反应存在预测关联,但在进行临床实践建议之前,还需要进一步的分析验证。针对性利用小组织样本和细胞学进行分子检测,发展个性化治疗。晚期肺腺癌的治疗方法已经极大地改变了临床实践,并改善了临床结果。但是,这些方法的广泛实施存在障碍,例如,可用于晚期转移性肺肿瘤分子检测的活检和细胞学标本通常很小,包括在大多数情况下,通过核心针活检或细针穿刺活检获得的标本。

4.1 非小细胞肺癌中 PD-L1 的表达与肺癌相关驱动基因的关系

近年来,表皮生长因子受体酪氨酸激酶抑制剂治疗晚期 NSCLC 已成熟应用于临床,患者获益明显,但是耐药问题限制了药物的治疗效果。为延长患者的寿命,亟须研发新的治疗方法或药物,目前以 PD-1/ PD-L1 单抗为代表的免疫卡控点抑制剂治疗是治疗晚期 NSCLC 最有希望的方法之一,成为医学肿瘤界研究的热点。临床研究已证实,对患者进行 PD-L1 蛋白水平的检测,有利于患者选择药物。2018 年第 6 版美国国立综合癌症网络临床实践指南(NCCN)推荐对肿瘤患者进行更广谱的驱动基因检测,包括对 PD-L1 蛋白表达状态进行检测。

4.2 PD-L1 的生物学功能

PD-L1,又名 B7-H1、CD274,定位于人类染色体的 9p24 区段,其开放阅读框编码一个含有 290 个氨基酸的 I 型跨膜蛋白,由胞外段 IgV 及 IgC 结构域、疏水性跨膜结构域、30个氨基酸残基的胞内段组成。PD-L1广泛表达于抗原递呈细胞（antigen presenting cells, APCs）、活化T、B细胞、巨噬细胞、胎盘滋养层、心肌内皮和胸腺皮质上皮细胞中。PD-L1与PD-1分子结合后，活化其胞内段ITIM基序，传递正向信号，负性调节T细胞的活化和功能。其生物学功能主要表现在：① 诱导T细胞无反应性：NOD小鼠中，PD-1阳性T细胞可在PD-L1阳性表达的淋巴器官或组织中被诱导成无反应性，而阻断PD-L1/PD-1可使这类T细胞重新活化；② 诱导T细胞功能耗竭：在PD-L1阳性的黑色素瘤组织中，阻断肿瘤浸润淋巴细胞（tumor infiltrating lymphocytes, TILs）表达PD-1可促使肿瘤抗原特异性T细胞增殖并发挥其功能；③ 促进IL-10分泌：肿瘤组织中浸润的PD-L1+DC可诱导T细胞分泌IL-10；④ 诱导调节型T细胞（Tregs）：PD-L1可通过诱导Tregs产生并维持其功能来抑制T细胞免疫应答。现已证实，IFN-γ可通过JAK/STAT1/IRF-1、MEK/ERK/STAT1、PKD2等信号途径参与PD-L1表达调控，这些信号途径最终通过转录调控因子IRF-1、STAT1或STAT3等直接或间接作用于PD-L1基因启动子区域使其mRNA及蛋白上调表达。目前已证实PD-L1在许多人类肿瘤组织中异常表达，并和肿瘤进展、转移及患者预后密切相关。

4.3 PD-L1/PD-1与肺癌的关系

当肿瘤细胞表面表达的PD-L1与其在T细胞上表达的受体PD-1相互结合后便可诱发细胞毒性淋巴细胞（cytotoxic T lymphocye, CTL）的表达，最后诱导肿瘤细胞凋亡。因此PD-L1在肿瘤免疫逃逸方面发挥着重要的作用。肺癌组织中，肿瘤细胞上PD-L1的表达水平与患者的预后呈显著负相关，与此同时，肺癌组织中肿瘤细胞上PD-L1的表达水平与T细胞浸润程度呈显著负相关，提示PD-L1在肺癌组织中的高表达是一个重要的分子标志，并且对于反映肿瘤微环境中T细胞介导的抗肿瘤免疫应答的水平具有重要提示作用。随着最近几年更加深入的研究发现，肿瘤组织的微环境中不仅存在着大量肿瘤细胞，并且也浸润着大量T淋巴细胞。大部分T淋巴细胞可以表达PD-L1分子，这说明PD-L1/PD-1信号不但介导T细胞凋亡，而且对T细胞的分化及功能发挥了更多的作用。

4.4 非小细胞肺癌中PD-L1表达与EGFR突变之间的相关性

在NSCLC肿瘤细胞中，PD-L1在*EGFR*基因突变组中的表达水平显著高于野生组。研究指出，*EGFR*突变型患者的PD-L1表达率更高，这些*EGFR*基因突变、PD-L1表达阳性的患者对酪氨酸激酶抑制剂治疗的反应性较好。但是对于一些使用化疗初治NSCLC样本的研究显示*EGFR*突变NSCLC中的PD-L1表达低于*EGFR*野生型。

通过EGFR酪氨酸激酶抑制剂治疗EGFR突变的患者中，PD-L1阳性者（70.9%）获得了较长的无进展生存期（13.0 vs. 8.5个月，$P = 0.011$）。PD-L1阳性患者和PD-L1阴性患者的总生存期为29.5个月和21.0个月。对于那些PD-L1阳性且接受EGFR酪氨酸激酶抑制剂治疗的EGFR突变患者，无进展生存期显著长于PD-L1阴性患者（13.0 vs. 8.5个月，$P = 0.01$）。通过临床研究以及生物学特征分析，PD-1和

PD-L1的表达存在较大差异。PD-1表达阳性的患者多为男性、吸烟者、组织学上为腺癌、KRAS突变，而PD-L1表达阳性的患者一般为女性、从不/既往吸烟者、组织学上为腺癌、EGFR突变或ALK易位。对PD-L1的动态研究发现，使用吉非替尼治疗之后，患者肺癌组织中PD-L1的表达会明显上升，因此在靶向治疗之后应该再次取活检检测PD-L1的表达，以准确评估患者的PD-L1表达水平。有体外研究发现EGFR突变阳性NSCLC可增强免疫逃逸，在细胞共培养体系中并未观察到EGFR-TKI和PD-1抑制剂杀伤肿瘤细胞的协同效应。但是PD-1抑制剂可能成为对TKI耐药的EGFR突变患者的选择。分析其原因，可能与EGFR基因突变患者采用TKI治疗存在一定的关系，TKI治疗干预因素对NSCLC患者的生存时间可能会有一定影响。这为医生PD-L1在EGFR野生型NSCLC或EGFR突变型患者是否可以加用PD-L1抑制剂治疗提出了新的研究思路。

通过机制研究发现EGFR不仅作为NSCLC发生发展的直接驱动基因，而且还可以通过ERK通路上调PD-L1的表达，而上调的PD-L1与T细胞表面的PD-1结合，通过PD-1/PD-L1通路诱导T细胞凋亡，促进肿瘤发生；除了抗PD-1、抗PD-L1抗体外，通过应用EGFR-TKIs可以解除对T细胞的抑制和增加IFN-γ的产生，间接发挥抗肿瘤免疫。

4.5　非小细胞肺癌中PD-L1表达与ALK融合之间的相关性

ALK基因融合突变发生在5%~6%的NSCLC患者中，最常见的突变形式为EML4-ALK融合。有研究表明，EML4-ALK融合基因的腺癌患者的PD-L1表达水平通过激活MEK-ERK、STAT3、缺氧诱导因子(HIF)-1α和PI3K-AKT途径而上调，随后又有研究发现携带EML4-ALK基因融合的腺癌细胞株中PD-L1的表达水平明显高于EML4-ALK阴性的腺癌细胞株。研究证明，EML4-ALK下调的信号通路对NSCLC肿瘤细胞中PD-L1的表达起重要的作用。然而Mei等对265例NSCLC患者肿瘤标本进行分析，发现PD-L1阳性率与ALK突变无显著相关性，有学者对2015—2017年发表的26项研究中纳入的7 541例NSCLC患者进行分析也得出相同的结论。这表明PD-L1阳性表达的NSCLC患者无论ALK基因突变与否，都可能从免疫抑制剂治疗中获得长的生存期。

4.6　PD-1的表达与KRAS突变密切相关

在一项纳入了PD1/PD-L1阳性的非腺癌患者的研究中，44.8%患者携带EGFR突变、23.2%患者携带KRAS突变、8.0%患者携带ALK易位和24.0%的患者为EGFR/KRAS/ALK。PD-L1阳性与EGFR突变显著相关(P < 0.000 1)，但没有观察到PD-L1阳性与其他生物标志物的相关性。34.4%病例中显示PD-1表达，PD-1阳性表达与KRAS突变状态显著相关(P = 0.005)，但未观察到PD-1阳性表达与其他生物标志物相关。通过对123位非小细胞肺癌患者的研究分析进一步对PD-L1和PD-1的表达做了相关研究，明确分析了PD-L1、PD-1与EGFR和KRAS突变间的关系。组织样本

检测表明 PD-1 表达与 *KRAS* 突变呈正相关，但 PD-L1 表达与 *KRAS* 突变无显著相关性。

由此可见，随着 PD1/PD-L1 抑制剂治疗 NSCLC 相关研究的不断进展，肿瘤突变驱动基因对其治疗疗效的影响随之被关注。肿瘤微环境是肿瘤细胞赖以生存和发展的复杂环境，肿瘤细胞 PD-L1 表达情况与 PD1/PD-L1 免疫抑制剂治疗效果存在一定相关性。因此，肿瘤突变驱动基因对 PD-L1 表达的影响也被进一步探索。虽然目前相关研究结果存在差异，但期待在未来研究的过程中可以对肿瘤突变驱动基因影响 PD-L1 表达水平的多条信号通路进行探索，并希望在进一步的探索过程中，可以为肿瘤突变驱动基因患者找到提高 PD1/PD-L1 抑制剂治疗疗效的突破点。

二、肺癌分子诊断不同技术平台的比较和选择

在病理形态学诊断中，对 NSCLC 驱动基因进行检测依赖于利用各类分子诊断技术平台（如 IHC、PCR、FISH、NGS 等），为临床治疗方案提供依据。以下介绍了这几种技术平台，并比较这些平台的优缺点以及实际工作中应该如何选择这些平台。

1 免疫组织化学

1.1 平台介绍

免疫组织化学（immunohistochemistry, IHC）技术利用抗原与抗体特异性结合的原理，通过化学反应使标记抗体的显色剂显色来确定组织细胞内抗原（多肽和蛋白质），对其进行定位、定性及定量。为减少手工染色中常见的人为操作误差，发展出了全自动免疫组化染色平台，创建标准化的实验流程，其优势是快速高效、重复性好、标准化程度高，为临床诊断提供更准确、更科学的检测结果。

1.2 样本要求

1.2.1 组织样本

组织样本可以是冰冻切片或石蜡切片。组织取材时需注意刀口锋利以免组织受挤压，取材主要取病变区、病灶与正常组织交界处，必要时取病灶周围的正常组织作为对照。将组织切片置涂有多聚赖氨酸的玻片上。肺穿刺活检或支气管镜活检等方法获得小标本需连续切片。

1.2.2 细胞学标本

细胞学标本取材主要有印片法、穿刺吸取涂片法和体液沉淀涂片法。细胞数量多时可直接涂片，细胞数量少则离心沉淀涂片。对找到肿瘤细胞或可疑肿瘤细胞标本均应尽可能制作与活检组织固定程序规范要求一致的福尔马林石蜡包埋（formalin-fixed paraffin-embedded, FFPE）细胞学蜡块，经病理质控后，均可进行相关驱动基因改变检测。细胞学标本分型及来源判断所采用的免疫细胞化学染色（immunocytochemistry，ICC）指标及结果判读标准均同组织学标本。

1.3 检测靶点

1.3.1 肺癌鉴别诊断标志物

《中国临床肿瘤学会 CSCO 非小细胞肺癌诊疗指南》中提出，形态学不明确的 NSCLC，手术标本使用一组抗体鉴别腺癌、鳞癌，手术标本应给出明确亚型，其中 AIS，MIA，附壁型为主的腺癌、肉瘤样癌、腺鳞癌、大细胞癌，以及神经内分泌癌中的类癌、不典型类癌等类型，因需要充分观察标本病理改变或评估肿瘤类型所占比例，手术标本可明确诊断；晚期活检病例，尽可能使用 TTF-1、P40 两个免疫组化指标鉴别腺癌或鳞癌。小细胞癌标记物有 CD56、Syn、CgA、TTF-1、CK、Ki-67；腺癌、鳞癌鉴别标记物有 TTF-1、NapsinA、P40、CK5/6（P40 或 P63）。

1.3.2 免疫治疗生物标志物 PD-L1

《中国临床肿瘤学会 CSCO 非小细胞肺癌诊疗指南》中将组织标本采用免疫组化法检测 PD-L1 表达作为 1 类证据提出，免疫检查点抑制剂（PD-1 单抗或 PD-L1 单抗）已经证实可用于治疗局部晚期或转移性 NSCLC。多项研究结果显示，PD-L1 表达与免疫检查点抑制剂疗效呈正相关。免疫检查点抑制剂作为后线治疗或与含铂双药方案联合作为一线治疗时，PD-L1 表达的检测并非强制性的，但该检测可能会提供有用的信息。基于 KEYNOTE 024 及 KEYNOTE 042 研究的结果，帕博利珠单抗单药作为一线治疗时，需检测 PD-L1 表达。免疫检查点抑制剂对于驱动基因阳性（*EGFR* 突变、*ALK* 融合和 *ROS*1 融合等）患者的疗效欠佳，通常不进行 PD-L1 检测。

NCCN 非小细胞肺癌指南建议在 EGFR 突变、BRAF V600E 突变、ALK 重排和 ROS1 重排的检测结果为阴性或未知时，推荐在转移性 NSCLC 患者一线治疗前进行 PD-L1 检测（1A 类）。

1.4 优缺点

IHC 平台的优点：① 成本低、判读方便，便于在病理科开展；② 方法步骤统一，可以实现平台全自动化，减少实验误差；③ 原位检测，实现定性、定位、定量的统一。IHC 技术在细胞及亚细胞水平原位检测抗原分子，是其他任何生物技术难以达到和替代的。IHC 平台的缺点：① 无法实现突变检测和核酸定量分析；② 在 PD-L1 检测中，不同的免疫检查点抑制剂对应不同的 PD-L1 免疫组化抗体。使用不同的检测抗体和平台，PD-L1 阳性的定义存在差异，临床判读需谨慎。

2 聚合酶链式反应

2.1 平台介绍

聚合酶链式反应（polymerase chain reaction，PCR）是一种体外迅速扩增 DNA 片段的技术，通过温度变化控制 DNA 的变性和复性，通过设计特异性的引物、加入 DNA 聚合酶、dNTP 就可以完成特定基因的体外复制。它能以极少量的 DNA 为模版，在几小时内复制出上百万份的 DNA 拷贝。目前主流的 PCR 平台包括：改良 PCR 技术的突变扩增系统(amplification refractory mutation system，ARMS)、数字PCR。

ARMS技术平台的核心在于突变特异性探针，该探针由连接到3'和5'末端的荧光团和猝灭剂组合而成。存在突变时，探针与靶位点结合发生聚合酶反应，促使荧光团和猝灭剂分离，荧光含量增加后对其检测和测量；反之，荧光标记物难以测出，适用于特定位点突变的检测。

数字PCR(digital PCR，dPCR)是高灵敏核酸绝对定量分析技术，通过把反应体系均分到大量独立的微反应单元中进行PCR扩增，并计算核酸拷贝数实现定量分析。与传统PCR技术相比，dPCR技术不依赖于标准曲线，具有更高灵敏度、准确度及高耐受性，可实现对样品的绝对定量分析。尤其适用于微量或痕量DNA的检测与定量。

2.2 样本要求

2.2.1 石蜡组织提取DNA

《中国临床肿瘤学会CSCO非小细胞肺癌诊疗指南》建议，为了避免样本浪费和节约检测时间，在病理诊断的同时，一次性切出需要诊断组织学类型和进行 *EGFR* 突变、*ALK* 融合及 *ROS1* 融合检测的样本量。如果样本不足以进行分子检测，建议进行再次取材，确保分子检测有足够样本。经病理评估后的特定肿瘤区域用于DNA样本提取。原发肿瘤和转移灶都适于进行 *EGFR* 突变、*ALK* 融合及 *ROS1* 融合分子检测。

2.2.2 外周血提取ctDNA

《中国临床肿瘤学会CSCO非小细胞肺癌诊疗指南》中提出：肿瘤标本无法获取或量少不能行基因检测时，可通过外周血游离/肿瘤DNA(cf/ctDNA)进行 *EGFR* 突变检测；EGFR-TKIs耐药患者，建议再次活检进行EGFR T790M检测。不能获取肿瘤标本的患者，建议行cf/ctDNA EGFR T790M检测，数字PCR是高灵敏度且可以绝对定量的检测方法，适用于外周血cfDNA、ctDNA等低浓度样本的检测。

2.3 检测靶点

2.3.1 EGFR突变检测

亚裔人群和我国的肺腺癌患者 *EGFR* 基因敏感突变阳性率为40%~50%。EGFR突变主要包括4种类型：外显子19缺失突变、外显子21点突变、外显子18点突变和外显子20插入突变。最常见的EGFR突变为外显子19缺失突变(19del)和外显子21点突变(21 L858R)，均为EGFR-TKI的敏感性突变，18外显子G719X、20外显子S768I和21外显子L861Q突变亦均为敏感性突变，20外显子的T790M突变与第一、第二代EGFR-TKI获得性耐药有关，还有许多类型的突变临床意义尚不明确。

2.3.2 其他驱动基因突变检测

PCR技术平台开展的其他肺癌驱动基因突变检测包括：*KARS* 基因G12X、G13X突变、*BRAF* 基因V600E突变、*MET* 基因14外显子跳跃突变、*FGFR3* 基因S249C突变、*HER2* 基因20外显子突变。此外，PCR平台还可以检测 *MET* 扩增和 *HER2* 扩增。

2.4 优缺点

PCR平台的优点是灵敏度高,适用范围广,可以实现一次性多靶点检测。缺点是影响因素多,可能出现假阳性结果,需严格控制实验环境污染和标本间交叉污染。应在具有认证资质的PCR实验室中进行,并设置严格的质控措施(内对照、阳性对照、阴性对照)。

3. 荧光原位杂交技术

3.1 平台介绍

荧光原位杂交技术(fluorescence in situ hybridization,FISH)的基本原理是利用与待检测的染色体或靶DNA同源互补核酸探针,经变性—退火—复性,形成靶DNA与核酸探针的杂交体。将核酸探针的某一种核苷酸标记上报告分子如生物素、地高辛,可利用该报告分子与荧光素标记的特异亲和素之间的免疫化学反应,经荧光检测体系在镜下对待测DNA进行定性、定量或相对定位分析。荧光原位杂交技术能够检测染色体结构变异,可以较容易地检测出缺失、附加或替换的染色体。

3.2 样本要求

肺癌可用于FISH检测的标本也包括组织样本和细胞样本。样本要求基本与IHC检测的要求一致。对于恶性胸腔积液或心包积液等细胞学样本在细胞数量充足条件下可制备细胞学样本蜡块,进行FISH检测,考虑到细胞学样本的细胞数量少等特点,细胞学标本的检测结果解释需格外谨慎。《中国临床肿瘤学会CSCO非小细胞肺癌诊疗指南》指出,在肺癌中,目前对于 *ALK* 融合及 *ROS1* 融合基因的血液检测,技术尚不成熟,因此对于 *ALK/ROS1* 融合基因检测,应该尽最大可能获取组织或细胞学样本进行检测。

3.3 检测靶点

FISH检测主要用于肺癌中 *ALK*、*ROS1*、*RET*、*NTRK*、*FGFR3* 等基因融合、易位的检测(表15-1)。

表15-1　FISH平台检测的基因及靶点

检测基因	常见的融合基因
ALK	*EML-4-ALK*,*TGT-ALK*,*KIF5B-ALK*
ROS1	*CD74-ROS1*,*SLC34A2-ROS1*,*EXR-ROS1*,*SDC4-ROS1*
RET	*CCDC6-RET*,*KIF5B-RET*
NTRK	*TPM3-NTRK*,*CD74-NTRK*,*MPRIP-NTRK*
FGFR3	*FGFR3-TACC*,*BAG4-FGFR1*

其中,《中国临床肿瘤学会CSCO非小细胞肺癌诊疗指南》指出, *ALK* 融合及 *ROS1* 融合的检测应在患者诊断为晚期NSCLC时即进行。该类阳性的肺癌患者通常可从ALK抑制剂治疗中获益。*ROS1* 融合是NSCLC的另一种特定分子亚型。已有多个研究表明晚期 *ROS1* 融合的NSCLC克唑替尼治疗有效。

3.4 优缺点

FISH技术平台的优点:① 应用广泛,可用于染色体变异,基因突变,基因拷贝数变化的检测;② 荧光试剂和探针经济、安全,探针稳定,一次标记后可在两年内使用;③ 实验周期短、能迅速得到结果、特异性好、定位准确;④ 多色FISH通过在同一个核中显示不同的颜色可同时检测多种序列。缺点:① 步骤繁多,容易造成信号丢失,造成假阴性结果,对技术及判读要求较高;② 只能定性检测,不能定量;③ 不能达到100%杂交,特别是在应用较短的cDNA探针时效率明显下降。

4 测序技术平台

4.1 平台介绍

测序技术平台目前主要包括Sanger法测序(一代测序)和NGS(下一代测序技术):其基本原理是利用DNA聚合酶来延伸结合在待定序列模板上的引物,使延长的寡聚核苷酸选择性地在标记了不同荧光信号的碱基上终止,从而将序列信号读取为荧光信号并输出。NGS又称高通量测序,以高输出量和高解析度为主要特色,能一次并行对几十万到几百万条DNA分子进行序列读取,在提供丰富的遗传学信息的同时,还可大大降低测序费用、缩短测序时间。

4.2 样本要求

测序技术平台所用的样本也主要包括石蜡组织提取DNA和外周血提取的ctDNA,要求基本与PCR平台一致。

4.3 检测靶点

4.3.1 肺癌驱动基因的突变、融合、扩增检测

测序技术可以检测靶点非常广泛,包括PCR平台和FISH平台对各类肺癌驱动基因的突变、融合、扩增检测的所有靶点检测。NGS可一次性检测多个靶点,包括*EGFR*基因突变、*ALK*融合基因、*ROS*1融合基因外,还应包括*MET*基因第14号外显子跳跃突变、*MET*基因扩增、*HER*2基因突变或扩增、*BRAF*突变、*KRAS*突变、*RET*基因重排、*NTRK*家族基因重排等。这些驱动基因均为NSCLC中重要的驱动基因异常,并是潜在的治疗靶点。

4.3.2 肿瘤突变负荷

肿瘤突变负荷(tumor mutational burden,TMB)是肿瘤基因组去除胚系突变后的体细胞突变数量,是指每百万碱基中被检测出的体细胞基因编码错误、碱基替换、基因插入或缺失错误的总数。TMB的高表达可以增加免疫原性和新抗原数量并易被T细胞识别,从而增加抗肿瘤免疫反应,TMB可能预测免疫检查点抑制剂疗效。利用NGS多基因组合估测TMB是临床可行的方法。在组织标本不足时,利用ctDNA进行TMB估测是潜在可行的技术手段。

Checkmate-026研究结果显示,对于PD-L1≥5%且初治的晚期肺癌患者,Nivolumab较标准化疗未能延长无进展生存期,而对于TMB水平高的患者,用

Nivolumab 进行治疗后,肿瘤缓解和生存获益的结果都显著优于化疗;CheckMate-227 研究证实了 Nivolumab 联合 Ipilimumab 治疗高 TMB 的 NSCLC 患者,相较于化疗组可明显提高 1 年无疾病生存率(42.6% vs. 13.2%);CheckMate-568 研究提示无论 PD-L1 表达水平如何,TMB≥10 mut/Mb 均与 Nivolumab 联合 Ipilimumab 治疗的应答增强有关,客观缓解率大于 40%,以上研究均证实了 TMB 作为生物标志物的有效性。随后有学者证实了外周血肿瘤突变负荷(bTMB)可准确重复测量,并且与免疫检查点抑制剂疗效相关,证实了 bTMB 对免疫治疗药物疗效预测的有效性。尽管 TMB 在多项临床试验中均表现出良好的预测作用,但由于肿瘤免疫机制及微环境尚未完全探索清楚、TMB 检测 cut-off 值不统一,在应用层面尚未形成共识,仍需更多的前瞻性研究证实 TMB 的预测作用。

4.4 优缺点

NGS 的优点是节约样本量,适合同时对多个靶点进行检测。近年来,多项研究采用 NGS 针对晚期 NSCLC 进行多基因检测,如目前可作为治疗靶点的基因变异:*EGFR* 突变(包括 T790M 突变)、*KRAS* 突变,*ERBB*2(*HER*2)扩增/突变、*ALK* 融合、*ROS*1 融合、*BRAF V*600*E* 突变、*RET* 重排、*MET* 扩增、*MET*-14 外显子跳跃突变及 NTRK 融合等。NGS 的标本可为组织或外周血游离 DNA。但目前,由于成本高、检测市场缺乏统一规范、中国市场尚无针对部分靶点的靶向治疗药物等因素限制了 NGS 的常规临床应用。

主要参考文献

[1] 中国临床肿瘤学会指南工作委员会. 中国临床肿瘤学会(CSCO)非小细胞肺癌诊疗指南 [M]. 北京:人民卫生出版社,2020.

[2] da Cunha Santos G, Shepherd F A, Tsao M S. EGFR mutations and lung cancer[J]. Annu Rev Pathol, 2011, 6: 49-69.

[3] Duma N, Santana-Davila R, Molina J R. Non-small cell lung cancer: epidemiology, screening, diagnosis, and treatment[J]. Mayo Clin Proc, 2019, 94(8): 1623-1640.

[4] Duffy M J, O'Byrne K. Tissue and blood biomarkers in lung cancer: A review[J]. Adv Clin Chem, 2018, 86: 1-21.

[5] Takeuchi K, Soda M, Togashi Y, et al. RET, ROS1 and ALK fusions in lung cancer[J]. Nat Med, 2012, 18(3): 378-381.

[6] Ferrara R, Auger N, Auclin E, et al. Clinical and translational implications of RET rearrangements in non-small cell lung cancer[J]. J Thorac Oncol, 2018, 13(1): 27-45.

[7] Lin J J, Shaw A T. Recent advances in targeting ROS1 in lung cancer[J]. J Thorac Oncol, 2017, 12(11): 1611-1625.

[8] Alexander M, Kim S Y, Cheng H. Update 2020: management of non-small cell lung cancer[J]. Lung, 2020, 198(6): 897-907.

[9] Ricciuti B, Brambilla M, Metro G, et al. Targeting NTRK fusion in non-small cell lung cancer: ra-

tionale and clinical evidence[J]. Med Oncol, 2017, 34(6): 105.

[10] Haratake N, Seto T. NTRK fusion-positive non-small-cell lung cancer: The diagnosis and targeted therapy[J]. Clin Lung Cancer, 2021, 22(1): 1-5.

[11] Chandrani P, Prabhash K, Prasad R, et al. Drug-sensitive FGFR3 mutations in lung adenocarcinoma[J]. Ann Oncol, 2017, 28(3): 597-603.

[12] Wadowska K, Bil-Lula I, Trembecki Ł, et al. Genetic markers in lung cancer diagnosis: A review [J]. Int J Mol Sci, 2020, 21(13): 4569.

[13] Kruglyak K M, Lin E, Ong F S. Next-generation sequencing and applications to the diagnosis and treatment of lung cancer[J]. Adv Exp Med Biol, 2016, 890: 123-136.

[14] Imyanitov E N, Iyevleva A G, Levchenko E V. Molecular testing and targeted therapy for non-small cell lung cancer: Current status and perspectives[J]. Crit Rev Oncol Hematol, 2021, 157: 103194.

[15] Wu K L, Tsai Y M, Lien C T, et al. The roles of mnicroRNA in lung cancer[J]. Int J Mol Sci, 2019, 20(7): 1611.

（余英豪　邵良秀）

第16章
肺癌病理诊断及病理检测技术的进展

近年来，随着病理诊断技术、靶向治疗及预后研究的快速发展，病理学家们对2015年WHO肺癌有了新的认识。2021年第110届美国和加拿大病理学会(USCAP)年会上提出了新热点，关于肺癌主要有以下3个内容：

一、肺腺癌组织学亚型与肺腺癌患者的预后相关新进展

美国威尔·康奈尔医学中心的Alain Borczuk教授介绍了浸润性肺腺癌的生长方式、如何测量浸润灶、肺腺癌诊断的可重复性以及肿瘤气道播(STAS)等。Borczuk教授认为肺腺癌具有不同的浸润方式(组织学亚型)，主要因为肿瘤细胞具有以下几个特征：① 细胞增殖/存活；② 失黏附；③ 失去接触抑制；④ 细胞运动；⑤ 失去屏障/肺泡结构；⑥ 促结缔组织反应；⑦ 血管形成。肺腺癌中具有浸润特征主要表现为肿瘤细胞失去屏障、失去肺泡结构以及促结缔组织反应。不同的组织学亚型的形成是由于肿瘤细胞具有不同的特征，比如贴壁亚型腺癌的肿瘤细胞只具有细胞增殖/存活的特征，而不具备其他特征；腺泡亚型腺癌则具有细胞增殖/存活、失黏附、细胞运动、失去屏障/肺泡结构以及促纤维结缔组织的反应的特征；微乳头亚型腺癌则具备细胞增殖/存活、失黏附以及失去接触抑制的特征，而不具备失去屏障/肺泡结构、促结缔组织反应以及血管形成的特征。

多项研究证明肺腺癌不同组织学亚型可以预测肺腺癌患者的预后。既往研究显示肺腺癌中纤维化病灶的大小与预后具有相关性。肺腺癌中浸润灶的大小是肺腺癌的独立预后因素。既往研究显示Ia期早期肺腺癌，测量CT影像学中浸润灶的大小可以预测肺腺癌的预后。如何在显微镜下测量肺腺癌浸润灶的大小？目前公认的测量方法有两种，一种是在显微镜下直接测量浸润最大径，需要结合CT影像学中实性成分的最大径，该方法多用于最大径为2.0~2.5 cm的肿瘤；另一种是估算浸润灶所占肺腺癌病灶的百分比，该方法需要评估所有切片，适用于直径更大的肿瘤，但仍然需要结合CT影像学表现。

由于肺泡塌陷等因素，肺腺癌亚型分类的可重复性一直以来困扰着临床。国际肺癌协会(IASLC)多位病理专家围绕肺腺癌亚型的诊断可重复性、浸润灶等问题展开一致性研究，研究显示腺体成角、单个细胞浸润、促纤维结缔组织、微乳头结构、细

胞多层以及高级别的肿瘤细胞等形态学特征诊断浸润性腺癌一致性好,而保留肺泡结构、单层结构以及低级别的肿瘤细胞更倾向诊断非浸润性腺癌。最后 Borczuk 教授指出,STAS 是一种非黏附型的生长方式,具有预后意义,但在诊断上需要与由刀面造成的假象相鉴别。

二、肺神经内分泌肿瘤的病理诊断以及分子遗传学新进展

美国纪念斯隆凯特琳癌症中心的 Natasha Rekhtman 教授介绍了肺神经内分泌肿瘤的病理诊断以及分子遗传学的最新进展。2021 版 WHO 分类中肺神经内分泌肿瘤病理诊断标准及术语与 2015 版 WHO 分类无明显变化,根据核分裂象及坏死,分为典型类癌、不典型类癌以及小细胞/大细胞神经内分泌癌(SCLC/LCNEC)。Ki67 阳性指数虽然不是诊断肺神经内分泌肿瘤的标准,但可以作为参考,通常典型类癌 Ki-67<5%,不典型类癌<30%,而 SCLC/LCNEC>30%(通常 50% ~ 100%)。尽管肺神经内分泌肿瘤分类中无 NET G3,但仍存在一些灰区病例,形态学上似类癌,而核分裂>10 个/(2 mm²),Ki-67 增殖指数>20%,甚至超过 30%,依据 2021 版 WHO 分类标准,仍然将其分类为LCNEC。值得注意的是,这类灰区病例很少出现在原发病灶中,常见于转移灶中。Rb 蛋白缺失和突变型 p53 更倾向于诊断为高级别神经内分泌癌,而不是类癌。DAXX/ATRX 蛋白缺失有助于胰腺神经内分泌肿瘤的诊断,但在肺类癌的诊断中没有意义。在小或挤压的活检标本中,Ki-67 有助于区分类癌与高级别神经内分泌癌。近年来,多项研究揭示了肺神经内分泌肿瘤分子分型。肺类癌根据基因突变、基因表达、CpG 甲基化及临床特征,分为 LC1、LC2 以及 LC3 型。

SCLC 具有特征的形态学表现,免疫组化有助于排除了其他肺原发的小圆形细胞恶性肿瘤(基底细胞鳞癌、SMARCA4 缺失的未分化肿瘤以及 NUT 癌)。小细胞癌根据不同的基因表达(*ASCL*1、*NEUROD*1、*POU2F3* 以及 *YAP*1)及甲基化状态,分为 4 种分子分型:ASCL1 型、NEUROD1 型、POU2F3 型以及 YAP1 型。临床前研究显示不同分子分型可采用不同的治疗方式。少数 SCLC 病例的 NE 标志物(CgA、Syn、CD56 以及 INSM1)均阴性,而 POU2F3 常呈阳性表达。因此,POU2F3 可作为 NE 低表达或不表达 SCLC 鉴别诊断的抗体。大细胞神经内分泌癌(LCNEC)分子分型主要分为SCLC-Like 型和 NSCLC-like 型。研究显示 SCLC-Like 型 LCNE 可以从 EP 方案(依托泊苷和顺铂)治疗中获益,但敏感性仍然差于典型 SCLC。总体上,LCNEC 治疗效果差,仍然期待更佳的治疗方案。

三、肺癌病理检测技术新进展

近年来,肺癌病理检测技术发展速度飞快,肿瘤精准诊断已成为临床治疗和预后的热点研究领域,其中包括:非小细胞肺癌的TPS判读、液体活检技术、TMB技术等,这些技术即提高了肺癌的精准诊断,又防止了肺癌患者的过度治疗和医疗资源的浪费。

美国布列根和妇女医院Lynette M. Sholl教授介绍了免疫检查点抑制剂预测性生物标记物,重点介绍了肿瘤突变负荷(TMB)、MHCI类及Ⅱ类分子、CD8阳性T细胞、多重荧光免疫组化染色以及具有预测性的基因异常。Sholl教授指出目前PD-L1仍然是循证医学证据最足的预测性生物标志物。TMB作为一个潜在的生物标记物,仍然有一定的局限性。MHC状态可能预测PD-1/PD-L1抑制剂治疗效果。肿瘤浸润的CD8阳性T细胞可能是PD-1/PD-L1抑制剂疗效获益的标志物。多重荧光免疫组化染色以及免疫细胞半定量的图像分析有助于提高免疫治疗的精准诊断。

目前,肺癌筛查与管理中国专家共识中已指出,循环肿瘤细胞(CTC)是指从恶性肿瘤原发部位脱落,通过血管或淋巴系统进入血液循环的细胞,它能够反映肿瘤组织的情况。已有研究证实,CTC与肺癌分期有关,且可能预测患者靶向治疗的疗效。CTC联合影像检查可以大大提高肺结节诊断的特异性。

液体活检(liquid biopsy)是一种非侵入性的新型诊断技术,通过血液或者尿液等对癌症等疾病做出诊断。液体活检主要检测体液中的游离CTC、循环肿瘤DNA(circulating tumor DNA,ctDNA)和胞外体(exosome)等生物标志物,已经成为肺癌患者的临床常规管理中的"新辅助"。以下内容将从液体活检技术在肺癌诊断、疗效检测、预后评估、个体化用药指导和突变检测中的应用以及液体活检目前面临的挑战作介绍,以期为肺癌的精准医疗提供更好的参考。

四、组织活检和液体活检的优缺点

1 液体活检技术

液体活检作为体外诊断的一个分支,是指通过检验血液,或者尿液、唾液、胸腔积液等其他体液中的生物标志物,对癌症做出分析诊断。基于血液的液态活检是目前最主要的研究方向,主要检测血液中的CTC、ctDNA和胞外体等。

1.1 CTC的概念及检测方法

CTC是指由原发肿瘤和/或转移灶脱落并进入血液循环的肿瘤细胞。CTC与其他血细胞的区别在于其表达，如上皮细胞黏附分子（EpCAM）和细胞角蛋白（CK）、低表达白细胞特异性标记 CD45。外周血中的 CTC 含量极低[1 ~ 10 个 CTC/(10^6 血细胞/mL 血)]，因此，CTC 需要极其灵敏和特异的分离和检测方法。CTC 检测技术可分为细胞计数的检测方法和以核酸为基础的检测技术，其过程大致可以分为细胞的富集以及细胞的检测，现有的检测技术有流式细胞术、密度梯度离心、靶向 PCR 技术、CTCs 芯片、上皮细胞免疫斑点法、Cell Search 等。研究发现，使用单一的技术来检测 CTCs，很可能出现漏检的情况。所以，各种方法联合应用提高敏感度和特异性将成为检测 CTCs 的趋势。

1.2　ctDNA 的概念及检测方法

ctDNA 是一种由肿瘤原发灶（继发灶）释放入血的肿瘤 DNA，携带肿瘤组织的基因突变信息。目前认为，ctDNA 主要来自血液中坏死、凋亡的肿瘤细胞和肿瘤细胞分泌的外排体。研究显示，肿瘤患者 ctDNA 所携带的肿瘤突变信息与肿瘤组织具有良好的一致性。由于血液中的 ctDNA 含量低，绝大部分<1%，所以对于 ctDNA 的检测也需要有较高的敏感性。目前，ctDNA 常用的检测技术有数字 PCR 和二代测序技术。

1.3　胞外体的概念及检测方法

胞外体是细胞主动向胞外分泌的囊泡样小体，直径在 30 ~ 100 nm，可在血液、尿液、脑脊液、胸膜积液等多种体液中检测到，其携带有母细胞多种蛋白质、脂类、DNA 和 RNA 等重要信息，在细胞和细胞间的物质交换和信息传递起到重要作用。NSCLC 患者的胞外泌体中包含的肿瘤相关蛋白有 EGFR、KRAS、claudins、RAB 家族蛋白等。Huang 等分离出了 NSCLC 和肺部慢性炎症患者的胞外体并对其进行蛋白分析比较，从 80% 的 NSCLC 患者胞外体表面检测到了 EGFR，而肺部慢性炎症患者的检出率仅为 2%。目前，分离胞外体的方法主要有超速离心、密度梯度离心、免疫磁珠、微流控芯片等，RT-PCR、核酸测序、Western blotting 等可被用来鉴定胞外体 RNA 和蛋白质水平。

2　液体活检在肺癌患者的应用

2.1　早期辅助诊断

Ilie 等报道在怀疑为肺癌的 COPD 患者中检测到 CTC。在该研究中，每年对 COPD 患者进行低剂量螺旋 CT 筛查，其中约 3%（5 例/168 例）COPD 患者中 CTC 呈阳性，但 CT 结果正常。接着对这 5 位患者进行跟踪监测，在 CTC 检测后 1 到 4 年即发现肺结节，手术切除后经组织学诊断为早期肺癌。一项分析早期 NSCLC 患者 ctDNA 谱的研究表明，除了在 12 例患者中 ctDNA 检测到一个单核苷酸变异（SNV），有 46 例的患者（48%）检测到至少有两个单核苷酸变异，这表明，ctDNA 谱可用于早期肺癌的筛查。

2.2　疗效监测

研究表明，CTC 的计数与 NSCLC 患者帕尼单抗和厄洛替尼临床疗效呈正相关，可预测靶向药物的疗效。当 CTC≥1 时，NSCLC 患者治疗效果不佳；当 CTC<1 时，NSCLC 患者治疗效果较好，表明通过治疗过程中 CTC 的动态监测可以用来帮助判断患者疗效。多项研究发现 ctDNA 变化与治疗效果和预后显著相关。Xing 等分析了 36 例肺腺癌患者使用奥希替尼治疗前后的 ctDNA 样本的体细胞突变谱，发现 ctDNA 变化与治疗效果和预后显著相关。

2.3　预后评估

肺癌患者中 CTC 与不良预后相关。对于早期肺癌患者，术前检测到的 CTC 数量越多，则肿瘤的无进展生存期及总生存期越短。Krebs 等报道，CTC≤5 的患者 PFS 为 6.8 个月，显著高于 CTC ≥5 的患者（PFS 为 2.4 个月）。研究表明，对于肺癌患者来说，miRNA－486、miRNA－30d 的水平升高及 miR-1、miRNA-499 的下降均是预后较差的指标。

2.4　个体化用药指导和突变检测

目前，液体活检技术用于非小细胞肺癌 EGFR－TKI 继发耐药的监测时，更多检测的是 ctDNA。我国国家药品监督管理局于 2015 年 2 月批准吉非替尼说明书更新，更新后的说明书指出在肿瘤组织不可评估时，可通过血液 ctDNA 标本评估 EGFR 突变状态，指导吉非替尼治疗。胞外体 miR-21 通过下调 PTEN 和 PDCD4，激活 PI3K/Akt 通路，参与 NSCLC 患者 EGFR-TKI 获得性耐药的发生。通过测定血浆 ctDNA 中的 MET 基因拷贝数，预测肺癌患者 EGFR-TKI 治疗的反应。

3　液态活检目前面临的挑战

然而，与传统的组织活检相比，虽然液体活检优势诸多，但也面临多个挑战。其一，血液中 CTC 和 ctDNA 的含量极微，这就需要不断革新技术来增加仪器检测的灵敏度和特异性。其二，血浆中 CTC 和 ctDNA 代表的是所有肿瘤的克隆灶，还是某一种占优势肿瘤的克隆灶目前尚不清晰，有待进一步研究。其三，经济方面，新技术导致高价格，限制了临床开展，期待未来随着成本降低、试剂耗材国产化等使经济问题得以改善。其四，为了使液体活检更好地应用于临床，不仅需要扩大临床试验规模，还需要建立相应的检测标准，建设规范的监管体系。

综上所述，液体活检以其标本获取简便、创伤小、重复性高的特点在近年来引起了广泛关注，对肺癌诊断、疗效检测、突变检测、选择治疗方案及动态评估疗效都具有很高的临床应用价值。虽然目前液体活检面临诸多挑战，但是展望未来，液体活检技术必将惠及更多的肿瘤患者，并在肿瘤患者诊疗中大放异彩。

主要参考文献

[1]　Poulet G, Massias J, Taly V. Liquid biopsy: general concepts[J]. Acta Cytol, 2019, 63(6): 449–455.

[2]　Mader S, Pantel K. Liquid biopsy: Current status and future perspectives[J]. Oncol Res Treat,

2017, 40(7-8): 404-408.

[3] Rolfo C, Mack P C, Scagliotti G V, et al. Liquid biopsy for advanced non-small cell lung cancer (NSCLC): A statement paper from the IASLC[J]. J Thorac Oncol, 2018, 13(9): 1248-1268.

[4] Cui S, Cheng Z, Qin W, et al. Exosomes as a liquid biopsy for lung cancer[J]. Lung Cancer, 2018, 116: 46-54.

[5] Chen D, Xu T, Wang S, et al. Liquid biopsy applications in the clinic[J]. Mol Diagn Ther, 2020, 24(2): 125-132.

[6] Sato Y, Matoba R, Kato K. Recent advances in liquid biopsy in precision oncology research[J]. Biol Pharm Bull, 2019, 42(3): 337-342.

[7] Pisapia P, Malapelle U, Troncone G. Liquid biopsy and lung cancer[J]. Acta Cytol, 2019, 63(6): 489-496.

[8] Johann D J Jr, Steliga M, Shin I J, et al. Liquid biopsy and its role in an advanced clinical trial for lung cancer[J]. Exp Biol Med (Maywood), 2018, 243(3): 262-271.

[9] Mlika M, Hofman P, Dziri C, et al. Liquid biopsy in lung cancer[J]. Tunis Med, 2017, 95(11): 965-971.

[10] Guibert N, Pradines A, Favre G, et al. Current and future applications of liquid biopsy in nonsmall cell lung cancer from early to advanced stages[J]. Eur Respir Rev, 2020, 29(155): 190052.

[11] Blandin Knight S, Crosbie P A, Balata H, et al. Progress and prospects of early detection in lung cancer[J]. Open Biol, 2017, 7(9): 170070.

[12] Huang C, Liu S, Tong X, et al. Extracellular vesicles and ctDNA in lung cancer: biomarker sources and therapeutic applications[J]. Cancer Chemother Pharmacol, 2018, 82(2): 171-183.

[13] Li Y, Tian X, Gao L, et al. Clinical significance of circulating tumor cells and tumor markers in the diagnosis of lung cancer[J]. Cancer Med, 2019, 8(8): 3782-3792.

[14] Poggiana C, Rossi E, Zamarchi R. Possible role of circulating tumor cells in early detection of lung cancer[J]. J Thorac Dis, 2020, 12(7): 3821-3835.

[15] Kalia M. Biomarkers for personalized oncology: recent advances and future challenges[J]. Metabolism, 2015, 64(3 Suppl 1): S16-S21.

（余英豪　邵良秀）

第五篇　肺癌的临床表现、诊断和分期

第17章
肺癌临床表现

世界卫生组织国际癌症研究机构(IARC)发布了2020年全球最新癌症负担数据,2020年全球新发癌症病例1929万例,其中男性1 006万例,女性923万例;2020年中国新发癌症病例457万例,占全球23.7%,其中男性248万例,女性209万例,肺癌仍是全球男性新发病例数最多的肿瘤达144万,也是男性死亡人数最多的肿瘤达119万,远超其他类型的肿瘤。虽然2020年全球乳腺癌的发病例占第一位,达226万,但中国癌症新发病例数肺癌仍占第一位,达82万。中国男性肺癌的新发病例仍为第一位,达54万;中国女性肺癌新发病例排第二位,每年达28万。

2020年全球癌症死亡病例996万例,其中肺癌死亡180万例肺癌死亡率全球第一。2020年中国癌症死亡病例300万例,其中男性182万例,女性118万例,占全球癌症死亡总人数30%,癌症死亡人数位居全球第一,肺癌死亡人数遥遥领先,高达71万,占癌症死亡总数的23.8%。男性及女性癌症的死亡人数肺癌均排第一位,分别为47万及24万。肺癌仍是中国发病率及死亡率最高的肿瘤。

肺癌或支气管肺癌指气道或肺实质发生的恶性肿瘤。约95%的肺癌可划分为小细胞肺癌(SCLC)或非小细胞肺癌(NSCLC)。这种区分对于肺癌的分期、治疗及预后至关重要。其他细胞类型为肺恶性肿瘤的5%。大多数肺癌患者在临床就诊时已是晚期。这可能反映了该病的侵袭性生物学和往往在局部晚期或转移期才有症状的特征。无症状的高危患者可能通过低剂量CT筛查做出诊断。症状可能来源于肿瘤的局部效应、区域或远处扩散或与转移无关的远隔效应(副肿瘤综合征)。大约3/4的非筛查患者在诊断时有1种或多种症状。一项连续纳入2293例NSCLC患者的研究显示,平均年龄64岁,就诊时最常见的症状是咳嗽(55%)、呼吸困难(45%)、疼痛(38%)和体重减轻(36%)。本节就肺癌的临床表现总结如下。

一、原发肿瘤引起的症状和体征

1 咳嗽

咳嗽是肺癌最常见于症状,50%~75%的肺癌以咳嗽为首发症状就诊,特别是鳞癌和SCLC,因为它们好发于中心气道。吸烟者或既往吸烟者出现咳嗽性质改变或者咳嗽治疗效果不好,则应怀疑肺癌。一项纳入3800例肺癌患者的病例系列研究显示,咳嗽患者比表现出其他症状的患者预后更好。咳出大量泡沫水样痰,可能是黏液腺癌的特征,通常提示晚期疾病。NSCLC 和 SCLC 阻塞气管支气管可引起阻塞性肺炎或肺不张。生长缓慢的肿瘤,例如类癌或错构瘤,更可能出现支气管扩张。

2 咯血

咯血是肺癌的患者另一个常见症状,多为痰中带血丝,或间断血痰,癌组织血管丰富,易发生组织坏死,20%~50%肺癌患者会出现咯血。如侵袭大血管,可引起大咯血。在不同的病例系列研究中,咯血患者存在肺癌的可能性为3%~34%不等,具体取决于咯血患者的年龄和吸烟史。在有咯血症状但胸片正常或未见可疑表现的吸烟者中,约5%经支气管镜检查将诊断为肺癌。

3 呼吸困难

胸闷呼吸困难是诊断肺癌时的常见症状,见于25%~40%的患者呼吸困难可能是由于气道管腔外或腔内梗阻、阻塞性肺炎或肺不张、淋巴管炎性肿瘤转移、肿瘤栓子、气胸、胸腔积液或伴有心包填塞的心包积液。支气管部分阻塞可引起局部哮鸣音,可由患者听到或由临床医生听诊发现,而喘鸣可能是由于更大的气道受阻。肺功能检查对呼吸困难的鉴别诊断有用,它可以显示因本身气管内的肿瘤气道外压迫或声带麻痹所致的呼气和/或吸气相流量容积曲线平坦。单侧膈麻痹可能是由于膈神经受损,患者可能无症状或诉呼吸急促。一项病例系列研究发现,肺癌是最常侵犯膈神经的肿瘤,但恶性肿瘤只占膈麻痹患者的4%。

二、肿瘤胸腔内扩散引起的症状和体征

1 胸痛

20%~40%的肺癌患者有胸痛。胸痛的性质变化很大,年轻患者比年长患者更常出现。胸痛通常出现于原发瘤的同侧。持续钝痛可能是由于肿瘤侵犯纵隔、胸膜或胸壁,但出现胸痛未必表示肿瘤不可切除。虽然胸膜炎性胸痛可能是胸膜直接受累的结果,但阻塞性肺炎或高凝状态引起的肺栓塞也可引起胸痛。

2 胸膜受累

胸膜受累可表现为无胸腔积液的胸膜增厚,或是恶性胸腔积液。出现恶性积液的患者被认为无法治愈,应采取姑息治疗。虽然恶性胸腔积液可造成呼吸困难和咳嗽,但大约1/4的肺癌胸膜转移患者无症状。尽管恶性胸腔积液患者失去了治愈性切除的机会,但肺癌患者的胸腔积液不都是恶性的。良性胸腔积液可见于可切除的肺癌,由淋巴管阻塞、阻塞性肺炎或肺不张引起。对于胸腔积液的患者,应该要确证或排除肿瘤,以避免错失治愈性切除的机会。

3　声音嘶哑

肺癌中的持续性声音嘶哑是由于癌症沿喉返神经的走行侵犯该神经，喉返神经走行于主动脉弓下方并返回喉部。

4　上腔静脉综合征

上腔静脉阻塞引发的症状通常包括头部胀满感和呼吸困难。咳嗽、疼痛及吞咽困难少见。体格检查可见颈静脉扩张、胸壁静脉明显、面部水肿和多血质。胸片通常显示纵隔增宽或右侧肺门肿块。CT常可确定病因、阻塞位置和侧支静脉引流的范围。与 NSCLC 患者相比，SCLC 患者更常出现上腔静脉综合征。肺癌引起的上腔静脉综合征的症状在纵隔肿瘤得到治疗后即消退。

5　Pancoast 综合征

发生于肺上沟的肺癌可引起典型的 Pancoast 综合征，表现为疼痛（常为肩痛，前臂、肩胛骨和手指痛少见）、Horner 综合征、骨质破坏及手部肌肉萎缩。Pancoast 综合征最常由 NSCLC（常为鳞癌）引起，只有极少数由 SCLC 引起。

三、胸腔外转移

肺癌可播散到全身任何组织。转移性播散可能导致首发症状，也可能在病程后期出现。远处转移最常见的部位是肝、肾上腺、骨和脑。

1　肝转移

在病程早期，有症状的肝转移少见。无症状性肝转移可能在就诊时通过肝酶异常、CT 或 PET 查出。在胸腔内本可切除的 NSCLC 患者中，约有 3% 通过 CT 检查发现了肝转移证据。PET 或 PET-CT 可发现约 4% 的患者有未被怀疑的肝转移或肾上腺转移。在病程后期，肝转移的发生率高得多。尸检研究表明，超过 50% 的 NSCLC 或 SCLC 患者存在肝转移。

2　骨转移

肺癌骨转移通常有症状。骨转移患者常有背痛、胸痛或肢体痛，血清碱性磷酸酶往往升高。广泛骨病可引起血清钙水平升高。约 20% 的 NSCLC 患者就诊时存在骨转移。放射影像学检查中的溶骨性改变比成骨性改变更为常见，最常受累的部位是椎体。SCLC 患者更常出现骨转移，发生率为 30%~40%。PET 和 PET-CT 提高了对多个器官（包括骨）转移灶的检出能力，其敏感性高于 CT 和骨扫描。

3　肾上腺转移

肾上腺是常见的转移部位，但其中只有极少数转移有症状。在已知或疑似肺癌的患者中，若因分期 CT 检查发现单侧肾上腺肿块，通常要考虑肾上腺转移。CT 分期发现的肾上腺肿块只有一部分是转移灶。初始 CT 检查肾上腺肿块的特异性不足，这在本可切除的肺癌患者中是一个特殊问题。在这种情况下,PET对于区分良性和恶性肾上腺肿块特别有用。其他可帮助排除转移的检查包括MRI提示良性腺瘤,或穿刺活检呈阴性。在肺癌广泛播散的患者中,肾上腺转移更为常见。尸检研究显示,大约40%的肺癌患者有肾上腺转移。

4 脑转移

肺癌的神经系统表现包括转移和副肿瘤综合征。肺癌中枢神经系统转移的症状与其他肿瘤相似,包括头痛、呕吐、视野缺损、轻偏瘫、脑神经功能障碍和癫痫发作。在NSCLC中,腺癌最常出现脑转移,鳞癌最少出现脑转移。脑转移的风险随原发瘤的增大和区域淋巴结受累而增加。对于仔细挑选出的患者,如果胸腔内的NSCLC可以手术,且只有孤立性脑转移,也许可行序贯切除。20%~30%的SCLC患者在就诊时存在脑转移。如果不接受预防性照射,大约一半的患者会在2年内出现脑部复发。随机试验显示,预防性颅脑照射可显著降低脑转移率。

四、副肿瘤现象

肿瘤的副肿瘤效应是与直接侵犯、阻塞和转移无关的远隔效应。

1 高钙血症

肺癌患者的高钙血症可能是由于骨转移,少数是由肿瘤分泌的甲状旁腺激素相关蛋白(parathyroid hormone-related protein, PTHrP)、骨化三醇或其他细胞因子,包括破骨细胞活化因子。大多数伴高钙血症的患者为晚期(Ⅲ~Ⅳ期),中位生存期只有几个月。高钙血症的症状包括厌食、恶心、呕吐、便秘、嗜睡、多尿、烦渴和脱水。意识模糊和昏迷是晚期表现,肾衰竭和肾钙沉着也是。血清钙≥12 mg/dL(3mmol/L)且有症状的患者需治疗,包括补液和双膦酸盐。

2 抗利尿激素不适当分泌综合征

通常由SCLC引起,可导致低钠血症。大约10%的SCLC患者会出现抗利尿激素不适当分泌综合征(syndrome of inappropriate antidiuretic hormone secretion, SIADH)。在所有恶性肿瘤引起SIADH中,SCLC约占75%。症状的严重程度与低钠血症的程度及血清钠下降速度有关。症状包括厌食、恶心和呕吐。速发的低钠血症可引起脑水肿。脑水肿的症状可能包括易激惹、躁动、人格改变、意识模糊、昏迷、癫痫发作和呼吸骤停。

3 神经系统

肺癌是最常导致神经副肿瘤综合征的癌症,其中多为SCLC所致。神经副肿瘤综合征被认为是免疫介导的,已在许多例子中发现了自身抗体。这些多种多样的神经系统表现包括但不限于Lambert-Eaton肌无力综合征(Lambert-Eaton myasthenic syndrome, LEMS）、小脑性共济失调、感觉神经病变、边缘叶脑炎、脑脊髓炎、自主神经病变、视网膜病变以及眼阵挛−肌阵挛。其中最常见的是 LEMS，可见于大约3%的 SCLC 患者。

4　库欣综合征

促肾上腺皮质激素（adrenocorticotropic hormone, ACTH）异位分泌可引起库欣综合征。患者通常表现为肌无力、体重减轻、高血压、多毛和骨质疏松。低血钾性碱中毒和高　血糖也常见。

5　肥大性骨关节病

肺性肥大性骨关节病（hypertrophic pulmonary osteoarthropathy, HPO）是指肺癌或其他肺病伴随的杵状指和管状骨骨膜增生。HPO 的临床特征是对称性疼痛性关节病，通常累及踝、膝、腕、肘关节。掌骨、跖骨和指（趾）骨也可能受累。HPO 患者的长骨（即胫骨和腓骨）X 线显示特征性骨膜新骨形成。同位素骨扫描或 PET 通常显示长 骨弥漫性摄取。HPO 的症状可能在肿瘤切除后缓解。对于不可手术的患者，一般使用非甾体类抗炎药或双膦酸盐治疗。

6　皮肌炎和多发性肌炎

皮肌炎和多发性肌炎是炎性肌病的2种不同形式，临床上都表现为肌无力。这些炎性肌病可以是肺癌的首发症状，也可以在病程后期出现。除肺癌以外，该类疾病也见于其他部位的原发癌，常见的有卵巢、宫颈、胰腺、膀胱和胃。

五、肺癌引起的其他系统相关症状

肺癌患者可出现多种血液系统异常，包括：

（1）贫血　贫血在肺癌患者中常见，可引起乏力和呼吸困难。例如，一项病例系列研究发现，未经治疗的患者中有40%的血红蛋白≤12 g/dL；而在接受化疗的患者中贫血发生率为80%。贫血的原因有很多，包括治疗。

（2）白细胞增多　一项病例系列研究发现，15%的肺癌患者存在肿瘤相关性白细胞增多。这些患者几乎都为 NSCLC，白细胞增多被认为是粒细胞集落刺激因子产生过多所致。肺癌出现白细胞增多提示预后不良，还可能伴有高钙血症。

（3）血小板增多　血小板增多常见，多达14%的肺癌患者在就诊时可能存在血小板增多。就诊时血小板增多是生存期缩短的独立预测因素。

（4）嗜酸性粒细胞增多　组织或血液嗜酸性粒细胞增多但罕见，在大细胞癌患者中有过报道。

（5）高凝状态性疾病　多种高凝状态性疾病伴发于肺癌和其他恶性肿瘤，包括 Trousseau 综合征（游走性血栓性浅静脉炎）、深静脉血栓形成和血栓栓塞、弥漫性血管内凝血、血栓性微血管病、非血栓性微血管病。

主要参考文献

[1] Sung H, Ferlay J, Siegel R L, et al. Global cancer statistics 2020: GLOBOCAN estimates of inci-
dence and mortality worldwide for 36 cancers in 185 countries[J]. CA Cancer J Clin, 2021, 71
(3): 209-249.

[2] Patel A M, Peters S G. Clinical manifestations of lung cancer[J]. Mayo Clin Proc, 1993, 68(3):
273-277.

[3] Nasim F, Sabath B F, Eapen G A. Lung Cancer[J]. Med Clin North Am, 2019, 103(3): 463-473.

[4] Weller D P, Peake M D, Field J K. Presentation of lung cancer in primary care[J]. NPJ Prim Care
Respir Med, 2019, 29(1): 21.

[5] Wang X, Adjei A A. Lung cancer and metastasis: new opportunities and challenges[J]. Cancer
Metastasis Rev, 2015, 34(2): 169-171.

[6] Dumansky Y V, Syniachenko O V, Stepko P A, et al. Paraneoplastic syndrome in lung cancer[J].
Exp Oncol, 2018, 40(3): 239-242.

[7] Yeung S C, Habra M A, Thosani S N. Lung cancer-induced paraneoplastic syndromes[J]. Curr
Opin Pulm Med, 2011, 17(4): 260-268.

[8] Paraschiv B, Diaconu C C, Toma C L, et al. Paraneoplastic syndromes: the way to an early diagno-
sis of lung cancer[J]. Pneumologia, 2015, 64(2): 14-19.

[9] Owen C E. Cutaneous manifestations of lung cancer[J]. Semin Oncol, 2016, 43(3): 366-369.

[10] Richardson G E, Johnson B E. Paraneoplastic syndromes in lung cancer[J]. Curr Opin Oncol,
1992, 4(2): 323-333.

[11] Sakai Y, Zhou Q, Matsumoto Y, et al. Age-based comparison of hematological toxicity in patients
with lung cancer[J]. Oncology, 2020, 98(11): 771-778.

[12] Crawford J, Kosmidis P A, Hirsch F R, et al. Targeting anemia in patients with lung cancer[J]. J
Thorac Oncol, 2006, 1(7): 716-725.

[13] Livne Margolin M, Zeitlin N. Eosinophilia and leukocytosis in a patient with lung cancer[J]. Isr
Med Assoc J, 2019, 21(1): 58-59.

（张凯　庄锡彬）

肺癌的预后与确诊时的临床分期密切相关,0期肺癌患者术后5年生存率为90%,Ⅰa期肺癌患者术后5年生存率位60%,而Ⅱ~Ⅳ期的患者总的5年生存率则从40%下降到5%以下。因此,争取"早期发现、早期诊断、早期治疗",是降低肺癌死亡率的重要措施。肺癌在早期并没有什么特殊症状,往往通过肺癌的筛查或体检发现,偶然发现肺结节需根据其形态学、大小、边界、密度、血管状态结合患者的吸烟史、家族史等危险因素进行动态随访,必要时进行多学科(MDT)讨论,以便早期诊断。临床高度怀疑Ⅰ或Ⅱ期肺癌的患者(根据危险因素和影像学表现)术前无需活检;高度怀疑非肺癌诊断,术前应进行活检避免误诊,并用针吸活检或细针穿刺(FNA)活检确诊。如果术前未确诊,在行肺叶切除、双叶切除或全肺切除术之前,必须行术中冰冻病理诊断(如楔形切除或针吸活检)。临床Ⅰ期或Ⅱ期肺癌患者,若影像学怀疑纵隔淋巴结肿大建议行纵隔淋巴结分期:可行纵隔镜检查或者支气管内超声(EBUS)/内镜超声(EUS)进行分期。对怀疑非小细胞肺癌(NSCLC)的局部晚期及晚期的患者,肿瘤标志物的检查是肺癌的诊断的重要辅助工具,目前肺癌常用的肿瘤标志物包括神经元特异性烯醇化酶(NSE)、胃泌素释放肽前体(ProGRP)、癌胚抗原(CEA)、细胞角蛋白19片段(CYFRA21-1)和鳞状细胞癌相关抗原(SCCA)。近年来的肿瘤的自身抗体的检测为肺癌的早期诊断提供帮助。

肺癌的病理诊断可通过多种技术检查获得诊断,目前常规使用的诊断工具包括:痰细胞学检查、支气管镜活检和经支气管针吸活检(TBNA)、影像引导经胸穿刺空心针活检(首选)或FNA、胸腔穿刺术或内科胸腔镜、支气管内超声(EBUS)/内镜超声(EUS)、纵隔镜、导航支气管镜。首次诊断检查首选创伤最小而效率最高的活检。中央型肿块和可疑气管内受累患者应行气管镜检查。外周(外1/3)结节患者可行经胸针吸活检(TTNA)、导航气管镜、径向EBUS超声内镜进行活检。纵隔淋巴结2R/2L、4R/4L、7、10R/10L和其他肺门淋巴结区可用EBUS穿刺活检。EBUS-TBNA活检阴性但(PET和/或CT)阳性纵隔恶性肿瘤,建议手术切除之前行后续纵隔镜检查。肺癌伴胸腔积液患者行内科胸腔镜活检或胸腔穿刺术和细胞学检查。对于怀疑转移疾病的患者,如果可行相应部位行组织学活检:如颈部或锁骨上淋巴结活检、肝转移灶肝穿刺活检或骨转移灶活检等。现将常规的诊断工具介绍如下。

一、痰细胞病理学检查

自1930年起，痰细胞学检查被应用于肺癌的诊断。痰细胞学检查仍最便捷的方法，特别是多次痰检，对诊断起源于大气管的中心性肿瘤，如鳞癌和小细胞癌是有帮助的。起源于小气管的外周性肿瘤，如腺癌，特别是直径<2 cm者，仅偶尔可被痰检发现却有重要意义，因为目前腺癌发病率以逐年上升。痰检筛查早期肺癌的敏感性是20%~30%。经过改进痰标本收集处理以及描述标准后，敏感性有所提高，但关于痰可靠性的资料结果不一，结果在13%~82%，非典型程度越高，诊断结论的一致性越高。1999年美国FDA批准的液基细胞学检查（liquid based cytology test, LCT），是对传统的细胞学涂片法进行了改进，即将收集到的痰液用特殊的缓冲液进行稀释，充分混匀，经离心后，弃上清，在细胞沉渣中加适量细胞基液，振荡混匀后制片，细胞呈单个均匀地分布于玻片上，固定并染色后，在显微镜下可清晰观察到各种细胞，其细胞的核质、核仁清楚，较常规痰液涂片法更容易发现癌细胞，提高肺癌阳性诊断率，敏感性达75%~85%，结合免疫化学染色，特异性接近100%。是肺癌早期诊断的好方法。

二、影像学检查

肺癌的影像检查方法主要包括：X线胸片、CT、MRI、超声、核素显像、PET-CT等方法。主要用于肺癌诊断和鉴别诊断、分期和再分期、评估手术可切除性、疗效监测及预后评估等。影像学检查是无创检出和评价肿瘤的最佳方法，影像学信息使临床医师对于肿瘤预后的判断和治疗决策的制订都更有把握。在肺癌的诊治过程中，应根据不同的检查目的，合理、有效地选择一种或多种影像学检查方法。

1　胸部X线片检查

在我国，X线胸片正、侧位常是基层医院发现肺部病变的基本影像检查方法，对早期肺癌的诊断价值有限，一旦X线胸片怀疑肺癌应及时行胸部CT扫描。

2　胸部CT检查

胸部CT是目前肺癌诊断、分期、疗效评价及治疗后随诊中最重要和最常用的影像检查方法。CT能够显示X线胸片上难以发现的影像信息，可以有效地检出早期肺癌，进一步验证病变所在的部位和累及范围。对于肺癌初诊患者胸部CT扫描范围应包括双侧肾上腺。对于难以定性诊断的胸部病变，可采用CT引导下经皮肺穿刺活检来获取细胞学或组织学诊断。

肺癌的传统影像学分型是根据肺癌的发生部位分为中央型、周围型和特定部位。中央型肺癌发生在主支气管及叶、段支气管,常引起继发的阻塞性改变。周围型肺癌发生在段支气管远端。特定部位的肺癌如肺上沟癌。

2.1　中央型肺癌

中央型肺癌多数为鳞状细胞癌、小细胞癌,近年来腺癌表现为中央型肺癌者也有所增多(图18-1)。早期中央型肺癌表现为支气管壁局限性增厚、内壁不规则、管腔狭窄,肺动脉伴行的支气管内条状或点状(轴位观)密度增高影,通常无阻塞性改变。影像表现有时可以阻塞性肺炎为主,在抗炎治疗后炎症消散,但仍需注意近段支气管壁是否增厚。中晚期中央型肺癌影像学表现为直接征象:支气管腔狭窄、阻塞,肺部肿块;间接征象:阻塞性肺炎、肺不张、阻塞肺的近端常因肿瘤而外突,形成反"S"征,支气管不完全阻塞时CT可见支气管通气征,阻塞肺气肿、阻塞远端支气管扩张形成的黏液栓塞,以及病灶附近或(和)肺门的淋巴结肿大等。增强CT常可以看到扩张、充满黏液的支气管。少部分中央型肺癌可以表现为沿段及亚段支气管铸型的分支状改变。CT薄层(重建层厚1~1.25 mm)增强扫描及多平面重建(MPR)在中央型肺癌术前评估中有重要的价值,应常规应用。如无禁忌证,应行增强扫描。中央型肺癌伴肺不张时,MRI对于区分肿瘤与肺不张有一定帮助,T2WI肺不张的信号高于肿瘤,T1WI增强扫描肺不张强化程度高于肿瘤。

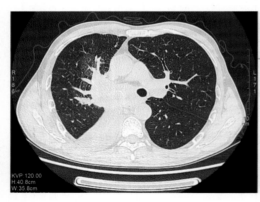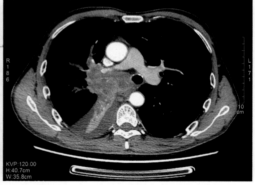

注:中央型肺癌起源于段及段以上支气管黏膜上皮或腺体,局限于支气管腔内结节,沿支气管壁内生长和突破支气管外膜形成肿块,其远端呈"三阻征象"改变。

图18-1　中央型肺癌CT影像学特征

2.2　周围型肺癌

直接征象:肺部肿块,边缘常呈分叶状,伴有脐凹征或细胞刺,常有胸膜牵拉;间接征象:淋巴结增大、空洞性表现、类支气管肺炎的斑片状浸润阴性、胸腔积液、骨质破坏等。通常将肺内直径≤1 cm的局限病变称为小结节,1 cm<直径≤3 cm的局限病变称为结节,而直径>3 cm者称为肿物。分析影像表现时,结节或肿物的大小、形态、密度、内部结构、瘤-肺界面及体积倍增时间是最重要的诊断指征。观察结节/肿物的特征时,应常规应用薄层CT(层厚1~1.25 mm),MPR可在各方向观察结节的形态,有助于定性诊断。对于实性结节,鉴别诊断时可以根据情况选择增强扫描、双期增强扫描和动态增强扫描。肺内亚实性结节特别是纯磨玻璃结节,建议只使用薄层平扫。

2.2.1 大小和形态

典型周围型肺癌多呈圆形、椭圆形或不规则形,多呈分叶状。随着体检的逐步普及,影像学表现为肺小结节和肺结节的早期肺癌越来越多。此时根据肿物轮廓和边缘特征,诊断相对容易(图18-2)。

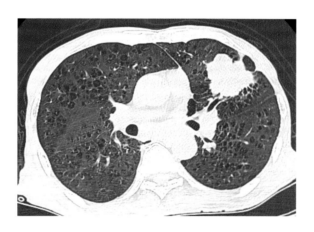

图18-2　周围型肺癌CT影像学特征多呈圆形、椭圆形或不规则形,多呈分叶状

2.2.2 密度

CT平扫:可以根据结节是否掩盖肺实质,分为实性结节、部分实性结节和纯磨玻璃结节(后两者统称为磨玻璃结节或亚实性结节)。纯磨玻璃结节呈单纯磨玻璃样密度,为肿瘤沿肺泡构架匍匐生长,不掩盖肺实质,病变内可见周围肺血管穿行;实性结节完全掩盖肺实质,无磨玻璃样密度成分;部分实性结节两种成分兼有。持续存在的磨玻璃结节,根据大小及密度,多与不典型腺瘤样增生、肺原位腺癌、微浸润性腺癌及浸润性腺癌有关。表现为磨玻璃结节的肺癌,有多发倾向,术前应仔细观察全肺薄层,有利于治疗方案的确定。增强扫描:增强CT扫描与平扫比较,以增加15~20 HU作为鉴别良恶性病变的阈值,周围型结节难以诊断时可以选择双期增强扫描及动态增强扫描进一步辅助诊断。

2.2.3 内部结构

支气管气相和空泡:可见于肺癌、肺炎性病变或淋巴瘤,但以肺癌较多见。薄层CT显示较好,常与空泡征同时存在。图像后处理技术如MPR有助于显示斜行的支气管气相。空泡一般指1 mm左右的小空腔,常见于腺癌,约占20%~25%,常为多个,部分可能为充气支气管的轴位相,也可是未被肿瘤充填的残余含气肺泡。钙化:薄层CT发现结节内钙化的概率远大于常规CT,约6%~10%肺癌内可出现钙化,钙化位于结节/肿物中央呈网状、弥漫小点胡椒末状及不定形状者多为恶性,弥漫性致密钙化、分层样或爆米花状钙化几乎全为良性。高空间分辨力算法(HRCT)会产生边缘增强伪影,容易勾画出结节边缘高密度,易误为钙化,应用标准算法或软组织重建算法可避免这类伪影。空洞和囊腔:空洞一般认为是坏死物经支气管排出后形成,可达1~10 cm,可为中心性,也可为偏心性。空洞壁多为0.5~3 cm,厚壁空洞和内壁凹凸不平支持肺癌的诊断。囊腔通常认为一部分是肺大疱或肺囊肿壁上发生的癌,一部分为肿瘤内部形成活瓣效应所致,病变可以位于囊腔一侧生长,也可以围绕囊腔生长,囊腔壁多不均匀,肿瘤的主要成分可以是实性,也可以磨玻璃成分为主。肺实变:肿瘤沿肺泡壁生长浸润尚未完全破坏肺泡间隔,但使肺泡壁增厚或邻近肺泡内有分泌物,部分肺泡内仍有含气,形成肺实变,亦称为肺炎型改变。增强扫描时可见在实变的肺组织中穿行的强化血管,CT图像上称为血管造影征。可见于肺黏型液腺癌,也可见于阻塞性和感染性肺炎、淋巴瘤、肺梗死和肺水肿。

2.2.4　瘤-肺界面

结节边缘向周围伸展的线状影、近结节端略粗的毛刺样改变多见于肺癌。通常厚度<2 mm者称细毛刺,>2 mm者称粗毛刺。形成毛刺的病理基础为肿瘤侵犯邻近小叶间隔、瘤周肺实质纤维变和(或)伴有炎细胞浸润所致。

2.2.5　邻近结构

胸膜改变:胸膜尾征或牵曳征是从结节或肿物至胸膜的细线状或条状密度增高影,有时外周呈喇叭口状,大体病变可见局部为胸膜凹陷,主要由肿物内成纤维反应造成的瘢痕收缩牵拉局部胸膜所致,其内可充填有液体或胸膜外脂肪,以肺腺癌最为常见。上述线状改变较厚或不规则者应考虑有肿瘤沿胸膜浸润的可能。

2.2.6　卫星病灶

以肺腺癌多见,常可呈结节或小片状,卫星瘤灶与主病灶位于同一肺叶者属T3期,位于同侧肺内属T4期。良性病变特别是肺结核也可见卫星病变。

2.2.7　肿瘤体积倍增时间

肿瘤体积倍增时间是指肿瘤体积增长1倍(直径增长约26%)所需的时间,是判断良恶性的重要指标之一。不同病理类型的肺癌,生长速度有明显差异,倍增时间变化很大,一般>30 d、<400 d,鳞癌<腺癌<微浸润腺癌或原位腺癌<不典型腺瘤样增生,纯磨玻璃结节的体积倍增时间常>800 d。三维体积测量更易于精确对比结节体积的变化,确定倍增时间。

2.3　肺上沟瘤

CT可以显示肺尖部病变,可鉴别肿物与胸膜增厚,显示骨破坏、胸壁侵犯范围以及肿瘤是否向颈根部侵犯。增强CT-MPR和最大密度投影(MIP)的应用非常重要,后者主要用于显示大血管如锁骨下动脉是否受侵。MRI有很好的软组织分辨率,可以显示胸廓入口和臂丛的解剖细节,对于判断肿瘤侵犯范围和骨髓有无受侵优于CT。CT在判断骨皮质受侵方面优于MRI。

3 PET-CT

PET-CT是肺癌诊断、分期与再分期、疗效评价和预后评估的最佳方法,根据NCCN肿瘤学临床实践指南、美国胸科医师协会(The American College of Chest Physicians,ACCP)临床实践指南以及国内专家共识,对于下列情况,有条件者推荐使用PET-CT:① 孤立肺结节的诊断与鉴别诊断(≥8 mm的实性结节、部分实性结节持续存在且内部实性成分≥6 mm);② 肺癌疗前分期,PET-CT对于淋巴结转移和胸腔外转移(脑转移除外)有更好的诊断效能;③ 肺癌放疗定位及靶区勾画;④ 辅助鉴别常规CT无法判断的肿瘤术后瘢痕与肿瘤复发,如PET-CT摄取增高,需活检证实;⑤ 辅助鉴别常规CT无法判断的肿瘤放疗后纤维化与肿瘤残存/复发,如PET-CT摄取,需活检证实;⑥ 辅助评价肺癌疗效(尤其是分子靶向治疗),推荐应用PET-CT实体瘤疗效评价标准(PET Response Criteria in Solid Tumors,PERCIST,)。

三、肺癌的血清肿瘤标志物检查

近年来,肺癌的肿瘤标志物研究十分活跃。肺癌常用的肿瘤标志物很多,根据美国NACB准则,这里主要介绍神经元特异性烯醇化酶(NSE)、胃泌素释放肽前体(ProGRP)、癌胚抗原(CEA)、细胞角蛋白19片段(CYFRA21-1)和鳞状细胞癌相关抗原(SCCA)等几种比较肯定的肿瘤标志物。

1 神经元特异性烯醇化酶

烯醇化酶的一种同I酶,目前认为它是SCLC和神经母细胞瘤的肿瘤标志物。神经元特异性烯醇化酶(NSE)被公认为SCLC的最有价值的肿瘤标志物之一,它的敏感性为40%~70%,特异性可达65%~80%,而对NSCLC的阳性率<20%。目前,被广泛用于SCLC的辅助诊断、疗效监测以及与NSCLC的鉴别诊断。

烯醇化酶同I酶根据α、β、γ三个亚基的不同,可分为αα、ββ、γγ、αβ和αγ五种二聚体同I酶。α亚基主要存在于肝,肾等组织;β亚基主要存在于骨骼肌和心肌;γ亚基主要存在于神经组织。γγ亚基组成的同I酶属神经元和神经内分泌细胞特有,故命名为神经元特异性烯醇化酶,此酶在正常人脑组织中含量最高,起源于神经内分泌细胞的肿瘤组织也有异常表达,研究发现SCLC也是一种能分泌NSE的神经内分泌性质肿瘤。NSE分子量为87 000,pH4.7,是一种酸性蛋白酶,参与糖酵解,主要作用是催化2磷酸甘油变成烯醇式磷酸丙酮酸。癌肿组织糖酵解作用加强,细胞增殖周期加快,细胞内的NSE释放进入血液增多,导致此酶在血清内含量增高。

2 癌胚抗原

目前使用最广的肿瘤标志物,最初发现于成人结肠癌组织中,1965年由Gold首先报道。癌胚抗原(CEA)是一种结构复杂的可溶性糖蛋白,分子量约为180 000,胚胎期主要存在于胎儿的胃肠管、胰腺和肝脏,出生后明显降低。胃肠道恶性肿瘤时可见血清CEA升高,在其他恶性肿瘤患者的血清中也有升高。因此,CEA是一种广谱肿瘤标志物。

CEA对肺癌的发现,特别是肺腺癌和大细胞肺癌阳性率高,可达70%,明显高于肺鳞癌;在NSCLC明显高于SCLC,并且TNM分期越高,血清CEA水平也越高。在肺癌引起的胸水中,CEA的阳性率高达75%。CEA对疗效判断及预测复发也具有重要的临床意义。吸烟者CEA可以升高,估计33%的吸烟者可>5 μg/L。

3 胃泌素释放肽前体

胃泌素释放肽(GRP)相对稳定的前体。是近年来发现的一种新的SCLC肿瘤标志物,它不仅可用于SCLC的早期发现,还有助于判断疗效及肿瘤复发。胃泌素释放肽前体(ProGRP)对SCLC检测的敏感性、特异性和可靠性方面均优于NSE。Molina的研究表明,ProGRP、NSE在SCLC的阳性率分别是73%、64%,ProGRP和NSE联合应用时阳性率可达88%,提高了SCLC早期发现可能性。GRP最早是1978年从猪胃细胞分离出来的一种胃肠激素,广泛分布于哺乳动物胃肠、肺和神经细胞。一些研究认为,SCLC具有神经内分泌特征,肿瘤细胞释放GRP,并且可刺激SCLC细胞生长。但由于其在血清中不稳定,易被降解,半衰期约2 min,很难测定其血清浓度。而ProGRP位于胃泌素释放肽的前端,由27个氨基酸组成,在血液中较为稳定。已知ProGRP有3种分子结构,但其羧基末端有一个共同序列区即胃泌素释放肽前体片断31~98(ProGRP-31~98),在血液中稳定表达,是测定SCLC的良好标志物。

4 细胞角蛋白19片段

免疫组织化学研究表明,肺癌中富含细胞角蛋白19片段(CYFRA 21-1),CYFRA 21-1是NSCLC最灵敏的肿瘤标志物,尤其对肺鳞癌更是如此。CYFRA 21-1只代表细胞角蛋白19片段,比组织多肽抗原(TPA,细胞角蛋白8、18、19混合片段)具有更高的特异性。

CYFRA 21-1对肺癌(不分组织学类型)的敏感性最高,约47%;肺鳞癌达70%以上,远远高于CEA(18%),对NSCLC的早期发现、疗效监测和预后观察均有重要价值。

5 鳞状细胞癌抗原

鳞状细胞癌抗原(SCCA)是肺鳞癌较特异的标志物,肺鳞癌患者中SCCA阳性率为40%~55%,在其他类型的肺癌中阳性率极低。尽管SCCA的敏感性要低于肺癌的其他标志物,但特异性比较高。SCCA一种分子量为42 000的糖蛋白,最早是从宫颈鳞状细胞癌组织中分离出来,属于肿瘤相关抗原TA-4的亚段,存在于在于宫颈、头、颈、食管、肺和皮肤等部位的肿瘤中,是一种较好的鳞癌肿瘤标志物。

肿瘤标志物对肺癌的鉴别诊断、病理分型、疗效评价、预后判断有比较重要的意义。但至今尚未发现一种特异性、敏感性均十分理想的肺癌肿瘤标志物,联合检测有助于提高对肺癌的诊断价值(表18-1)。

表18-1　美国NACB推荐的肿瘤标志物联合检测方案

病理类型	推荐肿瘤标志物
腺癌	CYFRA21-1,CEA
鳞状细胞癌	CYFRA21-1,CEA 和 SCC
大细胞肺癌	CYFRA21-1,CEA
小细胞肺癌	NSE,ProGRPG
不明原因肺癌	CYFRA21-1,CEA,NSE 和 ProGRP

四、肿瘤相关自身抗体

肿瘤相关自身抗体具有以下特点:第一,在癌症发生早期即可在患者的外周血出现。研究显示,在癌症被诊断之前的数月至数年,即癌症尚处于无症状的早期阶段时,就可在患者的外周血检测到某些肿瘤相关自身抗体。这意味着,通过检测肿瘤相关抗体,有可能在很早的时期发现癌症;第二,在外周血的滴度较高。在癌症发生早期,外周血的肿瘤相关抗原不仅丰度较低而且易被降解,其细微的异常变化难以被现有技术手段发现,但是其激发免疫系统产生的肿瘤相关抗体被放大了无数倍,这些抗体更容易被现有的技术方法检测到;第三,在外周血的稳定性好,半衰期长,血清样本长期保存在-80 ℃,抗体的理化性质几乎不会改变,这有利于保证抗体检测结果的准确度和稳定性。第四,使用常规的酶联免疫吸附实验或酶联免疫分析方法就可进行抗体检测实验,技术简便易行,而且重复性好。上述特点意味着,肿瘤相关抗体检测实验有潜力成为肺癌早期诊断的辅助措施。2009年,英国Oncimmune公司研发出肺癌相关抗体谱EarlyCDT-Lung并且逐步在欧美地区进行临床推广。2015年,我国杭州凯宝罗生物科技有限公司研发的7种自身抗体检测试剂盒获得国家药品监督管理局的批准,随后得到推广应用。当前,EarlyCDT-Lung和7-AAbs在临床的应用相对较多,逐渐成为肺癌相关抗体检测领域的主流。

我国的7-AAbs(p53、CAGE、GBU4-5、SOX2、MAGE-A1、PGP9.5、GAGE7)对早期肺癌也显示出较好的诊断效能。Ren等开展的多中心、大样本的临床研究显示,7-AAbs在验证集(肺癌818例、良性对照1 190例)的特异度为90%,在早期NSCLC的敏感度为60%(202/336),明显高于抗原类肿瘤标志物在早期NSCLC的敏感度(CEA为13%、NSE为7%、CYFRA 21-1为25%)。研究还发现,对于肺结节患者,7-AAbs联合LDCT能将LDCT的假阳性率从42.4%降低至9.6%、将LDCT的阳性预测值从57.6%

提高至90.4%。该研究表明,7-AAbs对早期肺癌具有较好的诊断效能,对LDCT显示出良好的互补性。后来,Du等对7-AAbs的诊断效能进行了进一步的检验,结果显示,7-AAbs的特异度为91.6%(109/119),在早期NSCLC的敏感度为56.6%(99/175)。即使对于8 mm以下的早期肺癌,7-AAbs的敏感度也能达到56%。此外,研究发现7-AAbs联合LDCT能够将特异度提高至95.8%。该研究进一步证实了7-AAbs对早期肺癌的诊断价值以及对LDCT的良好互补性。He等从不同角度检验了7-AAbs的诊断效能,研究纳入了470例呈现为磨玻璃结节的早期NSCLC和122例良性肺病患者。结果显示,7-AAbs的敏感度和特异度分别为39.6%和90.2%。另外,亚组分析发现,对于非典型腺瘤样增生、肺原位腺癌和浸润性腺癌,7-AAbs的敏感度分别为22.8%、39.7%、49.4%。可见,7-AAbs对呈现为磨玻璃结节的早期肺癌也有较好的诊断效能。而且,随着肺癌浸润程度的增加,7-AAbs的敏感度也呈现增长的趋势。上述3项研究所用的7-AAbs检测试剂盒以及抗体的截断值相同,报道的特异度(90%~91.6%)也基本一致,但是He等报道的敏感度低于Ren等和Du等,可能与纳入的肺癌处于更早的分期有关。

总之,EarlyCDT-Lung和7-AAbs这两个主流抗体谱,对早期肺癌的诊断均显示出较好的效能。而且,抗体谱对LDCT还具有良好的互补价值,二者联合使用能够进一步降低假阳性率,提高特异度和阳性预测值。肺癌相关抗体谱的应用也存在一些问题。一方面,肺癌相关抗体谱存在较高的假阴性率。以EarlyCDT-Lung和7-AAbs为例,尽管其特异度可达到约90%,但它们对早期肺癌的假阴性率也高达40%~60%。当前肺癌相关抗体谱的诊断效能还不够理想,未来仍需要深入地研究肿瘤的异质性和复杂的肿瘤免疫反应,需要筛选出更多与肺癌相关性更好的自身抗体,需要改进抗体检测的技术和方法,以进一步提高其在肺癌筛查和早期诊断领域的应用价值。

五、支气管镜

1 纤维支气管镜检查

是诊断肺癌最常用的方法,包括纤维支气管镜(简称支镜)直视下刷检、活检、透视下经纤支镜肺活检(transbronchial lung biopsy,TBLB)以及支气管冲洗获取细胞学和组织学诊断。上述几种方法联合应用可以提高检出率。纤支镜检查对诊断、确定病变范围、明确手术指征与方式有帮助。纤支镜所见的支气管内病变刷检的诊断率可达92%,活检诊断率可达93%。纤支镜检查的缺点是活检得到的标本量较少,偶尔在处理黏膜下深部病变时,活检钳不能夹到恶性细胞,也可出现假阴性结果,此时增加纤支镜针吸活检可提高诊断率。经纤支镜肺活检可提高周围型肺癌的诊断率。

直径>4 cm病灶的诊断率可达50%～80%,但直径<2 cm病灶的诊断率仅为20%左右。纤支镜检查的合并症少,但可出现喉痉挛、气胸、低氧血症和出血等。有肺动脉高压、低氧血症伴二氧化碳潴留和出血倾向者,应列为肺活检的禁忌证。

2 自荧光支气管镜

对于早期中央型肺癌,特别是支气管腔内小病灶,CT难以显示,可通过气道自荧光检查实时采集图像,检测气管支气管黏膜内很小区域的荧光变化。对气管支气管树异常荧光区域黏膜的活检可增加小的恶变前病灶(不典型增生)或早期恶变(原位癌)的检出率。

3 超声支气管镜检查

超声支气管镜引导透壁淋巴结针吸活检术(EBUS-TBNA)有助于明确纵隔淋巴结、大气道管壁浸润性病变和腔外占位性病变的性质,同时也为肺癌TNM分期的精确N分期提供有效帮助。外周超声支气管镜检查可采用外周型超声探头观察肺外周病变,并在支气管超声引导下行肺活检术(EBUS-TBLB),较传统TBLB技术定位更精确,尤其是对于外周肺小结节,可进一步提高活检的阳性率。有条件的医院应当积极开展超声支气管镜技术。

4 胸腔镜检查

胸腔镜可以准确地进行肺癌诊断和分期,对于经纤支镜和经皮肺内病灶穿刺针吸活检术(T TNA)等方法无法取得病理标本的早期肺癌,尤其是肺部微小结节病变行胸腔镜下病灶切除,可以明确诊断。对于中晚期肺癌,胸腔镜下可以行淋巴结、胸膜和心包的活检,胸腔积液及心包积液的细胞学检查,为制定全面治疗方案提供可靠依据。

5 纵隔镜检查

作为确诊肺癌和评估淋巴结分期的有效方法,是目前临床评价肺癌纵隔淋巴结状态的金标准,可以弥补超声支气管镜的不足。

六、其他检查技术

1 经皮肺穿刺活检术

可以在CT或B超引导下进行,对周围型肺癌诊断的敏感度和特异度均较高。病变靠近胸壁者可在超声引导下行经皮肺穿刺活检术,病变未紧贴胸壁时可在透视或CT引导下行经皮肺穿刺活检。由针吸活检吸取的细胞数量有限,可出现假阴性结果,为提高诊断率可重复进行。约29%的病灶最初细胞学检查为阴性,重复检查几次后发现恶性细胞。经皮肺穿刺活检术的常见并发症是气胸,发生率约为25%～30%。肺压缩<25%者通常可自行吸收,气胸量较多者需行胸腔穿刺抽气或插管行闭

式引流。

2 胸腔穿刺和胸膜活检术

当出现不明原因胸腔积液时,可进行胸腔穿刺,以进一步获得细胞学诊断,明确肺癌分期,除非肿瘤性胸腔积液外,争取手术机会。当多次胸腔穿刺胸腔积液检查仍不能明确原因时,胸膜活检可以提高阳性检出率。

在进行上述微创检查,如支气管镜、TTNA、胸腔镜或纵隔镜检查之前,需对患者进行心肺功能评估,如肺功能、心电图及心脏彩色超声等,评估检查的可行性,严格掌握适应证和禁忌证。患有慢性心、肺基础疾病者需在相关疾病症状控制后再进行术前评估。检查过程中需进行全程心电、血氧饱和度和血压监测。上述各种检查的适应证、禁忌证请参阅其他相关指南。

主要参考文献

[1] 中华人民共和国国家卫生健康委员会. 原发性肺癌诊疗规范(2018年版)[J]. 肿瘤综合治疗电子杂志, 2019, 5(3):100-120.

[2] Wahl RL, Jacene H, Kasamon Y, et al. From RECIST to PERCIST: evolving considerations for PET response criteria in solid tumors[J]. J Nucl Med, 2009, 50 Suppl 1(Suppl 1): 122S-150S.

[3] Collins L G, Haines C, Perkel R, et al. Lung cancer: diagnosis and management[J]. Am Fam Physician, 2007, 75(1): 56-63.

[4] Nanavaty P, Alvarez M S, Alberts W M. Lung cancer screening: advantages, controversies, and applications[J]. Cancer Control, 2014, 21(1): 9-14.

[5] Sears C R, Mazzone P J. Biomarkers in Lung Cancer[J]. Clin Chest Med, 2020, 41(1): 115-127.

[6] Duffy M J, O'Byrne K. Tissue and blood biomarkers in lung cancer: A review[J]. Adv Clin Chem, 2018, 86: 1-21.

[7] Vargas A J, Harris C C. Biomarker development in the precision medicine era: lung cancer as a case study[J]. Nat Rev Cancer, 2016, 16(8): 525-537.

[8] De Wever W, Verschakelen J, Coolen J. Role of imaging in diagnosis, staging and follow-up of lung cancer[J]. Curr Opin Pulm Med, 2014, 20(4): 385-392.

[9] Udagawa H, Kirita K, Naito T, et al. Feasibility and utility of transbronchial cryobiopsy in precision medicine for lung cancer: Prospective single-arm study[J]. Cancer Sci, 2020, 111(7): 2488-2498.

[10] Wang J, Zhao Y, Chen Q, et al. Diagnostic value of rapid on-site evaluation during transbronchial biopsy for peripheral lung cancer[J]. Jpn J Clin Oncol, 2019, 49(6): 501-505.

[11] Kandathil A, Sibley R C III, Subramaniam RM. Lung cancer recurrence: 18F-FDG PET/CT in clinical practice[J]. AJR Am J Roentgenol, 2019, 213(5): 1136-1144.

[12] Thakur S K, Singh D P, Choudhary J. Lung cancer identification: a review on detection and classification[J]. Cancer Metastasis Rev, 2020, 39(3):989-998.

(张凯　庄锡彬)

第19章
肺癌临床分期

　　肺癌经常规检查手段取得病理学评估后,需对肺癌临床分期做出评估,临床不同的分期是决定肺癌的预后重要因素,目前世界各国临床应用的国际抗癌联盟(Union for International Cancer Control, UICC)肺癌TNM分期系统,是国际公认的用于描述病变范围的系统。TNM系统将肿瘤特征与疾病分期联系起来,疾病分期与生存情况和治疗推荐相关联。2015年,国际肺癌研究学会(International Association for the Study of Lung Cancer, IASLC)对肺癌分期系统进行了更新,制定了第八版国际肺癌TNM分期标准,目前第八版肺癌分期修订稿已发表于 *Journal of Thoracic Oncology*,基于此国际抗癌联盟(UICC)最新版肺癌TNM分期标准于2017年1月正式颁布实施,它将是推动新一轮肺癌诊断和治疗发展的重要指导性文件,并推荐NSCLC及SCLC均采用TNM分期。在临床实践中,TNM分期与患者的独特临床特征相结合,并且在某些情况下,TNM分期结合了肿瘤本身的分子学特征,可指导预后评估和治疗选择。高危人群行低剂量的螺旋CT筛查;肺部增强CT及上腹部的增强CT(涵盖肾上腺)(或B超)、头部增强MRI(或增强CT)以及全身骨扫描是肺癌诊断和分期的主要方法;有条件可行PET-CT检查。PET-CT检查纵隔淋巴结阳性,则该淋巴结情况需要病理学评估。评估方法包括纵隔镜、纵隔切开术、EBUS、EUS和CT引导下活检。确定脑部是否转移,无MRI禁忌证可行脑部增强MRI检查。

　　第八版分期标准所采纳的数据资料来自16个国家的35个数据库,包含了自1999—2010年的94 708例肺癌病例,囊括了回顾性及前瞻性研究数据,其中可用于分析的有效病例77 156例,非小细胞肺癌(NSCLC)70 967例(92%)、小细胞肺癌(SCLC)6 189例(8%);病例来源分布方面,纳入病例中欧洲49%、亚洲44%、北美5%、澳洲1.7%、南美0.3%,新分期的制定考虑到了亚洲肺癌患者的人群特征,同时首次增加了南美洲病例也使病例分布更加均匀合理。新分期能够更好地反映近十年来全球肺癌诊断和治疗情况,具有更高的权威性及实用性,对肺癌的临床治疗及预后判断具有更高的指导价值。

组织上皮较厚,黏膜下结缔组织出现色谱偏移,而呈现不同颜色。同时Huttenberger等采用二维分辨光谱对在体模型及离体再灌注组织进行研究,将气管黏膜荧光光谱与血红蛋白的吸收光谱相比较,发现光谱的变化可能是由于组织中的血液含量所

[7] Zhang L, Wu H, Wang G. Endobronchial ultrasonography using a guide sheath technique for diagnosis of peripheral pulmonary lesions[J]. Endosc Ultrasound, 2017, 6(5): 292-299.

[8] Rivera M P, Mehta A C, Wahidi M M. Establishing the diagnosis of lung cancer: Diagnosis and management of lung cancer, 3rd ed: American College of Chest Physicians evidence-based clini-

致。总体上,多项研究均提示正常黏膜与恶性肿瘤组织的荧光色谱差异,为上皮组织与皮下结缔组织中的荧光基团浓度差异所致。临床自发荧光支气管镜检查就是利用荧光光谱差异,观察病变黏膜具有恶性病变荧光色谱特征的部位及范围,确定活检部位,提高活检的准确性与阳性率。

二、荧光支气管镜检查设备

自发荧光支气管镜系统从 20 世纪 90 年代首次应用至今,已成为呼吸内镜室不可缺少的设备。荧光支气管镜一般都包含白光部分和荧光部分,使用时交替观察气道黏膜在白光下和荧光下的表现,将白光和荧光图谱联合应用可提高检查的敏感性和特异性,特别是对特异性有很好的补充作用。荧光设备部分的结构与普通气管镜基本相同。根据采用的技术可以分为两大类。

1 激光成像荧光支气管镜系统

主要包括① 激光发生装置:使用了氦镉激光照明(442 nm);② CCD 摄像头:电荷耦合器件(CCD)成像技术捕获发出的红色和绿色自发荧光,灵敏度为普通摄像头的 30 000 倍。正常区域显示为绿色,癌前病变和肿瘤病变由于绿色自发荧光减少而呈现红褐色;③ 图像处理系统:图像处理系统负责处理摄像头采集到的荧光信号,将红色和绿色的单色光重新组合,合成气道黏膜的荧光图像;④ 监视器:高分辨显示器,显示荧光图像。

2 D-Light 系统

主要包括① 照射光源由一个过滤氙灯(380~460 nm)组成,结合波长大于 480 nm 的荧光图像,呈现蓝色反射图像,并放大较弱的荧光信号。光源系统中有两片滤镜,过滤产生不同波长的照射光,分别用于自荧光和药物荧光两种工作模式;② 该系统使用的是单个高分辨率摄像头,不用特殊处理直接成像;③图像及视频处理器自发将荧光信号进行转换。自荧光影像学检查(Autofluorescence imaging, AFI)检查正常黏膜呈现绿色,病变的黏膜呈现品红色或红棕色,黏膜的出血点呈现深褐色或黑色。目前大多数研究者及操作者共识性的荧光光谱视觉分类见表 21-1;④ 分光分析系统由分光仪与计算机组成,用于分析组织激发出的荧光中各种成分光的波长和强度,可以帮助精确判断组织的类型;⑤ 监视器:高分辨显示器,显示荧光图像。

3 目前临床应用的自发荧光系统

主要有 4 种:① Onco-LIFE™;② SAFE-3000™;③ AFI™;④ D-Light™。四个系统的相关情况总结见表 20-2。

表21-1 荧光支气管镜镜下表现的视觉分级

级别	自发荧光图像
正常	具有正常支气管结构的绿色图像
异常但不可疑	荧光强度稍有较弱,边界不清,深绿色或淡淡的品红色图像
可疑上皮内瘤变	荧光强度明显减弱,边界清楚,品红色图像,支气管扭曲变形
肿瘤	支气管内可见肿瘤,品红色或紫红色图像

表21-2 4种自发荧光设备及其工作原理

设备	支气管镜光源	激发光源（nm）	荧光（nm）	反射率（nm）	图像构成	异常病变图像
Onco-LIFE™	纤维支气管镜	395~445	500~720	675~720	绿色荧光,红色反射	绿色背景中出现红棕色或红色
SAFE-3000™	电子支气管镜	408	430~700	408	绿/红荧光,蓝色反射	蓝绿色背景中出现紫色
AFI™	电子支气管镜	395~445	460~490	550,610	绿色荧光,红色反射	绿色背景中出现品红或紫色
D-Light™	纤维支气管镜	380~460	2480	380~460	绿/红荧光,蓝色反射	蓝绿色背景中出现紫色

4　各类病变荧光镜下表现

各类肺部病变在自发荧光支气管镜镜下表现见图20-1~图20-7。

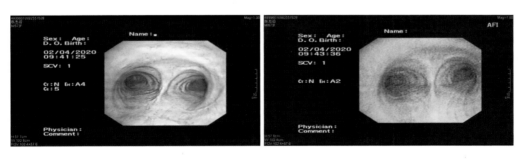

图20-1　正常黏膜自发荧光镜下表现为绿色

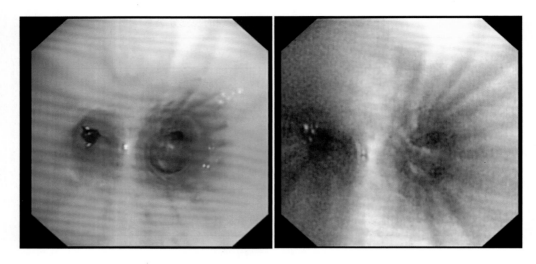

图 20-2　黏膜炎症在自发荧光镜下表现为淡红色

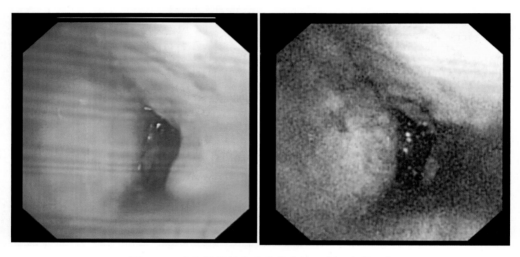

图 20-3　支气管结核在自发荧光镜下表现为紫红色

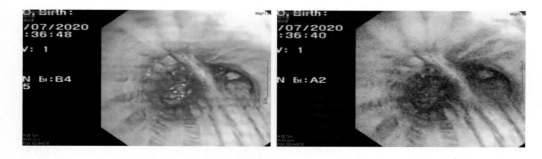

图 20-4　肺癌在自发荧光镜下表现为较深的紫红色或品红色

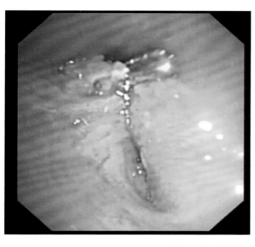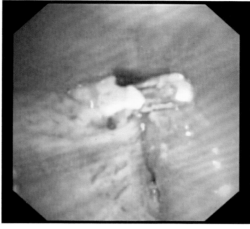

图20-5　肺癌手术后支气管残端监测检查(正常为绿色)

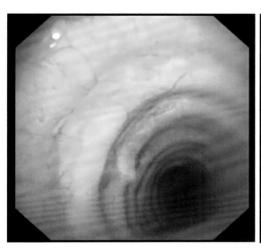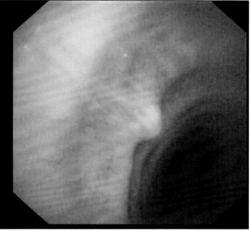

图20-6　黏膜小结节良恶性的判断(正常为绿色)

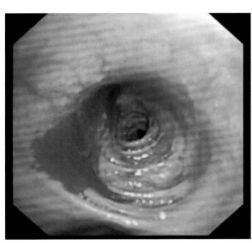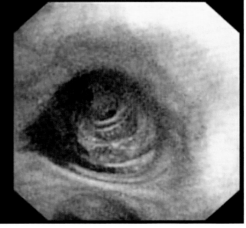

图20-7　肺部出血在自发荧光镜下表现为黑色

三、荧光支气管镜的检查方法

（1）普通支气管镜检查；

（2）荧光支气管镜检查，确定可疑病变部位；

（3）在常规支气管镜下对可疑癌变部位取活检送病理检查。

四、荧光支气管镜检查的适应证

（1）已经确诊的肺癌患者；

（2）高度怀疑肺癌的患者，如早期肺癌术后患者复发的监测；

（3）临床表现高度怀疑肺癌者，如痰脱落细胞阳性、咯血、久治不愈的肺炎、持续咳嗽和影像学有阳性发现。

五、荧光支气管镜检查的禁忌证

荧光支气管镜检查的禁忌证和传统支气管镜检查相同。对于药物诱导的荧光支气管镜检查要考虑药物相关的特殊禁忌证。对卟啉病患者或明确对卟啉以及氨基乙酰丙酸过敏患者禁忌使用卟啉，患有肝脏疾病也是这类药物的相对禁忌。

六、荧光支气管镜的临床应用现状

1　高危人群的筛查

吸烟与空气污染是肺癌的主要危险因素，尤其是男性人群，女性则由于二手烟、烹饪油烟等导致女性肺癌发病率呈上升趋势。低剂量计算机断层扫描（low-dose spiral computed tomography，LDCT）是肺癌高危人群筛查的一个重要手段，自发荧光支气管镜检查则可作为 LDCT 检查阴性有症状高危患者的一个重要补充手段。

自发荧光支气管镜诊断癌前病变、原位癌及侵袭性肺癌的敏感性均高 WLB。痰细胞学检查是一项无创的筛查手段，但痰检的阳性率非常低。LDCT 检查即使是行气管三维重建，也不能反应气道黏膜的病变情况。因此，可疑中央气道异常或原位癌（Carcinoma in situ，CIS），或者痰细胞学检查中存在肿瘤细胞而 LDCT 检查未见明显异常，或者其他肺癌高危患者应该应用自发荧光支气管镜与 LDCT 联合进行检查监测，以便肺癌的早期诊疗。

2 癌前病变的诊断

相对白光气管镜,自发荧光支气管镜对癌变组织更为敏感,自发荧光支气管镜在肺部癌前病变中有着重要的诊断价值。但特异度较差,主要原因为炎症、结核及其他气道黏膜病变与癌性病变的荧光图谱相似,需要内镜医师有丰富的经验才能鉴别。AFI为新研发的系统,提高了支气管镜图像的分辨率,从而提高对恶性病变诊断的敏感性和特异性。不同经验的操作者使用自发荧光支气管镜检测,得出的恶性病变程度不同。自发荧光支气管镜对不同级别恶性病变的敏感性和特异性也存在差异,需要将病变分级别研究,以提高其诊断价值。可以通过白光反射光谱和荧光光谱图像相结合的方法,提高敏感性;通过自发荧光支气管镜与分光滤镜测量相结合的方法,提高对恶性病变诊断的特异性。

3 肿瘤范围的确定

自发荧光支气管镜可发现HRCT阴性的支气管腔内肿瘤,并可以据此确定腔内支气管镜病变的范围及活检的部位。在平常检查操作中,常常感到与WLB相比,AFB提示肿瘤浸润范围更大。因而,使用HRCT和自发荧光支气管镜进行肺癌分期可以更好地分辨癌变病灶的范围,并可为影像学阴性肺癌提供更准确的诊断。同时对于早期肺癌,可以确定气管腔内肿瘤浸润的范围,为制订手术方式及手术范围提供依据。有研究表明,经荧光支气管镜检查定位后进行手术治疗的手术患者,切除的支气管边缘在术中和术后都未见肿瘤组织,荧光支气管镜是术前确定手术范围的重要手段。

4 术后随访的监测检查

非小细胞肺癌根治术后,第二原发性肺癌(Second primary lung cancer ,SPLC)发生率高达3%。由于手术后肺储备功能下降,再次根治性手术难度大、预后差。Weigel等对25名非小细胞肺癌根治术后患者定期进行荧光支气管镜监测检查发现,3名患者中出现上皮内瘤形成或侵袭性癌,与WLB相比识别早期黏膜病变的敏感性从25.0%提高到75.0%,阴性预测值可达97%。Ikeda等对30进行肺癌根治术的患者研究认为白光支气管镜对癌症敏感性为90%,不典型增生为31%,而荧光支气管镜分别为88%、84%,证实自发荧光支气管镜对癌变更为敏感,对癌症浸润程度的估计更为准确。因而非小细胞肺癌根治术后,荧光支气管镜和LDCT联合定期监测检查是发现及确定第二原发肺癌的重要手段。

七、总结与展望

荧光支气管镜在肺癌筛查及癌前病变、早期浸润性支气管病变的诊断及定位中起着重要的作用,可更准确的确定肿瘤浸润范围,指导活检部位及确定手术范围。同时也可指导微创支气管腔内治疗,使其尽量减少对临近正常组织的损伤。荧光支气管镜的假阳性可因炎症、结核、创伤及重度黏液腺增生引起,增加背向光散射分析技术、紫外光谱、荧光反射技术以及双重数字系统等技术可提高特异性,联合WLB亦可对其特异度进行补充。早期肺癌的及时发现及肺癌根治术后的监测随访是肺癌防治的重要工作,荧光支气管镜将可作为多模式早期肺癌诊断及术后随访的一项重要手段。

主要参考文献

[1] Wisnivesky J P, Yung C W, Mathur P N, et al. Diagnosis and treatment of bronchial intraepithelial neoplasia and early lung cancer of the central airways: Diagnosis and management of lung cancer, 3rd ed: American College of Chest Physicians Evidence-Based Clinical Practice Guidelines[J]. Chest, 2013, 143(5): E263-E277.

[2] Woolner L B, Fontana R S, Cortese D A, et al. Roentgenographically occult lung cancer: pathologic findings and frequency of multicentricity during a 10-year period[J]. Mayo Clinic Proc, 1984, 59(7):453-66。

[3] Palcic B, Lam S, Hung J, et al. Detection and localization of early lung cancer by imaging techniques[J]. Chest, 1993, 103(1):742.

[4] Sardi A H, Islam S. Early lung cancer detection, mucosal, and alveolar imaging[J]. Curr Opin Pulm Med, 2016, 22(3): 271-280.

[5] Zaric B, Perin B, Becker H D, et al. Autofluorescence imaging videobronchoscopy in the detection of lung cancer: from research tool to everyday procedure[J]. Expert Rev Med Devices 2011, 8 (2): 167-172.

[6] Huttenberger D, Gabrecht T, Wagnieres G, et al. Autofluorescence detection of tumors in the human lung-spectroscopical measurements in situ, in an in vivo model and in vitro[J]. Photodiagnosis Photodyn Ther, 2008, 5(2): 139-147.

[7] 郭伟峰,黄弘,何约明. 荧光支气管镜对中央型原发性肺癌患者诊断和治疗的指导价值[J]. 中国内镜, 2015, 21(11): 1152-1156.

[8] 张杰. 介入性呼吸内镜技术[M]. 北京:人民卫生出版社,2012.

[9] Haussinger K, Becker H, Stanzel F, et al. Autofluorescence bronchoscopy with white light bronchoscopy compared with white light bronchoscopy alone for the detection of precancerous lesions: a European randomised controlled multicentre trial[J]. Thorax, 2005, 60(6):496-503.

[10] 冯明明. 自荧光支气管镜对疑诊支气管肺癌的诊断价值[D]. 郑州:郑州大学,2018.

[11] Ikeda N, Hiyoshi T, Kakihana M, et al. Histopathological evaluation of fluorescence bronchoscopy using resected lungs in cases of lung cancer[J]. Lung Cancer, 2003, 41(3): 303-309.

(郭伟峰)

第六篇　晚期非小细胞肺癌治疗

第22章
晚期非小细胞肺癌的治疗概述和原则

一、晚期非小细胞肺癌治疗的历史

晚期非小细胞肺癌(non-small-cell lung cancer, NSCLC)患者包括有转移(Ⅳ期)的患者或最初根治性治疗后复发的患者,以全身性治疗为主。在靶向治疗及免疫治疗出现之前的年代,晚期NSCLC治疗手段单一,主要行姑息性化疗,化疗多采用以铂类为基础的联合三代药物的化疗方案。对于晚期、不可治愈性疾病,含顺铂的化疗方案优于最佳支持治疗,可延长中位生存6~12周,1年生存率提高1倍,提高的绝对值约10~15个百分点。虽然与最佳支持治疗相比含铂类的化疗方案可以延长生存期,改善症状控制,提高生活质量,但总体治疗效果不能令人满意。在体力状况较好的患者中,三代药物(包括培美曲塞、紫杉醇、多西他赛、吉西他滨、长春瑞滨等)联合铂类化疗的疗效达到一个平台:总有效率(Overall response rete, ORR)为25%~35%,至疾病进展时间(TTP)为4~6个月,中位生存期为8~10个月,1年生存率为30%~40%,2年生存率为10%~15%。能从治疗中获益的独立预后因素为KPS评分大于60分的人群;以铂类为基础的化疗。

晚期NSCLC一线治疗后肿瘤无进展生存期(PFS)仅有4~5个月,大部分患者在经历一个疾病稳定期后仍会复发或转移。故临床上探索给予维持治疗以延长PFS,改善生存。可分为原药维持治疗和换药维持治疗。原药维持治疗如PARAMOUNT研究证实,培美曲塞联合顺铂化疗4周期后,无进展患者继续予培美曲塞维持治疗与安慰剂相比,能延长体力状况评分为0~1患者的PFS(中位4.1 vs. 2.8个月)及总生存期(OS)(中位13.9 vs. 11.0个月)。换药维持治疗,如一线吉西他滨联合顺铂化疗后多西他赛维持治疗,对比进展后再行多西他赛化疗的Ⅲ期研究显示,多西他赛维持治疗组具有更优的PFS(中位5.7 vs. 2.7个月,$P = 0.000\ 1$)及OS(中位12.3 vs. 9.7个月,$P = 0.085$)。故不管是原药维持治疗还是换药维持治疗的获益仍然有限。

含铂二药联合方案化疗的局限性是:① 治疗有效率达到了平台,一线化疗有效率不超过30%,二线化疗有效率约10%;② 无可预测疗效的靶标来指导治疗,不论是ERCC1、RRM1还是微管蛋白相关的表达水平都不能准确预测化疗的疗效以指导化疗用药的选择;③ 解决化疗耐药的策略不明确;无有效手段明确化疗耐药的机制以指导后续的治疗,一旦耐药常束手无策。

晚期非小细胞肺癌的诊断和治疗在过去的十余年间发生了巨大的变化,精准治疗、综合治疗和个体化治疗在其中起着重要的作用。驱动基因的发现以及与驱动基因为靶点的酪氨酸激酶抑制剂(tyrosine kinase inhibitors, TKIs)成功的开发和应用,极大地改善了特定晚期 NSCLC 患者的预后,预示着 NSCLC 精准治疗时代的到来。免疫检查点抑制剂(checkpoint inhibitors)所带来的肿瘤免疫治疗的成功更是给人带来长期生存的鼓舞和希望。

随着对肺癌的分子生物学、基因组学等方面认识加深,随着许多技术例如二代测序的广泛开展,使得人们对肿瘤的分子生物学行为有了更新的认识。由于对肿瘤驱动基因信号通路的了解不断深入,相继确定了肺癌系列致癌驱动基因,并且针对驱动基因研发出相应的靶向药物。自 2004 年最初发现 *EGFR* 基因突变与 EGFR-TKI 治疗 NSCLC 尤其肺腺癌疗效相关,随后又不断发现新的驱动基因并研发出相应的靶向药物。目前已明确的靶点有 *ALK* 基因重排,*ROS1* 及 *RET* 基因融合,*Met* 基因 14 外显子跳跃突变、*BRAF*、*HER2*、*NTRK* 等基因突变,研发出针对性的靶向药物,大大改善和延长了携带相应驱动基因的 NSCLC 患者的预后和生存。如 EGFR-TKIs 有效率可达 60%~70%,PFS 时间达 10~18.9 个月,中位 OS 达到了 22~34 个月,但总体来看,这些靶向药物已达到了一个新的治疗平台。

随着对肿瘤免疫逃逸、肿瘤微环境的认识深入,免疫检查点抑制剂,尤其是 PD-1/PD-L1 单克隆抗体和 CTLA4 抑制剂的治疗已在晚期肺癌的治疗中取得突破性进展,其他免疫检查点抑制剂如 LAG-3 抑制剂、TIM-3 抗体、TIGIT 抗体及双特异性抗体等也开始获得关注,成为目前肺癌治疗最有前景的发展方向之一。免疫检查点抑制剂目前主要有 PD-1 抑制剂,如进口的纳武利尤单抗(Nivolumab)、帕博利珠单抗(Pembrolizumab)、国产的信迪利单抗、替雷利珠单抗、特瑞普利单抗、卡瑞利珠单抗等,PD-L1 抑制剂有阿特珠单抗(Atezolizumab)、德瓦鲁单抗(Durvalum)、阿维单抗(Avelumab)等,CTLA4 抑制剂有伊匹木单抗(Ipilimuma)。针对 PD-1、PD-L1 以及 CTLA4 的免疫治疗现已获批应用于晚期肺癌的一线、二线、二线以上治疗,可以单用或联合化疗、抗血管生成治疗或双免疫治疗。免疫治疗单药的总体有效率不高约 20%,但其副作用较化疗要低,治疗有效的患者疾病控制时间长是其优点。免疫治疗使晚期 NSCLC 的治疗水平又有了新的提高,5 年生存率达到 16%~31.9%,而免疫治疗应用之前的 5 年生存率不到 5%。

肿瘤的形成与进展是肿瘤细胞与肿瘤微环境(TME)相互作用的结果。肿瘤新生血管是 TME 的重要组成部分参与了肿瘤形成、进展、转移等多个环节。随着人们对肿瘤血管认识与研究水平的不断提高,出现了以血管内皮生长因子(vascular endo-thelial growth factor, VEGF)或其受体(vascular endothelial growth factor receptor, VEG-FR)以及其他与肿瘤血管生成有关因子为靶点、以肿瘤新生血管为靶器官的抗肿瘤血管生成药物。根据作用的机制可分为3类:① 单靶点药物,代表性药物有作用于VEGF的贝伐珠单抗,作用于VEGFR的雷莫芦单抗;② 小分子多靶点酪氨酸激酶抗血管生成抑制药物,通过对血管生成相关的多个因子如VEGFR-1、VEGFR-2、PDG-FR、FGFR等产生作用,如安罗替尼、阿帕替尼、索拉菲尼、乐伐替尼、卡博替尼、瑞戈非尼等;它们的抗瘤谱有各自的特点,适应证不尽相同。③ 针对血管生成方面多个层面的广谱药物,代表性药物血管内皮抑素(恩度)。抗肿瘤血管生成药物可与化疗联合,可与免疫检查点抑制剂联合甚至三者联合治疗晚期NSCLC,进一步提高疗效,但要注意联合治疗的副作用,掌握好适用的患者群。

针对各种晚期NSCLC的治疗方法,仍存在一些亟待解决的问题,主要体现在耐药问题及综合应用的问题。今后的发展方向是如何解决耐药;如何更好应用化疗、靶向治疗、抗肿瘤血管治疗、免疫治疗这四大治疗手段;如何更加精准地预测疗效;如何个体化治疗;如何更好的全程管理等。

三、晚期非小细胞肺癌治疗的原则

晚期NSCLC的治疗目标是提高生活质量和延长生存期,同时尽量减少治疗的副作用。

美国胸科医师学会和NCCN指南推荐IV期NSCLC患者和体力状况评分为0~1的患者接受系统治疗。体力状况评分为2的患者也可以从系统治疗中获益。体力状况评分为3~4的患者宜给予最佳支持治疗。

1 对肿瘤生物学行为进行精准评估

要完善影像和分期诊断、病理学诊断和分子分型。充分评估肿瘤的播散程度、生长快慢、肿瘤驱动基因状态、肿瘤的免疫状态等。

分期应采用最新的第八版IASLC/UICC肺癌分期指南TNM分期。采用多基因同时检测的PCR技术或二代测序技术(next generation sequencing, NGS)等明确有无可作为治疗靶点的基因变异。采用免疫组化法检测PD-L1表达,有条件者可行肿瘤突变负荷(tumor mutational burden, TMB)、dMMR/MSI检测评估免疫状态。

2 根据以上评估分为驱动基因阳性和阴性的NSCLC分别治疗。

驱动基因阳性的患者采取靶向治疗为主的综合治疗。有明确驱动基因敏感突变的肺癌应首选相关的靶向药物治疗。根据中国临床肿瘤学会(CSCO)原发性肺癌诊疗指南,*EGFR*突变患者一线靶向治疗耐药后进展模式可根据进展部位和是否寡进展划分为以下两种类型：① 寡进展或中枢神经系统(CNS)进展。局部孤立病灶进展或者中枢神经系统病灶进展；② 广泛进展：全身或多部位病灶显著进展。对于寡进展/CNS进展患者，继续原EGFR-TKI治疗联合局部治疗(如手术、精准放疗、消融治疗等)可获益。靶向治疗后耐药的患者建议再次活检或血检行NGS的检测以尽量寻找耐药的原因，确定最佳的后续治疗方案。若耐药后检测不存在明确的耐药原因和耐药靶点，化疗目前仍为经典的治疗选择。

驱动基因阴性的患者采取以PD-1、PD-L1抑制剂和化疗为主的综合治疗。化疗与抗肿瘤血管生成的联合治疗也是NSCLC一线治疗的选择。

3　耐药机制和克服耐药

3.1　靶向治疗的耐药问题

小分子靶向药物是肺癌治疗史上的里程碑事件，但其不可避免的耐药现象成为进一步提高靶向药物疗效的瓶颈。中国抗癌协会肺癌专业委员会和中国抗癌协会临床肿瘤学专业委员会联合推出了NSCLC小分子靶向药物耐药处理共识。

共识一：EGFR突变型肺癌，建议检测BIM，以发现原发性耐药患者。共识二：对EGFR-TKI耐药的突变型肺癌。建议重新活检以明确耐药的分子机制。Camidge将EGFR-TKI耐药分为4类，包括：① 出现耐药突变，如*T790M*突变；② 旁路激活，如*c-MET*扩增；③ 表型改变，如腺癌向小细胞肺癌转化，上皮细胞向间叶细胞转化(EMT)；④ 下游信号通路激活。共识三：对EGFR TKI继发耐药的无症状缓慢进展突变型肺癌。建议继续使用EGFR-TKI。共识四：表现为孤立进展的EGFR-TKI继发耐药，建议在继续使用EGFR-TKI的基础上联合应用局部治疗，局部治疗手段的选择以最小创伤为基本原则。共识五：对EGFR TKI获益、继发耐药后接受细胞毒药物治疗再次耐药的*EGFR*突变型患者，可考虑再程使用EGFR-TKI，但不推荐立即转换第二种EGFR-TKI。

耐药后再次活检寻找耐药机制是治疗决策的重要基础。若T790M阳性可给予三代TKI治疗。有合并*MET*扩增、*HER-2*扩增等明确肿瘤驱动基因的可采取EGFR-TKI联合相应的抑制剂来克服耐药，小细胞癌转化的病例可采取含铂双药化疗的治疗策略。若未发现明确的耐药原因，可选择化疗或联合抗肿瘤血管生成治疗。免疫治疗在这类患者中的应用还处于研究探索阶段。

其他驱动基因阳性的患者靶向治疗后耐药的处理原则与EGFR突变型肺癌类似，但又存在许多不同的特点。如ALK抑制剂耐药后的耐药机制更为复杂，耐药后换用其他ALK抑制剂均有较高的客观缓解率和持续的缓解时间，这点与EGFR突变型肺癌的治疗有较大的不同。

3.2　免疫治疗的耐药问题

尽管免疫检查抑制剂(Immue cleckpoint inhibitors, ICIs)可显著改善肺癌患者的生存，但仍有不少患者对免疫治疗无应答，且相当一部分有效应答者在数月或数年后存在肿瘤复发的现象。ICI耐药可分为原发性、适应性和获得性耐药。

肿瘤原发性耐药的内在因素有：① 肿瘤细胞自身的变化，如肿瘤抗原的改变或数量的增减；② 信号通路的改变；③ 组成性PD-L1的表达。外在因素有：① 免疫微环境成分的改变；② 免疫抑制性物质的高表达。肿瘤获得性耐药的内在因素有：① IFN信号通路突变；② 靶抗原的改变；③ 人类白细胞抗原1（human leukocyte antigen 1, HLA 1）类分子结构继发改变等。外在因素有：① 其他免疫检查点的上调；② T细胞质和量的改变。当然还包括肠道菌群失调等其他原因。

目前克服免疫治疗耐药的主要对策为免疫联合治疗，有联合化疗、抗血管、免疫、放疗等。

3.3 全身治疗与局部治疗的有机结合

综上所述，晚期NSCLC的治疗目标是控制病情、减轻或消除症状、尽可能地延长生命并提高生活质量。近年来，随着治疗手段如化疗、靶向治疗、免疫治疗、抗肿瘤血管治疗的不断丰富和完善，大量新的强有力的药物应用于临床，大量的临床研究提供的有力证据指导和改进着治疗策略，精准治疗、综合治疗和个体化治疗的推广和运用，晚期NSCLC的治疗水平有了长足的进步，患者的平均生存有了很大的改善。

晚期肺癌的综合治疗的原则：根据肿瘤播散程度、患者的一般状况、现有治疗的手段与方法对全身和局部治疗进行有机的结合，最大程度的改善患者生活质量和提高患者生存时间。

晚期NSCLC的治疗是采取多种治疗手段、进行多学科的综合治疗。以下章节将具体阐述：基于驱动基因突变的肺癌靶向治疗、基于无驱动基因突变的肺癌免疫治疗、晚期NSCLC系统性化疗、晚期NSCLC的抗血管生成治疗、NSCLC脑转移治疗、NSCLC寡转移的治疗等内容。

主要参考文献

[1] Kelly K, Crowley J, Bunn P A Jr, et al. Randomized phase III trial of paclitaxel plus carboplatin versus vinorelbine plus cisplatin in the treatment of patients with advanced non-small-cell lung cancer: a Southwest Oncology Group trial[J]. J Clin Oncol, 2001, 19(13): 3210-3218.

[2] Schiller J H, Harrington D, Belani C P, et al. Comparison of four chemotherapy regimens for advanced non-small-cell lung cancer[J]. N Engl J Med, 2002, 346(2): 92-98.

[3] Wu Y L, Cheng Y, Zhou X, et al. Dacomitinib versus gefitinib as first-line treatment for patients with EGFR-mutation-positive non-small-cell lung cancer（ARCHER 1050）: a randomised, open-label, phase 3 trial[J]. Lancet Oncol, 2017, 18 (11): 1454-1466.

[4] Blumenthal G M, Zhang L, Zhang H, et al. Milestone analyses of immune checkpoint inhibitors, targeted therapy, and conventional therapy in metastatic non-small cell lung cancer trials: a meta-analysis[J]. JAMA Oncol, 2017, 3(8): el71029.

[5] 吴一龙, 廖美琳, 周清华, 等. 非小细胞肺癌小分子靶向药物耐药处理共识[J]. 循证医学,

2013, 13(2): 65-69.

[6]　Noonan K L, Ho C, Laskin J, et al. The influence of the evolution of first-line chemotherapy on steadily improving survival in advanced non-small-cell lung cancer clinical trials [J]. J Thorac Oncol, 2015, 10(11): 1523-1531.

[7]　吴一龙, 陆舜, 王长利, 等 . 肺癌脑(膜)转移诊断治疗共识[J]. 循证医学, 2018, 18(4): 193-201.

[8]　Grommes C, Oxnard G R, Kris M G, et al. "Pulsatile" high-dose weekly erlotinib for CNS metastases from EGFR mutant non-small cell lung cancer[J]. Neuro Oncol, 2011, 13(12): 1364-1369.

[9]　Beauchesne P. Intrathecal chemotherapy for treatment of leptomeningeal dissemination of metastatic tumours[J]. Lancet Oncol, 2010, 11(9): 871-879.

[10]　Pan Z, Yang G, Cui J, et al. A pilot phase 1 study of intrathecal pemetrexed for refractory leptomeningeal metastases from non-small-cell lung cancer[J]. Front Oncol, 2019, 9: 838.

[11]　Li Y S, Jiang B Y, Yang J J, et al. Leptomeningeal metastases in patients with NSCLC with EGFR mutations[J]. J Thorac Oncol, 2016, 11(11): 1962-1969.

（王强　何志勇）

第23章
基于驱动基因突变的肺癌靶向治疗

第一节　EGFR阳性晚期NSCLC

一、概述

2004年4月两份世界重量级的杂志 *Science* 和 *The New England Journal of Medicine* 上,分别报道表皮生长因子受体(epidermal growth factor receptor, EGFR)突变可以预测肺癌患者对吉非替尼的敏感性。这两项里程碑式的研究,拉开了肺癌精准靶向治疗的序幕。随着分子检测技术的进步和靶向治疗药物的不断推出,非小细胞肺癌(NSCLC)进入了分子靶向精准治疗时代。EGFR基因是NSCLC中最常见的驱动基因之一。PIONEER研究显示,51.4%未经选择的亚裔晚期肺腺癌患者伴有EGFR敏感突变,在不吸烟腺癌患者中高达60%。强有力的临床证据表明,EGFR-酪氨酸激酶抑制剂(EGFR-tyrosine kinase inhibitors, EGFR-TKIs)疗效显著地优于经典含铂双药化疗,改善了晚期NSCLC患者的生存,提高了患者的生活质量,EGFR-TKIs成为EGFR敏感突变晚期NSCLC一线标准治疗。

当前在EGFR敏感突变晚期NSCLC的一线治疗上,已经呈现EGFR酪氨酸激酶抑制剂(TKI)"三代同堂"的盛况。第一代、第二代和第三代的EGFR-TKIs均已经在国内获批上市,在临床得到应用。尽管单药EGFR-TKI取得了重大进展,但耐药不可避免,因此在EGFR-TKIs既有生存获益的基础上,如何进一步延长生存成为EGFR突变阳性NSCLC领域的研究热点。目前以EGFR-TKIs为基础的联合治疗模式,包括EGFR-TKI联合化疗或抗血管生成治疗,也为EGFR突变阳性患者一线治疗的选择。

近年来,随着EGFR-TKIs的广泛应用,人们意识到需要细分*EGFR*敏感突变的两个亚型(*EX*19*del*和*EX*21 L858R)和是否伴有脑转移,分别给予不同的治疗。近期公布的第17届中国肺癌高峰论坛专家共识,对*EGFR*敏感突变晚期NSCLC患者进行了进一步的细化。共识指出,需要细分*EGFR*敏感突变的两个亚型(*EX*19*del*和*EX*21 L858R)和是否伴有脑转移,分别给予不同的治疗:对于*EX*19*del*,优先推荐奥希替尼或阿法替尼;对于*EX*21 L858R突变,优先推荐达可替尼、厄洛替尼+贝伐珠单抗或埃克替尼;对于脑转移患者,优先推荐奥希替尼、埃克替尼治疗。

EGFR 突变中的罕见突变亚型正在成为新药研发的重心;第四代EGFR抑制剂的研发在进行,但更多的重心放在了联合用药方案及序贯治疗新方案克服耐药上;除了 EGFR 抑制剂最常用的"搭档"抗血管生成药和化疗药以外,免疫药物也在加入 EGFR 靶向治疗的"战场"。相信今后靶向药物的不断创新及 TKI 联合方案 的不断探索优化下,*EGFR* 突变 NSCLC 患者可以在治疗中实现最大获益,进一步延长生存期。

二、EGFR通路和EGFR-TKI作用机制

1 EGFR的结构及功能

表皮生长因子受体(EGFR/her1/erbB1)属于酪氨酸激酶受体家族,也被称作 HER 家族或 erbB 家族,这个家族其他成员包括 HER-2(Neu,ErbB2)、HER-3 (ErbB3)和 HER-4(ErbB4)。erbB-1 广泛分布于除血管组织外的上皮细胞膜上,在多种人类恶性肿瘤中过度表达。EGFR 是一种跨膜受体,结构上分为胞外区(细胞外配体结合区)、跨膜区、胞内区(细胞内酪氨酸激酶区)三部分。当 EGFR 胞外区与多种细胞外生长因子配体如 EGF 和转化生长因子 α(transforming growth factor α,TGFα)结合激活,形成同型二聚体和异型二聚体结合后,引起受体的二聚化作用,形成同型或异型二聚体,二聚化的受体发生交联磷酸化,细胞内的酪氨酸激酶区被激活,导致自身磷酸化,激活下游信号传导通路。

活化的 EGFR 可以将增殖信号和抗凋亡信号通过 PI3K-AKT-mTOR、Ras-Raf-MEK-ERK1/2、PLC-γ 通路、JAK/STAT 通路等多个下游信号传导途径,传递至细胞核,控制细胞生长和分裂。

EGFR 基因位于第七号染色体短臂(7p12~14)上,长约118 kb,由28个外显子组成。编码 *EGFR* 激酶域的基因位于 18~24 号外显子,而 NSCLC 患者 *EGFR* 突变主要发生在 18~21 号外显子,当编码 EGFR 激酶域的基因发生突变时会导致受体激酶活性增加,所以 *EGFR* 基因突变常被称为 *EGFR* 激活突变。其中 19 号外显子缺失突变和 21 号外显子 L858R 点突变,这两种突变类型约占所有 *EGFR* 突变的90%,被称为 EGFR 常见突变或 EGFR 典型突变,且这两种突变都会导致酪氨酸激酶域的激活(与对 EGFR-TKIs 的敏感性相关),所以这两种突变又常被称为 *EGFR* 敏感突变。而其他 *EGFR* 突变类型因突变率低,一般统称为 *EGFR* 罕见突变或 *EGFR* 不常见突变,包括 G719 突变、E709X 突变、19 号外显子插入突变、20 号外显子插入突变、T790M 点突变、S768I 点突变、L861Q 点突变等。*EGFR* 基因突变与地域、种族、性别、吸烟和病理类型显著相关,亚裔人群尤其是东亚地区、女性、非吸烟和肺腺癌患者的 *EGFR* 突变率较高60% 左右,而白人患者 10%~15%;但是在纯肺鳞癌中患者突变率<4%。

2 EGFR-TKI 的作用机制

EGFR-TKIs 通过阻止三磷酸腺苷（adenosine triphosphate，ATP）与 EGFR 胞内区的催化位点结合，抑制酪氨酸激酶磷酸化，阻断 EGFR 的转导通路，发挥抗肿瘤作用。不同的 TKI 药物与 EGFR 结合方式不同。一代 EGFR-TKI 可逆性与 EGFR 胞内区结合，形成的复合物在一定条件下可以分解，分解出来的 EGFR 重新磷酸化并具有活性。二代和三代 EGFR-TKI 均是以牢固的共价键不可逆性结合 EGFR，但二代 TKI 不仅抑制 EGFR，并且能抑制 ERBB 家族的其他受体，为泛 HER 家族抑制剂；三代 TKI 特异性结合耐药位点 T790M 和常见的敏感突变位点，具有更高的选择性。

三、EGFR-TKIs 在 EGFR 敏感突变 NSCLC 靶向治疗中的耐药机制及治疗策略

表皮生长因子受体的激活突变是晚期 NSCLC 最常见的靶向致癌驱动突变。EGFR-TKIs 在晚期 EGFR 突变 NSCLC 治疗方面取得了突破性进展，改善患者的生存，包括第一代非共价抑制剂厄洛替尼、吉非替尼、埃克替尼，第二代共价抑制剂阿法替尼和达克替尼，以及第三代高选择性抑制剂奥希替尼成为 EGFR 突变患者的一线治疗方法。然而，耐药不可避免，经过一段时间的疾病控制后，大部分患者会对 EGFR-TKIs 产生耐药，出现疾病进展，其耐药机制主要包括原发性和获得性耐药。

1 原发性耐药

尽管大多数 *EGFR* 突变的 NSCLC 患者对 TKIs 有客观的反应，仍有 20%~30% 的患者在接受 EGFR-TKIs 初始治疗时就没有反应或在很短的时间内（通常是 3 个月）出现疾病进展，称为原发性耐药（内源性耐药）。

1.1 原发耐药的机制

1.1.1 *EGFR* 基因突变诱导的耐药

EGFR 基因的敏感突变与耐药突变共存，如 20 外显子插入突变、T790M 突变。20 外显子插入突变约占 *EGFR* 突变的 4%，多位于 EGFR 酪氨酸激酶区 768~774 位氨基酸，其中 770 位插入突变最为常见，这些耐药突变可以阻滞 EGFR-TKI 与 EGFR 靶部位结合，导致原发性耐药。T790M 突变是位于 20 号外显子中第 790 苏氨酸（T）突变为甲硫氨酸（G）。T790M 突变与一代和二代 EGFR-TKIs 原发或继发耐药均有关。T790M 改变 EGFR 酪氨酸激酶结构域构型，使 TKIs 与 EGFR 结合障碍导致耐药。EGFR-TKIs 通过激酶结构域的裂解竞争性地抑制三磷酸腺苷（ATP），从而抑制癌细胞，而 T790M 突变可通过改变 ATP 结合口袋的晶体结构，使 EGFR-TKIs 不能抑制下游信号的转导，从而使癌细胞不受控制。多数原发 T790M 突变丰度值低，为比例较小的亚克隆，需要更加敏感的测序技术才能检测到。既往研究证实了出现原发

T790M突变会降低一代、二代EGFR-TKIs疗效。

1.1.2　EGFR通路下游基因突变诱导的耐药

EGFR通路下游基因,如*KRAS*、*Braf*、*PIK3CA*等基因发生突变。这些突变可导致RAS-RAF-MAPK和/或PI3K-AKT通路持续激活,且不受上游EGFR的调控,所以EGFR-TKI虽然阻断上游,但下游通路仍持续活化,因此,导致EGFR-TKI原发性耐药。

1.1.3　*EGFR*与其他基因共突变

EGFR突变的同时伴有其他突变基因,如驱动基因变异(*MET*、*ERBB*2、*ALK*、*RET*、*ROS*1)、抑癌基因变异(*TP53*、*RB1*、*PTEN*)和细胞周期基因突变(*CDK4/6*、*CyclinD/E*)等,也可能是EGFR-TKIs原发耐药的机制之一。突变基因与驱动基因共同合作,促进了肿瘤进展,限制患者对靶向治疗的应答。

1.1.4　PD-L1表达及肿瘤突变负荷(TMB)的影响

PD-L1和TMB是免疫治疗目前最重要的两类疗效标志物,同时显示了肿瘤的免疫学特性及其TMB的免疫状态,对EGFR-TKIs的治疗可能也存在影响。高PD-L1表达参与了EGFR敏感突变的NSCLC细胞对EGFR-TKIs的原发耐药。

有研究指出在晚期肺腺癌患者中,EGFR敏感突变患者TMB的整体水平较EGFR野生型低;且TMB与EGFR-TKIs治疗的临床应答呈负相关,而免疫治疗相关临床试验提示TMB与免疫治疗的临床应答呈正相关。

1.1.5　合并B细胞淋巴瘤/白血病-2蛋白相互作用的细胞凋亡中介物(BIM)缺失多态性的影响

BIM缺失多态性是否影响EGFR-TKIs的疗效,是否是EGFR-TKIs原发耐药机制之一,目前仍存在争议。既往部分临床研究证明对于接受EGFR-TKIs治疗的患者,BIM缺失和更短的PFS、OS相关。

1.2　原发耐药的对策

1.2.1　T790M原发耐药对策

对于原发T790M突变合并EGFR敏感突变的晚期NSCLC患者,优先选择第三代EGFR-TKIs奥西替尼。

1.2.2　针对合并突变的对策,针对明确靶点,联合靶向药物

对于*EGFR*敏感突变合并CDK4/6基因扩增的患者,EGFR-TKIs联合CDK4/6抑制剂是一个值得考虑的治疗选择;对于EGFR敏感突变合并MET扩增的原发耐药患者,Tepotinib联合吉非替尼与卡马替尼联合吉非替尼的Ib/II期研究(INC280)、沃利替尼联合奥希替尼的Ib期研究(TATTON)均显示EGFR-TKIs联合MET抑制剂可显著改善*EGFR*伴有*MET*扩增的共突变NSCLC患者的临床疗效,因此采用EGFR-TKIs联合MET抑制剂的双靶向药治疗模式将有潜力成为未来的一线治疗选择;针对BIM缺失:对于*EGFR*敏感突变合并BIM缺失多态性的NSCLC患者采用EGFR-

TKIs 联合化疗作为一线治疗的中位 PFS 显著优于 EGFR-TKIs 单药治疗,联合化疗治疗 BIM 缺失突变可能是一种选择;针对共突变:联合小分子多靶点抗血管生成抑制剂。近年来,多个临床研究证实小分子多靶点抗血管生成抑制剂如阿帕替尼、安罗替尼联合 EGFR-TKIs 可显著延长 *EGFR* 敏感突变患者的 PFS。

2 获得性耐药

对 EGFR-TKIs 有反应的患者最初有良好的临床治疗效果,但不可避免的是,在 11~13 个月的治疗后,随着肿瘤细胞的适应,一些新的耐药机制出现,这被称为获得性耐药。Jackman 等对获得耐药进行了明确定义:存在 *EGFR* 基因敏感突变一线使用 EGFR-TKI 有临床获益,包括完全缓解(complete response,CR)、部分缓解(partial response,PR)或超过 6 个月的疾病稳定(stable disease,SD),随后出现疾病进展(progressive disease,PD)。

EGFR-TKIs 治疗后的获得性耐药的机制最常见的有三种:① 依赖于 EGFR 的机制;② 非依赖 EGFR 的机制,包括旁路信号通路的激活、下游信号通路激活;③ 组织学/表型转化,包括上皮-间质转化(EMT)和小细胞肺癌转化等。

2.1 第一、第二代 EGFR-TKI 的获得性耐药机制

第一代 EGFR-TKI 是可逆性的酪氨酸激酶抑制剂,目前国内可以获得的第一代 EGFR-TKI 包括吉非替尼、厄洛替尼和埃克替尼。第二代 EGFR-TKI 药物是不可逆地酪氨酸激酶抑制剂,其代表药物为阿法替尼和达克替尼。第一、二代 EGFR-TKI 治疗 *EGFR* 基因突变阳性患者可获得约 10~14.7 个月左右的中位 PFS,但终归会发生获得性耐药,通过二次组织活检,大约可以明确 60% ~ 70% 接受 EGFR-TKI 治疗患者的获得性耐药机制。总体而言,一、二代 EGFR-TKIs 的获得性耐药机制主要可分为以下几类:

2.1.1 依赖于 EGFR 的机制

T790M 突变是最常见的获得性耐药机制,该突变在 EGFR 第 20 外显子第 790 位氨基酸位取代了苏氨酸,是对第一代和第二代 EGFR-TKIs 获得性耐药最常见的机制,存在于 50%~60% 的病例中。T790M 残基位于 EGFR 蛋白的 ATP 结合裂隙的疏水口袋的入口,所以它也被称为 gatekeeper 突变,由于庞大的蛋氨酸侧链,T790M 引起构象变化,导致空间位阻的发展,并影响 EGFR-TKI 与 ATP 激酶口袋的结合能力。此外,EGFR T790M 突变可以恢复突变受体对 ATP 的亲和力,从而降低竞争抑制剂的效力。临床前研究表明,在 TKI 治疗的选择压力下,获得性耐药既可以通过重新获得 EGFR-T790M 突变,也可以通过扩大预先存在的小的 EGFR-T790M 阳性亚克隆发生。除了 T790M 以外,仅有少数其他继发性 EGFR 突变使肿瘤对一代或二代 EGFR-TKI 耐药,如 D761Y57、L747S58 等。

2.1.2 旁路或者下游通路激活

对第一代和第二代 EGFR TKIs 耐药最常见的旁路机制是 *erbb2* 基因的扩增,

*erbb*2 是 ErbB 家族成员 HER2 的编码基因。ERBB2 扩增发生在 10%~15% 的 EGFR-TKI 耐药患者。MET 扩增,占获得性对第一代和第二代 EGFR-TKIs 耐药病例的 5%。其他耐药机制包括 *BRAF* 突变、*PIK3CA* 突变、*PTEN* 缺失和受体酪氨酸激酶 AXL 的表达增加等。

2.1.3　组织或者表型转化

在 EGFR-TKI 治疗失败的患者中,多达 10% 的肿瘤表现出向小细胞肺癌形态的转化。这些转化的肿瘤显示出与经典小细胞肺癌相似的分子谱,如 RB 活性的丧失和 TP53 活性的丧失。在疾病进展时也有上皮细胞向间充质细胞转化的报道,尽管这种情况很少见(1%~2% 的病例)。

2.1.4　药理学的原因

如因为药物的血脑屏障透过率低导致脑转移。

2.2　第一、第二代 EGFR-TKI 治疗期间耐药的处理

在 EGFR-TKIs67 疾病进展过程中可以检测到不同的机制。明确肿瘤耐药机制是重要的。对于一线应用一代 EGFR-TKI 吉非替尼、厄洛替尼、埃克替尼,或者二代 EGFR-TKI 阿法替尼和达克替尼治疗后疾病进展时应再次进行肿瘤组织活检,并进行病理和相关的基因检测,以明确耐药的性质指导下一步治疗,当伴 *EGFR T790M* 基因突变的患者,首选奥希替尼或阿美替尼,当没有 *EGFR T790M* 基因突变的证据时,可进行其他耐药相关基因的检测,如 *MET* 扩增、*HER-2* 扩增、*PIK3CA* 突变、*BRAF* 突变等检测,根据耐药机制选择相应靶向治疗,如果没有靶向的致癌驱动突变/旁路通路和相应的靶向药物,化疗仍是 EGFR-TKIs 获得性耐药后的标准后续治疗,含铂双药化疗或含铂双药化疗 +贝伐珠单抗(非鳞癌)。一些研究显示,EGFR-TKI 失败后 NSCLC T790M 阴性患者可能从 PD-1/PD-L1 抑制剂中获益。目前多个Ⅲ期临床研究正在探讨化疗联合免疫治疗在 EGFR-TKI 耐药患者中的地位。

2.3　第三代 EGFR-TKI 的获得性耐药机制

以奥希替尼为代表的第三代 EGFR-TKI 的出现为晚期 NSCLC 的耐药治疗带来了曙光,奥希替尼已被广泛用于晚期 EGFR 突变型 NSCLC 患者的一线治疗接受第一代或第二代靶向药治疗发生耐药的 EGFR T790M 突变的二线治疗,2018 年 4 月奥西替尼获批用于晚期 EGFR 突变型 NSCLC 患者的一线治疗。同样的,经过一段时间疾病控制后,仍会出现耐药,导致疾病的进展。目前对于奥希替尼治疗耐药可大致分为 4 类,包括 EGFR 通路突变,旁路激活,组织学转化以及原因未明耐药机制。针对一线和二线奥希替尼治疗后耐药机制也存在一定差异,一线奥希替尼相比二线奥希替尼存在更多未明耐药机制,而二线耐药后具有更高 EGFR 通路获得性耐药。

2.3.1　EGFR 通路获得性耐药

C797 位点突变是最早发现的奥希替尼耐药机制之一,酪氨酸激酶结构域 797 位的丝氨酸取代半胱氨酸,作为不可逆 EGFR-TKI 共价结合位点,该位点突变会影响不

可逆EGFR-TKI与对应蛋白区域结合,降低了其抑制作用。因此对于单纯以C797位点突变介导的耐药可尝试应用单药一代可逆EGFR-TKI,目前临床观察到的C797X耐药突变发生率可高达28%。虽然针对C797S的最佳策略尚未确定,但多种潜在的治疗方法已经出现。针对C797S介导耐药已有部分正在开展的相关临床研究探讨基于联合治疗模式克服奥希替尼耐药,包括Ⅰ期联合特异性双抗JNJ-372,联合Necitumumab单抗研究以及一项联合HER3抗体偶联药物U3-1402研究,除此以外ORCHARD研究也进一步探讨了奥希替尼联合吉非替尼治疗C797S获得性耐药可行性。对于临床中出现T790M合并C797S耐药突变,当T790M与C797S为顺式结构即位于同一等位基因时,第一、第三代EGFR-TKIs联合或单药使用无效,而目前正在研究中的第四代EGFR-TKIs可能对此突变有效。当T790M与C797S为反式结构即位于不同等位基因时,对第三代EGFR-TKIs耐药,而对第一、第三代EGFR-TKI联合使用敏感。临床前研究及相关病例报道显示联合布加替尼(Brigatinib)及EGFR单抗[西妥昔单抗(Cetuximab)或帕尼单抗(Panitumumab)]可有效克服这类耐药机制。对于EGFR敏感突变合并T790M及C797S,临床前数据显示奥希替尼联合EGFR别构抑制剂具有一定疗效,此外基于四代EGFR-TKI BBT-176的Ⅰ/Ⅱ期临床研究也即将准备开展。目前对于耐药后无法进入临床研究的患者,建议进行标准化疗。

2.3.2 旁路激活

(1)获得性MET扩增:MET扩增耐药在奥希替尼治疗进展后患者中占到10%~24%,目前评估MET扩增主要依靠NGS或FISH检测。TATTON研究显示奥希替尼联合MET抑制剂在EGFR-TKI治疗进展后患者中的ORR为30%,中位持续缓解时间7.9个月,此外在SAVANNAH和ORCHARD研究中也有相应联合MET抑制剂队列正在开展既往一些研究也报道了奥希替尼联合克唑替尼(Crizotinib)在获得性MET扩增及MET 14外显子跳跃突变患者临床可行性及安全性,对于无法参与MET抑制剂相关临床试验的患者可考虑超适应证使用克唑替尼联合奥希替尼治疗。MET/EGFR双特异性抗体JNJ-372同样也显示出对MET扩增患者疗效,但是否能成为MET/EGFR-TKI联合治疗进展后的有效策略还需等待进一步临床研究数据。

(2)其他旁路激活:融合变异,目前临床中观察到的介导奥希替尼融合变异耐药包括RET、ALK、BRAF及FGFR3等致癌基因,对于这部分耐药机制,基本的治疗策略是采取联合EGFR抑制剂和融合基因对应抑制剂。临床中需要注意的是单纯基于NGS检测可能无法完全检测出融合变异,应同时结合基于RNA融合基因panel检测,目前ORCHARD研究正在进行针对融合基因介导耐药机制联合治疗模式的前瞻性探索。

2.3.3 组织学转化

一线奥希替尼进展后有多达15%的患者存在组织学转化,提示对于这部分临床患者组织再活检必要性。与原发SCLC类似,发生小细胞转化的EGFR突变NSCLC

具有高频*RB*1失活及*TP*53变异和*EGFR*通路信号缺失。*TP*53和*RB*1变异不是小细胞转化后特异性分子特征,但基线合并*TP*53和/或*RB*1变异会显著增高小细胞转化概率。对于临床中ctDNA检测到RB1和TP53突变患者需进一步行组织检测以评估是否存在小细胞转化。

对于出现小细胞转化的患者,建议行EP方案化疗,在一项回顾性研究中显示小细胞转化后使用EP方案,54%患者对治疗有临床应答,中位生存期在10.9~13.7个月,其中17例后续接受单药免疫治疗的患者无一例有效,但因时效性原因这部分患者未参考IMpower133及CASPIAN研究结果采用免疫联合化疗方案,因此目前对于小细胞转化患者,免疫联合化疗是否可行尚待相关临床研究开展。

2.3.4 奥希替尼耐药其他治疗策略

(1)化学治疗 奥希替尼治疗后进展的患者,再次进行基因检测以明确耐药机制,根据检测结果选择相应靶向药物,对于无可靶向耐药机制的患者,建议入组相关临床研究,或者根据患者情况给予全身化疗,化疗方案选择含铂双药化疗或含铂双药化疗+贝伐珠单抗(非鳞癌),Afatinib+西妥昔单抗可能被考虑用于EGFR-TKI治疗的疾病进展患者。

(2)免疫治疗 PD-1/PD-L1抑制剂目前在EGFR突变患者中有效率欠佳,IM-MUNOTARGET83研究显示高PD-L1表达提示EGFR突变患者可能从免疫治疗中获益,但总体而言不建议EGFR突变患者使用免疫治疗,尤其是PD-L1低表达患者,除非入组相关临床试验。

目前晚期免疫临床试验中绝大多数排除了EGFR及ALK患者,IMpower15084及IMpower13085研究入组了少量EGFR突变患者,IMpower150研究显示阿替利珠单抗(Atezolizumab)联合化疗抗血管治疗对既往接受EGFR-TKI进展患者安全有效,但在化疗联合阿替利珠单抗组并未见获益,IMpower130研究(阿替利珠单抗联合化疗)同样未见在EGFR突变患者中获益,目前也有多个III期前瞻性研究评估免疫治疗在EGFR突变患者EGFR-TKI耐药后疗效。需要注意的是,既往研究显示免疫治疗后使用EGFR-TKI会显著增高相关毒副反应,一项回顾性研究显示患者在接受免疫治疗3个月内进行奥希替尼治疗会导致高达24%严重免疫相关不良反应(免疫相关性肺炎为主)。因此对于近期接受过免疫治疗的患者需谨慎使用奥希替尼。

3 探索EGFR-TKIs的耐药机制的手段

对EGFR-TKIs耐药的病例中可以检测到不同的耐药机制,因此明确肿瘤耐药机制是重要的。重复肿瘤活检是决定后续治疗计划的关键因素。根据目前的NSCLC治疗指南,无论是EGFR T790M突变还是其他致癌改变,基因分型都是指导未来治疗的关键一步。然而,肿瘤异质性出现在原发肿瘤和转移病灶。肿瘤内和转移间可能有不同的克隆,具有不同的致癌驱动突变或耐药机制。耐药突变可能发生在肿瘤细胞的一个小克隆上,在治疗过程中可能发生克隆进化,因此基于分子的检测方法发挥了重要作用。应该考虑采用富含突变或超敏感(定义为分析灵敏度低于1%)的分子检测方法,新一代测序技术(NGS)正成为首选的方法,因为它可以提供高检测已知和未知突变和基因改变的敏感性。有时,由于侵入性诊断程序的潜在风险,很难获得重新活检的肿瘤标本。此外,肿瘤内异质性的存在通过体细胞突变、表观遗传改变和转录后修饰等不同方式影响肿瘤的进化、转移和抗性机制。因此,单一的活检标本不足以准确地代表不同部位的所有耐药机制。另一方面,与常规肿瘤组织活检的单位点取样相比,液体活检可以提供整个肿瘤景观的耐药性突变信息。采用ctDNA对耐药机制和肿瘤遗传改变进行无创探索。ctDNA理论上可以提供原发和转移性病变的整个肿瘤基因组的替代物。通过高灵敏的基因分型方法,包括新一代测序、微滴数字聚合酶链反应(ddPCR)和珠状、乳剂、扩增和磁性(BEAMing)分析,可以检测血浆样本中EGFR T790M突变。使用ctDNA检测突变可产生较高的阳性预测值。但是,由于肿瘤大小、分期、位置、血管分布、转移疾病部位和治疗历史的不同,并不是所有的肿瘤脱落ctDNA的程度相同。几项研究发现,与组织活检相比,高达35%的EGFR T790M患者血浆水平可能为假阴性。因此,如果液体活检显示EGFR T790M突变阴性,则需要组织活检确诊。ctDNA的序列分析可以跟踪分子动力学肿瘤的发展和监测治疗反应。

四、EGFR的检测方法、手段和意义

NSCLC各大指南包括NCCN指南、CSCO指南等均推荐对所有含腺癌成分的NSCLC,无论其临床特征(如吸烟史、性别、种族或其他等),均需进行靶分子基因检测。EGFR突变检测应在NSCLC诊断为晚期NSCLC时即进行,原发肿瘤和转移灶都适于进行EGFR突变检测。

1 EGFR突变检测

应涵盖EGFR 18、19、20、21外显子。尤其在标本量有限的情况下,可采用经过验证的检测方法同时检测多个驱动基因的技术,如多基因同时检测的PCR技术或二代测序技术(next generation sequencing,NGS)等。

2 EGFR基因突变常用检测方法及主要特点

EGFR突变的检测方法包括ARMS法、Super ARMS法、cobas、微滴式数字PCR(ddPCR)和NGS法等。这些方法各有优势和劣势(表23-1)。

3 常见送检标本类型

3.1 检测标本

优先使用肿瘤组织石蜡标本,原发灶或转移灶均可,主要包括手术、纤维支气管镜下活检、CT引导下肺穿刺、胸腔镜、淋巴结穿刺活检等方法获取的标本。

表 23-1 *EGFR* 基因突变检测方法比较

方法	描述	敏感性	优势	缺点
实时定量 PCR	通过荧光检测确定靶序列的量；使用对照序列来确保准确性	1%	高通量；分析快速简单	不可以多路进行（限制为1种扩增）
二代测序	同时进行成千到百万个小核苷酸序列（＜200个碱基）的PCR测序；杂交捕获方法可以通过使用特异性探针结合靶序列来靶向转录至特别关注的基因或区域	2%	高通量；大部分基因组的快速检测；与传统方法相比，对特定序列更具成本效益和敏感性；比传统的测试方法需要更少组织	进行准确可靠的信息分析是非常具有挑战性的；可能需要高成本的试剂；可能需要大量样品
数字 PCR	将样品分成数千个平行PCR反应，理想情况下包含0个或1个模板分子；使用Poisson建模公式来量化靶序列的绝对量	≤0.01%	绝对量化；高敏感性；可用于液体活检；样品分配可最小化靶序列之间的竞争导致的罕见序列扩增	实际应用中成本等因素可能限制了技术重复的数量
Sanger 测序	对一部分DNA进行测序	＞10%	检测序列中的所有突变	低通量耗时；敏感性低于其他检测方法

3.2 细胞学标本

包括恶性胸腔积液、心包积液、经皮肺穿刺活检、支气管内超声引导细针穿刺活检、痰、肺泡灌洗液等，需制作成石蜡包埋标本，进行肿瘤细胞比例评估，满足检测要求后可进行检测。

3.3 其他情况

难以获取肿瘤组织样本时，肿瘤标本无法获取或量少不能行基因检测时，可通过外周血游离/肿瘤DNA（cf/ctDNA）进行基因检测。对于部分晚期发生脑膜转移的NSCLC患者，可通过腰椎穿刺获取脑脊液进行相关基因检测。与肿瘤组织相比，血液和脑脊液中的ctDNA含量很低，其基因检测具有较高的特异度，但灵敏度较差。

4 耐药机制检测

目前一代及二代EGFR-TKI的耐药机制已经相对比较清晰，50%为*EGFR T790M*的获得性突变，其他机制包括*MET*基因扩增、*KRAS*突变、*BRAF*突变及小细胞肺癌转化等。因此，对于第一、第二代EGFR-TKI耐药患者，优先推荐进行*T790M*检测（qRT-PCR或二代测序），也推荐采用NGS技术进行检测了解其他耐药机制。第三代TKI耐药患者，推荐进行二代测序检测耐药机制。组织再活检作为目前金标准可以为后续治疗决策提供包括组织病理评估、NGS基因检测等丰富参考信息；难以获取肿瘤组织样本时，肿瘤标本无法获取或量少不能行基因检测时，外周血ctDNA可以作为评估耐药机制手段，但需考虑到ctDNA潜在假阴性，同时需注意外周血无法评估是否存在组织转化介导耐药，最后还需谨慎对待基于ctDNA检测的基因扩增及融合结果，如外周血检测未发现EGFR突变或其他耐药机制，需重新考虑组织穿刺。

亚裔人群和我国的肺腺癌患者 *EGFR* 基因敏感突变阳性率为 40%~50%。*EGFR* 突变主要包括 4 种类型：外显子 19 缺失突变、外显子 21 点突变、外显子 18 点突变和外显子 20 插入突变。最常见的 *EGFR* 突变为外显子 19 缺失突变（19del）和外显子 21 点突变（21L858R），均为 EGFR-TKI 的敏感性突变，18 外显子 G719X、20 外显子 S768I 和 21 外显子 L861Q 突变亦均为敏感性突变。针对 *EGFR* 基因敏感突变阳性 Ⅳ 期 NSCLC，参考当前的 NSCLC 各大指南共识，包括 NCCN 指南、CSCO 指南、中华医学会肺癌临床诊疗指南（2019 版）等，对 EGFR 敏感突变晚期 NSCLC 的治疗推荐总结如下。

1 一线治疗

（1）I 级推荐 EGFR-TKI 单药作为一线治疗的 Ⅰ 级推荐，包括第一代 EGFR-TKI 吉非替尼、厄洛替尼、埃克替尼，第二代 TKI 阿法替尼、达克替尼以及第三代 TKI 奥希替尼；脑转移患者优先推荐奥希替尼（2A 类推荐证据），无脑转移者也可使用达可替尼（2A 类推荐证据）；对于 18 ~ 21 外显子少见位点突变（Leu861Gln、Gly719Ser、Gly719Ala、Gly719Cys、Ser768lle）等少见突变的患者，首先推荐阿法替尼。

（2）II 级推荐 联合治疗模式，包括 EGFR-TKI 联合化疗或抗血管生成治疗和含铂双药化疗也为 EGFR 突变阳性患者一线治疗的选择：吉非替尼或厄洛替尼 +化疗（体力状况评分 0~1）；厄洛替尼联合雷莫芦单抗；厄洛替尼联合贝伐珠单抗（非鳞 NSCCL，近期无咯血史的患者可选择）；含铂双药化疗或含铂双药化疗 + 贝伐珠单抗（非鳞癌，近期无咯血史的患者可选择）

（3）后续 一线已经开始化疗的过程中发现 *EGFR* 驱动基因阳性的患者，推荐完成常规化疗（包括维持治疗）后换用 EGFR-TKI，或者中断化疗后开始靶向治疗（2A 类推荐证据）。

（4）共识 第 17 届中国肺癌高峰论坛专家共识，对 *EGFR* 敏感突变晚期 NSCLC 患者进行了进一步的细化。共识指出，需要细分 *EGFR* 敏感突变的两个亚型（EX19del 和 EX21 L858R）和是否伴有脑转移，分别给予不同的一线治疗：①对于 EX19del，优先推荐奥希替尼或阿法替尼；②对于 EX21 L858R 突变，优先推荐达可替尼、厄洛替尼+贝伐珠单抗或埃克替尼；③对于脑转移患者，优先推荐奥希替尼、埃克替尼。

2 二线治疗

2.1 *EGFR* 基因敏感突变的患者

如果一线和维持治疗时没有应用EGFR-TKIs，二线治疗时应优先应用EGFR-

TKIs。

2.2 对于在EGFR敏感突变患者

一线靶向治疗期间或之后进展的敏感EGFR突变患者，推荐的治疗取决于获得性耐药机制以及进展程度。对疾病进展的患者应予以临床症状进行全面评估，并对胸部、腹部、骨盆和中枢神经系统进行完整的影像学检查，以充分评估EGFR-TKI的进展程度。根据进展部位和是否寡进展，将EGFR-TKI治疗耐药情况划分为两种类型：寡进展/CNS进展型和广泛进展型。针对不同进展模式采取不同处理策略。

2.2.1 针对寡进展/CNS进展型可继续原EGFR-TKI治疗+局部治疗，局部治疗包括手术切除或放射治疗、局部消融治疗等。

2.2.2 对于广泛进展、需要更换全身治疗方案的患者，组织再活检作为目前金标准可以为后续治疗决策提供包括组织病理评估，NGS基因检测等丰富参考信息；难以获取肿瘤组织样本时，肿瘤标本无法获取或量少不能行基因检测时，外周血ctDNA可以作为评估耐药机制手段，但需考虑到ctDNA潜在假阴性，同时需注意外周血无法评估是否存在组织转化介导耐药，最后还需谨慎对待基于ctDNA检测的基因扩增及融合结果，如外周血检测未发现EGFR突变或其他耐药机制，需重新考虑组织穿刺。对于部分晚期发生脑膜转移的NSCLC患者应采取如下方案进行处理。

（1）疾病进展期患者　对于一线应用一代EGFR-TKI吉非替尼、厄洛替尼、埃克替尼，或者二代EGFR-TKI阿法替尼和达克替尼治疗的患者，疾病进展时应再次进行肿瘤组织活检，并进行病理和相关的基因检测（包含*EGFR T790M*、*MET*扩增、*HER-2*扩增、*PIK3CA*突变、*BRAF*突变等检测），以明确耐药的性质指导下一步治疗。对*EGFR T790M*基因突变的患者，首选三代EGFR-TKIs奥希替尼或阿美替尼；若有靶向治疗的耐药机制，根据耐药机制选择相应靶向治疗，如果没有靶向的致癌驱动突变/旁路通路和相应的靶向药物，化疗仍是EGFR-TKIs获得性耐药后的标准后续治疗，含铂双药化疗或含铂双药化疗+贝伐珠单抗（非鳞癌）。

（2）对于一线应用奥希替尼治疗后进展的患者　应再次活检评估其他耐药机制，根据检测结果选择相应靶向药物或者全身化疗，化疗方案选择含铂双药化疗或含铂双药化疗+贝伐珠单抗（非鳞癌），Afatinib+西妥昔单抗可能被考虑用于EGFR-TKI治疗的疾病进展患者；目前二线研究的数据表明，在EGFR[+] NSCLC中，不管PD-L1表达如何，PD-1/PD-L1抑制剂单药治疗效果较差，目前多个临床研究正在探讨化疗联合免疫治疗在 奥希替尼耐药患者中的地位。

（3）对于小细胞肺癌转化的患者　SCLC转化在EGFR-TKI耐药患者中占重要部分，目前认为转化SCLC与典型SCLC具有以上多方面的相似性，可以给予标准SCLC化疗方案"顺铂/卡铂+依托泊苷"治疗转化SCLC，疗效大多显著，但有效治疗过后，由于转化SCLC具有较强侵袭性以及患者体力状况评分等因素，大多数患者的病情在初期得到缓解后迅速进展直至患者死亡。 研究数据表明，相比典型SCLC，转化

SCLC的预后相对较差。

3 三线治疗

（1）对于EGFR基因敏感突变的患者，如果一、二线治疗未接受相应靶向药物治疗，三线治疗推荐接受相应靶向药物治疗；如果接受过相应标准靶向药物治疗且接受过2种系统化疗后出现进展或复发，三线治疗推荐应用安罗替尼。

（2）对于ECOG体力状况评分为0~2分的患者，积极的三线治疗或可带来获益，在综合评估潜在的治疗风险和获益后，可给予二线治疗未用的治疗方案，如纳武利尤单抗单药治疗或多西他赛或培美曲塞单药治疗。

六、药物分类

1 第一代EGFR-TKIs

包括厄洛替尼、吉非替尼和埃克替尼替尼。这些TKIs可以通过在EGFR的ATP结合口袋中与Met793形成氢键，可逆地与ATP竞争结合。多项大型Ⅲ期临床研究验证了1代EGFR-TKIs（吉非替尼、厄洛替尼、埃克替尼）对比化疗均可显著改善患者的PFS，中位PFS为9.2~11.3个月，且3级及以上不良反应显著低于化疗。*EGFR*突变患者对第一代TKIs的客观反应高达70%，但在9~12个月的治疗后，获得性的耐药是不可避免的。第一代TKIs治疗后最常见的耐药机制是继发性*EGFR T790M*突变，它占获得性耐药患者的50%~60%。第一代TKIs常见不良反应有：皮疹、腹泻、食欲减低、疲劳、咳嗽、恶心、呕吐、口腔粘膜炎、甲沟炎、瘙痒、皮肤干燥、角膜结膜炎、乏力、肝功能损害等。少见的不良反应有间质性肺疾病（ILD）。厄洛替尼是第一代EGFR-TKIs中最容易出现皮肤疾病不良反应的药物。吉非替尼是EGFR-TKIs中较易引起肝毒性的药物。

2 第二代EGFR-TKIs

阿法替尼和达克替尼是第二代EGFR-TKIs。它们具有与第一代TKIs具有相同的喹唑啉主链，但它们的侧链可以不可逆转地结合半胱氨酸797残基，从而导致EGFR酪氨酸激酶的不可逆抑制。LUX-Lung795、ARCHER 105096研究分别显示阿法替尼、达可替尼疗效优于一代TKI，从而确立了在EGFR突变晚期NSCLC一线治疗的地位。基于LUX-Lung合并分析阿法替尼治疗少见突变的研究，阿法替尼还被FDA批准用于18~21外显子少见位点突变（Leu861Gln，Gly719Ser、Gly719Ala、Gly719Cys、Ser768Ile）患者的治疗。二代EGFR-TKI较一代EGFR-TKI具有更优的疗效，但由于他们是泛HER抑制剂，其靶点不仅有EGFR（HER1），而且还有HER2和HER4，导致患者的最大耐受剂量低和不良反应也显著增加，常见的不良反应腹泻、皮疹、甲沟炎、口腔黏膜炎、食欲下降、皮肤干燥、咳嗽、瘙痒等。同样的，获得性耐药不可避免,T790M 突变是导致对第二代 EGFR-TKIs 耐药性的主要耐药机制。

3 第三代 EGFR-TKIs

奥希替尼、阿美替尼在 *EGFR* 敏感突变和 *T790M* 突变中具有不可逆转、突变选择性和良好的活性。

3.1 奥希替尼

对比奥希替尼和铂类双药化疗治疗 TKI 耐药后 T790M 阳性的 NSCLC 的 III 期临床研究 AURA3 中显示,奥希替尼显著延长 PFS 时间,同时对脑转移疗效显著。因此对于合并 CNS 转移的 EGFR 突变晚期 NSCLC EGFR-TKI 耐药后 T790M 阳性患者,奥希替尼是目前最佳的选择。奥希替尼是目前唯一被美国食品与药品管理局(FDA)批准用于 EGFR-TKIs 耐药后伴有 T790M 突变患者治疗的第三代 EGFR-TKIs。FLAURA 研究显示,三代 EGFR-TKI 奥希替尼较一代 EGFR-TKI 显著延长 PFS(中位 18.9 vs. 10.2 个月,$P < 0.001$)和 OS(中位 38.6 vs. 31.8 个月,$P = 0.046\,2$)。国家药品监督管理局已批准其一线适应证。不良反应:常见腹泻、皮疹、皮肤干燥、指/趾甲毒性。特别注意间质性肺炎(3.3%)、QTc 间期延长、心肌收缩力改变。

3.2 阿美替尼

治疗第一代或第二代 EGFR-TKI 治疗后进展的 EGFRT790M 阳性的 NSCLC,总体人群客观有效率(ORR)为 68.9%,中位 PFS 为 12.3 个月,且安全性良好。目前,阿美替已获国家药品监督管理局批准用于存在 T790M 突变的经一代或者二代 EGFR-TKI 治疗失败的晚期 NSCLC 二线治疗。不良反应:常见皮肤反应、口腔炎、腹泻、贫血,眼部症状,肌肉骨骼及关节疼痛、心律失常、血肌酸激酶升高。当前研究中未见间质性肺炎发生,还需后续更多数据。特别注意 QTc 间期延长。

七、EGFR-TKIs 不良反应和处理策略

EGFR-TKIs 显著提高 EGFR 敏感突变的 NSCLC 患者的无进展生存期和总生存期。但是,EGFR-TKIs 也会阻断皮肤和胃肠道中的 EGFR 调节途径,引起治疗相关不良反应,包括皮肤毒性、腹泻、肝毒性、口腔炎、间质性肺病、心律失常和眼部毒性等,对患者生活质量和药物依从性产生不利影响。临床医生应了解如何预防和控制这些不良反应,这通常可以通过减少剂量、停止治疗或改用另一种药物来实现。总体而言在一代 EGFR-TKIs 中,吉非替尼最有可能引起肝毒性;与第一代 EGFR-TKIs 相比,第二代 EGFR-TKIs 更容易诱发不良反应,减少剂量是缓解二代 EGFR-TKIs 所致不良反应的最佳方案;三代 EGFR-TKIs 中,第三代药物发生 3 级不良反应的发生率最低。

肺癌最常见的远处转移部位之一是脑部,约 20%～65% 的肺癌患者会发生脑部转移,是脑转移性肿瘤中最常见的类型。肺癌脑转移患者预后差,自然平均生存时间仅 1～2 个月。目前的治疗方式主要有手术、全脑放疗(whole brain radiotherapy,WBRT)、立体定向放疗(stereotactic radiotherapy,SRT)、化疗。治疗原则:肺癌脑转移患者的治疗应该在全身治疗的基础上进行针对脑转移的治疗,包括外科手术、WBRT、SRT 及内科治疗在内的多学科综合治疗,其目的是治疗转移病灶、改善患者症状和生活质量,最大限度地延长患者的生存时间。

1 对于无症状的 NSCLC 脑转移患者

可先行全身治疗。对于 *EGFR* 基因敏感突变的 NSCLC 脑转移患者,EGFR-TKIs 治疗的客观缓解率较高。BRAIN 研究结果显示,对于伴有脑转移的 *EGFR* 基因敏感突变的 NSCLC 患者,与局部放疗联合或不联合化疗比较,埃克替尼的颅内 PFS 显著延长。EGFR-TKIs 联合 WBRT 治疗 NSCLC 脑转移患者具有一定疗效。第三代 EGFR-TKI 奥希替尼、阿美替尼和伏美替尼也显示出了良好的颅内转移病灶控制效果。EGFR 基因敏感突变的 NSCLC 患者出现无症状脑转移时建议首选 EGFR-TKIs 治疗。如奥希替尼、阿美替尼、吉非替尼、厄洛替尼、埃克替尼等,优先选择奥希替尼、埃克替尼。

2 对于有症状脑转移而颅外病灶稳定的 NSCLC 患者

应积极进行局部治疗。如脑转移瘤数目≤3 个,可采用以下治疗方案:① 手术切除脑转移瘤;② SRT;③ SRT 联合 WBRT。如脑转移瘤数目>3 个,可行 WBRT 或 SRT,除此之外,贝伐珠单抗对于放射治疗导致的脑坏死和脑水肿也有一定效果。

第二节　ALK 阳性 NSCLC 的治疗

一、概述

间变淋巴瘤激酶(naplastic lymphoma kinase,*ALK*)基因于 1994 年在间变性大细胞淋巴瘤(ALCL)中被发现,ALCL 中存在的 *NPM-ALK* 融合基因具备致癌特性。后续多项研究发现炎性肌纤维母细胞瘤、神经母细胞瘤等均与 *ALK* 基因突变相关。2007 年日本学者 Soda 等通过蛋白组学技术在肺腺癌肿瘤组织中首次发现 *ALK* 基因突变:*EML4*基因的1~13号外显子与*ALK*基因的20~29号外显子融合形成*EML4-ALK*融合基因。融合基因的EML4(尤其是Basic区)具有强大的致癌活性,这种活性主要依靠EML4-ALK通过二聚化激活酪氨酸激酶,从而活化下游的JAK/STAT、PL3K/mToR及MAPK等多条通路导致细胞增殖与凋亡失控。

截至目前,至少发现了15种EML4-ALK融合变体亚型,其中,最常见的是EML4的变体1(v1:外显子13与ALK的外显子20融合和变体3(v3a/b:外显子6a/b与ALK的外显子20融合)。两种发生率超过60%。所有的变体都保留了ALK的整个酪氨酸激酶结构域和EML4的N末端卷曲螺旋区域,这对于ALK的二聚化和组成型激活是必不可少。除EML4这一最常见的融合伴侣外,多项研究发现TFG、KLC1、SOCS5、H1P1、TPR、BIRC等多种少见的ALK融合伴侣。

国内外研究数据表明,发生*ALK*重排的NSCLC患者约占所有的3%~7%,且发病率在亚裔和高加索人群之间差异无统计学意义。中国人群腺癌*ALK*融合阳性率为5.1%。而我国*EGFR*和*KRAS*均为野生型的腺癌患者中*ALK*融合基因的阳性率高达30%~42%。有研究表明,年龄是*ALK*阳性NSCLC一项显著的独立预测因子,基于我国人群的研究发现,在年龄小于51岁的年轻患者中,*ALK*融合阳性的发生率高达18.5%;也有研究发现,在年龄小于40岁的年轻患者中,*ALK*融合的发生率近20%。ALK阳性的NSCLC具在某些临床特征,包括从不吸烟或少量吸烟、年轻及组织学亚型为印戒细胞或腺泡状腺癌。*ALK*基因重排基本上与*EGFR*基因和*KRAS*基因突变不能共存,但也有报告发现*EML4-ALK*融合与这些突变共存的病例。一项研究根据*EGFR*基因突变的常见临床特征(包括从不/少量吸烟或组织学为腺癌)来选择基因筛查的对象,结果显示13%的筛查对象存在*ALK*融合突变,从不/少量吸烟组的*ALK*阳性率为22%,在从不/少量吸烟且无*EGFR*基因突变的患者中,*ALK*阳性率为33%。

目前ALK抑制剂已有三代药物,包括克唑替尼、阿来替尼、布加替尼、劳拉替尼、色瑞替尼、恩沙替尼等6种药物,*ALK*突变作为非小细胞肺癌中的"钻石"突变,其抑制剂有效率高、缓解时间长,总生存期在肺癌所有的驱动基因阳性的患者中遥遥领先。

二、ALK通路的作用机制

*ALK*基因编码一种受体酪氨酸激酶(receptor tyrosine kinase,RTK),为跨膜蛋白,属于胰岛素受体超家族。2007年Soda等首次报道了染色体2p的倒位,造成棘皮动物微管相关类蛋白4(EML4)的N-端与ALK的激酶区融合(图23-1)。其编码的融合蛋白形成非配体依赖性二聚体引起组成性的ALK激活,进而激活其下游通路。EML4-ALK融合蛋白影响的下游信号通路包括:调节细胞增殖的RAS-RAF-MEK-

ERK途径(即MAPK/ERK通路)以及参与细胞存活的PI3K-AKT-mTOR途径和JAK-
STAT3途径,进而造成细胞过度增殖,导致肿瘤的发生(图23-2)。

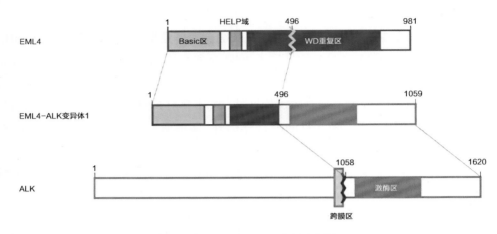

图23-1 EML4-ALK融合示意图

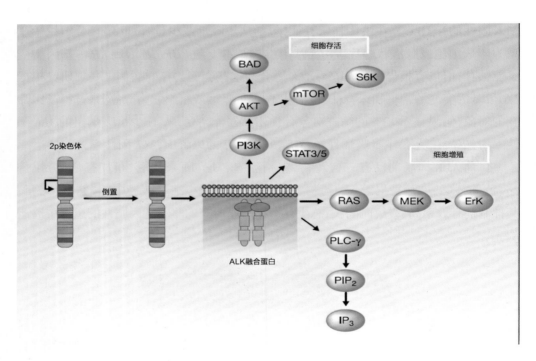

图23-2 ALK激活的信号通路

三、耐药机制

1 原发性耐药

目前针对克唑替尼原发性耐药的研究较少,一般定义用药3个月内进展的患者即视为原发性耐药,2017年ASCO大会广东省人民医院报道了克唑替尼原发性耐药的研究结果。通过对171例患者进行分析,发现18例患者存在原发性耐药,主要机制为非常见的 ALK 融合伴侣(ZC3H8-ALK、ALK-LOC102723854 及 ALK-DTNB-ASXL2)、BIM 缺失多态性、*PTEN/mTOR* 突变、*ALK* G3709A 突变及 *KIT* 突变的联合等。原发性耐药患者的中位 PFS 较获得性耐药患者明显缩短(2.2 vs. 10.8 个月 , *P* < 0.001)。

2 继发性耐药

目前常见的 ALK 抑制剂继发耐药的机制可分为两类:① ALK 靶点继发突变(on-target),包括 *ALK* 融合基因的点突变和基因扩增,ALK 靶点本身突变介导的耐药约占克唑替尼耐药的 1/3;② ALK 靶点外的耐药机制(off-target),包括其他信号通路激活及肿瘤组织学类型转化等。

2.1 *ALK* 基因二次突变

ALK 融合基因激酶结构的二次突变是导致 ALK 抑制剂耐药的常见机制。Choi 等最先通过对比克唑替尼治疗前和耐药后的组织标本发现,*ALK* 基因激酶区发生了 L1196M 和 C1156Y 突变,后续一系列研究发现,*ALK* 融合基因的蛋白激酶编码区有多个突变位点,根据突变位置可分为 ATP 结合域门卫突变、激酶铰链区突变、核糖体结合口袋区域突变、αC 螺旋(αC-helix)的 N 端或 C 端突变及 DFG 序列(Asp-Phe-Gly-motif)突变。这些突变介导的耐药机制包括以下两方面:① 改变蛋白酪氨酸激酶的空间构象,从而增加激酶与 ATP 的结合能力,提高 ALK 激酶的催化活性;② 增加激酶蛋白的空间位阻,阻碍药物与活性位点结合。在耐药肿瘤组织中,多种突变可并存,不同的突变类型介导的耐药程度不同。

两项大型病例系列研究结果显示,22%~36% 的克唑替尼耐药患者出现继发基因突变。目前发现第一代 ALK 抑制剂克唑替尼的耐药突变位点包括 L1196M、G1269A、C1156Y、G1269s、F1174L、L1152R、s1206Y、G1202R、D1203N、I1171T、T1151 L1152insT(T1151Tins 或 1151Tins)等,其中最常见的是 L1196M 和 G1269A 突变。与 *EGFR* 基因的 T790M 突变类似,*ALK* 基因 L1196M 突变改变 ALK 激酶结构中的门卫残基的构象,阻止药物和蛋白激酶结合;G1269A 突变位于 ATP 结合口袋的 DFG 序列,增加 ATP 结合能力及空间位阻,抑制克唑替尼的竞争性结合;G1202R 和 s1206Y 突变则位于激酶结构域的溶剂暴露区,阻止克唑替尼与激酶结合;C1156Y、

L1152R、F1174L 及 T1151Tins 突变则通过改变 αC 螺旋 N 端或 C 端结构,增加 ATP 激酶的亲和力。

文献报道,导致第二代 *ALK* 抑制剂色瑞替尼耐药的突变有 G1202R、F1174C/L、C1156Y、T1151Tins 及 L1152R 等,alectinib 耐药的突变位点包括 I1171T/S、V1180L 及 G1202R,brigatinib 的耐药位点主要是 G1202R 及双重突变 E1210K 和 D1203N、E1210K 和 D1206C。

值得注意的是,多数因 *ALK* 融合基因继发点突变而对克唑替尼耐药的患者中,接受色瑞替尼、alectinib、brigatinib 或 ensartinib 治疗后再次耐药的原因依然是 *ALK* 基因点突变,说明 ALK 信号通路的持续激活在驱动肿瘤生长中起重要作用。其次,肿瘤对新一代 ALK 抑制剂耐药的原因与体内多种类型的耐药突变共同介导耐药有关。

2.2 *ALK* 融合基因的扩增

ALK 融合基因的扩增是 ALK 耐药的另一重要机制。Katayama 等在体外细胞实验中首次发现 *ALK* 融合基因的扩增可介导克唑替尼耐药,随后又出现了 L1196M 二次突变,提示肿瘤组织的耐药是一个动态演变的过程。后续研究在克唑替尼耐药的非小细胞肺癌病理标本中发现 *ALK* 融合基因的扩增,同时还发现 *ALK* 融合基因扩增与 *ALK* 基因二次突变共存。当编码 ALK 融合蛋白激酶区的基因发生突变或拷贝数增加时,肿瘤细胞的增殖仍依赖于 ALK 信号通路的驱动,因此新一代 ALK 抑制剂能够克服此种细胞耐药机制。

2.3 ALK 旁路的激活

大约 2/3 的克唑替尼耐药患者是因 ALK 以外的信号通路的激活,其中包括两种情况:① 平行信号旁路激活,如 EGFR、KIT 及 IGF-1R 信号通路,可绕开 ALK 激酶,通过其他细胞膜表面蛋白激活下游胞内信号通路;② ALK 下游信号通路靶点异常激活,如 Ras/MEK/ERK 和 PI3K/AKT 信号通路的靶点,这样胞内信号通路激活不需要来自上游细胞膜表面激酶的信号传导,可通过胞内激酶的自激活实现。

ALK 平行旁路的激活有两种形式:第一种形式是旁路信号途径中编码激酶基因的改变,如 EGFR 信号途径中 EGFR 基因的点突变、扩增及蛋白过表达;第二种形式是癌旁组织异常分泌配体,介导信号通路的激活,这种方式又称为旁分泌因子驱动的耐药。

2.4 组织学类型转换

文献报道介导 ALK 抑制剂耐药的组织学类型转换主要有两种形式,一种是肺腺癌中上皮细胞表型转换为间质细胞表型,即上皮-间质转化(EMT);另一种是肺腺癌转化为小细胞肺癌。

形态学上,EMT 表现为从以细胞角蛋白为骨架的上皮细胞形态转化为以波形蛋白为骨架的梭形间叶细胞形态。在这个过程中肿瘤细胞黏附分子表达减少,失去与基底膜的连接,获得较强迁移、侵袭、降解细胞外基质和抗凋亡能力,与上皮来源肿瘤的侵袭和转移密切相关,但尚不明确驱动 EMT 发生背后涉及的具体信号通路和其应对策略,有待于进一步研究。

目前已有多篇文献报道了肺腺癌在化疗和 EGFR-TKI 治疗耐药后转化为小细胞肺癌。在 EGFR-TKI 耐药的肺腺癌活检组织中也发现 SCLC 转化,但仍存在治疗前的 EGFR 突变,同时表达腺癌典型的 miRNAs,DNA 的甲基化形式亦与腺癌类似,这提示耐药后转化的 SCLC 虽然形态学和生物学行为上与原发 SCLC 相似,但其分化来源与耐药前腺癌细胞相同。Fujita 等报道了 1 例 ALK 阳性肺腺癌患者 Alectinib 耐药后出现 SCLC 转化,但驱动形态学转化的具体信号通路和相应的治疗方案尚需进一步研究。

2018 年对 127 例患者 ALK 变体亚型与耐药机制的关系进行了研究,结果显示,V3 患者在耐药后更容易出现 ALK 耐药突变,尤其是 ALK G1202R 突变;V3 患者接受 Lorlatinib 的疗效劣于 V1 患者,但目前样本量小,期待后续的研究数据进一步证实。这一研究提示,有必要明确 ALK 阳性患者的变体亚型,可能有助于指导患者后续的治疗选择。

2.5　二代 ALK 抑制剂耐药机制与克唑替尼存在差异

二代 ALK 耐药机制中,ALK 点突变更多见,达到 50%~70%。其次,二代 ALK 耐药突变位点也与克唑替尼存在差异,35%~60% 为 G1202R 突变,而该突变在克唑替尼耐药患者中发生率仅为 10%。不同二代 ALK 抑制剂的常见耐药位点也不相同。第一代 ALK 抑制剂克唑替尼在临床上的广泛应用使 ALK 阳性肺癌患者受益,尽管多数患者在 1~2 年里出现耐药,但随着耐药机制研究的不断深入,以及二代和三代 ALK 抑制剂的不断问世,患者耐药后有了更多的选择。但因 ALK 抑制剂耐药机制复杂及肿瘤的异质性,在不同药物干预下,会出现不同的信号通路突变介导耐药。在不同时间和不同病灶,肿瘤细胞可能存在不同的驱动基因突变,多种耐药机制可以共存,提示不同时间及不同病灶的多次活检对指导临床治疗具有重要意义。

四、检测方法

现在有 4 种不同方法来检测 ALK 融合基因的表达,分别是逆转录聚合酶链反应(reverse transcription-polymerase chain reaction,RT-PCR)、免疫组化(immunohisto-chemistry,IHC)、荧光原位杂交法(fluorescence in situ hybridization,FISH)及第二代测序技术(next-generation sequencing,NGS)。

FISH 法是美国国家综合癌症网(National Comprehensive Cancer Network,NCCN)推荐的 ALK 融合基因检测金标准。它利用互补 DNA 探针的 3′ 和 5′ 端,然后用荧光显微镜进行观察 ALK 基因所在的 2p23 区域。Vysis ALK FISH 探针试剂盒已被美国

FDA批准用于 *ALK* 重排的检测,但是 FISH 荧光信号的快速消减及价格昂贵限制了其应用。RT-PCR 技术在实验室中应用更为广泛,但其需要以 ALK 融合伴侣进行引物设计,石蜡组织标本 RNA 可能保存不当出现假阳性,且组织用量大,使 RT-PCR 技术的临床应用受到诸多限制。相对而言,IHC 有高效、快速及价格低廉的特点,因而可广泛用于常规的病理实验室,由罗氏公司推出的首款全自动 VENTANA ALK(D5F3)IHC 检测试剂盒已获 CFDA 及 FDA 认证,该法检测融合基因的特异性与敏感性分别为 98% 与 100%。但 IHC 的结果判定存在很大主观性,很大程度上依赖于抗体的质量。2017 年 11 月 16 日基于 NGS 的癌症基因检测分析平台 MSK-IMPACTTM 被美国 FDA 批准,该平台可以 1 次对肿瘤的 468 个基因的基因突变进行快速、灵敏的检测,可对这些基因上所有重要区域进行测序,并能检测基因上所有的拷贝数变化、启动子突变、基因组重排及蛋白编码区突变。该技术不仅可准确检测 ALK 融合基因,更能准确检测罕见突变及其他的遗传变异。

《中国间变性淋巴瘤激酶阳性、ROS1 阳性非小细胞肺癌诊疗指南》由中国临床肿瘤学会肿瘤标志物专家委员会制定,该指南指出:① 对于 ALK 阳性 NSCLC 的诊断,肿瘤原发或转移部位的组织或细胞学标本均可进行 ALK 融合基因检测;② 专家组推荐 Ventana IHC 可以作为 ALK 阳性 NSCLC 的临床首选的常规诊断方法。诊断报告中应该注明 Ventana IHC 方法,以区别于初筛的常规免疫组织化学方法。ASCEND-4 研究和 ALEX 研究均证实了使用 Ventana IHC 可以有效地筛选 ALK 阳性 NSCLC;③ 对于 ALK 常规免疫组织化学,建议采用国内病理专家达成共识的规范化操作和判读标准进行操作。推荐使用经过证实,具有高灵敏度和特异度的抗体,主要为 D5F3、5A4 和 1A4,它们检测 ALK 融合蛋白的灵敏度和特异度分别达到了 100% 和 95%~99%;④ 使用血液(血浆)标本进行 ALK 融合状态的评估,相关技术的灵敏度和特异度均不是很高。因此,当组织样本不可评估时,鼓励各中心可以根据实际情况,进行相关研究的探索,专家组暂不推荐使用血液(血浆)标本作为补充进行 ALK 融合检测。上述多种技术,各有优缺点,也会存在一定的互补性。结合临床可获得的各类生物材料样本(手术或穿刺活检组织、胸水细胞学和痰液细胞学等),在保证样本质控前提下有效利用各种检测分析技术获得最高检出率具有重要临床意义。当怀疑一种技术的可靠性时,可以考虑采用另一种技术加以验证。

五、治疗

ALK 融合基因阳性的 NSCLC 一线治疗治疗的首选无疑是 ALK 抑制剂。根据 NCCN 指南一线治疗可优选阿来替尼,或选用布加替尼、劳拉替尼、色瑞替尼。根据药物可及性与适应证审批的原因,CSCO 指南推荐一线治疗可优选阿来替尼,或选用

克唑替尼、布加替尼。

一线应用 ALK 抑制剂进展后,根据进展部位和是否寡进展划分为两种类型:寡进展/CNS 进展型和广泛进展型。对于寡进展/CNS 进展患者,可继续服用原 ALK-TKI,并针对局部病灶进行治疗。若一线应用克唑替尼治疗,可更换为阿来替尼或塞瑞替尼。若一线使用一代 ALK 抑制剂克唑替尼出现广泛进展,推荐使用二代 ALK 抑制剂。阿来替尼治疗克唑替尼失败后的 ALK 阳性晚期 NSCLC 的全球 II 期研究 NP28673 中,IRC 评估 ORR 50%,中位 PFS 8.9 个月,在可评估的有 CNS 病灶的患者,ORR 57%,中位 DoR 11.2 个月。欧洲和亚洲人群的 III 期随机对照研究 ALUR 显示,在克唑替尼及至少一次化疗治疗失败的患者中,与培美曲塞或多西他赛相比,阿来替尼显著降低疾病进展风险达 85%($HR = 0.15, P < 0.001$),中位 PFS 分别为阿来替尼组 9.6 个月,化疗组 1.4 个月。塞瑞替尼 ASCEND-1 研究入组了部分经克唑替尼治疗失败的患者,其 ORR 和 PFS 分别为 56% 和 7.0 个月。塞瑞替尼治疗克唑替尼耐药后的 ALK 阳性 NSCLC 的 ASCEND-2 研究的结果 ORR 38.6%,IRC 评估的中位 PFS 7.2 个月。基于上述证据和国家药品监督管理局批准的适应证,对于 ALK 阳性晚期 NSCLC 一线克唑替尼进展后的治疗,阿来替尼及塞瑞替尼可作为 I 级推荐。二代药物一线治疗或一代和二代药物治疗均失败的患者,则选用含铂双药化疗±贝伐珠单抗。

其他 ALK 抑制剂如 brigatinib、lorlatinib 也可作为 ALK 阳性晚期 NSCLC 一线 TKI 耐药后的治疗选择(III 级推荐)。brigatinib 的 II 期临床研究(NCT02094573)将克唑替尼耐药后患者分为 A、B 两组,A 组 brigatinib 90 mg,1 次/d;B 组连续 7 d brigatinib 90 mg 后增至 180 mg,1 次/d。研究者评估的 ORR 为 A 组达 45%,B 组达 54%;独立评审委员会评估的中位 PFS 为 A 组 9.2 个月,B 组 15.6 个月;基线伴脑转移的颅内 ORR 为 A 组 42%,B 组 67%。基于此研究,2017 年 FDA 批准 brigatinib 用于 ALK 阳性晚期 NSCLC 克唑替尼耐药后的治疗。lorlatinib 的 II 期临床研究(NCT01970865)在 2017 年 WCLC 大会上公布的数据显示,二线或三线治疗使用过克唑替尼或克唑替尼加化疗的患者,ORR 达 69%;后线治疗使用过 2~3 种 ALK-TKI 加化疗的患者,ORR 依然高达 39%。2018 年 11 月 FDA 批准 lorlatinib 用于治疗克唑替尼治疗进展后或至少一种 ALK 抑制剂治疗进展后;或阿来替尼/塞瑞替尼作为首个 ALK 抑制剂治疗进展后的 ALK 阳性转移性非小细胞肺癌患者。

ALK 阳性 NSCLC 在 TKI 及含铂双药均进展后的治疗,体力状况评分为 0~2 分的患者,可以考虑单药化疗。ALTER0303 研究入组了 7 例 ALK 融合基因阳性的患者,安罗替尼治疗也显示出了一定的获益,在开始安罗替尼治疗前,应接受相应的标准靶向药物治疗后进展且至少接受过 2 种系统化疗后出现进展或复发。

单独的免疫治疗用于 ALK 阳性的 NSCLC 患者疗效不佳。IMMUNOTARGET 研究评估了免疫治疗单药在驱动基因阳性晚期 NSCLC 患者中的疗效,共 551 例患者,其中 23 例这 ALK 基因重排阳性,没有患者取得客观疗效,中位 PFS 仅为 2.5 个月。

TMB低及肿瘤浸润淋巴细胞数量少等因素可能是疗效不佳的原因。理论上来说，ALK融合会上调PD-L1表达，引起T细胞的凋亡，ALK-TKI可下调PD-L1表达，消除T细胞抑制，增强免疫治疗的疗效，这是ALK靶向治疗联合免疫治疗的理论基础。然而，临床试验的数据证实：ALK-TKI+免疫行不通。Alectinib+Atezolizumab与单用Alectinib相比，ORR分别为85.7% vs. 83%，PFS分别为21.7 vs. 25.7个月，没有显著差异。劳拉替尼+Avelumab与单用劳拉替尼相比，ORR分别为46.4% vs. 46%，没有显著差异。Ceritinib+Nivolumab的ORR在未治疗的患者中为68.8%，接受过ALK抑制剂的患者为35%，与既往的Ceritinib单药比没有明显改善。在没有疗效增加的同时，却增加了不良反应，在劳拉替尼+Avelumab的研究中，3级以上的不良反应发生率为53.6%，在Crizotinib+Avelumabr的研究中，3级以上的不良反应发生率为58%。若将免疫治疗与其他治疗联合运用时，可能对ALK阳性NSCLC患者产生疗效。如IMPOWER 150研究的亚组分析发现，在紫杉醇+卡铂+贝伐珠单抗的基础上联合Atezolizumab治疗，较单纯紫杉醇+卡铂+贝伐珠单抗，患者有生存获益的趋势。故免疫治疗与化疗、抗血管生成治疗联合的方式可能是ALK阳性患者的一种治疗手段。

目前ALK-TKI已有多种抑制剂，治疗指南推荐一线、二线都有多种抑制剂可以选用，故如何合理的排兵布阵，以更好的全程管理是医生应考虑的问题。目前有两种主流观点：一种是一线使用PFS最长的药物，目前只有alectinib的PFS最长可达34.8个月。故指南建议一线治疗优选alectinib。另一种认为如果治疗初期就用最好的药物，产生耐药之后将面临无药可用的尴尬境地，建议先用克唑替尼，后续再根据耐药情况选择不同药物。因此需要进行针对OS而不是PFS的临床试验来确定最佳的药物治疗顺序。

目前ALK抑制剂已发展到三代，主要包括：一代抑制剂克唑替尼（crizotinib），其靶点是ALK/MET/ROS-1。二代抑制剂色瑞替尼（ceritinib），其靶点是ALK/胰岛素样生长因子1受体（insulin-like growth factor1 receptor, IGF-1R)/ ROS-1；艾乐替尼（alectinib），其靶点是ALK；布加替尼（brigatinib），其靶点是ALK/EGFR/ROS-1；恩沙替尼（Ensartinib），其靶点是ALK/ROS-1/C-Met。三代ALK抑制剂：劳拉替尼（lorlatinib），其靶点是ALK/ROS-1。

1 第一代ALK抑制剂克唑替尼

克唑替尼是唯一的一代ALK抑制剂，曾经是ALK基因重排阳性晚期NSCLC的标准一线治疗，其用法是250 mg bid。PROFILE 1001是关于Crizotinib的首个I期临床试验，共149例NSCLC患者入组，ORR为60.8%，其中有3例达到CR。中位PFS为9.7个月，1年生存率为74.8%。PROFILE 1005为多中心、单臂II期临床试验，在可统计的259例患者中，ORR为60%，中位PFS为8个月。随后的一项国际多中心、随机、开放III期临床研究PROFILE 1007，比较了Crizotinib与二线化疗（培美曲塞或多西他赛）的疗效与安全性，两组ORR分别为65%和20%，中位PFS为7.7个月和3.0个月。

而另一项III期临床研究PROFILE 1014比较了克唑替尼和含铂两药方案对未经治疗的NSCLC的治疗效果。共招募343例患者进入,两组中位PFS为10.9个月和7.0个月,两组ORR分别为74%和45%。在2017年欧洲肿瘤医学会(European Society for Medical Oncology, ESMO)大会上,报道了PROFILE 1014再随访36个月后OS的数据,两组中位OS分别为未达到(Not Reacheel, NR)和47.5个月,校正后的统计分析结果显示,克唑替尼组的OS数据显著改善,有可能超过5年。针对东亚人群的PROFILE 1029研究,得出两组的中位PFS为11.1个月和6.8个月,ORR分别为88%与46%,显示亚裔人群使用克唑替尼一线治疗获益更多。克唑替尼相关不良反应轻微,主要为腹泻、恶心、呕吐、视力障碍、中性粒细胞减少、转氨酶升高等比较常见。但大约2.5%的患者在克唑替尼治疗后出现间质性肺疾病,需引起临床医生的警惕。

2 第二代ALK抑制剂色瑞替尼

色瑞替尼(Ceritinib)现在推荐的用法是450 mg qd随餐服用。ASCEND-1是首次关于Ceritinib的I期临床试验,共招募59例ALK阳性的NSCLC患者,确定最大耐受计量为750 mg/d,后纳入71例患者,这130例患者ORR为58%,其中80例此前接受过克唑替尼治疗。ASCEND-2是1项多中心、单臂II期临床试验,共纳入140名经1线~三线化疗后进展的ALK阳性NSCLC患者,其中71.4%有脑转移,该研究ORR为38.6%(脑转移患者ORR为33%),颅内ORR为45%。中位PFS为5.7个月(脑转移病例中位PFS为5.4个月,无脑转移病例中位PFS为11.3个月)。基于以上结果,2014年4月29日FDA批准Ceritinib用于治疗ALK阳性经克唑替尼治疗后进展或不能耐受的转移性NSCLC。ASCEND-4是1项关于Ceritinib对比传统化疗的III期临床试验,该研究共纳入未经任何治疗的376例患者,经商化独立中心评审(Blinded, Inelepandant Review Committee, BIRC)分析,Ceritinib组与化疗组的中位PFS为16.6个月与8.1个月(HR=0.55),两组的ORR分别为26.7%与72.5%,中位持续缓解时间(DOR)为23.9个月和11.1个月。对于存在基线脑转移的患者,Ceritinib组颅内ORR为72.7%,化疗组颅内ORR为27.3%,mPFS为10.7个月与6.6个月(HR=0.70)。ASCEND-5对比了Ceritinib与化疗治疗既往化疗和克唑替尼治疗进展后的患者,Ceritinib组与化疗组mPFS分别为5.4个月和1.6个月。2017年5月26日,基于ASCEND-4的结果,FDA批准了Ceritinib用于ALK阳性初治NSCLC的一线适应证。目前尚未有Ceritinib头对头对比克唑替尼相关的数据。Ceritinib的不良反应以腹泻、恶心、呕吐及肝酶升高为主,总体安全可控。ASCEND-8研究比较了Ceritinib 450 mg伴低脂饮食与Ceritinib标准剂量750 mg空腹服用,发现450 mg/d组的胃肠道副反应明显减轻,治疗中因副反应减量的患者比例明显减少,疗效没受影响,为临床不能耐受Ceritinib副作用者提供了一种有效的剂量调整方案。

3 第二代ALK抑制剂艾乐替尼

用法是600 mg bid随餐服用。AF-001JP是第二代ALK抑制剂艾乐替尼

（Alectinib）的1项I期/II期研究，主要纳入未经ALK抑制剂治疗的患者。I期试验建议300 mg bid为临床研究阶段推荐剂量。II期试验ORR为93.5%。24个月无进展生存率为76%，24个月总生存率达79%。2017年世界肺癌大会（World Conference on Lung Cancer，WCLC）上，Makoto Nishio等公布了AF-001JP长期随访结果，PFS超越4年。AF-002JG是Alectinib的另一项I期/II期研究，纳入47例既往使用过ALK-TKI不耐受或进展患者，ORR为55%（1例达CR）。21例有基线脑转移的患者，ORR为50%，疾病控制率（disease control rate，DCR）为90%，5例达CR。NP28761和NP28763是两项关于Alectinib的II期研究，纳入对克唑替尼耐药的ALK阳性NSCLC，两项研究的ORR为47.8%与49.2%。肿瘤缩小病例对Alectinib持续应答的中位时间为7.5个月与11.0个月。有基线脑转移的患者，ORR为66.8%和55.9%，mPFS为6.3个月与8.9个月。基于以上结果，FDA于2015年12月11日批准Alectinib用于ALK阳性的二线治疗。2016年美国临床肿瘤学会（American Society of Clinical Oncology，ASCO）大会上，Alectinib对比克唑替尼初治ALK阳性NSCLC患者的研究结果公布（J-ALEX研究）。共招募207例患者，BIRC评估的两组ORR为91.6%与78.9%，中位PFS为NR（20.3-NR）与10.2个月（8.2-12.0）（$HR=0.34$，$P<0.000\,1$）。2017年ASCO大会公布了J-ALEX再随访10个月后的结果，Alectinib组与克唑替尼组相比中位PFS为25.9个月与10.2个月，ORR为85%与70%。并同时公布了ALEX研究（比较Alectinib和克唑替尼用于ALK阳性NSCLC一线治疗的疗效与安全性）的主要结果，共纳入303例IIIb~IV期初治患者，BIRC评估中位PFS为25.7个月和10.4个月（$HR=0.50$，$P<0.000\,1$），首发中枢神经系统进展比例为Alectinib组12% vs. 克唑替尼组45%。两组的12个月颅内进展率为9.4%和41.4%（$HR=0.16$，$P<0.000\,1$）。Alectinib组CNS缓解率和CNS DOR均明显提高，尚未有成熟的OS数据披露。基于ALEX结果，FDA于2017年11月7日批准Alectinib用于一线治疗ALK阳性NSCLC。Alectinib是首个在头对头III期研究中证实优于另一种TKI的靶向治疗药物，也是目前用于一线治疗中位PFS最长的药物。根据ALEX研究结果，Alectinib组3~4级不良事件发生率为32%，克唑替尼组为56.7%，常见的不良反应为疲倦、便秘、水肿及鼻咽炎等，肝酶升高及重度肺炎等严重不良反应少见，表明Alectinib安全性显著优于克唑替尼及Ceritinib。

4　第二代ALK抑制剂布加替尼

第二代ALK抑制剂布加替尼（Brigatinib）用法是每天90 mg共7 d，后改为每天180 mg持续服用。Brigatinib是目前唯一的ALK、EGFR双靶点抑制剂，对ALK的抑制作用是克唑替尼的12倍。尤其对ALK G1202R突变具有作用，少见的氢键受体赋予其高度选择性的药效。NCT01449461是关于Brigatinib的多中心I期研究，纳入患者中包括79例ALK阳性的NSCLC，通过剂量递增确定II期研究的剂量为180 mg qd。统计此前接受过克唑替尼耐药的患者，ORR为72%，颅内反应率为53%，平均无进展生存期为13.4个月,长于ceritinib和alectinib的同期数据。ALTA II期临床试验结果在2017年WCLC大会上公布,本研究分为A组(90 mg/d)和B组(90 mg/d共7 d,转为180 mg/d)。分别经过16.8个月与18.6个月的中位随访期,IRC评估的两组ORR分别为51%与55%,DOR为13.8个月与14.8个月,中位PFS为9.2个月与16.7个月;两组中位OS为NR和27.6个月。脑转移方面,两组基线脑转移可测量者颅内缓解率为50%与67%,DOR为NR与16.6个月;两组脑转移者(无论是否为可测量病灶)中位PFS为12.8个月与18.4个月,ALTA试验的疗效与安全性数据支持继续采用180 mg/d的给药方案进行Ⅲ期试验。2017年4月28日基于该结果FDA批准Brigatinib用于二线治疗ALK阳性NSCLC。ALTA-1L是一线布加替尼与克唑替尼头对头比较的研究,独立影像评估委员会评估的中位PFS在布加替尼组尚未达到,克唑替尼组为9.8个月;1年PFS率两组分别为67%和43%(HR=0.49,P=0.000 1)。ITT人群中,确认的ORR分别为71%和60%;基线时伴可测量脑转移灶的患者ORR为78%和29%(P=0.002)。Brigatinib总体安全性较好,最常见不良反应包括血肌酐及磷酸激酶升高、高血压、脂肪酶升高、肺炎及皮疹等,大多在减量或停药后好转。

5 第二代ALK抑制剂恩沙替尼

用法是225 mg qd。第二代ALK抑制剂恩沙替尼(Ensartinib)是美国Xcovery公司研究的ALK、c-MET、ROS-1、ABL、SLK的多靶点抑制剂,体外实验证实ALK抑制活性是克唑替尼的3~10倍。对L1196M与C1156Y两个克唑替尼耐药靶点敏感,可有效克服克唑替尼的耐药性。Ensartinib的Ⅰ期临床数据在2014年ASCO大会上公布。入组的30例患者有13例子为A LK阳性的NSCLC。常见的不良反应为恶心、水肿、乏力、呕吐及皮疹等,所有18例可评价实体瘤总有效率为56%,8例可评价肺癌中,剂量>200 mg的6例患者总有效率为83%,中位治疗时间达20周,最长已达58周。推荐Ⅱ期临床剂量为225 mg/d。2016年ASCO大会报道了Ensartinib部分Ⅱ期临床数据,未经克唑替尼治疗的8例患者有效率为88%,PFS最长已超过32个月,进展患者为c-MET扩增;克唑替尼耐药者ORR为77%,PFS最长为28个月,3例进展患者为T1151M、L1196M及QSLP1188P+R1133Q+S1206F突变。2017年欧洲肺癌大会(European Lung Cancer Congress,ELCC)大会公布了Ensartinib治疗脑转移的疗效,13例具有基线靶病灶的患者ORR为69%,DCR为10%;13例基线有非靶病灶的患者,中位缓解时间为5.8个月,最长达24个月。基于以上研究结果,Ensartinib头对头对比克唑替尼的Ⅲ期exalt3研究正在进行中。

6 第三代ALK抑制剂劳拉替尼

第三代ALK抑制剂劳拉替尼(Lorlatinib)是辉瑞公司研发的1种强效ATP-竞争性ALK与ROS-1双重抑制剂,用法是100 mg qd,为唯一的三代ALK抑制剂。对已知的所有耐药突变均有效(L1198F突变除外)。2017年4月28日,FDA授予Lorlatinib治疗既往接受ALK抑制剂治疗进展ALK阳性NSCLC突破性药物资格。2017年

ASCO大会,Shaw等人公布了Lorlatinib治疗既往接受过≥1次ALK抑制剂的NSCLC有效性与安全性：Ⅰ期/Ⅱ期研究的结果。对既往接受过ALK-TKI治疗后耐药(包括G1202R)患者,Lorlatinib有较好疗效。ORR为46%,颅内ORR为42%,中位PFS约9.6个月。2017年第18届WCLC大会公布了Lorlatinib对伴有脑转移的ALK或ROS-1的NSCLC Ⅱ期研究结果,该研究纳入275例已接受或未接受治疗的脑转移NSCLC患者,根据治疗情况分队列进行分析：① 未接受治疗的ALK⁺患者：ORR为90%(27/30),(Intracranial Overall Response rate,IC-ORR)为75%(6/8)；② 接受克唑替尼±化疗的ALK⁺患者：ORR为69%(41/59),IC-ORR为68%(25/37)；③ 接受克唑替尼之外ALK抑制剂±化疗的ALK⁺患者：ORR为33%(9/27),IC-ORR为42%(5/12)；④ 接受2~3种ALK抑制剂±化疗ALK⁺患者：ORR为39%(43/111),IC-ORR为48%(40/83)。表明Lorlatinib有强大临床意义的颅内活性,且与既往治疗线数无关。Lorlatinib对比克唑替尼一线治疗ALK阳性NSCLC Ⅲ期研究CROWN(NTC03052608)已启动。Lorlatinib安全可控,常见不良反应为高脂血症与水肿,其余不良反应有周围神经病变、情绪认知影响、肝酶升高等,减量或停药可恢复。

六、特殊情况的处理

*ALK*基因重排非小细胞肺癌脑转移的治疗：与无重排的NSCLC相比,*ALK*重排的NSCLC分期更晚,转移部位更多,其中脑是最常见的转移及肿瘤进展部位。在初诊*ALK*重排的NSCLC患者中脑转移率约为20%~30%,和非*ALK*重排的患者脑转移发生率类似。随着ALK-TKI的应用,*ALK*重排患者总生存期明显延长,因此随着病程的发展,脑转移率高于非*ALK*重排患者。

克唑替尼对CNS控制欠佳,高达50%的患者以CNS作为首个疾病进展部位。第二、第三代ALK-TKI在克唑替尼耐药后治疗中具有强大的抗肿瘤活性,对于脑转移灶的控制也优于克唑替尼。而多项研究表明,单用克唑替尼治疗颅内病灶ORR、DOR、mTTP均低于颅外病灶。Costa等对*ALK*重排的脑转移患者研究发现,克唑替尼联合放疗相比单纯克唑替尼,颅内靶病灶ORR、颅内中位TTP均显著提高(18% vs. 33%；7 vs. 13个月)。Yoshida等对*ALK*重排脑转移患者的分析发现,在应用克唑替尼前进行脑部放疗显著延长中位PFS,多因素分析表明脑部放疗是PFS的显著影响因素。其他小样本研究也表明在*ALK*重排脑转移患者中,克唑替尼联合放疗后显著提高PFS,可达7个月左右,高于单用克唑替尼的3~4个月。有病例报道显示,在克唑替尼使用前接受放疗,可以破坏血脑屏障及作为药物外排泵的糖蛋白,从而增加克唑替尼在CNS的浓度,从而实现对脑转移灶的控制。目前多数研究先行脑部放疗再予以靶向治疗,或二者同时给予,以增加颅内肿瘤疗效。

目前,第二、第三代 ALK-TKI 在 ALKi 未治(ALKi-naïve)脑转移患者中研究较少。Ascend 系列研究中证实 Ceritinib 治疗颅内可测量病灶的 ORR 可达62.5%,其疗效可持续8.2个月。ALEX 研究对比了 Alectinib 和克唑替尼在 ALKi-naïve 的 *ALK* 重排 NSCLC 脑转移患者的疗效,发现 Alectinib 对脑转移灶的有效率、CR 率及 DOR 均高于克唑替尼。

关于放疗联合第二、第三代 ALK-TKI 的研究较少,ASCEND-1 研究中19例为 ALKi-naïve 脑转移患者,并分为放疗联合 Ceritinib 及单纯 Ceritinib 治疗组,结果表明两组患者颅内控制率 DCR、颅内 ORR 无明显区别。ASCEND 4 研究分析54例 ALKi-naïve 脑转移患者,同样显示两组颅内 DCR,颅内 ORR 未见明显区别。研究提示,Ceritinib 对脑转移病灶有较好的局部控制及治疗反应,且疗效不依赖于放疗的联合加入。

多项研究表明,第二、第三代 ALK-TKI 在克唑替尼 CNS 耐药后的治疗中,具有优于第1代 ALK-TKI 克唑替尼的作用,其颅内可测量病灶的 ORR 可达36%~73%,DCR 可达61%~93%,DOR 可达11~17个月。在克唑替尼治疗过程中,多曾联合应用放疗。而既往放疗对第二、第三代 ALK-TKI 在该类患者中疗效的影响,研究不多。NP28761 和 NP28673 联合研究探索了 Alectinib 在克唑替尼耐药后患者中的疗效,发现既往采用或未采用脑部放疗,其颅内 DCR、颅内 ORR 均无显著差别。ASCEND-1 研究中有75例克唑替尼耐药后采用 Ceritinib 治疗的患者,研究也得出了相似的结论。第二代 ALK-TKI 对颅内肿瘤的控制不受既往是否放疗的影响。

关于 *ALK* 重排患者放疗方式的研究较少,Johung 等通过对 ALK 重排的90例 NSCLC 脑转移患者分析发现,首程应用立体定向放射外科治疗(stereotactic radiosurgery therapy,SRS)和 WBRT 在 OS 上相近,而 PFS 上 SRS 倾向劣于 WBRT($P=0.082$)。Rusthoven 和 Doebele 则建议在 ALK 重排 NSCLC 脑转移患者中,采用 SRS 即延迟 WBRT;仅对于弥漫性脑转移或脑膜转移推荐 WBRT。但是,Molitoris 等研究认为,*ALK* 重排的 NSCLC 多发生于年轻、非吸烟女性患者中,其对认知功能的影响相比非 *ALK* 重排的脑转移患者可能更低,减少 WBRT 的应用可能带来预后的降低。

总之,对于 *ALK* 重排的 NSCLC 脑转移患者,放疗具有较高的敏感性。对于既往无 ALK-TKI 治疗的脑转移,脑部放疗联合克唑替尼可提高颅内控制率、PFS,并且有望提高总生存。对于应用克唑替尼过程中出现 CNS 进展者,在继续使用克唑替尼控制全身病灶的同时,联合脑部放疗可提高脑转移灶的疗效并改善生存。另外,第二、第三代 ALK-TKI 治疗脑转移的作用更佳,目前小样本研究表明其强大的抗颅内肿瘤效果无须联合放疗。*ALK* 重排的 NSCLC 脑转移患者在 SRS 抑或 WBRT 的放疗技术选择上,还需要更多的临床研究进行总结和比较。

如前所述*ALK*融合基因的检测方法共有4种,每种方法各有优缺点,要根据现有的条件、送检标本的类型确定最优的检测方法,以最大程度提高检测的准确性,避免漏检。尽管目前的*ALK*抑制剂均显示出很好的疗效,但均面临着肿瘤耐药这一永恒的话题。目前已有相当多的研究探讨耐药的机制及应对的策略,但不同的*ALK*抑制剂耐药机制各不相同,仍有相当一部分的耐药原因不明,需要更多的研究发现。耐药后是否需要行基因检测寻找耐药的原因也存在着争议,有的意见耐药后换用另一种抑制剂疗效也很好,可以直接用药不需检测,有的证据表明如能明确是何种原因耐药才可能有针对性的确定治疗方案。对如雨后春笋般出现的*ALK*抑制剂,如何选择一线、二线用药目前还不很明确,还存在争议,指南列出了多种选择,需要临床医师根据具体的病情及检测结果做出个体化的决定。如何优化*ALK*融合突变 NSCLC 患者的全程管理,最大化发挥每个药物的优势,延长患者总生存期需要进一步的临床研究来解决。有证据表明 ALK 融合突变的患者用免疫治疗效果差,如何合理运用化疗、免疫治疗、抗肿瘤血管生成等治疗手段也是未来研究的发展方向。*ALK*重排的 NSCLC 脑转移患者手术或放疗介入的合适时机、放疗是选择 SRS 还是 WBRT,还需要更多的临床研究数据验证。

第三节　罕见突变靶点的晚期NSCLC

近年来,随着精准医疗的发展,靶向治疗已成为最常用的肺癌治疗方案之一。然而,同为肺癌,因其突变的驱动基因不同,治疗方案也不尽相同。肺癌常见的突变靶点有 EGFR、ALK 等,其中 EGFR 突变率在中国肺腺癌中高达50%。随着基因检测技术的发展,包括 ROS1、*BRAF*、MET、NTRK、*RET*、HER2 在内的越来越多突变频率较低的肺癌驱动基因被发现,目前研究者把发生率<5%的靶点称为罕见靶点,在 NSCLC 中,除 KRAS、EGFR 和 ALK 外,其余靶点均为罕见靶点。

在肺癌的众多罕见靶点中,如 *MET* 位点异常约占比3%;*HER2* 突变占比约1%~4%;*RET* 融合占比约1%~2%;*ROS1* 融合约占比1%~2%;*BRAF* 突变约占比2%~4%,而 *NTRK* 融合发生的概率只有0.1%~3.5%。典型的肺癌罕见靶点虽然整体比例较小,但由于肺癌人群基数较大,罕见突变的患者群体也有相当规模。但由于诊断较难、治疗药物有限、可及性较差,患者就医难度更高、耗时更长,生存期也可能受限。笔者将对以下罕见靶点进行论述:c-*MET*突变或扩增、*HER2*突变、*RET*融合、*NTRK*融合、*BRAF*突变、*ROS1*融合。

一、c-MET

1 概述

间质-上皮细胞转化因子（mesenchymal-epithelial transition factor, *MET*）基因是 NSCLC 的一种重要肿瘤驱动基因，c-MET 通路异常激活主要包括 MET 14 外显子跳跃突变、*MET* 基因扩增和 c-MET 蛋白过表达 3 种类型。其中，针对 MET 14 外显子跳跃突变的靶向药物最具发展和应用前景。目前至少有 7 种针对 MET 14 外显子跳跃突变的 TKI 已经上市或者正在进行临床试验，包括克唑替尼、卡博替尼、沃利替尼、Tepotinib、Capmatinib、Glesatinib 和 Merestinib，另外有更多的药物在进行临床前研究。

2 作用机制及可能耐药机制

2.1 作用机制

MET 基因位于人类 7 号染色体（7q21-31），长度约 125 kb，同时含有 21 个外显子。由 *MET* 基因编码的蛋白为 c-MET，也称为肝细胞生长因子受体（hepatocyte growth factor receptor, HGFR），是具有自主磷酸化活性的跨膜受体，属于酪氨酸激酶受体超家族，主要表达于上皮细胞。HGF 是目前发现的 c-MET 的唯一配体，属于纤维蛋白溶酶原家族，主要表达于间质细胞。HGF 能够与 c-MET 的细胞外结构域结合，促使 c-MET 发生二聚化、酪氨酸磷酸化，激活众多下游信号通路，如 PI3K-Akt、Ras-MAPK、STAT 和 Wnt/β-catenin 等，从而发挥促进细胞增殖、细胞生长、细胞迁移、侵袭血管及血管生成等效应。当 c-MET 正常表达时促进组织的分化与修复，当调节异常时则促进肿瘤的增殖与转移。

2.1.1 MET 14 外显子跳跃突变

c-MET 主要由 E3 泛素连接酶 c-Cbl 主导降解。MET 14 外显子对应编码 141 个氨基酸，其所在的近膜结构域是 c-MET 的关键负性调控区，包含着 E3 泛素连接酶 c-Cbl 酪氨酸结合位点（Y1003），参与 c-MET 蛋白的泛素化和降解。MET 14 外显子的基因突变会导致 c-MET 蛋白泛素化障碍、c-MET 稳定性增加和降解率减低，引起下游信号的持续激活，最终成为肿瘤的驱动基因。

报道显示，MET 14 外显子跳跃突变在肺腺癌中发生率约为 3%。然而，国内研究显示，MET14 外显子跳跃突变在中国肺腺癌中的发生率仅为 0.9%，远低于既往研究报道的 3%，并且不与 EGFR、ALK 等 NSCLC 的其他驱动基因共存，提示其代表一种独立的肿瘤驱动基因。但 MET 14 外显子跳跃突变可以与 *MET* 基因扩增和蛋白过表达并存。对于 MET 14 外显子跳跃突变、MET 基因扩增和 c-MET 蛋白过表达三者之间是否存在必然联系，不同的研究有着不同的结果，目前尚无大规模的研究证据支持。

2.1.2 MET基因扩增

MET基因扩增即MET基因的拷贝数增加,包括整体染色体重复和局部区域基因重复,其中整体染色体重复是指肿瘤细胞中出现多条7号染色体。MET基因扩增通常伴有EGFR、KRAS等其他基因突变,有研究显示MET扩增可能并不是NSCLC的肿瘤驱动基因。MET扩增与EGFR、KRAS等其他驱动基因的激活有明确的联系,可能是EGFR基因突变的NSCLC获得性耐药的机制之一。有研究显示,15%~20%的EGFR获得性耐药患者可检测到MET扩增。另外,MET基因扩增往往提示NSCLC患者的预后较差。

2.1.3 c-MET蛋白过表达

许多因素都会引起MET激活,如其他致癌驱动基因、缺氧的环境、炎症因子、促血管生成因子和HGF。MET激活状态中最常见的表现,是转录上调引起的蛋白过表达。但将MET蛋白过表达作为激活形式之一目前尚有争议。尽管c-MET过表达在肺腺癌中的发生率可高达65%,但其中仅10%的c-MET过表达伴有MET基因突变,因此c-MET过表达可能并不是原发致癌驱动因素,更可能是作为其他驱动基因激活后产生的二次事件,从而促进肿瘤的生长。

2.2 耐药机制

MET抑制剂的耐药机制研究主要集中在MET-TKI药物上,可分为原发性耐药和继发性耐药。

2.2.1 原发性耐药

MET-TKI通过特定氨基酸上的疏水相互作用而与c-MET的ATP口袋紧密结合。在MET作为致癌驱动因素的肿瘤中,用MET-TKI进行的体外诱变分析已鉴定出针对Ⅰ型MET抑制剂的几种优势耐药突变(Y1230、D1228)和部分轻微耐药突变(F1200、V1155)。Fujino等对8种MET抑制剂进行的体外试验研究显示,MET基因中D1288和Y1230突变可能导致Ⅰ型MET-TKI耐药,L1195和F1200突变可能导致Ⅱ型MET-TKI耐药,但Ⅰ型和Ⅱ型MET-TKI之间无交叉耐药现象。另外,有研究显示HGF/MET的下游信号通路改变,如PI3K信号通路的改变,是MET抑制剂原发耐药的机制之一。

2.2.2 继发性耐药机制

在应用MET抑制剂初始治疗有效后,可能出现新的MET结构域改变,从而导致继发性耐药的发生。有研究报道MET 14外显子突变的NSCLC患者接受克唑替尼治疗后,产生获得性耐药突变MET D1228N和MET Y1230C。Bahcall等研究显示MET基因中D1228V点突变可能是沃利替尼继发性耐药的原因之一。韩森等报道了1例MET 14外显子突变的晚期肺肉瘤样癌患者应用沃利替尼治疗后出现耐药,二次活检提示新出现了成纤维细胞生长因子受体(fibroblast growthfactor receptor 1, FGFR1)、EGFR和KRAS的基因扩增。Li等研究发现MET基因中Y1248H和D1246N突变是

MET 抑制剂继发性耐药的原因之一。另外，Gimenez-Xavier 等从基因组学的角度进行研究发现，2 型神经纤维瘤病（neurofibromatosis type 2）基因对于 MET 抑制剂的继发性耐药起到关键作用。

总之，MET 抑制剂的耐药机制复发多样，既包括了原有 *MET* 基因原发性改变，也包括在 MET-TKI 用药后出现的新突变；既包括其他相关基因的扩增或激活，也包括 HGF/MET 下游信号通路的改变等。

3 检测方法及临床应用

MET 基因突变具有多样性，包括激酶域突变、内含子剪切点导致的 MET14 外显子跳变和胞外域突变等。MET 通路的相关检测各大指南暂未做出对具体标准化检测技术和结果判读的详细描述。临床上可用于 MET14 外显子跳变和基因扩增的单基因检测包括：PCR、荧光原位杂交（FISH），多基因检测手段主要为二代测序（NGS），免疫组织化学（IHC）可以用于蛋白水平的检测（c-MET 过表达）。可用于检测的标本包括肿瘤组织和外周血液。

3.1 不同检测方法与标本的优势与劣势

NGS 和 RT-PCR 是 MET14 外显子跳跃突变的主要检测方法，在不同研究中对 MET14 外显子跳变靶向治疗的疗效预测具有一致性。PCR 检测操作简便，准确性高，检测速度快；但对 DNA 片段要求质量高，MET14 外显子跳变基因序列高度多样化，普通 ARMS-PCR 检测存在挑战。NGS 可以通过组织或血液检测实现多基因平行检测，一次检测所有突变、缺失、扩增、融合等突变类型，检测灵敏度高；但检测成本高，需要 NGS 测序设备，且对技术要求高，检测市场缺乏统一规范。由于 MET14 外显子发生的突变大部分位于外显子起始端或末端和内含子交接处，突变分布的区域较广泛，而以 DNA 为基础的 NGS 探针一旦不能全面覆盖这些突变的区域，就可能造成漏检。TCGA 数据库的分析显示，基于 DNA 的 NGS 只能检测约 80% 的 MET 14 外显子跳跃突变。而在 RNA 层面上，MET 14 号外显子发生的突变会直接导致整个 14 号外显子的缺失，故只要检测到 MET 13 号外显子后面接的 15 号外显子，就能表明存在 14 外显子跳变，探针覆盖区域小，不容易产生漏检。2020 年 ASCO 一项研究显示，DNA-NGS 检测率为 2.5%，RNA-NGS 检出率为 3.9%。

临床应用还需考虑其他实际因素，DNA 标本相对更容易获取和保存，而活检组织中 RNA 更容易降解，且 RNA-NGS 检测只能获取 RNA 转录后的信息，而肿瘤组织中 mRNA 表达存在高度多变性，为检测结果解读带来一定困难。

3.2 权威指南中对 MET 基因检测的推荐

3.2.1 NCCN 指南

在 2020 年第四版（2020 年 5 月 15 日公布）NCCN NSCLC 指南更新中，首次推荐了 MET14 外显子跳变的检测（2A 类）。至 2020 年第 6 版，NCCN 指南对 MET 通路检测的最新描述为：尽可能采用大 panel 的 NGS 检测；如果未检测到驱动基因，建议采用基于 RNA 为基础的 NGS 补充检测。

3.2.2 CSCO 指南

2020 年版 CSCO 非小细胞肺癌诊疗指南在分子检测部分作为 Ⅱ 级推荐（2B 类证据）：MET 扩增和 MET14 外显子跳跃突变等基因变异可通过单基因检测技术或 NGS 在肿瘤组织中进行，若组织标本不可及，可考虑利用 cf/ctDNA 进行检测。

4 治疗

基于 HGF/c-MET 信号通路异常激活，MET 抑制剂成为 NSCLC 的重要治疗手段。根据 HGF/c-MET 信号通路中作用位点的不同，可将 MET 抑制剂分为 3 大类：抗 HGF 单克隆抗体、抗 c-MET 单克隆抗体和小分子 TKI。前两者分别在细胞外与 HGF 和 c-MET 结合，从而阻止 HGF 与 c-MET 的结合及受体磷酸化，阻止信号传导；小分子 MET-TKI 作用于膜内催化域从而阻止蛋白磷酸化，阻断信号传导。目前研究最多且最具有治疗潜力的是小分子 MET-TKI。MET-TKI 可分为 3 种类型（Ⅰ 型、Ⅱ 型和 Ⅲ 型）。

4.1 克唑替尼（Crizotinib）

是多靶点药物，其作用于 ALK、ROS1、MET 等。目前其获批的适应证是 *ALK* 和 *ROS*-1 基因重排的 NSCLC。克唑替尼作为 Ia 型 MET-TKI 能够抑制 c-MET 的自身磷酸化，从而抑制下游信号通路、抑制细胞增殖和促进凋亡。2020 年 NCCN 指南推荐克唑替尼可以用于 *MET* 基因扩增和 *MET* 14 外显子突变的晚期 NSCLC 患者。这一推荐是基于 PROFILE 系列临床试验的结果，因此克唑替尼有希望在不久的将来也获得治疗 *MET* 基因突变的适应证。克唑替尼不良反应包括视觉异常、消化道反应、肝功能异常、QT 间期延长和心动过缓等。

4.2 卡博替尼（Cabozantinib）

是 Ⅱ 型口服 MET-TKI，具有多靶点作用，包括 MET、VEGFR2、KIT、RET 和 AXL。虽然卡博替尼已经上市，但其适应证是甲状腺髓样癌。初步研究结果显示卡博替尼对 NSCLC 可能也有一定疗效，目前针对 *MET* 基因突变的 Ⅱ 期临床试验正在进行中。卡博替尼不良反应主要包括腹泻、恶心呕吐等消化道反应、转氨酶升高、手足综合征、心脏毒性和高血压等。

4.3 沃利替尼（Savolitinib，Volitinib）

是 Ib 型口服 MET-TKI。临床前研究显示沃利替尼可抑制 c-MET 磷酸化和下游信号传导，对于多种异种移植模型具有抗肿瘤活性，也包括 EGFR 和 KRAS 野生型的 NSCLC。目前沃利替尼正在进行中国食品药品监督管理局的上市申请。因此，沃利替尼可能成为在中国获批的第一款针对 MET 基因突变的靶向药物。沃利替尼不良反应主要包括恶心、呕吐、外周组织水肿和肝功能异常等。

4.4 Tepotinib

是 Ib 型口服 MET-TKI，2020 年 3 月在日本获批上市，用于治疗不可切除、MET 14

外显子跳跃突变的晚期或复发性 NSCLC 患者。这是全球首个针对 c-Met 单一靶点的靶向药。Tepotinib 的获批是基于 VISION 研究结果。Tepotinib 不良反应包括周围水肿、恶心和腹泻等。

4.5 Capmatinib

是 Ib 型口服 MET-TKI。Capmatinib II 期临床试验（GEOMETRY mono-1）是评估用于治疗携带 MET 外显子 14 跳跃突变的转移性 NSCLC，包括初治患者和先前接受过治疗的患者，试验达到研究目的，且受试者中约有一半的脑转移患者对 Capmatinib 应答。Capmatinib 不良反应包括周围性水肿、恶心、肌酐升高和呕吐等。

4.6 Glesatinib

是 II 型口服 MET-TKI，作用靶点包括 MET、VEGFR、RON 和 TIE-2。I 期临床试验显示其具有较好的安全性和一定的有效性。II 期临床试验正在进行中。

4.7 Merestinib

是 II 型口服 MET-TKI，作用靶点包括 MET、TIE-1、AXL、ROS1、DDR1/2、FLT3、MERTK、RON 和 MKNK1/2。临床前期研究显示具有较好的抗肿瘤治疗活性。II 期临床试验正在进行中。

5 存在的问题和发展方向

MET 基因是 NSCLC 的一种重要肿瘤驱动基因，与 *EGFR*、*ALK* 和 *ROS*-1 等存在互斥现象。MET-TKI 是治疗 NSCLC 患者中具有 *MET* 基因突变人群的有效药物。从已上市药物 Tepotinib 和即将上市的药物沃利替尼、Capmatinib 的临床试验结果看，针对 MET 14 外显子的跳跃突变的单药有效率较高，ORR 均达到 40% 以上，并且安全性较好，必将成为未来的治疗希望。但是 MET-TKI 的耐药不可避免，因此下一步需要加强对于 MET-TKI 耐药机制的研究。而肝细胞生长因子 HGF/MET 信号通路抑制剂与其他药物的联合应用，对于抑制和逆转耐药可能发挥重要作用，可能是未来研究的方向。

二、HER2 突变

1 概述

人表皮生长因子受体 2（human epidermal growth factor receptor 2，HER2）是 ErbB 家族酪氨酸激酶受体的成员之一。HER2 没有与配体结合的结构域，但可以通过自体或与其他表皮生长因子家族成员形成异体二聚化，激活促分裂原活化的蛋白激酶（mitogen-activated protein kinase，MAPK）、磷脂酰肌醇 3-羟激酶（phosphatidylinositol 3-hydroxy kinase，P13K）/蛋白激酶 B（protein kinase B，PKB，又称 AKT）、蛋白激酶 C（protein kinase C，PKC）和信号转导及转录激活因子（signal transduction and activator of transcription，STAT)在内的信号通路，产生级联反应，在肿瘤细胞增殖、生长、转移方面发挥驱动作用。

NSCLC中 *HER*2 异常包括 HER2 基因突变、基因扩增和 HER2 蛋白过表达3种类型。HER2 异常可能是 NSCLC 发生发展的驱动因素，也可能是导致表皮生长因子受体(EGFR)酪氨酸激酶抑制剂(TKI)获得性耐药的主要机制之一。

NSCLC患者中，*HER*2 基因突变的发生率为1%~4%，其临床病理特征与表皮生长因子受体(EGFR)突变相似，常见于不吸烟、女性和肺腺癌患者；且作为驱动基因的 HER2 突变与其他驱动基因如 *EGFR*、*KRAS*、*ALK* 和 *BRAF* 等互斥。原发性 *HER*2 基因扩增在肺腺癌中的发生率为2%~5%，常伴有胸膜转移，且 *HER*2 扩增是 *EGFR T790M* 突变患者靶向治疗最常见的耐药机制之一。HER2 蛋白过表达的发生率为2.4%~38.0%，其特点是镜下多见乳头样结构，预后较差且OS短。

HER2 在 NSCLC 中的改变主要以酪氨酸激酶区第20号外显子框内非移码插入突变(exon 20 insertion，ex20ins)为主。传统化疗和抗 HER2 单克隆抗体、小分子酪氨酸激酶抑制剂对 HER2 突变型晚期 NSCLC 患者的疗效均不理想。目前，国际尚无针对 HER2 突变型 NSCLC 的有效标准治疗推荐。针对 HER2 基因突变型晚期 NSCLC 的有效治疗是目前肺癌领域面临的一个难题。

2 作用机制及可能耐药机制

EGFR 家族为一组跨膜受体，包括 EGFR/ERBB1、HER2、ERBB3 和 ERBB4。正常情况下，EGFR 与细胞外相应配体结合后，形成同源或异源二聚体，通过磷酸化酪氨酸残基进而与蛋白激酶结合，从而激活下游信号通路转导。ERBB1/ERBB1 和 ERBB4/ERBB4 同源二聚体激酶活化能力较弱，ERBB3/ERBB3 同源二聚体无激酶活化能力，HER2 不存在同源二聚体。HER-2 与 ERBB1/ERBB1 的激酶活化方式不同，目前未发现可与 HER2 直接作用的配体。HER2 通过与 EGFR 家族的其他成员组成异源二聚体，其中 HER2/ERBB3 异源二聚体激酶活性最高，而后通过激活下游 MEK-ERK-MAPK 通路和 PI3K-AKT 旁路进行信号传导。

3 检测方法及临床应用

3.1 *HER*2 基因突变

目前可以采用二代测序技术(NGS)来检测 *HER*2 突变情况，但因这一检测所需时间长且花费大，有研究者开始探索是否能用检测 *HER*2 过表达或 *HER*2 扩增来代替 *HER*2 基因突变。

一项研究采用 NGS 法检测了776例肺腺癌患者，结果发现，21例患者存在 HER2 突变，20例患者存在 HER2 扩增，但仅有1例患者同时存在 HER2 突变和扩增；用 IHC 检测 HER2 突变患者的肿瘤标本发现，85.7%的标本为0~2+。由此可见，HER2 突变、扩增和 HER2 蛋白表达情况没有明确的相关性，表明 HER2 突变是肿瘤发生发展的独特机制，具有不同的预后和预测价值。

3.2 *HER2* 基因扩增

目前,多种方法可用于检测 HER2 扩增。FISH 是用于判断乳腺癌 HER2 扩增的标准检测方法,用该方法检测 NSCLC 标本,HER2 扩增率为 2%~4%。虽然现在肺癌 HER2 扩增诊断标准尚未统一,但通常还是采用 HER-2/CEP 17≥2 作为 HER2 扩增的诊断标准。值得注意的是,乳腺癌的阳性判断值可能并不适用于 NSCLC,应该进一步开展更多更深入的研究确定适合 NSCLC 的 HER2 扩增阳性判断值。即使在一些没有发现扩增的肿瘤组织样本中也能发现多倍体,即绝对 HER2 基因拷贝数高于 5 或 6,而 HER-2/CEP 17<2。HER2 多倍体究竟是否具有预后和预测价值尚未可知,但目前临床公认多倍体不是驱动基因。今后的研究应致力于区分 HER2 扩增与有高水平 HER2 拷贝数但没有扩增的患者。

此外,HER2 扩增也可以通过 NGS 进行检测。有研究采用 NGS 检测了 231 例肺癌患者的 HER2 扩增情况,结果显示,HER2 扩增为 9 例,检测阳性率为 3.9%。HER2 扩增是 EGFR T790M 突变治疗后继发性耐药的最常见机制之一。临床前研究也证实,12% 的 TKI 耐药 NSCLC 细胞系存在 HER2 扩增。

3.3 HER2 蛋白过表达

目前,肺癌 HER2 蛋白过表达的评价系统也尚未达成共识。常用的 HER2 蛋白过表达 IHC 检测评分有两种方法:① 0~3+ 的 IHC 评分系统,HER2 蛋白阴性定义为 0 和 1+,≥10% 肿瘤细胞有轻至中度染色定义 2+,≥10% 肿瘤细胞具有整个细胞膜,基底膜或侧面的强染色定义为 3+。24% 的 NSCLC 患者 IHC 染色≥2+,但仅有 3%~10% 的 NSCLC 患者 IHC 染色 3+。② H 评分,指将每张切片内阳性的细胞数及其染色强度转化为相应的数值,达到对组织染色半定量的目的,该评分只计数细胞膜染色的细胞为阳性细胞。评分系统的不同和病理学专家对 HER2 阳性表达的判断标准不一致。因此,将不同的研究结果放在一起比较分析就很难得到客观的结果。

3.4 突变类型

肺癌 HER2 突变在欧洲人中约占 1%~4.2% ,亚洲人中约占 1.1%~3.2%。在 NSCLC 患者中,HER2 突变以第 20 号外显子非框移插入突变最为多见,最常见的氨基酸序列亚型为 A775_G776insYVMA,约占 83%,也有报道,常见插入亚型为 G776delinsVC ,此外常见的插入突变还有 P780_Y781insGSP 和 G776delinsLC 等。

HER2 第 20 号外显子与 EGFR 第 20 号外显子在结构上非常相似,主要包括 2 个区域:α-C 螺旋(C-helix,对应第 770 位谷氨酸至第 774 位甲硫氨酸残基,Glu770-Met774)和磷酸结合环(P-loop,对应第 775 位丙氨酸至第 783 位丝氨基酸残基,Ala775-Ser783)。HER2 ex20ins 转录翻译的结果是在 α-C 螺旋的 C 端插入氨基酸序列,空间构象上表现为 α-C 螺旋向药物结合袋方向移位,从而使 α-C 螺旋处于内向活性构象;另一方面,由于插入了氨基酸序列,磷酸结合环空间构象亦发生改变,后移进入药物结合袋;最终结果是酪氨酸激酶区药物结合袋产生明显空间位阻,从而大部分常规 TKI 无法与药物结合袋结合,进而无法发挥抑制 HER-2 的作用。然而,与最常见的 A775_G776insYVMA 亚型比较,P780_Y781insGSP 亚型中 α-C 螺旋空间构象处于活性构象的时相稍短,更易与 TKI 结合使之发挥疗效。

除最常见的 HER2 ex20ins 外,部分患者可携带 HER2 错义突变,常见的突变类型有第 8 号外显子 S310F/Y 突变(胞外区突变),第 17 号外显子 V659E、G660D 和 R678Q 突变(跨膜区突变),第 19 号外显子 L755P/S 和第 20 号外显子 G776C、V777L 突变(均为激酶区突变)等。有研究显示,错义突变与插入突变同样为 HER-2 的致癌驱动形式,均可活化 HER-2 激酶,促进下游细胞信号通路转导,从而促进肿瘤细胞增殖。其中,HER-2 跨膜区点突变 V659E 和 G660D 对某些 TKI(如阿法替尼)有较好治疗反应。

HER2 原发性突变一般不与其他驱动基因共存,但也有合并 EGFR、ALK 突变者。非原发性 HER2 突变多见于 TKI 治疗后出现耐药时。部分 EGFR 敏感突变型 NSCLC 患者使用 EGFR-TKI 耐药后出现 HER2 蛋白高表达,有研究应用曲妥珠单抗联合紫杉醇治疗。使用抗 ROS1 靶向治疗耐药后出现 HER2 蛋白高表达,有研究应用克唑替尼联合阿法替尼可部分逆转耐药。应用奥希替尼治疗 EGFRT790M 突变耐药后,患者出现 HER2 第 16 号外显子跳跃突变,在体外试验中应用阿法替尼联合奥希替尼同样有效。在 NSCLC 临床治疗中,应把原发性与继发性 HER2 基因突变区别对待。继发性 HER2 改变,无论是 HER2 基因扩增或点突变,目前看来属于对先前治疗的耐药机制之一。临床实践中,针对此类患者进行抗 HER2 靶向联合治疗,可能会缓解肿瘤耐药。

4 治疗

目前,国际尚无针对 HER2 突变型晚期 NSCLC 的有效标准治疗推荐,一线治疗仍为传统化疗,NCCN 指南对于 HER2 突变型 NSCLC 的有效药物包括:T-DM1、吡咯替尼、波奇替尼等。

4.1 化疗

含铂双药化疗在一线和二线治疗晚期 HER2 突变 NSCLC 患者中有一定疗效,但对于一线化疗是否联合抗血管生成药物尚无直接证据。

4.2 靶向治疗

靶向 HER2 治疗包括单克隆抗体和小分子 TKI。单克隆抗体通过模拟配体与 HER2 受体胞外段结合,阻断二聚体的形成从而抑制下游通路激活,小分子 TKI 则与 HER2 受体胞内酪氨酸激酶区结合,阻断下游细胞信号转导。

4.2.1 抗 HER2 单克隆抗体及衍生物

(1)曲妥珠单抗 曲妥珠单抗对治疗 HER2 扩增突变及部分错义突变有效,但对 HER2 ex20ins 患者治疗无效。目前,曲妥珠单抗联合化疗或联合 TKI 靶向治疗 HER2 ex20ins 的确切疗效还有待确定,尚无前瞻性大样本临床试验证实。

（2）单克隆抗体耦联药物　单克隆抗体衍生物-单克隆抗体耦联药 trastuzumab emtansine（T-DM1），是一种将曲妥珠单抗与抗微管细胞毒药物美坦辛耦联组成的抗体耦联制剂。临床前研究显示，T-DM1可抑制HER2扩增突变的肺癌细胞株增殖。T-DM1目前尚未在中国大陆上市，现有Ⅱ期临床试验数据显示，相对于化疗及其他TKI靶向治疗并未显出优势，T-DM1入脑活性较差。

另一种单克隆抗体耦联药物 trastuzumab deruxtecan（DS-8201a）为HER2单克隆抗体与拓扑异构酶Ⅰ抑制剂链接的新型第二代抗体耦联药物。后线治疗HER2突变的晚期NSCLC的Ⅰ期临床试验中（NCT02564900），DS-8201a的整体ORR为62.5%。目前针对DS-8201a的Ⅱ期临床试验仍在进行中（NCT03505710），拟招募人群包括HER-2扩增（IHC++/+++）、HER-2 ex20ins及激酶区错义突变的NSCLC患者。

（3）双靶向药物联合治疗　单克隆抗体药物联合TKI治疗晚期NSCLC目前多以个案或病例系列形式报道。1例病例报告显示，抗HER2双靶向治疗（拉帕替尼联合曲妥珠单抗）联合贝伐珠单抗对HER-2 ex20ins的NSCLC患者有效，但并无后续大样本队列人群验证，无法知晓其疗效究竟与HER2双靶向治疗有关，还是与抗血管生成治疗有关。另外，Poziotinib与T-DM1的联合治疗，在小鼠人源化肿瘤模型中的效果为完全缓解，在基因工程改造后的小鼠模型中肿瘤缩小了47%。抗HER2的TKI联合抗HER2单克隆抗体，可能为一种高效且有潜力的抗HER-2治疗方案。目前，双靶向药物联合目前尚无临床试验数据报道，双靶向抗HER2治疗的药物安全性也是必须考虑的环节。

4.2.2　抗HER2 TKI

（1）阿法替尼　2016年美国国立综合癌症网络指南中，将阿法替尼和曲妥珠单抗一起作为2B级推荐应用于HER2突变晚期NSCLC患者。欧洲一项多中心回顾性研究显示，阿法替尼治疗HER2突变肺癌的ORR为13%，DCR为70%，中位PFS为6个月，OS约为24个月；在3例有效患者中，其中2例既往接受HER2单克隆抗体治疗后进展，这说明阿法替尼在单克隆抗体治疗失败后还可能对HER2突变肺癌有效。尽管整体疗效不高，但阿法替尼对某些突变亚型可能有疗效。一项研究显示，P780_Y781insGSP亚型或G776delinsVC亚型应用阿法替尼治疗的ORR为40.0%，PFS可达7.6个月。但也有研究显示，阿法替尼治疗整体HER2突变肺癌人群的ORR为19%，DCR为69%；其中，A775_G776insYVMA亚型ORR可达33.0%，DCR可达100.0%，治疗起始至失败时间为9.6个月。此外，阿法替尼对某些HER2跨膜区点突变如V659E、G660D有较好疗效。

（2）Poziotinib　是新型共价不可逆性结合的EGFR/HER-2双靶点抑制剂。体外试验表明，Poziotinib在HER2 ex20ins细胞株中较厄洛替尼、阿法替尼、拉帕替尼、达可替尼、来那替尼和奥希替尼显示出更强的生长抑制作用，其半抑制浓度（half maximal inhibitory concentration，IC_{50}值）仅为1.9 nM。在A775_G776insYVMA亚型细胞株中，

Poziotinib 展示出较其他 TKI 更好的疗效。Poziotinib 对于 HER2 第 19 号外显子 L755P 错义突变和 HER-2 ex20ins 有较好抑制活性,但对于 HER2 第 21 号外显子突变,其 IC₅₀ 值与其他 TKI 无显著差异,其原因可能与 HER-2 不同突变类型诱导 α-C 螺旋区空间构象变化不同有关。相较于 V777L 错义突变,A775_G776insYVMA 亚型在空间构象上使得药物结合袋变窄,引起更加明显的空间位阻,从而降低了与传统 TKI 共价结合的能力;而 L755P 突变则是由于 L800 残基突入了具体活性构象的结合袋从而导致结合袋空间变小;恰好 Poziotinib 的较小药物分子末端基团可以特异性结合此特殊的空间结构。单中心 II 期临床试验(NCT03066206)显示,早期入组的 12 例 HER-2 ex20ins 的肺癌患者,接受 Poziotinib 治疗 ORR 为 42.0%,DCR 为 83.0%,中位 PFS 为 5.6 个月。

(3)吡咯替尼 是我国自主研发的抗 EGFR/HER-2/ERBB4 不可逆 TKI。与阿法替尼和 T-DM1 相比,吡咯替尼对 HER2 突变型 NSCLC 细胞具有更强的抑制作用。一项单臂、II 期临床试验纳入 60 例 IIIB 或 IV 期 HER2 ex20ins 型 NSCLC 患者,二线及以上应用吡咯替尼单药,ORR 为 31.7%,中位 PFS 为 6.8 个月,药物安全性可接受,发生 3 级及以上不良事件 17 例,主要不良事件为腹泻。

(4)Mobocertinib(TAK-788) 作为另一种新型共价不可逆性结合的 EGFR/HER2 双靶点抑制剂,体外细胞研究显示,其可抑制 HER2 ex20ins 型 NSCLC 细胞活性。Mobocertinib 治疗 EGFR/HER2 ex20ins 肺癌的 I~II 期临床试验(NCT02716116)显示,在可评估疗效的 28 例 EGFR ex20ins 患者中,ORR 为 43%,该试验中纳入的 HER2 突变 NSCLC 患者仅 5 例,其中有 1 例疗效初步评定为部分缓解,但疗效有待最终确认。安全性方面,治疗相关不良反应与其他 EGFR-TKI 一样,主要为腹泻、皮疹和恶心等,总体药物安全性临床可控。

(5)其他抗 HER2 TKI 达可替尼和来那替尼均为不可逆性 EGFR/HER-2/ERBB4 激酶抑制剂。细胞实验证实,达可替尼或来那替尼对 HER2 ex20ins 不同亚型细胞株均有抑制作用。但在临床试验中这些药物疗效并不理想。

达可替尼的 II 期临床试验(NCT00818441)纳入了 30 例 HER2 突变的晚期 NSCLC 患者,HER2 ex20ins 25 例,HER2 扩增 4 例,V777L 错义突变 1 例,在 26 例 HER2 ex20ins 和错义突变患者中达可替尼 ORR 仅为 12.0%,其余 4 例 HER2 扩增患者中均未见到肿瘤治疗反应,且达可替尼治疗 HER2 ex20ins、错义突变患者的中位 OS 仅为 9.0 个月。

来那替尼的 SUMMIT 篮子试验中纳入的 26 例 HER2 突变 NSCLC 患者中,仅 1 例 L755S 错义点突变的患者肿瘤达到部分缓解,其余 HER2 ex20ins 患者均未见到治疗反应,ORR 仅为 3.8%,中位 PFS 为 5.5 个月。

拉帕替尼作为另一种 EGFR/HER2 抑制剂,可与 EGFR/HER2 激酶区结合,阻止下游 EGFR 信号通路转导和 HER2 蛋白过表达。欧洲回顾性 EUHER2 队列分析显示,拉帕替尼治疗 5 例 HER2 ex20ins 肺癌患者,无一例有效。HeCOG Ⅱ 期临床研究显示,拉帕替尼联合全脑放疗治疗 60 例合并脑转移的 HER2 突变型 NSCLC 患者,中位 OS 为 4.2 个月,疾病进展时间为 2.8 个月。目前结合已有数据看来,拉帕替尼治疗 HER2 突变型 NSCLC 疗效欠佳。

奥希替尼单药虽然对 HER2 扩增有抑制作用,但是对 HER2 ex20ins(A775_G776insYVMA)无效,奥希替尼联合 BET 基因抑制剂 JQ1 表现出了对 HER2 ex20ins 明显的抑制活性。此基础研究也为奥希替尼单药或联合表观遗传学修复药物治疗 HER2 ex20ins 型 NSCLC 提供了一种新的治疗参考模式。

目前,一些抗 HER2 药物在临床前试验中取得不错的结果,相关临床试验正在进行中。如 Tarloxotinib、尚未命名的一类化合物(简称为 Compound 1a)、CLN-081(TAS6417)、DZD9008。

4.2.3　免疫检查点抑制剂

既往研究回顾性总结了 551 例不同驱动基因阳性的 NSCLC 患者接受单药免疫检查点抑制剂治疗的疗效,HER2 阳性 29 例,其 ORR 为 7.0%,PFS 为 2.5 个月,远低于 Kras 阳性患者的 ORR(26%),然而,在整体驱动基因阳性患者中,其中位 PFS 也只为 2.8 个月[36]。HER2 ex20ins 相较于 EGFR ex20ins,接受免疫检查点抑制剂的疗效更低,ORR 分别为 6.25% 和 25.0%,中位 PFS 分别为 1.8 和 2.9 个月。

4.3　脑转移

一项回顾性研究显示,98 例 NSCLC HER2 突变型患者中,治疗前脑转移患者占 19%,与其他突变肺癌脑转移患者占比相似;治疗后出现脑转移患者占比为 28%,远高于其他突变人群治疗后出现脑转移的概率(EGFR 突变为 16%,KARS 突变为 8%);共有近半数 NSCLC HER2 突变型患者发生了脑转移,而晚期 NSCLC 总体上发生脑转移的患者约占 25%。其原因可能与目前靶向 HER2 治疗手段局限性有关,阿法替尼、来那替尼、达可替尼和曲妥珠单抗对 HER2 突变的 NSCLC 脑转移患者疗效欠佳。T-DM1 治疗 2 例脑转移患者,颅内和颅外病灶均进展。新一代 HER-2-TKI 如 Poziotinib、吡咯替尼、Mobocertinib(TAK-788)及抗体耦联药 Trastuzumab Deruxtecan(DS-8201a)暂无脑转移患者治疗疗效数据。HER2 突变型 NSCLC 患者亟需更有效的治疗策略,且未来新型靶向药物的研发需要更关注其透过血脑屏障的效力。

5　存在的问题和发展方向

晚期 NSCLC 患者中,HER-2 突变以第 20 号外显子插入突变为主,多发生在腺癌、女性和非吸烟人群中。晚期 NSCLC 推荐基因测序方法检测 HER2 突变,且应根据突变位点区分突变亚型。HER2 突变晚期 NSCLC 预后较差,目前尚无高质量循证医学证据支持靶向疗法,一线治疗仍为传统化疗,后线可考虑参加临床试验。然而,临床试验远不能满足广大 HER-2 突变肺癌患者治疗需求,且脑转移控制十分不理想。可以看到希望的是,针对 HER2 突变的靶向药物已取得了一定疗效,吡咯替尼、Mobocertinib(TAK-788)等新型小分子 TKI 的出现给 HER2 突变 NSCLC 患者提供新的治疗希望。曲妥珠单抗、T-DM1 和 DS-8201a 等单克隆抗体及衍生物在 HER2 突变肺癌患者中疗效亦值得期待。免疫治疗效果不佳的机制、联合治疗模式的探索和 HER2 阳性 NSCLC 脑转移人群的有效治疗策略有待更深入的基础和临床研究。目前,抗 HER2 突变靶向药物穿透血脑屏障能力较弱,未来新药研发应更多关注其入脑能力。抗 HER2 靶向治疗后的耐药机制及新一代高效低毒的抗 HER-2 靶向治疗药物也应该是未来肿瘤内科学者、药物合成专家的研究重点,以期共同为 HER2 突变型 NSCLC 患者的长期生存而努力。

三、RET 融合

1 概述

RET 基因位于人类 10 号染色体长臂上(10q11.2),是一种原癌基因,编码由 1 100 个氨基酸组成的酪氨酸激酶受体,即 *RET* 蛋白,其信号的活化可通过下游 STAT/PLCγ 通路,促进细胞的存活、迁移和生长。而 *RET* 基因变异与肿瘤的发生发展密切相关。RET 相关肿瘤发病机制主要有 *RET* 基因改变和野生型 *RET* 基因的表达异常,其中 *RET* 基因改变形式有两种:RET 融合及 RET 点突变。

2019 年 ASCO 报道了来自 56 970 个多癌种患者的 RET 改变图谱,结果显示在 RET 基因改变中 RET 突变的发生率远高于 RET 融合,其中 RET 突变主要包括错义突变(82.5%),而 RET 融合改变只占 *RET* 基因改变的 6.4%。尽管 RET 突变的发生概率远高于 RET 融合,但绝大多数 RET 突变并不产生临床意义;而 RET 融合改变却与多种癌症的发生发展相关,最常见的肿瘤谱依次为乳头状甲状腺癌、非小细胞肺癌、胸膜间皮瘤、结肠癌及胰腺癌等。目前已发现的 *RET* 基因上游融合伴侣有 17 种,最常见于肺癌的 *RET* 融合基因为 KIF5B-RET,其次为 CCDC6-RET、NCOA4-RET 及 TRIM33-RET,其 NSCLC 中发生率约为 1%~2%。

2 作用机制及可能耐药机制

2.1 作用机制

RET 基因编码一种跨膜糖蛋白受体酪氨酸激酶(RTK),它间接地与其胶质细胞系源性神经营养因子家族配体(GFLs)结合,导致 RET 同源二聚化和随后的下游途径激活。一般来说,肿瘤的发生始于 RET 酪氨酸激酶结构域的非配体同源二聚和组成性激活,通过染色体重排形成嵌合融合基因。因此,多种细胞增殖途径被激活,最终促进细胞增殖和存活。

2.2 耐药机制

临床前研究表明,RET激酶结构域的突变可诱导对RET MKIs产生耐药性,这些突变位于富含甘氨酸的环(L730、E732和V738)、门控残基(V804)、铰链链(Y806、A807和G810)或大C末端的远端肺叶远离TKI结合囊(V871I和F998V),主要是由于药物结合位点的直接干扰。

直到最近,在对靶向治疗产生获得性耐药性的RET融合阳性NSCLC患者的样本中发现了一些第二位点突变,包括门控RET V804M/L突变、非门控RET S904F突变和溶剂前RET G810R/S/C突变。

3 检测方法及临床应用

NSCLC RET融合检测工具包括荧光原位杂交(FISH)、逆转录聚合酶链反应(RT-PCR)、免疫组织化学(IHC)和NGS,用于检测DNA、RNA和蛋白质水平的基因融合。

传统的方法,如FISH、RT-PCR和IHC这些传统技术速度快、成本低,但它们仅限于检测一次融合,而且往往无法提供与融合伙伴和断点相关的信息。因此,许多肿瘤学家已经转向NGS检测。DNA-NGS可以检测到大多数融合,但RNA-NGS可以提高敏感性。

在NSCLC的融合检测中,平行法(使用DNA-NGS和RNA-NGS的组合)和序贯法(仅在DNA-NGS中未发现特定致病性驱动突变时才执行RNA-NGS)的比较。结果显示,在非吸烟者样本中融合和外显子跳跃事件丰富,表明平行方法的优势在于中位周转时间较短。相反,在以前和现在吸烟的人中,额外的RNA-NGS导致低产量,这意味着序贯方法可能是最有效的策略。从不吸烟的NSCLC患者和具有低TMB(0~5突变/百万碱基)的患者应优先考虑基于RNA的测序。

4 治疗

化疗的ORR约50%~60%,中位PFS为7~9个月;RET融合的NSCLC患者PD-L1表达水平报道差异较大,免疫治疗同样缺乏疗效;多靶点激酶抑制剂的ORR约16%~47%,中位PFS约为2.2~7.3个月。

目前靶向RET的小分子抑制剂主要分为非特异性多靶点抑制剂及特异性RET抑制剂。

4.1 Vandetanib

是一种口服的小分子多靶点酪酸激酶抑制剂(tyrosine kinase inhibitors,TKI),可同时作用于肿瘤细胞表皮生长因子受体EGFR、血管内皮生长因子受体和RET酪氨酸激酶信号通路,已被批准用于治疗不可手术的成年晚期甲状腺髓样癌患者。

2018年,Yoh等在19例前期接受过治疗的RET重排NSCLC患者中观察到,Vandetanib治疗后ORR可达到47%,中位无进展生存期6.5个月。另一项包含17例RET重排NSCLC患者的Ⅱ期临床研究中,受试者在接受Vandetanib治疗后,ORR仅有18%,无进展生存期为4.5个月。

4.2 Cabozantinib

也被称为 XL184,目前已被批准用于治疗转移性甲状腺髓样癌、RET 重排的 NSCLC 及晚期肾细胞癌。

4.3 塞尔帕替尼(Selpercatinib)和普拉替尼(Pralsetinib)

作为新一代高效的 RET 抑制剂,选择性地抑制 RET 活化,从而成为 RET 融合阳性 NSCLC 的首选治疗方案。值得注意的是,这两种药物已被 FDA 批准用于治疗转移性 RET 融合阳性 NSCLC 的成年患者。高选择性 RET 抑制剂为 RET 阳性 NSCLC 的个体化治疗开辟了新的模式,包括需要特殊考虑的患者亚群。

Selpercatinib(LOXO-292)是一种有效的特异性靶向 RET 抑制剂。2020 年 5 月, FDA 加速批准 Selpercatinib 用于治疗成人转移性 RET 融合阳性 NSCLC。该批准是基于 I/II 期 LIBRETTO-001 试验的数据。

4.4 普拉替尼(Pralsetinib)

2020 年 9 月,FDA 加速批准了 Pralsetinib 用于治疗成人转移性 RET 融合阳性 NSCLC。该批准是基于 I/II 期的 ARROW 试验的数据。

已有研究表明 RET 融合阳性 NSCLC 患者常发生脑转移。例如,根据一项全球、多机构登记和双机构队列研究的结果,在 RET 融合阳性 NSCLC 患者中,有 BM 的一个重要子集中,大约 25% 在诊断时出现,46% 最终会在一生中发展。随后的 MKIs 试验产生了有限的颅内疗效。

在 1/2 期 LIBRETTO-001 试验中分析了 RET 融合阳性 NSCLC 患者的 selpercatinib (LOXO-292)颅内活动,发现 22 名受试者中有 18 名有中枢神经系统反应,中位反应持续时间为 9.4 个月。

5 存在的问题和发展方向

自 2012 年研究者在 NSCLC 中发现 RET 融合以来,人们对其进行了广泛的研究并尝试研发靶向 RET 的小分子抑制剂。RET 变异肿瘤相关的多靶点抑制剂,包括 Vandetanib、Cabozantinib 和 Lenvatinib 等,均在肺癌中展现了一定的抗肿瘤作用。但这些多靶点抑制剂应答率普遍小于 50%,对 RET 的选择性也通常不高,常会因同时抑制 VEGFR 造成严重的高血压等副作用,限制了患者的使用。且目前现有的多靶点抑制剂大多不能穿透血脑屏障,对脑转移疗效有限。Alectinib 作为一种新型的多靶点抑制剂,因其良好的疗效、低副作用及较高的中枢神经系统渗透率可能成为脑转移患者的新希望,但仍需进一步探索。而新型特异性 RET 抑制剂如 BLU-667 和 LOXO-292 也以其出色的疗效和较低的靶外毒性为 RET 基因变异癌症患者的预后带来了突破。

四、NTRK 融合

1 概述

NTRK(Neurotrophin Receptor Kinase)是神经营养因子受体酪氨酸激酶。NTRK 基因家族包含 NTRK1、NTRK2 和 NTRK3,分别负责编码 TRK 家族蛋白 TRKA、TRKB 和 TRKC。

*NTRK*1 基因编码 TRKA,与神经营养因子(NGF 结合)。*NTRK*2 基因编码 TRKB,与脑源性神经营养因子(BDNF)和神经营养因子 4(NT-4)结合。*NTRK*3 基因编码 TRKC,与神经营养因子 3(NT-3)结合。TRK 通路在神经系统的发育和维持中起着重要作用。3 个 TRKs 蛋白很少在神经组织外表达,但是 3 个基因融合导致的 3 个 TRK 受体结构激活被认为是实体肿瘤(包括肺癌、唾液腺癌、甲状腺癌和肉瘤)的致癌因素(致癌基因)。

NTRK 融合基因是肺腺癌驱动基因之一,发生率约为 0.1%~3.5%,通常不与其他致癌驱动因子(如 EGFR、ALK 或 ROS1)同时存在。

2 作用机制及可能耐药机制

TRK 家族蛋白由位于细胞外的配体结合区、跨膜区和位于细胞内的酪氨酸激酶区组成。不同的神经营养因子对特定的 TRK 受体具有高度亲和性,其中神经生长因子(nerve growth factor, NGF)选择性结合 TRKA,脑源性生长因子(brain-derived growth factor, BDGF)及神经营养因子-4(neurotrophin-4, NT4)选择性结合 TRKB,神经营养因子-3(neurotrophin-3, NT3)与 3 种受体均可结合,但与 TRKC 亲和力最高。当 TRK 受体蛋白与相应配体结合,可通过激活下游信号途径如 Ras/MAPK 通路、PI3K 通路、PLC-γ 通路等实现不同生理功能。TRK 家族蛋白正常情况下主要表达于神经组织,参与神经细胞的分化和存活,以及轴突和树突的形成,在胚胎发育和神经系统正常功能的维持中起着重要的作用。

当 *NTRK* 基因与其他基因发生融合,异常的 TRK 融合蛋白可不依赖于配体,持续激活下游多条信号途径,促进肿瘤细胞的增殖和转移。TRK 信号通路的改变包括基因融合、蛋白过表达或单核苷酸变异。融合伴侣基因有 *MPRIP-NTRK*1、*CD74-NTRK*1、*TPM3-NTRK*1、*TRIM24-NTRK*2 和 *SQSTM*1-*NTRK*1。

获得性耐药机制是 *TRK* 基因发生二次突变,如 TRKA 出现 G595R 突变或 TRCK 出现 G623R 突变。

3 检测方法及临床应用

目前,有多种方法可用于检测 *NTRK* 基因融合,可选择的方法有 IHC、荧光原位杂交法(FISH)、逆转录聚合酶链式反应(RT-PCR)和 NGS。

NGS是*NTRK*基因融合检测的首选方法,然而,所使用的检测方法应该能够检测NTRK1/2/3和多个融合伙伴。可以进行Pan-TRK免疫组化,但需要验证性检测,最好是通过基于RNA的NGS。

在检测NTRK融合的同时,还需要检测其耐药的位点,比如:TRKA出现G595R突变,TRKB出现G639R突变或者TRKC出现G623R突变等。针对其耐药位点的第二代TRK靶向药物LOXO-195已经出炉,专门来对抗耐药的新突变。因此,二代测序最具优势。

4 治疗

有效/在研药物:Larotrectinib(LOXO-101)-TRKA,TRKB和TRKC的特异性酪氨酸激酶抑制剂

4.1 一代NTRK抑制剂

4.1.1 拉罗替尼(Larotrectinib,LOXO-101)

是一种口服的高度选择性ATP竞争性抑制剂,可抑制含有MPRIP-NTRK1基因融合的肺腺癌细胞系中MPRIP-TRKA蛋白和ERK1/2磷酸化,对肿瘤细胞的增殖具有剂量依赖抑制作用。拉罗替尼被纳入NTRK融合阳性非小细胞肺癌一线治疗,是基于其重磅的临床试验LOXO-101研究数据。Larotrectinib在NSCLC患者中耐受良好。拉罗替尼的耐药机制已有研究,涉及多个氨基酸位点的突变,这些突变的位点只能用NGS方法来检测。

4.1.2 恩曲替尼(Entrectinib,RXDX-101)

是一种口服的广谱酪氨酸激酶抑制剂,可靶向NTRK、ROS1和ALK基因融合,其可通过血脑屏障,对脑转移患者也有较好的疗效。2020年ASCO年会报道entrectinib在74例患者(肺癌13例)中的ORR为63.5%,在19例存在基线中枢神经系统受累的患者中ORR为57.9%,常见的治疗相关3级不良反应主要为体重增加、贫血和疲劳。

4.2 二代NTRK抑制剂

第二代的TRK抑制剂如LOXO-195、TPX-0005、ONO-5390556等药物在体外研究中也显示出良好的针对TRK耐药突变位点的活性,并且在较低的药物浓度范围下就可其作用。克服获得性耐药的第二代TRK靶向药物LOXO-195(强效的二代泛TRK-TKI)已经研制成功,正进行临床研究中。

Selitrectinib(LOXO-195)是所有3种TRK酪氨酸激酶的强效二代抑制剂($IC_{50}<5$ nM),在226个非TRK激酶中,对TRK的选择性超过1 000倍的有>98%,在体内肿瘤模型中,无论基于酶的检测还是基于细胞的检测,对获得性溶剂前沿、xDFG、门卫以及TRK突变均有活性。

治疗顺序为一代TRK抑制剂拉罗替尼、恩曲替尼,耐药后:① 对于寡/孤立性部位进展,考虑局部治疗,并继续TKI治疗;② 出现靶点上的耐药,溶剂前沿-G595R、

G639R、G623R，门卫-F589L、F633L、F617L；xDFG-G667C、G709G、G596A，以及A608D等，可使用二代TRK抑制剂Repotrectinib、Selitrectinib；③出现靶点外的耐药，潜在机制有KRAS突变、MET扩增、BRAF突变IGF1R活化，考虑标准治疗或如可行参加临床试验。

5 在的问题和发展方向

*NTRK*基因融合在多种实体瘤的发生发展过程中发挥重要作用，以基因型为导向的治疗模式的应用，开辟出肿瘤治疗新的发展道路。*NTRK*基因融合的检测和TRK抑制剂的出现为NSCLC患者带来新的曙光。虽然*NTRK*基因融合在NSCLC中罕见，但其在晚期难治性患者中意义重大。目前对NTRK融合突变的研究取得了一定的进展，不论肿瘤组织类型，存在NTRK融合突变的患者使用第一代TRK抑制剂，如larotrectinib或entrectinib，治疗反应率＞75%，且耐受良好。但如何更好地克服耐药问题，仍是亟待解决的问题。同时，关于NTRK点突变、拷贝数扩增等其他突变的研究比较少，肺癌患者中NTRK突变的临床意义尚不明确，无相应的靶向药物，也是需要关注的。

五、BRAF突变

1 概述

鼠类肉瘤病毒癌基因同源物B1（v-raf murine sarcoma viral oncogene homolog B1，*BRAF*）基因位于染色体7q34，编码丝氨酸/苏氨酸蛋白激酶，与*CRAF*和*ARAF*具有较高的同源性，在恶性肿瘤形成、发展过程中发挥重要作用。在NSCLC患者中，约2%～4%有*BRAF*基因突变，常在女性、肺腺癌中多见，与吸烟史无必然关联。该型肿瘤恶性程度高、化疗有效率低、预后差。不同类型突变的特点及治疗有较大差异。

2 作用机制及可能耐药机制

BRAF蛋白与鼠类肉瘤病毒（Kirsten rat sarcoma viral，KRAS）蛋白同为RAS-RAF-丝裂原活化的细胞外信号调节激酶（mitogen-activated extracellular signal-regulated kinase，MEK）-细胞外调节蛋白激酶（extracellular regulated protein kinases，ERK）信号通路中上游调节因子，在丝裂原活化蛋白激酶（mitogen-activated protein kinase，MAPK）/ERK信号通路中起着关键作用。RAS-三磷酸鸟苷（guanosine triphosphate，GTP）与其下游效应分子RAF结合，磷酸化并激活RAF，从而活化RAF下游信号转导MAPK级联途径。RAF蛋白磷酸化并激活下游底物MEK，而MEK磷酸化并激活下游底物ERK，进而调节细胞内的生物学过程。

*BRAF*基因突变主要位于CR3激酶结构域的第11外显子及第15外显子，V600E突变是NSCLC最常见的BRAF突变类型（55%），其突变形式为第15外显子的第

1 799位核苷酸上T突变为A,导致其编码的缬氨酸变为谷氨酸,即V600E,使BRAF蛋白持续激活,提高BRAF活性约500倍,激活后的BRAF成为能够不依赖于上游RAS激酶的单体,导致ERK持续激活。其他常见突变包括G469A(35%)和D594G(10%)等。与BRAF V600突变(V600E/K/D/R)相比,其他类型的BRAF突变形成与RAS无关的同源二聚体,不具有单体活性。

3 检测方法及临床应用

目前已经有多个方法可以检测BRAF突变,包括获批的伴随诊断以及获得CLIA认证的实验室开发的检测。检测方法包括基于DNA的检测和基于抗体的检测。一些方法仅特异性检测BRAF V600E突变,而其他方案可以检测多个BRAF突变。

3.1 FoundationOne CDx

基于NGS检测平台,检测的样本类型为肿瘤组织FFPE样本,检测包含BRAF在内的324个基因,是NSCLC(达拉非尼+曲美替尼)、黑色素瘤(达拉非尼;曲美替尼/卡比替尼+维莫非尼;维莫非尼)临床用药伴随诊断产品。

3.2 Oncomine Dx Target Test

基于NGS检测平台,检测的样本类型为肿瘤组织FFPE样本,定性检测包含BRAF在内的23个基因单核苷酸变异,是NSCLC(达拉非尼+曲美替尼)临床用药伴随诊断产品。

3.3 THxID BRAF Kit

基于实时荧光定量PCR检测平台,定性检测BRAF V600E和V600K,是黑色素瘤的达拉非尼(V600E)和曲美替尼(V600E/V600K)临床用药伴随诊断产品。

3.4 cobas 4800 BRAF V600 Mutation Test

基于实时荧光定量PCR检测平台,定性检测BRAF V600E,是黑色素瘤的维莫非尼临床用药伴随诊断产品。

4 治疗

4.1 维莫非尼

作为BRAF特异性抑制剂,2011年被FDA批准治疗具有BRAF V600E突变的不可切除及转移性恶性黑色素瘤。

Hyman等最先报道了维莫非尼在非恶性黑色素瘤领域的II期研究(VE-BASKET),这也是首个基于组织学分类的篮子研究,在肿瘤治疗领域具有里程碑的意义。全球23个中心共入组BRAF V600突变的非恶性黑色素瘤(包括NSCLC 20例以及结直肠癌、乳腺癌等7个队列)122例。NSCLC患者应用维莫非尼单药治疗,ORR为42%,中位PFS为7.3个月,12个月OS为66%,高于其他类型肿瘤。常见不良反应有皮疹、乏力和关节疼痛。

研究者随后对NSCLC队列进行扩展,共纳入62例BRAF V600突变患者(包括8例初治患者),均接受维莫非尼单药治疗。最终结果在2017年ASCO大会报告,经治患者 ORR 为 37.0%，中位 PFS 为 6.1 个月，中位 OS 为 15.4 个月；初治患者的 ORR 为 37.5%，中位 PFS 可达到 12.9 个月，中位 OS 尚未成熟。较经治患者而言，初治患者的 PFS 显著延长。

4.2 达拉非尼+曲美替尼

达拉非尼作为另一种 BRAF 抑制剂，是 FDA 继维罗非尼后批准的第二个治疗伴有 BRAF V600E 突变的转移性黑色素瘤的靶向药物。

Planchard 教授团队开展了一项达拉非尼单药或联合用于晚期 BRAF V600E 突变 NSCLC（BRF 113928）的 II 期试验，结果令人欣喜。欧盟委员会及美国 FDA 于 2017 年 4 月及 6 月相继批准达拉非尼联合曲美替尼用于 BRAF V600 突变晚期或转移性 NSCLC 患者。在 BRAF V600E 突变转移性 NSCLC 患者的一线治疗中，由于达拉非尼联合曲美替尼具有优异的疗效，可管理的安全性，使得 BRAF V600E 成为转移性 NSCLC 的第四个基因组生物标志物，写入美国 NCCN 指南，这是肺癌靶向治疗领域又一重要的里程碑。

5 存在的问题和发展方向

BRAF V600E 突变晚期患者应用 BRAF 抑制剂治疗及应用 BRAF 抑制剂和 MEK 抑制剂联合治疗疗效确切，然而严重不良反应发生率较高，且大部分患者不可避免产生耐药，OS 数据还不明确。针对 BRAF 非 V600E 突变 NSCLC，尚缺乏行之有效的靶向治疗方案，故探索更加卓有成效的治疗策略势在必行。期待多中心的关注、协作和共同研究，为 BRAF 突变晚期 NSCLC 患者的靶向、免疫及联合治疗提供更可靠的理论依据和技术支持。

六、ROS1

1 概述

ROS1 属于胰岛素受体家族的一种单体型受体酪氨酸激酶。其在人类中的生物学作用尚未明确，仍然是一个"孤儿"受体酪氨酸激酶，尚未找到已知的配体。人类的 ROS1 基因定位于 6q21 染色体，属于酪氨酸激酶胰岛素受体基因，由胞内酪氨酸激酶活性区、跨膜区及胞外区 3 部分组成，编码具有酪氨酸激酶活性的嵌合蛋白。ROS1 基因重排/融合在 NSCLC 中的发生率约为 1%~2%。ROS1 重排的患者有以下几个临床特点：年龄偏小（中位年龄 49.8 岁），女性，从未吸烟/轻吸烟者，亚裔，以及腺癌的组织病理学诊断。

2 作用机制及可能耐药机制

ROS1 基因发生重排时丢失细胞外区域，保留跨膜区和胞内酪氨酸激酶区域，重排位点主要发生在 ROS1 基因的 32~36 外显子。在 NSCLC 中 ROS1 基因主要与

CD74、SLC34A 发生融合，并持续激活 ROS1 酪氨酸激酶区及下游 JAK/STAT、PI3K/AKT、RAS/MAPK 等信号通路，进而引起肿瘤的发生。

克唑替尼耐药机制主要包括以下几个方面。

2.1 ALK 激酶抑制剂

获得性耐药是由多种机制引起如激酶区突变和基因拷贝数的扩增，以及旁路信号的激活。参考 ALK 的机制，ROS1 的激酶催化结构域突变是对 ROS1 重排 NSCLC 最常见的耐药机制(约占 50%~60%)。在一项研究中，共收纳 39 例 ROS1 重排患者，其中 16 例患者进行耐药检测，耐药突变率为 62.5%。ROS1 突变包括 G2032R(41%)、D2033N(6%)和 S1986F(6%)。G2032R 突变位于 ATP 结合位点的前沿区域，类似于 ALK 中的 G1202R，它的出现加速了细胞集落形成和侵袭的进程，并通过增加 Twist 1(一种转录因子)的表达而诱导上皮间充质转换，其能增强肿瘤细胞的侵袭和转移能力，而且还能使肿瘤细胞具有类似干细胞的能力。D2033N 也是相同区域的突变，类似于 ALK 中的 D1203N，而 D2033N 会导致 ATP 结合邻位残基与克唑替尼发生相互作用，造成 D2033 和克唑替尼之间失去关键的静电相互作用。S1986F 是通过影响富甘氨酸环在 α-C 螺旋末端的位置来产生影响。还有 L2026M 和 L1951R 等突变，产生耐药机制尚不明确。

2.2 旁路通路激活

由于克唑替尼的使用，ROS1 通路由于信号无法向下游传导，肿瘤细胞即可激活其他致癌驱动程序及其信号通路来代替，即 ROS1 通路占优势的耐药，而出现 *EGFR* 突变、*KRAS* 突变、*KIT* 扩增、*ErbB*、*MET* 扩增等其他通路，目前该说法尚未明确，仅有几例个案，亟待临床去证实。

2.3 肿瘤的异质性

NSCLC 是基因及细胞异质性最强的肿瘤之一，其突变基因的多样性及基因拷贝扩增数的不同致使患者对克唑替尼有不同的敏感性，而同一肿瘤的不同亚群对药物的敏感程度也不尽相同，现今的基因检测由于技术及标本量的限制尚不足以完全测出肿瘤组织的全貌。

2.4 自噬现象的存在

自噬细胞是对功能失调的蛋白质和细胞器的降解，是一种代谢补偿。大量的研究表明，自噬既能促进细胞存活，亦能诱导细胞程序性死亡。EGFR 抑制剂可以在野生型 EGFR 的耐药 NSCLC 中通过抑制 PI3K/AKT/mTOR 信号通路提高自噬水平，而在耐药细胞中加入自噬抑制剂后药物的细胞毒性作用得到明显增强。克唑替尼也具有促使肿瘤细胞自噬作用发生的能力，当克唑替尼和自噬抑制剂同时使用也可以增强肿瘤生长的抑制效果。因此，自噬作用可能导致克唑替尼耐药的产生。

3 检测方法及临床应用

由于 *ROS1* 和 *ALK* 在其 ATP 结合位点中共享>80%的标志序列，因此通常借鉴

ALK 的检测方法进行 ROS1 基因检测。*ALK* 的基因检测主要通过 4 种不同的方法进行,分别是荧光原位杂交(FISH)、免疫组织化学法(IHC)、聚合酶链式反应(RT-PCR)及二代测序技术(NGS)。

有临床试验显示克唑替尼对以 FISH 阳性为筛查入组条件的患者有效,因此该方法被认为是确定 ROS1 阳性的"金标准",但由于 FISH 荧光信号的快速消减及价格昂贵限制了其广泛应用。与 FISH 相比,IHC 具有高效、快速及价格低廉等优势,其敏感性和特异性可达 90% 以上。但由于肺泡 II 型肺细胞和巨噬细胞在骨转移灶中破骨细胞均能表达 ROS1,加上 ROS1 的染色模式可能因 ROS1 融合的细胞内定位不同而有所不同,因而 IHC 会出现一定比例的假阳性。RT-PCR 技术在实验室中应用更为广泛,其敏感性和特异性均较好,但由于 ROS1 已知有 14 个融合基因,且要从 FFPE 小样本中获得高质量 RNA 的难度较大,所以临床应用较少。

NGS 不仅可准确检测已知的基因,更能准确检测罕见突变及其他未知的变异。NGS 的另一优点是可以经血浆的基因分型获取,并可重复检验,与单纯组织活检相比检出率从 20.5% 提高至 35.8%,且方便实时检测有无复发及转移。但 NGS 价格较贵且需较长检验周期,不同检测平台又存在各自的检验标准,降低了其检测的准确性。荧光条形码标记单分子检测技术(nCounter platform,CP)是一种基于多重 mRNA 的检测方法,相对于其他检测手段,具有较高的特异性和灵敏度,且检测快速、价格低廉,可用于包括 ROS1 在内的多种基因检测,3 个工作日内即可完成。

4 治疗

由于 ALK 和 ROS1 的激酶结构域的相似性,研究者尝试将 ALK 抑制剂应用于 ROS1 重排患者的身上,结果表明除了艾乐替尼外,所有的 ALK 抑制剂均能有效的控制 ROS1 融合患者的病情。

目前主要靶向药物包括一代 ALK 抑制剂克唑替尼,二代 ALK 抑制剂色瑞替尼、恩曲替尼、布加替尼、卡博替尼,三代 ALK 抑制剂劳拉替尼和四代 ALK 抑制剂洛普替尼等。

4.1 第一代 ALK 抑制剂克唑替尼

克唑替尼(crizotinib)是一种针对 ALK、MET 及 ROS1 基因重排的酪氨酸激酶抑制剂。最初是作为 MET 抑制剂研发的,其后被批准用于 ALK 融合患者的一线治疗。由于 ALK 和 ROS1 在激酶结构域有 49% 的氨基酸序列同源性,在三磷酸腺苷(ATP)结合位点上有 77% 的同源性,2016 年克唑替尼被 FDA 和欧洲药品管理局(EMA)批准治疗晚期 ROS1 重排的 NSCLC。克唑替尼相关不良反应主要为腹泻、恶心、呕吐、便秘、疲劳、ALT 和 AST 异常以及间质性肺炎。

4.2 第二代 ALK 抑制剂色瑞替尼

色瑞替尼(brigatinib)是一种针对 ALK、ROS1 基因重排的靶向药物。色瑞替尼相关不良反应主要为腹泻、恶心、厌食症和呕吐。与克唑替尼相比,不良反应更明显。

4.3　第二代 ALK 抑制剂布加替尼

布加替尼(brigatinib，AP26113)是一种针对 ALK、ROS1 基因重排的靶向药物，同时也是 EGFR 突变抑制剂。2017年被 FDA 批准用于 ALK 阳性 NSCLC 患者的二线治疗。布加替尼相关不良反应主要为胃肠道症状、血肌酸激酶水平升高和丙氨酸转氨酶水平升高。

4.4　第三代 ALK 抑制剂劳拉替尼

劳拉替尼(lorlatinib，3922)是针对 ALK 和 ROS1 的第三代酪氨酸激酶抑制剂。劳拉替尼拥有较高的中枢神经系统穿透能力，在标准剂量为 100 mg 的患者中，劳拉替尼的脑脊液与血浆比值为 61%~96%。劳拉替尼安全性能较好，相关不良反应主要是高胆固醇血症，高甘油三酯血症，水肿和周围神经病变。

4.5　第四代 ALK 抑制剂洛普替尼

洛普替尼(repotrectinib，TPX-0005)是新一代 ROS1、TRK 和 ALK 的酪氨酸激酶抑制剂。与临床上现有的同类抑制剂相比，洛普替尼的分子量更小，因此可以更好地穿透血脑屏障。在细胞实验中，与克唑替尼、恩曲替尼、色瑞替尼、布加替尼及卡博替尼相比，洛普替尼拥有对野生型 ROS1 重排更强的活性，并且对产生 G2032R 耐药突变的细胞株上，洛普替尼和卡博替尼活性相近(1.3 vs. 0.2 nM)，明显高于劳拉替尼(160.7 nM)，同样对于 D2033N 突变，洛普替尼活性略低于卡博替尼(1.3 vs. 0.2 nM)，但强于劳拉替尼(3.3 nM)。洛普替尼的不良反应目前尚不明确，有研究表明 1 例服用该药物的患者耐受性较好，仅出现不良反应 1 级的共济失调、偏瘫和恶心等不适，并经药物治疗后有所缓解。

4.6　卡博替尼

卡博替尼(cabozantinib，XL184)是一种具有抗 ROS1、MET、VEGFR 2、Axl 和 RET 等的酪氨酸激酶抑制剂。除了肺癌，其在甲状腺髓样癌、晚期肾细胞癌和肝细胞均有一定疗效。卡博替尼是野生型 ROS1 激酶的一种有效抑制剂。另外，在服用克唑替尼后产生 L2026M 和 G2032R 耐药突变的患者中，卡博替尼也表现出较强的治疗效果。卡博替尼的相关不良反应是疲劳、掌跖发红、腹泻、高血压和乏力。

4.7　恩曲替尼

恩曲替尼(entrectinib，RXDX-101)是一种强效的小分子酪氨酸激酶抑制剂，可抑制 ROS1、NTRK 和 ALK 的致癌重排。除此之外，恩曲替尼表现出较强的中枢神经系统(CNS)活性。然而，恩曲替尼对最常见的 ROS1 耐药突变，包括守门突变 L2026M，G2032R 和 D2033N 突变，没有显示出活性。恩曲替尼相关不良反应主要是疲劳、体位障碍、胸闷、恶心和肌萎缩。

4.8　DS-6051b

DS-6051b 是一种小分子酪氨酸激酶抑制剂，可抑制 ROS1、NTRK 的致癌重排。DS-6051b 相关不良反应主要是肝酶升高，腹泻，恶心与便秘。

5 存在的问题和发展方向

一代 ALK 抑制剂克唑替尼虽然已经成为 ROS1 阳性 NSCLC 治疗的一线用药,但是耐药性和脑转移的发生率限制了其在临床上的长期使用。二代 ALK 抑制剂中色瑞替尼疗效显著,但是能否克服克唑替尼耐药仍然不能确定。恩曲替尼对控制 NSCLC 脑转移的疗效突出,但在耐药疾病中的作用有限。布加替尼则在很大程度上克服了耐药性这一问题,但临床研究数据不充分,仍需要进一步研究证实。卡博替尼虽然在耐药控制能力上强于其他二代 ALK 抑制剂,但治疗相关不良反应限制了其在临床上的发展。三代 ALK 抑制剂劳拉替尼和四代 ALK 抑制剂洛普替尼不仅疗效显著,在耐药和脑转移控制方面同样表现出色,临床价值值得更深入探索。此外,几代 ALK 抑制剂用药顺序问题、联合治疗问题、耐药问题及脑转移问题等都值得进一步探究,以期为 ROS1 阳性 NSCLC 靶向治疗提供临床指导,让更多患者受益。

有研究说明 ROS1 重排患者可能存在 PD-L1 高表达,靶向药物与免疫治疗联合也许能够取得一定的疗效,故除研发更强效的 ROS1 抑制剂之外,是否可以在患者能耐受的情况下,进行靶向药物与免疫治疗联合治疗,期待相关临床试验的数据报道和更新。

主要参考文献

[1] Schrock AB, Frampton G M, Suh J, et al. Characterization of 298 patients with lung cancer harboring MET exon 14 skipping alterations[J]. J Thorac Oncol, 2016, 11(9): 1493–1502.

[2] Liu S Y, Gou L Y, Li A N, et al. The Unique Characteristics of MET Exon 14 mutation in Chinese Patients with NSCLC[J]. J Thorac Oncol, 2016, 11(9): 1503–1510.

[3] Schildhaus H U, Schultheis A M, Rüschoff J, et al. MET amplification status in therapy-naïve adeno- and squamous cell carcinomas of the lung[J]. Clin Cancer Res, 2015, 21(4): 907–915.

[4] Drilon A, Cappuzzo F, Ou S I, et al. Targeting MET in lung cancer: Will expectations finally be MET?[J]. J Thorac Oncol, 2017, 12(1): 15–26.

[5] Engelman J A, Zejnullahu K, Mitsudomi T, et al. MET amplification leads to gefitinib resistance in lung cancer by activating ERBB3 signaling[J]. Science, 2007, 316(5827): 1039–1043.

[6] Fujino T, Kobayashi Y, Suda K, et al. Sensitivity and resistance of MET exon 14 mutations in lung cancer to eight MET tyrosine kinase inhibitors in vitro[J]. J Thorac Oncol, 2019, 14(10): 1753–1765.

[7] Jamme P, Fernandes M, Copin M C, et al. Alterations in the PI3K Pathway Drive Resistance to MET Inhibitors in NSCLC Harboring MET Exon 14 skipping Mutations[J]. J Thorac Oncol, 2020, 15(5): 741–751.

[8] Heist R S, Sequist L V, Borger D, et al. Acquired Resistance to Crizotinib in NSCLC with MET Exon 14 Skipping[J]. J Thorac Oncol, 2016, 11(8): 1242–1245.

[9] Ou S I, Young L, Schrock A B, et al. Emergence of Preexisting MET Y1230C Mutation as a Resistance Mechanism to Crizotinib in NSCLC with MET Exon 14 Skipping[J]. J Thorac Oncol,

2017, 12(1): 137-140.

[10] Bahcall M, Sim T, Paweletz CP, et al. Acquired METD1228V Mutation and Resistance to MET Inhibition in Lung Cancer[J]. Cancer Discov, 2016, 6(12): 1334-1341.

[11] Han S, Fang J, Lu S, et al. Response and acquired resistance to savolitinib in a patient with pulmonary sarcomatoid carcinoma harboring MET exon 14 skipping mutation: a case report[J]. Onco Targets Ther, 2019, 12: 7323-7328.

[12] Li A, Yang J J, Zhang X C, et al. Acquired MET Y1248H and D1246N Mutations Mediate Resistance to MET Inhibitors in Non-Small Cell Lung Cancer[J]. Clin Cancer Res, 2017, 23(16): 4929-4937.

[13] Gimenez-Xavier P, Pros E, Bonastre E, et al. Genomic and Molecular Screenings Identify Different Mechanisms for Acquired Resistance to MET Inhibitors in Lung Cancer Cells[J]. Mol Cancer Ther, 2017, 16(7): 1366-1376.

[14] Pillai R N, Behera M, Berry L D, et al. HER2 mutations in lung adenocarcinomas: A report from the Lung Cancer Mutation Consortium[J]. Cancer, 2017, 123(21): 4099-4105.

[15] Ninomiya K, Hata T, Yoshioka H, et al. A Prospective Cohort Study to Define the Clinical Features and Outcome of Lung Cancers Harboring HER2 Aberration in Japan (HER2-CS STUDY) [J]. Chest, 2019, 156(2): 357-366.

[16] Kim E K, Kim K A, Lee C Y, et al. The frequency and clinical impact of HER2 alterations in lung adenocarcinoma[J]. PLoS One, 2017, 12(2): e0171280.

[17] Li B T, Ross D S, Aisner D L, et al. HER2 Amplification and HER2 Mutation Are Distinct Molecular Targets in Lung Cancers.[J] J Thorac Oncol, 2016, 11(3): 414-419.

[18] Lee J, Franovic A, Shiotsu Y, et al. Detection of ERBB2 (HER2) Gene Amplification Events in Cell-Free DNA and Response to Anti-HER2 Agents in a Large Asian Cancer Patient Cohort[J]. Front Oncol, 2019, 9: 212.

[19] Jebbink M, de Langen A J, Boelens M C, et al. The force of HER2 – A druggable target in NSCLC? [J]. Cancer Treat Rev, 2020, 86: 101996.

[20] Falchook G S, Janku F, Tsao A S, et al. Non-small-cell lung cancer with HER2 exon 20 mutation: regression with dual HER2 inhibition and anti-VEGF combination treatment[J]. J Thorac Oncol, 2013, 8(2): e19-e20.

[21] Robichaux J P, Elamin Y Y, Vijayan R S K, et al. Analysis of ERBB2 Mutations Identifies Poziotinib as a Clinically Active Inhibitor and Enhancer of T-DM1 Activity[J]. Cancer Cell, 2019, 36 (4): 444-457.e7.

[22] Drilon A, Ou S I, Cho B C, et al. Repotrectinib (TPX-0005) Is a Next-Generation ROS1/TRK/ ALK Inhibitor That Potently Inhibits ROS1/TRK/ALK Solvent- Front Mutations[J]. Cancer Discov, 2018, 8(10): 1227-1236.

[23] Chong C R, Bahcall M, Capelletti M, et al. Identification of Existing Drugs That Effectively Target NTRK1 and ROS1 Rearrangements in Lung Cancer[J]. Clin Cancer Res, 2017, 23(1): 204-213.

［24］ Ardini E, Menichincheri M, Banfi P, et al. Entrectinib, a Pan-TRK, ROS1, and ALK Inhibitor with Activity in Multiple Molecularly Defined Cancer Indications［J］. Mol Cancer Ther，2016，15 （4）: 628-639.

（林景辉　何约明）

第24章
基于无驱动基因突变的肺癌免疫治疗

非小细胞肺癌(NSCLC)是肺癌中最常见的病理类型,晚期 NSCLC 是整个肿瘤领域中的"头号杀手",患者的治疗效果不令人满意。对于无驱动基因突变的患者,目前的治疗仍以化疗为主,总体预后较差。如何改善治疗现状、获得长期生存,是晚期 NSCLC 患者最迫切的需求。近年来,肿瘤免疫治疗发展迅速,免疫检查点抑制剂(immune checkpoint inhibitors,ICIs),尤其是以程序性死亡因子-1(programmed death-1,PD-1)/程序性死亡因子配体-1(programmed death ligand 1,PD-L1)为靶点的 ICIs 在无驱动基因突变的 NSCLC 治疗中取得了突破性的进展,为患者带来了生存获益,改变了 NSCLC 的治疗格局,显示出越来越重要的地位。随着美国食品药品监管局(FDA)与我国国家药品监督管理局相继批准 ICIs 用于肺癌治疗,免疫治疗为无驱动基因突变的晚期 NSCLC 的治疗带来了新希望。

一、肿瘤免疫治疗历程

人类对肿瘤免疫的研究已逾百年。早在1893年,美国医生 William Coley 发现化脓性链球菌感染可使肉瘤体积缩小,首次尝试使用灭活菌毒素治疗肉瘤,揭开了肿瘤免疫治疗的序幕。20世纪50年代澳大利亚免疫学家 Frank Macfarlane Burnet 提出免疫监视理论,为肿瘤免疫治疗奠定了理论基础。随着分子生物学和肿瘤生物学的发展,肿瘤免疫疗法已成为肿瘤治疗的新手段。与常规治疗手段不同的是,肿瘤免疫疗法针对的对象主要是免疫细胞,通过抑制免疫负调控因子、增强免疫细胞对肿瘤细胞表面抗原的识别能力等方式来激活机体免疫系统,从而实现对肿瘤细胞的清除,具有效果好、不良反应小和防止复发等优点。20世纪80年代,美国 Rosenberg 团队首次应用淋巴因子激活杀伤细胞和 IL-2 治疗肺癌,掀起了肺癌过继免疫治疗的热潮,但过继免疫细胞培养费用较高且流程复杂,在肺癌治疗中应用受限。肺癌疫苗可诱导机体免疫系统对肺癌产生特异性免疫应答,达到清除肿瘤的目的,但由于肺癌的免疫源性较低,大多数肺癌疫苗未取得满意的临床疗效。

近年来,随着对肿瘤免疫逃逸机制的进一步了解,各种新型免疫疗法相继问世,从第一个肿瘤免疫治疗药物 IFN-α 上市,到如今免疫检查点抑制剂(PD-1/PD-L1、CLTA-4等)、CAR-T 细胞疗法、肿瘤疫苗、溶瘤病毒等新的免疫疗法的药物陆续获批,肿瘤免疫疗法显示出良好的治疗效果。

免疫检查点分子是抗肿瘤 T 细胞免疫应答的关键调节剂。它们存在于 T 细胞、抗原呈递细胞(APCs)和癌细胞;它们的相互作用激活抑制或激活免疫信号通路。激活免疫信号的分子抑制免疫检查点向 T 细胞诱导负信号的分子有:细胞毒性 T 淋巴细胞抗原4(CTLA-4)、程序性细胞死亡蛋白1(PD-1)、淋巴细胞活化基因3(LAG-3)、T 细胞免疫球蛋白和粘蛋白结构域3(TIM-3)、TIGIT(T cell immunoglobulin and ITIM domain protein)抗体、VISTA(V-Domain Immunoglobulin-Containing Suppressor of T Cell Activation)抗体、B 和 T 淋巴细胞弱化子(B and T lymphocyte attenuator,,BTLA)等。本章主要讲述免疫检查点抑制剂 PD-1/PD-L1、CLTA-4 在肺癌中的应用。

二、晚期非小细胞肺癌免疫治疗的临床实践

1　晚期 NSCLC 一线免疫治疗

免疫检查点抑制剂因其显著的抗肿瘤活性,深刻改变了晚期驱动基因阴性的 NSCLC 的一线治疗模式。免疫单药、免疫联合化疗、免疫联合抗血管生成以及免疫联合免疫等治疗模式开启免疫时代的新篇章。汇总迄今为止的晚期 NSCLC 一线免疫治疗阳性研究成果,可以看到:① 不论 PD-L1 状态,免疫联合化疗的疗效优于化疗,PD-L1 表达高的患者疗效更佳;② PD-L1 表达量为 1%~49% 的患者,免疫联合化疗的疗效优于免疫单药治疗。此外,还有很多新联合、新靶点的研究正在路上,尽管现在尚不足以改写临床实践,但期待它们中的部分研究能够在疗效与安全性有新的突破,开启免疫时代的新篇章(表24-1)。

表 24-1　晚期 NSCLC 一线免疫治疗研究进展

	PD-L1/CTLA-4 双特异性抗体(KN046)	CITYCYPE研究	JASPER研究	信迪利单抗+安罗替尼	KEYNOTE598	卡瑞利珠单抗+阿帕替尼
研究类型	II期单臂	II期	II期	Ib期	III期	II期
研究方案	KN046+化疗	TIGIT 单抗+阿替珠单抗 vs. 阿替珠单抗	尼拉帕利+帕博利珠单抗	信迪利单抗+安罗替尼	帕博利珠单抗+伊匹木单抗 vs.帕博利珠,单抗(TPS≥50%)	卡瑞利珠单抗+阿帕替尼(鳞癌)

	PD-L1/CTLA-4 双特异性抗体（KN046）	CITYCYPE 研究	JASPER 研究	信迪利单抗+安罗替尼	KEY NOTE598	卡瑞利珠单抗+阿帕替尼
研究类型	II期单臂	II期	II期	Ib期	III期	II期
ORR	50.6%	31.3% vs. 16.2%	56.3%（TPS，≥50%）20%（TPS 1%~49%）	腺癌88.9%，鳞癌58.3%，PD-L阳性69.2%，PD-L1阴性75%，TMB-High 85.7%，TMB-Low 63.6%	45.4%	76.5%
DCR	87.7%			100%		100%
中位PFS	5.9个月（PD-L1≥1%的鳞癌患者中位PFS 10.8个月）	22C3组，TPS≥1%，5.55 vs. 3.88个月；SP263组，TC≥1%，10.18 vs. 4.11个月	8.4个月（TPS≥50%），4.2个月（TPS，1%~15%）	15个月	8.2 vs. 8.4个月（*HR*=1.06）	
中位OS					21.4 vs. 21.9个月（*HR*= 1.08）	

2 晚期NSCLC二线免疫治疗

在ICIs问世前，多西他赛占据着晚期NSCLC二线化疗的标准地位，二线化疗的疗效已经达到一个瓶颈状态，但是10%的近期有效率并不令人满意。要想突破这个瓶颈，研发新的有效药物以及以分子标志物为指引的个体化化疗是关键的突破口。ICIs二线免疫治疗的实践正是打破二线化疗疗效瓶颈的突破口。表24-2为目前晚期NSCLC二线免疫治疗研究，不论PD-L1表达水平，二线免疫单药治疗均优于二线标准化疗（多西他赛）；PD-L1表达越高，疗效越好。目前二线免疫联合小分子多靶点药物的研究正在开展，SHR-1210-II-201研究卡瑞利珠单抗联合阿帕替尼治疗经治晚期非鳞NSCLC疗效显著，不同类型患者中位PFS可延长至6~7个月，值得关注和期待。

表24-2　晚期NSCLC一线免疫治疗研究进展

	CheckMate 017 / 057	KEYNOTE-010	OAK 研究	SHR-1210-Ⅱ-201 研究
研究类型	Ⅲ期	Ⅱ/Ⅲ期	Ⅲ期	Ⅱ期
研究人群	一线含铂化疗进展，鳞状/非鳞NSCLC	PD-L1 表达阳性经治,局部晚期或转移性NSCLC	经治局部晚期或晚期NSCLC	经治晚期NSCLC
研究方案	纳武利尤单抗治疗 vs. 多西他赛	帕博利珠单抗 vs. 多西他赛	阿替珠单抗 vs. 多西他赛	卡瑞利珠单抗
ORR				18.5%
中位 PFS				<1%, 2.1 个月；1%~24%, 3.1 个月；25%~49%：6.0 个月；≥50%,7.1个月
中位 OS	11.1 vs. 8.1个月；5 年 OS 率 13.4% vs. 2.6%	TPS≥50%：16.9 vs. 8.2 个 月（HR = 0.53）；5 年 OS 率 25% vs. 8.2%；TPS≥1%：11.5 个 月 vs. 8.4 个 月（HR = 0.70）；5 年 OS 率 15.6% vs. 6.5%	13.8 vs. 9.6 个 月（HR =0.73）；PD-L1 表达阳性：15.7 vs. 10.3 个 月（HR = 0.74）；PD-L1≥50%：20.5 vs. 8.9 个 月（HR =0.41）	19.4个月

3　局部晚期NSCLC免疫治疗

除了晚期肺癌治疗百花齐放、令人眼花缭乱的进展外,局部晚期肺癌方面免疫治疗也有一席之地。表24-3为局部晚期NSCLC免疫治疗研究,PACIFIC模式已成为不可切除Ⅲ期NSCLC患者的治疗新标准,目前正在开展更多的研究探索免疫联合同步化放疗的模式,期待结果的发表。

表24-3　局部晚期NSCLC的免疫治疗研究进展

	PACIFIC研究	KEYNOTE-799
研究类型	Ⅲ期	Ⅱ期
研究人群	不可切除Ⅲ期NSCLC,在接受同步放化疗后未出现疾病进展的患者	未经治疗,不可切除Ⅲ期 NSCLC（A鳞/非鳞;B非鳞）
研究方案	度伐利尤单抗巩固治疗 vs. 安慰剂	帕博利珠单抗联合同步放化疗
ORR		A:70.5%,B:70.6%
中位PFS	17.2 vs. 5.6个月（HR=0.51）	
中位OS	47.5 vs. 29.1 个 月（HR=0.71）, 4 年 OS 率 49.6% vs. 36.3%	

4 特殊人群的免疫治疗

4.1 自身免疫性疾病

一直以来,合并自身免疫性疾病的患者,都是ICIs使用的相对禁忌人群。不过,患有自身免疫性疾病的患者,可根据疾病控制的现状分为三类:① 病情处于活动期;② 目前处于治疗期且病情得到控制;③ 目前未治疗但病情已得到控制。有研究对上述3种情况的患者进行了研究,汇总了56例NSCLC合并自身免疫性疾病的患者接受PD-1抗体治疗的最新研究,总体来说,接受PD-1抗体治疗后,发生自身免疫病的反弹或爆发的绝大多数都是第一类患者,且大部分患者需要激素治疗才能控制。因此,对于合并自身免疫病的患者,如果病情已经控制得当,接受PD-1抗体的治疗,总体而言是安全的。但是,对于病情尚未控制的人群,使用PD-1抗体大概率会加重病情。

4.2 体弱和高龄患者

有学者分析报告了高龄(>70岁)、体弱(体力状况评分为2分)的肿瘤患者,接受PD-1抗体治疗的情况。数据显示在安全性方面无差异:3~5级严重不良反应发生率,总人群为6%、高龄患者为6%、体弱患者为9%,无统计学差异。治疗相关不良反应的发生率,总人群为37%、高龄患者为38%、体弱患者为29%,无统计学差异。在生存获益方面,总人群中位OS为9.1个月,高龄患者中位OS为10.4个月,无统计学差异。综上所述,年龄>70岁,并不是使用PD-1抗体的禁忌证。单纯的高龄可能并不显著影响PD-1抗体的疗效和安全性。体力与体能状态较差的患者,对于有机会获得免疫治疗高疗效者,可以在密切监测下给予免疫治疗。

4.3 长期使用激素者

已有研究表明基线时使用皮质类固醇(≥10 mg泼尼松)与免疫治疗的疗效相关。有研究分析了640例接受单药PD-L1抑制剂治疗的晚期NSCLC患者,其中90例患者(占14%)在接受PD-L1治疗前就已开始使用皮质类固醇(≥10 mg泼尼松),分析显示这14%接受皮质类固醇(≥10 mg泼尼松)治疗的患者的OS和PFS明显变差。目前,尚不清楚这些患者疗效变差是否与使用皮质类固醇的免疫抑制作用直接相关,但笔者建议在开始免疫治疗时谨慎使用皮质类固醇,除非必须进行激素治疗(如脑转移)。

4.4 HIV感染者

HIV病毒感染会摧毁机体的免疫系统,因此多种肿瘤的发生率明显提高。另一方面,PD-1抗体本身并不能直接杀死癌细胞,而是通过激活人体的免疫系统发挥作用,因此PD-1抗体需要一个基本完整的免疫系统,才能发挥抗肿瘤的疗效,因此一般认为,感染HIV病毒是免疫治疗的禁忌证。有研究对30例合并HIV病毒感染的癌症患者接受PD-1抗体治疗的相关情况进行了研究,结果显示,在安全性方面,经过PD-1抗体治疗后,22例患者出现了1~2级较轻微不良反应,6例患者出现了3级不良反应,而不良反应的表现形式与普通人群基本相同,包括乏力、甲减、恶心、皮疹、肺炎等。在疗效方面:1例肺癌患者肿瘤完全消失、2例淋巴瘤患者肿瘤明显缓解、2例卡西波肉瘤患者疾病稳定,总体的抗癌疗效和普通人群无太大差异。治疗期间HIV病毒数量没有出现明显的反弹,病情未处于活动,但是$CD4^+T$细胞数目也没有出现明显的恢复。所以,对于病情基本控制的HIV感染患者来说,使用PD-1抗体治疗的疗效和毒副作用与非感染患者基本相似。

三、免疫检查点抑制剂在肺癌治疗应用中的挑战与方向

免疫检查点抑制剂在晚期NSCLC的临床实践中取得一定的成绩,然而并非所有患者都能从免疫治疗中获益,患者总体有效率偏低,且容易诱导免疫相关的不良事件等问题都限制了ICIs的临床应用。ICIs仍面临缺乏原发或继发耐药的监测与应对,以及有效的生物标志物等瓶颈,如何实现免疫联合治疗的精准化及研发新的药物等挑战亟待克服。

1 免疫治疗疗效预测因子的探索

生物标志物检测是精准医疗时代肿瘤免疫治疗的基石。随着近几年不断开发和探索,对预测性生物标志物已有更深入、更全面地认识及突破,包括肿瘤基因组标志物、肿瘤免疫微环境标志物、宿主种系遗传标记、转录组学和表观遗传学标记、全身血液循环标志物及肠道共生菌群等。PD-L1表达、肿瘤突变负荷是目前常用的免疫疗效标志物;此外,微卫星高度不稳定性或错配修复基因缺陷、肿瘤浸润淋巴细胞、肠道微生物菌群等也显示出一定的预测价值。但至今尚未找到灵敏度和特异度均较高的生物标志物。

目前,尽管PD-L1和TMB仍存在诸多局限性,但仍是目前临床应用最为广泛且被批准用于预测NSCLC免疫治疗疗效的生物标志物,建立PD-L1和TMB的标准化检测方法与确定临界值迫在眉睫。

新型生物标志物的探索应兼顾敏感与超进展两个方向。既往的研究多关注免疫治疗的敏感标志物,以筛选免疫治疗的优势人群。但近年来,免疫治疗耐药基因及超进展相关基因越来越受到关注。*JAK*及*B2M*基因突变提示耐药,而MDM2/MDM4扩增、EGFR扩增和位于11q13位点的某些基因如CCND1、FGF3、FGF4和FGF19等扩增的患者在接受免疫治疗后更容易发生超进展现象。不适用人群的剔除有助于减轻免疫毒性及不必要的经济负担。

总体看,免疫反应的调控机制非常复杂,仅凭某一生物标志物并不能完全预测免疫治疗获益人群及疗效,未来或可利用人工智能和大数据研究构建多变量预测模型。Rizvi等发现TMB与PD-L1可能是影响免疫治疗疗效的两个独立因素,而高水平TMB同时PD-L1阳性的患者持续获益率最高。Althammer等发现在163例接受PD-L1单抗治疗的NSCLC患者中,高TIL密度且高PD-L1表达患者的ORR阳性预测

值最高且 PFS 最长。此外,亦有研究开展了炎性基因特征与 TMB 的联合研究,结果发现 TMB 高且具有 T 细胞炎性肿瘤微环境的肿瘤表型对免疫治疗应答效应更好。以上研究结果均提示将多因素联合作为一个复合变量时,预测的特异性将大大提高。通过提取大样本、多维度的特征,利用机器学习构建多变量模型,获得预测性最优异的综合性预测标志物可能具有良好的前景。

液体活检及其他无创性检查方法如外周血细胞数量等则可充分发挥其无创简便、覆盖肿瘤异质性的优势,可实时反映机体的免疫状态和肿瘤行为,可用于疗效评估、监测病情、及时发现可能的耐药。除以上的标志物外,循环肿瘤细胞、骨髓来源的抑制性细胞、外周血循环肿瘤 DNA、miRNA、可溶性 PD-L1、外周血细胞因子等诸多标志物均有一定的应用前景。

2 免疫治疗的耐药问题

ICIs 杀伤肿瘤是一个复杂的过程,受多种因素影响,故其耐药机制也是复杂多样的。根据 ICIs 耐药发生时间的不同,ICIs 耐药模式可细分为原发性耐药、适应性耐药及获得性耐药。原发性耐药指原发肿瘤对 ICIs 无任何应答,且肿瘤将迅速进展。适应性耐药则指肿瘤可被免疫系统识别,但又可通过适应免疫攻击来保护自己。而获得性耐药指患者对 ICIs 治疗有一段时间的初始反应,但随后也不可避免地出现临床和(或)影像学上的进展。

2.1 原发性耐药、适应性耐药

2.1.1 肿瘤内在因素

内在因素是指因肿瘤细胞表达某些基因或抑制某些信号转导通路,阻止免疫杀伤细胞浸润或在肿瘤微环境中发挥作用从而导致免疫治疗耐药。

2.1.2 肿瘤外在因素

引起原发和适应性耐药的肿瘤外在因素主要是肿瘤免疫微环境(tumor microenvironment, TME)成分,如调节性 T 细胞(T regulatory cells, Tregs)、髓源性抑制细胞(myeloid derived suppressor cells, MDSCs)、M2 型巨噬细胞和免疫抑制性物质,它们可能抑制抗肿瘤免疫反应,从而影响 ICIs 抗肿瘤的效果。

2.2 获得性耐药

2.2.1 肿瘤内在因素

目前研究发现肿瘤内在获得性耐药的机制可能与 IFN 信号通路突变、靶抗原的改变和人类白细胞抗原 1(human leukocyte antigen 1, HLA 1)类分子结构继发改变等有关,这可能与抗原表达缺失或抗原递呈功能缺陷而导致 T 细胞无法识别肿瘤细胞有关。ICIs 治疗过程中原有突变消失,更复杂的新生突变与 T 细胞谱出现,可不依赖 PD-1 通路导致 ICIs 耐药。肿瘤表面抗原的 β-2 微球蛋白(β-2-microglobulin, β-2M)突变可导致 HLA1 缺失,使肿瘤抗原不能有效地递呈到肿瘤细胞表面,导致 CD8+ T 细胞识别功能下降。

2.2.2 肿瘤外在因素

① 其他免疫检查点的上调,如 LAG-3、TIGIT、VISTA、TIM-3 等,ICIs 阻断相应的免疫检查点,可能引起其他免疫检查点的活化,从而发生耐药;② T 细胞质和量的改变:T 细胞功能缺失将导致肿瘤抗原不能有效递呈;持续性的抗肿瘤效应使 T 细胞耗竭,即肿瘤内部及肿瘤微环境均缺乏 T 细胞的肿瘤,又可称之为冷肿瘤,其肿瘤微环境为"沙漠型",严重的 T 细胞耗竭可能引起继发性的免疫耐药。

2.2.3 其他因素

如肠道菌群失调、神经递质调控肿瘤的生物学行为和肿瘤细胞的药物耐受。

3 耐药后的应对

肿瘤免疫治疗耐药是宿主、肿瘤细胞和免疫微环境共同作用的结果,因此应对方案也需要综合评估患者的肿瘤情况、免疫状态,全面分析耐药机制,进而考虑耐药后的治疗策略。

为应对 ICIs 治疗后耐药,需要优化治疗组合,以促进免疫激活和 T 细胞启动,阻断免疫抑制,并维持肿瘤组织中 T 细胞的存在。目前临床上应对耐药的治疗策略主要分为 3 种。

首先,联合治疗策略是延缓或逆转免疫耐药最重要也是最有效的措施,包括各种联合治疗,如联合其他类型免疫治疗药物、化疗、抗血管生成治疗药物以及放疗等,也可以通过联合调节肠道菌群消除耐药原因,进而提高 ICIs 的疗效。

其次,促进内源性 T 细胞的功能可以达到免疫协同增效的目的,如 BRAF 靶向抑制剂可以通过此途径进一步扭转耐药并协同增效,也是未来有前景的研究方向。

最后,个体化肿瘤新抗原疫苗或通过过继性细胞疗法将体外扩增的免疫细胞重新输入肿瘤患者体内,有助于杀伤肿瘤细胞并清除免疫抑制细胞,进而改善患者的生存期。目前,通过体外过继输注抗原特异性 T 淋巴细胞或回输嵌合抗原受体 T 淋巴细胞疗法等多项临床试验均正在进行中,值得期待。

基于耐药机制的全面研究并结合生物标志物的免疫疗效预测,为患者提供个性化应对策略,才能促使肿瘤免疫编辑向免疫促进方向转化,并真正克服免疫耐药,改善癌症患者预后。

四、展望

1 如何实现联合治疗的精准化

ICIs 联合多种药物治疗能更好地实现提呈抗原、解除免疫抑制的目的,从而增加免疫细胞浸润并维持 T 细胞杀伤和记忆功能,最终实现肿瘤的长期控制。但如何筛选合适人群、确定联合用药方式,实现精准化的联合免疫治疗仍是临床实践中面临的巨大困难。在精准医疗时代,生物标志物检测是精准治疗的基石。虽然免疫治疗至今仍未找到灵敏度和特异度均为100%的生物标志物,但是基于PD-L1、TMB及驱动基因等的精准化治疗研究仍在不断进行。根据不同PD-L1表达水平的精准治疗已经得到众多临床研究的验证。未来免疫治疗的研究将需要继续集中于更精细化的分层,旨在从年龄、肿瘤分期、治疗线数及生物标志物等方面确定免疫治疗的最佳获益人群和最佳搭配用药,以达到对患者疗效最佳、不良反应最小的目的。

2　新的药物研究

免疫治疗新药研究方兴未艾,成果也层出不穷。免疫治疗主要通过激活人体自身免疫系统达到对抗肿瘤的目的,其疗效取决于效应T淋巴细胞能否穿透进入肿瘤以对抗癌细胞。部分患者对免疫治疗无应答的原因是淋巴细胞无法进入肿瘤组织而导致淋巴细胞无法发挥作用。而肿瘤患者体内存在一类特殊的正常细胞,受到癌细胞破坏时会变成肿瘤相关成纤维细胞,进而使肿瘤免受淋巴细胞侵袭并阻止免疫疗法发挥作用,而此过程中需要一种关键的NOX4酶。Setanaxib可以阻断NOX4并预防和逆转肿瘤相关成纤维细胞的形成,从而使淋巴细胞浸润穿透肿瘤并杀死癌细胞。将免疫治疗与setanaxib联合使用有望显著提高免疫疗效,提升患者生存率。此外,2020年美国临床肿瘤学会(American Society of Clinical Oncology,ASCO)上还公布了一系列新型免疫药物,如TIGIT单抗tiragolumab、Bintrafuspalfa(M7824,双靶单抗可以同时阻断PD-L1和TGF-β靶点)、Eftilagimodalpha(一种可溶性LAG-3蛋白可以介导CD8阳性T淋巴细胞的激活)、Tomivosertib(口服多靶点免疫药物,不仅可以同时阻断PD-1、PD-L1和LAG-3靶点,还可以阻断免疫抑制细胞因子IL-6和IL-8的表达)。另外,国产个体化新抗原/癌症睾丸抗原纳米疫苗可诱导新抗原特异性T淋巴细胞反应,联合PD-1抑制剂可增加疾病缓解率,同样亦期待在肺癌领域中相关新抗原疫苗的探究及研发,进一步改善患者预后。

肿瘤精准医学发展日新月异,以ICIs为主的免疫治疗已全面改变了肺癌患者的治疗格局,但对ICIs的耐药机制及生物标志物的探索仍充满挑战。展望未来,应该通过全基因组测序和表观遗传学分析确定预测ICIs疗效的生物标志物,并构建多种生物标志物的综合预测模型及各种监测技术和手段,对患者的肿瘤免疫状态进行全面的评估,制定个体化及精准的联合治疗策略。应利用连续外周血的高通量分析平台监测疗效及预测继发性耐药,真正改善癌症患者的预后,提高抗癌治疗的效率和成本效益。今后还需要不断探索ICIs的耐药机制及新靶点和研发新药物,以期实现肺癌患者的精准免疫治疗。

主要参考文献

[1]　McCarthy E F. The toxins of William B. Coley and the treatment of bone and soft tissue sarcomas [J]. Iowa Orthop J, 2006, 26: 154-158.

[2] Sanmamed M F, Chen L. A Paradigm Shift in Cancer Immunotherapy: From Enhancement to Normalization[J]. Cell, 2018, 175(2): 313-326.

[3] Leonardi G C, Gainor J F, Altan M, et al. Safety of Programmed Death-1 Pathway Inhibitors Among Patients With Non-Small-Cell Lung Cancer and Preexisting Autoimmune Disorders[J]. J Clin Oncol, 2018, 36(19): 1905-1912.

[4] Spigel D R, McCleod M, Jotte R M, et al. Safety, Efficacy, and Patient-Reported Health-Related Quality of Life and Symptom Burden with Nivolumab in Patients with Advanced Non-Small Cell Lung Cancer, Including Patients Aged 70 Years or Older or with Poor Performance Status (CheckMate 153)[J]. J Thorac Oncol, 2019, 14(9): 1628-1639.

[5] Arbour K C, Mezquita L, Long N, et al. Impact of Baseline Steroids on Efficacy of Programmed Cell Death-1 and Programmed Death-Ligand 1 Blockade in Patients With Non-Small-Cell Lung Cancer[J]. J Clin Oncol, 2018, 36(28): 2872-2878.

[6] Jove M, Vilariño N, Nadal E. Impact of baseline steroids on efficacy of programmed cell death-1 (PD-1) and programmed death-ligand 1 (PD-L1) blockade in patients with advanced non-small cell lung cancer[J]. Transl Lung Cancer Res, 2019, 8(Suppl 4): S364-S368.

[7] Uldrick T S, Gonçalves P H, Abdul-Hay M, et al. Assessment of the Safety of Pembrolizumab in Patients With HIV and Advanced Cancer-A Phase 1 Study[J]. JAMA Oncol, 2019, 5(9):1332-1339.

[8] Rizvi H, Sanchez-Vega F, La K, et al. Molecular Determinants of Response to Anti-Programmed Cell Death (PD)-1 and Anti-Programmed Death-Ligand 1 (PD-L1) Blockade in Patients With Non-Small-Cell Lung Cancer Profiled With Targeted Next-Generation Sequencing[J]. J Clin Oncol, 2018, 36(7): 633-641.

[9] Althammer S, Tan T H, Spitzmuller A, et al. Automated imageanalysis of NSCLC biopsies to predict response to anti-PD-L1therapy[J]. J Immuno Ther Cancer, 2019, 7(1): 121-132.

[10] Cristescu R, Mogg R, Ayers M, et al. Pan-tumor genomic biomarkers for PD-1 checkpoint blockade-based immunotherapy[J]. Science, 2018, 362(6411): eaar3593.

[11] Schumacher T N, Schreiber R D. Neoantigens in cancer immunotherapy[J]. Science, 2015, 348 (6230): 69-74.

[12] Zaretsky J M, Garcia-Diaz A, Shin D S, et al. Mutations Associated with Acquired Resistance to PD-1 Blockade in Melanoma[J]. N Engl J Med, 2016, 375(9): 819-829.

[13] Ford K, Hanley C J, Mellone M, et al. NOX4 inhibition potentiates immunotherapy by overcoming cancer-associated fibroblast-mediated CD8 T-cell exclusion from tumors[J]. Cancer Res, 2020, 80(9): 1846-1860.

（胡卉华　张晶）

第25章
晚期非小细胞肺癌化疗

第一节　晚期NSCLC化疗概述

一、化疗历史变迁和在肺癌中的历史地位

　　化疗是化学药物治疗的简称,是利用细胞毒药物阻止癌细胞的增殖、浸润、转移,直至最终杀灭癌细胞的一种治疗方式。它是一种全身性治疗手段,和手术、放疗一起,并称为癌症的三大治疗手段。由于化疗药物的选择性不强,在杀灭癌细胞的同时也会不可避免地损伤人体正常的细胞,从而出现药物的不良反应。

　　20世纪90年代,在 *British Medical Journal* 发表的一项荟萃分析显示,与单纯最佳支持治疗相比,一线化疗可为晚期非小细胞肺癌(NSCLC)患者带来生存获益,这为一线化疗作为标准治疗广泛用于晚期 NSCLC 奠定了基础。*New England Journal of Medicine* 发表的一项随机临床试验显示,含铂双药方案治疗的缓解率接近20%,中位生存期达8个月,1年生存率为33%,2年生存率超过10%,确立了含铂双药方案在晚期 NSCLC 中的治疗地位。

　　2000年美国东部肿瘤协作组提交的 ECOG1594 报告(表25-1),比较了晚期 NSCLC 患者第三代化疗新药组成的4个方案的疗效:紫杉醇和顺铂(TP)、吉西他滨和顺钳(GP)、多西他赛和顺铂(DP)以及紫杉醇和卡铂(TC),结果没有哪个方案显示出明显优势,中位生存期为7.4~8.1个月,有效率为17%~22%,标准化疗的疗效已达到一个平台。

表25-1　ECOG1594研究结果

化疗方案	紫杉醇+顺铂（TP）	吉西他滨+顺铂（GP）	多西他赛+顺铂（DP）	紫杉醇+卡铂（TC）
有效率(%)	21	22	17	17
肿瘤进展时间(月)	3.4	4.2	3.7	3.1
中位总生存期(月)	7.8	8.1	7.4	8.1
1年生存率(%)	10	13	11	11

2008年,JMDB研究发现(表25-2),在肺腺癌(非鳞癌)患者中,培美曲塞联合铂类方案的中位总生存期可达到12.6个月,而在鳞癌患者中结果则仅为9.4个月。这是首次发现不同的组织学类型治疗方案疗效不同的研究。从此,NSCLC的治疗一改以往"简单粗暴"的全患者群"扫射"模式,针对不同的患者类型,应该"分而治之"。

表25-2　JMDB研究结果

中位生存期 (月)	培美曲塞+顺铂 (n = 862)	吉西他滨+顺铂 (n = 863)	调整后 HR (95% CI)	P值
腺癌(n = 847)	12.6	10.9	0.84(0.71,0.99)	0.033
大细胞癌(n = 242)	10.4	6.7	0.67(0.48,0.96)	0.027
鳞癌(n = 473)	8.6	9.2	1.08(0.81,1.45)	0.586
其他(n = 252)	12.6	10.9	1.23(1.00,1.51)	0.050

截至这里,新的化疗药物鲜有出现,化疗在晚期NSCLC治疗的疗效未能再有进一步的突破。直至免疫治疗在晚期NSCLC不断取得突破性进展,就目前国内对于驱动基因阴性且PD-L1低表达的晚期肺鳞癌的一线治疗,主要还是以含铂双药化疗联合PD-1抑制剂免疫治疗为标准治疗。

二、晚期NSCLC初始治疗影响因素

1　组织学类型

通常与铂类结合的药物的选择在组织学类型上有所不同,包括培美曲塞、紫杉醇、多西紫杉醇、纳米紫杉醇、吉西他滨、长春瑞滨、伊立替康和依托泊苷。2000年ECOG1594是第一项比较第三代化疗药物联合铂类一线治疗NSCLC疗效的临床研究,研究结果显示吉西他滨、紫杉醇、多西他赛联合铂类一线治疗NSCLC疗效相近,但在鳞癌亚组,吉西他滨联合顺铂(GP)方案相比其他方案,无进展生存期(PFS)和总生存期(OS)最长,分别是4.4个月和9.4个月,其结果奠定了吉西他滨作为肺鳞癌一线治疗标准化疗药物的地位。2008年JCO发表了一项JMDB临床研究,对于非鳞状非小细胞癌患者PP(培美曲塞+顺铂)比GP(吉西他滨+顺铂)组更有生存优势,在亚组分析中肺腺癌患者PP组中位OS较GP组有1.7个月的优势,大细胞癌中也同样观察到PP的优势,而在肺鳞癌患者中的结果却是相反的,PP组总生存劣于GP组,同时PFS也呈现相同的劣势。2006年ECOG4599(表25-3)是第一项证明血管靶向药物与化疗药物联合在肺癌治疗中有效的临床研究,在非鳞癌性NSCLC患者采用紫杉醇/卡铂加血管内皮生长因子(VEGF)抑制剂贝伐珠单抗(CP+B)与单纯紫杉醇/卡铂(CP)化疗进行比较,两组中位生存期分别为12.3个月和10.3个月,就生存期而言,这

是第三代化疗方案在晚期肺癌治疗中所取得的最好成绩。从此开创了依据组织分型进行 NSCLC 治疗的先河,培美曲赛联合铂类化疗方案的适应证为非鳞状 NSCLC,鳞癌不适合使用培美曲赛一线治疗,在体能状态能够耐受情况下,可在铂类二联方案基础上加用抗血管内皮生长因子抗体。由于伊立替康、依托泊苷它们很少被使用,NCCN 指南已经删除了。在一线治疗中使用非铂双药是不鼓励的,但可能是一个替代偶尔的患者有铂类药物禁忌证。同时添加第三种细胞毒性剂不会改善结果,也不推荐使用。

表 25-3　ECOG4599 研究结果

效果	贝伐珠单抗+紫杉醇+卡铂 (n = 434)	紫杉醇+卡铂 (n = 444)	调整后 HR (95% CI)	P值
中位生存期(月)	12.3	10.3	0.79(0.67,0.92)	0.003
中位无进展生存期(月)	6.2	4.5	0.66(0.57,0.77)	< 0.001
客观化解率(%)	35	15		< 0.001

2　肿瘤的分子特征

应根据肿瘤分子特征,个体化调整晚期 NSCLC 的治疗。应尽可能评估肿瘤组织有无体细胞驱动基因突变,例如表皮生长因子受体 *EGFR* 突变、*ALK* 融合癌基因突变、*ROS1* 突变、*BRAF V600E* 突变,此类突变使肿瘤对特异性抑制剂敏感。没有这些突变时可给予一线免疫治疗和/或化疗,具体取决于肿瘤 PD-L1 表达水平和组织学。

3　患者因素

初始治疗方案需要考虑到患者年龄、体能状态、共存疾病,以及对治疗的担忧和偏好。在过去,大于 70 岁患者被认为有很高的并发症风险,许多患者接受单一药物治疗或完全拒绝积极治疗。一份强有力的研究表明,与单一药物相比,老年患者受益于标准联合化疗,包括一项关键的临床试验,其中卡铂-紫杉醇联合每周治疗优于单一药物治疗(中位生存期:10.3 vs. 6.2 个月;1 年 OS:45% vs. 25%)。因两种化疗药物相对于一种化疗药物的毒性更严重,而卡铂更容易耐受,在这些患者中不鼓励使用顺铂。需要特别说明的是,较年长成人患者和体能状态较差者对治疗的耐受性可能不如体能状态良好的较年轻患者,可能无法从积极治疗中获得同样益处。

三、化疗进展后二线治疗

对于晚期 NSCLC 初始治疗期间或维持治疗期间出现病情进展时,其他全身性治疗可能有益。如果患者在接受现有靶向治疗、联合化疗及免疫治疗期间或之后病情进展,只要患者仍然适合治疗,接下来的合理方案为单药化疗。TAX317 研究发现多西他赛二线治疗 NSCLC 相比最佳支持治疗显著延长了患者总生存期(7 vs. 4.6 个月），尽管多西他赛化疗有化疗相关的不良反应，但仍然显著改善了患者的生活质量。一项培美曲塞与多西紫杉醇二线治疗晚期NSCLC的研究，两者客观缓解率相近（两组均为9%），OS也相近（中位时间均为8个月），但培美曲塞组不良反应发生率更少，同时二次分析表明，非鳞癌患者中，培美曲塞较多西他赛有生存期改善趋势，但培美曲塞对鳞癌患者的疗效欠佳，因此对于鳞癌患者二线治疗优选多西他赛化疗，鳞状细胞NSCLC患者不适合使用培美曲塞，因为此时使用该药的缓解率和生存情况均不如其他药物。对于非鳞癌患者，可选择培美曲塞或多西他赛单药化疗方案。然而，如果之前尚未使用培美曲塞，由于其副作用相对较小，通常更偏好选用该药。如果患者先前已用过培美曲塞，则采用多西他赛，对于体能状态良好的患者，在多西他赛治疗的同时也可联用血管内皮生长因子抑制剂（比如雷莫芦单抗）。尽管相关数据有限，吉西他滨仍是非鳞癌和鳞癌的后续治疗方案。

四、维持治疗

自2006年WHO提出将恶性肿瘤作为"慢性病"管理的概念，并于2008年提出维持治疗概念，所谓维持治疗，即经过初始治疗后疾病获得控制，继续使用药物，直到疾病再次进展或因为不良反应无法使用，从而达到延长疾病控制的时间，进而延长总生存期为目的的一种治疗方式。

影响维持治疗选择的因素：① 初始治疗方案所用药物。许多患者的初始联合治疗方案包含有帕博利珠单抗、贝伐珠单抗或培美曲塞。根据患者耐受情况，或许可以继续使用这些药物。如果初始治疗方案中包含有帕博利珠单抗和培美曲塞，则可继续使用这两种药物，贝伐珠单抗同理；② 有无驱动基因突变。在接受初始细胞毒性药物化疗的患者中，多数患者的肿瘤不存在驱动基因突变。然而，偶有存在驱动基因突变的患者会因为开始治疗时不知道肿瘤基因型分析结果而接受了化疗；③ 患者因素。选择进一步治疗时需要考虑的因素包括共存疾病、初始治疗相关毒性，以及对生存质量与立即开展进一步治疗所致毒性的权衡情况。如果充分了解利弊，特定患者也可采取密切观察并在最早发现病情进展特征时开始二线治疗。

对于NSCLC患者中的维持治疗，主要是无驱动基因突变的患者，维持治疗方案包括单药化疗、贝伐珠单抗或帕博利珠单抗。如果初始治疗方案包括帕博利珠单抗，则通常继续使用帕博利珠单抗直至病情进展为止，但也可在2年时停药。在晚期NSCLC初始化疗后，培美曲塞、多西他赛和吉西他滨用作单药维持治疗均能显著延长PFS。尚无直接对比这3种药物用作维持治疗的随机试验。使用培美曲塞的试验提供了最丰富的数据，这是我笔者对非鳞癌患者优选的药物，尤其是当一线方案包含该药时。对于非鳞状细胞NSCLC患者，可用多西他赛来代替培美曲塞。鳞癌患者优选多西他赛或吉西他滨,而不用培美曲塞。对于初始采用化疗加或不加贝伐珠单抗的患者,如果希望有一个治疗间歇期且似乎没有迅速复发风险,则可与其开展知情讨论之后,通过密切的临床和放射影像学监测予以观察,而无须维持治疗。

五、NSCLC疗效预测和预后的主要因素

1 TNM分期

TNM系统将肿瘤特征与疾病分期联系起来,疾病分期与生存情况和治疗推荐相关联。在临床实践中,TNM分期可用于对病例进行比较,特别是对不同治疗方案结局的比较。分期与患者的独特临床特征相结合,并在某些情况下,TNM分期结合了肿瘤本身的分子学特征,可指导预后评估和治疗选择。随着肿瘤大小、淋巴结转移数目的增加,生存率明显下降,对于远处转移,寡转移的患者有更明确的局部治疗,改善生存预后。

2 临床参数

诊断时存在的其他临床因素能预测生存期,且独立于疾病分期,大多数这些临床因素是在主要纳入晚期或不可行手术NSCLC患者的研究中确定的。在单变量和多变量分析中有显著性影响预后临床因素包括年龄、日常体能状态、族群和戒烟。日常体能状态较差和体重减轻与生存期缩短相关。食欲减退是体重减轻的一个先兆,其也具有不良预后的因素。

3 组织病理学

关于腺癌与鳞状细胞癌的区别是否影响预后,针对NSCLC患者的研究给出了不一致的结果。部分研究证实,其他病理学因素也与预后相关,包括分化程度、淋巴管侵犯、隐匿性淋巴结转移和肿瘤淋巴细胞密集浸润。低分化、淋巴管侵犯、无肿瘤淋巴细胞浸润缩短了生存期。

4 分子学特征

当代研究确定了各种分子异常,从而可对特定的NSCLC患者亚组进行特征描述。这种亚型划分对个性化治疗具有重要指导意义,还可能定义了不同预后的亚组。研究表明,驱动基因阳性的患者生存预后明显优于驱动基因阴性的患者。

六、NSCLC化疗耐药的主要机制

目前,晚期NSCLC常规化疗效果差,主要原因是肿瘤细胞对化疗药物产生耐药性,根据耐药谱分为原发耐药(primary drug resistance,PDR)和多药耐药(multidrug resistance MDR),PDR只对诱导的原药产生耐药,面对其他药物不产生交叉耐药,MDR

是由一种药物诱发,但同时又对其他多种结构和作用机制迥异的抗癌化疗药物产生交叉耐药。因此肿瘤多药耐药性(MDR)是肿瘤化疗失败的关键因素。

1 肿瘤细胞产生MDR的可能机制

主要包括:① 药物转运蛋白的活化,将细胞内药物排出细胞外;② 降低药物活化或是增强细胞内药物解毒作用;③ 药物靶点的改变和损伤靶点的修复增强;④ 细胞凋亡抑制和细胞周期停滞;⑤ 激活与细胞增殖和存活相关的信号转导;⑥ 表观遗传调控甲基化、乙酰化;⑦ 癌细胞代谢改变,能量产生和维持肿瘤细胞的增殖和生长。

2 主要耐药相关蛋白

2.1 P-糖蛋白

P-糖蛋白(P-gp)利用核普酸结合位点上结合的ATP所释放的能量,结合进入耐药细胞的抗癌药物并将其泵出细胞外,从而使细胞内药物浓度降低,引起耐药。P-gp还可以使细胞内药物再分布,积聚与药物无关的细胞器如溶酶体内,而进一步减少细胞内的药物浓度。此外,P-gp还可转运脂类,参与细胞内酸碱度和离子浓度的调节有利于调节内环境。

2.2 多药耐药相关蛋白

多药耐药相关蛋白(MRP)是一种ATP依赖性膜转运蛋白,当抗癌药物进入肿瘤细胞后,MRP识别并结合抗癌药物,同时MRP的核苷酸结合位点结合ATP,MRP利用ATP水解后释放的能量将抗癌药物泵出细胞外,降低细胞内药物浓度,从而获得多药耐药。另外,MRP还可以通过泵出谷胱甘肽偶联来介导耐药。除了利用ATP之外,MRP还通过协助还原型谷胱甘肽(GSH)在细胞中的排毒途径共同实现耐药。

2.3 肺耐药相关蛋白

肺耐药相关蛋白(LRP)可能是通过以下机制引起耐药:① 可以阻止以细胞核为靶点的药物进入细胞核,即使药物进入核内也会被LRP转运到细胞质中;② 促使细胞质中的药物进入运输囊泡,通过胞吐机制或P-gp、MRP和BcRP等ABC转运蛋白的协助将药物泵出细胞外;③ LRP对DNA损伤的调控功能可能也参与了耐药。

2.4 谷胱甘肽转移酶-π

谷胱甘肽转移酶-π(GST-π)一方面通过催化化疗药物与GSH结合,形成GS-X复合物,通过MRP等耐药相关蛋白将药物泵出细胞,降低细胞内药物的浓度,产生耐药。另一方面,能够抑制有丝分裂原活化激酶(mitogen-activated proteinkinase,MAPK)通路JNK的活性,抑制凋亡的产生,从而使以MAPK通路为靶点的药物不能发挥化疗作用,并兼可保护正常细胞免受药物的损害

2.5 拓扑异构酶II

拓扑异构酶II(TOPO-II)是许多抗癌药物如VP-16、阿霉素的作用靶点,这些药物通过TOPO-II与DNA形成稳定的药物-TOPOII-DNA复合物,干扰DNA的复制,促使DNA断裂,最终导致细胞的凋亡。细胞内TOPO-II表达水平及活性与以TOPO-II

为靶点的相关药物的耐药密切相关,TOPO-II 的高表达是这些药物作用的基础。当 TOPO-II 基因发生点突变,使 TOPO-II 发生质和量的改变时,直接影响药物-TOPOII-DNA 复合物的形成,最终形成耐药。除了 TOPO-II 的表达之外,其活性在耐药中也起着重要的作用。另外,耐药细胞的 TOPO-II 的磷酸化也可以降低化疗药物对细胞的毒性,从而引起耐药。

2.6 蛋白激酶 C

蛋白激酶 C(protrin kinase C,PKC)是一种 Ca^{2+}、磷脂依赖性蛋白质激酶,使多种蛋白质的丝氨酸、苏氨酸残基磷酸化,影响细胞内生物信息的传导,在调节细胞代谢、分化、增殖、癌变中具有重要作用。在 MDR 细胞中加入维拉帕米、三氟拉嗪,细胞内 PKC 活性降低 50%,MDR 出现完全或部分逆转。PKC 在 MDR 中的机理是增加 P-gp 的磷酸化,而 P-gp 磷酸化是其依赖 ATP 向细胞外转运药物的必要条件。用 PKC 抑制剂 H7 可使 P-gp 磷酸化程度降低 30%;用 PKC 激活剂可加速 P-gp 磷酸化。

2.7 凋亡基因失活与抗凋亡基因激活

凋亡基因 *bax*、*bcl-Xs*、*p53* 等失活;抗凋亡基因 *bcl-2*、*bcl-Xl*、*ber/abl* 等激活,Bcl-2 蛋白过表达可通过抑制 P53 蛋白活性、抑制 c-myc 诱导的凋亡、与 Bax 蛋白形成异二聚体等途径导致肿瘤细胞对许多化疗药物诱导的凋亡不敏感,参与肿瘤细胞多药耐药。

第二节 化疗在晚期 NSCLC 的地位

近年认为,晚期 NSCLC 患者存在任何特殊分子通路异常,可以根据驱动恶性肿瘤的分子通路给予靶向精准治疗。如果晚期 NSCLC 患者不存在与现有特定抑制剂相对应的驱动基因突变,对于 PD-L1 高表达的患者,即至少 50% 的肿瘤细胞表达膜 PD-L1 而不考虑染色强度,免疫治疗可能是更有效的选择。但晚期 NSCLC 常常认为是不可治愈疾病,往往需要综合性治疗,无论靶向或者免疫治疗,都存在局限性,难免耐药进展,最终选择化疗治疗,而且靶向或免疫联合化疗也看到了生存的改善。因此,对于不同分子分型的晚期 NSCLC,化疗仍然有着举足轻重的地位。

一、化疗联合抗血管生成药物治疗

对于驱动基因阴性且 PD-L1 表达<1% 的晚期 NSCLC,以铂类为基础的细胞毒双药联合化疗是初始全身性治疗的基本方案,直至 ECOG4599 的研究证实,对于晚期 NSCLC 驱动基因阴性的患者,与单纯的化疗相比,抗血管生成治疗(贝伐珠单抗)联合化疗,OS 增加 2 个月,PFS 也增加将近 2 个月,中位 OS 首次突破 1 年。奠定了晚期

非鳞状 NSCLC 抗血管生成治疗联合化疗的一线治疗方案。而由我国 24 所大型肿瘤中心进行的恩度与 NP 方案联合治疗晚期 NSCLC 的临床试验，能够明显改善 ORR 及 TTP，且安全性较好，不局限于 NSCLC 亚型，也是晚期 NSCLC 的可选方案。目前小分子抗血管生成靶向药物（VEGFR-TKI），在 NSCLC 也取得了不错的疗效，但与化疗联合治疗，仍需要进一步的临床试验探索验证。

二、化疗联合 PD-1 抑制剂治疗

对于晚期 NSCLC 无驱动基因突变，无免疫治疗禁忌证（结缔组织病、间质性肺疾病或风湿病）的患者，对于 PD-L1 中等表达（<50%）或未知，首选方案为免疫疗法+化疗，这是基于 Keynote189（表 25-4）、Keynote407（表 25-5）、IMpower 150（表 25-6）等临床研究，明显改善了 PFS 和 OS，帕博利珠单抗+培美曲塞和铂类联合用于转移性非鳞状 NSCLC 的一线治疗，而非鳞状 NSCLC 患者也可考虑选择含铂类二联化疗+贝伐珠单抗+阿替利珠单抗的联合方案，但要充分评估患者对不良反应的耐受性。帕博利珠单抗+紫杉醇/白蛋白紫杉醇和铂类联合用于转移性鳞状 NSCLC 的一线治疗。而对于 PD-L1 高表达（≥50%）患者首选免疫单药治疗，但疾病快速进展，或肿瘤负荷很高以致早期进展可引起体能下降而使二线治疗时不能使用化疗，对于疾病可能快速进展或肿瘤负荷大时，可使用免疫检测点抑制剂联合化疗，因为疾病快速进展的患者可能获益于早期缓解。

表 25-4　Keynote189 研究结果

效果	帕博利珠单抗+培美曲塞+卡铂（$n=410$）	安慰剂+培美曲塞+卡铂（$n=206$）	调整后 HR（95% 可信区间）	P 值
中位生存期（月）	22	10.6	0.56（0.46，0.69）	< 0.000 1
中位无进展生存期（月）	9	4	0.49（0.41，0.59）	< 0.000 1
客观化解率（%）	48	19.4		< 0.000 1
2 年总生存率（%）	45.7	27.3		< 0.000 1

表25-5 Keynote407研究结果

效果	帕博利珠单抗+紫杉醇+卡铂($n=278$)	安慰剂+紫杉醇+卡铂($n=281$)	调整后 HR（95% CI）	P值
中位生存期（月）	17.1	11.6	0.71(0.58,0.88)	0.000 8
中位无进展生存期（月）	8	5.1	0.57(0.47,0.69)	< 0.000 1
客观化解率（%）	62.6	38.4		0.000 4
2年总生存率（%）	37.5	30.6		< 0.000 1

表25-6 IMpower150研究结果

效果	阿特珠单抗+紫杉醇+卡铂+贝伐珠单抗（$n=359$）	紫杉醇+卡铂+贝伐珠单抗（$n=337$）	调整后 HR（95% CI）	P值
中位生存期（月）	19.2	14.7	0.78(0.64,0.96)	0.02
中位无进展生存期（月）	8.3	6.8	0.62(0.52,0.74)	< 0.001
客观化解率（%）	63.5	48		0.01

三、化疗在驱动基因阳性NSCLC中的作用

对特定的驱动基因突变的晚期NSCLC，可据此给予相应的靶向治疗，与传统化疗相比，靶向治疗具有"口服、高效、低毒、特异性强"等优点。但NEJ009临床试验（表25-7），一线治疗采用第一代EGFR抑制剂和化疗联合治疗的结果令人深思，其吉非替尼联合卡铂和培美曲塞组结果显示，联合治疗组的PFS改善，OS也可能改善，不过3级及以上不良事件发生率也更高（65%vs.31%）。通过不同试验间的交叉比较，相比在一线治疗中评估的其他策略（如厄洛替尼+贝伐珠单抗、阿法替尼、达克替尼等），单用奥希替尼和吉非替尼加以培美曲塞为基础的化疗能使EGFR阳性NSCLC患者获得更好的生存结局，但从未直接比较过这两种治疗方案。虽然目前对于EGFR阳性优选的初次治疗方案为三代药物奥希替尼，但EGFR-TKI联合化疗仍值得进一步研究。

对于驱动基因突变NSCLC经相应的靶向药物治疗后，最终难免出现耐药进展，在无后续的靶向药物治疗时，笔者常选择化疗作为后续的优选方案。

表 25-7　NEJ009 研究结果

效果	吉非替尼+培美曲塞+卡铂（n = 169）	吉非替尼（n =172）	调整后 HR（95% CI）	P值
中位生存期(月)	52.2	38.8	0.695(0.52,0.927)	0.013
无进展生存期(月)	20.9	11.2	0.493(0.39,0.623)	< 0.0001
至二线治疗进展时间(月)	20.9	21.1	0.891(0.708,1.122)	0.806

第三节　化疗存在问题和展望

对于晚期 NSCLC 患者来说,化疗是一种标准的治疗方案;然而,化疗耐药是改善患者预后的障碍,克服化疗耐药是一项艰巨的任务。为了制定更有效的治疗策略,需要了解针对目前化疗药物的先天或后天的化疗耐药机制。同时进一步研究化疗耐药的潜在机制和预测生物标志物,以及寻找克服化疗耐药和肿瘤复发的新策略。

一、化疗耐药的解决

1　逆转MDR的药物

现在,对抗多药耐药性的研究已有很多,一些逆转MDR的药物也已被发现,目前逆转耐药的手段主要是针对 mdr-1 基因编码的 P-gp。 从经典的化学增敏剂到中药逆转、基因治疗等,逆转 P-gp 介导的多药耐药的治疗手段不断发展。

1.1　化疗增敏剂

该类肿瘤多药耐药逆转剂,种类繁多,作用机制复杂。1981 年首次发现钙通道拮抗剂维拉帕米、环孢素等对肿瘤多药耐药的逆转作用。它们本身就是 P-gp 的底物,因此可以与抗肿瘤药物竞争结合 P-gp,达到逆转耐药的目的。但是第一代 P-gp 抑制剂并不仅仅是 P-gp 的底物,还是其他转运体和酶系统（如细胞色素 P4503A4）的底物,因此在与抗肿瘤药物联合用药时会产生严重的副作用而限制了使用。从此,P-gp 抑制剂作为 MDR 逆转剂被广泛研究。目前第四代 P-gp 抑制剂主要包括天然产物、表面活性剂、多靶点药物等,具有抗肿瘤活性,兼具逆转多药耐药能力显著强于经典 P-gp 抑制剂,而且细胞毒性小,可在临床实践探索应用。

1.2　中药逆转剂

随着中药得到广泛认可,中药单体和提取物作为肿瘤多药耐药的逆转剂逐渐引起研究者的关注。中药单体逆转剂主要包括汉防己甲素、川芎嗪、苦参碱、大黄素等。它们通过抑制 PI3K/AKT 通道可以逆转 MCF7/ADM 多药耐药的作用,明显下调 *MRP*、*Bcl*-2 耐药相关基因 *mRNA* 和蛋白质表达水平逆转 MDR。

1.3　基因逆转 MDR

近年来,国内外开始将基因工程技术应用于逆转肿瘤多药耐药。报道比较多的技术有 *mdr*-1 基因的反义寡聚脱氧核糖核苷酸(AOD)、RNA 干涉(RNA interference,RNAi)、反义 RNA 等技术。RNAi 是在小干扰 RNA(siRNA)介导下降解 *mdr*-1 *mRNA*,沉默 *P-gp* 的表达,逆转细胞对抗肿瘤药物的耐药性。反义 RNA 技术是利用基因重组技术构建人工表达载体,使其在细胞内表达能与 *mdr*-1 *mRNA* 特异性互补的反义 RNA,从而抑制 *mdr*-1 *mRNA* 的翻译,降低 *P-gp* 的表达,达到逆转肿瘤细胞 MDR 的目的。要在临床实践中应用还需要相关临床试验验证。

2　新技术(ADC)助力化疗药物

将抗体与放射性同位素、毒素、化疗药物等细胞毒性物质偶联,即抗体-药物偶联物(antibody-drug conjugate,ADC),又称生物导弹,使小分子药物特异性靶向肿瘤组织,从而杀伤肿瘤细胞。ADC 能改善小分子药物的代谢动力学,减少小分子药物在体内的非特异性分布和治疗剂量,降低毒副作用。ADC 药物能够在第一时间将其杀死,或至少导致细胞周期停滞,从而为患者赢得生存时间,避免长期反复用药造成肿瘤细胞的药物耐受。

二、疗效预测标记物的探索

对于癌症化疗,细胞毒性药物的剂量接近其最大耐受剂量,治疗窗口相对狭窄,个别药物处理的微小差异可能导致严重的毒性。因此,了解这种变异性的来源,可影响个体化剂量或能够改善患者预后的临床决策的可能性。个体的遗传体质是药物效应变异性的重要调节因子,其中体细胞突变是在肿瘤 DNA 中发现的遗传变异,而不是来自正常(生殖系)组织的 DNA,它们也具有影响疾病结果和/或对某些治疗的反应的功能后果。通过增加对特定肿瘤中的体细胞突变的理解,这些突变可以转化为特定导向的治疗方法,以及影响单个药物的药代动力学和药效学的生殖系突变。这些类型的突变或生物标志物可成为预后或预测的指标。

大多数常见恶性肿瘤的治疗进展导致了多种不同的联合化疗方案的对比,具有相似或相同的抗癌效果。因此,全身毒性的差异已成为选择治疗的主要决定因素。强调了药物基因组学在指导治疗使用的药物的作用,可以优化疗效,同时尽量减少毒性。药物基因组学是当前通过各种有效方法,如血液或者组织中蛋白质谱、DNA 芯片和 mRNA 检测分析等生物信息学,获得肺癌患者药理遗传学和基因组学特点,在治疗选择、临床研究设计和作为提高对药物药理学认识的工具方面具有一定的应用价值。使化疗药物从传统的细胞毒性药物转变为化学和生物疗法,从而采用特异和最佳的治疗方案,提高疗效,降低副反应。2006年 *New England Journal of Medicine* 发表了肺癌个体化化疗里程碑式的文章,在该研究中,只有肿瘤ERCC1蛋白低表达者可从辅助化疗中获益。此后以药物基因组学、药物遗传学为基础的化疗敏感性预测和预后的相关因子的研究成为焦点,目前已发现核苷酸剪切修复复合体(ERCC1)的5-核酸内切酶、核糖核苷酸还原酶的调节亚基(RRM1)、硫嘌呤甲基转移酶、二氢嘧啶脱氢酶等因子的表达水平和化疗药物疗效及预后密切相关,并已成为预测个体化化疗疗效的重要因素。

主要参考文献

[1] Beer D G, Kardia S L, Huang C C, et al. Gene-expression profiles predict survival of patients with lung adenocarcinoma[J]. Nat Med, 2002, 8(8): 816 –824.

[2] Stanley K E. Prognostic factors for survival in patients with inoperable lung cancer[J]. J Natl Cancer Inst, 1980, 65(1):25–32.

[3] Gandhi L, Rodríguez-Abreu D, Gadgeel S, et al. Pembrolizumab plus Chemotherapy in Metastatic Non-Small-Cell Lung Cancer[J]. N Engl J Med, 2018, 378(22): 2078–2092.

[4] Ettinger D S, Wood D E, Aisner D L, et al. Non-Small Cell Lung Cancer, Version 5.2017, NCCN Clinical Practice Guidelines in Oncology. J Natl Compr Canc Netw. 2017; 15(4): 504–535.

[5] Hosomi Y, Morita S, Sugawara S, et al. Gefitinib Alone Versus Gefitinib Plus Chemotherapy for Non-Small-Cell Lung Cancer With Mutated Epidermal Growth Factor Receptor: NEJ009 Study [J]. J Clin Oncol, 2020, 38(2): 115–123.

[6] Scagliotti GV, Parikh P, von Pawel J, et al. Phase III study comparing cisplatin plus gemcitabine with cisplatin plus pemetrexed in chemotherapy-naive patients with advanced-stage non-small-cell lung cancer[J]. J Clin Oncol, 2008, 26(21): 3543–3551.

[7] Noronha V, Patil V M, Joshi A, et al. Gefitinib Versus Gefitinib Plus Pemetrexed and Carboplatin Chemotherapy in EGFR-Mutated Lung Cancer[J]. J Clin Oncol, 2020, 38(2):124–136.

[8] Rossi A, Chiodini P, Sun J M, et al. Six versus fewer planned cycles of first-line platinum- based chemotherapy for non-small-cell lung cancer: a systematic review and meta- analysis of individual patient data[J]. Lancet Oncol, 2014, 15(11): 1254–1262.

[9] Reck M, Rodríguez-Abreu D, Robinson A G, et al. Pembrolizumab versus Chemotherapy for PD-L1-Positive Non-Small-Cell Lung Cancer[J]. N Engl J Med, 2016, 375(19):1823–1833.

[10] Pujol J L, Breton J L, Gervais R, et al. Gemcitabine-docetaxel versus cisplatin-vinorelbine in advanced or metastatic non-small-cell lung cancer: a phase III study addressing the case for cisplatin[J]. Ann Oncol, 2005, 16(4): 602–610.

[11] Alberola V, Camps C, Provencio M, et al. Cisplatin plus gemcitabine versus a cisplatin- based triplet versus nonplatinum sequential doublets in advanced non-small-cell lung cancer: a Span-

ish Lung Cancer Group phase III randomized trial[J]. J Clin Oncol 2003, 21(17): 3207-3213.

[12] Soria JC, Mauguen A, Reck M, et al. Systematic review and meta-analysis of randomised, phase II/III trials adding bevacizumab to platinum-based chemotherapy as first-line treatment in patients with advanced non-small-cell lung cancer[J]. Ann Oncol, 2013, 24(1): 20-30.

[13] Anderson H, Hopwood P, Stephens R J, et al. Gemcitabine plus best supportive care (BSC) vs BSC in inoperable non-small cell lung cancer——a randomized trial with quality of life as the primary outcome. UK NSCLC Gemcitabine Group. Non-Small Cell Lung Cancer[J]. Br J Cancer, 2000, 83(4): 447-453.

[14] Weiss G J, Langer C, Rosell R, et al. Elderly patients benefit from second-line cytotoxic chemotherapy: a subset analysis of a randomized phase III trial of pemetrexed compared with docetaxel in patients with previously treated advanced non-small-cell lung cancer[J]. J Clin Oncol, 2006, 24(27): 4405-4411.

（张钱永　陈鹏涛　邱文斌）

第26章
晚期非小细胞肺癌的抗血管生成治疗

肺癌是当今世界上癌症相关死亡的主要原因之一,其中NSCLC占所有肺癌病例的85%。NSCLC的增殖、浸润、转移都需要新生血管的支持,抗血管生成治疗已成为一种重要治疗手段。血管内皮生长因子(VEGF)作为关键的促血管生成因子,是目前NSCLC抗血管生成治疗药物的主要靶点。抑制VEGFR不仅可以使肿瘤血管正常化还可以抑制新生血管形成,从而更好地发挥作用。这些药物主要包括以VEGF或其受体VEGFR为靶点的单克隆抗体,及阻断VEGFR下游信号通路传导的小分子酪氨酸激酶抑制剂(VEGFR-TKI)两类,且有研究表明抗血管生成药物与化疗、靶向药物、免疫抑制剂等药物联用可以增强疗效。本章节基于国内外多项抗血管生成药物治疗NSCLC的发展现状,归纳了多个抗血管生成药物单药或联合[包括分别与化疗、表皮生长因子受体(epidermal growth factor receptor,EGFR)-TKIs、免疫治疗、放疗等联合]治疗NSCLC的疗效与安全性研究,同时探讨了VEGFR-TKIs可能存在的耐药机制及疗效预测指标等,并对未来抗血管治疗NSCLC的发展趋势以及存在的潜在问题进行展望,同时为肺癌后续的精准治疗及个体化治疗提供新的思路。

一、肿瘤新生血管机制及抗血管治疗策略

自1971年Jodah Folkman教授提出肿瘤新生血管学说以来,肿瘤血管生成已被确定为恶性肿瘤的重要治疗靶标。血管异常对于实体瘤的生长和转移至关重要。1983年发现了VPF/VEGF3,1997年提出Endostatin(内皮抑素):一个血管生成和肿瘤生长的内源性抑制因子。2005年Jain教授正式提出"血管正常化"理论。许多因子和受体与血管生成相关,包括血管内皮生长因子(vascular endothelial growth factor,VEGF)、血小板衍生生长因子(platelet-derived growth factor,PDGF)、成纤维细胞生长因子(fibroblast growth factor,FGF)等。VEGF与血管内皮生成因子受体(vascular endothelial growth factor receptor,VEGFR)结合,诱导VEGFR磷酸化,促进下游信号传导,从而导致肿瘤血管扩展、扭曲和通透性改变。

肿瘤血管生成是一个极为复杂的过程,涉及受体介导的各类细胞信号通路,以及许多促进/抑制血管生成的因子,这两类因子的平衡状态决定肿瘤组织是否生成新生血管。肿瘤血管生成过程的基本步骤。包括促进与抑制血管生成因子之间的平

衡破坏、血管内皮基底膜水解酶活性上调、内皮细胞向肿瘤周围迁移、腔样血管环的形成、新的基底膜形成。

肿瘤生长时，人体内促进/抑制血管生成因子间的平衡被破坏，启动肿瘤血管新生过程。因此抑制新生血管形成，抑制肿瘤细胞的存活，是抗血管治疗肿瘤的重要策略。抗血管治疗的主要策略包括：① 抑制肿瘤细胞分泌生长因子，以免刺激血管内皮细胞增殖；② 直接抑制促进血管新生的具有酪氨酸激酶活性的受体；③ 抑制血管新生信号通路的下游效应器。

二、抗肿瘤血管生成药物

目前有两种抗血管生成单克隆抗体贝伐珠单抗及雷莫卢单抗，被批准联合化疗一线或二线治疗原位进展或转移的 NSCLC。国产恩度于2005年被国家药品监督管理局批准用于晚期 NSCLC 的一线用药。多种 VEGFR-TKI 治疗 NSCLC 的临床试验均以失败告终，目前仅有安罗替尼在我国被批准用于 NSCLC 的三线治疗，而尼达尼布联合化疗在二线治疗中也显示了良好的生存获益。本章将回顾总结抗血管生成药物单药或与其他抗肿瘤药物联用成功应用于 NSCLC 治疗的临床研究数据。

1 大分子单克隆抗体

1.1 贝伐珠单抗

1.1.1 贝伐珠单抗联合化疗

（1）贝伐珠单抗在一线治疗中的应用 贝伐珠单抗是一种重组人源化抗 VEGF-A 单克隆 IgG1 抗体，可阻断 VEGF-A 与其受体（VEGFR-1 及 VEGFR-2）的结合，是第一种被证明联合化疗能够延长 NSCLC 患者生存期的抗血管生成药物。2004年在 II 期临床试验中报道了紫杉醇＋卡铂（PC方案）化疗联合贝伐珠单抗（15 mg/kg）较单用 PC 方案化疗提高了近一倍的反应率及中位进展时间，但总生存期（OS）无明显统计学差异。在贝伐珠单抗组出现致死性肺出血的风险更高，亚组分析发现与致死性肺出血相关的临床特征包括鳞癌细胞类型、空洞形成、肿瘤中央占位靠近大血管，此后以上特征多被认为是贝伐珠单抗的禁忌证。然而在 IV 期试验（SAiL）及观察性研究（ARIES）中提供的数据认为空洞形成和肿瘤中央占位并不会增加致命肺出血的发生。目前专家们认为鳞癌细胞类型及既往有咯血（> 2 级）史为贝伐珠单抗最主要的禁忌证。基于以上结果，两项大型 III 期临床试验评价了贝伐珠单抗联合含铂双药化疗方案一线治疗进展期非鳞非小细胞肺癌（non-squamous non-small cell lung cancer, nsNSCLC）患者的疗效。在 ECOG4599 研究中继续沿用了 PC 方案，结果证实 PC 方案联合贝伐珠单抗（15 mg/kg）较单用 PC 方案显著延长了 nsNSCLC 患者的 OS（12.3 vs. 10.3 个月，$HR = 0.79$）、无进展生存期（PFS）（6.2 vs. 4.5 个月，$HR = 0.66$）及客观缓解率(ORR)(35% vs. 15%,$P < 0.001$)。贝伐珠单抗组患者总体对药物耐受性良好,但3级及以上的出血事件发生率较单用化疗仍明显增高(4.4% vs. 0.7%),且其他与抑制VEGF通路相关的毒副反应如高血压、蛋白尿、中性粒细胞减少、血小板减少等发生率也相对较高。随后欧洲AVAil试验报道了另一种化疗方案,顺铂+吉西他滨联合贝伐珠单抗(7.5mg/kg或15 mg/kg)较单用化疗同样提高了患者的PFS(7.5 mg/kg:6.7 vs. 6.1个月,$HR= 0.75$;15 mg/kg:6.5 vs. 6.1个月,$HR= 0.82$)及ORR(7.5 mg/kg贝伐珠单抗组 vs. 15 mg/kg贝伐珠单抗组 vs. 安慰剂组:34.1% vs. 30.4% vs. 20.1%),但OS在各组间无明显统计学差异。基于上述结果,该药于2006年被美国FDA批准联合标准化疗一线治疗进展期nsNSCLC。来自中国Ⅲ期试验BEYOND的数据显示在PC方案中加入贝伐珠单抗较单纯化疗用于中国nsNSCLC人群,同样显著延长了PFS(9.2 vs. 6.5个月,$HR= 0.4$)及OS(24.3 vs. 17.7个月,$HR= 0.68$),其结果与全球性研究ECOG4599相似。基于此贝伐珠单抗在中国于2015年被批准用于晚期、转移性或复发性nsNSCLC的一线治疗。一项荟萃分析纳入了4项临床试验共2 194名nsNSCLC患者,分析显示贝伐珠单抗联合一线含铂双药化疗方案较单用化疗显著提高患者的PFS($HR= 0.72$)、OS($HR= 0.90$)。近期,另一项荟萃分析比较了贝伐珠单抗联合含紫杉醇类化疗方案与联合不含紫杉醇化疗方案的疗效差异,共纳入了29项试验包含了5 890名nsNSCLC患者,结果发现两种方案的PFS(6.93 vs. 6.99个月,$P = 0.61$)、OS(14.4 vs. 13.7个月,$P = 0.5$)及ORR(41% vs. 39%,$P = 0.65$)相似。两项大型临床研究(SAiL及ARIES)分析发现与贝伐珠单抗治疗相关的毒副反应包括胃肠道穿孔、出血、动脉血栓栓塞、高血压、肾病综合征、中性粒细胞减少等,并证实了贝伐珠单抗联合含铂化疗方案能够延长nsNSCLC患者的生存期并且安全性良好。

(2)贝伐珠单抗在维持治疗中的应用 关于贝伐珠单抗在nsNSCLC维持治疗中作用的研究,一项对ECOG4599试验的回顾性分析发现,一线治疗结束后未进展的患者继续使用贝伐珠单抗作为维持治疗较不继续使用该药,PFS及OS均有延长。随后在Ⅲ期试验AVAPERL中报道了对顺铂+培美曲塞+贝伐珠单抗一线治疗4周期后未进展的进展期nsNSCLC患者,贝伐珠单抗+培美曲塞较贝伐珠单抗单药维持治疗显著延长了患者PFS(7.4 vs. 3.7个月,$HR= 0.57$),但两组间OS未显示明显统计学差异。另一项Ⅲ期试验POINT BREAK比较培美曲塞+卡铂+贝伐珠单抗一线治疗后以培美曲塞+贝伐珠单抗维持(Pem-CBev组),与紫杉醇+卡铂+贝伐珠单抗一线治疗后以紫杉醇联合贝伐珠单抗维持治疗(PacCBev组)nsNSCLC的疗效差异,发现Pem-CBev组较PacCBev组虽然延长了患者的PFS(6.0 vs. 5.6个月,$P = 0.012$),但OS并无明显差异。另在Ⅲ期P R ONOUNCE试验中,培美曲塞+卡铂一线化疗后以培美曲塞维持治疗,或紫杉醇+卡铂+贝伐珠单抗一线化疗后以贝伐珠单抗维持治疗Ⅳ期nsNSLCL患者,两组间PFS、OS、ORR均无明显统计学差异。总结以上试验结果,何为nsNSCLC维持治疗的最佳方案(化疗药物、贝伐珠单抗或者化疗药物联合贝伐珠单抗)仍尚无定论。一项正在进行的Ⅲ期ECOG5508（NCT01107626）试验,将对卡铂+紫杉醇+贝伐珠单抗一线治疗后未进展NSCLC患者,比较培美曲塞单药vs.贝伐珠单抗单药vs.培美曲塞联合贝伐珠单抗3种方案作为维持治疗的疗效差异,主要研究终点为OS。另一项正在进行的Ⅲ期试验AVaALL将对化疗联合贝伐珠单抗一线治疗后疾病进展的nsNSCLC患者,比较标准二线治疗(培美曲塞、多西他赛或厄洛替尼)联合或不联合贝伐珠单抗的疗效差异,从而进一步探索贝伐珠单抗在二线治疗中的疗效。

1.1.2 贝伐珠单抗联合EGFR-TKI

临床前研究发现表皮生长因子受体(endothelial growth factor receptor，EGFR)信号激活的同时会上调VEGF的表达,且EGFR及VEGF有共同的下游信号通路,提示双重抑制VEGF及EGFR可能提高抗肿瘤治疗的疗效。一系列临床研究发现对未经筛选的nsNSCLC患者,EGFR-TKI厄洛替尼联合贝伐珠单抗疗效并不理想。而在一项Ⅲ期BeTa试验亚组分析中发现对EGFR突变的nsNSCLC患者,厄洛替尼联合贝伐珠单抗较厄洛替尼单药显著延长了PFS(17.1 vs. 9.7个月)。随后在一项Ⅱ期试验JO25567中报道了厄洛替尼联合贝伐珠单抗较厄洛替尼单药一线治疗EGFR突变的Ⅲb/Ⅳ期nsNSCLC,显著提高了患者的PFS(16.0 vs. 9.7个月, $HR = 0.54$),但两组OS并无统计学差异。治疗最常见毒副反应包括皮疹、高血压、蛋白尿,发生率在两组相似,联合治疗并未产生新的毒副反应。另一项Ⅱ期临床研究BELIEF中,贝伐珠单抗联合厄洛替尼一线治疗EGFR突变的NSCLC患者也显示了良好生存获益,一年PFS率为55%,中位PFS为13.2个月,且对EGFR T790M耐药基因突变型患者获益更多,一年PFS率为68%,中位PFS为16个月。基于以上结果,2016年欧洲药品管理局(EMA)批准贝伐珠单抗联合厄洛替尼一线治疗不可切除、转移及复发的EGFR突变的NSCLC患者。

1.1.3 贝伐珠单抗联合免疫抑制剂

一些基础研究数据显示VEGF对肿瘤微环境有着免疫抑制作用,能够强化肿瘤细胞的免疫逃逸能力。研究发现VEGF可抑制树突状细胞(抗原呈递细胞)的功能,抑制T细胞的分化、成熟与浸润,诱导强化多种免疫抑制细胞如调节性T细胞(Tregs)、髓系衍生抑制性细胞(MDSCs)等在肿瘤微环境内的浸润,下调T淋巴细胞由血管渗出所必需的内皮细胞黏附分子的表达与丛聚。同时一些临床前研究发现,抗血管生成药物sunitinib、cabozantinib等的应用能增加 $CD4^+$ 及 $CD8^+$ 细胞的浸润并减少这些细胞表面PD-1的表达,且减少MDSCs及Tregs在肿瘤组织的表达。基于目前nivolumab、pembrolizumab、atezolizumab等免疫抑制剂应用于NSCLC取得的成功,抑制VEGF功能可能进一步增强免疫治疗的疗效。在一项Ⅰ期试验(NCT01454102)中对完成4周期一线标准化疗后的转移性NSCLC患者,评价了nivolumab单药或联合贝伐珠单抗作为维持治疗的疗效差异。试验中共有12例nsNSCLC患者接受nivolumab +贝伐珠单抗、13 例 nsNSCLC 患者接受 nivolumab、8 例鳞癌细胞类型 NSCLC 患者接受 nivolumab，结果显示 3 组 PFS 分别为 37.1 周、21.4 周、16 周，联合治疗组与 nivolumab 单药治疗组 ORR 相似(8% vs. 10%)。两药联合的 PFS 与其他批准用于 NSCLC 维持治疗药物的疗效相似，且无Ⅳ级毒副反应发生珠，Ⅲ级毒副反应发生率亦很低。几项正在进行的试验将进一步评价贝伐珠单抗联合 pembrolizumab (NCT02681549)或 atezolizumab(NCT02366143)用于进展期 NSCLC 的疗效。

1.2 雷莫卢单抗

1.2.1 雷莫卢单抗联合化疗

(1)雷莫卢单抗在一线治疗中的应用　VEGFR-2 目前被认为是 VEGFR 家族在促血管生成过程中最主要的受体，雷莫芦单抗为一种以 VEGFR-2 为靶点的人源化 IgG1 单克隆抗体。两项Ⅱ期试验评价了雷莫卢单抗联合含铂双药化疗作为进展期 NSCLC 一线治疗的疗效。最初一项单臂试验对进展期 NSCLC 患者采用雷莫卢单抗联合紫杉醇 + 卡铂化疗方案作为一线治疗，中位 PFS 及 OS 分别为 7.85 个月及 16.85 个月，与 ECOG4599 中报道的贝伐珠单抗联合化疗的疗效相似。而在另一项试验中，采用培美曲塞 + 铂类(顺铂或卡铂)一线化疗以培美曲塞维持，或培美曲塞 + 铂类 (顺铂或卡铂)+ 雷莫芦单抗一线治疗以培美曲塞 + 雷莫卢单抗维持，两组间 PFS、OS、ORR 并无明显统计学差异。因而雷莫芦单抗作为一线治疗疗效并不理想，但这些结果为后期雷莫芦单抗二线治疗 NSCLC 的临床试验奠定了基础。

(2)雷莫卢单抗在二线治疗中的应用　在Ⅲ期 REVEL 试验中针对一线标准化疗后进展的 NSCLC 患者，采用多西他赛联合雷莫卢单抗或多西他赛单药作为二线治疗直至疾病进展，出现不可耐受毒性或患者死亡。结果显示联用雷莫卢单抗较多西他赛单药显著延长了 OS(10.5 vs. 9.1 个月，$HR = 0.86$)、PFS(4.5 vs. 3.0 个月，$HR = 0.76$) 及 ORR(23% vs. 14%，$P < 0.001$)。使用雷莫卢单抗组微小出血(鼻出血、伤口愈合延迟等)、乏力、中性粒细胞减少及高血压等毒副反应的发生率增高，但并未报道出现致死性肺出血或胃肠道穿孔。值得注意的是不同于贝伐珠单抗的Ⅲ期试验，该试验入组了鳞癌患者(占总入组人数的26%)，这一亚组患者的疗效与安全性分析结果与非鳞癌患者相似。基于该试验结果，雷莫芦单抗成为第一个也是目前唯一被 FDA 及 EMA 批准可同时用于鳞癌和非鳞癌细胞类型 NSCLC 患者二线治疗的抗血管生成药物。

1.2.2 雷莫卢单抗联合 EGFR-TKI

一项 RELAY 试验纳入了 449 名未经治疗的 EGFR 突变转移性 NSCLC 患者，并随机分配接受雷莫昔单抗加厄洛替尼($n = 224$)或安慰剂加厄洛替尼($n = 225$)治疗。中位随访时间为20.7(IQR：15.8~27.2)个月。在初步分析时，雷莫昔单抗联合厄洛替尼组的无进展生存期(19.4 个月，95% CI：15.4~21.6 个月)显著长于安慰剂联合厄洛替尼组(12.4 个月，95% CI：11.0~13.5 个月)，分层危险比为 0.59(95% CI：0.46~0.76，$P < 0.0001$)。在未经治疗的 EGFR 突变转移性 NSCLC 患者中，与安慰剂加厄洛替尼

相比,雷米库单抗加厄洛替尼具有更好的无进展生存率。安全性与晚期肺癌中单个化合物的安全性一致。RELAY方案对于EGFR突变的转移性NSCLC的初始治疗是一种可行的新治疗选择。

1.2.3　雷莫卢单抗联合免疫抑制剂

一项Ⅰ期试验评价了雷莫卢单抗联合pembrolizumab治疗进展期NSCLC、胃食管及膀胱恶性肿瘤的安全性及疗效。当前数据显示两药联合治疗NSCLC的并未出现新的毒副反应并显示了有前景的疗效。目前尚有一项正在进行的临床试验拟评价雷莫卢单抗联合免疫抑制剂MEDI4736二线治疗NSCLC的疗效(NCT02572687)。

2　抗血管小分子酪氨酸激酶抑制剂(VEGFR-TKI)

2.1　尼达尼布

尼达尼布是首个被证实可延长腺癌类型NSCLC患者的OS超过一年的二线治疗药物,是一种三联抗血管生成TKI,能同时阻断VEGFR-2、成纤维生长因子受体(FGFR)及血小板源性生长因子受体(PDGFR)激酶介导的信号转导通路。在一项Ⅱ期试验中对一线或二线治疗失败的进展期NSCLC使用尼达尼布单药治疗,显示PFS为6.9周,OS为21.9周,且在ECOG评分0~1分的亚组中疗效更佳,PFS为11.6周,OS为37.7周,为对比其他VEGFR-TKI的Ⅱ期试验,疗效有明显的提升。在Ⅲ期临床试验LUME-Lung1中针对一线化疗后进展的Ⅲb/Ⅳ期NSCLC患者,应用尼达尼布联合多西他赛对比安慰剂联合多西他赛,延长了主要研究终点PFS(3.4 vs. 2.7个月,$HR = 0.79$),而次要研究终点OS在两组间无明显统计学差异。但亚组分析发现对一线治疗后9个月内疾病进展的腺癌患者,联合尼达尼布显著提高了中位OS(10.9 vs. 7.9个月,$HR = 0.75$),所有腺癌患者中位OS同样显著提高(12.6 vs. 10.3个月,$HR = 0.83$)。试验中Ⅲ级及以上毒副反应更多见于联合治疗组,包括腹泻、可逆性的转氨酶增高,这些毒副反应通过支持治疗或减少给药剂量均可控制。基于该试验结果,尼达尼布被EMA批准联合多西他赛在一线化疗后用于局部晚期、转移或局部复发的腺癌类型NSCLC,但尚未被FDA或其他权威授权机构批准。另一项采用类似试验设计的Ⅲ期试验LUME-Lung2,比较了尼达尼布联合培美曲塞对比安慰剂联合培美曲塞二线治疗进展期NSCLC患者的疗效。结果同样显示联用尼达尼布提高了PFS(4.4 vs. 3.6个月,$HR = 0.83$)、疾病控制率(61% vs. 53%,$P = 0.039$)。但因调查员对试验的不成熟评估,提前结束了试验的入组,使得PFS的差异最终并未能转变为OS获益。试验中可逆性转氨酶升高、腹泻的发生率在尼达尼布组较高,但出血、高血压及血栓栓塞的发生在两组间无明显差异。基于肿瘤分子生物学的进展,一项正在进行的Ⅲ期试验(NCT02299141)将评价尼达尼布对VEGFR1-3、TP53、PDGFR-A、PDGFR-B及FGFR1-3突变的特定NSCLC人群的疗效。

2.2　安罗替尼

安罗替尼是一种新型多靶点酪氨酸激酶抑制剂,能够强效抑制VEGFR、PDG-

FR、FGFR、c-Kit、Met等多个靶点，从而发挥抗肿瘤血管生成和抑制肿瘤生长的作用。

2.2.1 安罗替尼单药

安罗替尼Ⅱ期临床试验显示对晚期复发或转移的NSCLC患者，接受安罗替尼治疗较服用安慰剂可明显延长患者PFS（4.8 vs. 1.2个月）、OS（11.2 vs. 6.3个月）。据此结果，在安罗替尼的Ⅲ期研究中（ALTER0303）以OS作为主要疗效终点，入组437例既往接受过两种以上化疗方案或EGFR/ALK靶向治疗耐药、不耐受的晚期NSCLC患者，随机接受安罗替尼（$n = 294$）或安慰剂（n = 143）治疗，直至疾病进展或出现不可耐受的毒性。相比较安慰剂组，安罗替尼组显著延长了OS（9.6 vs. 6.3个月，$P = 0.0018$），且PFS（5.4 vs. 1.4个月，$P < 0.0001$）、ORR（9.2% vs. 0.7%，$P < 0.0001$）和疾疾病控制率（DCR）（81.0% vs. 37.1%，$P < 0.0001$）等次要终点上也均显著优于对照组。且安罗替尼显示了良好的安全性与耐受性，毒副反应的发生率与对照组相似。2017年底我国批准安罗替尼用于晚期NSCLC患者的三线治疗。

2.2.2 安罗替尼联合免疫治疗

信迪利单抗联合安罗替尼一线治疗驱动基因阴性晚期NSCLC的ORR为72.7%（95% CI：49.8%~89.3%），DCR为100%（95% CI：84.6%~100%），中位PFS为15个月（95% CI：8.3个月~NR），12个月的PFS率为71.4%（95% CI：47.2%~86.0%），OS数据尚未成熟，预估的12个月OS率为95.5%（95% CI：71.9%~99.3%）整体安全性良好，长期随访未发现不可预期毒副反应。

2.2.3 安罗替尼联合放疗

VEGFR-TKI联合放射治疗长程放疗会增加血管内皮生长因子表达，使肿瘤产生放射抵抗，影响疗效，而VEGFR-TKI可下调血管内皮生长因子核糖核酸及蛋白的表达，发挥放疗增敏的作用。一项安罗替尼联合放疗治疗NSCLC伴脑转移患者的小样本（40例）临床分析表明，安罗替尼联合放疗组ORR及DCR分别为60.00%和90.00%，单纯放疗组为35.55%和55.00%（$P<0.05$）。同时有研究表明，安罗替尼辅助脑放疗，通过时机的选择可提高NSCLC脑转移患者的疗效并延长患者生存期。

2.3 阿帕替尼

阿帕替尼是VEGFR-2的口服抑制剂，可以通过抑制ABCB1和ABCBG2等外排泵来逆转P-糖蛋白（P-glycoprotein，ABCB1）和乳腺癌耐药蛋白（breast cancer-resistance protein，BCRP/ABCG2）介导的多种耐药，从而降低对常规化疗药物的耐药性。2012年中国临床肿瘤学会（Chinese Society of Clinical Oncology，CSCO）发布了阿帕替尼对比安慰剂三线治疗晚期非鳞NSCLC的Ⅱ期

随机对照研究，结果显示，阿帕替尼组对比安慰剂组PFS为4.7 vs. 1.9个月（$HR = 0.278$，$P < 0.0001$），且ORR和疾病控制率DCR均显著优于安慰剂组。在一项小样本回顾性研究中，评估了阿帕替尼对于一线或二线治疗失败的NSCLC患者也可以带来生存获益（PFS为4个月，DCR为61.67%）。也有研究表明对于存在KRAS突

变的晚期肺腺癌患者三线应用阿帕替尼也可获益。阿帕替尼虽在晚期肺癌多线治疗后取得了一定的效果,但阿帕替尼最适用药剂量与疗效间的关系还需要进一步探索。

ACTIVE 研究是首个评估口服小分子 VEGFR2-TKI 联合 EGFR-TKI 用于 EGFR 突变非鳞非小细胞肺癌患者一线治疗的 III 期临床研究,阿帕替尼联合吉非替尼对比吉非替尼单药显著延长了 PFS。阿帕替尼联合吉非替尼的安全性特征与这两种药物的已知特征相似,没有发现新的安全性信号,并且毒性是可管理、可耐受的。探索性生物标志物的分析显示,TP53 突变的患者可能更能从阿帕替尼联合吉非替尼治疗方案中获益,联合组和单药组患者在疾病进展后,T790M 突变比例是相似的,阿帕替尼联合吉非替尼方案为 EGFR 突变非鳞 NSCLC 患者一线治疗提供了新选择,双口服药方案为需要长期用药的患者提供了便利。

2.4　法米替尼

法米替尼是一种新型口服多靶点酪氨酸激酶抑制剂针对 VEGFR2、PDGFR、c-kit、FMS-like 酪氨酸激酶 3 受体和原癌基因酪氨酸激酶受体,具有抗增殖和抑制血管生成的双重抗肿瘤作用,在 I 期的研究中显示出对多种实体肿瘤均有效果,法米替尼在非小细胞肺癌患者中单药及联合使用的 II 期研究正在进行。

2.5　呋喹替尼

呋喹替尼是新一代小分子 VEGFR1-3 抑制剂,可抑制 VEGF 诱导的 VEGFR2 磷酸化、内皮细胞增殖、体外小管形成和非组织 VEGFR2 磷酸化。一项在国内开展的呋喹替尼治疗晚期非鳞 NSCLC 的随机 II 期研究(NCT02590965)中,单药呋喹替尼组 PFS 明显优于安慰剂组(3.8 vs. 1.1 个月,$P < 0.001$),提示呋喹替尼将来有可能成为晚期 NSCLC 患者标准的三线治疗方案。

2.6　索拉非尼

索拉非尼是靶向于 VEGFR2-3、PDGFRβ、KIT 等的多靶点 TKI,一项治疗 NSCLC 的随机安慰剂对照 III 期试验(MISSION)中,索拉非尼作为三/四线治疗尽管 PFS 稍增加(2.8 vs. 1.4 个月,$P < 0.000\,1$),但不能显著增加患者的 OS(8.2 vs. 8.3 个月,$P = 0.47$)。虽然索拉非尼单药用于 NSCLC 的试验结果不尽人意,但后续索拉非尼与化疗联合治疗 NSCLC 的试验数据仍取得不错结果,仍可以期待后续联合治疗后的进展。

2.7　阿柏西普

阿柏西普是一种可高亲和性的与 VEGF-A、VEGF-B、胎盘生长因子-1、胎盘生长因子-2 结合的重组人融合蛋白。关于阿柏西普联合多西他赛与多西他赛单药治疗铂类药物化疗后进展的晚期或转移性 NSCLC 患者的 VITAL 研究结果提示,阿柏西普与标准多西他赛治疗方案联合使用,不能够延长患者的 OS。在其探索性分析中,阿柏西普组患者的 PFS 得到延长。因此,有关阿柏西普在晚期 NSCLC 中的作用尚有待于更多临床研究来进一步证实。

3 泛靶点抗血管生成药物恩度

恩度是我国自主研发的一种重组人血管内皮抑素,能特异性抑制内皮细胞的增殖迁移并诱导其凋亡,发挥抗肿瘤血管生成作用。

3.1 恩度联合化疗

基于一项我国进行的Ⅲ期试验,恩度联合长春瑞滨 + 顺铂(NP方案)较单用NP显著提高了初治进展期 NSCLC 患者的无疾病进展时间及 ORR,恩度于 2005 年被国家药品监督管理局推荐用于晚期 NSCLC 的一线用药。后续随访结果显示试验组较对照组中位 OS 延长了 4.0 个月(13.75 vs. 9.75 个月),进一步证实了恩度联合 NP 方案的疗效。之后两项Ⅱ期试验中评价了恩度联合紫杉醇 + 卡铂方案或吉西他滨 + 顺铂方案的疗效,结果显示试验组较对照组并未能显著提高患者的 OS 及 PFS。在一项回顾性分析显示含铂双药化疗联合恩度长期治疗组(≥ 4 周期)患者的 ORR、非小细胞肺癌抗血管生成治疗研究进展 PFS 及 OS 均优于短期治疗组(1~4 周期),表明恩度联合化疗一线治疗晚期 NSCLC 疗效与疗程呈正相关,并未增加毒副反应。近期一项研究评价了恩度联合 EGFR-TKI 类药物 icotinib 治疗 EGFR 突变的 NSCLC 患者的疗效,目前结果显示 24 周治疗后 ORR 为 60%,肿瘤体积缩小 32.5%,联合用药并未出现新发或严重毒副反应。

3.2 恩度联合免疫治疗

恩度联合化疗±PD-1 抗体一线治疗驱动基因突变阴性晚期非鳞 NSCLC 对照临床研究(ENPOWER 研究),试验组恩度联合化疗和信迪利单抗 ORR 为 72%、DCR 为 82%,对照组恩度联合化疗 ORR 为 66%、DCR 为 75%,阶段性研究结果显示恩度与卡铂或顺铂+培美曲塞联合信迪利单抗一线治疗驱动基因突变阴性晚期非鳞状非小细胞肺癌具有缓解率更高的趋势。

三、抗血管生成药物的不良反应

多数小分子抗血管生成药物常见不良反应包括高血压、皮疹、出血、手足综合征、乏力及相关肝肾毒性等,不同 VEGFR-TKI 相关不良反应略有差异,同时与化疗、靶向及免疫治疗等联合治疗时,不良反应也各有不同。

1 VEGFR-TKI 单药治疗相关不良反应

在 ALTER0303 研究中,应用安罗替尼单药咯血发生率为 20.4%,3 级 AE 发生率为 3.1%,未发现严重出血及治疗相关 AE 导致的死亡。不同药物的 AE 的侧重点亦不同,且 VEGFR-TKI 用药剂量与 AE 发生率及疗效之间的关系仍需后续进一步临床试验明确。

2 VEGFR-TKI联合治疗相关不良反应

在LUME-Lung2研究中,与安慰剂组相比,尼达尼布联合培美曲塞组的常见的3级及以上不良反应为肝功能损伤及腹泻发生率增加,但高血压、出血等风险没有差异。一项研究安罗替尼联合厄洛替尼一线NSCLC治疗的小样本临床试验中,皮疹(17.24%)的3级不良事件发生率很高,同时在所有患者中均观察到1~4级高血压。一项信迪利单抗和联合安罗替尼一线治疗晚期NSCLC的试验中,最常见的不良反应是高血压,≥3级治疗相关不良反应发生率为27.3%。由此可见,当VEGFR-TKI与其他治疗方式联合时,不良反应类型也不尽相同,如何抉择具体联合的方式及联合剂量,仍需未来进一步研究。

四、抗血管生成治疗的耐药机制

伴随着抗肿瘤血管生成药物在临床上的广泛应用,部分患者出现了耐药现象,有关抗肿瘤血管治疗的耐药机制研究逐渐成为新的热点。目前发现的耐药机制有以下六大类:① 其他促血管生成因子的表达 VEGF是参与血管生成的主要因子,能刺激血管内皮细胞增殖,促进体内新血管生成。胎盘生长因子(placenta growth factor, PLGF)、FGF、PDGF、肿瘤坏死因子-α(tumor necrosis factor-α, TNF-α)等其他促血管生成因子可通过与内皮细胞或其上的受体作用促进内皮细胞的迁移、增殖等活性。当药物阻断VEGF/VEGFR参与的信号通路时,其他血管生长因子介导的信号通路可能被激活,从而导致肿瘤复发。多种血管生成信号传导途径的激活可导致肿瘤细胞抵抗抗血管生成疗法;② 基质细胞通过促血管生成因子介导耐药。其确切机制还不完全清楚,但是基质细胞可以通过分泌生长因子来促进肿瘤血管或肿瘤细胞的存活;③ 肿瘤血管的异质性。肿瘤血管系统对抗血管生成治疗的反应是不均一的,其中一些血管是敏感的,而另一些是具有抵抗性的。VEGF靶向治疗抑制新生肿瘤血管的生长,但是对更成熟的肿瘤血管系统疗效有限;④ 肿瘤细胞耐受;⑤ 肿瘤缺氧环境。缺氧可能导致血管重构(vascular remodeling, VR),重构的中心血管管腔直径增大,血管壁细胞增殖,ephrinB2等因子表达增加,重构的血管的稳定性增加,重建肿瘤血运。同时肿瘤微环境缺氧区域的增加,会增加肿瘤干细胞数量,有助于克服缺氧所致的营养不良,并通过增殖、侵袭、扩散、转移等途径逃避恶劣的微环境,产生耐药。缺氧诱导因子(hypoxia inducible factors, HIFs)是一类氧依赖转录激活因子,可促使肿瘤细胞适应缺氧环境,有研究表明其可调控与肿瘤细胞侵袭和转移相关的基因。缺氧与蛋白激酶B(serine/threonine protein kinase, Akt)活性之间存在一定的联系。相关研究表明,在缺氧的细胞中Akt被激活,从而促进细胞生存和肿瘤发生;⑥其他血管形成机制:套叠性微血管生长、肾小球样血管生成、血管生成拟态、循环血管生成、血管共选择等。如何根据以上机制去克服耐药,是需要进一步探索的难题,基于目前的研究,液体活检可能是未来的发展方向。

五、抗血管治疗的生物标志物

抗血管生成药物的抗肿瘤机制与化疗药物不同,细胞毒药物的生物标志物对抗血管生成药物来说未必适用,因此寻找和选择有关的生物标志物对于抗血管生成治疗来说十分必要。目前一些与血管生成相关的蛋白质、内皮细胞、微血管密度等已在抗肿瘤血管生成的研究中越来越受到重视。在临床研究中,生物标志物是指可以定量测定的,与疾病发生、发展密切相关的各种细胞学、生物学、生物化学或影像学指标。生物标志物可以帮助确认药物研制的新靶点,用作肿瘤分期、疾病诊断和预后评价的参数,还可以作为评价药物治疗效果的替代指标,提供治疗指导。

1 抗血管生成治疗相关的生物标志物分类

1.1 血管生成相关蛋白质

目前临床上应用的大部分抗血管生成药物以 VEGF 信号转导通路为靶点,因此,可以通过测定与 VEGF 信号通路的水平和活力有关的生物标志物得到相应的药效学信息。在许多实体瘤患者的血清和血浆中都能检测到 VEGF 蛋白,血液循环中高水平的 VEGF 与肿瘤的发生和进展阶段相关。

1.2 循环中的内皮细胞

血管生成依赖于内皮细胞在原位增殖(血管出芽式生长)或者是骨髓募集新的内皮细胞来形成血管。血管的出芽式生长可以用肿瘤组织切除术或活体组织检查的方法检测到。骨髓来源的内皮细胞募集可以通过测定循环中内皮细胞(circulating endothelial cells, CEC)以及循环中内皮祖细胞(circulating endothelial progenitor cells, CEP)的水平而测定到。循环中有活力的内皮细胞减少或者无活力的内皮细胞增多(总的 CEC 数量与基线值相比增加),可以作为抗血管生成治疗药效的早期生物标志物。然而,CEC、血管生成因子以及血管生成抑制剂之间的相互作用是复杂的,目前 CEC 的调节机制和它们在血管生成中扮演角色的研究还在初始阶段,还需要进一步的研究才能更加明确 CEC 和 CEP 作为抗血管生成治疗生物标志物的应用价值。

1.3 微血管密度

肿瘤中血管的定量被认为是一种重要的独立的预后指标。恶性肿瘤血管生成的数量可通过测定微血管密度(microvessel density, MVD)进行评估。肿瘤 MVD 是利用对内皮细胞抗原的免疫组化技术对肿瘤血管进行测量,可直接量化反映肿瘤血管生成的程度。目前 MVD 作为恶性肿瘤的诊断、预后评估和分层治疗的客观指标被广泛使用。

2　生物标志物的检测

2.1　生化检测

循环中与血管生成相关的因子等可用酶联免疫吸附检测法(enzyme-linked im-munosorbent assay，ELISA)进行检测，因其具有灵敏度高、特异性强、操作简单、易于组装试剂盒等优点，已广泛应用于医学、生物学的各个领域，成为进行基础医学研究及医学检验的重要技术手段。肿瘤患者血浆或血清中VEGF、bFGF、ECGF等都可以用该方法检测。CEC常采用流式细胞仪检测的方法进行测定能同时表达CD31、CD146和CD144的细胞视作CEC细胞，用流式细胞仪检测CEC灵敏度和重现性很好。MVD一般采用免疫组化技术，标记内皮细胞上某些特异性抗体。CD105与活性血管生成有密切联系，特异性好，是反映肿瘤新生血管的较好指标。ALTER0303试验确定了激活的循环内皮细胞(activated circulating vascular endothelial cells，aCECs)是安罗替尼治疗期间预测PFS的潜在生物标志物。同时一项基于患者循环DNA的研究确立了3个预测指标：胚系和体系细胞突变负荷(G+S MB)、非同义和同义突变负荷(N+S MB)、循环DNA的不利突变评分(unfavorable mutation scale，UMS)。并且建立了预测模型，即肿瘤突变指数(tumor mutation index，TMI)，结果显示：G+S MB及N+S MB较低患者对安罗替尼的敏感性均高于突变负荷高的患者；TMI越低越可能从安罗替尼中获益。且ARID1A和BRCA2的获得性突变可能与安罗替尼获得性耐药性相关。同时存在IDH1外显子4突变可能使安罗替尼治疗的获益降低。一项临床前研究发现microRNA-6077可通过抑制葡萄糖转运蛋1(glucose transporter 1，GLUT1)表达，增强肺腺癌细胞对安罗替尼的敏感性。

2.2　血管成像

在肿瘤生长过程中出现大量的新生血管，将引起血容积、灌注量及毛细血管通透性的改变，这些构成了影像学异常成像的基础。抗血管生成治疗以肿瘤血管为靶标的治疗过程中，运用成像技术对肿瘤血液动力学的改变进行评价，能得到可靠的、可用于分析抗血管生成疗效的生物标志物。血管成像技术与免疫组化测定相比，具有无创、在活体上可重复进行、能减少观测者偏差的优点。血管成像技术可以评价肿瘤血管生成，同时还能测定细胞毒药物治疗的客观缓解率。在抗血管生成药物与细胞毒药物联合应用时，运用血管成像技术能很方便地同时测定肿瘤血管供应(抗血管生成治疗疗效的标志物)和肿瘤大小(细胞毒药物疗效的标志物)。临床上，与抗血管生成治疗相关的成像技术有3种：动态增强磁共振(DCE-MRI)，动态增强CT扫描以及正电子发射断层扫描(PET)。DCE-MRI还可以测定与肿瘤血管生成有关的参数，包括血流量、毛细血管通透性、毛细血管表面积等。许多抗血管生成药物的药效，包括贝伐珠单抗、瓦他拉尼、ZD6126(与微管蛋白结合的血管破坏剂)和AG-013736(VEGF受体、血小板衍生生长因子受体酪氨酸激酶小分子抑制剂)，在Ⅰ期和Ⅱ期临床试验中用DCE-MRI得到了确证。在应用上述几个药物之后，DCE-MRI观测到肿瘤血供都表现出一种早期的(在数小时或数天内)、剂量依赖性的变化,表明该方法有可能成为判断疗效的早期标志物,并且有助于确定药物应用的最佳剂量。动态增强CT扫描可以定量观测/检测肿瘤灌注、血容量、平均通过时间和毛细血管通透分数等参数。PET扫描可用来观测经标记的血管生成抑制剂的药动学。Willett等用^{18}F-FDG标记的PET对肿瘤的代谢进行研究,12 d内FDG摄取未显示出预计中的变化,仅在治疗结束后6~7周进行第二次测定时才出现FDG摄取减少。初步的试验数据提示FDG-PET的变化不够敏感,PET是否是评价抗血管生成治疗效果的最好方法需进一步确证。总的来说,高敏感的血管成像技术是显示抗血管生成治疗后肿瘤血管变化的有效方法,然而还需要更多的试验数据来证明治疗后的血管变化与患者的生存率具有相关性。

VEGF通路在NSCLC血管生成过程中发挥了关键作用,多种以该通路不同成分为靶点的抗血管生成药物相继被研发。目前有贝伐珠单抗联合卡铂/紫杉醇作为一线治疗,恩度于2005年被国家药品监督管理局批准用于晚期NSCLC的一线用药,雷莫卢单抗联合多西他赛作为二线治疗被证实能够提高进展期NSCLC患者的OS,安罗替尼于2017年底于中国被批准与晚期NSCLC患者的三线治疗。在未来还会有更多抗血管生成药物将会用于NSCLC的治疗,同时还有很多问题需要解决。① 小分子抗血管生成药物副作用相对较小,患者耐受好,其一线、二线的联合治疗模式是否能够使患者更加获益、联合治疗模式中最合适的剂量和给药时序等问题有待进一步临床试验验证;② 多种血管生成信号传导途径的激活可导致肿瘤细胞抵抗抗血管生成疗法,造成单靶点药物耐药。因此克服耐药的关键在于明确"旁路激活"和多靶点的同时抑制,探索明确耐药原因及克服耐药的方法还需要进一步努力;③ NSCLC中与抗血管生成药物疗效有关的生物标志物的探索仍处于起步阶段,因此如何筛选抗血管治疗优势人群、实现精准治疗也是后续需要研究的重点。或许,一些肿瘤内血流灌注指标也可以作为疗效预测指标;④ 抗血管生成药物对作用血管的选择性欠佳,对于机体正常血管也存在一定损伤,开发特异性针对肿瘤血管及血管生成驱动基因的药物或许是抗血管生成药物未来研发的方向。

主要参考文献

[1] Krzy winska E, Kantari-Mimoun C, Kerdiles Y, et al. Loss of HIF1alpha in natural killer cells inhibits tumour growth by stimulating nonproductive angiogenesis[J]. Nat Commun, 2017, 8(1): 1597.

[2] Eswarappa S M, Fox P L. Antiangiogenic VEGF-Ax: A New Participant in Tumor Angiogenesis

[J]. Cancer Res. 2015, 75(14): 2765-2769.

[3] Johnson D H, Fehrenbacher L, Novotny W F, et al. Randomized phase II trial comparing beva-cizumab plus carboplatin and paclitaxel with carboplatin and paclitaxel alone in previously un-treated locally advanced or metastatic non-small cell lung cancer[J]. J Clin Oncol, 2004, 22 (11): 2184-2191.

[4] Crino L, Dansin E, Garrido P, et al. Safety and efficacy of first-line bevacizumab-based therapy in advanced non-squamous non-small cell lung cancer (SAiL, MO19390): A phase 4 study[J]. Lancet Oncol, 2010, 11(8): 733-740.

[5] Reck M, Barlesi F, Crino L, et al. Predicting and managing the risk of pulmonary haemorrhage in patients with NSCLC treated with bevacizumab: A consensus report from a panel of experts[J]. Ann Oncol, 2012, 23(5): 1111-1120.

[6] Sandler A, Gray R, Perry M C, et al. Paclitaxel-carboplatin alone or with bevacizumab for non-small cell lung cancer[J]. N Engl J Med, 2006, 355(24): 2542-2550.

[7] Barlesi F, Scherpereel A, Rittmeyer A, et al. Randomized phase III trial of maintenance bevaci-zumab with or without pemetrexed after first-line induction with bevacizumab, cisplatin, and pemetrexed in advanced nonsquamous non-small cell lung cancer: AVAPERL (MO22089)[J]. J Clin Oncol, 2013, 31(24): 3004-3011.

[8] Patel J D, Socinski M A, Garon E B, et al. Pointbreak: A randomized phase III study of peme-trexed plus carboplatin and bevacizumab followed by maintenance pemetrexed and bevacizumab versus paclitaxel plus carboplatin and bevacizumab followed by maintenance bevacizumab in pa-tients with stage IIIb or IV nonsquamous non-small cell lung cancer[J]. J Clin Oncol, 2013, 31 (34): 4349-4357.

[9] Herbst R S, Ansari R, Bustin F, et al. Efficacy of bevacizumab plus erlotinib versus erlotinib alone in advanced non-small cell lung cancer after failure of standard first-line chemotherapy (BeTa): A double-blind, placebo-controlled, phase 3 trial[J]. Lancet, 2011, 377(9780): 1846-1854.

[10] Rosell R, Dafni U, Felip E, et al. Erlotinib and bevacizumab in patients with advanced non-small cell lung cancer and activating EGFR mutations (BELIEF): An international, multicenter, single-arm, phase 2 trial[J]. Lancet Respir Med, 2017, 5(5): 435-444.

[11] Kwilas A R, Donahue R N, Tsang K Y, et al. Immune consequences of tyrosine kinase inhibitors that synergize with cancer immunotherapy[J]. Cancer Cell Microenviron, 2015, 2(1): e677.

[12] Doebele R C, Spigel D, Tehfe M, et al. Phase 2, randomized, open-label study of ramucirumab in combination with first-line pemetrexed and platinum chemotherapy in patients with nonsqua-mous, advanced /metastatic non-small cell lung cancer[J]. Cancer, 2015, 121(6): 883-892.

[13] Garon E B, Ciuleanu T E, Arrieta E, et al. Ramucirumab plus docetaxel versus placebo plus docetaxel for second-line treatment of stage IV non-small cell lung cancer after disease progres-sion on platinum-based therapy (REVEL): A multicenter, double-blind, randomised phase 3 tri-al[J]. Lancet, 2014, 384(9944): 665-673.

［14］ Garon E B，Reck M，Paz-Ares L，et al. Treatment rationale and study design for the RELAY Study: A multicenter, randomized, double-blind study of erlotinib with ramucirumab or placebo in patients with epidermal growth factor receptor mutation-positive metastatic non-small cell lung cancer［J］. Clin Lung Cancer, 2017, 18(1): 96-99.

［15］ Wang J，Sun Y，Liu Y，et al. Results of randomized, multicenter, double-blind phase III trial of rh-endostatin (YH-16) in treatment of advanced non-small cell lung cancer patients［J］. Chin J Oncol, 2005, 8(4): 283-290.

［16］ Zhao Q，Peng L，Chen F，et al. Icotinib and rh-endostatin as first line therapy in advanced non small cell line cancer patients harboring activating epidermal growth factor receptor mutations［J］. J Clin Oncol, 2016, 34(15): e20074.

［17］ Reck M，Kaiser R，Mellemgaard A，et al. Docetaxel plus nintedanib versus docetaxel plus placebo in patients with previously treated non-small cell lung cancer (LUME-Lung 1): A phase 3, double-blind, randomised controlled trial［J］. Lancet Oncol, 2014, 15(2): 143-155.

［18］ Popat S，Mellemgaard A，Fahrbach K，et al. Nintedanib plus docetaxel as second-line therapy in patients with non-small cell lung cancer: A network meta-analysis［J］. Future Oncol, 2015, 11(3): 409-420.

［19］ Sun Y，Niu W，Du F，et al. Safety, pharmacokinetics, and antitumor properties of anlotinib, an oral multi-target tyrosine kinase inhibitor, in patients with advanced refractory solid tumors［J］. J Hematol Oncol, 2016, 9(1): 105.

［20］ Lu S，Chang J，Liu X，et al. Randomized, double-blind, placebocontrolled, multicenter phase II study of fruquintinib after two prior chemotherapy regimens in Chinese patients with advanced nonsquamous nonsmall-cell lung cancer［J］. J Clin Oncol, 2018, 36(12): 1207-1217.

［21］ Ciardiello F，Caputo R，Damiano V，et al. Antitumor effects of ZD6474, a small molecule vascular endothelial growth factor receptor tyrosine kinase inhibitor, with additional activity against epidermal growth factor receptor tyrosine kinase［J］. Clin Cancer Res, 2003, 9(4): 1546-1556.

［22］ Jung Y D，Mansfield P F，Akagi M，et al. Effects of combination antivascular endothelial growth factor receptor and anti-epidermal growth factor receptor therapies on the growth of gastric cancer in a nude mouse model［J］. Eur J Cancer, 2002, 38(8): 1133-1140.

［23］ Lu J，Zhong H，Wu J，et al. Circulating DNA-based sequencing guided anlotinib therapy in non-small cell lung cancer［J］. Adv Sci, 2019, 6(19): 1900721.

［24］ Ma D B，Qin M M，Shi L，et al. MicroRNA-6077 enhances the sensitivity of patients-derived lung adenocarcinoma cells to anlotinib by repressing the activation of glucose transporter 1 pathway［J］. Cell Signal, 2019, 64: 109391.

［25］ Laking G R，West C，Buckley D L，et al. Imaging vascular physiology to monitor cancer treatment［J］. Crit Rev Oncol Hematol, 2006, 58: 95-110.

（陈文彬　王福予　陈声池）

第27章
非小细胞肺癌脑转移治疗

肺癌是我国发病率和死亡率最高的恶性肿瘤之一。2019年国家癌症中心发布数据,2015年中国新发肺癌病例约为78.7万例,发病率为57.26/10万,为恶性肿瘤发病率第一位;2015年中国肺癌死亡病例约为63.1万例,死亡率为45.87/10万,为恶性肿瘤死亡率的第1位。非小细胞肺癌(NSCLC)的患者25%~40%会发生脑转移,一旦出现脑转移,则预示其预后极差,5年生存率低于5%。近年来,随着内外科及放射治疗等手段和技术的进步,特别是放射治疗技术的进步及分子靶向治疗、免疫治疗等新疗法的迅速发展及临床应用,我国NSCLC脑转移的治疗水平在不断提高,为了进一步提高患者的生存时间及生活质量,做好肺癌脑转移相关规范化治疗至关重要。

一、非小细胞肺癌脑转移的流行病学

脑转移性肿瘤包括脑实质转移以及脑膜转移,其中脑实质转移瘤最常见的发生部位为大脑半球,其次为小脑和脑干;脑膜转移发生较少,但预后差。近年来,诊疗技术不断发展,使肺癌患者生存期有所延长,从而导致脑转移的发生和诊断率也逐年升高。脑转移的发生率与肺癌组织学类型不同而存在差异,依据美国医疗保险监督、流行病学和最终结果(Surveillance, Epidemiology, and End Results, SEER)数据库的一项长期随访结果显示,在非转移性NSCLC中,肺腺癌、鳞癌及大细胞癌发生脑转移的风险分别为11%、6%及12%,脑转移严重影响了患者生存及生活质量。

二、非小细胞肺癌脑转移的临床表现及辅助检查

1 临床表现

1.1 脑实质转移

脑实质转移瘤的临床表现主要包括共性的颅内压增高及局灶性症状和体征。脑实质转移的临床症状多变,大多数是因为逐渐增大增多的转移灶及其伴发的水肿而出现症状。瘤内出血、梗阻性脑积水或肿瘤细胞栓塞也会引起症状,但较为

少见。

1.1.1　颅内压增高

颅内压增高的症状和体征主要表现为头痛、呕吐和视神经乳头水肿。约40%~50%的脑转移患者会出现头痛,存在多发病灶或颅后窝病灶时,头痛的发生率更高,还可出现视力减退、复视、头晕、意识障碍等症状。

1.1.2　症状和体征

大脑半球功能区附近的转移瘤早期可出现局部刺激症状,晚期则出现神经功能破坏性症状,且不同部位肿瘤可产生不同的定位症状和体征,包括:① 精神症状,常见于额叶肿瘤的;② 癫痫发作,额叶肿瘤较多见,其次为颞叶、顶叶肿瘤;③ 感觉障碍症状,顶叶转移瘤常见的;④ 运动障碍;⑤ 失语症,优势大脑半球语言中枢转移瘤导致;⑥ 视野损害,主要由于枕叶、顶叶及颞叶深部肿瘤因累及视辐射而引起;另外丘脑转移瘤可产生丘脑综合征等。

小脑转移瘤的临床表现:① 小脑半球肿瘤可导致出现爆破性语言、眼球震颤、患侧肢体协调动作障碍、同侧肌张力减低、腱反射迟钝、易向患侧倾倒等;② 小脑蚓部肿瘤主要导致为步态不稳、行走困难和站立时向后倾倒;③ 肿瘤阻塞第四脑室的早期即出现脑积水及颅内压增高表现。脑干转移瘤大都出现交叉性瘫痪,即病灶侧脑神经周围性瘫痪和对侧肢体中枢性瘫痪及感觉障碍。

1.2　脑膜转移

脑膜转移的临床表现也常常因侵犯部位不同而复杂多变,缺乏特异性,有时较难与脑实质转移相鉴别。其主要临床表现有:① 脑实质受累及脑膜刺激表现;② 颅神经受累表现;③ 颅内压增高表现(头痛、呕吐、视神经乳头水肿)和脑积水压迫脑组织引起的进行性脑功能障碍表现(智力障碍、步行障碍、尿失禁等);④ 如同时伴有脊膜播散则还可出现脊髓和脊神经根刺激表现,这些也有助于脑膜转移的诊断。

2　辅助检查

2.1　头颅磁共振成像

头颅磁共振成像(MRI)在NSCLC脑转移的诊断、疗效评价及随访中均具有重要作用。头颅MRI平扫一般表现为T1中低、T2中高异常信号,病灶周围水肿,增强扫描后可见较明显强化,因其软组织分辨率搞,对比度好,相比较于增强CT,增强MRI在微小病灶、水肿和脑膜转移方面更加敏感,尤其是在后颅窝、颅底、颅顶等特殊部位的病灶,因此MRI应为首选的影像学检查方法

2.2　头颅计算机断层扫描

头颅计算机断层扫描(CT)平扫时脑转移瘤多表现为等密度或低密度,少数为高密度灶;典型脑转移瘤在增强CT上强化明显,周围可见水肿。在存在MRI检查禁忌或无条件行MRI检查的患者应行CT检查。

2.3 正电子发射计算机断层扫描

正电子发射计算机断层扫描(PET-CT)由于正常脑组织对^{18}F-脱氧葡萄糖(^{18}F-fluorodeoxyglucose, ^{18}F-FDG)呈高摄取,故FDG PET-CT对脑转移瘤,尤其是小的脑转移灶不敏感,应结合头颅MRI或增强CT扫描增加检出率。

2.4 腰椎穿刺及脑脊液检查

腰椎穿刺可行脑脊液压力检测,收集脑脊液并完善脑脊液常规、生化及细胞学病理诊断检查,脑转移尤其是脑膜转移的患者可出现脑脊液压力增高、蛋白含量增高,如细胞学检查见癌细胞可明确诊断。

2.5 血清肿瘤标志物

NSCLC相关的血清肿瘤标志物包括癌胚抗原、细胞角蛋白片段19、鳞状上皮细胞癌抗原等,可作为评估疗效以及监测病情变化的辅助指标。

2.6 分子病理检测

对于晚期腺癌或含腺癌成分的NSCLC,应在诊断的同时常规进行表皮生长因子受体(EGFR)基因突变和间变性淋巴瘤激酶(ALK)融合基因等的检测。脑脊液标本经细胞学病理诊断后,如查见癌细胞,可以应用脑脊液标本中癌细胞和/或无细胞脑脊液作为基因检测的标本。

三、非小细胞肺癌脑转移的治疗

NSCLC脑转移患者的治疗应该在全身治疗的基础上,进行针对脑转移的治疗,局部治疗包括手术、全脑放疗(WBRT)、立体定向放射治疗(SRT)等,全身治疗包括化疗、分子靶向治疗以及免疫治疗等,治疗的目的是为了提高疾病控制率、提高生活质量,最大限度地延长患者生存时间。

对于无症状的NSCLC脑转移患者,可先行全身治疗,包括:① *EGFR*基因敏感突变阳性的患者优先推荐第三代和第一代表皮生长因子受体酪氨酸激酶抑制剂(epidermal growth factor receptor-tyrosine kinase inhibitors, EGFR-TKI)治疗,如奥希替尼、阿美替尼、吉非替尼、厄洛替尼等;*ALK*融合基因阳性的患者优先推荐第二代间变性淋巴瘤激酶融合基因酪氨酸激酶抑制剂(anaplastic lymphoma kinase-tyrosine kinase inhibitors, ALK-TKI)治疗,如阿来替尼、塞瑞替尼、恩莎替尼等,第一代 ALK-TKI 作为可选方案,如克唑替尼;*ROS*1融合基因阳性患者推荐 ROS1 酪氨酸激酶抑制剂克唑替尼治疗。② *EGFR*基因敏感突变阴性、*ALK*融合基因阴性、*ROS*1融合基因阴性等驱动基因阴性,或表达状况未知并伴有脑转移的患者,应行化疗、免疫治疗等。

对于有症状脑转移而颅外病灶稳定的NSCLC患者,应在全身治疗的基础上积极进行局部治疗。如脑转移瘤数目≤3个,可采用以下治疗方案:① 手术切除脑转移瘤;② SRT;③ SRT 联合 WBRT。如脑转移瘤数目>3 个,可行 WBRT 或 SRT。

1　手术治疗

随着技术的进步及并发症的降低,手术治疗已成为 NSCLC 脑转移治疗的重要手段之一。其优点在于全部切除转移瘤,可迅速有效缓解颅内压迫症状,消除转移灶对周围脑组织的刺激,提高患者生活质量,同时也可获得肿瘤组织,可以明确病理、分子或基因类型,指导下一步治疗。目前常用于治疗单发脑转移灶、手术容易达到的部位的病灶。多发脑转移手术治疗目前尚存争议,是否适合手术切除需考虑肿瘤个数、大小和部位、组织学类型、患者的全身状况等,以上因素要单独考量,还应整合所有因素、综合权衡,手术选择应该谨慎。

2　放射治疗

2.1　WBRT

因化疗药难以通过血脑屏障,长久以来 WBRT 一直为脑转移的重要放疗方式之一。其可以改善脑转移,局部控制,缓解患者神经症状,也对颅内亚临床病灶有一定控制作用,临床随机实验证明 WBRT 可将 NSCLC 脑转移患者的中位生存期延长至2~5 个月。但因极易诱发颅内高压、导致认知功能障碍、受正常脑组织剂量限制无法提高局部照射剂量等缺陷备受争议。 目前在 NSCLC 脑转移治疗中主要方法:①NSCLC 脑转移患者立体定向放射外科治疗(SRS)失败后的挽救治疗;② 多于 3 个病灶的 NSCLC 脑转移患者的初始治疗,联合 SRS 局部加量;③ NSCLC 脑转移患者颅内转移灶切除术后的辅助治疗;④ 对广泛脑膜转移的肺癌患者综合应用 WBRT 与椎管内化疗,对有脊膜转移的肺癌患者可行全脑全脊髓放疗。目前大部分脑转移 WBRT 照射剂量和分割方式为 30 Gy(分 10 次)和 40 Gy(分 20 次)。

近年来为了降低 WBRT 所导致的认知功能损伤,有学者利用调强放疗(intensity modulated radiation therapy, IMRT)行保护海马的 WBRT (hippocampal-avoidance whole brain radiation therapy, HA-WBRT)。HA-WBRT 比 WBRT 减少了神经干细胞 80%的照射剂量,并使其余脑实质所受剂量不变,在不影响局部控制率及患者生存时间情况下,减少了神经认知功能的损伤,提高患者生活质量。容积旋转调强放疗的应用可以进一步降低海马组织的照射剂量,更好地保护正常脑组织。有望成为新的标准治疗方式。除了放疗技术的革新,联合使用美金刚(memantine)和多奈哌齐(donepezil)为代表的各种药物对改善 WBRT 造成的神经认知功能障碍的研究也在不断深入探索,如美金刚联合 WBRT 或 HA-WBRT 的三期、随机、双臂临床试验(NCT02360215)。

2.2　SRT

近年来 SRT 逐渐成为不可替代的治疗方式,脑转移 SRT 包括 SRS、分次立体定向放射治疗(fractionated stereotactic radiotherapy, FSRT)和大分割立体定向放射治疗(hypofractionated stereotactic radiotherapy, HSRT)。SRS 可将高能射线准确定位于局

部病灶,以减少对周围正常脑组织的损害,并降低了多种急、慢性副反应的发生率。最早SRS的适应证仅为单发小体积转移瘤的治疗,但随着放疗技术的不断发展,目前SRS、FSRT的主要适应证为:① 单发直径4~5 cm以下的转移瘤的初程治疗;② 少于4个转移灶的初程治疗;③ WBRT失败后的挽救治疗;④ 颅内转移灶切除术后的辅助治疗;⑤ 既往接受SRS治疗的患者疗效持续时间超过6个月,且影像学认为肿瘤复发而不是坏死,可再次考虑SRS;⑥ 局限的脑膜转移灶WBRT基础上的局部加量治疗。

对于少于4个的寡转移病灶,SRS相比较于WBRT能带来更大生存优势的同时更好地保护了认知功能,展现出较大的潜力,因此可以成为此类患者的标准治疗。对于可以进行外科切除的脑转移患者,SRS与手术相比预后相仿,并可以获得更高的局部控制率。对于少于3个脑转移灶完全切除的患者行术后残腔SRS,可显著降低局部复发率。对于大体积病灶(>3 cm),单次SRS难以达到良好的局部控制效果,且治疗毒性明显提高,因此建议采用FSRT、HSRT。

3　内科治疗

3.1　NSCLC脑转移的化疗

化疗是NSCLC重要的综合治疗手段之一,也是NSCLC脑转移不可或缺的治疗手段,培美曲塞是非鳞癌NSCLC患者一线治疗和维持治疗的重要药物,研究显示培美曲塞可成为NSCLC脑转移患者一个有效的治疗选择。另外替莫唑胺是一种新型的咪唑四嗪类烷化剂,可在人体内转化成有活性的烷化剂前体,能透过血脑屏障,对于控制NSCLC脑转移有较好的疗效。替莫唑胺(或联合其他化疗药物)与WBRT序贯或同步应用,尤其是同步应用可提高颅内转移灶的缓解率,为NSCLC脑转移患者提供新的治疗方法。但由于相关研究样本量较少,缺乏较大规模的III期临床试验验证。

3.2　鞘内注射

鞘内化疗是将药物注射入蛛网膜下腔,提高脑脊液内药物浓度,从而杀伤肿瘤细胞,常用的药物包括甲氨蝶呤、阿糖胞苷、塞替派等。是NSCLC脑膜转移的重要治疗手段,对于脑实质转移,目前尚无明确支持证据。

3.3　分子靶向治疗

近年来越来越多的临床研究结果显示,分子靶向药物为驱动基因阳性NSCLC脑转移患者提供了重要的治疗手段。

3.3.1　EGFR-TKIs

多项研究结果表明,EGFR-TKI治疗具有EGFR基因敏感突变的NSCLC脑转移患者,可获得较好的疗效。第一代EGFR-TKI包括吉非替尼、厄洛替尼和埃克替尼。吉非替尼或厄洛替尼用于*EGFR*基因敏感突变型NSCLC脑转移患者的研究中,颅内ORR大约为50%~80%。而埃克替尼作为国产第一代EGFR-TKI在与WBRT+化疗比较的研究中显著改善了伴有脑转移患者的颅内 ORR、PFS。第二代 EGFR-TKIs 包括阿法替尼和达克替尼,在 EGFR 基因敏感突变型 NSCLC 脑转移患者的颅内疗效数据均较少。第三代 EGFR-TKI 包括奥希替尼、阿美替尼和伏美替尼,其在治疗 EGFR 敏感突变型 NSCLC 脑转移患者方面疗效尚佳。FLAURA 研究中,奥希替尼一线治疗 EGFR 基因敏感突变阳性 NSCLC 脑转移亚组患者的中位 PFS 明显优于第一代 EGFR-TKIs。在对比培美曲塞联合铂类化疗的研究中,奥希替尼治疗 EGFR T790M 突变阳性 NSCLC 脑转移患者的颅内中位 PFS 及颅内 ORR 均明显提高。阿美替尼和伏美替尼均为第三代国产 EGFR-TKI,亦取得较好的效果。目前,关于 EGFR-TKI 联合 WBRT 或 SRT 是否可获益、毒性能否耐受的前瞻性研究结论不甚一致,需要进行更深入的临床研究证实。

3.3.2 ALK-TKI

中国 NSCLC 患者 ALK 融合突变率约为 3%~11%。目前,我国上市的 ALK-TKIs 包括克唑替尼、阿来替尼、塞瑞替尼和恩莎替尼,布加替尼、劳拉替尼尚未于我国上市。克唑替尼作为一代 ALK-TKI 与培美曲塞联合铂类化疗相比,对 ALK 融合基因阳性的 NSCLC 脑转移患者颅内转移瘤控制率更高,但是不及二代 ALK-TKI。阿来替尼在一项一线治疗 ALK 融合基因阳性晚期 NSCLC 患者的Ⅲ期临床研究中,脑转移亚组疗效显著优于克唑替尼。塞瑞替尼的一项全部入组为有症状或进展期的脑转移和(或)脑膜转移 ALK 融合基因阳性的 NSCLC 患者,结果显示,无论之前是否接受过克唑替尼治疗或脑部放疗,塞瑞替尼均显示较好的颅内疗效。恩莎替尼为国产二代 ALK-TKI,在一项用于克唑替尼治疗后进展的 ALK 融合基因阳性 NSCLC 脑转移患者Ⅱ期临床研究中,颅内 ORR 为 70%。二代 ALK-TKI 布加替尼以及三代 ALK-TKI 在研究中亦表现出对 NSCLC 脑转移的不俗疗效。

3.3.3 ROS1-TKI

我国目前唯一批准的 ROS1-TKI 为克唑替尼,可以作为 ROS1 融合基因阳性 NSCLC 脑转移患者的治疗选择。

3.4 抗血管生成药物

贝伐珠单抗是一种抗血管内皮生长因子(VEGF)的重组人源化单克隆抗体。临床研究显示贝伐珠单抗联合化疗对于非鳞 NSCLC 脑转移患者是安全、有效的。

3.5 免疫治疗

随着免疫治疗的不断兴起,其在 NSCLC 脑转移治疗中的作用愈发引起重视。免疫检查点抑制剂程序性死亡受体 1(PD-1)和程序性死亡受体配体 1(PD-L1)对于 NSCLC 脑转移有一定治疗效果。PD-1 抑制剂包括纳武利尤单抗(Nivolumab)、帕博利珠单抗(Pembrolizumab)、卡瑞利珠单抗、替雷利珠单抗、信迪利单抗等,PD-L1 抑制剂包括阿特珠单抗(Atezolizumab)和德瓦鲁单抗(Durvalumab)。因绝大多数肺癌免疫治疗的前瞻性临床研究均排除了脑转移患者,目前 PD-1 和 PD-L1 单抗治疗肺癌脑转移的研究多为回顾性分析。回顾性分析结果显示,纳武利尤单抗单药二线及二线以后治疗 NSCLC 脑转移患者取得一定效果。帕博利珠单抗单药一线和一线以后治疗 PD-L1≥1% 的 NSCLC 脑转移患者的颅内 ORR 为 29.7%。在 KEYNOTE-189 研究中对脑转移患者的亚组分析显示,帕博利珠单抗联合培美曲塞和铂类对比与安慰剂联合培美曲塞和铂类,显著延长了脑转移患者的 OS。OAK 研究对比了阿特珠单抗或多西他赛二线治疗 NSCLC 患者的疗效,在脑转移的患者中,阿特珠单抗组与多西他赛化疗组相比延长了中位 OS 4.1 个月,OS 有获益趋势,阿特珠单抗组出现有症状的影像确诊新发脑转移灶的中位时间尚未达到,明显优于多西他赛组的 9.5 个月 ($P = 0.02$)。随着免疫治疗的发展,为 NSCLC 脑转移的治疗开启了一条新的途径。

四、随访

肺癌脑转移患者诊治后应定期随访并进行相应的检查同样重要。检查内容包括病史、体格检查、血清肿瘤标志物检查、影像学检查等,频率一般为治疗后每 2 ~ 3 个月随访 1 次,病情变化时随时就诊,以根据病情变化采取相应的诊疗措施。

NSCLC 脑转移的治疗应根据肿瘤情况及患者个体情况等进行多方面评估,权衡生存收益与并发症风险的利弊,选择治疗方案。随着治疗方法的不断改进,新的治疗方式和药物越来越多地应用于 NSCLC 脑转移的治疗中来,患者的生存时间和生存质量将得到更好地保证。

主要参考文献

[1] 郑荣寿, 孙可欣, 张思维, 等 . 2015 年中国恶性肿瘤流行情况分析[J]. 中华肿瘤杂志, 2019, 41(1): 19-28.

[2] Owen S, Souham L. The management of brain metastases in non-small cell lung cancer[J]. Front Oncol, 2014, 4: 248.

[3] 支修益, 石远凯, 于金明 . 中国原发性肺癌诊疗规范(2015 年版)[J]. 中华肿瘤杂志, 2015, 37 (1): 67-78.

[4] Gondi V, Pugh S L, Tome W A, et al. Preservation of memory with conformal avoidance of the hippocampal neural stem-cell compartment during whole-brain radiotherapy for brain metastases (RTOG 0933): A phase II multi-institutional trial[J]. J Clin Oncol, 2014, 32(34): 3810-3816.

[5] Marsh J C, Herskovic A M, Gielda B T, et al. Intracranial metastatic disease spares the limbic circuit: A review of 697 metastatic lesions in 107 patients[J]. Int J Radiat Oncol Biol Phys, 2010, 76(2): 504-512.

[6] Planchard D, Popat S, Kerr K, et al. Metastatic non-small cell lung cancer: ESMO clinical practice guidelines for diagnosis, treatment and follow-up[J]. Ann Oncol, 2018, 29(Suppl 4): 192-237.

[7]　Prabhu R S, Press R H, Patel K R, et al. Single −fraction stereotactic radiosurgery (SRS) alone versus surgical resection and SRS for large brain metastases: A multi −institutional analysis[J]. Int J Radiat Oncol Biol Phys, 2017, 99(2): 459 −467.

[8]　Muacevic A, Wowra B, Siefert A, et al. Microsurgery plus whole brain irradiation versus Gamma Knife surgery alone for treatment of single metastases to the brain: A randomized controlled multi-centre phase Ⅲ trial[J]. J NeuroOncol, 2008, 87(3): 299−307.

[9]　Mahajan A, Ahmed S, McAleer M F, et al. Post−operative stereotactic radiosurgery versus observa-tion for completely resected brain metastases: A single−centre, randomized, controlled, phase 3 trial[J]. Lancet Oncol, 2017, 18(8): 1040−1048.

[10]　Schuler M, Wu Y, Hirsh V, et al. First−Line Afatinib versus Chemotherapy in Patients with Non−Small Cell Lung Cancer and Common Epidermal Growth Factor Receptor Gene Mutations and Brain Metastases[J]. J Thorac Oncol, 2016, 11(3): 380−390.

[11]　Bi N, Ma Y, Xiao J A, et al. Phase Ⅱ trial of concurrent temozolomide and hypofractionated stereo-tactic radiotherapy for complex brain metastases[J]. Oncologist, 2019, 24(9): e914−e920.

[12]　Bearz A, Garassino I, Tiseo M, et al. Activity of pemetrexed on brain metastases from non−small cell lung cancer[J]. Lung Cancer, 2010, 68(2): 264−268.

[13]　Bailon O, Chouahnia K, augier A, et al. Upfront association of carboplatin plus pemetrexed in pa-tients with brain metastases of lung adenocarcinoma[J]. Neuro Oncol, 2012, 14(4): 491−495.

[14]　Deng X, Zheng Z, Lin B, et al. The efficacy and roles of combining temozolomide with whole brain radiotherapy in protection neurocognitive function and improvement quality of life of non−small−cell lung cancer patients with brain metastases[J]. BMC Cancer, 2017, 17(1): 42.

[15]　Iuchi T, Shingyoji M, Sakaida T, et al. Phase Ⅱ trial of gefitinib alone without radiation therapy for Japanese patients with brain metastases from EGFR−mutant lung adenocarcinoma[J]. Lung Cancer, 2013, 82(2): 282−287.

[16]　Jiang Y, Zhang J, Huang J, et al. Erlotinib versus gefitinib for brain metastases in Asian patients with exon 19 EGFR−mutant lung adenocarcinoma: a retrospective, multicenter study[J]. BMC Pulm Med, 2018, 18(1): 171.

[17]　Yang J J, Zhou C, Huang Y, et al. Icotinib versus whole−brain irradiation in patients with EGFR−mutant non−small−cell lung cancer and multiple brain metastases (BRAIN): a multicentre, phase 3, open−label, parallel, randomised controlled trial[J]. Lancet Respir Med, 2017, 5(9): 707−716.

[18]　Soria J C, Ohe Y, Vansteenkiste J, et al. Osimertinib in Untreated EGFR−Mutated Advanced Non−Small−Cell Lung Cancer[J]. N Engl J Med, 2018, 378(2): 113−125.

[19]　Wu Y L, Ahn M J, Garassino M C, et al. CNS efficacy of osimertinib in patients with T790M−posi-tive advanced non−small−cell lung cancer: data from a randomized phase Ⅲ trial (AURA3)[J]. J Clin Oncol, 2018, 36(26): 2702−2709.

[20]　Li H, Pan Y, Li Y, et al. Frequency of well−identified oncogenic driver mutations in lung adeno-carcinoma of smokers varies with histological subtypes and graduated smoking dose[J]. Lung

Cancer, 2013, 79(1): 8–13.

[21] Wong D W, Leung E L, So K K, et al. The EML4–ALK fusion gene is involved in various histologic types of lung cancers from nonsmokers with wild–type EGFR and KRAS[J]. Cancer, 2009, 115(8): 1723–1733.

[22] Solomon B J, Cappuzzo F, Felip E, et al. Intracranial efficacy of crizotinib versus chemotherapy in patients with advanced ALK–positive non–small–cell lung cancer: results from PROFILE 1014 [J]. J Clin Oncol, 2016, 34(24): 2858–2865.

[23] Peters S, Camidge D R, Shaw A T, et al. Alectinib versus crizotinib in untreated ALK–positive non–small–cell lung cancer[J]. N Engl J Med, 2017, 377(9): 829–838.

[24] Chow L, Barlesi F, Bertino E, et al. Results of the ASCEND–7 phase Ⅱ study evaluating ALK inhibitor (ALKi) ceritinib in patients (pts) with ALK⁺ non–small cell lung cancer (NSCLC) metastatic to the brain[J]. Ann Oncol, 2019, 30 (suppl_5): v602–v660.

[25] Yang Y, Zhou J, Zhou J, et al. Efficacy, safety, and biomarker analysis of ensartinib in crizotinib-resistant, ALK–positive non–small–cell lung cancer: a multicentre, phase 2 trial [J]. Lancet Respir Med, 2020, 8(1): 45–53.

（陈俊强　林翔　林宇　许元基　游梦星）

第28章
非小细胞肺癌寡转移的治疗

一、定义与概述

寡转移指的是一种转移性疾病的临床状态,即有限的转移部位数目与范围,并可用直接针对转移灶(metastasis-directed)的手术或消融治疗处理。有学者提出,寡转移定义为≤5个转移/复发病灶,并且原发灶得以控制或至少稳定。其意义在于,可以通过有效的局部治疗措施(手术、放疗、消融等),来消除数目不多的转移灶,来达到延长生存期、甚至治愈这部分转移性疾病。这是肿瘤治疗传统思维的转变,可以通过更积极的全身+局部治疗实现更好的治疗结果。

二、转移性疾病

转移性疾病意味着肿瘤从原发部位播散到其他部位,并随后在原发肿瘤以外的地方生长。对于某些局部晚期肿瘤,或具有高危隐匿转移风险的早期肿瘤(如小细胞癌或原始神经外胚叶肿瘤),患者在初治时即便没有转移的影像学证据,也被认为具有隐匿性转移的高风险。转移性疾病一旦临床可见,肿瘤就处于转移阶段。总体而言,这种情况被认为是不可治愈的状态。

自20世纪中叶起,转移性疾病的主要治疗即是全身化疗,其目标是为了将肿瘤控制一段时间并延长患者生命。药物化疗带来的生存质量方面的潜在获益(通过减缓肿瘤进展),需要与毒性反应的风险有所平衡。生物靶向治疗和免疫治疗的最新进展使患者的治疗结果出现令人印象深刻的改善。值得注意的是,除了血液肿瘤和生殖细胞肿瘤,全身治疗——无论是化疗、生物靶向疗法还是免疫疗法,都很少被认为是一种治愈性疗法。

对于非转移性疾病,手术、放射治疗或其他消融性治疗(进展期患者通常结合全身治疗),是大多数实体瘤根治性治疗的支柱。对于可接受根治性肿瘤直接治疗(如手术切除和/或放射治疗)但又具有高危隐匿转移性疾病的患者,全身治疗可以是新辅助性使用(直接针对肿瘤的治疗之前),或与放疗同步辅助性(直接针对肿瘤的治疗之后)地使用。

对于转移性疾病,局部治疗的方法通常用于缓解来自占位效应和/或肿瘤侵犯所导致的症状;这些症状和表现包括疼痛、气道梗阻、出血、皮肤或黏膜糜烂,或颅内或脊髓轴转移的压迫引起的神经功能缺失。然而,可以设想这样的场景,对于有限部位转移、低转移负荷的患者,上述治疗可以是根治性的。这种临床状态通常被称为"寡转移","寡"的意思是"少"。对于寡转移患者,这样做可能是合理的,即以更为积极的局部治疗方法来与全身治疗相结合;换而言之,针对转移灶的治疗可以与非转移性肿瘤的治疗有相似的治疗理念。就放射治疗而言,这意味着以比典型的姑息治疗更高的治疗剂量,以获得更为持久的对转移灶的控制,以及可能清除所有的转移灶。

三、寡转移概念发展简史

尽管最近人们对于用放疗或手术治疗寡转移显得非常兴奋,但使用这些治疗方法治疗有限的转移性疾病可以追溯到几十年前。这在很大程度上是由于放疗(首次使用于 19 世纪 90 年代中期)和手术是内分泌治疗和化疗前时代的患者唯一确立的治疗方法。50 多年前,Phillip Rubin 和 Jerold Green 写了一本名为《孤立性转移》(*Solitary Metastases*)的书,他们在书中总结了几十年的数据,对于 X 线影像(彼时 CT 尚未发明)下观察到的单发转移的患者可能的根治性治疗,进行了探索性的设想。同年(1968 年),Rubin 发表了一篇评论,对"转移可以治愈吗?"提出质疑。除了关注孤立性转移,他还阐述了在原发灶肿瘤和"同时性转移"(synchronous metastases)(与原发肿瘤同时诊断)治疗一段时间后发展的"延迟性转移"(delayed metastases)或"异时性转移"(metachronous metastases)。在 Rubin 的 1968 年 *JAMA* 社论中,他也考虑将"免疫学因素"和肿瘤细胞抗原作为治愈转移性疾病的潜在重要因素,这也显示出其对于随后几十年发展处理的治疗方法的极富远见。

1984 年,Lester Peters、Luka Milas 和 Gilbert Fletcher 写了源于 1983 年的"癌症基础研究论坛"的一篇题为"放射治疗在转移性疾病治疗中的作用"的论文。他们描述了肿瘤的大小是影像学上可查及的一个重要因素(特别是在 MRI 和 PET 的时代之前),正如"治愈"特定大小的肿瘤所需的放疗剂量。此文写在 CT 成像被纳入放射治疗计划之前的时代——这项技术直到 20 世纪 90 年代才被广泛使用。这项技术使得放射治疗可以更为精准地照射到治疗靶区。在 20 世纪 80 年代,诊断 CT 影像被用来识别肿瘤的位置,治疗野(包括肿瘤和亚临床淋巴结部位)是基于平片上可见的骨性解剖标志和/或肿瘤设计的。

1995 年,Samuel Hellman 与 Ralph Weichselbaum 在 *Journal of Clinical Oncology* 上写了一份评论,首次明确定义了寡转移,以及寡转移患者如何接受以治愈为目的的直接针对转移灶的治疗。值得注意的是，1994 年 Hellman 的 Karnofsky 演讲，很大程度上为 Hellman 和 Weichselbaum 的评论奠定了基础。在 Karnofsky 的演讲中，Hellman 专注于"小乳腺癌"，并引入了一种概念（观念），即肿瘤是"一种具有一系列不良倾向异质性疾病，在其整个病程中第一次被发现转移时，可认为依然是局限性的"[①]。Karnofsky 的"光谱"假说不同于 William Halsted（约翰斯·霍普金斯医院的著名外科医师）的模型，在模型中他假设乳腺癌的进展是以有序的方式，从原发部位到淋巴结，再到远处转移部位。这种有序的进展形成了非转移性乳腺癌肿瘤切除的基础。

尽管 1995 年之时，CT 为基础的三维适形放射治疗（3D CRT）以变得普遍使用，但能使寡转移得到更容易、直接的治疗的更为先进的治疗照射手段尚未广泛使用。直到千年之交之后，它们才被更广泛地采用。这些先进的技术包括：① 调强放射治疗（IMRT），是一种使用逆向计划的计算机算法，使处方剂量照射到靶区时更为，而更易于保护近旁的正常组织；② 影像引导放射治疗（IGRT），是一种整合在治疗照射系统里的每日摄片装置，可使患者有更精确的位置以使靶区得到更为精准的照射，并可使为摆位不确定性所设置的边界更小；③ 立体定向放射治疗（stereotactce body radiation therapy，SBRT），应用各种技术（包括 IGRT）来获得更好的位置精度、运动管理（如减少或消灭呼吸运动），并优化患者的固定。SBRT 使得照射可以有更高的分割剂量（即每次治疗的照射量），其非常陡峭的剂量梯度（即靶区中心的高剂量和周边的低剂量）可以更好地保护正常组织。SBRT 有着更短的疗程（一次或少数几次治疗 vs. 常规放疗的数周），对于患者也是更加合适的。1995 年时，由于意识到当时技术的局限性，以及前瞻 IMRT 与 IGRT 的发展，Hellman 和 Weichselbaum 注意到，直接针对转移灶的放射治疗，必须要"通过尽可能严格的限制，精确照射肿瘤，增加肿瘤剂量，并避开关键正常组织和降低其毒性反应"。如同 Peters、Milas 和 Fletcher 早十年的论文，Hellman 和 Weichselbaum 强调积极治疗转移性疾病的患者时，必须使放射损伤最小化。

四、寡转移的放射治疗

历史上，肺和肝的寡转移大多通过手术切除来治疗，在选定类型的肿瘤中提高了生存率。回顾性研究显示，肺切除治疗高级别肉瘤肺转移患者的总体生存率有所提高。同样，在结肠癌有限肝转移中，切除术也可以提高生存率。来自这些临床场景的数据，支持了积极治疗寡转移的这一原则。然而，肺或肝脏转移切除术是主要

[①] cancer is "a heterogeneous disease (with) a spectrum of proclivities from a disease that remains local throughout its course to one that is systemic when first detectable"

的侵入性手术,只有最适合手术的患者才符合资格。在随后的数十年里,随着 IMRT、IGRT 和 SBRT 等的出现,直接针对转移灶的消融性的治疗对于寡转移患者结局的影响,许多机构开展了单臂的前瞻性或回顾性的研究。

SBRT 提供了一种对不同器官部位的寡转移进行消融的非侵入式的手段,特别可以用于那些在相对不太适合手术的患者。最近的一篇综述文章强调,接受寡转移治疗的患者预后良好因素包括年龄、更好的行为状态、更惰性的疾病过程。异时转移与同时转移,更长的原发肿瘤与转移的诊断时间间隔,以及较低的疾病负担(转移部位和器官数量少);某些类型的癌症,如乳腺癌或前列腺癌,也与更好的结果有关。对这些 20 世纪中期至 2010 年发表的研究的主要评论是,这些没有随机分组的患者,仅仅是因为在生物学上不同——较少的侵袭性的生长和播散——而并非针对转移灶的直接治疗的影响。换而言之,转移的范围有限是预后良好因素,这些经过筛选的患者,相对于所有更为弥漫或侵袭性的同类型的 IV 期肿瘤患者,有更好的结果。

2012 年,一项多机构的随机 II 期研究(包括加拿大、荷兰、英国和澳大利亚的 10 家机构),开始入组各种原发肿瘤类型的伴有 1~5 处任意寡转移的病例。患者被随机分为标准治疗组加或不加针对转移灶的 SBRT。这项叫作 SABR-comet 的研究,最终入组了 99 例患者,于 2018 年发表了研究结果。接受 SBRT 治疗组的中位 PFS 时间明显较长(12 vs. 6 个月,$P = 0.001$);中位生存期的差异(41 vs. 28 个月)也接近 $P<0.20$ 的研究终点,并建议进行 III 期随机研究是必要的。在非小细胞肺癌(NSCLC)和前列腺癌的 II 期随机研究中也展现出相似的 PFS 方面的改善,并已初步显示在总生存方面的改善。数项 III 期随机研究正在全球范围开展。

重要的是,总体生存率是一项关键的结果指标,但它必须伴随着毒性和生存结果,以便更好地识别针对转移灶的任何潜在临床获益。在上述 SABR-comet 研究中,该研究注意到整个队列的生存质量指标略有下降,从直接针对转移灶的放射治疗没有获得明显的额外好处或损害。更大的 III 期研究将能够更好地阐明生存质量结果。这就回到了 Peters、Milas 和 Fletcher、Hellman 和 Weichselbaum 的论文,其中强调了放射治疗中对正常组织的保护。患有转移性疾病的患者,即使有一个患有可治愈疾病的亚组,总体上也代表了一个预后相对较差的群体。因此,必须尽量将毒性最小化。过去 20 年发展起来的放射治疗新技术促进了这一点。

五、识别患有"真正的"寡转移患者

在精准医学时代,最终目标是明确预知与患者所患肿瘤的相关因素,让临床医生确定哪些治疗最适合患者个体。这对于寡转移的治疗尤其如此,因为转移性疾病患者可以(在一个极端)经历快速的疾病进展,并且(在另一个极端)仅发展为孤立性转移。与任何肿瘤治疗一样，一些患者将从特定的治疗中获益，而另一些患者则并非如此。在那些接受了治疗的人中，生存率和癌症控制结果可能直接归因于一些特定的治疗，而有些人可能做得同样好（或同样差）退出治疗。更好地预测方法治疗手段寡转移将如何影响患者的治疗结果，这将是满足该患者治疗的重要一步。

选择合适的能从直接针对转移灶的治疗中获益的患者尚很困难。在整合分子与基因因素方面还有更多工作需要做，以更好地明确患者的肿瘤在转移性疾病光谱中所处的位置。芝加哥大学的假说形成研究，已对来自任意原发肿瘤肺转移切除或SBRT（对任意部位）后的特定miRNA进行了分析。

随着治疗肿瘤的有效免疫制剂（特别是检查点抑制剂）的出现，人们再次产生了对结合SBRT和免疫治疗来提高免疫治疗疗效的兴趣。SBRT可能通过改变肿瘤基质、促进靶肿瘤细胞抗原提呈、增加T细胞浸润以及其他一些机制来实现这一结果。免疫检查点抑制剂也可以抵消放射治疗中潜在的免疫抑制作用。在最近的一项研究中发现，在SBRT之前存在的大量调节性T细胞可预测总生存和无进展生存。笔者认为还需要做更多的工作来充分了解SBRT对免疫反应的影响，以及如何优化使用特定的药物来最大化免疫反应。

六、立体定向放射治疗

美国放射肿瘤治疗学会（ASTRO）以肿瘤消融为目的的、影像引导下的高剂量放射治疗的管理与照射，一疗程不超过5次分割。其另一称谓为立体定向消融放疗（stereotactic ablative radiotherapy，SABR）。

1 SBRT的生物学与肿瘤学基本原理

SBRT的吸引力在于，照射剂量与细胞毒性效应之间的非线性相关，一次或较少次数的大单次量放疗较小的单次量的同样剂量照射，可产生更大的细胞杀伤效应。除了其在选择性的早期肿瘤原发灶的治疗中的作用，SBRT还能清除寡转移情况下的散在病灶非侵袭性与有效的方法。正如Hellman与Weichselbaum所记述的，转移性疾病有一种介于完全不存在转移和广泛转移之间的患者亚组。这些患者通过各种检查仅会发现有限的病灶数目。这种情况反映了单个癌症的自然病史的中间状态；因此，如果这些有限数目的转移灶被清除，那患者将是可能治愈的。已有大量的报道，患者在各种形式的积极的局部治疗（如手术切除、射频消融、冷冻疗法）后获得了高比率的3年到5年的生存期。对于其他局部治疗方式而言，SBRT是一种有效的、非侵袭性的替代。

2 转移情况下的SBRT适应证

Rusthoven等回顾了大量接受了化疗的转移性NSCLC的病例，不出意外地，患者

第六篇 晚期非小细胞肺癌治疗

435

最有可能在化疗前最初涉及的部位出现肿瘤复发。清除所有已知 NSCLC 患者的可见病灶可以获得更长的无疾病生存期。这一假说已在 Gomez 等临床试验中等被验证。在适当的诱导性的全身治疗（至少四个周期的含铂方案或者对于 EGFR 突变/ALK 融合患者分别至少 3 个月的厄洛替尼/克唑替尼），患者被随机分为局部巩固治疗（local consolidative therapy，LCT）或单纯全身治疗。LCT 可为放疗、化放疗，或手术切除。由于在 LCT 组中观察到显著的疗效效益，该研究在数据安全监测委员会的建议下提前结束。在随访时间中位数超过 16 个月时，LCT 组的无进展生存时间中位数为 14.4 个月，而非 LCT 组为 3.9 个月（危险比 = 0.36，$P = 0.013$）。

七、放射治疗免疫调节作用

1 临床前证据

基于放射治疗对寡转移治疗的新兴理念，以及生物学数据所显示的转移患者先天和适应性免疫力下降与预后不良相关，假设免疫检查点抑制剂可以增强局部和全身的免疫反应，以进一步改善这些患者的临床结果。在这方面，许多实验室已经描述了电离辐射的免疫调节效应。这些研究表明，放射治疗通过激活 CD8 阳性的细胞毒性 T 淋巴细胞、抗原呈递细胞和巨噬细胞，以及细胞因子、趋化因子和黏附分子，吸引这些免疫细胞到受辐照的微环境中，来促进抗肿瘤反应。辐射诱导所谓的吃我信号的释放，如钙蛋白和损伤相关的分子模式，与组织损伤或感染后的方式类似。此外，辐射已被认为可以增加肿瘤细胞上的肿瘤抗原释放和 MHC I 类分子表达。

2 整合放射治疗和免疫治疗的理由

通过与放射治疗的结合，免疫治疗策略有潜力推进寡转移治疗，解决系统性和局部疾病。这种组合方法的安全性已被广泛审查。新近的证据已表明，寡转移情况下，免疫检查点治疗疗效的最大化，与总体疾病负担的最小化有关，而后者又与综合性的局部治疗潜在相关。KEYNOTE-001 试验也显示，转移性 NSCLC 患者中，相比没有接受过放疗的患者，接受过任何放疗的患者生存期明显延长（6 个月总生存率 45% vs. 73%）。而且，非照射区域的远隔效应在低疾病负担的患者群体可能更为常见。综上所述，这些发现表明，当整体疾病负担最小时，对亚临床和临床表现明显疾病的全身疗效更好。放射治疗可通过缩小较大的病灶来减小肿瘤负荷。

八、展望

寡转移的假说已经影响了临床实践并挑战了转移总是播散性并且不可治愈的

观念。新近的随机Ⅱ期临床试验表明,对于局限性转移患者的消融性干预,可改善预后;但直接针对转移灶治疗,对于总生存的获益,需要Ⅲ期随机试验来阐明。另外,由于转移性的复发普遍存在,人们对于局部干预与全身治疗的兴趣浓厚。对于寡转移患者,免疫检查点抑制剂已显示出其与放疗整合的潜在安全性和有效性,包括在增加局部和全身免疫,以及降低复发风险方面。然而,最佳的放疗剂量、分割以及与免疫检查点抑制剂的时间安排,都需要进一步的临床研究,来全面认识到整合放射免疫疗法的潜力。

主要参考文献

［ 1 ］ Milano M T, Biswas T, Simone C B 2nd, et al. Oligometastases: history of a hypothesis［J］. Ann Palliat Med, 2021, 10(5): 5923-5930.

［ 2 ］ Pitroda S P, Chmura S J, Weichselbaum R R. Integration of radiotherapy and immunotherapy for treatment of oligometastases［J］. Lancet Oncol, 2019, 20(8): e434-e442..

［ 3 ］ Rusthoven K, Hammerman S F, Kavanagh B D, et al. Is there a role for consolidative stereotactic body radiation therapy following first-line systemic therapy for metastatic lung cancer? A patterns-of-failure analysis［J］. Acta Oncol, 2009, 48(4): 578-583.

［ 4 ］ Palma DA, Olson R, Harrow S, et al. Stereotactic ablative radiotherapy versus standard of care palliative treatment in patients with oligometastatic cancers (SABRCOMET): A randomised, phase 2, open-label trial［J］. Lancet, 2019, 393(10185): 2051-2058.

（柯春林　刘锋）

第29章
介入呼吸病学在肺癌全程管理中的应用

2002年,欧洲呼吸学会(European Respiratory Society, ERS)与美国胸科协会(American Association for Thoracic Surgery, AATS)的一项纲领性文件 *ERS/ATS Statement on interventional pulmonology* 将介入肺脏病学定义为:是一门涉及呼吸病侵入性诊断和治疗操作的医学科学与艺术,除了需要接受标准的呼吸病学专业训练外,还必须接受更加专业的相关训练,并能做出更加突出专业的判断,其诊治范围侧重于复杂气道病变的处理,良、恶性病变所致中央气道阻塞、胸膜疾病、肺血管性病变等的诊断和治疗;其涉及的技术主要包括硬质支气管镜检术、经支气管针吸活检术(transbronchial needle aspiration, TBNA)、自荧光支气管镜检术、支气管内超声、经皮针吸肺活检术、支气管镜介导下的激光、高频电灼、氩等离子体凝固(argon-plasma coagulation, APC)、冷冻、气道内支架置入、支气管内近距离后装放疗、光动力治疗、经皮扩张气管造口术、经气管氧气导管置入术、内科胸腔镜及影像引导的胸腔介入诊疗等。近年发展起来的各种创新性诊疗技术,如经皮介入技术(射频消融、放射性粒子植入、氩氦刀冷冻等)治疗胸部肿瘤,支气管腔内肺减容治疗重度肺气肿,支气管热成形治疗支气管哮喘等,充分彰显了该学科的快速发展态势和广阔的前景。从本质而言,肺脏病学就是呼吸病学。因此在2012年,王辰院士提议将概念统一为"介入呼吸病学"。

介入呼吸病学技术已成为现代呼吸病学的基石并极大丰富了现代呼吸病学的内涵,为呼吸病的诊断与治疗提供更多的选择。我国介入呼吸病学事业的发展分为3个阶段:引进消化阶段(1990—2000年)、建立体系阶段(2000—2010年)和完善成熟阶段(2010年以后)。目前已建立了较好的介入呼吸病学体系,主要包括临床诊疗体系、学术培训体系、学术交流体系和技术培训体系四大方面,并形成了一定的专业特色。肺癌、慢性阻塞性肺疾病和哮喘等呼吸系统常见病和多发病逐渐成为介入呼吸病学研究和关注的重点。目前4D介入呼吸病学概念正被国内呼吸病学界越来越广泛地接受并实践。4D介入是指从经气道、经皮经胸腔、经肺血管和经食道4个维度开展呼吸微创技术并相互支撑形成完整体系,以介入性诊疗呼吸系统疾病。呼吸病学科构建4D介入呼吸病学诊疗技术体系,可以全面提升呼吸病学科解决患者问题的能力,使呼吸病学科由传统的以经验和药物治疗为主的内科模式向获取组织标本为导向的精准医学模式和内外兼修、微创介入的立体诊疗模式转化,推动呼吸病学科向现代精准医学转型。

在过去十几年里,在肺癌诊断、治疗和管理方面有了诸多进展。胸腔镜、实质保留手术等胸部外科技术的改进、早期肺癌的立体定向放射治疗以及靶向治疗、免疫治疗、个体化治疗等肿瘤学精准治疗新理念的推广,都显著提高了肺癌患者的生活质量和预后。介入呼吸病学应在完善临床诊断、整合现有治疗手段以及在肺癌多学科团队的合作中发挥肺癌全程管理的主导作用。

第一节　介入呼吸病学在肺癌早期筛查与诊断中的应用

早期筛查与诊断是提高肺癌生存率的关键。肺癌的规范化治疗是基于肿瘤的组织学病理与分子分型的精准治疗,肿瘤的范围和分期决定治疗的方法和范围,需要介入手段提供技术支撑以获取肿瘤/淋巴结组织并辅助界定肿瘤的范围和分期。

一、支气管镜成像技术用于肺癌的早期筛查

用低剂量计算机断层扫描(LDCT)筛查高危患者时,肺癌死亡率降低了20%,全因死亡率降低了6.7%。然而,当前的放射成像技术对肺癌的检测具有较差的特异性,并且对于支气管黏膜或肺泡的浸润前恶性病变的检测具有较差的敏感性。支气管肺癌的发生发展是渐变的过程,通常要经历从轻度不典型增生、中度不典型增生、重度不典型增生、原位癌、侵袭性癌等多个阶段,这为早期诊断肺癌提供了潜在可能性。近年来,先进的支气管镜诊断技术在肺癌的检测和分期中的作用急剧增加。支气管镜成像技术变得广泛可用并且易于使用。

1　普通白光支气管镜

普通白光支气管镜(white light bronchoscopy, WLB)是根据支气管黏膜改变来诊断肺癌,如管腔内局部增生隆起、黏膜粗糙不平、充血、水肿、糜烂等表现异常部位行活检、针吸活检、刷检、灌洗等操作获取病理标本。但其对原发于支气管上皮内及黏膜下的早期病灶则难以检出,导致其对中央气道早期肺癌的阳性检出率并不高。

2　自发荧光支气管镜和窄带成像技术

自发荧光支气管镜(auto-fluorescence bronchoscopy, AFB)及窄带成像技术(narrow band imaging, NBI)等特殊光技术对早期黏膜病变有较好的提示作用,已广泛应用于肺癌的早期筛查。AFB利用正常和异常支气管黏膜具有不同荧光属性,根据观察荧光的差异来判断是否为癌变病灶,即正常组织表现为绿色荧光信号,在有组织增生和原位癌(CIS)的部位,荧光辐射会减弱,并且以绿光减弱更明显,图像就会偏

红色。临床研究发现，与WLB相比，AFB诊断肺癌及癌前病变具有较高的敏感性，有利于指导肺癌手术切除范围，降低术后复发率。但其特异性不高，难以区分气道炎症与异常增生组织。多项随机对照多中心实验表明，在早期肺癌诊断时，与单独WLB检查相比，AFB联合WLB可将诊断的敏感性提高约1.42倍，因此AFB在中央气道黏膜不典型增生、原位癌诊断中通常与WLB联合进行，AFB联合WLB可以作为癌前病变和早期肺癌筛查和监测的重要手段。NBI是利用蓝光(415 nm)、绿光(540 nm)的窄带波长来更好地观察黏膜下血管的病变情况。这个方法可以有效地区分正常黏膜与癌前高度病变，如血管新生鳞状上皮不典型增生(ASD)。ASD的特点是微血管出芽进入气管黏膜的不典型增生细胞。ASD微血管内的血红蛋白会吸收大部分绿色荧光，由此引起癌前病变区呈现同ASD血管密度异常显著相关的异常荧光。NBI能提高ASD检出的敏感性，发现AFB无法发现的早期血管生成，具有高特异性(85%~90%)及阴性预测值(>90%)。NBI和AFB对早期肺癌的诊断率基本相同，目前美国胸科医师学会(ACCP)推荐应用NBI或AFB为计划行早期肺癌切除术的患者描述肿瘤范围。

3　新型光学成像技术

随着光学成像技术的发展，新型诊断方法还包括探头式共聚焦激光显微内镜(probe-based confocal laser endomicroscopy, pCLE)、光相干断层扫描(optical coherence tomography, OCT)、实时拉曼光谱镜技术(Raman spectroscopy)、富士智能色谱内窥镜(FICE)等。OCT是一项全新的技术，它可使可弯曲支气管镜具有了病理显微镜的功能，与超声的工作原理相似，OCT通过收集组织的反射信号后将其重建成像，所不同的是OCT收集的是光波的反射信号而不是声波，故其图像更清晰，且具有独特的空间分辨率。OCT通过光学相干的原理能够精确地显示支气管上皮、黏膜固有层、腺体以及软骨等组织的显微结构，图像分辨率达微米级，有助于了解中央气道的早期恶性病变及确认病变范围，并可为经气管镜根治原位恶性肿瘤提供影像学依据；未来，OCT有可能取代支气管黏膜的活检，直接对病变或可疑病变部位的黏膜及黏膜下层组织进行组织学检查和随访。pCLE对近端可及的病变进行1 000倍的放大，从而显示气道病的微观结构变化，如肿瘤组织结构紊乱、细胞核异型。

值得注意的是，筛查的成效与肺科医生准确及时的诊断、合适的患者危险分层、合适的组织活检以及熟悉肺癌的分子分型知识等密切相关。

二、介入性组织学诊断方法

目前NSCLC特别是不吸烟者或吸烟累积量较低的吸烟者肺癌人群的分子组成研究有了巨大的进步。NSCLC中能被靶向治疗的驱动突变导致了治疗方式从统一的治疗方式向个体化治疗迈进。对纵隔淋巴结采样进行分期,同时进行驱动突变检测是早期和晚期肺癌诊断及指导其治疗方案的重要工具;此外,在个体化医疗时代,提供足够的高质量的活检组织不仅对病理诊断很重要,对涉及患者治疗的详尽的分子分析也很重要。

1 经胸壁穿刺活检

通过LDCT进行肺癌筛查后,周围性肺部病变(peripheral pulmonary lesion, PPL)的发病率正在增加。经胸壁穿刺活检(transthoracic needle biopsy, TTNB)是在影像设备的引导下,利用活检针经胸壁皮穿刺肺组织,以获取病理诊断所需的组织或细胞标本的诊断技术。经皮穿刺活检诊断技术操作相对简便,易于普及,已应用临床多年。根据活检针的不同,TNB分为细针抽吸活检(采用抽吸针获得高质量细胞学标本)和切割针活检(采用切割针获取组织标本)两大类。其影像引导方式包括X线透视、C形臂锥束CT(cone beam computed tomography, CBCT)、CT透视、超声及MRI,尤其CT引导的核心活检在确定周围亚实性肺结节的主要组织学亚型中,活检与手术病理之间的总体一致率可达64%~90%。在CT引导下能清晰显示肺内病变组织的大小、外形、位置、病变与周围组织的位置关系,准确定位,并可随时监测穿刺针的具体进针方向、位置,其成功率较高,也较为安全,可以得到足够样本进行细胞组织学评估。CT引导下经皮肺穿刺活检术对恶性肿瘤诊断的敏感性、特异性和准确性分别达82%~99%、86%~100%和64%~97%,但其精准度随病灶大小的减小而下降。另外,对于失去手术治疗机会的晚期肺癌患者,在选择化疗和放疗前,为获得病理类型诊断,经皮肺穿刺活检亦有较大帮助。经皮肺穿刺活检虽对人体组织的创伤较小,且能反复操作,但仍是一种有创的检查手段,存在发生气胸、出血、栓塞、针道种植及感染的风险。并发症的发生多与穿刺针的直径、穿刺次数等相关,因此在进行TNB术时应尽量避免多次穿刺,同时在穿刺时应根据病灶具体情况选择穿刺针的大小,靠近胸壁的病灶选择较粗的16~18 G穿刺针,较远的病灶选择较细的20 G穿刺针,从而减少并发症。

2 内科胸腔镜检查

内科胸腔镜(medical thoracoscopy)是一项侵入性操作技术,主要用于无创方法不能确诊的胸腔积液患者的诊治,能够在直视下观察胸膜腔的变化并可进行胸膜壁层和(或)脏层活检。研究表明,内科胸腔镜诊断胸膜恶性肿瘤准确性在70%~93%。使用常规的方法如胸腔穿刺细胞学检查、经皮胸膜活检病理检查等诊断恶性胸腔积液的阳性率、敏感性均很低。内科胸腔镜的应用,可直视膈胸膜、纵隔胸膜变化,亦可通过活检提高诊断率,明确胸腔积液是否由胸膜转移引起,对肺癌分期有重要价值。内科胸腔镜操作过程是安全的,但仍是一种侵入性操作,应在术前充分评估其潜在风险及可能出现的并发症,主要并发症(脓胸、出血、切口部位的肿瘤入侵、支气管胸膜瘘、持续性空气泄漏、术后气胸和肺炎等)发生率为1.8%(95% *CI*:1.4%~

2.2%），次要并发症（皮下气肿、轻微出血、皮肤手术部位感染、发热和心室纤颤）发生率为7.3%（95% CI：6.3% ~ 8.4%）；有经验的医生单独操作死亡率可少于0.35%（95% CI：0.19% ~ 0.54%）。

3　介入性支气管镜检查

尽管指南建议TTNB作为诊断PPL的标准方法，但介入性支气管镜检查领域正在迅速发展，以克服TTNB的并发症，同时仍保持良好的诊断率。受肿瘤位置，患者合并症，设备的可用性和专业知识的影响，介入肺科医生可用的方式包括：凸面超声气管镜引导的经支气管针抽吸术和经食道超声引导的细针抽吸术（endoscopic ultrasound-guided fine-needle aspiration biopsy, EUS-FNA），用于采样支气管周/食管周围中央病变和纵隔淋巴结分期以及导航支气管镜，包括虚拟支气管镜导航（virtual bronchoscopic navigation, VBN），如Lungpoint及多模态增强现实全肺实时诊疗导航Lung-pro，电磁导航支气管镜检查（electromagnetic navigational bronchoscopy, ENB）和辐射状探头支气管内超声（radial probe-EBUS, RP-EBUS）来诊断周围型肺癌。VBN在术前进行路径规划，术中通过图像匹配技术提供实时导航，从而快速精准定位靶点，减少操作时间。ENB以电磁定位技术为基础，结合计算机仿真支气管镜和高分辨螺旋CT进行导航，它可同时经支气管镜、经胸壁、经胸腔镜操作，实现多术式自由切换。Lungpoint导航是寻找病灶的有效工具，可以提高经支气管肺活组织检查（transbronchial lung biopsy, TBLB）的诊断率和缩短检查时间，而Lungpro导航的"通道技术"为支气管外导航提供了有效工具，其自动重建全肺血管和气管并明确病灶位置和大小及与周围血管的位置关系，精准选择穿刺点（Point of Entry, POE）避开血管，确保手术方案安全可行，使支气管镜引导的经肺实质肺活检成为可能，更加适合诊断无支气管通向病变的病灶。此外，支气管镜下冷冻肺活检技术、机器人气管镜、经肺实质病灶抵达术等技术也逐步应用于临床，进一步提高了周围型定位的精准度和检出率，并减少并发症的发生率。

3.1　超声支气管镜

超声支气管镜（endobronchial ultrasonography, EBUS）是将微型超声探头通过支气管镜进入气管、支气管管腔，通过实时超声扫描，获得气管、支气管管壁各层次的组织学特征，清楚地显示气道内肿瘤的浸润深度及黏膜下浸润的范围及周围邻近脏器的超声图像，进而指导临床医生选择腔内治疗或者外科手术切除，以及手术切除的范围，并可指导进行经支气管针吸活检（transbronchial needle aspiration, TBNA）获取组织标本。EBUS包括两种类型：线性扫描式EBUS（凸阵式超声探头支气管镜，convex probe-EBUS, CP-EBUS）和径向扫描式EBUS（辐射状超声探头支气管镜，radial probe-EBUS, RP-EBUS）。CP-EBUS可提高TBNA在纵隔、肺门、肺内淋巴结活检的诊断率。优于所报道的手术方法的敏感性。RP-EBUS常用于实时引导TBNA活检和周围型肺病灶的诊断；还有助于中央型肺癌支气管壁的评估，区分早期和浸润性肺癌。

有研究显示，EBUS-GS-TBLB 对周围型肺癌的诊断敏感性可高达 83.6%。Fernandez 等的研究显示，EBUS-TBNA 在肺癌纵隔分期中的敏感性、特异性、阳性预测值、阴性预测值分别为 94% ~ 95.7%、100%、90% ~ 100% 和 92.9%。EBUS-TBNA 可以进入大部分纵隔范围(前和后)，而食管旁、后纵隔淋巴结则需要 EBUS-TBNA 与 EUS-FNA 两者结合，其诊断的可及范围和准确性优于纵隔镜且患者只需在中度镇静的情况下即可完成这一操作，这不仅减少了患者的创伤和痛苦，还大大降低了手术的费用。经 EBUS-TBNA 或 EUS-FNA 对肿大纵隔淋巴结进行活检，已被 NCCN 指南推荐作为评估肺癌淋巴结分期的重要工具。在微型径向 EBUS 引导确认病变后放置导向鞘管(EBUS-guide sheath, EBUS-GS)和其他引导配件，可使用活检钳或细胞刷对更小的周围型肺病变的检测，且可以反复处理目标区域而不会丢失目标，增加操作的稳定性、降低出血风险并缩短操作时间。新近出现的支气管内超声实时弹性成像技术(endobronchial ultrasound elastography, EBUS-E)通过表征病理组织和正常组织在受压或振动时的硬度差异来揭示组织的物理性质。多项研究结果显示，支气管超声弹性成像技术和常规超声征象结合在鉴别胸内淋巴结良恶性方面的准确率可达 90% ~ 96.9%。这些技术与 PET-CT 结合或将取代手术或胸腔镜分期成为肺癌分期的"金标准"。

3.2　虚拟支气管镜

虚拟支气管镜(virtual bronchoscopy, VB)采用 CT 扫描图像构建一个三维计算机生成的支气管树的图像，支气管管道由 CT 图像构成并显示支气管树的虚拟图像。概念上类似于 ENB，但技术上，没有使用 GPS 导航，然而，为了达到最接近病变周围的靶点并能顺利推进活检器械，当执行实时支气管镜时，虚拟支气管镜产生的图像与医生执行路径两者相关联。VB 需要一种成像方式来确定活检器械的位置，因此，VB 需与带有导引鞘的 CT 引导的超细支气管镜、荧光支气管镜、EBUS 联合使用。VB 可超越狭窄的显示区域，并采用体绘制方法显示额外的结构；因此，其在气道狭窄、支气管内恶性肿瘤、术后支气管并发症的评价中有一定的价值。Radwan 等研究显示，VB 在支气管肿瘤诊断中的特异性和敏感性分别为 95.5% 和 79.5%。在诊断外周病变时，VB 比普通支气管镜有较好的诊断率，但 CT 成像可视化在支气管周围的段支气管存在局限性，其图像与解剖结果的一致性较低；因此，在许多中心限制其用于气管及段以上支气管。

既往传统经支气管镜肺部病灶活检，主要是借助胸部 CT 确定病灶部位，从而使得检查时存在一定的盲目性，且对周围型肺结节诊断率不理想。LungPoint 由德国海德堡大学 Herth 等人首次于肿瘤医学杂志上报道，通过处理 CT 数据，完成 3D 支气管以及血管模型的自动重建而标定病灶部位以及制定活检路径(气道内最多 3 条路径)，随后通过内镜图像显示导航指引线以及气道数据，最后精准到达靶点，提高查找正确气道和靶向定位的能力。在已发表的荟萃分析中,所有导航的平均诊断率为70%,而LungPoint的诊断率达80%,诊断结果趋近CT引导的经皮肺穿刺。虚拟支气管镜导航的临床价值在于精确的靶向定位,它可以测距,提供到达靶点和气道壁的距离;也可提供气道直径的测量数据。但虚拟导航也有一定的局限性,其不能针对基于术前CT的重建图像与术中实际差异进行实时的匹配与调整,也无法将操作工具头端的具体位置实时反馈给操作者,并且其本身不能确认是否最终到达病灶,术中常需要借助其他技术。

3.3　电磁导航支气管镜

电磁导航支气管镜(electromagnetic navigation bronchoscopy, ENB)是一个相对较新的技术,这项技术于2003年首次被Schwarz等使用在动物模型中。目前广泛使用的ENB系统是Super Dimension公司研制。ENB系统利用胸部CT图像进行三维重建结构路线图,然后在支气管镜检查过程中携带引导导管达到病变部位。由于引导导管顶端携带有电磁定位传感器,因此可以将病变位置实时地再现到预先生成的肺脏3D图形上。患者躺在磁性板上使全胸处于弱磁场中,插入头端部带有微传感器的特殊弯曲导管伸入支气管腔内。导管可以通过旋转准确地到达病灶所在部位进行穿刺活检。ENB能够到达普通支气管镜无法到达的周围型肺病变部位。2015年一篇荟萃分析,共纳入15篇文献,共1 161个肺结节,其诊断率为59.5%～94%,计算合并的敏感性和特异性分别为82%和100%。ENB对淋巴结转移和肺癌分期上的诊断价值和安全性也有报道。Gex等荟萃分析,纳入了15项试验,共1 033个肺结节,ENB检测癌症的敏感度为71.1%(95%CI:64.6%～76.8%),阴性预测值为52.1%(95%CI:43.5%～60.6%),气胸的发生率为3.1%,需要胸腔引流者为1.6%。此外,ENB还有几个其他应用,包括放置基准标记和近距离放射治疗导管,指导经气管和经支气管对纵隔淋巴结和支气管肿块的活检,以及支气管镜下胸膜染色标记用于手术病变定位。

3.4　经支气管镜肺实质结节取样术

经支气管镜肺实质结节取样术(bronchoscopic transparenchymal nodule access, BTPNA)是经支气管自然腔道对肺结节进行活检的一项新技术,于2014年由Silvestri等进行了初次的表述并进行了动物试验。BTPAN是经自然腔道(支气管),通过虚拟支气管镜导航系统(如Broncus导航系统LungPro)定位肺组织中的结节,并自动计算出最佳气道壁进入点和避开血管的最优路线。内镜直视下在气道壁进入点处开口,并以球囊扩张器扩大开口,在融合X线透视下将内含钝性穿刺针的鞘管在肺实质内创建通道,到达结节部位,进而进行活检诊断或治疗的方法。这项技术不仅弥补了现有支气管镜技术由于受限于病变部位是否有气道可通向以及无法准确定位病变部位而造成的较低诊断率,同时还弥补了CT引导下经胸穿刺(TNB)无法适用于某些特定部位如中央型及肩胛骨等结节的问题,并且还避免了经胸穿刺给患者带来气胸、出血的高风险,可有效提高肺部结节及早期肺癌诊断阳性率,亦可用于早期肺癌的射频消融或微波治疗,具有微创、安全、同期双肺诊疗等优势。

在2015年,Herth等首次发表了使用BTPNA技术在肺结节患者中的应用。这项研究为一前瞻性、单臂干预性研究,该研究共纳入了12例受试者,其CT发现孤立性肺结节,疑似肺癌,适合进行手术切除。这些患者在获取样本后立即接受肺叶切除术或全肺切除术。在10例受试者中成功建立通道并获得合格的活检标本,与手术切除标本的组织学类型一致。检查切除肺叶时,均未发现局部出血、支气管或肺撕裂伤。在该技术的其他临床研究中,包含中国在内的全球共10家医疗机构,共106例受试者经BTPNA技术取样活检,经BTPNA技术取样活检的活检检出率为84.8%,其中2 cm以下结节的活检检出率为80.6%,2 cm以上结节活检检出率达87%,严重并发症发生率为0.8%。研究证明了该技术对周周型病变诊断的可行性、安全性及有效性。

3.5　现场快速细胞学诊断技术

现场快速细胞学诊断技术(rapid on site evaluation, ROSE)是一项实时伴随于取材过程的快速细胞学判读技术。靶部位取材时,在基本不损失组织标本的前提下,将部分取材印涂于玻片,制成细胞学片基,迅速染色并以专用显微镜综合临床信息立即判读。其判读内容包括:细胞形态、分类、计数、构成比、排列、相互关系、背景及外来物分析。作为一种细胞学载体,ROSE具备相应功能,包括:评价取材满意度、实时指导介入操作手段与方式、形成初步诊断或缩窄鉴别诊断范围、优化靶部位标本进一步处理方案、结合全部临床信息与细胞学背景进行病情分析与转归评价。

随着侵袭性检测及分期越来越少,驱动突变的治疗方法可行性越来越高,组织取样技术的过程的优化及最大化(比如多重采样,为患者提供最佳的治疗方案)的需求越来越大;而随着越来越多的新的影响NSCLC癌基因如ROS(crizotinib敏感)、Met、PI3K等被发现,如何提高质量是个亟待突破的瓶颈。

3.6　组织学的动态评估及诱导治疗后再分期

现有研究已发现,有驱动突变的肿瘤具有异质性及活力。Arcila等对121例已知EGFR突变的且病情进展的患者进行再次活检,发现T790M突变大概约70%,所有的患者有着持久的原EGFR突变。类似的结果在Sequist、Oxnam及Ohashi等的研究中被证实,包括其他的轴突增加、缺失、小细胞肺癌转化、BRAF突变等等。越来越多的学者认为静态的活检已经不适用于指导患者整个治疗过程中的治疗方法的选择。根据疾病进展情况进行再次活检慢慢成为新的标准。肺脏病学者必须能根据疾病进展情况再次活检来明确突变状态。此外,随着技术的发展,越来越多的肺癌患者可经诱导化放疗降期后手术治疗,而由于肺癌放化疗后或初次活检使用纵隔镜导致纵隔或肺门粘连严重,使用纵隔镜再次分期较为困难,难度和风险增加,EBUS-TBNA展现出不可替代的作用。Herth通过对NSCLC患者的研究显示EBUS-TBNA在诱导化疗后纵隔再分期总的敏感性、特异性、阳性预测值、阴性预测值、诊断准确率分别为76.07%、100%、100%、20%和77.42%。提示对NSCLC患者纵隔淋巴结再分期而言,EBUS-TBNA是一个敏感、特异、准确和微创的方法。

第二节　介入呼吸病学在肺癌治疗中的应用

　　面对发现越来越早、病灶越来越小的流行病学趋势,建立一种创伤更小的、针对早期肺癌患者的新型根治性的微创治疗方法成为全球肺癌治疗领域的当务之急。在原发性气道肿瘤的治疗方面,近年研究的热点就是早期中央型支气管肺癌的腔内介入性根治。呼吸介入技术手段的蓬勃发展,使其正在逐渐占据早期肺癌治疗的主战场。未来各种精准的导航技术以及支气管镜机器人＋治疗性器具的结合,将会改变早期肺癌的临床治疗模式。

一、呼吸介入技术作为主导的早期肺癌根治性治疗

　　手术切除仍是治疗 I 期和 II 期 NSCLC 的主要和首选方法。立体定向放射疗法(SBRT)和经皮热消融正在成为手术切除的可行替代方案。但是,出于安全性、有效性和成本效益的目的,目前正在积极探索用于治疗周围型肺癌的其他支气管镜方法。经支气管镜、经皮治疗(可在导航/定位技术引导下)手段包括:射频消融、微波消融、冷消减(氩氦刀冷冻消融)、光化学消减(光动力治疗)、热消减(电烧蚀、激光治疗、APC治疗)、局部放疗(如后装放疗、腔内粒子植入,可作为独立治疗,也可作为外照射的补充)、局部化疗、热蒸汽等。目前可用于腔内根治的方法以光动力和近距离放疗的报道最多,部分报道的远期疗效已达到外科手术治疗水平,但经支气管治疗周围型肺癌还有许多问题亟待解决。例如,消融术式的选择目前尚无明确的循证医学证据,消融时间、功率对肿瘤和正常组织的影响亟待研究,消融治疗效果缺乏良好的即时评估标准、长期疗效有待进一步确定;同时,其在病例的选择及治疗方案的优化等方面还有待于进一步的多中心,大样本的对照研究来加以完善。对局部治疗患者的选择,能量设备的选择以及并发症的应对是未来思考的方向,而开发具有更强肿瘤特异性的消融技术,研制更强的光增敏剂是需要深入研究的重点。故就目前而言,射频消融治疗前应获取组织标本以明确肺结节性质,如若肺结节明显怀疑恶性,可同步进行活检和消融治疗。对一些术后新发、多原发、病理或者影像学随访等高度怀疑的恶性肺结节,在医患双方充分沟通后,在患者不耐受或不愿意手术的情况下,在签署知情同意书情况下,可以考虑接受消融治疗。

二、呼吸介入治疗作为肺癌治疗的辅助手段

电视胸腔镜手术或开胸手术中存在难以发现的小病变,特别是毛玻璃结节。手术前基准标记放置(如 Hookwire 定位针)可以确认病变的位置,便于手术寻找;放置基准标记也可协助辅助立体定向放射治疗(SBRT)对无法手术或不能耐受手术患者的姑息性甚至根治性治疗。目前已经有 3 种把基准放置于肿瘤旁边的方法:经胸放置、经血管放置及支气管镜下放置。目前 CT 引导下经胸放置已经广泛的使用,但是气胸发病率较高。CT 引导下经皮穿刺放置法中气胸发生率大概是 15%,在一些研究中甚至达到了 38%。经血管放置同样也有副作用,胸膜炎(13% ~ 33%)、肺栓塞(5%)和腹股沟血肿(3%)。如前述的导航/定位技术引导下的经支气管镜下放置,尤其电磁导航支气管镜放置基准有着放置精度高及副作用低的优点。

三、呼吸介入治疗在中晚期肺癌的姑息性管理

微创性介入治疗已成为中晚期肺癌治疗的重点研究和发展方向之一,主要是局部减瘤,累及胸膜的病变针对胸水,累及气道的病变针对气道,并将介入治疗与全身放化疗、靶向治疗、抗血管生成治疗、免疫治疗、生物治疗等相结合。

1 经血管的介入治疗

1.1 经支气管动脉灌注化疗

经支气管动脉灌注化疗(bronchial arterial infusion, BAI)是经支气管动脉注药,高浓度的抗癌药物直接作用于肿瘤区,加之肿瘤血管有成熟的纤维肌层,血管收缩排挤能力差,药物在肿瘤所在区域作用时间长,经动脉直接灌注药物与全身静脉化疗相比,对人体正常组织器官的毒性作用明显下降,杀伤肿瘤细胞的能力大幅度增加。适用于中晚期肺癌或因其他原因不能手术或不愿手术的肺癌患者,以及外科手术未能全部切除肿瘤者。此外,外科手术前做 BAI 可使肿瘤缩小,有效地降低肺癌的分期,提高手术切除率及降低术后复发率。肺内多发转移性肿瘤,虽不属于支气管肺癌,但采用 BAI 仍可以获得很好疗效。对造影剂过敏、严重凝血机制障碍或严重心、肺、肝和肾功能不全者禁忌进行此项治疗。根据不同的组织学类型,选用丝裂霉素、阿霉素、顺铂、卡铂、氟尿嘧啶脱氧核苷、长春瑞宾、羟基喜树碱等,常选择 2~3 种联合使用。采用体表面积公式进行计算,并根据不同患者对药物的反应情况在重复治疗时予以调整。

1.2 经支气管动脉化疗栓塞

经支气管动脉化疗栓塞(bronchial arteriral embolization, BAE)使用带有抗癌药

物的微囊或微球,栓塞肿瘤供血的支气管动脉,可使化疗药物在肿瘤部位的作用持续更长时间,提高靶部位的药物浓度,更有效地杀灭癌细胞。栓塞还具有阻断动脉血流的作用,导致肿瘤组织缺血坏死,并且对肺癌伴咯血的患者产生明显的止血效果。

1.3 经支气管动脉和肺动脉双重灌注化疗术

有学者认为,肺癌绝大部分由支气管动脉供血,而有一部分由肺动脉与支气管动脉双重供血。观察支气管动脉和肺动脉双重供血的灌注模型发现,支气管动脉供血以肿瘤中心为著,也可见于肿瘤边缘。肺动脉供血多位于肿瘤边缘,少见于肿瘤中心。因此,经支气管动脉和肺动脉双重灌注化疗,可以提高疗效。

2 经胸壁的介入治疗

经胸壁射频消融、放射性粒子植入、微波及氩氦刀等介入方法治疗周围型原发性和转移性肺癌的研究结果也是令人鼓舞。此类治疗方法除了能够有效地控制局部晚期的肺部肿瘤组织的生长外,其在减轻肿瘤对周围组织的侵犯和压迫、减少肿瘤负荷等方面都具有显著的疗效。更重要的是,与传统的放化疗相比这类治疗方法的全身毒副反应较轻,患者多具有良好的耐受性,其在一些老年患者当中的优势已经显露无遗。与此同时,其在早期周围型肺癌的根治中所具有的潜力,也在一些单中心的临床研究中得到了验证。一项多中心回顾性研究表明,CT引导的经皮微波消融是治疗80岁及以上早期周围型NSCLC的一种安全有效的方法,总体中位生存时间为50个月。在5年内未达到癌症特异的中位生存时间。1~5年总生存率分别为97.1%、92.6%、63.4%、54.4%和32.6%。1~3年癌症特异性生存率分别为97.9%、97.9%和69.4%。1~5年局部控制率分别为88.8%、78.8%、70.3%、63.9%和63.9%。在传统的肿瘤治疗观念转变为将肿瘤视为一种慢性疾病并提倡"人瘤共存"的今天,加上人口老龄化的来临,这一治疗方法必将会作为一种有效的局部治疗方法在未来胸部肿瘤的综合治疗中发挥更大的作用。

3 经气道的介入治疗

3.1 高剂量率支气管内放射治疗

Henschke在19世纪60年代提出了支气管内内近距离放射治疗的概念及技术。他提出将一个放射源放在一个小的细导管(后装)在腔内治疗气道内的恶性肿瘤。一个计算过的,远程的后装技术能达到安全运送放射性物质到支气管内病灶,使得病变能在很短的时间接受高剂量照射,同时大大减少工作人员的放射性接触。最常用的放射性同位素是制造成薄的柔性金属丝铱-192。高剂量率支气管内放射治疗(high dose rate endotracheal brachytherapy, HDREB)能在短时间内发送高能辐射,而柔性导管周围的局部高剂量辐射可以保护周围组织。尽管目前优化放射剂量的可行性证据不足,美国近距离治疗协会推荐在1 cm旁,照射3周分割方案每周一次7.5 Gy,或者2次分割方案每次10 Gy,抑或是4次分割方案每次6 Gy。HDREB对咯血、呼吸困难、阻塞性肺炎及中央型病变咳嗽的患者治疗效果很好,是目前疗效最好的治疗方式,症状可以控制长达6个月。HDREN的其他可能适应证包括无法手术的患者、已经接受了最大外照射剂量的患者、支气管局部病变的单独治疗及原位癌或者癌前病变。尽管单独进行体外放射治疗(external radiation therapy, EBR)在长期缓解上比HDREB的疗效更好。但是联合EBR及HDREB可以更加明显的控制症状,尤其是不能手术或支气管阻塞导致肺不张的患者。

3.2 光动力疗法

在19世纪80年代出现了利用光动力疗法(photodynamic therapy, PDT)治疗恶性肿瘤的治疗方法。它是一种可供选择的肿瘤治疗方式,基于口服一种全身性光敏剂,光敏剂优先积聚于肿瘤细胞的给药原理。姑息性的光动力疗法应用于阻塞性支气管内肿瘤治疗对持续性咳嗽、进行性呼吸困难、肺不张及后阻塞性肺气肿的患者有较好效果,如果阻塞病变在段或者亚段支气管,治疗的效果最好。光动力疗法耐受性一般比较好,可在任何既往化疗、放疗或手术的患者进行使用。肺癌中最常见的光敏剂是血卟啉衍生物、卟吩姆钠与他拉泊芬钠。这些试剂通过静脉注射使用,24 h内在血管外组织内达到药物浓度峰值,同时周围组织器官中的光敏剂的浓度会在接下来的2~3 d下降,而肿瘤组织会选择性的保留这些化学物质更长的时间。因此下一阶段的光活化一般不会在24~72 h内进行而是在肿瘤与正常组织浓度比达到最佳值时进行。在此过程中,从石英导管发出红色或近红外光的二极管激光源由柔性支气管镜递送到腔内的肿瘤细胞。目前,美国FDA推荐的光剂量为200 J/cm²时长共500 s。此外PDT还会诱发肿瘤微血管内血栓进而导致肿瘤细胞的缺血性损伤。在光活化后的48 h,随着肿瘤细胞死亡,坏死组织及碎片会在气道中堆积,可经支气管镜检查,进行清创以预防梗阻。对于残留的肿瘤细胞,在30 d内可以进行最多3次治疗。尽管PDT的耐受性比较好,但在注射后2~4周甚至更长时间内需注意避光以避免光敏反应带来的皮肤晒伤。PDT治疗是迟发的光活化后反应,因此PDT不适合作为需要紧急解除气道梗阻的肿瘤患者的即刻治疗方法。

3.3 冷冻疗法

通过利用极短冷能产生一系列的生物反应来诱导肿瘤细胞死亡,是目前控制及减轻支气管内肿瘤病变的另一种方法。冷冻疗法的原理是将压缩液氮放于冷冻探头的顶端,利用其迅速膨胀(焦耳-汤姆孙原理)进而投放集中的极冷能量。肿瘤组织的血管密度高及水含量高的特性使得它对极冷能量极其敏感。支气管内的冷冻治疗主要针对癌症进展和不能手术的患者,被认为是一种非常安全的疗法且一般耐受性良好,既可以通过硬质支气管镜也可以通过柔性支气管镜实施,最近的一项系统性回顾指出其平均有效率是80%而并发症只有0~11%。Maiwand报告的476例肺癌患者的姑息性冷冻疗法显示,其能明显的改善咯血、咳嗽、呼吸困难、胸痛等症状,有效率分别是76.4%、69%、59.2%和42.6%,并且患者的平均KS评分从59.6提升至75.2。尽管获得的数据显示生存率各不相同，但接受冷冻治疗患者的平均存活时间不比其他的支气管内局部姑息性治疗差。冷冻疗法的主要缺点是作用时间推迟，与其他支气管内病变姑息性治疗方式如电灼和微创清创治疗相比需要重复多次治疗。肿瘤坏死会在初始治疗后持续数天。因此冷冻疗法不适合出现大咯血或支气管内巨大肿瘤患者。

3.4 硬质支气管镜及支架置入术

近30%的肺癌患者会有因外力挤压、腔内疾病或肿大的淋巴结压迫等原因而造成的中央气道阻塞。中央型气道阻塞的患者生活质量由于呼吸困难、出血、喘鸣及阻塞性肺气肿会大大下降，并且这些气道相关症状会降低早期肺癌患者手术的可能性。目前治疗中央型气道阻塞的方法主要包括：热烧灼法（如激光、微波、高频电刀、氩气刀等）、冷冻、球囊扩张、支架置入以及专门针对恶性肿瘤的光动力疗法和气道腔内近距离放疗。一般而言，热烧灼法的主要目的是去除增生的肿瘤、肉芽及疤痕组织，以恢复气道的通畅。比较几种方法，激光具有切除效率最高，但设备昂贵且操作的风险也较大；微波设备便宜，操作相对安全，适合于一些基础医院开展，但切除效率低；而高频电刀和氩气刀则具有设备价格适中，治疗效率较高，且相对安全，比较适合我国国情。在去除增生组织的过程中，热烧灼法常需要和机械性清除方法（如硬质镜的铲除或钳夹）相结合。对于恶性病变而言，腔内肿瘤组织的清除仅仅意味着暂时性的阻塞解除，而疗效的维持则需要。后续的光动力治疗或近距离放疗及常规的放、化疗的跟进方能达到。

气道内支架置入是治疗各种中央型气道狭窄的有效方法。对于外压性和气道壁软化所致的气道阻塞，支架置入是首选的治疗方法，能明显改善患者症状并且提高恶性梗阻患者的生活质量。目前气道支架主要包括硅酮和金属支架两大类，前者的优点是价格便宜，易于取出，但支架移位发生率较高，且需在硬质支气管镜下放置；而金属支架放置方便，只需通过可弯曲支气管镜，无论有无X光透视下均可放置，放置后对黏膜的清除功能影响较小，且移位发生率低。气道内支架置入在进展性肺癌中广泛使用的同时，它也能作为肺功能不良的早期肺癌患者的姑息治疗方法。此外患者的早期支架置入在缓解症状的同时还能提供额外生存的优势，它允许那些不能耐受手术者接受其他有明确疗效的治疗方法，如近距离照射或外部辐射。

值得一提的是，需重视并加强肺癌介入治疗中的麻醉协作，特别是对于严重的气管阻塞、心肺功能差或预计术中有可能会有出血的患者，上述各种腔内介入治疗操作最好能在全麻下进行，以增加患者的手术舒适性，并将手术操作的风险降低到最小限度。

第三节　介入呼吸病学在肺癌管理中的思考与展望

为达到提高肺癌患者5年生存率、降低肺癌死亡率的目标,开展基于我国肺癌患者人群特征的高危人群筛查,加强肺结节的规范化管理,实现肺结节的早期精准识别及处理,规范中晚期肺癌患者的全程治疗,建立肺结节/肺癌患者的多学科全程管理模式。介入呼吸病学参与其中的各个环节,并在肺癌的全程管理中发挥着不可替代且越来越重要的作用,通过与基础医学、医学工程技术的共同努力,力争获得对疾病长期控制乃至根治的效果,但目前仍面临着诸多挑战。

一、呼吸介入技术的合理选择与应用

随着介入呼吸病学的不断发展,其诊治范围和相关技术将逐渐扩大,在临床医学中的应用及作用也将日益突出,一些新技术的层出不穷;但是如何正确使用这些新技术,使之发挥最大的作用,是目前介入肺科医生面临的一个重要问题。为了对PPL进行准确的采样,必须选择正确的呼吸道,尽可能靠近目标,并在采样之前确认目标的位置。这些关键步骤可以通过最近开发的技术来辅助,但是,重要的是要了解这些新兴技术的优势和局限性,以进一步提高其的疗效和安全性,减少并发症的发生;同时,探讨不同方法的最佳适用人群,持续改进,探寻多种方法联合治疗,包括从卫生经济学角度关注技术的整合。

二、精准医学与转化创新

介入呼吸病学的发展方向,应是立足于支气管肺癌等常见病和多发病,并以精准医学为终极目标。要明确介入诊断技术的终极目标是为肺癌的精准医学服务。要以转化医学为创新手段,将新型介人呼吸诊疗技术、影像组学、影像人工智能与基因组学、蛋白质组学、代谢组学、表观遗传组等多组学(Muti-omics)分析手段相结合,注重多手段联合、个体化治疗,将呼吸内镜的创新性技术及时应用于肺癌诊治,并随着新型光学成像技术(如分子光学技术)、呼吸门控技术、智能机器人的发展进一步延伸精准的广度和深度。

我国介入呼吸病学近年来发展迅速,多数的呼吸介入技术在中国已经获批并应用,众多患者人群积累了丰富的临床经验并激发了某些临床上的创新,未来各类技术的规范化及恰当应用是临床上的关键。人工智能、干细胞、生物材料的发展将极大助推呼吸介入的发展，需要有机地整合临床医生、科学家、工程师为一体，建立能把创新理念付诸实施的介入呼吸病学创新转化平台，形成卓有成效的医、研、产、商一体化创新体系。从长期发展上，我国应致力于技术创新、科学研究及设计良好的临床试验。未来，我国介入呼吸病学应着眼于技术规范和评价体系的建设，分层次制定介入呼吸病学技术的普及发展规划，加强介入呼吸病学领域多中心临床研究，积极推动新技术研发和创新体系建设。

三、规范化诊疗

我国介入呼吸病学的教育、培训及质量控制体系尚未完全建立，一些常规的肺脏病介入诊疗技术在临床开展得还不够普遍，一些业已开展的技术操作尚有待进一步规范，一些风险较高的诊疗项目尚缺乏人员和平台的准入机制。规范、普及、提高目前仍是我国呼吸介入临床实践的主要任务，加强呼吸介入学科的推广与技术普及，加快各种"临床诊疗技术操作规范"的制定和质量控制体系的完善，制定指南、专家共识等推进规范化治疗使更多肿瘤患者获益。积极培育介入呼吸病学的从业人员，积极开展与材料科学和医学工程技术人员的科研合作，力争从源头创新，争取拥有一批具有自主知识产权的实用临床技术和器材，以造福广大患者。

四、以呼吸介入为主的MDT协作

肺癌全程管理中的多学科诊疗模式（MDT）聚焦两大核心：其一以早诊早治为核心，聚焦肺癌高危人群筛查、精准评估肺结节、主动全程管理患者，以实现肺癌早期诊断、早期治疗，端口前移。其二以规范全程诊疗为核心，聚焦肺癌患者诊疗路径，规范治疗、升级、优化MDT，于MDT体系内部构建不同层级专家/医疗团队，使各团队在诊疗工作中的职责更为明确、具体，从而提升中晚期肺瘤诊疗的规范性与高效性。介入呼吸病学的应用范围取决于多学科团队如胸部放射科医师、放射肿瘤科医师及胸外科医师的密切协作和互补关系，对于各种治疗方法如何有效结合仍然有待于进一步研究，应重点关注肺癌疾病演进关键靶点，明确早期干预的有效方式，并通过长期随访评估多学科早期精准干预的临床价值，探索新型患者管理模式，以提高肺癌患者生存率。

如何通过质控手段保证操作规范、安全,在做好临床服务的同时,进一步提升临床研究和创新能力,如何建立更规范的培训机制和环境,如何保证培训的质量,如何对培训效果进行评估是我国介入呼吸病学领域要研究的重要课题。一些友邻学科,如介入心脏病学和介入消化病学对单纯依靠药物治疗效果欠佳的冠心病、胆道结石等常见病和多发病进行了深入的基础及临床研究,从而获得了蓬勃的发展,它们的发展历程和经验值得借鉴。所以,介入呼吸病学未来的研究方向也应该着眼于类似疾病,其中最具有代表性的疾病即是肺癌。现代介入呼吸病学应向消化内镜学习,能有效地处理早期中央型肺癌;向心血管介入学习,通过经胸壁和经支气管途径有效地处理早期周围型肺癌,结合学科特点,扬长避短是现代介入呼吸病学的重点发展方向和使命。应重视与其他学科有广泛交叉的领域,承担建设与发展交叉领域的主导责任和使命,努力体现呼吸学科的特点与优势。

主要参考文献

[1] Seijo L M, Sterman D H. Interventional pulmonology[J]. N Engl J Med, 2001, 344(10): 740-749.

[2] Bolliger C T, Mathur P N, Beamis J F, et al. ERS/ATS statement on interventional pulmonology. European Respiratory Society/American Thoracic Society[J]. Eur Respir J, 2002, 19(2): 356-373.

[3] 刘忠令,李强. 呼吸疾病介入诊疗学[M]. 北京: 人民军医出版社, 2003.

[4] John F, Beamis P M, Mehta A C. Interventional Pulmonary Medicine[J]. London: Taylor and Francis, 2004.

[5] 曾奕明. 积极开展创新研究 推动介入支气管镜的学科发展[M]. 中华结核和呼吸杂志, 2010, 33(1): 4-5.

[6] Lamb C R, Feller-Kopman D, Ernst A, et al L. An approach to interventional pulmonary fellowship training[J]. Chest, 2010, 137(1): 195-199.

[7] Ost D, Eapen G A, Jimenez C A, et al. Improving procedural training and certification in pulmonary medicine[J]. Chest, 2010, 137(1): 6-8.

[8] 李强. 介入肺脏病学发展现状与展望[J]. 解放军医学杂志, 2011, 36(8): 792-793.

[9] 何小鹏. 实用呼吸疾病介入诊断与治疗学[M]. 天津: 天津科学技术出版社, 2012.

[10] 王洪武. 现代介入肺脏医学概况[J]. 国际呼吸杂志, 2012, 32(4):269-274.

[11] Kokkonouzis I, Strimpakos A S, Lampaditis I, et al. The role of endobronchial ultrasound in lung cancer diagnosis and staging: a comprehensive review. Clin Lung Cancer. 2012, 13(6): 408-415.

[12] Yamauchi Y, Izumi Y, Hashimoto K, et al. Percutaneous cryoablation for the treatment of medically inoperable stage I non-small cell lung cancer[J]. PLoS One. 2012, 7(3): e33223.

［13］陈成水.介入肺脏病学临床应用现状［J］.现代实用医学, 2013, 25（1）: 6-8, 17.

［14］李强.介入肺脏病学及其用于呼吸系统疾病诊治临床现状［J］.中国实用内科杂志, 2013, 33（2）: 98-101.

［15］Du Rand I A, Blaikley J, Booton R, et al. British Thoracic Society guideline for diagnostic flexible bronchoscopy in adults: accredited by NICE［J］. Thorax. 2013, 68（Suppl 1）: i1-i44.

［16］Ernst A, Herth F J. Principles and Practice of Interventional Pulmonology［J］. New York: Springer, 2013.

［17］Zaric B, Eberhardt R, Herth F, et al. Linear and radial endobronchial ultrasound in diagnosis and staging of lung cancer［J］. Expert Rev Med Devices, 2013, 10（5）: 685-95.

［18］Zaric B, Stojsic V, Sarcev T, et al. Advanced bronchoscopic techniques in diagnosis and staging of lung cancer［J］. J Thorac Dis, 2013, 5（Suppl 4）: S359-S370.

［19］Asano F, Eberhardt R, Herth F J. Virtual bronchoscopic navigation for peripheral pulmonary lesions［J］. Respiration, 2014, 88（5）:430-40.

［20］Horeweg N, Van Rosmalen J, Heuvelmans M A, et al. Lung cancer probability in patients with CT-detected pulmonary nodules: a prespecified analysis of data from the NELSON trial of low-dose CT screening［J］. Lancet Oncol, 2014, 15（12）:1332-41.

［21］Kinsey C M, Arenberg D A. Endobronchial ultrasound-guided transbronchial needle aspiration for non-small cell lung cancer staging［J］. Am J Respir Crit Care Med, 2014, 189（6）:640-9.

［22］郭伟峰, 黄弘, 何约明, 等.荧光支气管镜对中央型原发性肺癌患者诊断和治疗的指导价值［J］.中国内镜杂志, 2015, 21（11）: 1152-1156.

［23］李强白.呼吸内镜培训教程［M］.北京: 世界图书出版公司, 2015.

［24］孙加源, 韩宝惠, 陈海泉.电磁导航支气管镜系统在呼吸系统疾病诊治中的应用现状与展望［J］.中国癌症杂志, 2015, 25（10）: 832-837.

［25］魏家玮, 郭述良.支气管动脉灌注化疗与全身静脉化疗对晚期非小细胞肺癌患者疗效及不良反应发生率的META分析［J］.中华肺部疾病杂志（电子版）, 2015, 8（3）: 293-298.

［26］Arias S, Yarmus L, Argento A C. Navigational transbronchial needle aspiration, percutaneous needle aspiration and its future［J］. J Thorac Dis, 2015, 7（Suppl 4）:S317-28.

［27］白冲, 李时悦, 宋勇, 等.肺癌小样本取材相关问题的中国专家共识［J］.中华内科杂志, 2016, 55（5）: 406-413.

［28］唐纯丽, 罗为展, 钟长镐, 等.径向超声联合虚拟导航引导肺活检对肺外周结节的诊断价值［J］.中华结核和呼吸杂志, 2016, 39（1）: 38-40.

［29］Ong P G, Debiane L G, Casal R F. Recent advances in diagnostic bronchoscopy［J］. J Thorac Dis, 2016, 8（12）: 3808-3817.

［30］Sardi A H, Islam S. Early lung cancer detection, mucosal, and alveolar imaging［J］. Curr Opin Pulm Med, 2016, 22（3）: 271-80.

［31］Wahidi M M, Herth F, Yasufuku K, et al. Technical Aspects of Endobronchial Ultrasound-Guided Transbronchial Needle Aspiration: CHEST Guideline and Expert Panel Report［J］. Chest, 2016, 149（3）: 816-35.

［32］江瑾玥, 郭述良, 李一诗.经支气管冷冻肺活检技术进展［J］.中华结核和呼吸杂志, 2017, 40

(8): 619-622.

[33] 王广发. 我国介入呼吸病学发展现状与展望[J]. 中华结核和呼吸杂志, 2017, 40(6): 401-402.

[34] Ahmad K, Gabe L, Cristan E, et al. Interventional Pulmonology: Determining an Ideal Technique, Phenotype-driven Management, and Finding Safer Alternatives[J]. Am J Respir Crit Care Med, 2017, 196(5): 649-651.

[35] Belanger A R, Akulian J A. An update on the role of advanced diagnostic bronchoscopy in the evaluation and staging of lung cancer[J]. Ther Adv Respir Dis, 2017, 11(5): 211-221.

[36] Chan EY, Gaur P, Ge Y, et al. Management of the Solitary Pulmonary Nodule[J]. Arch Pathol Lab Med, 2017, 141(7): 927-931.

[37] Detterbeck F C, Boffa D J, Kim A W, et al. The Eighth Edition Lung Cancer Stage Classification [J]. Chest, 2017, 151(1): 193-203.

[38] Harris K, Puchalski J, Sterman D. Recent Advances in Bronchoscopic Treatment of Peripheral Lung Cancers[J]. Chest, 2017, 151(3): 674-685.

[39] Touman A A, Vitsas V V, Koulouris N G, et al. Gaining access to the periphery of the lung: Bronchoscopic and transthoracic approaches[J]. Ann Thorac Med, 2017, 12(3): 162-170.

[40] 金发光, 李时悦, 李王平, 等. 内科胸腔镜诊疗规范[J]. 中华肺部疾病杂志(电子版), 2018, 11(1): 6-13.

[41] Ali M S, Sorathia L. Palliative Care and Interventional Pulmonology[J]. Clin Chest Med, 2018, 39(1): 57-64.

[42] Anila K R, Nayak N, Venugopal M, et al. Role of Rapid On-site Evaluation in CT-guided Fine Needle Aspiration Cytology of Lung Nodules[J]. J Cytol, 2018, 35(4): 229-232.

[43] Fielding D, Kurimoto N. Endobronchial Ultrasound-Guided Transbronchial Needle Aspiration for Diagnosis and Staging of Lung Cancer[J]. Clin Chest Med, 2018, 39(1): 111-123.

[44] Han Y, Kim H J, Kong K A, et al. Diagnosis of small pulmonary lesions by transbronchial lung biopsy with radial endobronchial ultrasound and virtual bronchoscopic navigation versus CT-guided transthoracic needle biopsy: A systematic review and meta-analysis[J]. PLoS One, 2018, 13(1): e0191590.

[45] Hsia D W, Musani A I. Bronchoscopic Therapies for Peripheral Lung Malignancies[J]. Clin Chest Med, 2018, 39(1):245-259.

[46] Maldonado F, Shafiq M, Batra H, et al. Interventional Pulmonology-Bridging the Gaps through Standardization: Malignant Pleural Effusion, Mediastinal Staging, and Cryobiopsy [J]. Am J Respir Crit Care Med, 2018, 197(11): 1478-1480.

[47] Moore A J, Mercer R M, Musani A I. Advances in Interventional Pulmonology [J]. Clin Chest Med, 2018, 39(1): 271-280.

[48] Muthu V, Sehgal I S, Dhooria S, et al. Efficacy of Endosonographic Procedures in Mediastinal Restaging of Lung Cancer After Neoadjuvant Therapy: A Systematic Review and Diagnostic Accuracy Meta-Analysis[J]. Chest, 2018, 154(1): 99-109.

[49] Oh S S, Folch E. Interventional Pulmonology: Advances and Evolving Concepts[J]. Semin Respir Crit Care Med, 2018, 39(6): 635-636.

［50］ Shah P L, Herth F J F. Progress in Interventional Pulmonology［J］. Respiration, 2018, 95(5): 287–288.

［51］ Zhou Q, Dong J, He J, et al. The Society for Translational Medicine: indications and methods of percutaneous transthoracic needle biopsy for diagnosis of lung cancer［J］. J Thorac Dis, 2018, 10 (9):5538–5544.

［52］ Benn B S, Parikh M, Tsau P H, et al. Using a Dedicated Interventional Pulmonology Practice Decreases Wait Time Before Treatment Initiation for New Lung Cancer Diagnoses［J］. Lung, 2019, 197(2):249–255.

［53］ Han X, Yang X, Huang G, et al. Safety and clinical outcomes of computed tomography–guided percutaneous microwave ablation in patients aged 80 years and older with early–stage non–small cell lung cancer: A multicenter retrospective study［J］. Thorac Cancer, 2019, 10(12):2236–2242.

［54］ Ishiwata T, Gregor A, Inage T, et al. Advances in interventional diagnostic bronchoscopy for peripheral pulmonary lesions［J］. Expert Rev Respir Med, 2019, 13(9): 885–897.

［55］ Kniese C M, Musani AI. Interventional Pulmonology: A Focused Review for Primary Care Physicians［J］. Med Clin North Am, 2019, 103(3): 399–412.

［56］ Mallow C, Lee H, Oberg C, et al. Safety and diagnostic performance of pulmonologists performing electromagnetic guided percutaneous lung biopsy (SPiNperc)［J］. Respirology, 2019, 24(5): 453–458.

［57］ Mondoni M, Radovanovic D, Sotgiu G, et al. Interventional pulmonology techniques in elderly patients with comorbidities［J］. Eur J Intern Med, 2019, 59: 14–20.

［58］ Ozdemir C, Sokucu S N, Berk A, et al. Use of interventional bronchoscopic treatment in small cell lung cancer［J］. Indian J Cancer, 2019, 56(3): 236–240.

［59］ Kalsi H S, Thakrar R, Gosling A F, et al. Interventional Pulmonology: A Brave New World［J］. Thorac Surg Clin, 2020, 30(3):321–338.

［60］ Schneider B J, Ismaila N, Aerts J, et al. Lung Cancer Surveillance After Definitive Curative–Intent Therapy: ASCO Guideline［J］. J Clin Oncol, 2020, 38(7): 753–766.

［61］ Shaller B D, Gildea T R. What is the value of electromagnetic navigation in lung cancer and to what extent does it require improvement?［J］. Expert Rev Respir Med, 2020, 14(7): 655–669.

［62］ Tsai P C, Yeh Y C, Hsu P K, et al. CT–Guided Core Biopsy for Peripheral Sub–solid Pulmonary Nodules to Predict Predominant Histological and Aggressive Subtypes of Lung Adenocarcinoma ［J］. Ann Surg Oncol, 2020, 27(11): 4405–4412.

［63］ Wahidi M M, Herth F J F, Chen A, et al. State of the Art: Interventional Pulmonology［J］. Chest, 2020, 157(3): 724–736.

［64］ Yang D Y, Lin Y P, Xue C, et al. CT–guided percutaneous implantation of ^{125}I particles in treatment of early lung cancer［J］. J Thorac Dis, 2020, 12(10): 5996–6009.

［65］ Agrawal A. Interventional Pulmonology: Diagnostic and Therapeutic Advances in Bronchoscopy ［J］. Am J Ther, 2021, 28(2): e204–e216.

［66］ Liam C K, Lee P, Yu C J, et al. The diagnosis of lung cancer in the era of interventional pulmonology［J］. Int J Tuberc Lung Dis, 2021, 25(1): 6–15.

（张国英　庄锡斌）

第七篇　小细胞肺癌的治疗

第30章
小细胞肺癌的治疗概述和原则

小细胞肺癌(SCLC)是第二常见的胸部恶性肿瘤,占全部肺癌的13%~17%。由于SCLC恶性程度高,具有侵袭性高、增殖快、易转移等特点,确诊时多为晚期,预后极差,而早期发现是延长SCLC患者生存期的有效方法。虽然SCLC最初对化疗和放疗的反应很好,但大部分患者会在距初始治疗数月至1年内复发,复发疾病对于各种治疗广泛抵抗。肺癌领域的顽疾小细胞肺癌的治疗模式在经历了30余年的沉寂,随着免疫治疗、小分子抗血管治疗的进展,迎来了SCLC一线、三线及以上治疗的突破。随着新药的不断发展,生物信息学的进步,检测手段的日新月异的更迭,SCLC的研究继续向前推进,免疫治疗和小分子抗血管药物新的探索方向,新型的化疗药物,PARP抑制剂、极光激酶抑制剂、BCL-2抑制剂、LSD1抑制剂将为SCLC带来更多治疗选择;分子分型的探索,肿瘤进展机制和肿瘤微环境的研究,让SCLC的精准治疗充满希望。

一、危险因素

在2020年世界肺癌大会中,来自国家癌症中心、中国医学科学院肿瘤医院癌症早诊早治办公室的陈万青教授以"肺癌在中国"为题,针对我国肺癌负担和风险因素两方面进行了阐述。在我国,可能导致肺癌的风险因素主要为吸烟、二手烟、细颗粒物($PM_{2.5}$)以及水果的摄入量较低。但在不同的省份,潜在可变危险因素导致的肺癌死亡的人口归因比例存在很大差异。SCLC几乎仅见于吸烟者,似乎最常见于重度吸烟者。历史上看从不吸烟者发生SCLC极为罕见,一项病例对照病例系列研究显示,在女性肺癌病例中从不吸烟者仅占2.9%,而男性肺癌病例中这一比例为0。据统计,各种形式的污染导致了约43%的肺癌死亡。在过去的30年中,仅空气中的微粒污染一项便导致多达15%的肺癌死亡。

二、病理学

SCLC的组织学分类在数十年间逐渐演变。WHO最初将SCLC分为3种组织学亚型:燕麦细胞型、中间细胞型以及混合型(SCLC伴非小细胞成分,通常为鳞状细胞癌或腺癌)。2015年WHO肺肿瘤将神经内分泌肿瘤分为4类,小细胞癌与大细胞神经内分泌癌属于高级别肿瘤,典型类癌与不典型类癌属于中-低级别肿瘤,还存在一种复合型SCLC,即主要成分为SCLC,伴有一些NSCLC区域,如腺癌、鳞状细胞癌、大细胞神经内分泌癌等。除大细胞神经内分泌癌需满足至少10%比例外,其他NSCLC类型可以是任何比例。

    SCLC的诊断主要依据光学显微镜检查。细胞学标本来源主要包括支气管镜刷检、胸浆膜腔积液、细针穿刺、痰及支气管灌洗等。根据肿瘤细胞的大小及形态,小细胞癌细胞在显微镜下可分为燕麦细胞型及中间细胞型。小细胞癌的特征为"蓝色"恶性肿瘤细胞,细胞大小约为淋巴细胞的2倍,细胞质稀少,核特征为微细分散染色质而无明显的核仁、细胞分解不清,坏死明显的小细胞肺癌需要进一步免疫组化明确诊断。神经内分泌肿瘤常见标记物包括CD56、Syn、CgA,在具有神经内分泌肿瘤形态学特征的基础上至少有一种神经内分泌免疫组化标记物明确阳性,且神经内分泌标记阳性的细胞数应大于10%肿瘤细胞量才可诊断神经内分泌肿瘤。TTF-1在85%~90%的小细胞肺癌中呈阳性表达。当少数小细胞肺癌病例中不表达神经内分泌标记物时,结合形态、TTF-1弥漫阳性、CK核旁点状阳性颗粒特点及高Ki-67指数(一般为50%~100%)也有助于小细胞癌的诊断。通常也可观察到神经元特异性烯醇化酶(neuron-specific enolase,NSE)、多巴脱羧酶、降钙素、胃泌素释放肽(gastrin releasing peptide,GRP)、胰岛素样生长因子-1(insulin-like growth factor-1,IGF-1)的表达。SCLC细胞也可产生一些多肽激素,包括促肾上腺皮质激素(adrenocortico-tropic hormone,ACTH)和血管加压素(抗利尿激素),导致多种副肿瘤内分泌综合征。

    对于复合型SCLC,很少在未治疗过的样本中发现与另一类型细胞癌共存,但最多达30%的SCLC尸检样本显示了分化为非小细胞癌的区域。基于上述发现提出了以下假说:肺癌是能沿多个途径进行分化的多能干细胞。随着表皮生长因子受体(epidermal growth factor receptor,EGFR)抑制剂耐药性的出现,携带EGFR突变的NSCLC大约有14%可表现为SCLC的形态并表达神经内分泌标记物,并且此类肿瘤对SCLC标准治疗方案敏感,这些发现进一步支持了上述假说。在混合细胞亚型中,转移肿瘤通常主要包含SCLC,即使SCLC成分较少。因此,混合亚型患者可采用标准SCLC治疗。混合型SCLC变异型的预后意义尚不明确。一些报告显示,混合型变异型更加抵抗治疗,生存期短,但也有其他报告显示预后更好。

    此外,也有一些分子生物标记物,特别是可作为潜在靶点的分子生物标记物,也许在将来可指导治疗。几乎所有SCLC肿瘤检测到有p53突变(以前的报道中为75%~98%)。几乎普遍存在染色体13q14上的视网膜母细胞瘤基因(*RB*1)功能缺失。野生型c-kit及其配体干细胞因子的表达上调代表另一自分泌/旁分泌生长因子,在80%~90%的SCLC中都检测得到。大约20%的SCLC有MYC家族成员(MYC、MY-CL1和MYCN)扩增,这些成员相互排斥,可能促发SCLC的变异性神经内分泌亚型和长期肿瘤增殖细胞,在目前的临床试验中,有MYC扩增的肿瘤可能对抑制剂靶向治疗更敏感。在2%~4%的肿瘤中观察到PTEN缺失,但在动物模型中PTEN/PI3K途径改变的总体发生率明显更高,可能在促进SCLC的肿瘤发生中起一定作用。与NSCLC相比,EGFR和KRAS癌基因的突变及p16异常非常罕见。

对于NSCLC的EGFR突变(用于靶向治疗)和程序性死亡配体1(programmed death-ligand 1,PD-L1,用于免疫疗法)等生物标记物已整合入标准临床实践,而对于SCLC,目前在临床试验并无分子标记物被推荐用于指导治疗选择。SCLC中PD-L1很少在≥1%的肿瘤细胞中有表达,Checkmate 032研究显示仅17%的患者有种程度的表达,KEYNOTE 028研究中患者的这一表达发生率为29%;相比之下,NSCLC中的这一表达发生率大约为50%。在Checkmate 032研究中,纳武利尤单抗加或不加伊匹木单抗治疗的结果与PD-L1表达无关,但对于SCLC患者,单纯纳武利尤单抗治疗的总体有效率仅10%,而NSCLC患者中其总体有效率约20%。纳武利尤单抗联合伊匹木单抗治疗组的有效率上升至大约20%。KEYNOTE 028研究显示,在24例PD-L1阳性患者中的结果更有前景,有效率为29%。目前正在进行进一步的试验来验证这些早期结果。

三、分期诊断及临床表现

SCLC的分期一直沿袭美国退伍军人肺癌协会(VALG)的二期分期法,主要基于放疗在SCLC治疗中的重要地位。AJCC TNM分期系统可以选出适合外科手术的T1~2N0M0的局限期患者,能更准确地了解患者所处的疾病阶段、判断患者的预后及制订合适的治疗方案。建议临床使用VALG分期法和TNM分期系统两者相结合的方法对SCLC进行分期,因其更能准确地指导治疗和评估预后。

1 VALG二期分期法

局限期:病变限于一侧胸腔,且能被纳入一个放射治疗野内。广泛期:病变超过一侧胸腔,且包括恶性胸腔和心包积液或血行转移。

2 NCCN治疗小组建议

SCLC分期采取AJCC TNM分期方法与VALG二期分期法相结合。局限期:AJCC(第8版)I~III期(任何T,任何N、M0)可以安全使用根治性的放疗剂量。排除T3~T4由于肺部多发结节或者肿瘤/结节体积过大而不能被包含在一个可耐受的放疗计划中。广泛期:AJCC(第8版)IV期(任何T,任何N、M1/b/c),或者T3~T4由于肺部多发结节或者肿瘤/结节体积过大而不能被包含在一个可耐受的放疗计划中。

目前,因就诊时主要为晚期疾病,TNM分期经常没有改变临床处理方式,TNM分期对SCLC的预测力度不及NSCLC。TNM分期在确定可能获益于手术切除的患者中最有用,即全面评估后发现疾病处于临床I期(T1~2N0)的患者进行外科治疗可能有益。推荐这些患者在手术切除后接受辅助化疗;但这仅适用于不到5%的患者。

完整的分期诊断性检查包括体格检查、血液学及化学实验室系列检查、胸片、胸腹部CT、脑部MRI或CT成像,以及骨骼显像。特定病例可能需要其他检查,包括骨髓活检、腰椎穿刺、胸膜腔穿刺和心包穿刺。FDG-PET-CT对分期诊断有较好的效能,近期数据显示,PET-CT可以改善SCLC患者的分期和治疗计划;另外有临床试验和随机对照研究发现,肺癌患者通过FDG-PET-CT扫描可以降低17%~20%的开胸率。但由于PET-CT价格昂贵;SCLC诊断时脑转移的发生率为10%~18%。其中,将近30%的患者无脑转移相关症状,PET-CT在发现脑转移方面不如MRI或者CT。未治疗的SCLC会快速进展,因此迅速治疗比完全确定疾病的每一处受累部位要重要得多。大多数患者会在症状开始后的3个月内得到诊断,这反映出肿瘤倍增时间短,没有有效治疗患者可能很快死亡。不能因为分期而将治疗的启动推迟超过7 d。即便在缺乏完整分期信息的情况下,医生也应当尽快化疗治疗症状十分明显的患者。在初始治疗期间及其后可继续进行分期。

SCLC临床表现SCLC常发生在中央气道,浸润黏膜下层,通过向外扩散或支气管内扩散而逐渐使支气管管腔狭窄。最常见的表现为巨大肺门肿块伴巨块型纵隔淋巴结肿大。可能引起的临床表现包括咳嗽、呼吸困难、体重减轻及日常活动能力受到严重影响。例如,因为SCLC为弥漫性黏膜下层生长模式,而不是鳞状细胞癌的管腔内生长模式,咯血和阻塞后肺炎不如在鳞状细胞癌中那么常见。大约70%的患者表现为明显的转移性疾病;SCLC特别倾向于播散至肝脏、肾上腺、骨、骨髓及脑。诊断时约15%患者脑显像呈阳性,包括5%~8%的无症状患者。一定要早期识别并治疗脑转移,因为这可降低慢性神经系统并发症发生率。15%~30%的患者存在骨髓受累,但骨髓仅在2%~6%的病例中是孤立性转移部位,最多达30%的无症状或无异常碱性磷酸酶患者放射性核素(锝)骨扫描呈阳性。SCLC可表现为内分泌或神经系统副肿瘤综合征,但这种情况较少。

胃泌素释放肽前体(precursor of gastrin-releasing peptide,proGRP)和NSE是SCLC诊断以及治疗效果监测的重要肿瘤标志物。研究证实,胃泌素释放肽是SCLC组织的重要产物,其在血清里的前体可被稳定检测。SCLC可表现为神经内分泌细胞的特性,因此NSE往往会有过量表达。联合检测proGPR和NSE可以提高SCLC的诊断率,在局限期SCLC治疗有效的情况下,这两个值会随之下降。肿瘤突变负荷(tumor mutation burden,TMB)可能预测免疫检查点抑制剂疗效,利用NGS多基因组合估测TMB是临床可行的方法。免疫治疗在SCLC中已取得一定疗效。I/II期CheckMate 032研究证实,细式单抗 + 伊匹单抗治疗高TMB患者有效率可达46.2%,1年PFS率为30%,显著优于低、中TMB亚组。在组织标本不足时,利用NGS检测ctDNA进行TMB估测是潜在可行的技术手段之一。目前针对SCLC尚无批准的靶向药物或指导治疗的标志物。

SCLC确诊时仅1/3的患者为有机会接受潜在根治性局部治疗的局限期患者（LS-SCLC），2/3的患者为广泛期患者（ES-SCLC）。长期以来，LS-SCLC的治疗包括化疗和早期就干预的胸部超分割放疗和化疗后的脑预防照射（PCI）。ES-SCLC的治疗主要为化疗伴或不伴预防性脑照射（Prophylactic cranial irradiation，PCI）。这些标准治疗方案在30年前就已确立，直到近些年才有新的进展。

1 局限期SCLC的初始治疗

局限期I~IIA期的SCLC可能从手术中获益。现有数据显示，手术组和非手术组患者5年生存率范围分别在27%~73%和4%~44%。既往研究基于NCDB数据库的倾向匹配分析中发现，手术治疗能显著改善5年的生存率（47.6%和29.8%，$P<0.01$）。手术方式方面，多项回顾性研究和荟萃分析的亚组分析均显示，肺叶切除组的生存优于楔形切除。IIB~IIIA期SCLC，手术的作用存在争议。尽管一些回顾性研究获得了阳性结果，但这些研究中已经获得的中位生存期范围为17~31.7个月，与同步放化疗的CONVERT研究的25个月相比并未有突破性的提升，故手术对于IIB~IIIA期SCLC的有效性及适合亚群仍待商榷。IIB~IIIC期SCLC，缺乏有效证据证明手术有效，因此不推荐接受手术治疗。

研究发现，术后N2患者辅助放疗能够提高OS（22个月 vs. 16个月），因此对于术后N2患者推荐进行辅助放疗。对于不适合手术或拒绝手术的I~IIA期患者，除了同步放化疗外，对原发肿瘤行SBRT/SABR，然后进行全身化疗是可选择的治疗。对于超过T1~T2的局限期SCLC患者，同步放化疗为标准治疗，如患者不能耐受，也可以序贯化放疗。局限期SCLC前期经过根治性化疗和胸部放疗，获得较好的疗效（PR/CR）的患者，行预防性脑放射可以降低颅内转移的概率并提高整体生存率。

依托泊苷联合铂类是局限期SCLC一线治疗的经典方案。对于所有的术后患者均应接受含铂辅助化疗，对于PS评分低或老年患者可酌情制定个体化治疗方案。

免疫治疗在局限期SCLC的探索日益增多，有望改变局限期SCLC的治疗格局。目前免疫治疗用于局限期SCLC的探索主要在于以下两种模式：放化疗后免疫巩固治疗和放化疗同步免疫治疗。

2 广泛期SCLC的初始治疗

自从2018年nivolumal凭借Checkmate032研究打破SCLC治疗沉寂，成首个SCLC三线及以上治疗三线治疗选择以来，帕博利珠单抗也依据Keynote028和Keynote158的汇集分析数据成为SCLC三线及以上治疗三线治疗的又一新生力军。Impower133研究作为广泛期SCLC一线治疗里程碑式研究，改写了顺铂/卡铂联合依托泊苷30年稳居广泛期SCLC一线标准治疗地位的历史,而CASPIAN研究中durvalum-ab联合化疗以史上系统治疗最长的OS数据,也获得广泛期SCLC一线治疗适应证。形成了两个PD-1抑制剂和两个PD-L1抑制剂分别引领SCLC后线和一线治疗的新格局。免疫治疗依旧是SCLC研究炙手可热的领域,新的研究结果纷纷呈现。广泛期SCLC免疫一线治疗的研究热度持续不减,2020年ASCO会议上KEYNOTE-604、ECOG-ACRINEA5161研究(nivolumab)、CASPIAN研究更新的OS结果和德瓦鲁单抗+曲美木单抗+化疗四药治疗组的数据备受瞩目。目前,多项国产PD-1/PD-L1抑制剂一线治疗广泛期SCLC的验证研究也正在进行,期待这些研究能为免疫联合治疗带来更多数据。

3 复发SCLC的治疗

尽管SCLC对于初始治疗非常敏感,大多数的SCLC患者在初始治疗后出现复发及耐药,这些患者在接受进一步的治疗后中位OS只有4~5个月。尽管治疗的有效率很大程度上取决于初始治疗结束复发的时间间隔,但在多数患者二线治疗也能显著缓解症状。距离一线治疗结束6个月内复发或进展者,推荐二线治疗选择伊立替康、拓扑替康等药物,同时也推荐进入临床试验;而距离一线治疗结束超过6个月复发或进展者,可选择初始治疗方案。后续治疗的最佳周期数目前尚无定论。PASSION研究是一项在中国开展的多中心、两阶段II期研究,旨在评估卡瑞利珠单抗+阿帕替尼用于广泛期SCLC患者二线治疗的疗效和安全性。结果显示,联合治疗的客观缓解率(ORR)为34%,疾病控制率(DCR)为68.1%。亚组分析显示,化疗敏感和耐药患者的ORR分别为37.5%和32.3%。研究结果为进一步探索免疫联合抗血管治疗复发SCLC提供了依据。

虽然免疫治疗建立为SCLC三线及后线治疗标准,但是纳武单抗和帕博利珠单抗在中国尚未在SCLC获得适应证。安罗替尼是我国自主研发的小分子多靶点抗血管药物,在多靶点抗血管药物中安罗替尼对VEGFR2抑制活性较强,

而且对PDGER和FGFR通路同样具有强烈的抑制作用,同时对介导多条信号通路的c-kit也表现出现较强抑制作用,体外研究证实安罗替尼对SCLC细胞系有较好的抑制作用。由于III期验证性研究KEYNOTE-604只达到了联合主要研究终点之一PFS,而没有达到另一主要终点OS,2021年3月帕博利珠单抗主动撤回了其在SCLC的适应证。

4 复合型小细胞肺癌(C-SCLC)

复合型小细胞肺癌治疗至今尚缺乏大样本前瞻性随机对照临床研究数据,绝大多数为小样本回顾性分析和个案报道。因此目前各大指南均将C-SCLC归为SCLC范畴,采用同样的治疗模式,缺乏更为个体化和具体的治疗策略。对于手术、化疗、放疗、靶向及免疫治疗,在C-SCLC的治疗中还有很多争议和未知,有待于未来更为深入的研究来修正和补充。

5　转化性小细胞肺癌

在 NSCLC 疾病进程中,组织学类型可转化为 SCLC,这种 SCLC 统称为转化性 SCLC。转化性 SCLC 与经典 SCLC 在病理形态、分子特征等方面具有相似性,但又不能完全归类于经典 SCLC,可归为一种新的 SCLC 亚型。必须进行肿瘤组织再次活检,病理学诊断是金标准,单靠基因特征和血浆检测仍无法可靠的判断患者是否发生了 SCLC 转化。既往研究显示,SCLC 转化是 EGFR-TKI 的耐药机制,有个案报道提示,转化性 SCLC 也可发生在 ALK 或 ROS1 融合基因阳性接受 TKI 治疗之后的 NSCLC 患者,以及接受免疫检查点抑制剂治疗后的 NSCLC。大部分转化性 SCLC 保留了原有肺腺癌的基因突变(约84%~88%)和 SCLC 基因特征(如 TP53 和 RB1 缺失突变);这些特征可能与 PIK3CA、NOTCH 和 ASCL1 等基因通路相关。

五、预后

局限期与广泛期疾病患者诊断后的中位生存期分别为15~20个月和8~13个月。20%~40%的局限期患者与不到5%的广泛期患者可存活2年。最重要的不良预后因素包括:日常体能状态差及体重减轻等宿主因素,持续吸烟也是引起化疗抵抗的因素。肿瘤相关因素,例如病变范围(局限 vs. 广泛),对于局限期疾病,如上所述,TNM 分期较早预示结局更好,而 LDH 值升高则提示预后不良。对于广泛期疾病,受累器官部位的数量与预后呈负相关。相对其他部位来说,转移侵犯至中枢神经系统、骨髓或肝脏提示预后更差,虽然受累部位的数量可对这些变量造成混杂;在大多数试验中,女性患者好于男性,虽然具体原因未知;出现内分泌副肿瘤综合征通常预后不佳。

六、展望

免疫治疗、抗血管药物以及新型的化疗药物,让迷茫徘徊近30年的 SCLC 治疗获得转机,长期以来小细胞肺癌作为均质性疾病不加区分的进行治疗,随着形态学及转录组研究已经揭示小细胞肺癌是异质性疾病。最近根据与 SCLC 发生发展密切相关的4个关键的转录因子(ASCL1、NEUROD1、POU2F3、YAP1)表达的差异,将 SCLC 分为4种亚型,即 ASCL1[high] 的 SCLC-A 亚型、NEUROD1[high] 的 SCLC-D 亚型、POU2F3[high] 的 SCLC-P 亚型和 YAP1[high] 的 SCLC-Y 亚型。研究者也发现 A 亚型(BCL-2 高表达)的 SCLC 对 BCL-2 抑制剂更敏感,N 亚型(cMYC 高表达)的 SCLC 对极光激酶治疗最敏感,P 亚型(SLFN11 高表达)对 PARP 抑制剂治疗非常敏感,而对于3种蛋白都不表达

的 SCLC-I 亚型则高表达 HLA1 和 IFN-应答相关基因,免疫检查点蛋白(PD-L1)以及
STING 效应因子(CXCL10、CCL5)等。另外最近的研究发现 SCLC 不同亚型之间具有
可塑性,MYC 驱动 PNEC 起源的 SCLC 从 SCLC-A 向 SCLC-N、SCLC-Y 分子亚组的转
化。根据这些致命点设计药物及治疗,将开启 SCLC 分子分型的治疗,预示着 SCLC
根据分子分型进行精准治疗的时代已经为时不远。

主要参考文献

[1]   Ferlay J, Colombet M, Soerjomataram I, et al. Estimating the global cancer incidence and mortal-
ity in 2018: GLOBOCAN sources and methods[J]. Int J Cancer, 2019, 144(8): 1941-1953.

[2]   Ettinger D S, Aisner J. Changing face of small-cell lung cancer: real and artifact[J]. J Clin On-
col, 2006, 24(28): 4526-4527.

[3]   Govindan R, Page N, Morgensztern D, et al. Changing epidemiology of small-cell lung cancer in
the United States over the last 30 years: analysis of the surveillance, epidemiologic, and end re-
sults database[J]. J Clin Oncol, 2006, 24(28): 4539-4544.

[4]   Raso M G, Bota-Rabassedas N, Wistuba I I. Pathology and Classification of SCLC[J]. Cancers
(Basel), 2021, 13(4): 820.

[5]   Reguart N, Marin E, Remon J, et al. In Search of the Long-Desired 'Copernican Therapeutic
Revolution' in Small-Cell Lung Cancer[J]. Drugs, 2020, 80(3): 241-262.

[6]   Iyoda A, Azuma Y, Sano A. Neuroendocrine tumors of the lung: clinicopathological and molecu-
lar features[J]. Surg Today, 2020, 50(12): 1578-1584.

[7]   Kaye F J. RB and cyclin dependent kinase pathways: defining a distinction between RB and p16
loss in lung cancer[J]. Oncogene, 2002, 21(45): 6908-6914.

[8]   Mollaoglu G, Guthrie M R, Böhm S, et al. MYC Drives Progression of Small Cell Lung Cancer to
a Variant Neuroendocrine Subtype with Vulnerability to Aurora Kinase Inhibition [J]. Cancer
Cell, 2017, 31(2):270-285.

[9]   Jahchan N S, Lim J S, Bola B, et al. Identification and Targeting of Long-Term Tumor-Propagat-
ing Cells in Small Cell Lung Cancer[J]. Cell Rep, 2016, 16(3): 644-656.

[10]   McFadden D G, Papagiannakopoulos T, Taylor-Weiner A, et al. Genetic and clonal dissection
of murine small cell lung carcinoma progression by genome sequencing[J]. Cell, 2014, 156(6):
1298-1311.

[11]   Mak D W S, Li S, Minchom A. Challenging the recalcitrant disease-developing molecularly driv-
en treatments for small cell lung cancer[J]. Eur J Cancer, 2019, 119: 132-150.

[12]   Gelsomino F, Lamberti G, Parisi C, et al. The evolving landscape of immunotherapy in small-
cell lung cancer: A focus on predictive biomarkers[J]. Cancer Treat Rev, 2019, 79: 101887.

[13]   Pavan A, Attili I, Pasello G, et al. Immunotherapy in small-cell lung cancer: from molecular
promises to clinical challenges[J]. J Immunother Cancer, 2019, 7(1): 205.

[14]   Lei M, Siemers N O, Pandya D, et al. Analyses of PD-L1 and Inflammatory Gene Expression As-
sociation with Efficacy of Nivolumab ± Ipilimumab in Gastric Cancer/Gastroesophageal Junction

Cancer[J]. Clin Cancer Res, 2021, in press.

[15] Reardon D A, Kim T M, Frenel J S, et al. Treatment with pembrolizumab in programmed death ligand 1-positive recurrent glioblastoma: Results from the multicohort phase 1 KEYNOTE-028 trial[J]. Cancer, 2021, 127(10): 1620-1629.

[16] Wu Y L, Lu S, Cheng Y, et al. Nivolumab Versus Docetaxel in a Predominantly Chinese Patient Population With Previously Treated Advanced NSCLC: CheckMate 078 Randomized Phase III Clinical Trial[J]. J Thorac Oncol, 2019, 14(5): 867-875.

[17] Salem A, Mistry H, Hatton M, et al. Association of Chemoradiotherapy With Outcomes Among Patients With Stage I to II vs Stage III Small Cell Lung Cancer: Secondary Analysis of a Randomized Clinical Trial[J]. JAMA Oncol, 2019, 5(3): e185335.

[18] Park Y J, Choi D, Choi J Y, et al. Performance Evaluation of a Deep Learning System for Differential Diagnosis of Lung Cancer With Conventional CT and FDG PET/CT Using Transfer Learning and Metadata[J]. Clin Nucl Med, 2021, 46(8): 635-640.

[19] Hochstenbag M M, Twijnstra A, Wilmink J T, et al. Asymptomatic brain metastases (BM) in small cell lung cancer (SCLC): MR-imaging is useful at initial diagnosis [J]. J Neurooncol, 2000, 48(3): 243-248.

[20] Loscocco G G, Piccini M, Bencini S, et al. Bone marrow involvement in small cell lung cancer [J]. Hematol Transfus Cell Ther, 2020, in press.

[21] Barnes H, See K, Barnett S, Manser R. Surgery for limited-stage small-cell lung cancer[J]. Cochrane Database Syst Rev, 2017, 4(4): CD011917.

[22] Levy A, Hendriks L E L, Le Péchoux C, et al. Current management of limited-stage SCLC and CONVERT trial impact: Results of the EORTC Lung Cancer Group survey [J]. Lung Cancer, 2019, 136: 145-147.

[23] Farris M K, Wheless W H, Hughes R T, et al. Limited-Stage Small Cell Lung Cancer: Is Prophylactic Cranial Irradiation Necessary?[J]. Pract Radiat Oncol, 2019, 9(6): e599-e607.

[24] Ando K, Manabe R, Kishino Y, et al. Comparative Efficacy and Safety of Immunotherapeutic Regimens with PD-1/PD-L1 Inhibitors for Previously Untreated Extensive-Stage Small Cell Lung Cancer: A Systematic Review and Network Meta-Analysis[J]. Curr Oncol, 2021, 28(2): 1094-1113.

（杜彬　赖金火）

第31章
局限期小细胞肺癌的初始治疗

局限期小细胞肺癌 LS-SCLC 指肿瘤局限于同侧的半侧胸部及区域淋巴结,且可纳入同一个可耐受的放疗野中的小细胞肺癌(SCLC),对应 TNM 分为 I~IIIB 期,占到 SCLC 的35%~45%。局限期 SCLC 若未接受治疗生存期仅有数月,接受治疗的情况下中位总生存期(OS)为15~20个月,2年 OS 率约20%~40%,5年生存率约10%~20%。

一、分期评估

所有患者均应接受完整的分期评估,包括胸腹部 CT、颅脑 MRI、全身骨显像等。对于T1~2、N0 的患者,还应接受纵隔淋巴结活检,以确定纵隔淋巴结是否转移。

FDG-PET 是一种无创性检查方法,可评估纵隔或远处转移。尽管 PET 已作为非小细胞肺癌(NSCLC)分期评估的一部分得到广泛研究,但在 SCLC 患者中作用的数据较少,且大多数为回顾性报告,涉及的患者数量也较少。也很少研究有 PET 结果对应的病理学资料。但由部分文献显示 PET 有助于 SLCL 的分期,从而改变 SCLC 的治疗策略。一项回顾性报告纳入了51例使用 PET 和 CT 进行诊断的患者,发现 PET 检查改变了5%~20%患者的分期,11%(2/18)初始评估为 LS-SCLC 的患者因 PET 被重新分期为广泛期疾病。18%(6/33)的初始评估为广泛期的患者在 PET 检查后被重新分期为局限期疾病。一项纳入120例患者的前瞻性研究报道了类似结果。不同影像学检查方法结果不一致且可能影响治疗策略的患者,需要病理学检查来确定分期。此外 PET 可能通过调整胸部照射野和剂量,而改变初始治疗。一项针对60例局限期患者的前瞻性研究发现,30%患者的基线 PET 和 CT 扫描结果不相符,CT 显示的受累范围过大或过小各半。以上资料提示人们仍需要进一步研究 PET 在 SCLC 分期评估中的作用,积累更多的临床数据,为患者提供更精准的分期,同时避免不必要的侵入性的活检。

二、治疗原则

对于没有远处转移瘤、肺门淋巴结受累和纵隔淋巴结受累的证据,且没有其他手术禁忌证的临床期(T1~2、N0)LS-SCLC 患者,需要采用肺叶切除术切除原发性肿瘤并行纵隔淋巴结活检或清扫。术后进行4个周期含顺铂方案的辅助化疗。手术病理提示淋巴结受累的患者,通常需要行辅助放化疗。

对于不可手术的患者,如果患者的体力状况评分较好(0~2),优先推荐依托泊苷加顺铂(cisplatin plus cisplatin, EP)/依托泊苷加卡铂(cisplatin plus carboplatin, EC)方案化疗同步或序贯放疗,同步放疗优于序贯放疗,条件许可时应在化疗早期同步放疗,治疗后完全缓解(CR)或部分缓解(PR)的患者,推荐预防性脑照射;如果患者体力状况评分3~4(SCLC所致),推荐EP/EC方案化疗,并酌情考虑联合或不联合放疗,对于CR或PR的患者同样可以进行PCI;如果患者体力状况评分3~4分(非SCLC所致),不建议化放疗,仅建议最佳支持治疗。

放疗在LS-SCLC的治疗中具有非常重要的地位。只接受化疗的LS-SCLC患者中,有多达80%会发生局部肿瘤进展。增加胸部放疗可显著降低局部高复发率,与单纯化疗相比,化疗加胸部放疗可改善生存。

由于SCLC脑转移的风险高,初始放化疗后完全或部分缓解的患者需要行预防性脑照射PCI以预防脑转移的发生。

对于大多数有上腔静脉(superior vena cava, SVC)阻塞症状的SCLC患者,首选初始化疗而非放疗。单独化疗通常很快出现临床缓解,而放疗可能因组织水肿而加重上腔静脉阻塞症状。如果存在潜在危及生命的SVC阻塞或化疗无效,则需要血管腔内治疗。

三、手术及术后治疗

根据现有的回顾性数据分析和研究结果,结合相关共识,建议对于T1~2、N0期患者,如果患者无手术禁忌,首先考虑:肺叶切除术+肺门、纵隔淋巴结清扫术。术后pN0者,选用EP/EC方案辅助化疗;术后pN1者,建议辅助化疗±纵隔淋巴结放疗;术后pN2者,则建议辅助化疗+纵隔淋巴结放疗。对于根治术后PCI,目前没有明确的证据证明能够使患者OS获益,因此不作常规推荐。

四、化疗

LS-SCLC标准治疗是4个周期的EP方案联合化疗,化疗早期同步胸部放疗。

1 卡铂vs.顺铂

尽管卡铂可替代顺铂与依托泊苷联用,其疗效统计学上相近,且可降低顺铂相关的非血液学毒性,如恶心呕吐、肾毒性、耳毒性等等,但其可能增加如血小板减少的血液学毒性。且由于部分LS-SCLC为可治愈性疾病,目前缺乏顺铂与卡波的头对头直接比较,故从循证医学的角度,顺铂仍是有限选择。但如果患者已存在的神经病变、听力受损、肾功能不全或充血性心力衰竭等原因禁用顺铂,则可用卡铂替代顺铂。

2 伊立替康 vs. 依托泊苷

关于伊立替康用于 LS-SCLC 患者的最广泛数据来自一项 I 期临床试验 JCOG0202,该试验中281例患者最初使用 EP 方案联合加速超分割放疗进行诱导治疗。诱导治疗后,256例没有进展的患者被随机分配至接受伊立替康加顺铂或 EP 方案的巩固治疗。两组的 OS(该试验的主要终点)差异无统计学意义(伊立替康加顺铂组中位 OS2.8年,EP 组中位 OS3.2年,$HR = 1.09$,$95\%CI$: $0.80 \sim 1.46$)。但除此之外,尚缺乏大型的临床研究的数据,故伊利替康仍无法替代依托泊苷在 LS-SCLC 初始治疗中的地位。

3 紫杉醇

含紫杉醇的三药方案仍处于试验阶段。一项比较紫杉醇加 EP 的三药联用方案(paclitaxel plus EP, TEP)和单用 EP 方案联合同步放疗的 I/II 期研究显示,加用紫杉醇可改善患者生存。但两项更大规模的 TEP 方案加同步胸部放疗治疗 LS-SLCL 的 II 期临床试验结果显示,与标准 EP 方案加早期同步放化疗相比,该方案对 LS-SCLC 的疗效并无改善,3~4级食管炎的发生率为32%~36%。

五、靶向治疗

一项贝伐珠单抗联合同步放化疗治疗 LS-SCLC 的临床试验因食管气管瘘发生率过高而提前终止。因此贝伐珠单抗不应和肺部的同步放化疗联用。

六、放疗

1 辅助放疗

IIA 期(T1~2、N0、M0)患者肺叶切除后发现累及局部淋巴结,病理分期为 N2 的建议行术后放疗,N1 的可以考虑术后放疗,同步或序贯化疗。

辅助放疗总剂量为50 Gy,靶区须包括同侧肺门、同侧纵隔和隆突下等局部复发高危区域。在制定放疗计划时,放疗靶区体积的确定应该基于治疗前的 PET 扫描和 CT 扫描影像结果。PET-CT 检查最好在治疗前4周内或最晚不超过8周内。理论上,PET-CT 的体位应该与治疗时的体位保持一致。

2 立体定向消融放疗

一些因全身状况无法耐受手术或决定不进行手术的选择性 I~IIA 期(T1~2、N0、

M0)小细胞肺癌患者,可能适合行原发肿瘤立体定向消融放疗(SABR),接着行辅助性全身治疗。

3 根治性同步放化疗

IIB~IIIB期(T3~4、N0、M0,T1~4、N1~3、M0)的患者标准治疗为同步放化疗,同步放化疗优于序贯化放疗。因此在化疗1个周期或2个周期后应尽早开始放射治疗。从任何治疗开始后到放射治疗结束的时间越短,近期和远期疗效均越好。同步化放疗尚未确定最佳的放疗总剂量和分割方案,推荐:总剂量45 Gy,1.5 Gy bid,3个周期;或总剂量60~70 Gy,1.8~2.0 Gy qd,6~8个周期。

关于靶区,目前大部分指南都推荐累及部险的照射。传统的照射野包括了未累及的纵隔淋巴结,而未累及的锁骨上淋巴结则不包括在照射野内。近期多项针对添加锁骨上淋巴结放疗的临床研究表明锁骨区域的选择性照射并未改善生存,且放弃锁骨区域照射,也未导致区域复发的增加。据报道锁骨区域的复发率在0~11%左右,且大部分小5%。因此目前大部分临床研究及临床实践采用的都是累及部位照射。

关于分割方式和剂量,1999年 The New England Journal of Medicine 上发表的III期随机对照研究(INT 0096)证实,45Gy/1.5 Gy bid加速超分割方案3个星期完成放疗,较45 Gy/1.8 Gy qd常规分割方案5周完成放疗显著改善局 LS-SCLC 癌患者的预后,5年生存率从16%提高到26%。但这项研究备受争议的点在于其对照组,也就是常规分割放疗组的放疗总剂量偏低。此外,在INT 0096研究中观察到局部复发仍然是加速超分割组的主要失败模式(高达36%),同时患者有较高的放射性食管炎发生率。因此,尽管加速超分割模式预后更好,常规分割方式的相对高剂量(60~70Gy)放疗仍然是LS-SCLC被认同的标准放疗方式。2017年发表在 Lancet Oncology 杂志上的CONVERT研究显示,采用常规分割模式将放疗剂量提高到66 Gy,与INT 0096研究中45 Gy加速超分割模式疗效相当。这再次证实了加速超分割放疗是SCLC合适的放疗模式。而2020年ASCO上报道的随机前瞻研究NCT02041845显示,采用1.5 Gy bid的超分割方式进行照射,总剂量60 Gy较传统的45 Gy,PFS和ORR无显著性改善,但2年OS率得到显著改善,且毒性无显著性差异。因此放疗的最佳剂量仍在持续探索中,尚无最佳答案。常规分割放疗应达到60~70 Gy的高剂量。当前随机试验CALGB 30610/RTOG 0538正在比较3周45 Gy的标准方法与7周70 Gy的方法。而在低分割放疗上,陈明及傅小龙教授的两项前瞻性临床研究对比了低分割和常规分割放疗,低分割放疗组采用55 Gy/22次、2.5 Gy/次,qd;常规分割组为45 Gy分割40次、1.5 Gy/次,bid。放疗分别在化疗的第二或第二到第三周期进行同步,原发灶的放疗部位均为化疗后的靶区,淋巴结放疗采取的是累积野照射。两组局控率及OS均无显著差异,而毒副反应的分析发现,超分割组II~III级的放射性食管炎显著高于低分割组,差异有统计学意义。而对于预后的多因素分析发现,即使是高生物有效剂量

（Bilogical effective dose，BED）的低分割放疗也并未获得更好的生存获益。放疗时机比放疗剂量、放疗方式对预后影响更为重要，放疗尽早开始，放疗时间缩短有利于改善患者预后。

而放疗的最佳放疗剂量和时间表一直没有得到统一。基于随机 III 期试验，INT0096，45 Gy 在 3 周内完成（1.5 Gy 每日两次）相比于 45Gy/5 周（1.8 Gy/1 d）更好（1A 类证据）。当使用每天两次的分割时，治疗间隔时间至少大于 6 h，使得正常组织得以修复。此外多项临床研究也证实，放疗时机比放疗剂量、放疗方式对预后影响更为重要，放疗尽早开始，放疗时间缩短有利于改善患者预后。

对于在放疗前行全身化疗的患者，肿瘤靶区（GTV）可局限为化疗后残留的肿瘤区域，这样可以避免过多的毒性。治疗前就受累及的淋巴结区域（但不必是化疗前的整个体积）也应该包含在内。

4 预防性全脑照射放疗

对于不可手术患者前期放化疗后达 PR/CR 者，建议行 PCI 治疗；对于接受了根治性手术和系统性化疗的 I 期 SCLC 者，后期发生脑转移的概率较低（<10%），PCI 的获益可能降低，可酌情进行 PCI；而对于高龄、体力状况评分>2、存在神经认知功能障碍者，则不建议行 PCI。PCI 的推荐剂量为：25 Gy/10 次，建议在放化疗结束后 3~4 周开始，具体放疗技术可选择常规放疗、适形放疗，推荐进行海马保护的调强放疗。

5 CRT 巩固治疗

鉴于 PACIFIC 研究在 III 期 NSCLC 同步放化疗后免疫维持治疗取得的瞩目疗效，也有研究者进行 SCLC 同步放化疗后的纳武单抗+伊匹单抗免疫维持治疗（STIMULI 研究），纳武单抗+伊匹单抗组和观察组的中位 PFS 分别为 10.7 个月和 14.5 个月（HR=1.02），两年 PFS 率分别为 43% 和 40%，中位 OS 分别为未达到和 31.6 个月（HR=1.06，P=0.83），1 年 OS 率分别为 79% 和 89%，并未显示出 PFS 的获益。在免疫治疗组，3 度及以上不良反应发生率分别为 62% 和 25%。两组分别有 4 例和 1 例患者出现致命性不良反应。而在广泛期 NSCLC 同步放化疗后序贯免疫维持治疗也显示未有 PFS 获益，故目前尚不推荐同步放化疗后免疫维持治疗。

德瓦鲁单抗联合曲美木单抗作为 CRT 后 SCLC 的巩固治疗的临床研究（ADRI-ATIC）正在进行中，尚未公布数据。LS-SCLC 患者中同步放化疗后，序贯使用阿替利珠单抗，对比单独同步放化疗的临床 II 期研究（ACHILES 研究），以及 LS-SCLC 患者中同步放化疗，同步联合使用阿替利珠单抗及后续维持治疗，对比单独同步放化疗的 II/III 期（NRG LU005 研究）也正在进行中，期待这些研究也能给人们带来惊喜。

主要参考文献

[1] Gaspar L E, Gay E G, Crawford J, et al. Limited-stage small-cell lung cancer (stages I–III): observations from the National Cancer Data Base[J]. Clin Lung Cancer, 2005, 6(6): 355–360.

[2] Janne P A, Freidlin B, Saxman S, et al. Twenty-five years of clinical research for patients with limited-stage small cell lung carcinoma in North America[J]. Cancer, 2002, 95(7): 1528-1538.

[3] Vinjamuri M, Craig M, Campbell-Fontaine A, et al. Can positron emission tomography be used as a staging tool for small-cell lung cancer? [J]. Clin Lung Cancer, 2008, 9(1): 30-44.

[4] Brink I, Schumacher T, Mix M, et al. Impact of ^{18}F FDG-PET on the primary staging of small-cell lung cancer[J]. Eur J Nucl Med Mol Imaging, 2004, 31(12): 1614-1620.

[5] van Loon J, Offermann C, Bosmans G, et al. ^{18}FDG-PET based radiation planning of mediastinal lymph nodes in limited disease small cell lung cancer changes radiotherapy fields: a planning study[J]. Radiother Oncol, 2008, 87(1): 49-54.

[6] Cohen M H, Ihde D C, Bunn P A Jr, et al. Cyclic alternating combination chemotherapy for small cell bronchogenic carcinoma[J]. Cancer Treat Rep, 1979, 63(2): 163-170.

[7] Lu H, Fang L, Wang X, et al. A meta-analysis of randomized controlled trials comparing early and late concurrent thoracic radiotherapy with etoposide and cisplatin/carboplatin chemotherapy for limited-disease small-cell lung cancer[J]. Mol Clin Oncol, 2014, 2(5): 805-810.

[8] Levitan N, Dowlati A, Shina D, et al. Multi-institutional phase I/II trial of paclitaxel, cisplatin, and etoposide with concurrent radiation for limited-stage small-cell lung carcinoma [J]. J Clin Oncol, 2000, 18(5): 1102-1109.

[9] Ettinger D S, Berkey B A, Abrams R A, et al. Study of paclitaxel, etoposide, and cisplatin chemotherapy combined with twice-daily thoracic radiotherapy for patients with limited-stage small-cell lung cancer: a Radiation Therapy Oncology Group 9609 phase II study[J]. J Clin Oncol, 2005, 23(22): 4991-4498.

[10] Hainsworth J D, Hopkins L G, Thomas M, et al. Paclitaxel, carboplatin, and extended-schedule oral etoposide for small-cell lung cancer[J]. Oncology, 1998, 12(1 Suppl 2): 31-35.

[11] Spigel D R, Hainsworth J D, Yardley D A, et al. Tracheoesophageal fistula formation in patients with lung cancer treated with chemoradiation and bevacizumab[J]. J Clin Oncol, 2010, 28(1): 43-48.

[12] Liengswangwong V, Bonner J A, Shaw E G, et al. Limited-stage small-cell lung cancer: patterns of intrathoracic recurrence and the implications for thoracic radiotherapy [J]. J Clin Oncol, 1994, 12(3): 496-502.

[13] Kies M S, Mira J G, Crowley J J, et al. Multimodal therapy for limited small-cell lung cancer: a randomized study of induction combination chemotherapy with or without thoracic radiation in complete responders; and with wide-field versus reduced-field radiation in partial responders: a Southwest Oncology Group Study[J]. J Clin Oncol, 1987, 5(4): 592-600.

[14] Turrisi A T 3rd, Kim K, Blum R, et al. Twice-daily compared with once-daily thoracic radiotherapy in limited small-cell lung cancer treated concurrently with cisplatin and etoposide[J]. N Engl J Med, 1999, 340(4): 265-271.

[15] Faivre-Finn C, Snee M, Ashcroft L, et al. Concurrent once-daily versus twice-daily chemoradiotherapy in patients with limited-stage small-cell lung cancer (CONVERT): an open-label, phase

3, randomised, superiority trial[J]. Lancet Oncol, 2017, 18(8): 1116-1125.

[16] Gronberg B H, Killingberg K T, Flotten O, et al. High-dose versus standard-dose twice-daily thoracic radiotherapy for patients with limited stage small-cell lung cancer: an open-label, randomised, phase 2 trial[J]. Lancet Oncol, 2021, 22(3): 321-331.

[17] Hu X B, Bao Y, Xu Y J, et al. Timing of thoracic radiotherapy is more important than dose intensification in patients with limited-stage small cell lung cancer: a parallel comparison of two prospective studies[J]. Strahlenther Onkol, 2020, 196(2): 172-181.

[18] Hu X, Bao Y, Xu Y J, et al. Final report of a prospective randomized study on thoracic radiotherapy target volume for limited-stage small cell lung cancer with radiation dosimetric analyses[J]. Cancer, 2020, 126(4): 840-849.

[19] Gong L, Wang Q I, Zhao L, et al. Factors affecting the risk of brain metastasis in small cell lung cancer with surgery: is prophylactic cranial irradiation necessary for stage I-III disease?[J]. Int J Radiat Oncol Biol Phys, 2013, 85(1): 196-200.

[20] Owonikoko T K, Park K, Govindan R, et al. Nivolumab and Ipilimumab as Maintenance Therapy in Extensive-Disease Small-Cell Lung Cancer: CheckMate 451[J]. J Clin Oncol, 2021, 39(12): 1349-1359.

（刘青　赖金火）

第32章
广泛期小细胞肺癌的初始治疗

　　小细胞肺癌（SCLC）是一种来源于支气管上皮细胞的强侵袭性神经内分泌肿瘤，占肺癌总数的10%~15%。具有生长迅速、血管密度高、基因组不稳定、早期易转移扩散、TP53和RB1基因普遍失活的特点。在确诊时大约70%患者为广泛期，局限期小细胞癌LS-SCLC患者中位总生存期（OS）为14~20个月，广泛期患者的中位OS为8~13个月。SCLC对化疗的灵敏度较高，以铂类为基础的化疗及放疗仍是其主要的治疗方式，尽管对一线含铂双联化疗反应率高（50%~70%），但是几乎所有患者随后即不可避免地复发且对二线治疗的反应较差。近年来，LS-SCLC患者的5年生存率为20%~25%，广泛期小细胞肺癌ES-SCLC患者的5年生存率低至2%。

　　SCLC具有恶性程度高、异质性、侵袭性强等特点，因此患者极易出现远处转移。98% SCLC患者与接触烟草致癌物密切相关。禁烟和戒烟是减轻SCLC带来的社会负担最有效的策略，戒烟不仅降低了患SCLC的风险，也降低了诊断为局限性SCLC患者近50%死亡的风险。

一、分期

　　根据美国退伍军人肺癌协会分期（VALSG），SCLC区分为局限期（肿瘤局限于一侧胸腔，包括其引流的区域淋巴结，如同侧肺门、纵隔或锁骨上淋巴结且能被纳入一个放射治疗野）和广泛期（肿瘤超出局限期范围）。国际肺癌研究协会推荐应使用TNM系统对患者分期，TNM分期可以提供更全面的预测预后信息，且更精确的淋巴结分期提供了更好的解剖区分规则。例如，使用VALSG分期系统不能区分早期SCLC（T1~T2、N0~N1、M0）患者和局部晚期疾病（任何T、N2~N3、M0）患者。因此，在临床试验中使用TNM分类有助于确定最佳的治疗策略。

　　但VALSG分期系统分期方法简单、易行，与治疗疗效及预后相关。目前仍然被广泛应用与临床实验，其优势在于有效区分局限期患者和广泛期患者并指导治疗，前者可应用CRT治疗，后者需系统化疗或化疗联合免疫治疗。

二、广泛期疾病的治疗概述

ES-SCLC 是一种预后不良的高度恶性疾病,在过去的几十年里,尽管有许多关于新化学疗法及其组合和新生物制剂的临床试验不断开展,但屡屡以失败告终。EP 方案自 1985 年获得一线治疗适应证以来,后续并没有其他药物能够超越,过去 SCLC 患者可选择的治疗药物极其有限,临床治疗陷入瓶颈。在 2018 年世界肺癌大会上公布的 IMpower133 研究,采用抗 PD-L1 抑制剂阿替利珠单抗联合依托泊苷和卡铂(EC 方案)用于 ES-SCLC 的一线治疗,开启了 SCLC 免疫治疗的新纪元。免疫治疗的快速发展为 SCLC 的治疗方式带来了巨大突破,终结了 SCLC 的"药荒时代"。

1 ES-SCLC 的初始治疗

1.1 免疫治疗 + 铂类-依托泊苷

1.1.1 阿特珠单抗联合铂类-依托泊苷一线治疗策略

IMpower133 研究是第一项 ES-SCLC 采用一线免疫治疗获得无进展生存期(PFS)和 OS 双终点阳性结果的 Ⅲ 期研究:将 403 例初治的 ES-SCLC 患者随机等比分组,分别接受卡铂和依托泊苷联合阿特珠单抗或安慰剂治疗 4 个周期,之后用阿特珠单抗或安慰剂(根据此前分配的方案)维持治疗。中位随访 13.9 个月,结果显示阿替利珠单抗联合 EC 方案显著延长患者中位 OS(12.3 vs. 10.3 个月,P=0.007)。此外,约 1/3 的患者生存期超过 18 个月(两组生存率分别为 34% 和 21%)。从 OS 亚组分析提示阿替利珠单抗联合 EC 组在各个亚组均取得了 OS 获益,尤其非肝转移患者,中位 OS 达到 16.8 个月,较对照组延长 5.6 个月。两组中位 PFS 分别为 5.2 个月和 4.3 个月($HR = 0.77$,95% CI:0.62 ~ 0.96,$P = 0.017$),1 年 PFS 率翻倍(12.6% vs. 5.4%)。阿替利珠单抗联合化疗与单纯化疗相比,毒性并没有显著增加。整体而言,联合方案的安全性可控,两组的不良反应发生率相当,3 ~ 4 级不良事件的发生率分别为 67.2% 和 63.8%,严重不良事件发生率分别为 37.4% 和 34.7%。

总体而言,IMpower133 研究将 SCLC 的治疗推到了一个新的高峰,为 ES-SCLC 的一线治疗带来重大突破。基于该项研究阿特珠单抗联合 EC 方案一线治疗 ES-SCLC 的适应证于 2019 年 3 月获美国 FDA 正式批准,于 2020 年 2 月获国家药品监督管理局适应证审批。该方案也获得美国 NCCN 指南、中国临床肿瘤学(CSCO)小细胞肺癌诊疗指南一线优选推荐(1A 类证据),成为广泛期小细胞肺癌一线治疗的新标准。

1.1.2 度伐利尤单抗联合铂类-依托泊苷一线治疗策略

CASPIAN 研究是另外一项证明 PD-L1 单抗联用化疗一线治疗 ES-SCLC 取得生存获益的全球、随机、开放、多中心 Ⅲ 期临床试验研究。研究分为 3 组:度伐利尤单抗+化疗组(依托泊苷/铂类 4 个周期后度伐利尤单抗维持直至进展),标准化疗组(依托泊苷/铂类4~6个周期);四药联合组(度伐利尤单抗+曲美木单抗+化疗,双免疫药物维持直至进展)。这项试验中约3/4的患者使用卡铂,其余使用顺铂。2020年ASCO报道了CASPIAN研究的更新结果,度伐利尤单抗联合化疗的中位OS显著优于化疗(中位OS:12.9 vs. 10.5个月,$HR = 0.75$,$P = 0.003\ 2$)。度伐利尤单抗联合化疗组的2年OS率为22.2%,而化疗组中仅为14.4%。CASPIAN研究的次要终点为PFS和ORR,度伐利尤单抗联合化疗组和化疗组更新的PFS结果分别为5.1和5.4个月($HR=0.80$,95% CI:0.66~0.96),度伐利尤单抗联合化疗组和化疗组确认的ORR分别为67.9%和58%($OR = 1.53$,95%CI:1.08~2.18),度伐利尤单抗联合化疗组相比化疗组更具优越性。与EP方案相比,度伐利尤单抗+曲美木单抗+化疗组经研究者确认的ORR、中位OS和PFS相近,两组的ORR分别为58.4%和58.0%,两组的中位OS分别为10.4和10.5个月($HR=0.82$,95%CI:0.68~1.00),两组中位PFS分别为4.9和5.4个月($HR = 0.84$,95% CI:0.70~1.01)。安全性方面,在度伐利尤单抗联合化疗组、度伐利尤单抗+曲美木单抗+化疗组和化疗组中,3~4级的不良反应发生率分别为62.3%、70.3%和62.8%,因不良反应而停药的患者比例分别为10.2%、21.4%和9.4%,因不良反应导致死亡的患者比例为分别4.9%、10.2%、5.6%。

CASPIAN研究研究与IMpower133研究诸多疗效数据相似,进一步确立了一线免疫联合治疗的里程碑性质。度伐利尤单抗+EP/EC方案在ES-SCLC的一线标准治疗中呈现出较好的疗效,而在此基础之上,再联合曲美木单抗的四药联合方案无论是ORR、PFS还是OS都没有优于化疗,而且增加了毒性。度伐利尤单抗+EP/EC方案已被美国FDA批准用于ES-SCLC一线治疗,但度伐利尤单抗尚未获得NMPA的SCLC一线治疗适应证,故CSCO小细胞肺癌诊疗指南仅作为Ⅲ级推荐。

1.1.3　帕博利珠单抗联合铂类-依托泊苷一线治疗策略

KEYNOTE-604研究是一项随机、双盲、对照的Ⅲ期研究,2020年ASCO报道了KEYNOTE-604这一项双盲的Ⅲ期临床研究,研究纳入453例初治的ES-SCLC患者,随机分为帕博利珠单抗+化疗(4个周期依托泊苷+含铂药物)组和化疗组(4个周期依托泊苷+含铂药物),主要终点为ITT人群的OS和PFS。在最终分析时,联合组和化疗组中位PFS分别为4.8个月和4.3个月($HR = 0.75$,$P=0.002\ 3$),达到统计学差异。帕博利珠单抗联合化疗组ITT人群的OS得到延长,两组中位OS为10.8和9.7个月($HR=0.80$;95% CI:0.64~0.98;$P = 0.016\ 4$),但最终的OS差异未满足预设的$P=0.012\ 8$。在接受治疗人群的事后OS分析中,P值也小于显著性阈值($HR=0.78$;95% CI:0.63~0.97;$P=0.012\ 4$)。帕博利珠单抗联合化疗组的ORR为70.6%,而化疗组为61.8%,两组中位DoR分别为4.2个月和3.7个月。安全性方面,未发现新的不良反应,两组间3~4级不良反应发生率为77%和75%,5级不良反应发生率为6%和5%。两组间因不良反应停药的比例分别为15%和6%。

帕博利珠单抗联合铂类—依托泊苷方案相比铂类—依托泊苷方案一线治疗,可以显著延长 ES-SCLC 患者的 PFS,但在 OS 方面,仅延长了数值,差异无统计学意义。KEYNOTE-604 的结果提示不同的 PD-1/PD-L1 抑制剂联合化疗一线治疗 ES-SCLS 的结果不尽相同,临床实践中应按照临床试验的结果及适应证准确用药。

1.1.4 纳武利尤单抗联合铂类-依托泊苷一线治疗策略

2020 年 ASCO 报道了 EA5161 这一项随机对照 Ⅱ 期临床研究,研究纳入 160 例初治的 ES-SCLC 患者,随机分为纳武利尤单抗+ EC 方案组(4 周期)和 EC 方案组(4 周期),随后采用纳武利尤单抗/安慰剂维持治疗,直至肿瘤进展或治疗满 2 年。研究的主要终点是 ITT 人群的 PFS。结果显示,在 ITT 人群中,纳武利尤单抗+ EC 组相比 EC 组可明显延长患者的中位 PFS,两组的中位 PFS 分别为 5.5 个月和 4.6 个月($HR=0.65$;95% CI:0.46~0.91;$P=0.012$)。两组的中位 OS 分别为 11.3 个月和 8.5 个月($HR=0.67$;95% CI:0.46~0.98;$P=0.038$)。两组的 ORR 分别为 52.3% 和 47.7%。在安全性方面,A 组和 B 组中 3~4 级不良反应事件发生率分别为 77% 和 62%,因此导致治疗中断的患者比例分别为 6.2% 和 2.1%。

纳武利尤单抗联合 EC 方案一线治疗 ES-SCLC,可以延长患者的 PFS 和 OS,但不良反应率会更高,而且 EA5161 是 Ⅱ 期临床研究,纳武单抗联合 EC 方案一线治疗 SCLC 的疗效和安全性有待于更大规模的 Ⅲ 期随机对照研究进一步验证。

1.2 铂类-依托泊苷

依托泊苷联合顺铂/卡铂(EP/EC)方案作为 ES-SCLC 的标准治疗方案已有 30 年,该方案目前仍然是美国 NCCN 指南、CSCO 小细胞肺癌诊疗指南一线次选推荐(1 类证据)。多项随机试验显示,相较于较早的方案,例如环磷酰胺＋多柔比星＋长春新碱(CAV 方案)或环磷酰胺+表柔比星+长春新碱(CEV 方案),与顺铂—依托泊苷(EP 方案)的疗效相当,但 EP 方案毒性较弱。随机试验显示,联合用药方案较单药化疗有改善生存情况的益处,多种药物同时应用较序贯用药也有这种益处。与二联方案相比,采用维持化疗、三药或四药联合方案及交替或序贯应用非交叉耐药方案无显著益处;因此,不应采用这些方法。

EP 方案的缓解率高于卡铂—依托泊苷(EP 方案),因此是治疗 LS-SCLC 的首选,但美国的大多数医生采用 EC 方案治疗 ES-SCLC 患者,因为 EC 方案的毒性更小,EC 方案的肾毒性、神经毒性和耳毒性风险低于 EP 方案,引发呕吐的风险也较小。不过 EP 方案引起黏膜毒性、间质性肺炎和血液系统毒性的风险更低,因此也可以选用。有 4 项随机试验比较了顺铂为基础与卡铂为基础的联合方案。一项荟萃分析纳入这 4 项试验的个体患者数据,发现顺铂为基础与卡铂为基础的联合方案,其 OS、PFS 和客观缓解率差异均无统计学意义(中位 OS:9.6 vs. 9.4 个月;中位 PFS:5.5 vs. 5.3 个月;客观缓解:67% vs. 66%)。

一项中国学者开展了依托泊苷联合洛铂(EL)对比 EP 一线治疗广泛期 SCLC 的 Ⅱ 期临床研究,该研究共入组 234 例患者,EL 组和 EP 组中位 PFS 分别为 5.17 vs. 5.79 个月（P=0.182 1）、中位 OS 分别为 12.52 vs. 11.56 个月（P =0.338 3）、DCR 为 82.64% vs. 83.78%（P =0.861 8）。肾毒性、恶心和呕吐的发生率在 EL 组也显著降低。基于该结果研究结果，2020 年 CSCO 小细胞肺癌诊疗指南将洛铂联合依托泊苷 II 级推荐用于广泛期 SCLC 的一线治疗。

1.3 铂类–伊立替康

日本肿瘤学协作组（Japanese Cooperative Oncology Group，JCOG）9511 试验中，154 例患者被随机分组：顺铂（80 mg/m^2，d1）+依托泊苷（100 mg/m^2，d1~3），q3w；或顺铂（60 mg/m^2，d1）+伊立替康（60 mg/m^2，d1、8、15），q4w。基于期中分析结果，提前停止了患者入组。与依托泊苷+顺铂组相比，伊立替康+顺铂组的 ORR 率显著更高（84% vs. 68%）、中位 OS 更长（12.8 vs.9.4 个月），且 2 年生存率更高（19.5% vs. 5.2%）。尽管伊立替康的血液系统毒性较轻（3 级或 4 级中性粒细胞减少为 65% vs. 92%），但其导致的 3 级或 4 级腹泻更多（17% vs. 0）。但在非日本地区进行的 3 项更大型试验并没有证实该结果。其中规模最大的为美国西南肿瘤治疗协作组 S0124 试验，671 例 ES-SCLC 患者被随机分配接受与 JCOG 9511 相同的方案。伊立替康+顺铂组与依托泊苷+顺铂组的中位 PFS、中位 OS 和客观缓解率差异均无统计学意义（分别为 5.8 vs. 5.2 个月，9.9 vs. 9.1 个月，60% vs. 57%）。毒性情况与 JCOG 9511 中相似。同样，一项 III 期试验在局限期疾病患者中比较这两种方案，未能证明基于伊立替康的方案有任何改善。

欧洲 2 项 III 期随机试验比较了卡铂+伊立替康与卡铂+依托泊苷用于治疗 ES-SCLC 患者的结果：一项试验发现，与依托泊苷联合方案相比，伊立替康联合方案组的 OS 略有延长（中位 OS8.5 vs. 7.1 个月）。但该试验应用的卡铂剂量相对较低[曲线下面积（area under the curve，AUC）为 4]，并且使用口服依托泊苷、而非静脉用，这可能促进了 2 个治疗组 OS 均相对较短。而另一项试验采用了较高剂量的卡铂（AUC 5）和静脉用依托泊苷。伊立替康组与依托泊苷组的生存期差异无统计学意义（10 vs. 9 个月）。

基于日本试验 JCOG 及两项荟萃分析结果显示，IP 方案较 EP 方案可改善患者中位 OS，因此在日本 IP 方案被用于 ES-SCLC 的一线治疗。但德国和美国开展的类似试验却未能证实 IP/IC 方案能明显改善患者 OS。JCOG 9511 与其他 3 项试验结果的差异，反映了人种可能导致的疗效差异。另外，IP 对脑转移病灶更有治疗优势。故与 NCCN 指南不同，2020 年 CSCO 小细胞肺癌诊疗指南将 IP/IC 方案纳入一线治疗。

2 ES–SCLC 的维持治疗

2.1 免疫维持

一些 II 期和 III 期研究评估了对一线铂类为基础有反应的 ES-SCLC 患者中免疫维持治疗的潜在地位。但是，这些研究的结果令人失望，目前，还没有数据支持免疫治疗作为换药维持策略。一项单臂 II 期研究纳入 45 名 EP 有反应或疾病稳定的 ES-

SCLC患者,接受帕博利珠单抗200 mg Q3W维持治疗,首要终点是PFS。中位PFS仅有1.4个月,没有达到预期的主要终点(3个月)。值得注意的是,接受检测的患者中,仅有1/35名患者PD-L1为阳性,其他生物标志物没有报道。CheckMate-451是一项Ⅲ期随机对照研究,随机了834名对一线化疗反应的ES-SCLC患者,接受维持伊匹木单抗+纳武利尤单抗之后纳武利尤单抗单药维持治疗,或纳武利尤单抗单药维持,或观察,首要终点是OS。三组的中位OS没有显著差异(9.2个月,$HR=0.92$;$95\%CI$: $0.75\sim1.12$;10.4个月,$HR=0.84$;$95\%CI$:$0.69\sim1.02$;$P=0.369$),1年OS率也相似(41% vs. 44% vs. 40%)。安全性方面,所有级别和3~4级不良反应发生率纳武单抗联合伊匹单抗组为86%(52%),纳武单抗单药为61%(12%),安慰剂组为50%(8%)。由于治疗毒性而终止的比例纳武单抗联合伊匹单抗组为31%,纳武单抗单药组为9%,安慰剂组<1%。诱导化疗后纳武单抗单药或联合伊匹单抗维持治疗ES-SCLC患者没有取得OS获益。

2.2 安罗替尼维持

中国学者开展了两项关于ES-SCLC一线化疗后安罗替尼维持治疗的小样本临床研究:一项研究纳入一线化疗后有反应或疾病稳定的ES-SCLC患者50例,随机进入安罗替尼组或安慰剂组。结果PFS为5.2个月($95\%CI$:$4.8\sim5.6$个月),对照组的PFS为3.0个月($95\%CI$:$2.3\sim3.7$个月),观察组NSE水平在治疗第四、第六周明显低于对照组,PFS及NSE水平差异有统计学意义($P<0.05$);两组总不良反应及3/4级的不良反应比较差异均无统计学意义。另一项研究纳入一线化疗后的33例ED-SCLC患者,结果安罗替尼组的中位PFS和OS分别为5.2和9.6个月,均优于安慰剂组的3.5和7.3个月,差异均有统计学意义($P<0.05$)。

SCLC是一种高度血管化的肿瘤。小分子抗血管药物安罗替尼在SCLC后线治疗中获得PFS和OS的改善,而且安罗替尼是口服药物,使用方便且耐受性好,提示安罗替尼可能作为ES-SCLC维持治疗可行性的治疗策略,但鉴于目前报道的均为小样本临床研究,安罗替尼作为ES-SCLC维持治疗的疗效有待于更大规模的Ⅲ期随机对照研究进一步验证。

三、EC-SCLC的免疫特点

1 免疫抑制特征

SCLC属于具有高肿瘤突变负荷的瘤种,ES-SCLC的全基因组分析显示,大多数ES-SCLC患者$p53$(90%)和$Rb1$(65%)基因失活,这些基因突变导致了基因组的不稳定性,使肿瘤产生持久的相关抗原,使得ES-SCLC具有较高的突变负荷,从而奠定了免疫治疗的基础。虽然PD-L1抑制剂在SCLC有效患者的疗效持久,相对于非小细胞肺癌(NSCLC)这类对免疫治疗敏感的肿瘤,SCLC的疗效仍不令人满意,这可能与其免疫抑制特征有关。

SCLC存在以下免疫抑制特征:① 肿瘤组织中的浸润淋巴细胞(tumor infiltrating lymphocyte,TIL)少,多数SCLC是免疫沙漠型为主的"冷肿瘤";② SCLC中高浸润发挥免疫抑制功能的Treg细胞(FOXP3⁺)、肿瘤相关巨噬细胞(tumor associated macro-phage,TAM)和髓系衍生抑制细胞(myeloid-derived suppressor cell,MDSC);③ 肿瘤组织PD-L1表达阳性率低,多数研究显示PD-L1阳性率低:0~25%;④ 肿瘤细胞主要组织相容性复合体(major histocompatibility complex,MHC)表达水平低;⑤ 患者外周血免疫细胞发生利于肿瘤生长的改变。基于以上SCLC的免疫抑制特征,SCLC单药免疫治疗有效率不高,目前研究主要聚焦在联合治疗。通过联合促进免疫细胞浸润,促进抗原提呈和识别,增加肿瘤抗原释放的治疗策略使"冷肿瘤"变为"热肿瘤"是提高免疫治疗疗效的方法。

2 免疫联合化疗

免疫检查点抑制剂与化疗联合的理论基础包括以下3个方面:① 化疗可促进肿瘤细胞死亡,促进肿瘤抗原释放,促进抗原提呈细胞提呈新抗原给T细胞,激活抗肿瘤免疫;② 化疗可杀伤肿瘤诱导产生的调节性T细胞和免疫抑制细胞,从而间接激活免疫;③ 此外,肿瘤本身可诱导机体发生免疫抑制,免疫抑制剂可能通过激活免疫增加化疗的作用。

在一线治疗中免疫治疗与化疗携手让ES-SCLC获得了前所未有的生存改善。两项Ⅲ期临床研究IMpower133、CASPIAN证实了化疗联合PD-L1抑制剂能够改善ES-SCLC的总生存,阿特珠单抗联合EC方案和度伐利尤单抗联合EP/EC方案相继在2019年和2020年获得美国FDA批准成为ES-SCLC新的标准一线治疗。然而在肺癌领域一贯表现出色的PD-1抑制剂帕博利珠单抗在KEYNOTE-604研究中仅延长ES-SCLC患者的PFS,然而OS延长差异无统计学意义。另一个PD-1抑制剂纳武利尤单抗在一项联合化疗一线治疗ES-SCLC的Ⅱ期研究中延长了患者的PFS和OS,但不良反应率更高。面对PD-L1抑制剂和PD-1抑制剂一线治疗ES-SCLC呈现冰火两重天的局面。目前业内专家认为可能与以下原因相关:① PD-L1抑制剂和PD-1抑制剂在作用机制,药物晶体结构上的差异;② 可能与SCLC免疫治疗获益人群范围较小、获益人群在总体入组人群的占比上的偏倚有关;③ 研究设计的差异。

在这些研究中,曲线中间部分(中位生存期延长约2个月)的收益不如生存曲线尾部的明显;总的来看,免疫检查点抑制使2年生存率大约翻倍,从11%上升到22%。这些观察结果表明,只有一小部分SCLC患者从免疫治疗中获得了持久的益处。同时几项研究PD-L1或者PD-1抑制剂联合化疗一线治疗ES-SCLC的PFS没能超越6个月,ORR也没能出现具有临床意义的突破,提示ES-SCLC现有的一线免疫治疗模式有待进一步优化。

3　免疫联合抗血管生成

Impower150研究验证了免疫治疗联合抗血管生成药物+化疗可使非鳞NSCLC患者一线获益。因此人们在不断寻找能长期抑制肿瘤的低毒高效靶向药物,如抗血管生成与免疫治疗联合的"A+I策略",期望免疫治疗能与抗血管生成药物全程协同从而延长SCLC患者的生存时间。在卡瑞利珠单抗联合阿帕替尼治疗ES-SCLC二线的多中心、两阶段Ⅱ期研究中纳入了59例患者,获得了33.9%的ORR,中位PFS和OS分别为3.6个月和8.4个月,尤其对耐药的患者也有非常好的疗效。抗血管生成治疗药物安罗替尼实现SCLC三线及后线治疗突破后,一项PD-L1抑制剂TQB2450联合安罗替尼治疗晚期实体瘤的Ⅰ期研究中纳入了6例经多线治疗的SCLC患者,其中4例获得了部分缓解,初步看到免疫联合抗血管药物在SCLC治疗中充满前景。研究结果提示通过抗血管生成和免疫调节对肿瘤微环境进行双重调控能够给SCLC带来额外的获益。这让正在进行的安罗替尼联合PD-L1抑制剂联合化疗一线治疗ES-SCLC的Ⅲ期研究实现一线治疗新的突破充满信心。

4　标志物的选择

标志物的选择将是未来SCLC免疫治疗成功的关键。但是令人遗憾的是,关于预测ES-SCLC免疫治疗疗效的指标,目前对采用PD-L1、肿瘤突变负荷(TMB)还是其他指标尚无定论,目前仍然需要进一步的研究能够更为有效地预测SCLC免疫治疗疗效的标志物。

PD-L1表达是最早用于免疫治疗反应人群筛选的标志物。研究最广泛的是PD-L1表达与免疫联合化疗一线治疗ES-SCLC疗效的相关性。研究发现在SCLC中无论是肿瘤细胞PD-L1表达还是肿瘤细胞或者免疫细胞PD-L1表达都与免疫联合化疗的疗效没有相关性。CheckMate032、KEYNOTE-158两项研究中,在SCLC后线治疗中,选择人群获益更多,提示SCLC免疫治疗需要筛选优势人群。KEYNOTE-028和KEYNOTE-158试验发现PD-L1在基质细胞中表达似乎更频繁,可达到39%,并且和患者的生存结果显著相关。KEYNOTE-158研究中通过PD-L1表达情况能够筛选出从帕博利珠单抗治疗中获益的患者: PD-L1阳性和阴性患者ORR分别为35.7%和6.0%,中位PFS分别为2.1个月和1.9个月,中位OS分别为14.9个月和5.9个月。但CheckMate032研究中发现纳武单抗单药治疗或与伊匹单抗联合治疗的临床疗效与PD-L1表达无关。在有关纳武单抗的研究中,PD-L1阳性定义为在包括至少100个可评估的肿瘤细胞的样本中肿瘤细胞PD-L1≥1%。而在有关帕博利珠单抗的试验中,至少包括50个可评估的肿瘤细胞即为合格的肿瘤组织样本,PD-L1的表达不仅存在于肿瘤细胞中,也存在于基质细胞(比如与肿瘤相关的巨噬细胞或淋巴细胞)。造成这些试验结果差异的原因可能是PD-L1表达的评估方式不同。在将来的研究中,有必要统一PD-L1的评估方式。

TMB为肿瘤细胞基因组编码区的每百万碱基中突变总数。TMB越高,突变越多,肿瘤细胞表面产生新生抗原的可能性越高,与正常细胞的区别越明显,也就越易被T细胞识别杀伤。CheckMate032研究中TMB的状态能够筛选纳武利尤单抗+伊匹木单抗治疗获益的人群,然而TMB的检测平台、合理的域值仍未统一。TMB可能有一定的预测价值,但IMpower133研究中显示初治ES-SCLC患者中未观察到血浆TMB与阿特珠单抗联合卡铂/依托泊苷治疗疗效之间的相关性。因此,TMB用于预测SCLC对免疫治疗的反应是有争议的。

免疫治疗为SCLC建立了新的治疗标准,然而疗效仍未能尽如人意,免疫治疗标志物的探索,新的免疫治疗策略的研究将为SCLC提供高效精准的治疗选择。SCLC基因组复杂,单纯针对某一通路或者基因改变的药物的很难克敌制胜,探索能够发挥协同作用的联合策略也是主要的探索方向,未来小细胞肺癌的治疗将迎来日新月异的改变。

主要参考文献

[1] Chute J P, Chen T, Feigal E, et al. Twenty years of phase III trials for patients with extensive-stage small-cell lung cancer: perceptible progress[J]. J Clin Oncol, 1999, 17(6): 1794-1801.

[2] Farago A F, Keane F K. Current standards for clinical management of small cell lung cancer[J]. Transl Lung Cancer Res, 2018, 7(1): 69-79.

[3] Zimmerman S, Das A, Wang S, et al. 2017-2018 Scientific advances in thoracic oncology: small cell lung cancer[J]. J Thorac Oncol, 2019, 14(5): 768-783

[4] Roth B J, Johnson D H, Einhorn L H, et al. Randomized study of cyclophosphamide, doxorubicin, and vincristine versus etoposide and cisplatin versus alternation of these two regimens in extensive small-cell lung cancer: a phase III trial of the Southeastern Cancer Study Group[J]. J Clin Oncol, 1992, 10(2): 282-291.

[5] Fukuoka M, Furuse K, Saijo N, et al. Randomized trial of cyclophosphamide, doxorubicin, and vincristine versus cisplatin and etoposide versus alternation of these regimens in small-cell lung cancer[J]. J Natl Cancer Inst, 1991, 83(12): 855-861.

[6] Sundstrøm S, Bremnes R M, Kaasa S, et al. Cisplatin and etoposide regimen is superior to cyclophosphamide, epirubicin, and vincristine regimen in small-cell lung cancer: results from a randomized phase III trial with 5 years′follow-up[J]. J Clin Oncol, 2002, 20(24): 4665-7462.

[7] Lowenbraun S, Bartolucci A, Smalley R V, et al. The superiority of combination chemotherapy over single agent chemotherapy in small cell lung carcinoma[J]. Cancer, 1979, 44(2): 406-413.

[8] Skarlos D V, Samantas E, Kosmidis P, et al. Randomized comparison of etoposide-cisplatin vs. etoposide-carboplatin and irradiation in small-cell lung cancer[J]. A Hellenic Co-operative Oncology Group study. Ann Oncol, 1994, 5(7):601-7.

[9] Joss R A, Alberto P, Hürny C, et al. Quality versus quantity of life in the treatment of patients with advanced small-cell lung cancer? A randomized phase III comparison of weekly carboplatin

and teniposide versus cisplatin, adriamycin, etoposide alternating with cyclophosphamide, methotrexate, vincristine and lomustine. Swiss Group for Clinical Cancer Research (SAKK)[J]. Ann Oncol, 1995, 6(1): 41-48.

[10] Okamoto H, Watanabe K, Kunikane H, et al. Randomised phase III trial of carboplatin plus etoposide vs split doses of cisplatin plus etoposide in elderly or poor-risk patients with extensive disease small-cell lung cancer: JCOG 9702[J]. Br J Cancer, 2007, 97(2): 162-169.

[11] Lee S M, James L E, Qian W, et al. Comparison of gemcitabine and carboplatin versus cisplatin and etoposide for patients with poor-prognosis small cell lung cancer[J]. Thorax, 2009, 64(1): 75-80.

[12] Rossi A, Di Maio M, Chiodini P, et al. Carboplatin- or cisplatin-based chemotherapy in first-line treatment of small-cell lung cancer: the COCIS meta-analysis of individual patient data[J]. J Clin Oncol, 2012, 30(14):1692-8.

[13] Noda K, Nishiwaki Y, Kawahara M, et al. Irinotecan plus cisplatin compared with etoposide plus cisplatin for extensive small-cell lung cancer[J]. N Engl J Med, 2002, 346(2): 85-91.

[14] Hanna N, Bunn P A Jr, Langer C, et al. Randomized phase III trial comparing irinotecan/cisplatin with etoposide/cisplatin in patients with previously untreated extensive-stage disease small-cell lung cancer[J]. J Clin Oncol, 2006, 24(13): 2038-2043.

[15] Lara P N Jr, Natale R, Crowley J, et al. Phase III trial of irinotecan/cisplatin compared with etoposide/cisplatin in extensive-stage small-cell lung cancer: clinical and pharmacogenomic results from SWOG S0124[J]. J Clin Oncol, 2009, 27(15): 2530-2535.

[16] Zatloukal P, Cardenal F, Szczesna A, et al. A multicenter international randomized phase III study comparing cisplatin in combination with irinotecan or etoposide in previously untreated small-cell lung cancer patients with extensive disease[J]. Ann Oncol, 2010, 21(9): 1810-1816.

[17] Kubota K, Hida T, Ishikura S, et al. Etoposide and cisplatin versus irinotecan and cisplatin in patients with limited-stage small-cell lung cancer treated with etoposide and cisplatin plus concurrent accelerated hyperfractionated thoracic radiotherapy (JCOG0202): a randomised phase 3 study[J]. Lancet Oncol, 2014, 15(1): 106-113.

[18] Hermes A, Bergman B, Bremnes R, et al. Irinotecan plus carboplatin versus oral etoposide plus carboplatin in extensive small-cell lung cancer: a randomized phase III trial[J]. J Clin Oncol, 2008, 26(26): 4261-4267.

[19] Schmittel A, Sebastian M, Fischer von Weikersthal L, et al. A German multicenter, randomized phase III trial comparing irinotecan-carboplatin with etoposide-carboplatin as first-line therapy for extensive-disease small-cell lung cancer[J]. Ann Oncol, 2011, 22(8): 1798-1804.

[20] Gadgeel S M, Pennell N A, Fidler M J, et al. Phase II study of maintenance pembrolizumab in patients with extensive-stage small cell lung cancer (SCLC)[J]. J Thorac Oncol, 2018, 13(9): 1393-1399.

[21] 庞敏, 盛立军, 宿超, 等. 单用安罗替尼对广泛期小细胞肺癌维持治疗的临床研究[J]. 实

用医学杂志，2020，36(18)：2559-2562.

[22] 梁雪峰，安玉姬，张卫华，等.广泛期小细胞肺癌一线化疗后安罗替尼维持治疗的临床观察[J].临床肿瘤学杂志，2020，25(12)：1121-1124.

[23] Dalgleish A G. Rationale for combining immunotherapy with chemotherapy[J]. Immunotherapy, 2015, 7(3): 309-316.

[24] Rassy E, Bakouny Z, Assi T, et al. The interaction of immune checkpoint inhibitor plus chemotherapy in nonsmall-cell lung cancer: subadditivity, additivity or synergism?[J]. Immunotherapy, 2019, 11(10): 913-920.

[25] Socinski M A, Jotte R M, Cappuzzo F, et al. Atezolizumab for first-line treatment of metastatic nonsquamous NSCLC[J]. N Engl J Med, 2018, 378(24): 2288-2301.

[26] Ready N, Farago A F, de Braud F, et al. Third-line nivolumab monotherapy in recurrent SCLC: CheckMate 032[J]. J Thorac Oncol, 2019, 14(2): 237-244.

[27] Chung H C, Lopez-Martin J A, Kao S C, et al. Phase 2 study of pembrolizumab in advanced small-cell lung cancer (SCLC): KEYNOTE-158 [J]. J Clin Oncol, 2018, 36 (15_suppl): 8506.

[28] Ot P A, Elez E, Hiret S, et al. Pembrolizumab in patients with extensive-stage small-cell lung cancer: results from the phase Ib KEYNOTE-028 study[J]. J Clin Oncol, 2017, 35(34): 3823-3829.

[29] Wang W, Lau R, Yu D, et al. PD1 blockade reverses the suppression of melanoma antigen-specific CTL by CD4$^+$ CD25^{Hi} regulatory T cells[J]. Int Immunol, 2009, 21(9): 1065-1077.

（兰燕芹　赖金火）

第33章
小细胞肺癌的放射治疗

一、放射治疗在小细胞肺癌中的作用和地位

小细胞肺癌(SCLC)是一种侵袭性很强的组织学亚型,其特征是倍增时间快,有早期播散的趋势,在许多情况下,症状迅速发作。SCLC约占所有肺癌病例的10%~15%。

2009年,国际肺癌研究协会(IASLC)推荐了第8版肺癌TNM分类SCLC分期,以确定更好的预后和个性化治疗方案。然而,从1957年开始的退伍军人管理局肺组分期系统定义了局限期(LS)和广泛期(ES)疾病,是临床实践中最常见的分类。有或无纵隔、对侧肺门或同侧锁骨上淋巴结或斜角淋巴结累及的病患,只要有一个半胸,可以安全地纳入放射治疗领域,就被认为是LS,而在任何其他部位有病患,就被认为是ES。不幸的是,只有40%的患者被诊断为LS,而且近年来,由于正电子发射断层扫描计算机断层扫描(PET-CT)和磁共振成像(MRI)在诊断方案中的应用,ES的诊断率显著增加。

在20世纪80年代之前,化疗是SCLC的标准治疗方案,化疗在LS-SCLC中的有效率可达90%以上,但缓解期短,约75%~90%的病例胸内复发,因而胸部放疗(TRT)的加入是SCLC治疗史上的里程碑,不管是局限期(LS)或是广泛期(ES)SCLC。

目前LS-SCLC的标准治疗方法是TRT联合化疗。在ES-SCLC患者中,全身系统化疗的基础后巩固TRT的重要性已被越来越多地认识到。在LS和ES疾病中,建议对治疗有反应的患者进行预防性全脑放疗。SCLC治疗效果差,中位生存期为16~22个月,LS的5年生存率<20%,只有8~13个月,ES的5年生存率<2%。近几十年来优化化疗方案的尝试只略微提高了治疗应答率。对于放射治疗而言,改善疗效的策略主要集中在确定最佳分割方案、治疗量和时间以及减少治疗相关的副作用。在这种背景下,将新技术和免疫疗法纳入治疗武器库是未来发展的方向。

1 分期 I~IIA(T1~T2、N0、M0)

I~IIA 期(T1~T2、N0、M0)占 SCLC 的<5%。TNM 分类系统的发展增加了人们对手术在 SCLC 中的作用的兴趣。尽管目前只有回顾性的、非随机的研究可用,但根据报告,I期患者 5 年生存率为 57%,在 T1~2、N0 期的初始治疗中应考虑手术切除。在外周 IA~IB 期患者中,手术切除的 5 年生存率为 44.9%,而传统治疗的 5 年生存率为11.3%。首选的手术是在标准分期评估后进行肺叶切除术和纵隔淋巴结清扫。既往都强调术前 PET-CT 综合分期和纵隔评估的重要性。肿瘤切除后的辅助化疗也推荐。SCLC 手术的基本原理,包括混合组织学共存,存在误诊为 SCLC 的小肺结节(即典型或非典型类癌),以及在初始应答后局部复发的病例中,包括化疗或治疗成功后2 年内出现的新肿瘤,挽救性手术可能得到比二线化疗更好治疗效果。对于 pN1 和pN2 疾病,建议在手术切除后进行辅助性纵隔放疗,序贯或同步化疗。纵隔辅助放射治疗提高了 pN1 和 pN2 疾病的中位生存率,也可能与接受肺叶下切除术的患者的较长生存期有关。

由于一般情况欠佳、肺功能差、高龄或拒绝手术而不能进行手术的 I~IIIA 期患者,可作为立体定向放射治疗(SBRT)的候选。一项多中心研究报告了他们在 T1~2、N0 期 SCLC 患者中使用 SBRT 的经验。所有患者均接受 50 Gy 的放射治疗,1 年局部控制率为 97.4%、3 年局部控制率为 96.1%、1 年和 3 年中位无病生存率(DFS)分别为58.3% 和 53.2%、中位总生存期(OS)为 17.8 个月(1 年 69.9%,3 年 34%)。这些结果是在低毒的情况下获得的(只有 5.2% 的人出现了 2 级放射性肺炎),因此认为,SBRT 应被视为早期 SCLC 的一种治疗选择。而 Fukuoka 等研究发现,SBRT 后序贯化疗与单纯 SBRT 相比,OS 分别为 31.4 个月和 14.3 个月。然而,Verma 等对 2004—2014 年美国肿瘤数据库的一项回顾性研究发现,共入组 2 107 例早期 SCLC 患者,其中 SBRT 联合化疗有 149 例,常规放疗联合化疗有 1 958 例,结果显示中位生存时间(29.2 个月和31.2 个月,$P = 0.77$)。因此对于早期 SCLC 的放疗模式,目前仍有待商榷。

2 分期 IIB~IIIC(T3~4、N0、M0,T1~4、N1~3、M0)

同时化疗和 TRT 是公认的标准治疗方法。推荐的化疗方案是依托泊苷+铂类(PE 方案),最多 4~6 个周期,已被证明比联合蒽环类药物、长春花生物碱、甲氨蝶呤或环磷酰胺的其他化疗方案毒性更小,可提高生存率。两项荟萃分析的结果显示,与单纯化疗相比,TRT 联合化疗可在 2 年时改善胸内疾病控制(分别为 47% 和 24%),3 年 OS 改善 5.4%,巩固了 TRT 在 LS-SCLC 中的作用。然而,放疗的最佳剂量和介入时间表仍然存在争议。一项Ⅲ期研究比较了同期和序贯疗法。在这项研究中,超分割 TRT 45 Gy(1.5 Gy,2 次/d)在第一个周期的第 2 天或连续 4 个周期后进行,两个治疗组均给予 PE 方案化疗。结果显示,同期治疗组 OS 改善趋势不显著(27 vs. 20 个月,$P < 0.10$)。一项随机 II 期临床试验的初步数据将 40 次(4 周内每天两次,1.5 Gy/次)的高剂量 60 Gy TRT 与 30 次(3 周内 2 次/d,1.5 Gy/次)的标准 45 Gy TRT 进行了比较,显示 OS 有显著改善(42 vs. 23 个月)。毒性差异无显著性。最近,Chen 等对两项前瞻性研究的平行比较,第一项研究入组 92 例采用超分割模式进行 TRT 的 SCLC 患者,第二项研究入组 96 例采用低分割模式进行胸部放疗的小细胞肺癌患者。结果显示,两组 1 年和 2 年局部控制率分别为 82.1% 和 60.7%、84.9% 和 68.8%,中位 OS 分别为 28.3 个月(95% CI:16.4~40.1 个月)和 22.0 个月(95% CI:16.4~27.5 个月);进一步多变量 Cox 回归分析发现,从开始化疗到 TRT 时间 ≤ 43 d 与局部控制率有关($P < 0.05$),而从开始化疗到 TRT 结束时间 ≤ 63 d 与 OS 有关($P < 0.05$),因此,对于 LS-SCLC 患者,超分割和低分割 TRT 方案均获得良好的局控率和 OS。

另一方面,文献报道了加速低分割胸部放射治疗的数据,40 Gy 分 16 次(1 次/d)同步化疗,然后进行预防性头颅照射(PCI),似乎耐受性良好。一项 II 期研究表明,低剂量放疗(总剂量 55 Gy,1 次/d,2.5 Gy/次)联合同步化疗治疗 LS-SCLC 具有良好的生存率和可接受的毒性。II 期随机试验比较在 LS-SCLC 中,总剂量 45 Gy、30 次(2 次/d)的超分割,和总剂量 42 Gy、15 次(1 次/d)的低分割相比,前者表现出更高的完全反应率(CR)和更长的中位 OS,但无统计学意义。两种 TRT 方案的毒性没有差异。

就时间而言,早期照射可减少可能导致治疗失败的化疗耐药细胞的数量。早期照射也能减少细胞的再增殖。然而,在化疗完成后延迟 TRT 也有好处,因为残余肿瘤体积可能更小,因此正常组织也可以避免更多得照射剂量,从而减少副作用。尽管尚未在所有研究中观察到早期 TRT 的显著益处,但系统回顾显示,在化疗开始后的前 9 周内接受早期 TRT 的患者 2 年 OS(5.2%)有轻微的改善。亚组分析显示,这种方法对接受超分割 TRT 和铂类化疗的患者最为有效。放疗开始到结束的时间(SER)是预后的重要预测指标,与 OS 显著相关。早期 TRT 和 SER < 30 d 的 5 年 OS > 20%。比较早期放疗与晚期放疗或短放疗与长放疗的荟萃分析,早期放疗定义为化疗开始后 9 周内、第三个周期前开始的放疗,短疗程和长疗程放疗被定义为两周治疗时间的差异,所有化疗周期结束时,早期或短程放疗的 OS 明显优于对照组(危险比 0.79)。

TRT 的最佳剂量尚未确定。Intergroup 0096 试验被认为是 SCLC 治疗的里程碑。患者随机分为 5 周 45 Gy(总共 25 次,每次 1.8 Gy)或 3 周 45 Gy(每次 1.5 Gy,2 次/d),放疗从第一周期 PE 化疗开始的 4 周内进行。尽管急性毒性(3 级食管炎)更高(27% 比 11%;$P<0.001$)。但超分割组的 5 年生存率为 26%,而常规治疗组为 16%($P = 0.04$),局部失败率也较低(36% vs. 52%,$P = 0.06$)。CONVERT 试验旨在将标准 45 Gy 分 30 组(2 次/d,持续 3 周)与 66 Gy 分为 33 组(持续 6.5 周,1 次/d)进行比较,放疗时间是从化疗周期的第 22 天开始(4~6 个周期,顺铂 25 mg/m²,第 1~3 天;或顺铂 75

mg/m²，第 1 天和依托泊苷 100 mg/m²，第 1~3 天），然后进行 PCI（如有必要）。在 45 个月的中位随访中，1 年、2 年或 3 年的 OS 组间无显著差异（分别为 83% vs. 76%、56% vs. 51%、43% vs. 39%）。急性毒性程度是可比的，除了超分割组 G3~G4 级中性粒细胞减少率较高外，慢性毒性没有任何差异。Grønberg 等则认为超分割高剂量组能够进一步提高患者的生存获益，患者随机分为 4 周 60 Gy（每次 1.5 Gy，2 次/d）或 3 周 45 Gy（每次 1.5 Gy，2 次/d），放疗同样从第一周期 PE 化疗开始的 4 周内进行。在两组放化疗完成情况相仿的情况下，中位 OS 分别为 37.2 个月和 22.6 个月，同时两组的放化疗毒副反应相仿。

综上，目前 LS-SCLC 的最佳剂量和分割模式是 45 Gy、1.5 Gy/次、2 次/d 的模式，同时进行同步化疗。对于不能接受 BID 模式的患者来说，总量 60~70 Gy、每次 1.8~2 Gy、1 次/d 的方案也是适当的。但随着新的临床研究结果的公布，60 Gy、1.5 Gy/次、2 次/d 的模式也取得了更为优异的中位 OS 结果，期待今后能有更多相关的研究结果。

3 局限期小细胞肺癌预防性颅脑照射

SCLC 的标准化疗对与脑转移相关的中枢神经系统影响不大。LS-SCLC 患者预防性颅脑照射 3 年后脑转移发病率下降（59% vs. 33%）。一项随机临床试验评估了化疗后 CR 中 LS 患者 PCI 的剂量反应效应。高剂量 36 Gy（18 个组分，每天 2 Gy）或 24 个组分，每天 2 次，与标准剂量 25 Gy（10 个组分，每天 2.5 Gy）相比，脑转移发生率无显著差异。然而，高剂量组的 2 年 OS 明显更差（37% vs. 42%）。其他研究表明，剂量越高毒性越大。高龄和高剂量>25 Gy 显示慢性神经毒性的发生率显著增加。综上所述，对于初始治疗完全缓解或接近完全缓解的患者，可采用 25 Gy（2.5 Gy/次），也可采用总量 30Gy（2 Gy/次）。

三、广泛期小细胞肺癌的放射治疗

1 巩固性胸部放疗

SCLC 对化疗的灵敏度较高，其一线治疗的反应率很高（50%~70%），但后期治疗时肿瘤普遍具有耐药性，复发几乎不可避免。如何更好地控制原发病灶及远处转移病灶得到了众多学者的探讨。考虑到高达 75% 的晚期 SCLC 患者在化疗后存在持续的胸内疾病和随后的胸内疾病进展，因而巩固性胸部放疗是有理由的。

在欧洲一项多中心试验中，ES-SCLC 患者接受的初始治疗是 4~6 个周期以铂类为基础的化疗。之后，498 例对化疗至少有部分反应的患者（完全缓解、部分缓解或不到部分缓解的比例分别为 5%、70% 和 24%），被随机分配至胸部放疗（30 Gy，分 10 次进行）+PCI 组或 PCI 不联合胸部放疗组。在被随机分配至 PCI + 胸部放疗的患者中，有 88% 的患者联合使用了这两种方法。试验主要终点是 OS。就整个患者组而言,胸部放疗组相比于单纯化疗组,OS改善无统计学意义(33% vs. 28%;*HR*=0.84,95%*CI*:0.69~1.01)。但2次分析发现,随访更长时间后,两条生存曲线分开,胸部放疗组的后续生存情况更好(2年OS:13% vs. 3%)。胸部放疗组的PFS也更好(在6个月时为24% vs. 7%;*HR*=0.73,95% *CI*:0.61~0.87)。随后的一篇简报指出,这些获益仅限于434例(87%)化疗后经CT证实有胸内残留病灶的患者中,而在完全缓解的患者中没有。胸部放疗对生存的改善有统计学意义(*HR*=0.81,95% *CI*:0.66~1.00);接受和不接受放疗患者的1年生存率分别为33%和26%,2年生存率分别为12%和3%。PFS也更长(*HR*=0.70,95% *CI*:0.57~0.85)。另一项随机试验对206例ES-SCLC患者给予了3个周期PE治疗。109例在远处部位有完全缓解或在胸部至少有部分缓解的患者,被随机分配至胸部放疗(54 Gy、分36次进行,共治疗18 d)+每日1次低剂量化疗组或额外4个周期PE而无放疗组。与化疗相比,胸部放疗显著改善OS(中位OS为17 vs. 11个月,5年生存率为9% vs. 4%)。因而笔者建议对初始全身性治疗有效且残留病变局限于胸部的患者进行胸部放疗。

2 广泛期小细胞肺癌的预防性脑照射

在全身化疗有效的ES-SCLC患者中,PCI可降低症状性脑转移的发生率,但对总生存率的影响尚不清楚。两项随机多中心试验评估了PCI在ES-SCLC中的应用:欧洲癌症研究和治疗组织(European Organization for Research and Treatment of Cancer, EORTC)开展了一项Ⅲ期试验,所有患者最初接受了4~6个周期的化疗。在完成初始化疗时,约75%的患者存在胸部残留病灶,70%的患者有转移病灶残留的证据。化疗后、PCI前,对患者进行常规影像学检查以确定有无脑转移。该研究的主要目的是预防症状性脑转移。将286例化疗有效(由其医生判断)的患者随机分配到PCI组或无PCI的观察组。放射剂量和方案介于20 Gy/5次至30 Gy/12次,具体取决于治疗机构。1年时,PCI治疗组患者症状性脑转移的发生率有统计学意义的降低(15% vs. 40%,*HR*=0.27,95% *CI*:0.16~0.44)。PCI治疗组患者的中位OS增加(6.7 vs. 5.4个月,从随机分组开始计算),1年生存率有统计学意义的增加(27% vs. 13%,*HR*=0.68,95% *CI*:0.52~0.88)。颅外进展的风险在两组之间并无统计学意义的差异(1年时为89% vs. 93%)。另一项在日本进行的试验中,初始化疗后至少有部分缓解的224例患者被随机分入PCI组或无PCI组。随机分组前,患者先接受脑部MRI检查,排除隐匿性转移。治疗方案需要主动监测,并在3、6、9、12、18和24个月时进行MRI随访。放疗剂量为25 Gy/10次。试验的主要终点是总生存期,次要终点包括脑转移发生率和无进展生存期。该试验由于无效而提早终止。与无PCI组相比,PCI组的总生存期更短(中位总生存期11.6 vs. 13.7个月,*HR*=1.27,95% *CI*:0.96~1.68),但没有统计学意义。但PCI组的脑转移发生率有统计学意义的降低(1年时分别为33%和59%)。两项试验中,患者对PCI治疗普遍耐受良好。这些试验强有力地证明,PCI可降低症状性脑转移的发生率。在化疗有效的ES-SCLC患者中,PCI对总生存情况的影响仍不确定。这两项试验存在差异,因此不确定 PCI 对 ES-SCLC 患者的作用。笔者的方法是,仅对初始治疗后获得完全缓解或非常好的部分缓解且体能状态良好的 ES-SCLC 患者考虑 PCI。应与此类患者进行个体化讨论来评估 PCI 相关处理的利弊。对于未接受 PCI 的患者,应进行定期脑部 MRI 来监测有无脑转移。

对于放疗的剂量及时机,较高的放疗剂量能更好地控制脑转移,但该获益必须与毒性风险相权衡。对于初始治疗后完全缓解或接近完全缓解的患者,笔者的方法是使用 25 Gy(2.5Gy/次)的总剂量;也可采用总剂量 30 Gy(2 Gy/次)。初始化疗后不完全缓解的患者可选择更简短的疗程。

确定 PCI 疗效的初始荟萃分析间接支持了较高放疗剂量可减少脑转移,该分析中的放疗剂量分为 4 组(8 Gy、24~25 Gy、30 Gy 和 36~40 Gy)。随着放疗总剂量不断增加,脑转移控制有改善趋势(有统计学意义)。同样地,一项针对 PCI 剂量的回顾性分析显示,脑转移的减少与剂量的增加(总剂量范围为 0~35 Gy,2 Gy/次)具有近似线性剂量-反应关系。两项大型随机试验对放疗剂量的影响进行了研究,但均未显示总剂量超过 25 Gy(分 10 次)具有优势:一项多国 III 期试验是关于放疗剂量影响的大规模数据,其将 720 例初始治疗后完全缓解的 LS-SCLC 患者随机分至两个 PCI 组,一组 25 Gy/10 次,另一组 36 Gy(分 18 次,1 次/d,2 Gy/次;或分 24 次,2 次/d,1.5 Gy/次)。在 36 Gy 治疗组中,78% 的患者接受 1 次/d 的治疗。较高放疗剂量组的脑转移 2 年发病率为 23%,而较低剂量组为 29%。两组差异无统计学意义($HR = 0.80$, 95% CI:$0.57{\sim}1.11$)。然而,较高剂量组的 2 年生存率更低且有统计学意义(37% vs. 42%,$HR = 1.20$, $95\% CI$:$1.00{\sim}1.44$)。较高 PCI 剂量组的死亡率增高没有合理的解释。另一项 RTOG 0212 试验纳入了 265 例化疗及胸部放疗后完全缓解的 LS-SCLC 患者,将其随机分至 25 Gy/10 次组或 36 Gy 的 PCI 组。36 Gy 剂量组再被随机分为 18 次(2 Gy/次)或 24 次(2 次/d,1 次 1.5 Gy)。在中位随访时间 25 个月时,治疗组间的脑转移发生率或总生存率差异无统计学意义,但该研究的检验效能不足以评估治疗对这些参数的影响。该试验的确提供了 PCI 长期神经毒性的重要信息。在化疗期间一般不给予 PCI,这是为了降低脑白质病的风险。

3 转移病灶的姑息放疗

3.1 脑转移患者的姑息放疗

对于出现脑转移的 ES-SCLC 患者,若其颅内病变无症状,则可进行初始全身性治疗,完成诱导治疗后进行全脑放疗(WBRT)。但脑转移有症状的患者初始治疗通常采用 WBRT,随后进行全身性诱导治疗。虽然对出现少量脑转移瘤的其他组织学类型肿瘤往往选择立体定向放射外科治疗(SRS),但对于有任何程度颅内病变的 SCLC 患者通常优选 WBRT,因为 SCLC 有颅内复发的倾向。不过,SRS 已成功用于治疗 SCLC 的脑转移瘤。这么做的原因之一是与 SRS 相比,WBRT 可导致更大程度的认知减退,但又没有改善生存情况。因为 SRS 的治疗集中在病变本身,不影响病变之间的正常脑组织。一项研究显示,SCLC患者接受SRS治疗脑转移瘤后的中位OS为9个月。另一个研究组分析了美国国家癌症数据库(National Cancer Database, NCDB)中诊断时有脑转移的SCLC患者,分为初始SRS组与初始WBRT±SRS组。研究组采用多变量Cox回归分析和倾向评分匹配(propensity score matching, PSM)确定每种治疗方法对OS的影响。共纳入5 952例患者,其中200例接受SRS,其余接受WBRT,中位随访时间为40个月。初始SRS组生存期更长(中位OS:10.8 vs. 7.1个月;$HR = 0.65, 95\%CI: 0.55\sim0.75$),进行多变量分析校正了共存疾病、颅外转移、年龄、种族/族群和性别之后仍是如此($HR = 0.70, 95\%CI: 0.60\sim0.81$)。但据笔者所知,目前没有已完成或发表的对比WBRT与SRS治疗脑转移SCLC患者的前瞻性随机研究。随着对脑部放疗后脑功能影响的重视,靶区勾画时海马区等相关脑功能区的保护也日益增多,在不久的将来,SCLC患者脑转移的最佳治疗很可能会得到更多研究。

3.2　上腔静脉压迫综合征的姑息放疗

上腔静脉压迫综合征(SVCS)是由外部压迫、肿瘤浸润及中央导管纤维化引起的血管壁或血管内部机械性阻塞,其主要临床表现是梗阻部位以上的静脉压力增加所引起的继发改变,患者常出现颜面部、上胸部水肿,颈部及胸部浅表静脉淤血、曲张、纵隔静脉充血、扩张可压迫气管、食管、喉返神经和其他结构,引起相应的临床症状,如咳嗽、呼吸困难、吞咽困难、声音嘶哑以及霍纳综合征。头部静脉压力升高会引起中枢神经症状,出现头痛、头晕、视力模糊、嗜睡、晕厥、昏迷等,上诉症状在患者侧卧或身体前倾时加重,半卧位时减轻。55%的上腔静脉压迫综合征由小细胞肺癌所致,首选化疗,大多数将在治疗的7 d内出现完全或部分缓解,完全缓解一般发生在2周内,总的化疗有效率为81%,但出现少许明显呼吸困难者,可先行姑息性放疗缓解症状,放疗时间剂量分割可参照非小细胞肺癌照射放射,给予每天3 Gy或4 Gy剂量的放疗或大野(2 Gy)套小野(1 Gy)放射4~5 d,而后改为常规放疗至根治剂量。

3.3　脊髓压迫的姑息放疗

脊髓压迫症多见于肿瘤细胞血行转移到椎体骨髓后生长累及硬膜外隙,部分是肿瘤细胞血行转移至脊髓或硬膜外隙或肿瘤从后纵隔后腹膜直接累及椎间孔、压迫脊髓和压迫神经根及根血管,随之出现一系列神经系统症状和体征,甚至出现肢体瘫痪。由实体瘤引起的脊髓压迫症约有20%~30%的病例其原发病为肺癌,病理上25%是小细胞肺癌,小细胞肺癌脊髓压迫症的发生率为3.5%~13%,转移性脊髓压迫为肿瘤急症,病程短,疾病进展快,若延误治疗常发生不可逆的神经损伤,严重影响患者的生活质量,放射治疗对脊髓压迫症的治疗作用是肯定的,首先放射治疗是缓解骨转移所致的疼痛的最为有效的方法,可取得约80%的缓解率,改善生活质量和延长患者的生存期,此外,放射治疗可控制肿瘤生长,减少肿瘤细胞对骨骼的破坏,减轻肿瘤对脊髓的压迫。

对于广泛期小细胞肺癌出现脊髓压迫症的患者,若全身化疗后其他病灶获得完全缓解,一般情况较好和预期寿命较长的患者,建议给予中等剂量的多分次照射为主,放疗剂量一般为30~50 Gy/2~5周,照射范围为病变上下1~2个椎体;对于全身其他病灶未获得完全缓解,一般情况较差和预期寿命较短的患者,可仅给予大分割、少分次、短疗程的放疗,以期尽快缓解症状和改善生活质量,如每次8 Gy,照射2次或给予单次8 Gy照射。

四、展望

小细胞肺癌的恶性程度极高,诊断时多数已是广泛期,虽然患者对一线铂类联合依托泊苷化疗的敏感度和有效率均较高,但难免肿瘤发生进展。因而胸内放疗及脑转移放疗必不可少,随着目前各种遗传信号通路、蛋白质组学及转录组学的不断研究及靶向治疗、免疫治疗的不断探索,小细胞肺癌的治疗方案越来越多,有效率逐渐提高,目前免疫治疗的前景明朗,阿替利珠单抗、德瓦鲁单抗、纳武单抗已被写入国内外肿瘤临床指南中,尽管目前胸部放疗、PCI及免疫治疗的最佳联合方式仍未知晓,随着临床试验的开展,相信未来小细胞肺癌的治疗会获得突破性进展。

主要参考文献

[1] Mentzer S J, Reilly J J, Sugarbaker D J. Surgical resection in the management of small-cell carcinoma of the lung[J]. Chest, 1993, 103(4 Suppl): 349S-351S.

[2] Rostad H, Naalsund A, Jacobsen R, et al. Small cell lung cancer in Norway. Should more patients have been offered surgical therapy?[J]. Eur J Cardiothorac Surg, 2004, 26(4): 782-786.

[3] Lad T, Piantadosi S, Thomas P, et al. A prospective randomized trial to determine the benefit of surgical resection of residual disease following response of small cell lung cancer to combination chemotherapy[J]. Chest, 1994, 106(6 Suppl): 320S-323S.

[4] Yang C J, Chan D Y, Shah S A, et al. Long-term Survival After Surgery Compared With Concurrent Chemoradiation for Node-negative Small Cell Lung Cancer[J]. Ann Surg, 2018, 268(6): 1105-1112.

[5] Tsuchiya R, Suzuki K, Ichinose Y, et al. Phase II trial of postoperative adjuvant cisplatin and etoposide in patients with completely resected stage I-IIIa small cell lung cancer: the Japan Clinical Oncology Lung Cancer Study Group Trial (JCOG9101)[J]. J Thorac Cardiovasc Surg, 2005, 129(5): 977-983.

[6] Bischof M, Debus J, Herfarth K, et al. Surgery and chemotherapy for small cell lung cancer in stages I-II with or without radiotherapy[J]. Strahlenther Onkol, 2007, 183(12): 679-684.

[7] Anraku M, Waddell T K. Surgery for small-cell lung cancer[J]. Semin Thorac Cardiovasc Surg, 2006, 18(3): 211-216.

[8] Yang C F, Chan D Y, Speicher P J, et al. Role of Adjuvant Therapy in a Population-Based Cohort

of Patients With Early-Stage Small-Cell Lung Cancer[J]. J Clin Oncol, 2016, 34(10): 1057-1064.

[9] Koletsis E N, Prokakis C, Karanikolas M, et al. Current role of surgery in small cell lung carcinoma[J]. J Cardiothorac Surg, 2009, 4: 30.

[10] Wakeam E, Giuliani M, Leighl N B, et al. Indications for Adjuvant Mediastinal Radiotherapy in Surgically Resected Small Cell Lung Cancer[J]. Ann Thorac Surg, 2017, 103(5): 1647-1653.

[11] Shioyama Y, Onishi H, Takayama K, et al. Clinical Outcomes of Stereotactic Body Radiotherapy for Patients With Stage I Small-Cell Lung Cancer: Analysis of a Subset of the Japanese Radiological Society Multi-Institutional SBRT Study Group Database [J]. Technol Cancer Res Treat, 2018, 17: 1533033818783904.

[12] Verma V, Simone C B 2nd, Allen P K, et al. Multi-Institutional Experience of Stereotactic Ablative Radiation Therapy for Stage I Small Cell Lung Cancer [J]. Int J Radiat Oncol Biol Phys, 2017, 97(2): 362-371.

[13] Verma V, Hasan S, Wegner R E, et al. Stereotactic ablative radiation therapy versus conventionally fractionated radiation therapy for stage I small cell lung cancer[J]. Radiother Oncol, 2019, 131: 145-149.

[14] Fukuoka M, Furuse K, Saijo N, et al. Randomized trial of cyclophosphamide, doxorubicin, and vincristine versus cisplatin and etoposide versus alternation of these regimens in small-cell lung cancer[J]. J Natl Cancer Inst, 1991, 83(12): 855-861.

[15] Pujol J L, Carestia L, Daures J P. Is there a case for cisplatin in the treatment of small-cell lung cancer? A meta-analysis of randomized trials of a cisplatin-containing regimen versus a regimen without this alkylating agent[J]. Br J Cancer, 2000, 83(1): 8-15.

[16] Pignon J P, Arriagada R, Ihde D C, et al. A meta-analysis of thoracic radiotherapy for small-cell lung cancer[J]. N Engl J Med, 1992, 327(23): 1618-1624.

[17] Warde P, Payne D. Does thoracic irradiation improve survival and local control in limited-stage small-cell carcinoma of the lung? A meta-analysis[J]. J Clin Oncol, 1992, 10(6): 890-895.

[18] Takada M, Fukuoka M, Kawahara M, et al. Phase III study of concurrent versus sequential thoracic radiotherapy in combination with cisplatin and etoposide for limited-stage small-cell lung cancer: results of the Japan Clinical Oncology Group Study 9104[J]. J Clin Oncol, 2002, 20(14): 3054-3060.

[19] Misumi Y, Okamoto H, Sasaki J, et al. Phase I/II study of induction chemotherapy using carboplatin plus irinotecan and sequential thoracic radiotherapy (TRT) for elderly patients with limited-disease small-cell lung cancer (LD-SCLC): TORG 0604[J]. BMC Cancer, 2017, 17(1): 377.

[20] Hu X, Xia B, Bao Y, et al. Timing of thoracic radiotherapy is more important than dose intensification in patients with limited-stage small cell lung cancer: a parallel comparison of two prospective studies[J]. Strahlenther Onkol, 2020, 196(1): 172-181.

[21] Turgeon G A, Souhami L, Kopek N, et al. Thoracic irradiation in 3weeks for limited-stage small cell lung cancer: Is twice a day fractionation really needed?[J]. Cancer Radiother, 2017, 21(2):

89-98.

[22] Xia B, Hong L Z, Cai X W, et al. Phase 2 study of accelerated hypofractionated thoracic radiation therapy and concurrent chemotherapy in patients with limited-stage small-cell lung cancer[J]. Int J Radiat Oncol Biol Phys, 2015, 91(3): 517-523.

[23] Gronberg B H, Halvorsen T O, Flotten O, et al. Randomized phase II trial comparing twice daily hyperfractionated with once daily hypofractionated thoracic radiotherapy in limited disease small cell lung cancer[J]. Acta Oncol, 2016, 55(5): 591-597.

[24] Fried D B, Morris D E, Poole C, et al. Systematic review evaluating the timing of thoracic radiation therapy in combined modality therapy for limited-stage small-cell lung cancer[J]. J Clin Oncol, 2004, 22(23): 4837-4845.

[25] De Ruysscher D, Pijls-Johannesma M, Bentzen S M, et al. Time between the first day of chemo-therapy and the last day of chest radiation is the most important predictor of survival in limited-disease small-cell lung cancer[J]. J Clin Oncol, 2006, 24(7): 1057-1063.

[26] De Ruysscher D, Lueza B, Le Pechoux C, et al. Impact of thoracic radiotherapy timing in limited-stage small-cell lung cancer: usefulness of the individual patient data meta-analysis[J]. Ann On-col, 2016, 27(10): 1818-1828.

[27] Turrisi A T 3rd, Kim K, Blum R, et al. Twice-daily compared with once-daily thoracic radiothera-py in limited small-cell lung cancer treated concurrently with cisplatin and etoposide[J]. N Engl J Med, 1999, 340(4): 265-271.

[28] Komaki R, Khalid N, Langer C J, et al. Penetration of recommended procedures for lung cancer staging and management in the United States over 10 years: a quality research in radiation oncolo-gy survey[J]. Int J Radiat Oncol Biol Phys, 2013, 85(4): 1082-1089.

[29] Farrell M J, Yahya J B, Degnin C, et al. Radiation Dose and Fractionation for Limited-stage Small-cell Lung Cancer: Survey of US Radiation Oncologists on Practice Patterns[J]. Clin Lung Cancer 2019, 20(1): 13-19.

[30] Faivre-Finn C, Snee M, Ashcroft L, et al. Concurrent once-daily versus twice-daily chemoradio-therapy in patients with limited-stage small-cell lung cancer (CONVERT): an open-label, phase 3, randomised, superiority trial[J]. Lancet Oncol, 2017, 18(8): 1116-1125.

[31] Auperin A, Arriagada R, Pignon J P, et al. Prophylactic cranial irradiation for patients with small-cell lung cancer in complete remission. Prophylactic Cranial Irradiation Overview Collaborative Group[J]. N Engl J Med, 1999, 341(7): 476-484.

[32] Le Pechoux C, Dunant A, Senan S, et al. Standard-dose versus higher-dose prophylactic cranial irradiation (PCI) in patients with limited-stage small-cell lung cancer in complete remission af-ter chemotherapy and thoracic radiotherapy (PCI 99-01, EORTC 22003-08004, RTOG 0212, and IFCT 99-01): a randomised clinical trial[J]. Lancet Oncol, 2009, 10(5): 467-474.

（张浩毅　陈伟霖）

第34章
难治性及复发性小细胞肺癌的治疗

小细胞肺癌（SCLC）在所有肺癌中占15%，几乎发生于吸烟者。与非小细胞肺癌（NSCLC）不同的是，SCLC倍增时间短、生长速度快且发生广泛转移早。SCLC对放疗和化疗的初始效果很好，但局限期SCLC通常在14~15个月内复发，广泛期SCLC常在5~6个月内复发。敏感性复发是指从初始治疗最后一日算，超过3个月复发；耐药性复发指从初始治疗最后一日算，在3个月内疾病复发的病例；难治性疾病是指初始治疗无效的SCLC。复发性SCLC患者的中位生存时间仅为2~6个月，影响预后的最重要因素为：体能状态（PS）、肿瘤范围（局限性还是广泛性）以及一线治疗后复发时间。对于难治性疾病或耐药性复发，大多数药物或方案的缓解率都较低（< 10%）；但敏感性复发的缓解率大约为25%。以下内容将总结复发性和难治性SCLC的治疗。

一、免疫治疗

未经免疫治疗的患者，二线治疗之后的首选是纳武利尤单抗单药治疗，但对于特定患者，例如肿瘤突变负荷 ≥ 10个突变/百万碱基的患者，可考虑使用纳武利尤单抗+伊匹木单抗，并密切监测毒性，如肺炎、肝炎和其他免疫相关毒性。CheckMate 032试验包含初始未随机分组队列和后来由敏感性或耐药性复发患者组成的随机分组队列，结果显示，相比纳武利尤单抗单药治疗，纳武利尤单抗+伊匹木单抗可能可改善疾病结局，但不良事件发生率更高。根据该研究非随机部分的结果，美国FDA批准了纳武利尤单抗的使用。非随机部分，109例SCLC患者在含铂类治疗后疾病进展，其中65%为铂类敏感复发。研究对这109例患者采用纳武利尤单抗治疗，结果总缓解率为12%，缓解持续时间为3~42个月。在这项I期研究的随机分组部分，将242例患者分配至纳武利尤单抗单药组或纳武利尤单抗+伊匹木单抗联合治疗组。单药组和联合治疗组的客观缓解率分别为12%和21%，3个月PFS分别为20%和32%，中位OS分别为5.7个月和4.7个月，在耐药性复发患者中，两组的中位OS均为3.1个月。在敏感性复发患者中，两组的中位OS分别为7.6个月和8.5个月。不管患者接受的是几线治疗，以及PD-L1状态如何，都出现了缓解。非随机和随机队列的汇总分析显示，单药组治疗相关3级或4级不良事件发生率为12%，联合治疗组为37%。接受联合治疗的156例患者中有4例死于治疗相关不良事件，包括重症肌无力、癫痫发作、自身免疫性肝炎及肺炎,接受单药治疗的245例患者中有1例死于治疗相关不良反应(肺炎)。

研究者还在SCLC患者中研究过其他免疫治疗方法,帕博利珠单抗已获美国FDA批准,用于接受了含铂类化疗和二线或以上治疗。一项纳入107例既往采用标准治疗患者的II期研究显示,总体客观缓解率19%,PD-L1阳性肿瘤患者的客观缓解率为36%,PD-L1阴性肿瘤患者为6%。所有患者的中位PFS为2个月,PD-L1阳性肿瘤者为2.1个月,阴性者为1.9个月。同样,一项IB期研究(NCT02054806)纳入了24例PD-L1阳性SCLC患者,这些患者接受过含铂类联合化疗,客观缓解率为33%。SCLC患者相关的其他临床研究正在进行中。

对于之前没有进行免疫治疗的患者,如果PS良好,我们用原来的含铂类联合方案进行再诱导化疗,依据一线治疗时加入免疫治疗有获益,还会增加免疫治疗。接受过免疫治疗的患者,尚不明确再次给予免疫治疗是否有效。这种情况下,通常是向适合的患者在下一步治疗中给予单药化疗,而不是提供免疫治疗。

二、联合化疗

一项多中心回顾性研究中,112例敏感性复发患者用铂类和依托泊苷进行了再化疗,再化疗达到的缓解情况如下:完全缓解率3%、部分缓解率42%、病情稳定率19%;从再治疗开始算起,中位PFS和OS分别为5.5个月和7.9个月。无治疗期为90~150 d的患者与≥150 d的患者相比,PFS或OS的差异无统计学意义,但无治疗间期<150 d的患者人数很少,仅21例。部分数据支持对90 d后复发的患者采用含铂类联合化疗,而不是托泊替康单药治疗,但该方法的毒性也较高。日本一项随机试验中,将180例超过90 d复发的患者分至托泊替康单药治疗组与顺铂、依托泊苷和伊立替康三药联合治疗组。试验显示,相比单药化疗组,联合化疗组的客观缓解率、PFS和OS均显著增加(缓解率84% vs. 27%,PFS为5.7 vs. 3.6个月,OS为18 vs. 13个月)。但联合组的3~4级血液学毒性发生率也较高,包括贫血(84% vs. 28%)、血小板减少(41% vs. 28%)、中性粒细胞减少(80% vs. 51%)和发热性中性粒细胞减少(31% vs. 7%)。虽然二线治疗的最佳持续时间尚不十分明确,但常用的可接受方法是继续治疗至疾病进展或出现不可接受的毒性。若患者接受了一线和二线治疗病情仍进展,但PS仍然较好(ECOG评分0~2分),则由治疗医生考虑患者意愿后自行决定是否给予下一步治疗;这类治疗一般有效率低,但可显著减轻患者的很多症状。

另一项回顾性分析的结果支持采用原来的含铂类方案再诱导化疗,该分析纳入了81例在90日后复发(敏感性复发)SCLC患者,这些患者接受了二线化疗。其中67例患者采用含铂类方案再治疗,14例使用其他方案。再治疗组和非再治疗组(人数较少)在开始二线治疗前的中位无治疗期分别为182 d和197 d。两组的中位PFS分别为5.1个月和3.4个月,中位生存期分别为10.7个月和8.2个月。不过,这些差异无统计学意义。

三、单药化疗

单药化疗是在含铂类化疗和免疫治疗之后的标准二线治疗。首选的初始药物是卢比克替定(lurbinectedin)或喜树碱类。前者毒性更轻,但可能不易购得。

对于不能耐受卢比克替定或喜树碱类或者在使用这些药物治疗期间疾病进展的患者,可以使用其他化疗药物。

1 卢比克替定

卢比克替定是一种烷化剂,获美国FDA批准用于含铂类化疗期间或之后疾病进展的转移性SCLC患者。给药剂量为3.2 mg/m^2,每3周1次。一项开放性研究纳入105例无脑转移、接受含铂类化疗期间或之后疾病进展的SCLC患者,其中8%的患者除含铂类化疗外还接受过免疫治疗,根据独立审查委员会的分析,卢比克替定的客观缓解率(ORR)为35%。缓解的中位持续时间是5.1个月,25%的缓解患者缓解效果持续了6个月以上。出现难治性复发(无化疗期< 90 d)的患者中,ORR为22%,并且无进展生存期(PFS)为2.6个月。

2 托泊替康

研究显示,托泊替康相比最佳支持治疗(best supportive care, BSC)可延长生存期,症状控制效果也优于多药方案。托泊替康获美国FDA批准用于完成化疗后超过45 d疾病复发的患者。托泊替康还具有抗脑转移的活性。该药的主要毒性是血液系统毒性,大多患者都会发生3级或4级中性粒细胞减少、贫血或血小板减少。

托泊替康的给药方案为每3周为1个周期,每个周期连用5 d、1日1次,而不是1周1次给药,因为试验间比较显示前一种方案效果更好。S0802II期试验纳入了192例先前治疗过的SCLC患者,这些患者接受含铂类方案时出现进展,将其随机分至托泊替康每周1次单药组或托泊替康联合阿柏西普组。整个研究人群中仅有2例部分缓解(1%),这2例患者同时也接受了阿柏西普,中位OS约5个月。其他研究显示,每3周1个周期、连续5 d方案组的缓解率较高,大约为20%。在其他疾病患者中也发现1周1次给药方案的效果差,如托泊替康1周1次方案治疗卵巢癌的效果不如每日给药方案。一项试验纳入了211例在完成一线治疗(通常为铂类+依托泊苷)后≥ 60 d复发的患者,随机分配至托泊替康每日静脉给药组或环磷酰胺+多柔比星+长春新碱(CAV)组。结果显示,两组的疾病结局相似,但托泊替康组的癌症症状得到改善。托泊替康组与CAV组的ORR分别为24%与18%,中位进展时间为13周与12周,中位生存时间为25周与24.7周,差异无统计学意义。托泊替康组的呼吸困难、厌食、声嘶和乏力等症状控制更好;并且重度中性粒细胞减少也较少(38% vs. 51%),但3级或4级血小板减少(9.8% vs. 1.4%)和贫血(17.7% vs. 7.2%)较常见。由于改善了症状,所以该药获得FDA的批准。一项试验纳入141例敏感性或耐药性复发的患者,随机分配至口服托泊替康组(每日2.3 mg/m², 连用5 d, 每3周1次)或者BSC组,结果显示托泊替康组OS改善(26 vs. 14周)。在41例90 d内复发的患者中,托泊替康治疗的缓解率为10%,临床获益率为52%(疾病缓解+保持稳定)。30例敏感性复发(超过90 d复发)的患者中,缓解率为3%,临床获益率为50%。此外,托泊替康组患者的生活质量恶化较慢,症状控制更好。托泊替康的主要毒性为血液系统毒性:4级中性粒细胞减少发生率33%,4级血小板减少发生率7%,3/4级贫血发生率25%,该组有4例患者(6%)因毒性死亡。

托泊替康的口服和静脉给药剂型效果相似。一项III期非劣效性随机试验将304例化疗敏感性复发SCLC患者分至托泊替康口服剂型组(每日2.3 mg/m², 持续5 d)与静脉剂型组(每日1.5 mg/m², 持续5 d), 3周为1个周期。两组下述指标均相近:缓解率(18% vs. 22%)、中位生存时间(33 vs. 35周)和1年生存率(33% vs. 29%), 两种方案的毒性作用也相似。

托泊替康对复发性SCLC的效果与年龄并无相关性。有人回顾性分析了4项观察性研究和1项随机试验,共161例≥65岁患者和319例 < 65岁患者,两组的客观缓解率(包括敏感性复发和耐药性复发)相同(14% vs. 15%);4级血液毒性的发生率、严重性和持续时间也相似;在≥65岁的患者和< 65岁的患者中,贫血发生率为4% vs. 3%,中性粒细胞减少发生率77% vs. 72%,血小板减少发生率35% vs. 24%。

3 紫杉醇

由于紫杉醇缓解率较高,喜树碱类药物之后的下一步治疗可选此药,但尚无在这种情况下比较紫杉醇与其他药物的数据。治疗注意事项包括紫杉醇相关神经病变风险、类固醇预先给药及其相关风险。小型前瞻性研究显示,紫杉醇的缓解率大约为30%。一项纳入24例难治性疾病患者的研究显示,7例患者(29%)经紫杉醇治疗(175 mg/m², 每21 d 1次)获得部分缓解。但缓解持续时间普遍短暂(中位时间为100 d),且有4例毒性相关死亡。另一项研究纳入了21例患者,评估了紫杉醇(一次80 mg/m², 每周1次,持续6周,每8周为一个周期)的效果。3/11例敏感性复发患者及2/10例难治性复发患者获得客观缓解。

4 氨柔比星

氨柔比星已在日本上市,可用于治疗SCLC患者。但其3级或4级中性粒细胞减少发生率较高。一项III期临床试验纳入637例敏感性、耐药性或难治性复发患者,以2:1的比例随机分配至氨柔比星组(40 mg/m², 每个周期的第1~3日给药,每3周为1个周期),或托泊替康组(1.5 mg/m², 每个周期的第1~5日静脉给药,每3周为1个周期），两组 OS 无差异（氨柔比星组 7.5 个月 vs. 托泊替康组 7.8 个月）。氨柔比星组的缓解率和 PFS 显著更好，氨柔比星组患者的症状控制和生活质量也更好。在耐药性或难治性 SCLC 患者中，氨柔比星组 OS 显著改善（中位数：6.2 vs. 5.7 个月；$HR = 0.77$）。与托泊替康相比，氨柔比星组感染和发热性中性粒细胞减少发生率较高，但贫血、中性粒细胞减少和血小板减少发生率较低。

5 其他选择

下一步治疗的可选药物包括吉西他滨、替莫唑胺和长春瑞滨。这些药物疗效相当，因此，选择时必须考虑相对副作用。吉西他滨常引起肌痛和流感样症状；而长春瑞滨更常引起神经病变，并且由于其外渗会引起相关风险而需要中心静脉置管。两种药物均可引起骨髓抑制，吉西他滨的血小板减少发生率较高。替莫唑胺可引起消化道副作用，包括恶心、呕吐、食欲不振和便秘。这些药物相关的疾病结局如下。

5.1 吉西他滨

研究显示，吉西他滨（在第 1、第 8 和第 15 天给药 1 000 mg/m²，每 28 d 一个周期）对难治性/耐药性或敏感性复发疾病患者的缓解率为 12%，中位生存时间为 7.1 个月。另一项评估更大剂量（1 250 mg/m²）吉西他滨的研究显示，15 例敏感性复发患者的缓解率为 16%，12 例难治性复发患者为 6%，中位生存期分别为 8.8 个月和 4.2 个月。

5.2 替莫唑胺

一项纳入 64 例采用替莫唑胺治疗患者（48 例敏感性复发和 16 例难治性疾病）的 I 期研究显示，1 例完全缓解、10 例部分缓解，总客观缓解率为 16%。

5.3 长春瑞滨

长春瑞滨（1 次 30 mg/m²，一周 1 次）治疗敏感性复发患者的缓解率为 16%，治疗复发性或难治性疾病患者的缓解率为 12.5%。

四、发生脑转移的患者

接受过治疗的脑转移患者中，缓解率介于 22%~50%。与有颅外病变的患者采用二线化疗的缓解率相当。由于许多 SCLC 患者之前接受过全脑放疗（WBRT），用于治疗性目的或者作为预防性目的脑照射，所以脑部复发时的进一步放疗选择可能有限。基于病例系列研究和 I 期研究，SCLC 患者出现复发性脑转移时可考虑的全身性治疗包括托泊替康、替尼泊苷、卡铂和/或伊立替康、替莫唑胺。需注意，尚未在出现脑转移的患者中评估过卢比克替定。

化疗基础上加用 WBRT 可能提高脑转移瘤的缓解率，但可能不会改善生存情况，尚未被广泛采用。欧洲癌症研究和治疗组织（European Organisation for Research and Treatment of Cancer）开展的一项 III 期试验纳入 120 例有脑转移的 SCLC 患者，随

第七篇 小细胞肺癌的治疗

499

机分配至替尼泊苷单药化疗组或者替尼泊苷+WBRT组；替尼泊苷+WBRT组的缓解率显著更高（57% vs. 22%），但OS未改善（3.5 vs. 3.2个月）。这项试验中的大多数患者之前接受过化疗（73%）。替莫唑胺与WBRT联用，很多研究评估了托泊替康口服和静脉给药剂型用作复发性SCLC二线治疗的结果，发现效果相当。

五、不良体能状态

对于初始治疗期间疾病进展、身体状况差（ECOG PS评分3~4分）的患者，可给予营养支持及对症治疗，包括舒缓性放疗。暂无关于这类患者群体采用进一步全身性抗肿瘤治疗的数据。

六、总结

虽然化疗和放疗对SCLC的效果非常好，但疾病通常会在短期内复发：局限期患者一般在14~15个月内复发、广泛期患者一般在5~6个月内复发。对于在初始化疗期间或之后6个月内疾病出现进展的广泛期SCLC患者，笔者建议用卢比克替定或喜树碱类药物进行治疗，卢比克替定的毒性比喜树碱类小，但在中国大陆还没批准上市。其他治疗选择取决于患者既往治疗，若患者尚未用过喜树碱类药物，则首选喜树碱类药物。其他药物对复发性SCLC患者也有效，包括紫杉烷类、长春瑞滨、吉西他滨和替莫唑胺，在既往治疗过的患者中，紫杉烷类的缓解率通常为20%~30%，其他药物缓解率为10%~15%。

对于采用标准含铂类双联化疗进行一线治疗后超过6个月复发的患者，建议采用原来的或新的含铂类联合化疗再诱导（Grade 2C），前提是患者体能状态（PS）良好，ECOG评分0~2分。

对于在接受维持性免疫治疗的患者，部分专家会继续使用免疫治疗，并联合化疗。对于未接受过免疫治疗的患者，建议加用免疫检测点抑制剂（Grade 2C）。对于仍然适合进一步治疗且已接受过免疫治疗的患者，建议采用单药化疗，而非联合化疗。对于未接受过免疫治疗的患者，下一步可选择免疫治疗。

对于初始治疗时或之后疾病进展的PS较差（ECOG PS评分3~4分）的患者，建议给予营养支持及症状管理方法，包括姑息性放疗（如对骨、纵隔和脑组织等进行的标准外照射）。尚无针对这一人群进一步全身治疗的相关数据。疾病再次进展时，后续治疗通常不如初始治疗有效，但可显著减轻很多患者的痛苦。治疗的主要目标是控制症状和改善生活质量。

主要参考文献

[1] Albain K S, Crowley J J, Livingston R B. Long-term survival and toxicity in small cell lung cancer. Expanded Southwest Oncology Group experience[J]. Chest, 1991, 99(6): 1425-1432.

[2] Trigo J, Subbiah V, Besse B, et al. Lurbinectedin as second-line treatment for patients with small-cell lung cancer: a single-arm, open-label, phase 2 basket trial[J]. Lancet Oncol, 2020, 21(5): 645-654.

[3] O'Brien M E, Ciuleanu T E, Tsekov H, et al. Phase III trial comparing supportive care alone with supportive care with oral topotecan in patients with relapsed small-cell lung cancer[J]. J Clin Oncol, 2006, 24(34): 5441-5447.

[4] von Pawel J, Schiller J H, Shepherd F A, et al. Topotecan versus cyclophosphamide, doxorubicin, and vincristine for the treatment of recurrent small-cell lung cancer[J]. J Clin Oncol, 1999, 17(2): 658-667.

[5] Garst J, Buller R, Lane S, et al. Topotecan in the treatment of elderly patients with relapsed small-cell lung cancer[J]. Clin Lung Cancer, 2005, 7(3): 190-196.

[6] von Pawel J, Gatzemeier U, Pujol J L, et al. Phase ii comparator study of oral versus intravenous topotecan in patients with chemosensitive small-cell lung cancer[J]. J Clin Oncol, 2001, 19(6): 1743-1749.

[7] Eckardt J R, von Pawel J, Pujol J L, et al. Phase III study of oral compared with intravenous topotecan as second-line therapy in small-cell lung cancer[J]. J Clin Oncol, 2007, 25(15): 2086-2092.

[8] Allen J W, Moon J, Redman M, et al. Southwest Oncology Group S0802: a randomized, phase II trial of weekly topotecan with and without ziv-aflibercept in patients with platinum-treated small-cell lung cancer[J]. J Clin Oncol, 2014, 32(23): 2463-2470.

[9] Sehouli J, Stengel D, Harter P, et al. Topotecan Weekly Versus Conventional 5-Day Schedule in Patients With Platinum-Resistant Ovarian Cancer: a randomized multicenter phase II trial of the North-Eastern German Society of Gynecological Oncology Ovarian Cancer Study Group [J]. J Clin Oncol, 2011, 29(2): 242-248.

[10] Naito Y, Yamada K, Imamura Y, et al. Rechallenge treatment with a platinum-based regimen in patients with sensitive relapsed small-cell lung cancer[J]. Med Oncol, 2018, 35(5): 61.

[11] Goto K, Ohe Y, Shibata T, et al. Combined chemotherapy with cisplatin, etoposide, and irinotecan versus topotecan alone as second-line treatment for patients with sensitive relapsed small-cell lung cancer (JCOG0605): a multicentre, open-label, randomised phase 3 trial[J]. Lancet Oncol, 2016, 17(8): 1147-1157.

[12] Smit EF, Fokkema E, Biesma B, et al. A phase II study of paclitaxel in heavily pretreated patients with small-cell lung cancer[J]. Br J Cancer, 1998, 77(2): 347-351.

[13] Yamamoto N, Tsurutani J, Yoshimura N, et al. Phase II study of weekly paclitaxel for relapsed and

refractory small cell lung cancer[J]. Anticancer Res, 2006, 26(1B): 777-781.

[14] Masters G A, Declerck L, Blanke C, et al. Phase II trial of gemcitabine in refractory or relapsed small-cell lung cancer: Eastern Cooperative Oncology Group Trial 1597[J]. J Clin Oncol, 2003, 21(8): 1550-1555.

[15] Pietanza M C, Kadota K, Huberman K, et al. Phase II trial of temozolomide in patients with relapsed sensitive or refractory small cell lung cancer, with assessment of methylguanine-DNA methyltransferase as a potential biomarker[J]. Clin Cancer Res, 2012, 18(4): 1138-1145.

[16] Furuse K, Kubota K, Kawahara M, et al. Phase II study of vinorelbine in heavily previously treated small cell lung cancer. Japan Lung Cancer Vinorelbine Study Group[J]. Oncology, 1996, 53(2): 169-172.

[17] Antonia S J, López-Martin J A, Bendell J, et al. Nivolumab alone and nivolumab plus ipilimumab in recurrent small-cell lung cancer (CheckMate 032): a multicentre, open-label, phase 1/2 trial [J]. Lancet Oncol, 2016, 17(7): 883-895.

[18] Ready N E, Ott P A, Hellmann M D, et al. Nivolumab Monotherapy and Nivolumab Plus Ipilimumab in Recurrent Small Cell Lung Cancer: Results From the CheckMate 032 Randomized Cohort [J]. J Thorac Oncol, 2020, 15(3): 426-435.

[19] Spigel D R, Socinski M A. Rationale for chemotherapy, immunotherapy, and checkpoint blockade in SCLC: beyond traditional treatment approaches[J]. J Thorac Oncol, 2013, 8(5): 587-598.

[20] Ott P A, Elez E, Hiret S, et al. Pembrolizumab in Patients With Extensive-Stage Small-Cell Lung Cancer: Results From the Phase Ib KEYNOTE-028 Study[J]. J Clin Oncol, 2017, 35(34): 3823-3829.

[21] Grossi F, Scolaro T, Tixi L, et al. The role of systemic chemotherapy in the treatment of brain metastases from small-cell lung cancer[J]. Crit Rev Oncol Hematol, 2001, 37(1): 61-67.

[22] Kristensen C A, Kristjansen P E, Hansen H H. Systemic chemotherapy of brain metastases from small-cell lung cancer: a review[J]. J Clin Oncol, 1992, 10(9): 1498-1502.

（翁小娇　赖金火）

第35章
肺神经内分泌肿瘤

肺神经内分泌肿瘤(neuroendocrine tumor, NET),即支气管类癌,是一组罕见的肺部肿瘤,常表现为惰性的临床行为。NET可发生于人体的多个部位,包括胸腺、肺、胃肠道和卵巢。NET最常累及胃肠道,其次是肺。和其他类癌一样,肺NET起源于产肽和产胺的神经内分泌细胞。

肺NET的特征为明显异质性的病理特征和临床行为。该肿瘤疾病谱的一端是典型类癌肿瘤,它们是分化良好、生长缓慢的低级别肿瘤,很少转移至胸腔外。另一端是分化差的高级别神经内分泌癌,典型代表是小细胞肺癌(SCLC),这类肿瘤的行为具有侵袭性,其生长迅速且早期即出现远处播散。而非典型类癌肿瘤具有中等的级别和分化,其生物学行为介于典型类癌和SCLC之间。弥漫性特发性肺神经内分泌细胞增生(diffuse idiopathic pulmonary neuroendocrine cell hyperplasia, DIPNECH)是一种良性疾病,其特征为肺神经内分泌细胞弥漫性增生和多发性微瘤型类癌形成。

一、流行病学与危险因素

1 流行病学

肺NET占成人所有肺部恶性肿瘤的1%~2%,占所有NET的20%~30%。肺NET是儿童最常见的原发性肺部肿瘤,通常出现于青春期后期。典型NET是有丝分裂率低的低级别肿瘤,不典型NET为有丝分裂率较高和/或坏死的中等级别肿瘤,前者的发病率大约是后者的4倍。肺NET全球发病率为每年0.2~2例/10万,大部分研究显示女性发病率高于男性,白人发病率高于黑人。一些报道显示肺NET的发病率正在逐渐升高,这可能至少一定程度是由于先进医学影像学技术的应用增加,这些技术可检出更多的无症状肿瘤。肺典型NET成年患者的平均诊断年龄为45岁,而在很多研究中肺不典型NET患者的平均诊断年龄10岁左右。

2 危险因素

目前尚不清楚肺NET是否与吸烟有关。在很多研究中,有1/3~2/3的患者吸烟。一项病例对照研究报道,吸烟是肺NET的危险因素(*OR*=1.50,95%*CI*:1.0~2)。一些人指出,不典型NET患者的吸烟率高于典型NET患者。虽然有这些报道,但尚未证实因果关系,而且将吸烟与NET相关联的流行病学数据远不及将吸烟与支气管肺癌相关联的流行病学数据令人信服。目前尚未证明其他已知的致癌物或环境因素与NET的发生有关。

3 遗传易感性

肺NET几乎都是散发性的,偶尔可见于Ⅰ型多发性内分泌腺肿瘤(multiple endocrine neoplasia type 1, MEN1)。不伴MEN综合征的罕见家族性肺NET也有报道。

二、分类、组织学和组织化学

组织学上肺NET属于肺神经内分泌肿瘤谱,其特征是具有显著不同的生物学行为。该肿瘤谱的一端为典型NET,是低级别(高分化)且生长缓慢的肿瘤,极少转移至胸腔外;另一端为高级别(低分化)神经内分泌癌(neuroendocrine carcinoma, NEC),以SCLC和大细胞NEC为代表,具有侵袭性,肿瘤生长速度快,很早就出现远处转移。不典型NET的生物学行为介于典型NET和SCLC之间。尽管肺NET的临床行为存在差异,但它们有一些相同的形态学和生化特征,包括能够合成神经肽、电子显微镜下可见胞质内有亚显微的致密核颗粒(神经内分泌颗粒)。

1 WHO分类

肺NET的分类一直颇具争议,目前有多个不一致的分类方案。在2015年WHO分类方案中肺神经内分泌肿瘤谱包括DIPNECH、NET(类癌)、高级别小细胞NEC(SCLC)和大细胞NEC。与胃肠NET不同,"典型"和"不典型"仍分别用于描述肺部低级别与中等级别肿瘤,有丝分裂率(而非Ki-67指数)和有无坏死是分级的主要决定因素。然而高分化NET-低级别(典型类癌)和高分化NET-中等级别(不典型类癌)仍是首选术语。

2 组织学

典型低级别肺NET是由不存在非典型或异常有丝分裂象的细胞构成,其细胞核为规则的圆形或卵圆形,染色质均匀分布呈细颗粒状,核仁小而不明显。细胞通常为多边形,呈独特的器官样、小梁状或岛状排列,间质富含血管。有丝分裂象罕见(<2个/10个高倍镜视野),未见坏死。周围型低级别NET具有显著的梭形细胞生长模式,高达75%在邻近肺实质内有神经内分泌细胞增生灶(DIPNECH)和/或微小瘤(直径<5 mm的神经内分泌细胞灶)。合并这些浸润前神经内分泌细胞病变似乎并不影响预后,但长期随访的研究数据有限。

中等级别(不典型)NET的组织学标准包括具有NET的形态,并且有坏死或每10个高倍镜视野中有2~10个有丝分裂象。细胞异型性也是其典型表现,但若没有上述特征,单凭这一点不足以诊断。然而,对于个体患者,这些特征均不能可靠地预测临床结局。与低级别NET相比,中等级别NET更常出现肺门或纵隔淋巴结转移(20%~

60% vs. 4%~27%），复发率也更高。

DIPNECH是广泛性肺神经内分泌细胞增殖，可能局限于气道黏膜，侵袭局部形成"微小瘤"，或进展为浸润性NET（类癌）。虽然DIPNECH根据定义是特发性的，但它也可能由未识别的肺部损伤引起，这种损伤也可导致常伴发于DIPNECH的气道轻度炎症和纤维化改变。这些改变也可能继发于增殖的神经内分泌细胞释放的胺和肽所造成的局部效应。在组织学上，这些细胞为圆形、卵圆形或梭形，具有中等数量的嗜酸性细胞质，细胞核为圆形或卵圆形，染色质呈"椒盐样"。增殖的神经内分泌细胞可能仍然局限在黏膜而呈小群或单层分布，可能聚集突入管腔而呈结节状或乳头状生长，也可能侵袭穿过基膜而形成微小瘤。DIPNECH通常与闭塞性细支气管纤维化密切相关。微小瘤边界不清，伴边缘不规则浸润和基质显著纤维化；它们与气道密切相关，直径≤5 mm。较大的DIPNECH定义为高分化NET。所有神经内分泌标志物在DIPNECH中几乎都有表达。由于切除的周围型高分化肺NET的背景中常有神经内分泌微小瘤和增生，WHO认为DIPNECH是一种浸润前病变，可能是肺NET的前期病变。大约一半的DIPNECH患者在诊断时有同时性高分化NET。虽然尚不清楚有多大比例的DIPNECH患者最终会发生浸润性NET，但很可能只占少数。这种情况下发生的大多为低级别（典型）NET，但偶尔也有更具侵袭性的中等级别（不典型）NET。DIPNECH与肺小细胞NEC的发病率增加无关。

3 免疫组化

通过免疫组化检测识别分泌产物及细胞质产物，如突触素、神经元特异性烯醇化酶和嗜铬粒蛋白，可证实神经内分泌分化。大约50%的肺NET呈甲状腺转录因子1（thyroid transcription factor 1, TTF1）染色阳性，但染色常常较弱且为局灶性。

三、临床特征

1 主诉症状和体征

大部分肺NET位于近端气道，并且许多因肿瘤阻塞气道或血供丰富所致出血而有症状。患者可能表现为咳嗽或哮鸣、咯血、胸痛或者同一肺段或肺叶反复发作的肺炎（支气管阻塞所致）。肺NET常因误诊而延迟诊断，患者在确诊前可能已接受几个疗程的抗生素治疗反复发作的肺炎。胸片上大多数肺NET表现为大小为2~5 cm不等的圆形或卵圆形阴影，可能伴有肺门或肺门周围肿块。如果中央型肿瘤导致支气管阻塞，胸片可能显示肺不张和黏液嵌塞，空洞罕见。胸腔积液不常见，但可能见于阻塞后肺炎。约1/4的病例表现为无症状的周围型孤立性肺结节。这些肿瘤经常通过常规胸片发现，最常表现为孤立性肺结节。

2 与肽生成有关的临床综合征

肺 NET 被认为起源于一种特殊的支气管细胞（Kulchitsky 细胞），这些细胞属于弥散神经内分泌细胞系统。

2.1 类癌综合征和类癌危象

类癌综合征是由全身性释放血管活性物质（如 5-羟色胺和其他生物活性胺类）所致。急性症状包括皮肤潮红、腹泻和支气管痉挛；长期激素水平升高的远期后遗症包括静脉毛细血管扩张、心脏瓣膜病以及腹膜后和其他部位纤维化。

肺 NET 产生的 5-羟色胺少于中肠 NET，与其他原发部位（尤其是小肠）相比，肺 NET 患者的类癌综合征发生率明显更低。类癌综合征在局限性病变患者（绝大多数典型肺 NET 病例）中很少见，最常见于大肿瘤（>5 cm）。虽然类癌综合征在肝转移患者中更常发生，但总体仍不常见，即使在播散性病变患者中亦如此。例如在一项来自 SEER-Medicare 数据库的人群研究中，9 512 例 NET 患者中有 3 002 例起源于肺或其他呼吸器官，其中 229 例（8%）在初始诊断时有类癌综合征，而在肿瘤原发部位为小肠的患者中是 31%。对于原发部位为肺或其他呼吸器官的 NET 患者，局限性肿瘤患者中的类癌综合征发生率为 8%（83/1 044），区域转移患者中也是 8%（19/239），远处转移患者中为 15%（30/196）。而对于原发部位为小肠的 NET 患者，诊断时类癌综合征的发生率在局限性肿瘤患者中为 19%，区域转移患者中为 37%，远处转移患者中为 56%。如果肺 NET 患者出现类癌综合征，症状可能不典型，表现为特别持久和/或严重的潮红发作及相关表现，且伴有其他症状。某些不典型类癌综合征患者的血液 5-羟色胺或尿液 5-羟吲哚乙酸（5-hydroxyindoleacetic acid, 5-HIAA）水平正常。

肺 NET 出现类癌危象的风险很低，大部分医生不推荐在肿瘤操作（活检或切除）前预防性使用奥曲肽。但对分泌活跃的肿瘤进行操作有诱发类癌危象的可能，奥曲肽可在这种情况下挽救生命。

2.2 库欣综合征

1%~2% 的肺 NET（典型和不典型）因异位产生促肾上腺皮质激素（ACTH），可伴发库欣综合征。肺 NET 是 ACTH 异位生成的最常见原因。肺 NET 患者最初可能是因为库欣综合征的症状而就诊。库欣综合征通常急性发作，并且常有低钾血症。至少部分数据显示，产生 ACTH 的肺 NET 比不分泌激素的 NET 更具侵袭性。但其他研究者认为，只要此类患者接受包含完全纵隔淋巴结清扫的完全解剖切除，结局并不会更差。如果怀疑患者存在异位库欣综合征，推荐测定血清皮质醇、24 h 尿游离皮质醇和 ACTH。

2.3 肢端肥大症

由生长激素释放激素（growth hormone releasing hormone, GHRH）或胰岛素样生长因子 1（insulin-like growth factor 1, IGF-1）异位生成所致的肢端肥大症是肺 NET 的罕见表现，但肺 NET 是垂体外 GHRH 分泌的最常见原因。

2.4 DIPNECH

DIPNECH 主要有 2 种表现形式。大多数有症状患者具有长期咳嗽、呼吸急促和哮鸣的病史,常被误诊为哮喘。在 2 项总计纳入 30 例 DIPNECH 患者的病例系列研究中,症状在诊断前分别持续了平均 8.6 年和 15.8 年。大多数患者为不吸烟的中年女性。其他病例则是偶然发现的,通常是在因其他疾病而行高分辨率 CT 或对切除的肺 NET 行组织学检查时发现。大多数 DIPNECH 患者有呼吸系统症状,肺功能测定所示气流阻塞证据,胸部成像所示气体滞留,以及缩窄性闭塞性细支气管炎的证据。影像学检查显示支气管壁结节状增厚(由增殖细胞突入管腔内所致)、双侧肺结节、磨玻璃影和支气管扩张。现已提出了"DIPNECH 综合征"一词来区分这种主要表现为呼吸系统症状的临床模式与主要表现为手术标本中有神经内分泌细胞增生的无症状高分化 NET。大多数结节都会表达生长抑素受体,表现为 Ga-68 DOTATATE PET 扫描中摄取增加。嗜铬粒蛋白 A(CgA)等肿瘤标志物也可能升高。

四、诊断性检查与分期检查

肺 NET 可能与其他原发性肺部恶性肿瘤一样表现为咳嗽或咯血,但它们越来越多地作为无症状周围型肺结节而被偶然诊断。CT 是最有用的影像学检查,一般通过支气管镜活检(中央型病变)或经胸穿刺活检(周围型病变)确诊。大约 3/4 的肺 NET 位于中央,适合支气管镜活检。

1　分期系统

肺 NET 的分期方法与美国癌症联合委员会(American Joint Committee on Cancer,AJCC)/国际抗癌联盟(Union for International Cancer Control, UICC)共同制定的支气管肺癌 TNM 分期相同。低级别(典型)肺 NET 最常表现为 I 期肿瘤,而超过一半的中等级别(不典型)肺 NET 在就诊时为 II 期(支气管肺淋巴结受累)或 III 期(纵隔淋巴结受累)。

2　影像学检查

2.1　横断面成像

与胸片相比,CT 能更好地分辨肿瘤范围、肿瘤位置及有无纵隔淋巴结肿大。CT 可极好地显示周围型和中央型肺 NET(尤其是后者)的形态特征,它们可能为单纯腔内生长(息肉样结构)、单纯腔外生长、更常见腔内-腔外混合生长("冰山样"病变)。CT 也可能有助于鉴别肿瘤与阻塞后肺不张或支气管阻塞相关的黏液嵌塞。肿瘤可能有分叶状或不规则边缘,以及点状或离心性钙化。由于肿瘤血供丰富,增强 CT 扫描常表现为明显强化。5%~20% 的典型(低级别)肺 NET 伴有肺门或纵隔淋巴结肿大,但淋巴结肿大可能是局部炎症反应。CT 检测肺门或纵隔淋巴结转移的敏感性高,但特异性低至45%。一项研究显示,CT检出淋巴结肿大作为淋巴结转移证据的阳性预测值仅为20%。如上所述,DIPNECH患者的影像学检查通常显示支气管壁结节状增厚(由增殖细胞突入管腔内所致)、双侧肺结节、磨玻璃影和支气管扩张。

2.2 基于生长抑素受体的成像技术

免疫组化检查显示大约80%的低级别(典型)肺NET和60%的中等级别(不典型)肺NET表达生长抑素受体,这些肿瘤可采用生长抑素受体闪烁成像或者采用Ga-68 DOTATATE或Ga-68 DOTATOC PET扫描成像。与CT/MRI相比,生长抑素受体成像的优势在于可对全身成像并检出转移灶,尤其是肺外转移。需注意的是非神经内分泌病变有时也可表达生长抑素受体,不过水平很低。对于晚期NET患者,通常推荐使用基于生长抑素受体的成像技术进行基线影像学检查以辅助常规横断面成像,而且生长抑素受体表达(基于扫描阳性)的证据可预测生长抑素类似物(如奥曲肽和兰瑞肽)及肽受体放射性配体治疗的临床疗效。表现为局限性肺NET的患者是否需要这些检查还不太确定。美国国家综合癌症网络(NCCN)的指南建议,对肺NET患者"考虑"进行Ga-68 DOTATATE PET或OctreoScan检查。PET的另一种放射性示踪剂Ga-68 DOTATOC于2019年获得批准,似乎与Ga-68 DOTATATE效果相当。然而对于低级别或中等级别肺NET患者,由于很少发生胸腔外转移(在一项纳入525例肺NET患者的研究中仅为5%)。疑似或确诊转移患者需行基于生长抑素受体的诊断性影像学检查,扫描阳性可能提示患者从生长抑素类似物治疗和肽受体放射性配体治疗中获益的可能性更高。

2.3 FDG-PET扫描

FDG-PET扫描在中等级别(不典型)肺NET患者中通常为阳性,平均标准摄取值(standardized uptake value, SUV)约为8;在低级别(典型)肺NET中可能呈弱阳性。关于肺NET患者的分期,尚不清楚FDG-PET相比传统CT有无额外的益处。

2.4 肝脏影像学检查

所有NET(包括肺NET)的最常见转移部位是肝脏。通常用腹部CT评估有无肝脏转移。由于NET肝转移瘤往往血供丰富,在给予造影剂后会变得与肝实质等密度,故在给予静脉造影剂之前,以及给予之后的动脉期和门静脉期均应进行CT扫描(即CT多期增强扫描)。由于MRI对肝转移灶的敏感性更高,部分医生首选MRI而非CT来评估NET患者的肝脏状态。然而对于大多数被认为有孤立性肺NET的患者,并不推荐术前进行肝脏MRI和CT。低级别(典型)肺NET只在极少数情况下发生转移。存在纵隔受累证据、有丝分裂率相对较高或存在类癌综合征证据的患者可进行肝脏影像学检查。

3 肿瘤标志物

NET能合成、储存并分泌具有生物活性的神经胺类和神经肽类,其中很多物质可在血液或尿液中检出。然而并非所有NET都分泌高水平的生物活性肽。虽然肺

NET可在细胞内产生其他多种肽和激素,包括胃泌素释放肽(铃蟾素)、5-羟色氨酸和嗜铬粒蛋白,但只是偶尔分泌容易检测的生物活性产物。因此,极少测得血浆或尿液激素水平升高。对于疑似类癌综合征的罕见患者,5-HIAA的尿排泄量可能升高,但并不如在中肠NET患者中那样敏感。某些食物、酒精和药物可增加尿5-HIAA水平,在标本收集期间应避免摄入这些食物、酒精和药物。肺NET患者的血清CgA水平低于其他部位NET患者,与CgA水平升高的非恶性疾病患者有重叠。在晚期或转移患者检测血清CgA水平有助于追踪疾病活动度

4 支气管镜检查及活检

大约3/4的肺NET为中央型,适合支气管镜活检。支气管镜下通常表现为粉色至红色的血管性肿块,表面覆有完整的支气管上皮。NET通常通过宽大的基底附着于支气管,但也可呈息肉样并产生球瓣效应。经验丰富的支气管镜专家根据典型支气管镜下表现可能就足以做出推定诊断,但最好通过刷检或活检确诊。支气管刷检细胞学检查比痰细胞学检查的敏感性更高,但细胞学刷检的诊断率总体较低(4%~63%)。NET表面覆盖的完整支气管黏膜可防止细胞脱落。此外,细胞数量可能太少或呈良性细胞学表现,导致无法准确诊断。肺NET血供丰富,过去人们担心操作会使其出血,尤其是在纤维支气管镜下活检后。但很多当代研究表明,支气管镜下活检时严重出血并发症的发生率非常低。在对疑似支气管内NET进行活检前、后给予稀释的肾上腺素溶液,可能降低了严重出血的风险。

对于表现为孤立性肺结节的周围型NET,CT引导下经胸穿刺活检常为初步诊断性检查,这种方法的主要风险是气胸。但若恶性肿瘤的可能性高,孤立性肺结节患者有时会直接进行手术切除。

5 鉴别诊断

5.1 有相似临床表现的疾病

有支气管阻塞症状、咯血或哮喘的患者的鉴别诊断包括:阻塞性支气管癌;支气管内转移瘤;反应性气道疾病,如哮喘;异物误吸。对于表现为类癌综合征(皮肤潮红、腹泻、伴或不伴支气管痉挛)的罕见患者,鉴别诊断包括潮红、腹泻及支气管痉挛的其他原因。此外,鉴别诊断中也应考虑其他部位的NET,包括胃肠道NET(类癌综合征在小肠NET肝转移患者中最常见),以及胸腺NET(仅在罕见情况下引发类癌综合征)。

5.2 库欣综合征

鉴别诊断包括应用外源性糖皮质激素、原发性肾上腺疾病(腺瘤或癌)、垂体或非垂体ACTH分泌性肿瘤(良性或恶性)。与其他产生异位ACTH的肿瘤不同,地塞米松可抑制肺NET生成ACTH,故NET相关库欣综合征可能难以诊断。库欣综合征患者的肺NET大多较小(<2 cm),可能无法经影像学检查发现,因此更难做出正确诊断。在此类病例中,层厚为1 mm的高分辨率CT对检出原发性肿瘤可能尤其有用。

也可采用生长抑素受体闪烁成像。

5.3 有相似影像学表现的疾病

大部分肺NET呈圆形或卵圆形阴影，可能伴有肺门或肺门周围肿块，鉴别诊断包括原发性肺癌，包括小细胞和非小细胞肺癌；转移性肿瘤；其他良性原因的孤立性肺结节（如感染性肉芽肿、错构瘤和恶丝虫病）或多发性肺结节（如肺动静脉畸形、尘肺、脓肿、脓毒性栓子、真菌感染、吸虫感染和分枝杆菌感染）。虽然横断面成像结果可能会倾向于某一种诊断，但没有哪种影像学表现对肺NET具有诊断意义，需进行组织取样才能最终确立诊断。

五、治疗

1 局限性疾病

局限性肺NET患者如果有充足的肺储备，则首选治疗是手术切除。对于病情不允许完全切除的患者和病变完全位于支气管内的特殊低级别病例，可采用经支气管镜切除术。

1.1 手术切除

对于健康状况和肺储备可耐受手术切除的典型或非典型肺NET患者，笔者推荐手术切除及纵隔淋巴结采样或清扫。手术是肺NET的首选治疗，也是提供治愈最佳机会的治疗选择。手术目标是整块切除全部肿瘤，并尽可能多地保留有功能肺组织。就低级别（典型）肿瘤而言，为保留肺实质，对典型肺NET采用保肺技术（如袖状切除术）来避免双肺叶切除术或全肺切除术是合理且安全的。然而非典型或分化差的肿瘤适合采用正式的肿瘤手术（如肺叶切除术，甚或必要时进行的全肺切除术）。与支气管肺癌不同，典型的肺NET往往不会在黏膜下播散，因此认为支气管内手术切缘小至5 mm足够，但肺实质组织学阴性切缘超过2 cm更好。术中冷冻切片分析对这一方法的成功至关重要。虽然在阳性切缘患者中已有远期存活的报道，但这种情况下优选再次切除。

1.1.1 近端肿瘤

对于主干支气管和中间支气管的息肉状典型肿瘤，可采用支气管切开行支气管壁楔形切除或袖状切除并完全保留远端肺实质。然而能够这样完全保留肺实质的情况很少，因为常常发生"冰山"病变，即在支气管镜显示肿瘤完全位于腔内，但是高分辨CT扫描显示更广泛中央实质受累的肿瘤，伴有严重远端肺实质病变（即无功能肺实质）的肿瘤，以及非典型肺NET，都需要行更广泛的手术切除（如肺叶切除术或全肺切除术）。

1.1.2　周围肿瘤

对于肺组织外 1/3 的周围病变,理想手术方法存在争议,目前尚未对此达成共识。对于直径小于 2 cm、分化良好的小肺 NET,如果可获得足够的无肿瘤切缘,则肺段切除术或广泛楔形切除术是可接受的。大多数专家主张在更中央的肿瘤累及肺段支气管开口时采用肺叶切除术,而其他人提出可对典型肺 NET 采用更加局限性的切除术(如肺段切除术),因为其出现局部复发的可能性低。

1.1.3　淋巴结清扫的作用

5%~20% 的典型肺 NET 及 30%~70% 的非典型肿瘤会转移至淋巴结。初始治疗时需要进行完全的纵隔淋巴结采样或清扫。存在纵隔淋巴结转移并不会妨碍完全手术切除或长期治愈。

1.1.4　辅助治疗的作用

虽然存在一些争议,各专家组关于辅助治疗的推荐存在差异,尚未就最佳方法达成共识。目前有以下基于共识的指南:National Comprehensive Cancer Network(NCCN)推荐对完全切除的 IIIA 期非典型(中等级别)NET 患者考虑辅助顺铂或卡铂联合依托泊苷治疗,伴或不伴放疗。对于不可切除或边缘阳性的典型(低级别)NET 患者,尚无辅助治疗益处的共识,但可以考虑放疗伴或不伴化疗。对不可切除或边缘阳性的非典型(中等级别)NET 患者,推荐放疗联合或不联合辅助化疗。NCCN 强调随着肿瘤级别的增加,基于铂类/依托泊苷的化疗获益也增加。北美神经内分泌肿瘤学会(North American Neuroendocrine Tumor Society, NANETS)的指南表明,对于任何亚组(包括非典型 NET),现有数据不足以推荐对局部区域疾病完全切除后使用辅助治疗。欧洲神经内分泌肿瘤学会(European Neuroendocrine Tumor Society, ENETS)的推荐规定,仅淋巴结阳性的非典型肿瘤患者(尤其是高增殖指数者)才应考虑辅助治疗,并且应在多学科肿瘤组会诊中个体化讨论。

1.2　支气管内治疗

1.2.1　支气管内切除

是根治性治疗的次优方法,支气管内激光切除术最好仅用作不适合手术的中央气道梗阻患者(如高龄、虚弱等)的姑息性治疗。在部分病例中,息肉状肺 NET 可能看似完全位于腔内并能通过支气管镜切除。对于经严格选择的中央型息肉样低级别(典型)肺 NET 患者,仅采用激光进行经支气管镜切除可能获得较长的无复发生存期。一项大型的病例系列研究中,112 例(83 例典型 NET 及 29 例非典型 NE)患者接受了初始支气管镜处理,均随访至少 5 年。47 例患者(42%,其中 83 例典型 NET 患者中有 42 例,但 29 例非典型 NET 患者中仅有 5 例)采用初始支气管镜治疗成功避免了外科手术。二次支气管镜切除术后的残留腔内病灶或者残留或复发性腔外病灶导致 62 例患者(其中 24 例为非典型肺 NET)接受了手术切除。4 例患者发生了病变转移,其中 2 例死亡;这 4 例患者都进行了挽救性手术治疗。在中位随访 112 个月时,

100例患者仍存活,死亡患者中仅3例与肿瘤相关(1例发生于围手术期);疾病特异性生存率为97%。

1.2.2 冷冻疗法

针对18例孤立型腔内典型NET患者的一项小型病例系列研究,评估了经支气管镜冷冻疗法的效用。结果显示,在初始治疗后7年仅1例复发,并且该方法安全,未发生晚期支气管狭窄。与支气管内激光切除术相同,这一操作(如果有)最好仅用作不适合外科手术(如高龄、虚弱等)的中央气道梗阻患者的姑息性治疗。

1.3 不适合手术治疗的局部晚期不可切除病灶

放疗可有效缓解局部不可切除原发性肺NET,但这不能治愈疾病。有人推荐对局部晚期不可切除肺NET患者进行化疗加放疗,治疗方式类似于胸内神经内分泌小细胞肺癌的治疗。然而其缓解率似乎低于SCLC,而且这种方法是否优于单纯放疗尚不明确。对于肿瘤组织学为侵袭性、增殖活性相对高(如Ki-67指数>20%)的患者,以铂类为基础的化疗可能最合适。对于存在小的周围型典型肺NET但生理学上不适合手术切除的患者,立体定向体部放疗是另一种合理的治疗选择,且可能有效。但这是少见情况,目前尚无这类肿瘤亚组的临床病例系列研究来证实其益处。

1.4 治疗后监测

NCCN没有肺NET术后监测指南。NANETS推荐,患者在完全治愈性切除术后3~6个月进行一次再评估,随后每6~12个月评估1次,至少持续7年。随访评估应该至少包括病史采集和体格检查,以及实验室检查(包括CgA)。ENETS推荐对于典型类癌,3个月和6个月时进行常规横断面成像检查,随后每12个月进行一次,在最初2年加测CgA,随后每年进行一次胸部X线检查和生化全套,每3年进行一次CT检查。对于非典型类癌,推荐进行更为密切的监测,术后3个月时行CT扫描,随后每6个月进行一次,持续5年,并测定生化标志物。推荐1年时和怀疑复发时进行基于生长抑素受体的成像检查。5年后推荐每年进行一次CT。

2 类癌综合征的管理

肺NET产生的5-羟色胺量少于中肠NET,其引起的类癌综合征发生率较低。局限性疾病患者(绝大多数典型肺NET患者)很少发生类癌综合征,在肿瘤体积较大(>5 cm)的患者中最常见。虽然类癌综合征更常见于肝转移患者,但总体上很少见。

2.1 潜在可切除的局部区域性疾病

局部区域肺NET引起类癌综合征的患者,首选手术切除。

2.2 不可切除疾病

2.2.1 生长抑素类似物

对于合并类癌综合征的不可切除肺NET患者推荐采用生长抑素类似物(somatostatin analog, SSA)治疗,如奥曲肽或兰瑞肽。SSA结合肿瘤细胞上的生长抑素受体,高效抑制血管活性胺的释放。可显著改善80%以上类癌综合征患者的潮红和腹泻。

2.2.2 难治性症状

对于有SSA治疗无效的类癌综合征症状患者,治疗选择包括:针对肝转移病变的消融治疗、采用细胞毒药物进行全身抗增殖治疗、针对生长抑素受体阳性晚期疾病患者的肽受体放疗,或者telotristat(一种色氨酸羟化酶抑制剂)治疗。

3 针对晚期疾病的抗肿瘤治疗

类癌最常见的远处转移部位是肝脏,其他转移部位包括骨、肾上腺和脑。非典型肺NET发生远处转移的风险高于典型NET(肺NET比较罕见,因此不能设计前瞻性试验,目前有关复发或晚期疾病治疗的数据很少。大多数情况下,治疗原则是从更常见的胃肠道NET经验外推而来。然而即使是胃肠道NET患者,最佳治疗方案也不确定,尤其是不可切除的晚期病变。

3.1 缓慢进展疾病的初始治疗

对于缓慢进展的转移性生长抑素受体阳性肺NET(由基于生长抑素受体的诊断性成像检查确定)患者,笔者建议初始采用SSA治疗。对于以肝脏为主的、局限性、潜在可切除转移性NET患者,通常推荐外科切除术。肝脏是该转移性疾病的主要部位。

3.2 进展性、播散性或SSA难治性疾病

进展性、播散性或SSA难治性疾病患者可采用全身治疗。具体选择包括依维莫司、细胞毒化疗,或者可用时针对生长抑素受体阳性肿瘤患者采用放射性核素标记SSA的肽受体放射性配体治疗。

3.2.1 依维莫司

根据RADIANT4试验的数据,建议使用依维莫司治疗进展性转移性肺NET。在某些情况下,对于生长抑素受体为基础的成像检查显示肿瘤生长抑素受体阴性的患者,依维莫司可能是合适的一线治疗方案。虽然RADIANT4试验排除了同时使用SSA,但在胃肠道NET患者中,SSA联合依维莫司是安全的且经常使用治疗方法。这一方法是单纯SSA治疗失败后缓慢进展的肺NET(尤其是伴类癌综合征)的合理二线治疗选择。

3.2.2 细胞毒化疗

对于初始时疾病快速进展或依维莫司治疗失败的患者,笔者建议采用细胞毒化疗。对于高度侵袭性非典型肺NET患者,笔者使用以顺铂为基础的化疗方案(如用于SCLC的方案);对于肿瘤生长较为惰性的典型或非典型肺NET患者,笔者使用以替莫唑胺为基础的化疗,但支持这种情况下使用这些药物的证据水平较低。首选的方法是加入评估新方案的临床试验。

3.2.3 ^{177}Lu-Dotatate

生长抑素受体阳性晚期疾病的另一个治疗选择是:采用放射性核素标记生长抑

素类似物(如 ^{177}Lu-Dotatate)的肽受体放射性配体治疗。^{177}Lu-Dotatate 主要研究用于治疗胃肠胰 NET。NETTER-1 试验显示 ^{177}Lu-Dotatate 对晚期中肠 NET 患者有益。2018 年 1 月美国 FDA 批准了 ^{177}Lu-Dotatate 用于治疗生长抑素受体阳性胃肠胰 NET 成人患者,这主要是基于 NETTER-1 试验的数据。虽然这一批准不包括支气管 NET,但对适当的患者可考虑超适应证使用。

六、预后

1 典型肺 NET

典型肺 NET 手术切除后的预后极好。5 年生存率为 87%~100%,10 年生存率为 82%~87%。一项当代大型病例系列研究报道,典型肺 NET 切除术后的复发率为 3%(291 例中有 9 例复发)。淋巴结受累对典型肺 NET 的预后影响存在争议,但大多数研究显示淋巴结受累病例的预后比无淋巴结受累者差。除淋巴结受累之外,肿瘤未完全切除是唯一普遍接受的对预后有不良影响的特征。已基于年龄、性别、既往恶性肿瘤、肿瘤位置(中央型 vs. 周围型)、TNM 分期及体能状态制定了预测典型肺 NET 生存情况的列线图。

2 非典型肺 NET

非典型肺 NET 的预后比典型肺 NET 差。5 年生存率跨度比较大,为 30%~95%;10 年生存率为 35%~56%。非典型肺 NET 更倾向于发生转移。肝脏或骨骼远处转移比局部复发更常见。大多数病例系列研究报道淋巴结转移对预后有不良影响,非典型中这一影响比典型肿瘤中更大。梅奥诊所的经验充分阐明了这一点,存在淋巴结转移的 23 例典型肺 NET 患者中,有 19 例(83%)仍然健康存活,而 4 例出现远处转移,其中 2 例死亡,而存在淋巴结转移的 11 例非典型肿瘤患者中,仅 4 例无疾病生存,其余 7 例均出现远处转移,其中 6 例死亡。

七、总结与推荐

肺 NET 的特点是神经内分泌分化,往往呈现惰性临床行为特征。典型肺 NET 很少发生转移,即使存在区域淋巴结转移,其预后也非常好;而非典型肺 NET 发生转移的可能性较高,预后较差,特别是存在纵隔淋巴结受累时。对于健康状况和肺储备可耐受手术的典型或非典型可切除肺 NET 患者,笔者推荐手术切除及纵隔淋巴结采样或清扫。存在纵隔淋巴结转移不妨碍治愈。对于大多数患者,支气管内切除术不是最佳的根治治疗,笔者建议不要以这种方式代替根治性手术切除。支气管内激光切除术最好仅用作不适合手术的中央气道梗阻者(如高龄、虚弱等)的姑息治疗。虽然存在一些争议,但对于已行切除术的肺 NET 患者,笔者建议不常规给予术后辅助治疗,即使淋巴结受累。对于组织学上有侵袭性表现的 III 期非典型肺 NET(即相对高的分化、广泛坏死等)患者,可以选择以铂类为基础的化疗加或不加放疗作为辅助治疗,但支持这种做法的证据有限。术后仍有肉眼可见残留病灶的非典型肺 NET 可采用放疗,但这是否能改善结局有待证实。在淋巴结受累的典型肺 NET 及所有非典型肿瘤切除后,笔者进行治疗后监测。合理的监测方案为:最初两年每 6 个月进行 1 次 CT 扫描(包括胸部和腹部),之后每年进行 1 次,持续 5~10 年。淋巴结阴性的典型肺 NET 患者复发风险极低,因此几乎不可能从术后监测受益。对于不能手术的患者和病变无法手术切除但为非转移性的患者,局部控制肿瘤生长的治疗可采用:放疗联合或不联合同步化疗以及对阻塞性肿瘤行姑息性支气管内切除术。小周围型典型肺 NET 的患者,如果其在生理学上不适合手术切除,则可采用立体定向体部放疗,这一治疗很可能有效,但这是少见情况,目前尚无这一肿瘤亚组的临床病例系列研究来证实其益处。类癌综合征相对少见,但局部区域性疾病患者和播散性疾病患者均可发生。局部区域性肺 NET 引起类癌综合征的患者首选策略是手术切除。对于不能切除的疾病推荐启动长效生长抑素类似物(SSA)治疗.可选择奥曲肽或兰瑞肽。对于具有 SSA 治疗无效的类癌综合征症状患者,治疗选择包括针对肝转移病变的消融治疗、采用细胞毒药物进行全身抗增殖治疗、针对生长抑素受体阳性晚期疾病患者的肽受体放疗,或者色氨酸羟化酶抑制剂 telotristat 治疗。对于初始进展缓慢的转移性生长抑素受体阳性(由基于生长抑素受体的诊断性成像检查来确定)肺 NET 患者,笔者建议启动 SSA 治疗控制疾病。对于以肝脏转移为主的潜在可切除局限性 NET 患者,通常推荐手术切除。虽然绝大多数病例不能通过手术治愈,但鉴于肿瘤生长缓慢,手术治疗有时可延长患者生存期。对于不可切除、以肝脏转移为主的病变,其他治疗包括栓塞术(单纯微粒栓塞术、化疗栓塞术、放射性栓塞术)和射频消融术。于 SSA 难治的进展性或播散性疾病患者,建议采用依维莫司。虽然 RADIANT4 试验排除了同时使用 SSA,但在胃肠道 NET 患者中,SSA 联合依维莫司是常用的安全治疗方案。在某些情况下,如患者生长抑素受体成像检查显示肿瘤生长抑素受体为阴性时,依维莫司可能是合适的一线治疗选择。初始快速进展的患者,和/或在依维莫司治疗期间肿瘤进展或不能耐受依维莫司治疗的患者,可采用细胞毒化疗。对于高度侵袭性非典型肺 NET 患者,一般使用以铂类为基础的化疗方案(如小细胞肺癌治疗用方案);对于较惰性的典型或非典型肺 NET 患者,使用以替莫唑胺为基础的化疗,但支持这种情况下使用这些药物的证据水平较低。生长抑素受体阳性晚期疾病的另一个治疗选择是,采用放射性标记的 SSA(^{177}Ludotatate)进行肽受体放射性配体治疗。放疗可帮助缓解骨转移患者的疼痛。任何治疗期间肺 NET 都发生进展的患者,可加入临床试验。

［ 1 ］ Hauso O, Gustafsson B I, Kidd M, et al. Neuroendocrine tumor epidemiology: contrasting Norway and North America[J]. Cancer, 2008, 113(10): 2655-2664.

［ 2 ］ Fink G, Krelbaum T, Yellin A, et al. Pulmonary carcinoid: presentation, diagnosis, and outcome in 142 cases in Israel and review of 640 cases from the literature[J]. Chest, 2001, 119(6): 1647-1651.

［ 3 ］ Cao C, Yan T D, Kennedy C, et al. Bronchopulmonary carcinoid tumors: long-term outcomes after resection[J]. Ann Thorac Surg, 2011, 91(2): 339-343.

［ 4 ］ Froudarakis M, Fournel P, Burgard G, et al. Bronchial carcinoids. A review of 22 cases[J]. Oncology, 1996, 53(2): 153-158.

［ 5 ］ Hassan M M, Phan A, Li D, et al. Risk factors associated with neuroendocrine tumors: A U.S.-based case-control study[J]. Int J Cancer, 2008, 123(4): 867-873.

［ 6 ］ Leoncini E, Carioli G, La Vecchia C, et al. Risk factors for neuroendocrine neoplasms: a systematic review and meta-analysis[J]. Ann Oncol, 2016, 27(1): 68-81.

［ 7 ］ Oliveira A M, Tazelaar H D, Wentzlaff K A, et al. Familial pulmonary carcinoid tumors[J]. Cancer, 2001, 91(11): 2104-2109.

［ 8 ］ Klimstra D S, Modlin I R, Coppola D, et al. The pathologic classification of neuroendocrine tumors: a review of nomenclature, grading, and staging systems[J]. Pancreas, 2010, 39(6): 707-712.

［ 9 ］ Aubry M C, Thomas C F Jr, Jett J R, et al. Significance of multiple carcinoid tumors and tumorlets in surgical lung specimens: analysis of 28 patients[J]. Chest, 2007, 131(6): 1635-1643.

［10］ Ruffini E, Bongiovanni M, Cavallo A, et al. The significance of associated pre-invasive lesions in patients resected for primary lung neoplasms[J]. Eur J Cardiothorac Surg, 2004, 26(1): 165-172.

［11］ Travis WD, Brambilla E, Burke A P, et al. WHO Classification of Tumours of the Lung, Pleura, Thymus, and Heart[M]. 4th ed. Lyon: IARC, 2015.

［12］ Gustafsson B I, Kidd M, Chan A, et al. Bronchopulmonary neuroendocrine tumors[J]. Cancer, 2008, 113(1): 5-21.

［13］ Saqi A, Alexis D, Remotti F, et al. Usefulness of CDX2 and TTF-1 in differentiating gastrointestinal from pulmonary carcinoids[J]. Am J Clin Pathol, 2005, 123(3): 394-404.

［14］ Moore W, Freiberg E, Bishawi M, et al. FDG-PET imaging in patients with pulmonary carcinoid tumor[J]. Clin Nucl Med, 2013, 38(7): 501-505.

［15］ Jiang Y, Hou G, Cheng W. The utility of ^{18}F-FDG and ^{68}Ga-DOTA-Peptide PET/CT in the evaluation of primary pulmonary carcinoid: A systematic review and meta-analysis[J]. Medicine (Baltimore), 2019, 98(10): e14769.

［16］ Halperin D M, Shen C, Dasari A, et al. Frequency of carcinoid syndrome at neuroendocrine tumour diagnosis: a population-based study[J]. Lancet Oncol, 2017, 18(4): 525-534.

［17］ Scanagatta P, Montresor E, Pergher S, et al. Cushing´s syndrome induced by bronchopulmonary

第二部分
临床实践

carcinoid tumours: a review of 98 cases and our experience of two cases[J]. Chir Ital, 2004, 56 (1): 63-70.

[18] Phillips J D, Yeldandi A, Blum M, et al. Bronchial carcinoid secreting insulin-like growth factor-1 with acromegalic features[J]. Ann Thorac Surg, 2009, 88(4): 1350-1352.

[19] Terzi A, Lonardoni A, Feil B, et al. Bronchoplastic procedures for central carcinoid tumors: clinical experience[J]. Eur J Cardiothorac Surg, 2004, 26(6): 1196-1199.

[20] Daniels C E, Lowe V J, Aubry M C, et al. The utility of fluorodeoxyglucose positron emission tomography in the evaluation of carcinoid tumors presenting as pulmonary nodules [J]. Chest, 2007, 131(1): 255-260.

（张振阳　赖金火）

第36章
外科在小细胞肺癌多学科治疗中的作用

小细胞肺癌（SCLC）是一种侵袭性很强的肿瘤，其特点是生长迅速、预后总体较差。近几十年来化疗和放疗一直是SCLC治疗的基石，然而近来手术在早期SCLC中的作用引起了人们的广泛兴趣，多项回顾性和观察性研究表明，早期SCLC手术切除具有良好的生存率。现在的问题是综合治疗模式中包含手术是否有益，以及应该如何与化疗、放疗联合使用。

一、SCLC的外科诊疗流程

1 诊断流程

1.1 适应证与禁忌证

SCLC外科手术的绝对适应证：临床分期为I~IIA期SCLC患者。肺癌公认的手术禁忌证有：① 肺癌病期超出手术适应证范围；② 全身状况差，KPS评分低于60分者。建议评分标准与国际接轨，结合ECOG评分考虑；③ 6周之内发生急性心肌梗死；④ 严重的室性心律失常或不能控制的心力衰竭者；⑤ 心肺功能不能满足预定手术方式者；⑥ 75岁以上颈动脉狭窄大于50%、75岁以下颈动脉狭窄大于70%以上者；⑦ 80岁以上病变需要行全肺切除者；⑧ 严重的、不能控制的伴随疾病持续地损害患者的生理和心理功能者伴随疾病；⑨ 患者拒绝手术者。

1.2 术前检查

临床分期为I~IIA期的SCLC患者术前应行病理性纵隔分期，包括纵隔镜检查、经气管或者经食管的超声（EBUS）引导下活检以及电视胸腔镜检查等。若内镜下淋巴结活检是阳性的，不需要其他纵隔分期检查。如果患者不适合手术或者不希望手术治疗，不需进行病理纵隔分期。对SCLC而言，PET-CT是比常规影像检查更好的分期手段。据报道常规影像方法分期为局限期的患者经PET-CT检查有19%的患者变为广泛期，而8%的广泛期SCLC转为局限。

辅助检查包括：① 实验室检查包括血常规、肝肾功能及其他必要的生化、出凝血功能检测、血清学肿瘤标志物检测（包括NSE和ProGRP）。② 肺癌的影像检查方法主要包括X线胸片、CT、MRI、超声、核素显像、PET-CT等方法。影像学检查是无创检出和评价肿瘤的最佳方法，影像学信息使临床医师对于肿瘤预后的判断和治疗决策的制订更有把握。在肺癌的诊治过程中,合理、有效地选择一种或多种影像学检查方法。

2 手术治疗流程

2.1 手术前准备

耐心解释,消除患者对手术的恐惧。做好术前教导,使患者掌握有效的咳嗽方法,练习在床上排尿,进行适当活动,以增强心肺功能。加强口腔卫生,痰多者应用祛痰剂和抗生素。摄入高蛋白、多维生素饮食,注意水、电解质平衡。

2.2 手术方式

解剖性肺切除术是SCLC的主要治疗手段,也是目前临床治愈肺癌的重要方法。肺癌手术分为完全性切除、不完全性切除和不确定性切除。应力争完全性切除,以期达到完整地切除肿瘤,减少肿瘤转移和复发。目前临床上肺癌的外科完全切除手术应该包括解剖性的肺叶切除术(包括复合肺叶切除)、全肺切除术或支气管或(和)肺血管成形肺叶切除术(包括复合肺叶切除)、全肺切除术和系统性纵隔淋巴结清扫。美国国立综合癌症网络(National Comprehensive Cancer Network,NCCN)指南对于肺癌完全性切除做了专门的定义:① 所有切缘包括支气管、动脉、静脉、支气管周围组织和肿瘤附近的组织为阴性;② 行系统性淋巴结清扫,必须包括6组淋巴结,其中3组来自肺内(叶、叶间或段)和肺门淋巴结,3组来自包括隆突下淋巴结在内的纵隔淋巴结;③ 分别切除的纵隔淋巴结或切除肺叶的边缘淋巴结不能有结外侵犯;④ 最高淋巴结必须切除而且是镜下阴性。只有同时满足这4个条件才能列为完全性切除;否则为不完全性切除或不确定性切除。从切口和创伤的大小又可以分为常规开胸手术、小切口开胸手术和胸腔镜微创手术等。一般所说的肺癌切除术主要指完全切除手术。肺叶切除和系统性淋巴结清扫是肺癌完全切除的标准手术。

肺癌切除术的标准麻醉方法为双腔气管插管麻醉,手术侧肺不通气。患者取健侧卧位。肺叶切除的手术关键是结扎和离断肺叶的动脉分支和肺静脉,离断和闭合肺叶支气管,解剖肺叶之间的肺裂。对于肺叶切除,手术从解剖肺裂开始是通常的选择。通常对于中央型存在肿瘤侵犯叶支气管开口,肺叶切除支气管切缘有肿瘤残存或距离肿瘤过近时可以考虑袖状肺叶切除。如果袖状肺叶切除支气管切缘仍不充分则需要考虑全肺切除。复合肺叶切除主要为右肺的中、下叶切除术和上、中叶切除术。右肺中、下叶切除术常见的原因是右肺中叶癌侵及中叶支气管开口和右肺下叶背段癌侵犯段支气管开口,为了保证支气管切缘通常需要中、下叶切除。由于右肺中叶肺静脉通常汇入上叶肺静脉组成上肺静脉,所以无论是右肺上叶癌还是中叶癌,如果侵及上肺静脉的上叶静脉和中叶静脉汇合处,就可能需要上、中叶切除。

2.3 按全麻术后护理

密切观察体温、脉搏、呼吸、血压的变化,预防及早期发现出血和休克。全肺切除及气管成形术后24~48 h内需充分吸氧,氧流量4~6 L/min。一般术后需平卧6 h,

待生命体征平稳后改半坐卧位。保持呼吸道通畅,及时清除呼吸道分泌物,预防肺不张和肺炎。麻醉清醒后,鼓励行深呼吸、咳痰。术后由于创面大和胸腔引流管的刺激,患者疼痛较重,应按时为患者注射镇痛剂。协助患者翻身,活动肢体,并按时扶患者坐起拍背。雾化吸入每日2~3次,术后连接引流管于胸腔闭式引流瓶,胸腔闭式引流插入水面2~3 cm。

二、外科手术作为小细胞肺癌初始治疗的共识与争议

1　外科手术作为初始治疗的共识

I~IIA期SCLC可能从手术中获益现有的数据显示,手术组和非手术组患者5年生存率范围分别在27%~73%、4%~44%。Yang等基于NCDB数据库的倾向匹配分析中发现,手术治疗能显著改善5年的生存率(47.6%和29.8%,$P < 0.01$)。手术方式方面,多项回顾性研究和荟萃分析的亚组分析均显示,肺叶切除组的生存优于楔形切除。IIB~IIIA期SCLC,手术的作用存在争议:尽管一些回顾性研究获得了阳性结果,但这些研究中已获得的中位生存期范围为17~31.7个月,与同步放化疗的CONVERT研究项的25个月相比并未有突破性的提升,故手术对于IIB~IIIA期SCLC的有效性及适合亚群仍待商榷。IIIB~IIIC期SCLC,缺乏有效证据证明手术有效,因此不推荐接受手术治疗。

外科手术在SCLC治疗中的作用存在很大争议。在化疗广泛用于临床之前,手术是肺癌的主要治疗手段,但SCLC患者的预后明显较其他组织学类型肺癌差。此后的两项前瞻性随机对照研究分别比较了单纯放疗与手术、诱导化疗+手术或局部放疗对局限期SCLC的作用,均发现手术组患者预后较差,这两项研究结果的影响深远,由此将SCLC确定为非手术治疗的疾病。但限于当时的技术条件,上述两项研究存在一些不足之处,例如缺乏CT、PET-CT等检查方法,造成术前分期不够准确;此外多数患者并未能实施完全的纵隔淋巴结的清扫,影响了分期的准确性。尽管SCLC对化疗敏感,患者的长期生存依然不尽如人意。对于局限期患者,即使联合局部放疗,依然有1/4~1/3的患者因局部病变复发而进展。因此,部分小细胞肺癌患者依然需采取诸如外科手术在内的局部控制手段以减少复发。近年来欧美国家一些大型数据库的回顾性分析结果为外科手术在SCLC治疗中的作用提供了依据。Yu等总结了1998—2004年美国流行病学和最终结果评价监督(SEER)数据库中1 560例I期SCLC病例的资料,其中247例患者(15.8%)接受了肺叶切除,这部分患者五年生存率达50.3%,同一人群中接受胸部放疗的636例(40.8%)患者5年生存率仅14.9%。Schreiber等回顾了SEER数据库中1988—2002年的局限期小细胞肺癌患者共14 179例,接受手术治疗者863例,5年生存率为34.6%,远高于非手术患者的9.9%($P <$

0.001），手术与非手术患者中位生存期分别为28个月与13个月。Lüchtenborg等对英国的国家癌症数据库（National Cancer Data Repository，NCDR）中1998—2009年的肺癌病例进行分析，共纳入359 873例肺癌患者，其中小细胞肺癌45 848例（13%），仅465例（1%）接受手术治疗，小细胞肺癌（31% vs. 3.08%）与非小细胞肺癌（45% vs. 2.72%）呈现相同的趋势，手术患者远期预后均优于非手术患者。虽然上述这些回顾性研究存在诸多不足之处，依然可提示外科手术在特定SCLC患者治疗中的重要价值，部分患者甚至可获得临床治愈的机会。

目前达成的共识是：对于那些肺部有孤立性结节灶被诊断为SCLC的患者，如果没有肺门或纵隔淋巴结转移、没有远处转移并且没有手术禁忌证，推荐外科手术切除。外科手术切除的手术方式选择应尽量选择肺叶切除术+纵隔淋巴结清扫术。

2 初始治疗的争议

目前主要的争议是：因为将包含手术的综合治疗模式与单独放化疗模式进行直接对比的临床试验尚未开展。那些回顾性数据不能排除这样的可能性即在手术切除的SCLC患者中所观察到的生存结局是由于这部分可手术切除患者的肿瘤负担减小造成的，或者是这部分患者的肿瘤生物学侵袭性没那么强。

手术能使局限期SCLC患者获益的最广泛数据来自国际肺癌研究协会（International Association for the Study of Lung Cancer，IASLC）的肺癌研究项目。IASLC数据库里有超过8 000例SCLC患者数据，其中349例患者（4%）的癌被手术切除并进行病理分期。病理分期为Ⅰ、Ⅱ、Ⅲ期SCLC患者的5年生存率分别为48%、39%和15%。"监测、流行病学与最终结果"（Surveillance，Epidemiology and End Results，SEER）数据库研究也得到了相似结果，其中有247例Ⅰ期SCLC患者接受了手术切除。相比之下，多项临床试验结果提示非手术治疗（放化疗）的5年生存率是10%~15%。对于那些正在考虑主要通过手术切除的已知SCLC的患者，应广泛评估有无纵隔受累和远处转移。评估的方式包括PET-CT和颅脑影像学检查。由于SCLC的临床和病理分期可存在明显差异，所以即使影像学检查无纵隔受累证据，也应该采用支气管内超声（endobronchial ultrasound，EBUS）或纵隔镜对纵隔进行侵入性检查。在很多情况下，肺部孤立性结节灶在确立组织学诊断前就已被切除。在一项病例系列研究中，表现为肺部孤立性结节的肺癌患者中有4%~12%为SCLC。在另一篇报道中，4%的SCLC患者表现为肺部孤立性结节。表现为孤立性肺结节的SCLC患者中，大约2/3的组织学是"中间细胞"亚型。这个发现与SCLC的广泛播散特性形成鲜明对比，在广泛播散的SCLC中大约2/3为典型的"燕麦细胞"亚型。目前尚不确定这些不同组织亚型的生物学行为是否相同。在这种情况下采用手术治疗与美国胸科医师学会（American College of Chest Physicians，ACCP）和美国国家综合癌症网络（National Comprehensive Cancer Network，NCCN）的指南相一致。

三、术后化疗

SCLC 完全切除的患者应给予辅助化疗。目前还没有随机临床试验将单纯手术和手术联合术后化疗或放化疗进行比较。但观察性研究显示，采用辅助化疗可改善结局。一项纳入了美国国家癌症数据库 1 500 余例 T1~2 期、N0 期、M0 期 SCLC 患者的研究显示，接受辅助化疗（伴或不伴放疗）的患者 5 年生存率高于单纯手术治疗者（53% vs. 40%）。另一项病例系列研究纳入了 119 例行 SCLC 手术切除的患者，其中112 例还接受了辅助化疗，研究显示病理分期为 I 期、II 期和 III 期疾病患者的 5 年生存率分别为 51%、28% 和 19%。而较早期的研究结果显示单纯手术治疗患者的 5 年生存率为 1%。

四、术后放疗

如果在手术过程中意外发现有 N2 期淋巴结转移，笔者会对患者行辅助放疗，但没有可靠的数据说明辅助胸部放疗在这种情况下的有效性。也可考虑 N1 期淋巴结转移的患者接受术后辅助放疗，尤其是手术时只评估了有限淋巴结数量的情况下。如果接受肺叶切除术患者的淋巴结病理诊断呈阴性手术过程中对淋巴结进行了完整的评估，那么术后辅助放疗的作用可能就没那么重要。

一项回顾性研究纳入了国家癌症数据库登记的 3 017 例 LS-SCLC 患者，显示病理分期 N2 期疾病患者术后采用胸部放疗可改善 5 年总生存率（29% vs. 19%），但淋巴结分期较低的患者无此优势。病理分期 N0 期疾病患者采用放疗时 5 年总生存率下降（39% vs. 46%），而 N1 期患者生存率无差异。

五、预防性脑照射

目前尚没有数据直接评估预防性脑照射（PCI）在手术切除孤立性肺结节的 SCLC患者中的作用，PCI 在这种情况下的作用仍存争议。已有数据确认 PCI 在接受放化疗的局限期 SCLC 患者中是有作用的，根据这些数据，可以考虑将 PCI 应用于这部分患者。笔者推荐请放疗肿瘤科会诊，以便开展 PCI 潜在优势和不良反应的知情讨论。

六、诱导化疗后手术治疗

诱导化疗后手术切除的潜在作用尚不明确。在经过慎重选择的极少数表现为淋巴结阳性的局限期患者中（临床分期II到IIIa期），如果化疗或放化疗后取得较好疗效，笔者会考虑辅助手术切除。一般来说，笔者只将这种方法用于没有持久纵隔受累（N2）、有可能完全切除（R0）并且不需要全肺切除的患者。在手术之前，这些患者需要进行全面的转移再评估，检查手段包括CT、PET-CT和颅脑MRI。如果纵隔的EBUS评估呈阴性，那么必须进行纵隔镜检查。一项随机临床试验提示这种方法并没有改善结局，但是一些较新的采用现代化疗方案的观察性研究显示，在经过慎重挑选的病例中手术可能有一定的益处。一项由肺癌研究小组开展的随机III期临床试验纳入了340例SCLC患者，结果显示诱导化疗后的手术治疗没有任何获益证据。所有的局限期SCLC患者都可以纳入研究。这些患者接受了5个周期的化疗（环磷酰胺、多柔比星和长春新碱）。诱导治疗后所有患者都被重新分期；那些适合手术切除的患者被随机分为手术后胸部放疗联合PCI组，或不手术直接进行胸部放疗联合PCI组。结果如下：诱导化疗的反应率是66%（28%完全缓解，38%部分缓解）化疗后，146例患者被随机分为手术组或非手术组。手术组的70例患者中有58例接受了切除术，54例肿瘤被完全切除。在中位生存期或总体生存率方面，随机分入手术组患者均无有统计学意义的获益。两个治疗组的2年生存率均为20%。诱导化疗后多达15%切除的肿瘤组织包含NSCLC的成分，有的是残留混合的SCLC与NSCLC成分，有的是单纯的NSCLC成分。另一项研究纳入了32例临床分期为IB到IIIB期的SCLC患者，考虑他们在诱导化疗后接受手术治疗。IB或者是IIA期的患者接受了4个周期的顺铂联合依托泊苷化疗。而那些IIB、IIIA或IIIB期SCLC患者先接受3个周期的顺铂联合依托泊苷化疗后再接受同步放化疗。重新分期后两组中有24例患者没有纵隔受累，这24例患者随后接受手术治疗；其中23例患者的原发肿瘤被完全切除（R0）。在34~75个月的随访期间，这23例完全切除的患者中有12例仍然无病且无事件发生。另一项单中心研究纳入了15例治疗时间超过15年的患者。临床分期为I~IIIA期的患者接受含依托泊苷的诱导化疗。重新评估后，46例患者接受了手术治疗，其中35例患者进行了肿瘤切除。这35例患者中有一半初诊时存在影像学上的N2期淋巴结转移。接受切除术的患者中只有5例出现了局部复发，所有接受切除术患者的5年和10年无肿瘤生存率分别是29%和23%。

虽然不到5%的SCLC患者被诊断为潜在可切除的Ⅰ~ⅡA期疾病,但是随着肺癌意识的提高和筛查方式可用性的增加,未来几年可能会检测到更多可能可切除的早期SCLC患者。对于这组患者,首选的手术是肺叶切除和纵隔淋巴结清扫。进一步的前瞻性随机研究是必要的,以充分评估手术在SCLC综合治疗中的作用和益处。在此之前,应向早期SCLC患者提供治疗性手术切除,而没有淋巴结受累或远处转移的证据,因为现有证据表明,与以往仅使用化疗和放疗的治疗策略相比,生存率有所提高。

主要参考文献

[1]　Pignon J P, Arriagada R, Ihde D C, et al. A meta-analysis of thoracic radiotherapy for small-cell lung cancer[J]. N Engl J Med, 1992, 327(23): 1618-1624.

[2]　Anon. Comparative trial of surgery and radiotherapy for the primary treatment of small-celled or oat-celled carcinoma of the bronchus. First report to the Medical Research Council by the working-party on the evaluation of different methods of therapy in carcinoma of the bronchus[J]. Lancet, 1966, 2(7471): 979-986.

[3]　Yu J B, Decker R H, Detterbeck F C, et al. Surveillance epidemiology and end results evaluation of the role of surgery for stage I small cell lung cancer[J]. J Thorac Oncol, 2010, 5(2): 215-219.

[4]　Schreiber D, Rineer J, Weedon J, et al. Survival outcomes with the use of surgery in limited-stage small cell lung cancer: should its role be re-evaluated?[J]. Cancer, 2010, 116(5): 1350-1357.

[5]　Combs S E, Hancock J G, Boffa D J, et al. Bolstering the case for lobectomy in stages I, II, and IIIA small-cell lung cancer using the National Cancer Data Base[J]. J Thorac Oncol, 2015, 10(2): 316-323.

[6]　Wong A T, Rineer J, Schwartz D, et al. Assessing the Impact of Postoperative Radiation Therapy for Completely Resected Limited-Stage Small Cell Lung Cancer Using the National Cancer Database[J]. J Thorac Oncol, 2016, 11(2): 242-248.

[7]　Kreisman H, Wolkove N, Quoix E. Small cell lung cancer presenting as a solitary pulmonary nodule[J]. Chest, 1992, 101(1): 225-231.

[8]　Quoix E, Fraser R, Wolkove N, et al. Small cell lung cancer presenting as a solitary pulmonary nodule[J]. Cancer, 1990, 66(3): 577-582.

[9]　Yang C F, Chan D Y, Speicher P J, et al. Role of Adjuvant Therapy in a Population-Based Cohort of Patients With Early-Stage Small-Cell Lung Cancer[J]. J Clin Oncol, 2016, 34(10):

1057-1064.

[10] Shepherd F A, Ginsberg R J, Feld R, et al. Surgical treatment for limited small-cell lung cancer. The University of Toronto Lung Oncology Group experience[J]. J Thorac Cardiovasc Surg, 1991, 101(3): 385-393.

[11] Wong A T, Rineer J, Schwartz D, et al. Assessing the Impact of Postoperative Radiation Therapy for Completely Resected Limited-Stage Small Cell Lung Cancer Using the National Cancer Database[J]. J Thorac Oncol, 2016, 11(2): 242-248.

[12] Lad T, Piantadosi S, Thomas P, et al. A prospective randomized trial to determine the benefit of surgical resection of residual disease following response of small cell lung cancer to combination chemotherapy[J]. Chest, 1994, 106(6 Suppl): 320S-323S.

[13] Eberhardt W, Stamatis G, Stuschke M, et al. Prognostically orientated multimodality treatment including surgery for selected patients of small-cell lung cancer patients stages IB to IIIB: long-term results of a phase II trial[J]. Br J Cancer, 1999, 81(7): 1206-1212.

（张振阳　赖金火）

第八篇　肺癌相关急症治疗

第37章

胸腔积液

生理状态下,胸膜间存在0.26 mL/kg的液体减少呼吸时胸膜的摩擦。胸膜腔内液体因某些因素改变导致病理性增多即称为胸腔积液(pleural effusion),其中有一种预后较差称恶性胸腔积液(malignant pleural effusion,MPE),约占46%~64%,最常见的原因是恶性细胞直接或血行播散至脏层胸膜,并继发播散至壁层胸膜,但也可由肿瘤直接侵犯或血行播散至壁层胸膜引起,其中最常见的即为肺癌(约占1/3)。恶性肿瘤也可以通过不直接侵犯胸膜累及胸部而产生胸腔积液,这种情况又被称为副恶性胸腔积液,可由各种机制引起,如梗阻性疾病、肺栓塞、淋巴管纵隔阻塞和上腔静脉综合征。MPE的出现一般代表着肿瘤晚期或转移性肿瘤,因而生存期较短,中位生存期仅为3~12个月,这主要取决于患者体质及疾病状况和肿瘤类型及分期等。

一、病因及发病机制

胸腔积液常见于充血性心力衰竭、上腔静脉综合征、恶性肿瘤、结核、肺炎、肝硬化、肾病综合征等疾病。由于胸膜毛细血管与胸膜腔的压力梯度,胸水由血管滤出于腔内,然后经由壁层的淋巴管微孔经淋巴系统重吸收(约75%),一般处于动态平衡状态。因此胸膜腔内负压、胸膜体循环毛细血管静水压、胸水胶体渗透压的改变及淋巴回流受阻都会导致病理性胸腔积液的生成。

而肺癌引起的胸腔积液多为MPE,其形成机制十分复杂,有文章提出其可能机制包括:① 原发/转移性肿瘤阻塞淋巴管,淋巴系统引流受阻,导致液体潴留;② 原发和/或转移性肿瘤侵袭胸膜致使血管内皮细胞受损,血管通透性增加,渗出液增多;③ 恶性肿瘤释放促进炎症因子,包括免疫调节因子和诱导血管通透性增加的因子,如血管内皮生长因子(VEGF)等,使毛细血管再生和通透性增加;④ 恶性肿瘤患者常伴有营养不良性低蛋白血症,血浆胶体渗透压。

二、临床表现

多数MPE患者可表现出呼吸困难等症状,但大约25%患者可没有明显的表现。MPE的常见表现是显著的呼吸困难和病变侧大量胸腔积液,而胸水的生成速率决定了症状的轻重程度。

1　呼吸困难

最常见表现为进行性或运动性,严重时可表现为端坐呼吸,其原因是肿瘤侵犯使得胸壁和隔膜顺应性降低,肺容量减少。呼吸困难的程度通常与积液的多少不成比例,因为潜在的肺癌可能引起肺塌陷和肺动脉浸润,导致最小的通气:灌注不匹配。

2　胸痛

较少见,取决于癌性病变是否侵犯胸壁、肋骨及其他肋间组织。胸痛伴胸膜壁层炎症表现为局部锐痛,在深吸气或咳嗽牵扯胸膜时加剧,而MPE引起的胸痛多表现为相关病变部位的慢性钝痛。

3　干咳

可因直接的炎症反应或大量胸水间接压迫肺和支气管所致。如若并发咯血,提示支气管内癌或肺栓塞存在可能。

4　基础疾病相关症状

MPE的出现常预示着癌症晚期,肺癌合并胸腔积液患者除了有呼吸系统症状外,常伴有食欲不振、迅速消瘦、全身乏力、声音嘶哑等表现,晚期可伴随癌症恶病质表现。

5　患者体征表现与胸水量紧密联系

少量时,一般无明显体征,视诊可见胸痛时呼吸运动受限,听诊可闻及胸膜摩擦音及基底部的呼吸音减弱甚至消失;中等量或大量时,视诊呼吸急促,触诊语音震颤减弱,叩诊积液处呈浊音,听诊呼吸音减弱或消失,可伴随气管移位健侧。

三、辅助检查

1　X线

如果依据临床表现和体征怀疑有胸腔积液,应行胸部X线检查确定是否存在积液。在临床实践中,判断胸腔积液是单侧还是双侧也通常通过胸部X线检查。当积液≥50 mL(侧位)或≥200 mL(前后位)时在胸片可见肋膈角变钝、肺纹理和隔缘变模糊等表现。

2　CT和MRI

CT可显示常规胸部X光不能看到的胸腔积液,并为积液的潜在原因(肺炎、癌症、肺栓塞)提供线索。MRI诊断MPE的用途有限,可有助于评估肿瘤浸润纵隔或胸壁的范围。通过CT和MRI,可准确地描述肿瘤在胸壁的浸润和是否伴随纵隔淋巴结浸润。肺部CT若观察到胸膜有增厚或恶性结节样病变需警惕癌症可能。

3　超声

胸部超声在临床上是常用的重要检查之一,对危重症或机械通气的患者有重要意义,因为胸部X线检查不适用于这类情况,尤其需要行多次穿刺时,超声辅助胸腔穿刺可显著降低医源性气胸的风险。

4 诊断性胸腔穿刺

如果患者伴有胸膜炎性胸痛,症状与积液的多少不成比例,或不明原因的治疗无效,则需要进行诊断性穿刺,一般情况下患者存在出血倾向或凝血障碍、胸水量过少(单侧卧位胸水平面距离胸壁<1 cm)、正在接受抗凝和机械通气等情况下需谨慎行胸穿,无绝对禁忌。

5 胸腔积液检查

常规检测项目包括乳酸脱氢酶(lactate dehydrogenase,LDH)病原菌培养、细胞学检查及有核细胞计数和分类、蛋白质,依据疾病的需要可行pH、葡萄糖、抗酸细菌、结核菌培养、聚合酶链反应、甘油三酯和胆固醇、淀粉酶、血细胞比容、肿瘤标志物的检查。

在大约50%的肺癌中,胸腔积液的恶性性质可以从细胞学上得到证实。腺癌的阳性诊断率最高,鳞状细胞癌诊断率较低。多数研究表明至少抽取50 mL胸水进行彻底的细胞学检查,有研究也提出为了确保充分的细胞学评估和最大限度地减少假阴性的可能性,建议使用75 mL胸膜液,具体需要依据临床医生的个体判断。胸腔积液细胞学检查是诊断恶性肿瘤创伤最少且快速有效的方法。当胸膜液的细胞学检查显示胸腔中存在恶性细胞时,可诊断为MPE。

大部分MPE为渗出液,若胸水细胞分类以淋巴细胞(>50%)为主,葡萄糖<60 mg/dL (3.3 mmol/L),LDH及蛋白质符合胸水检验标准,红细胞计数>100×10^6/L时需要考虑MPE可能。

某些生物标志物也有助于诊断,如间皮素(Mesothelin,MSLN)、癌胚抗原(carcinoembryonic antigen, CEA)、肿瘤标志物(包括CA153、CA125和CYFRA 21-1)、免疫细胞表面受体(如巨噬细胞表面CD163+)、细胞外基质蛋白、RNA/DNA水平和序列等有助于MPE诊断,但由于目前研究证据不足,使其临床应用受到一定的限制。

6 闭式胸膜活检术

是诊断MPE的第二种方法。当疑似MPE患者的胸腔积液细胞学诊断无效时,建议进行胸膜细胞学检查。据报告,超声或CT引导下的活检诊断MPE的敏感性为76%~88%,特异性高达100%。

7 胸腔镜检查

如果患者胸腔积液、闭式活检中未发现恶性细胞,但高度怀疑MPE者可进行胸腔镜检查。胸腔镜的优点是可以直接检查胸膜表面,有目标的组织取样,必要时还可以进行胸膜固定术。内科胸腔镜(MT)首选,经MT治疗后≥90%的胸腔积液可明确诊断病因,在MT之前使用超声有助于更好地观察胸膜腔,并减少手术时间和并发症的发生。极少数患者MT后仍难以确诊可行外科胸腔镜检查(VATS)或开胸手术。

8　支气管镜

如果患者同时有咯血、支气管阻塞,或在胸部影像学检查中发现肺内肿块,支气管镜检查也是必要的。

四、诊断

目前 MPE 诊断"金标准"为:胸水细胞学检查中发现恶性细胞或胸膜活检观察到癌性病变。结合患者临床表现、辅助检查是诊断的重要依据,石棉等致癌物质接触史及吸烟史对于诊断和鉴别诊断也具有重要意义。

五、鉴别诊断

1　渗出液与漏出液的鉴别

鉴别渗出液与漏出液有助于进一步的评估与治疗。渗出液是由炎症引起的液体在毛细血管细胞周围渗出,常见于肺炎、癌症、肉芽肿性疾病、胶原血管疾病和其他炎症;而漏出液是由于毛细血管内高压而通过毛细血管的液体,常见于营养不良、肝硬化、充血性心衰和肾病综合征。为了进一步鉴别,可以使用胸水检验标准以及某些附加标准。

2　鉴别良恶性胸腔积液

恶性胸腔积液多数表现为渗出液,故主要讨论渗出液良恶性病因间的鉴别。

(1)结核渗出性胸膜炎　常见症状有低热、胸部闷痛、咳嗽、夜间盗汗等结核感染的表现,胸水多呈现草黄色,细胞分类主要为淋巴细胞,pH <1.30,腺苷脱氨酶> 45 U/L,结核菌素试验阳性,CEA 等肿瘤标志物是正常的。临床上结核性及恶性积液的鉴别对后期的治疗和预后具有重要意义,需谨慎。

(2)类肺炎性胸腔积液　是指肺脓肿、肺炎、支气管扩张等疾病引起的胸腔积液,患者一般先有该疾病的临床表现,积液量少,多呈现草黄色液体或脓性液体,酶细胞计数升高,尤其中性粒细胞增多,伴随核左移,胸水培可培养出病原菌。

六、治疗

目前还未有研究表明可根治或延长 MPE 患者的生存期,故治疗的重点不可避免地是姑息性的,首要治疗目标是迅速缓解临床症状,提高患者的生活质量。治疗方案的选择应根据积液复发的速度、临床症状的严重程度、临床情况、肿瘤类型及分期、对抗肿瘤治疗的反应、患者的预后、肺顺应性，以及治疗性肺穿刺后肺的再扩张情况而定。

治疗原则：① 急性期治疗。呼吸困难严重时及时引流积液缓解肺的压迫，予适当的呼吸支持；② 一般治疗。心电监护、吸氧、翻身、引流管护理等；③ 对症治疗。控制胸水是首要任务，胸腔穿刺术、胸膜固定术、胸腔注射药物等改善胸腔积液的产生与进展；④ 原发肿瘤治疗。针对原发肿瘤的全身治疗也是至关重要。

1 观察

无症状胸腔积液如果是稳定的，就不需要特别的治疗，但大多数都会进展为有症状的，需要密切的观察。

2 治疗性穿刺

对于有症状尤其是呼吸困难的MPE患者，迅速缓解症状的首要措施是治疗性胸腔穿刺术。治疗性穿刺后多数会出现积液复发，因此需要进行重复穿刺，但重复操作易导致感染等并发症的发生，故此治疗方法适用于积液再积聚速度慢（>1个月），尤其预期寿命短（<2~3个月）及体能状态差的患者。在超声定位下进行胸穿有利于降低气胸等并发症发生率。

如有条件，可行胸膜腔穿刺引流大量积液+测压，测压可评估胸膜压力和肺弹性，可明确引流后肺是否可扩张及呼吸困难是否由积液所引起的。一般情况下，可引流1.5 L液体，引流超过1.5 L时应密切关注患者胸部症状情况，并及时采取措施改善症状。

3 留置胸腔引流管

欧洲呼吸学会/欧洲心胸外科学会声明中指出，症状性MPE最佳治疗是滑石粉胸膜固定术和留置胸腔导管（Indwelling pleural catheter，IPC），并显著改善症状。而对于大多数复发性恶性积液的患者，尤其是生存期<3个月、无法治疗的肺萎陷或肿瘤引起的支气管内阻塞的患者，首选的初始治疗方式是留置胸腔引流管（又称隧道胸膜导管）引流可减轻积液对周围组织的压力，使膈肌更灵活，从而改善呼吸力学，缓解呼吸困难。留置胸腔引流管的优势有：创伤小；可明显改善呼吸困难；患者可于门诊和家里自我护理；在住院时间短，入院次数少，再介入次数少的情况下更具成本效益；约50%的患者会发生自发性胸膜固定术（可拔除引流管）。

长期留置胸腔引流管易出现出血、引流管堵塞、引流管断裂、感染等并发症，与留置胸腔引流管相关的感染一般不需要拔除导管，经治疗后感染未改善才建议拔除导管。

4 腔内注射药物治疗

胸腔内注药是临床中最为常用的治疗恶性胸腔积液的方法之一。常见的胸腔内给药种类有化学抗肿瘤药物、生物反应调节剂、各类型的硬化剂。

4.1 化疗药物

化学抗肿瘤药物是胸腔积液局部治疗中最为常见的类别，种类有铂类、依托泊苷、丝裂霉素、阿霉素、博来霉素等。铂类是最常用的化疗药物，包括顺铂、卡铂、奈达铂、洛铂等。顺铂是第一代铂类，卡铂、奈达铂为二代，洛铂为三代。顺铂胸腔灌注是目前MPE首选且有效方法之一，常用剂量40~60 mg/m² + 50 mL生理盐水 + 10 mg地塞米松。研究表明奈达铂较顺铂（奈达铂40 mg/m²，顺铂40 mg/m²，胸腔灌注，用药频率均为每周1次）疗效好，消化道不良反应更少、生存期更长。洛铂抗肿瘤效果与顺铂相近，但不良反应小、稳定性更好，一般静脉注射，剂量为30~35 mg/(m²·次)，间歇3周为1疗程。

博来霉素也是治疗MPE的有效药物之一，无骨髓和免疫抑制作用，患者耐受性良好，不影响同时接受联合化疗。一般使用静脉穿刺置管，30~40 mg/m²，变换体位，5~7 d不在产生胸水即可拔掉导管，如果增多可再注药1次。

4.2　抗血管生成药物

有研究表明，血管内皮生长因子（VEGF）是MPE形成的关键细胞因子，故在晚期NSCLC患者中，贝伐珠单抗加全身化疗（卡铂、紫杉醇/培美曲塞）可有效控制MPE，目前我国批准贝伐珠单抗的剂量为15 mg/kg，给药间隔为1~3周不等，给药次数为2~4次。给药方式包括静脉注射和胸腔内注射，贝伐珠单抗说明书上表明静脉注射是唯一给药方式，但研究表明胸腔内注射也可以取得良好的疗效，故给药方式仍需进一步研究，临床实践时，需谨慎使用胸腔内注射。《重组人血管内皮细胞抑制素治疗恶性浆膜腔积液临床应用专家共识》中指出血管内皮抑制素是抑制血管生成的最强因子，故建议对于不能耐受化疗的患者，推荐采用重组人血管内皮抑制素（恩度）单药灌注治疗，常规推荐剂量为45 mg/次；对于可以耐受化疗的患者，常规推荐恩度联合顺铂治疗。恩度常规推荐剂量为45 mg/次，顺铂的推荐剂量为40 mg/次。

4.3　生物反应调节剂

临床常用的有细胞因子（IL-2、IFN-γ）及免疫调节剂（甘露聚糖肽），其与化疗药物联合使用，具有较好的协同作用。其中IL-2更为为常用，用法100~300万IU，每周注射1次，联合化疗，连用2~4周。IFN-γ在配合全身化疗的基础上，胸腔注射IFN-γ 600万U/次，每周2次，共2周。有研究表明α-甘露聚糖肽与顺铂联合应用治疗恶性胸腔积液疗效突出，临床应用耐受性良好，值得进一步应用（顺铂60~80 mg + α-甘露聚糖肽20 mg依次注入胸膜腔内，每周1~2次，连续2周为1疗程）。

5　肿瘤热疗

指应用不同的物理因子（射频、微波、超声和激光等）提高肿瘤组织和（或）全身的温度，利用高温杀伤及其继发效应治疗肿瘤的一种手段。肺癌伴发的MPE可采取胸腔热循环灌注，可用药物包括顺铂、卡铂、奈达铂、培美曲塞、博来霉素、恩度以及复方苦参等，剂量尚无统一标准，一般以静脉用量为主。

6　其他

经典治疗方法包括胸膜固定术，适用于生存期>3个月，且希望通过一次性治疗就达到根治效果,而不希望长期留置胸腔引流管的患者,现较少使用。如若胸膜固定失败且无法耐受留置引流管,无法缓解症状,可考虑胸膜切除术、胸腔腹膜分流术、胸膜内纤溶药物治疗。其中胸膜切除术因创伤大、恢复时间长,且患者必须符合手术条件及预期生存期足够长,除了胸膜间皮瘤患者多不推荐使用。而胸腔腹膜分流术及胸膜内纤溶药物目前研究及技术尚不成熟,故暂不推荐为常规方案治疗。

7　疗效判定标准

肿瘤治疗效果评定参照 WHO 制定的标准将其分为完全缓解、部分缓解、稳定、进展4个等级:①完全缓解(CR)。胸腔积液完全消失及症状完全缓解≥4周;②部分缓解(PR)。与用药前比较胸腔积液体积明显减小50%以上并维持4周或以上;③稳定。与用药前比较胸腔积液体积减少<50%或者无减少,临床症状有所改善且持续时间≥4周;④进展。与用药前比较胸腔积液体积增大,临床症状进一步加重。胸腔积液量均通过彩超确定,以CR+PR/总例数×100%计算有效率(RR)。

七、预后

MPE患者的预后取决于多种因素,包括年龄、性别、体能状态、肿瘤类型与分期、合并症、胸腔积液成分及原发肿瘤对抗肿瘤治疗的反应等。关于预后,LENT评分是预测MPE生存的一个简单、有效的工具,评分标准如下:LENT评分可识别出生存期为1、3、6个月的患者,但我国专家也指出将LENT评分或其他预后工具用于个体患者的预后预测仍具有不确定性,需要临床医生在临床上注意谨慎预测。

主要参考文献

[1]　Skok K, Hladnik G, Grm A, et al. Malignant Pleural Effusion and Its Current Management: A Review[J]. Medicina (Kaunas), 2019, 55(8): 490.

[2]　Walker S, Mercer R, Maskell N, et al. Malignant pleural effusion management: keeping the flood gates shut[J]. Lancet Respir Med, 2020, 8(6): 609-618.

[3]　Jany B, Welte T. Pleural Effusion in Adults-Etiology, Diagnosis, and Treatment[J]. Dtsch Arztebl Int, 2019, 116(21): 377-386.

[4]　中国恶性胸腔积液诊断与治疗专家共识组. 恶性胸腔积液诊断与治疗专家共识[J]. 中华内科杂志, 2014, 53(3): 252-256.

[5]　Koegelenberg C F N, Shaw J A, Irusen E M, et al. Contemporary best practice in the management of malignant pleural effusion[J]. Ther Adv Respir Dis, 2018, 12: 1753466618785098.

[6]　Feller-Kopman D J, Reddy C B, DeCamp M M, et al. Management of Malignant Pleural Effusions. An Official ATS/STS/STR Clinical Practice Guideline[J]. Am J Respir Crit Care Med, 2018, 198(7): 839-849.

［7］ 石远凯，孙燕.临床肿瘤内科手册［M］.北京:人民卫生出版社，2014.

［8］ 徐逸冰，张沂平，王文娴.恶性胸腔积液在肺癌中的研究进展［J］.实用肿瘤杂志，2021，36（1）：89-94.

［9］ 中国临床肿瘤学会抗肿瘤药物安全管理专家委员会.重组人血管内皮抑制素治疗恶性浆膜腔积液临床应用专家共识［J］.临床肿瘤学杂志，2020，25（9）：849-856.

［10］ Bibby A C, Dorn P, Psallidas I, et al. ERS/EACTS statement on the management of malignant pleural effusions［J］. Eur Respir J, 2018, 52(1): 1800349.

［11］ Meriggi F. Malignant Pleural Effusion: Still a Long Way to Go［J］. Rev Recent Clin Trials, 2019, 14(1): 24-30.

［12］ Roberts M E, Neville E, Berrisford R G, et al. Management of a malignant pleural effusion: British Thoracic Society Pleural Disease Guideline 2010［J］. Thorax, 2010, 65(Suppl 2): ii32-ii40.

［13］ Boshuizen RC, Vd Noort V, Burgers J A, et al. A randomized controlled trial comparing indwelling pleural catheters with talc pleurodesis (NVALT-14)［J］. Lung Cancer, 2017, 108: 9-14..

［14］ 刘祁泪，唐志强.肺癌致恶性胸腔积液的研究进展［J］.中国现代医生，2019，57(22)：161-164.

［15］ 崔森，刘双，腔内注射对恶性胸腔积液治疗效果的研究进展［J］.中国继续医学教育，2021，13(11)：195-198.

［16］ 闫俊丽，刘佳.奈达铂与顺铂治疗非小细胞肺癌恶性胸腔积液的疗效及不良反应比较［J］.实用癌症杂志，2017，32(9)：1524-1526，1530.

［17］ 简勇，宋志锋，李锋.博莱霉素、丝裂霉素、香菇多糖治疗恶性胸腔积液的临床研究［J］.临床肺科杂志，2015，20(5)：812-815.

［18］ 刘玉杰，田攀文.贝伐珠单抗治疗非小细胞肺癌所致恶性胸腔积液的研究进展［J］.中国肺癌杂志，2019，22(2)：118-124.

［19］ 姚春筱.α-甘露聚糖肽治疗恶性胸腔积液的临床观察［J］.山西职工医学院学报，2018，28(3)：11-13.

［20］ 中国临床肿瘤学会肿瘤热疗专家委员会，中日医学科技交流协会热疗专家委员会与中华医学会放疗分会热疗学组.肿瘤热疗中国专家共识［J］.实用肿瘤杂志，2020，35(1)：1-10.

（房文铮　谢钰萍）

第38章
上腔静脉压迫综合征

上腔静脉压迫综合征（superior vena cava syndrome，SVCS），是通往右心房的上腔静脉血流受阻而引发的一系列症状，是临床上常见肿瘤急症之一，主要是由于肿瘤压迫或浸润、纵隔炎症或静脉血栓形成等，可表现为面颈、上肢和胸部静脉回流受阻、淤血、水肿，进一步发展可导致缺氧和颅内压增高，需要紧急处理以缓解症状，根据患者临床表现治疗上分为急症治疗及非急症治疗等。

一、病因及发病机制

胸腔内恶性肿瘤是上腔静脉压迫的常见病因，占总病例的60%~85%。其中，非小细胞肺癌（NSCLC）约占总病例的50%，小细胞肺癌（SCLC）约占总病例的25%~35%。SVCS更常见于SCLC患者，约10%的SCLC患者在就诊时就有该症状，可能是因为出现于中央气道并迅速生长所致。虽然仅有不到2%的NSCLC患者会并发上腔静脉压迫，但由于NSCLC发病率较高，故该病导致上腔静脉压迫比SCLC更多。非霍奇金淋巴瘤（non-Hodgkin lymphoma, NHL）约占总病例10%~15%，霍奇金淋巴瘤（Hodgkin lymphoma, HL）比任何其他淋巴瘤更常累及纵隔，但很少引起SVCS。乳腺癌、食道癌、生殖细胞瘤、胸腺瘤、甲状腺癌和胃肠道肿瘤等也可继发SVCS。非肿瘤性疾病约占总病例的10%，包括中心静脉导管和起搏器（80.6%）、纵隔纤维化（13.7%）和其他（5.6%）。

二、生理病理学

上腔静脉（SVC）位于纵隔右前方，负责接收头、颈、上肢及前上胸的大部分静脉，最后由左右头臂静脉汇合至右心房而成，长1.4~7.1 cm、直径1.31~2.52 cm，截面积1.08~4.42 cm^2，形状不规则，大部分为三角形。SVC是一种薄壁的低压静脉，可以被起源于中纵隔或前纵隔、右气管旁或右肺的邻近肿块、纵隔前淋巴结，或右叶支气管压缩。在SVC阻塞的情况下，侧支血管中的静脉压力增加，随着时间的推移，侧支循环形成，包括奇静脉、半奇静脉、肋间静脉、纵隔静脉、椎旁静脉、胸上腹静脉、内乳静脉、胸肩锁静脉和胸壁前静脉。通常,需要数周的时间才能形成足够大的侧支循环,如果SVC阻塞发生得相对较慢,那么患者可能没有症状,因为侧支循环能随着SVC的阻塞而快速适应。相比之下,快速发展或接近完全的SVC阻塞则可出现各种临床表现。

三、临床表现

上腔静脉综合征是由于上腔静脉受压或阻塞导致的静脉回流障碍所致,患者的临床表现取决于上腔静脉的闭塞和狭窄程度、侧支循环形成的快慢及原发疾病的发生发展进程等。通常表现为头面部、颈部、双上肢肿胀、咳嗽、声音嘶哑,头晕、乏力、视物模糊等症状,严重时可出现呼吸困难、昏迷、低血压等危机患者生命表现。查体可见颈静脉怒张,颜面部、上肢、上身充血,发绀,球结膜充血、视神经盘水肿,嗜睡、昏迷等。病程为数天至数周不等,大多数病程小于4周。临床严重程度取决于腔静脉的闭塞程度以及侧支循环的发展(表38-1)。

表38-1　上腔静脉综合征分级

分级	严重程度	定义
0	无症状	无症状和体征,有上腔静脉阻塞的影像学证据
1	轻微	头部或颈部水肿(血管扩张)、发绀、充血
2	中等	头部或颈部水肿,伴有功能损害(轻度吞咽困难、咳嗽、头部、下巴或眼睑运动轻度或中度损害、眼睑水肿引起的视觉障碍)
3	严重	轻度或中度脑水肿(头痛、头晕)或轻度至中度喉水肿或心脏储备减少(弯腰后晕厥)
4	威胁生命	实质性脑水肿(混乱、闭塞)或实质性喉水肿(喘鸣)或实质性血流动力学损害(无诱发因素的晕厥、低血压、肾功能不全)
5	致命	死亡

四、辅助检查

1　气管镜活检、淋巴结穿刺活检、纵隔镜检测

这些方法可以获取病理组织以协助明确诊断。其中支气管内超声引导下经血管穿刺术(endobronchial ultrasound-guided transbronchial needle aspiration, EBUS-TB-NA)是一种新型诊断模态和具有高诊断精度的相对安全的技术,可对血管内肿块进

行活检诊断,其安全性高,术后出血、气道阻塞、伤口感染等相关并发症发生率低。

2 X线检查

胸部X线检查能够粗略做出较大纵隔肿块的诊断。表现为纵隔增宽、上纵隔肿物、右肺门肿块等;

3 CT和MRI

胸部CT扫描对SVC的诊断至关重要。主要表现为梗阻部位远端中心静脉结构减少或不混浊,梗阻部位近端主静脉充盈不足或血流缓慢,并伴有侧支静脉通道混浊和扩大。可以更详细地显示SVC及其周围结构,诊断潜在的病理,如包括肿瘤的大小和定位、与血管的关系、是否形成血栓、压迫的部位,SVC狭窄或闭塞的直径和长度,指导下一步穿刺活检及治疗等。其中对造影剂过敏或存在肾功能不全的患者,可磁共振检查可作为优选检查手段。

4 PET-CT

因PET-CT可特异性地显示肿瘤高代谢情况,故在CT提示存在腔静脉压迫症状,行PET-CT检查可协助判断上腔静脉压迫的性质,如为肿瘤性压迫或肿瘤血管内侵犯、局部病灶代谢增加、FDG积累而显示放射性浓聚灶,对血管内肿块性质的判断具有很高的特异性。

5 静脉造影

包括CT静脉造影、MRI静脉造影和上腔静脉造影,可利用CT或MRI多平面和三维重建技术,结合无限多个平面和投影,将有助于发现局灶性狭窄、大血管之间的相互关系以及侧支血管的形成程度。三维立体成像能更好地显示不同口径和性质的静脉曲张。通常只有在计划进行干预(放置支架或手术)时需要行静脉造影。

五、诊断

上腔静脉压迫患者常出现咳嗽、弯腰后头晕加重、呼吸困难、头面颈和双上肢肿胀以及前胸壁侧支血管形成等临床表现,在临床怀疑的基础上加上影像学表现即可诊断SVCS。

六、治疗

治疗原则:SVCS为肿瘤急症之一,恶性SVCS的治疗目标是减轻症状和治疗基础疾病。初始治疗方案的选择取决于患者的临床表现及疾病类型,在患者出现气道受压、心血管塌陷、颅内水肿等危及生命的症状时,应采取相应的急救措施立,即处理减轻症状。基础疾病的治疗方法取决于癌症类型、病灶范围和总体预后。其中常见的疗方式有血管内治疗、全身或局部治疗、血管旁路治疗等。

现行治疗指南强调应在肿瘤针对性治疗前获取准确的组织学诊断并对症状严重的患者紧急进行症状缓解治疗，实现静脉再通。

1　急症治疗

当患者出现喘鸣、呼吸困难、昏迷、低血压等症状时，应高度怀疑存在呼吸道阻塞、脑水肿、血流动力学改变可能，需立即采取紧急介入治疗，如气管插管或气管切开、呼吸和循环支持等处理。在初始稳定病情后、保守治疗未能改善症状或保守治疗出现进行进展，应采取紧急静脉再通治疗，如机械取栓、药物溶栓、球囊血管成形术、必要时行积极的血管内支架置入术，而非紧急放化疗。

1.1　一般治疗

1.1.1　患者应立即卧床、吸氧、抬高头部及颈部、胸部，限制水和盐的摄入能使水肿减轻。按需使用利尿剂，若短期内使用无法改变症状时应停止使用利尿剂，一般不鼓励采取长期脱水治疗以避免造成血管内容量不足引起血栓形成。

1.1.2　建议可予以短疗程大剂量类固醇激素治疗，抑制正常组织内的炎性反应从而减轻气道压塞风险。

1.1.3　由于SVC阻碍使血流速度减慢，这可能导致上肢中的局部刺激或血栓形成，延迟药物吸收，因此注意避免通过上肢的肌肉和静脉注射，应通过下腔静脉输液，以避免加重症状及导致静脉炎。

1.2　血管内治疗

目前血管内治疗推荐为清除症状的首选治疗手段，特别是发生脑水肿或喉部水肿而损害通畅气道的患者。推荐严重程度≥3级的患者可考虑使用血管内支架置入术。其中95%的患者在血管支架植入术后的0~72 h内可出现症状的缓解。同时推荐术后的患者进行常规抗凝治疗，但具体抗凝时间仍存在差异。支架植入术后患者的并发症发生率约3%~7%，早期并发症包括穿刺部位感染、出血、血肿、肺栓塞、SVC穿孔等，晚期并发症包括术后长期抗凝相关的出血、支架再狭窄等。其中术后再狭窄的原因考虑血栓形成或肿瘤侵犯，可通过移除血栓或支架再植入实现再通。

由肿瘤高凝状态诱发血栓形成或非恶性条件引起的SVCS的发生率正在增加（如中心静脉置管后诱发血栓），针对血栓导致的SVCS，推荐在拔除中心静脉置管后，对存在溶栓适应证的患者进行积极的溶栓治疗，对于有溶栓禁忌证的患者进行机械取栓、球囊血管扩张术或血管内支架置入术，并予全身性抗凝治疗预防血栓的进一步形成。

2　非急症治疗

在经紧急处理后症状稳定时或初诊时上腔静脉压迫症状不危及生命的患者，应针对病因进一步治疗，从病因上解决上腔静脉压迫问题，其中治疗方法取决于癌症类型、病灶范围和总体预后。统计分析示通过全身治疗和放疗治疗可显著减少肿瘤体积达60%，其中90%的患者可出现症状的缓解，但出现明显症状改善通常需数天至数周时间，故全身或局部治疗后出现显著症状改善的时间限制了其在危及生命的情况下时使用优先性。

2.1 全身治疗

随着分子病理学及基因检测技术的发展，分子靶向治疗及免疫治疗在晚期肺恶性肿瘤的患者中取得显著的进展，如酪氨酸酶抑制剂（TKI）、抗血管生成制剂、PD-1/PD-L1制剂等，根据分子及基因检测结果选取最佳治疗方案。如对化疗敏感的小细胞肺癌，化疗是首选的治疗方案，尤其是初治患者，具体方案的制定根据是否存在EGFR、PD-1/PD-L1、MHI等表达情况进一步调整。通常在全身化疗后1~2周可出现症状的缓解，但17%的患者可出现复发。对于病灶较大、症状显著的患者，预估在放疗过程中可能出现放射后暂时性的水肿而导致病情一过性的加重，建议可先做化疗以减轻肿瘤的压迫或推荐在放疗过程中应联合激素治疗以减少渗出。

2.2 局部治疗

因肺鳞状细胞癌对放射治疗敏感，故常用于非小细胞肺癌所引起的SVCS，另外对化疗不敏感的恶性肿瘤且既往未接受过放疗，放疗可作为后续治疗方案选择。具体放疗总剂量根据患者治疗是根治性或姑息性、病理类型和病变范围决定，同时考虑患者一般体力状态、症状进展的速度、是否联合化疗、患者可能的预后等。目前三维适形放射治疗已逐渐成为放疗的常规方法，具有定位精确，靶区剂量集中，周围正常组织受照射剂量低，治疗增益比高等特点。尤其是体部伽玛刀对于治疗SVCS具有缓解时间长，复发率低，副反应少等优点，与普通放疗相比，体部伽玛刀治疗耗时短，仅2周左右。一般推荐小细胞肺癌放化疗联合治疗时放疗剂量为30~35Gy，非小细胞肺癌放疗剂量应在50~60Gy。早期大剂量照射（4Gy/d、连续3d），然后以2Gy/d的剂量进行常规分割照射。在开始放疗后SVC患者通常在72 h内可出现症状的缓解，其中60%~80%的患者可在2周内出现症状的完全缓解，但约20%患者在4周放疗后SVC症状仍未见明显缓解，此刻行血管内支架植入治疗能有效地缓解放疗后无效患者的症状，且不影响放化疗的治疗时间及疗效。但约20%的患者出现复发。

对于全身治疗或局部放疗的患者，在抗肿瘤治疗等针对性治疗后SVC症状仍持续无明显缓解时，血管内支架置入可有效并迅速缓解症状并提高患者的生存质量。

2.3 静脉旁路手术

在全身治疗、局部治疗或血管内支架置入术后上SVCS症状仍未见明显缓解或已开通的静脉由于血管内血栓形成或肿瘤侵犯后再发狭窄，且肿瘤恶性度较低、预估患者生存时间较长时，外科静脉旁路手术可作为推荐治疗方案。但外科行静脉旁路手术的创伤性大、死亡率高，故很少使用该方法来治疗SVCS，可以将其纳入部分特定患者的多学科治疗中，如在治疗后仍有残余肿块的生殖细胞肿瘤患者中使用该方法(图38-1)。

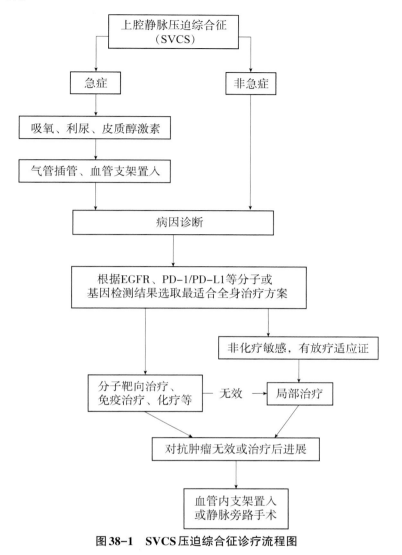

图38-1　SVCS压迫综合征诊疗流程图

七、预后

上腔静脉压迫是胸腔恶性肿瘤的常见并发症,是恶性肿瘤患者预后不良的独立因素,晚期肿瘤患者出现上腔静脉压迫的中位生存时间约6个月。其治疗方案的选择需根据以往的治疗经验和总体预后进行个体化治疗,在患者能耐受治疗的毒副反应的基础上选用化疗联合放疗能有效提高抗肿瘤治疗的疗效,延长患者的生存时间。

［1］ Zimmerman S, Davis M. Rapid Fire: Superior Vena Cava Syndrome［J］. Emerg Med Clin North Am, 2018, 36(3): 577-584.

［2］ Hinton J, Cerra-Franco A, Shiue K, et al. Superior vena cava syndrome in a patient with locally advanced lung cancer with good response to definitive chemoradiation: a case report［J］. J Med Case Rep, 2018, 12(1): 301.

［3］ Nieves Condoy J F, Zúñiga Vázquez L A, Páez Hernández E M, et al. Superior Vena Cava Syndrome Due to Thymic Carcinoma［J］. Cureus, 2020, 12(11): e11670.

［4］ Mano R B C, Vicente A O, Pereira A S, et al. Thymic carcinoma and superior vena cava syndrome: Case report［J］. Respir Med Case Rep, 2020, 31: 101273.

［5］ Lepper P M, Ott S R, Hoppe H, et al. Superior vena cava syndrome in thoracic malignancies［J］. Respir Care, 2011, 56(5): 653-666.

［6］ Rice T W, Rodriguez R M, Light R W. The superior vena cava syndrome: clinical characteristics and evolving etiology［J］. Medicine (Baltimore), 2006, 85(1): 37-42.

［7］ Lin F Y, Devereux R B, Roman M J, et al. The right sided great vessels by cardiac multidetector computed tomography: normative reference values among healthy adults free of cardiopulmonary disease, hypertension, and obesity［J］. Acad Radiol, 2009, 16(8): 981-987.

［8］ Eren S, Karaman A, Okur A. The superior vena cava syndrome caused by malignant disease. Imaging with multi-detector row CT［J］. Eur J Radiol, 2006, 59(1): 93-103.

［9］ Ameku K, Higa M, Ganaha F. Stanford type IV venous collateral blood flow following complete chronic occlusion of the superior vena cava in a patient with lung cancer［J］. Radiol Case Rep, 2020, 15(3): 254-258.

［10］ Hohloch K, Bertram N, Trümper L, et al. Superior vena cava syndrome caused by a malignant tumor: a retrospective single-center analysis of 124 cases［J］. J Cancer Res Clin Oncol, 2014, 140(12): 2129-2134.

［11］ Eren S, Karaman A, Okur A. The superior vena cava syndrome caused by malignant disease. Imaging with multi-detector row CT［J］. Eur J Radiol, 2006, 59(1): 93-103.

［12］ Kvale P A, Selecky P A, Prakash U B, et al. Palliative care in lung cancer: ACCP evidence-based clinical practice guidelines (2nd edition)［J］. Chest, 2007, 132(3 Suppl): 368S-403S.

［13］ Griffin J P, Koch K A, Nelson J E, et al. Palliative care consultation, quality-of-life measurements, and bereavement for end-of-life care in patients with lung cancer: ACCP evidence-based clinical practice guidelines (2nd edition)［J］. Chest, 2007, 132(3 Suppl): 404S-422S.

［14］ Haddad M M, Thompson S M, McPhail I R, et al. Is Long-Term Anticoagulation Required after Stent Placement for Benign Superior Vena Cava Syndrome?［J］. J Vasc Interv Radiol, 2018, 29(12): 1741-1747.

（李捷　林艺红）

第39章
抗利尿激素分泌失调综合征

抗利尿激素分泌失调综合征(syndrome of inappropriate antidiuretic hormone secretion, SIADH)是一种以体内水潴留、低渗性低钠血症以及尿液高渗为特征的疾病,由于体内抗利尿激素(antidiuretic hormone, ADH)在缺乏足够刺激的情况下释放增加或其活性作用超常而引起。这一术语首次于1957年使用,当时Schwartz等描述了两名肺部肿瘤患者因肾钠流失而导致的低钠血症。1963年Amatruda等证明小细胞肺癌患者中的SIADHS实际上是由异位肿瘤产生抗利尿激素引起。近年来采用放射免疫测定法已经在某些肿瘤中发现了ADH、缩宫素及后叶激素运载蛋白(neurophysins),这些物质都与肿瘤患者发生SIADHS有关。

一、病因及发病机制

1 肿瘤

SIADHS是肿瘤患者低钠血症最重要的原因,在肺癌患者中很常见,尤其是小细胞肺癌(SCLC),患病率估计为7%~16%,70%的恶性肿瘤所致SIADHS可归因于SCLC,其他类型的肺癌发病率较低(0.4%~2%)。头颈部鳞状细胞癌中SIADHS的发生率为3%,是与SIADHS相关的第二常见癌症。此外,SIADHS在颅内恶性肿瘤患者中也很常见,有数据显示,3%的颅内肿瘤患者可能发生SIADHS。

2 肺部疾病

肺炎、肺曲霉病、肺脓肿、肺结核、支气管哮喘等。

3 神经系统疾病

脑炎、脑膜炎、脑脓肿、硬膜下血肿、蛛网膜下腔出血、脑肿瘤、吉兰-巴雷综合征等。

4 药物

(1)促进ADH释放或增强其作用　抗肿瘤药长春新碱、环磷酰胺、铂类化合物、美法仑、甲氨蝶呤以及酪氨酸激酶抑制剂等;抗抑郁药如选择性5-羟色胺再摄取抑制剂、三环类抗抑郁药、单胺氧化酶抑制剂;抗惊厥药卡马西平、丙戊酸钠等。

(2)加压素类似物　去氨加压素、催产素、特利加压素等。

5 其他原因

遗传性疾病如加压素V2受体的功能获得性突变。

二、病理生理学

ADH 又称血管升压素,是由下丘脑视上核和室旁核的神经细胞分泌的九肽激素,通过下丘脑-垂体束运输到垂体后叶中贮存。当血浆渗透压升高或循环血量减少时,ADH 释放增加,ADH 可与肾远曲小管和集合管的特异性受体结合成为激素-受体复合物,激活腺苷酸环化酶,使 ATP 转变成 cAMP,在 cAMP 的作用下激活蛋白激酶,使膜蛋白磷酸化,肾小管上皮细胞对水的通透性增加,水沿着渗透梯度被动地重吸收,发挥抗利尿的作用。

SIADHS 时可无低血容量症、低血压、肾上腺功能不全等非渗透压性刺激,而血浆 ADH 相对于血浆渗透压不适当的升高,当血浆渗透压降至阈值以下时仍不能有效地抑制 ADH 的分泌。由于 ADH 释放过多,且不受正常调节机制所控制,远曲小管与肾集合管对水的重吸收增加,尿液不能稀释,游离水不能排出体外,如摄入水量过多、水分在体内潴留、细胞外液容量扩张、血液稀释、血清钠浓度与渗透压下降。同时,细胞内液也处于低渗状态,细胞肿胀,当影响脑细胞功能时,可出现神经系统症状。

尿钠排出过多的机制:① 容量扩张使心房钠尿肽分泌增加,GFR 增加,同时抑制肾小管对钠的重吸收而增加尿钠排泄。② 容量扩张或 ACTH 分泌相对不足,肾素-血管紧张素-醛固酮系统(RAAS)受抑制,使肾近端小管钠重吸收减少。

三、临床表现

1 SIADHS 本身的临床表现

根据血清钠离子浓度分为:① 轻度低钠血症。血清钠离子浓度在 130~135 mmol/L;② 中度低钠血症。血清钠离子浓度在 125~129 mmol/L;③ 重度低钠血症。血清钠离子浓度<125 mmol/L。当血钠>125 mmol/L 时,患者一般无症状;当血钠降至 120~125 mmol/L 时,可出现非特异性症状如嗜睡、乏力、食欲不振、恶心、呕吐等;当血钠<120 mmol/L 时,可引起神经精神症状,包括头痛、烦躁不安、精神错乱、共济失调等。根据发病的速度分为:急性(<48 h)和慢性(>48 h)低钠血症。

(1)急性低钠血症 在低钠血症迅速发展的情况下,大脑没有足够的时间重新适应这种低渗环境,过量的水从细胞外迁移到细胞内来阻止血清钠浓度降低,从而引起脑水肿,表现为躁动,神志模糊。当增加的体积超过了颅骨容纳脑扩张的能力,就会引起脑疝,导致患者死于呼吸骤停。

(2)慢性低钠血症 血钠在 48 h 或更长时间内缓慢下降,患者通常无明显症状。

但是,这部分患者也可能有细微的临床异常。这些异常包括步态不稳、跌倒、注意力不集中和认知障碍。此外,慢性低钠血症患者更容易发生骨质疏松和骨折。最后,低钠血症与死亡风险的增加相关。

2　引起SIADHS的原发病表现

多数SIADHS由癌肿引起,病人常有癌肿的相应表现。有些SIADHS由肺部疾病或脑部疾病引起,患者则有相应的临床表现。少数SIADHS由药物引起,则患者有用药史以及相应的原始疾病的表现。

四、诊断与鉴别诊断

SIADHS诊断主要依据临床表现和实验室检查,需要注意的是本病是排除性诊断,需排除以下状况以确定诊断:肾功能衰竭、肾上腺功能减退、严重的甲状腺功能减退以及ADH分泌的非渗透性生理刺激(如容量减少、疼痛、压力和恶心)。以下实验室检查对诊断更有价值:① 低钠血症、血浆低渗透压;② 尿钠增加,高渗尿;③ 低尿酸血症(表39-1)。原发病的诊断需结合临床具体情况考虑。

表39-1　3种SIADH诊断标准

经典标准	美国专家共识	欧洲指南标准
低钠血症,血钠< 135 mmol/L;血浆渗透压降低;尿渗透压升高;尿渗透压>血浆渗透压;尿钠>20 mmol/L;临床上无脱水、水肿;肾功能、肾上腺皮质功能、甲状腺功能正常。	血浆渗透压<275 mmol/L,尿渗透压>100 mmol/kg;正常水、盐摄入情况下,尿钠>20~30 mmol/L;临床上无脱水、水肿;肾功能、肾上腺皮质功能、甲状腺功能正常;未使用利尿剂。	基本标准:同美国专家共识,补充标准:尿酸<0.24 mmol/L,尿素<3.6 mmol/L;输注生理盐水后不能纠正低钠血症;尿钠排泄率>0.5%,尿素排泄率>55%,尿酸排泄率>12%;液体限制可纠正低钠血症。

SIADHS需与下列疾病进行鉴别诊断。

1　脑性盐耗综合征

脑性盐耗综合征(cerebral salt wasting syndrome, CSWS)通常由大脑外伤、肿瘤、血肿等引起。CSWS有时常与SIADHS所引起的低钠血症表现难于鉴别。两者最主要的区别在于CSWS患者的血容量通常是减低的,而SIADHS患者的血容量通常是正常或偏高。此外,CSWS对钠和血容量的补充有效,而限水治疗无效,反而使病情恶化。

2　慢性充血性心力衰竭与肝硬化失代偿出现的腹水

除原发病表现外,可见尿钠低、尿醛固酮高、水肿明显,或有腹水、肝脏肿大。

3 慢性肾上腺皮质功能减低

本病可继发ADH水平不适当的增高,出现低血钠和高尿钠。

4 胃肠道失水失钠

可出现有效循环血容量减少、低血压,其脱水呈低渗性、伴氮质血症。

五、治疗

治疗原则:改善低血钠状态的同时治疗患者的基础疾病。由炎症、外伤、药物等可治性因素所致的患者,经及时诊治可以明显改善其临床预后。部分合并顽固性低钠血症的晚期肿瘤患者,主要采取对症治疗。对症治疗包括限水治疗和药物治疗(抗利尿激素受体拮抗剂、尿素、利尿剂、地美环素以及锂剂)。

1 原发病的治疗

恶性肿瘤所致SIADHS最有效的治疗方法是清除潜在的肿瘤。在小细胞肺癌中,肿瘤通常对初始联合化疗有反应,随后与之相关的SIADHS就会缓解。应用皮质激素和放射治疗,可以缓解因脑转移而引起的SIADHS。其他原因如药物引起者应立即停用此药。脑部疾病所致者,应尽可能去除病因。

2 纠正低钠血症

(1)限水治疗

对于大多数轻度至中度SIADHS患者,限水治疗是最经济和毒性最小的治疗方法。需注意以下几点:① 必须限制所有液体摄入量,不仅是水,还包括静脉注射液如抗生素,以及肠外和肠内营养补充剂;② 每日液体摄入量小于500 mL,且应低于24 h尿量;③ 通常需要几天的限制时间,才能见到疗效;④ 仅限制液体摄入,不限制钠或者蛋白质摄入。

(2)地美环素(demeclocycline)

可拮抗ADH对肾小管上皮细胞受体中腺苷酸环化酶的作用,抑制ADH对肾小管重吸收水的作用,亦可抑制异位ADH分泌。常用剂量为600~1 200 mg/d,分3次口服,引起等渗性或低渗性利尿,在1~2周内缓解低钠血症。此药有肾毒性可诱发氮质血症,尤其对肝硬化患者,因此应定期监测患者肾功能。

(3)抗利尿激素受体拮抗剂

95%以上的SIADHS患者血浆ADH水平升高,因此可以使用V2受体拮抗剂,即普坦类药物来阻断这样的病理生理状态。在美国和欧洲进行的两项设计相同的前瞻性、多中心、随机、双盲、安慰剂对照研究结果显示:对于不同病因(包括心力衰竭、肝硬化、SIADHS)的低钠血症,托伐普坦升高血钠的疗效均优于安慰剂组,而且SIADHS组托伐普坦疗效更为显著。

（4）尿素

尿素能够增加游离水排出，并降低尿钠排泄，从而提高血钠浓度。副作用包括适应性较差，可能导致氮质血症。可作为口服药治疗的备选方案。

3 急性低钠血症的治疗

此类患者易发生较严重的神经系统并发症，需尽快将血钠水平纠正到安全范围。推荐治疗方案为：3%高渗生理盐水大剂量口服或持续静脉输注。在补钠的同时应关注血钠上升的速率以及可能出现的渗透性脱髓鞘等神经系统问题，推荐按 1 mL/(h·kg)给予 3%高渗生理盐水，通常血钠浓度可升高 1 mmol/(L·h)，而给予 0.5 mL/(h·kg) 3%高渗生理盐水静脉输注，血钠大概可升 0.5 mmol/(L·h)。应尽量将其升高速度维持在一个安全的范围，而不是将血钠尽快升至正常范围。建议血钠上升速度每小时不超过 1 mmol/L，24 h 不超过 12 mmol/L。

4 慢性低钠血症的治疗

目前治疗上主要包括限水治疗以及药物治疗（抗利尿激素受体拮抗剂，尿素、利尿剂、地美环素以及锂剂等）。

六、预后

SIADH 的预后取决于基础疾病。由肺癌、胰腺癌等恶性肿瘤所致者，预后不良。由药物、肺部感染中枢神经系统病变等可逆性病因所致者，经过原发病有效治疗后，SIADH 常可消除，预后良好。

主要参考文献

［1］ Mentrasti G, Scortichini L, Torniai M, et al. Syndrome of Inappropriate Antidiuretic Hormone Se-cretion (SIADH): Optimal Management[J]. Ther Clin Risk Manag, 2020, 16: 663-672.

［2］ Sørensen J B, Andersen M K, Hansen H H. Syndrome of inappropriate secretion of antidiuretic hormone (SIADH) in malignant disease[J]. J Int Med, 1995, 238(2): 97-110.

［3］ Workeneh B T, Jhaveri K D, Rondon-Berrios H. Hyponatremia in the cancer patient[J]. Kidney Int, 2020, 98(4): 870-882.

［4］ Cuesta M, Thompson C J. The syndrome of inappropriate antidiuresis (SIAD)[J]. Best Pract Res Clin Endocrinol Metab, 2016, 30(2): 175-187.

［5］ Spasovski G, Vanholder R, Allolio B, et al. Clinical practice guideline on diagnosis and treatment of hyponatraemia[J]. Eur J Endocrinol, 2014, 170(3): G1-G47.

［6］ Krishnamurthy A, Bhattacharya S, Lathia T, et al. Anticancer Medications and Sodium Dysmetabo-lism[J]. Eur Endocrinol, 2020, 16(2): 122-130.

［7］ Oh J Y, Shin J I. Syndrome of inappropriate antidiuretic hormone secretion and cerebral/renal salt wasting syndrome: similarities and differences[J]. Front Pediatr, 2014, 2: 146.

[8] Verbalis J G, Goldsmith S R, Greenberg A, et al. Diagnosis, evaluation, and treatment of hyponatremia: expert panel recommendations[J]. Am J Med, 2013, 126(10 Suppl 1): S1-S42.

（陈雄　杨鸿毅　王学炆）

第二部分　临床实践

548

第40章

症状性脑转移

　　肺癌是我国最常见的恶性肿瘤之一,根据国家癌症中心2019年发布的统计数据,2015年中国肺癌发病率和死亡率均居首位。脑部是肺癌最常见的远处转移部位之一,20%~65%的肺癌患者在病程中会发生脑转移,是脑转移性肿瘤中最常见的类型。肺癌脑转移患者预后极差,自然平均生存时间仅为1~2个月。

　　肺癌脑转移患者常伴有颅内压升高(increased intracranial pressure,ICP),属于肿瘤急症之一,主要症状包括头痛、恶心呕吐、视神经盘水肿等,严重的急性颅内压增高甚至能导致脑疝的发生,如不及时发现或救治,可直接危及生命。因此对于肺癌患者的症状性脑转移,临床上需及时识别并启动诊治。

一、发病机制

　　脑转移性肿瘤包括脑实质转移和脑膜转移,主要通过血液扩散转移至大脑,转移瘤的分布遵循脑血流量的分布特点,最常见的发生部位为大脑半球,其次为小脑和脑干。脑膜转移较脑实质转移少见,但预后更差。

　　脑转移瘤常通过以下机制,引起颅内压力的升高:① 颅内占位性病变导致颅内额外内容物体积增加,导致颅内压增高;② 颅内占位性病变可释放一些血管活性物质,致使血管通透性增加,破坏血脑屏障,出现血管源性脑水肿,进一步发展可脑组织细胞缺血、缺氧,破坏细胞膜结构,引起细胞毒性脑水肿;③ 颅内占位可引起颅内静脉回流受阻,脑血管扩张,颅内血容量增加,导致脑水肿;④ 肿瘤压迫可阻塞脑脊液通路,或者脑膜转移,均可导致脑脊液增加或者循环受阻,以致颅内压增高。

二、临床表现

　　颅内压增高的症状和体征主要表现为头痛、呕吐和视神经盘水肿。临床上根据颅内压增高的速度分为急性和慢性两类。除了共性的颅内压增高表现外,脑转移的患者常因不同部位肿瘤可产生局灶性的症状和体征。

1 颅内压增高的临床表现

（1）头痛　头痛是颅内压增高的常见症状。头痛的严重程度与颅内压增高的速度快慢有关。急性颅内压增高头痛较剧烈、明显。而慢性颅内压增高，头痛较轻、缓慢。

（2）呕吐　呕吐是颅内压增高的又一重要症状。急性颅内压增高者呕吐症状较明显，慢性颅内压增高呕吐症状不明显。颅内高压引起的呕吐常常不伴有恶心，是由于中枢刺激或迷走神经刺激引起，多呈喷射性呕吐。

（3）视神经盘水肿　视神经盘水肿是颅内压增高的三大主征之一。急性颅内压增高不一定出现视神经盘水肿。而慢性颅内压增高则常有典型的视神经盘水肿，且具有诊断价值。随着颅内压增高的发展，视神经盘水肿逐步变为视神经盘萎缩，逐步出现视力模糊的症状。

（4）意识障碍及生命体征改变　急性颅内压增高可较早出现意识障碍，甚至去大脑强直。慢性颅内压增高不一定出现，如出现则为缓慢进展。

（5）癫痫　急性颅内压升高多伴有癫痫发作，可为强直阵挛发作。慢性颅内压增高部分亦伴有癫痫发作，但多数为部分性发作。

（6）脑疝　急性颅内压增高可发生脑疝的可能，且发生较快，有时数小时即可出现；慢性颅内压增高出现脑疝的可能性小。脑疝是最严重的症状之一，如不及时发现或救治，可直接危及生命。

2 局灶性症状和体征

大脑半球功能区附近的转移瘤早期可出现局部刺激症状，晚期则出现神经功能破坏性症状，且不同部位肿瘤可产生不同的定位症状和体征，如额叶肿瘤，常出现精神症状、癫痫等；感觉障碍则为顶叶转移瘤的常见症状；还有其他包括运动障碍、言语障碍、视野缺损等相应功能区的临床表现。其他部位的转移瘤包括丘脑、小脑、脑干、脑膜转移，均会出现相应的神经功能缺损的表现。

三、诊断

肺癌脑转移的患者，根据患者既往明确的肺癌病史，结合临床症状、体征，可初步诊断，辅助检查可进一步明确诊断，重要的辅助检查包括以下方面。

（1）头颅磁共振成像（magnetic resonance imaging，MRI）　头颅平扫MRI典型脑转移瘤可见T1中低、T2中高异常信号，病灶周围水肿，增强扫描后可见较明显强化。增强MRI对微小病灶、水肿和脑膜转移较平扫MR、增强CT敏感，在肺癌脑转移的诊断、疗效评价和治疗后随访中均具有重要作用，应作为首选的影像学检查方法。

（2）头颅计算机断层扫描（computed tomography，CT）　CT平扫时脑转移瘤多表现为等密度或低密度，少数为高密度灶。典型脑转移瘤在增强CT上强化明显，周围可见水肿。CT 对于肺癌脑转移的诊断、疗效评价和治疗后随访具有重要意义,有头颅 MRI 检查禁忌证的患者应行 CT 检查。

（3）正电子发射计算机断层扫描（positron emission tomography/computed tomography，PET-CT）　PET-CT 能够评价肿瘤和正常组织的代谢差异,有助于肿瘤的定性诊断,同时可寻找原发肿瘤。由于正常脑组织对 18F-脱氧葡萄（18F-fluorodeoxyglucose，18F-FDG,简称为 FDG）呈高摄取,故 FDG PET-CT 对脑转移瘤、尤其是小的脑转移灶不敏感,应结合头颅 MRI 或增强 CT 扫描增加检出率。

（4）腰椎穿刺和脑脊液检查　腰椎穿刺可测量脑脊液压力、收集脑脊液并进行脑脊液常规、生化和细胞病理学检查,脑转移尤其是脑膜转移的患者可出现脑脊液压力增高、蛋白含量增高,如细胞学检查发现肿瘤细胞可明确诊断。

四、治疗

对肺癌脑转移及其引起的颅内压增高及其相关并发症的治疗上,总体原则是:需要在短期内缓解颅内压增高相关急症,然后是对原发灶及转移灶的局部针对性治疗。

1　常规治疗

糖皮质激素是脑转移瘤周围水肿重要的治疗用药,具有改善肿瘤颅内转移相关症状的作用,可以显著改善脑转移患者的生活质量,但不改善预后。其中地塞米松应用最为广泛,常与甘露醇联合使用。对于没有占位效应的无症状脑转移患者,目前没有足够的证据支持应用激素治疗。对于症状性脑转移患者,推荐使用激素以暂时缓解继发性颅内压增高和脑水肿引起的症状,建议地塞米松的剂量为 4 ~ 16 mg/d,甚至更高。需警惕糖皮质激素的不良反应,防止消化性溃疡、血糖升高等。

甘露醇是颅内压升高患者常用的药物,临床常用 20% 甘露醇 125 ~ 250 mL 静脉注射,依据症状每 6 ~ 8 h 1 次,同时严密监测血浆电解质和尿量。症状较重者呋塞米 20 ~ 40 mg 静脉推注,依据颅内压增高程度、临床症状和 24 h 尿量调整剂量和频次,但须严密监测血浆电解质变化,尤其是低钠和低钾血症。对合并癫痫的患者,应根据具体情况酌情使用抗癫痫药物,抗癫痫药物不能降低无癫痫症状的 NSCLC 脑转移患者的癫痫发作风险,因此一般仅用于有癫痫发作症状的患者,不做预防性应用。使用过程中需警惕抗癫痫治疗潜在的副作用,如肝功能异常、认知障碍和共济失调等。

髓鞘内注射是将药物直接注入蛛网膜下腔,提高脑脊液内药物浓度,从而杀伤肿瘤细胞。鞘内化疗是 NSCLC 和 SCLC 患者脑膜转移的重要治疗手段,对于脑实质转移,目前尚无明确支持证据。

2　手术指征

外科手术对于脑转移瘤患者,可以迅速缓解颅内高压症状,消除转移灶对周围脑组织的刺激。脑转移瘤患者的急诊手术治疗时机,目前缺乏统一的共识与指南,大致手术指征即神经症状愈重,宜尽早行手术治疗。具体指征包括以下方面:① 脑内单发、部位适合、易于切除,且肿瘤或其水肿占位效应重或导致脑积水的患者适合外科手术切除;② 虽为单发,但对放、化疗敏感的病理类型,如SCLC等可不首选手术,但下列情况除外:转移瘤和(或)水肿体积大、颅内压失代偿、肿瘤卒中等濒临脑疝、危及生命者应急诊手术,为下一步放疗或内科治疗争取时间和空间;③ >3个脑转移病灶的治疗应首选WBRT或SRT,但如果出现肿瘤卒中、梗阻性脑积水等危及生命的症状和体征时,也应行手术减压。

3　放疗及针对原发灶的治疗

参考第33章。

五、预后

在分级预后系统(graded prognostic assessment,GPA)的基础上,根据不同原发肿瘤脑转移的差异进一步提出了诊断特异性(diagnosis-specific,DS-GPA)。在DS-GPA中,肺癌脑转移的预后因素包括年龄、KPS评分、颅外转移和脑转移数目,具体评分标准如表40-1。0~1分、1.5~2分、2.5~3分和3.5~4分NSCLC患者的中位OS分别为3.02、5.49、9.43个月和14.78个月;而0~1分、1.5~2分、2.5~3分和3.5~4分SCLC患者的中位OS分别为2.79、4.90、7.67个月和17.05个月。NSCLC和SCLC脑转移患者的中位OS分别为7.0个月和4.9个月。

表40-1　肺癌脑转移分级预后评分标准

预后因素	0分	0.5分	1分
年龄(岁)	> 60	50~60	< 50
KPS评分(分)	< 70	70 ~ 80	90~100
颅外转移	有	-	无
脑转移数目(个)	> 3	2~3	1

主要参考文献

［1］　郑荣寿,孙可欣,张思维,等.2015年中国恶性肿瘤流行情况分析［J］.中华肿瘤杂志,2019,41(1):19-28.

［2］　Barnholtz-Sloan J S, Sloan A E, Davis F G, et al. Incidence proportions of brain metastases in patients diagnosed (1973 to 2001) in the Metropolitan Detroit Cancer Surveillance System［J］. J

Clin Oncol, 2004, 22(14): 2865-2872.

[3] Preusser M, Capper D, Ilhan-Mutlu A, et al. Brain metastases: pathobiology and emerging targeted therapies[J]. Acta Neuropathol, 2012, 123(2): 205-222.

[4] Olmez I, Donahue B R, Butler J S, et al. Clinical outcomes in extracranial tumor sites and unusual toxicities with concurrent whole brain radiation (WBRT) and Erlotinib treatment in patients with non-small cell lung cancer (NSCLC) with brain metastasis[J]. Lung Cancer, 2010, 70(2): 174-179.

[5] Schouten L J, Rutten J, Huveneers H A, et al. Incidence of brain metastases in a cohort of patients with carcinoma of the breast, colon, kidney, and lung and melanoma[J]. Cancer, 2002, 94(10): 2698-2705.

[6] Eichler A F, Loeffler J S. Multidisciplinary management of brain metastases [J]. Oncologist, 2007, 12(7): 884-898.

[7] 吴晓明. 肿瘤急症[M]. 北京: 人民卫生出版社, 2017.

[8] 中国医师协会肿瘤医师分会, 中国医疗保健国际交流促进会肿瘤内科分会. 肺癌脑转移中国治疗指南(2021 年版)[J]. 中华肿瘤杂志, 2021, 43(3): 269-281.

[9] Schaefer P W, Budzik R F Jr, Gonzalez RG. Imaging of cerebral metastases[J]. Neurosurg Clin N Am, 1996, 7(3): 393-423.

[10] Davis P C, Hudgins P A, Peterman S B, et al. Diagnosis of cerebral metastases: double-dose delayed CT vs contrast-enhanced MR imaging[J]. AJNR Am J Neuroradiol, 1991, 12(2): 293-300.

[11] Mazerand E, Gallet C, Pallud J, et al. Acute intracranial hypertension management in metastatic brain tumor: A French national survey[J]. Neurochirurgie, 2019, 65(6): 348-356.

[12] Jarden J O, Dhawan V, Moeller J R, et al. The time course of steroid action on blood-to-brain and blood-to-tumor transport of 82Rb: a positron emission tomographic study[J]. Ann Neurol, 1989, 25(3): 239-245.

[13] Alberti E, Hartmann A, Schütz H J, et al. The effect of large doses of dexamethasone on the cerebrospinal fluid pressure in patients with supratentorial tumors[J]. J Neurol, 1978, 217(3): 173-181.

[14] Chen C C, Rennert R C, Olson J J. Congress of Neurological Surgeons Systematic Review and Evidence-Based Guidelines on the Role of Prophylactic Anticonvulsants in the Treatment of Adults with Metastatic Brain Tumors[J]. Neurosurgery, 2019, 84(3): E195-E197.

[15] Mikkelsen T, Paleologos N A, Robinson P D, et al. The role of prophylactic anticonvulsants in the management of brain metastases: a systematic review and evidence-based clinical practice guideline[J]. J Neurooncol, 2010, 96(1): 97-102.

[16] Sperduto P W, Kased N, Roberge D, et al. Summary report on the graded prognostic assessment: an accurate and facile diagnosis-specific tool to estimate survival for patients with brain metastases[J]. J Clin Oncol, 2012, 30(4): 419-425.

（彭永海　陈弘　张焕林）

自2010年以来,中国肿瘤的发病率和死亡率逐年上升,癌症成为头号死因,成为我国的一个主要公共卫生问题。其中,肺癌是最常见的恶性肿瘤之一,在我国,肺癌发病率和死亡率仍居众癌之首。骨是肺癌转移的好发部位,发生率约30%~40%。随着诊疗方法与技术的进步,晚期肺癌患者的5年生存率逐年升高,但肺癌骨转移患者的中位生存时间仅为6~10个月,经过治疗后1年生存率也仅为40%~50%。

骨转移常预示患者生存期的缩短和生活质量的下降。而其引起的骨相关事件(skeletal related events,SREs),如骨痛、病理性骨折、脊髓压迫、高钙血症及相关治疗带来的痛苦等,严重影响患者的生活质量。46%的肺癌骨转移患者并发SREs,有研究显示肺癌骨转移患者若合并SREs,将显著缩短患者生存期,其生存时间可缩短一半。虽然骨转移通常提示肿瘤晚期、预后较差,但适当的综合治疗仍可能有积极的效果。在原发病的系统治疗基础之上,针对骨转移采取多学科综合治疗(multiple department treatment,MDT)模式,有计划、合理地制定个体化综合治疗方案,减少或延缓骨转移并发症及骨相关事件的发生,将有助于提高患者的生活质量。

一、发病机制及病理生理

肺癌细胞转移到骨后释放出可溶性介质,激活破骨细胞和成骨细胞。破骨细胞释放的细胞因子又进一步促进肿瘤细胞分泌骨溶解的介质,形成了恶性循环。破骨细胞破坏骨骼,导致溶骨性病变,溶骨性病变为主的骨转移患者发生SREs的危险性高。

病理性骨折的发生是在自身内力或外力作用下,由于肺癌细胞激活破骨细胞导致骨质的吸收和丢失增加,使骨重构失衡、骨结构发生变化。高钙血症则主要是由于肺癌细胞和骨组织之间微环境的改变,其中甲状旁腺激素(PTH)相关蛋白(PTH-related protein,PTHrP)起到关键作用,鉴于PTHrP与PTH的同源性,PTHrP可以模拟PTH对骨骼和肾脏的作用,导致成骨细胞诱导破骨细胞吸收骨中的钙,将维生素D转化为其活性形式,抑制肾脏的钙排泄,多重作用下可使血清钙的水平升高。肺癌脊柱转移主要通过动脉系统、Batson静脉丛、脑脊液、椎旁病变直接延伸这4种途径。硬膜外肿瘤扩展导致硬膜外静脉丛受压,造成髓内水肿。血管通透性和水肿的增加导致小动脉压力增加。随着疾病的发展,毛细血管血流量减少,导致白质缺血,最终导致白质梗死和永久性脊髓损伤。

有研究显示,有50%肺癌骨转移患者出现临床症状,即出现骨痛、病理性骨折、高钙血症、脊髓压迫症等,这不但影响着患者的生活质量,也意味着生存期的缩短。

1 骨痛

骨痛是肺癌骨转移最主要的症状,骨痛通常被患者描述为慢性疼痛和局部疼痛,伴随着活动性疼痛发作。疼痛的持续时间没有规律。骨痛可分为原发性疼痛和继发性疼痛。原发性疼痛是由骨组织的吸收和骨结构的破坏,导致的微小骨折、肿瘤扩张引起的骨膜扩张、神经刺激和骨组织塌陷引起的;继发性疼痛是由化学疼痛介质的释放、神经根的浸润或压迫以及导致神经刺激的反应性肌肉紧张引起的。

2 病理性骨折

肺癌骨转移通常是溶骨性破坏,当骨的强度减弱时,可能导致病理性骨折,最常见于肋骨、椎体。

当发生肋骨病理性骨折时,肋骨骨折断端可刺激肋间神经产生局部疼痛,在深呼吸、咳嗽、更换体位时加剧。胸痛使呼吸变浅、咳嗽无力,呼吸道分泌物增多、潴留,易致肺不张和肺部感染。骨折断端向内外移位可刺破胸膜、肋间血管和肺组织,产生血胸、气胸、皮下血肿或咯血。

椎体压缩性骨折最常见的症状为腰背部疼痛,通常在翻身或者起床时加重,卧床休息后可减轻。除了骨折部位的局限性疼痛,也可伴随沿骨折部位神经走行的放射痛。如果未加干预,长此以往,则造成进展性脊柱后凸畸形、腰背部慢性疼痛、身高下降及背部肌肉痉挛和抽搐。

3 高钙血症

高钙血症临床表现的严重程度与血钙升高的速度、程度、持续时间及患者的耐受性相关。轻度可无症状,中重度及快速发生的轻度高钙血症常出现明显的症状。高钙血症临床表现无特异性,可涉及全身多个系统,常与肺癌患者衰竭状态和药物不良反应相混淆,具体临床表现有:

3.1 神经肌肉和中枢神经系统

神经肌肉兴奋性降低,表现为腱反射消失及肌无力,少数患者可出现肌肉、关节疼痛;中枢神经系统可出现记忆力减退、表情淡漠、精神迟钝、木僵、嗜睡、精神异常,甚至可发生昏迷。

3.2 心血管系统

心动过缓、窦性停搏、房室传导阻滞等,典型的心电图则表现为QT间期缩短,严重者也出现ST段下降、T波改变等不典型心电图改变,容易发生洋地黄中毒及合并高血压,若未及时发现可导致致命性心律失常,发生心脏骤停。

3.3 消化系统

常见恶心、呕吐、顽固性便秘,可引起厌食、腹痛,少数患者合并溃疡病、胰腺炎。

3.4 泌尿系统

早期表现为多饮、多尿等浓缩功能障碍,逐渐出现肾功能不全,可出现肾实质钙化及反复发作的肾绞痛与血尿,引起尿路梗阻与合并尿路感染,晚期发展为肾衰竭,继发低钾血症、低钠血症、低磷血症等电解质紊乱。

3.5 全身症状

发热、脱水、体重下降、烦渴、皮肤瘙痒。

3.6 高钙危象

当血钙>3.75 mmol/L时,常发生顽固恶心、呕吐、多饮、多尿、高热、脱水、心律失常、嗜睡、谵妄、昏迷,甚至死于心脏骤停或者循环衰竭,若未能及时发现,则病情凶险,威胁患者的生命。

4 脊髓压迫症

肺癌骨转移可导致脊髓压迫症,主要表现为背部疼痛、感觉障碍、运动障碍、自主神经功能异常,症状和体征根据受累的脊柱位置、严重程度、持续时间不同,临床表现可能大有不同。

4.1 疼痛

约90%患者以背痛为首发症状,疼痛可以是局限性的(病变脊柱内及周围),具体可表现为肌肉深层钝痛、常合并有局部肌肉痉挛强直,疼痛的强度会随着时间推移和病情进展逐渐加重;也可以为神经根性的(神经根性疼痛影响一侧或双侧肢体),起初为单侧肢体及间歇性疼痛,随着肿瘤生长可出现双侧肢体及持续性疼痛,用力、咳嗽或体位改变时诱发、加剧或者缓解。疼痛一般与脊髓受累的部位一致,可发生牵涉痛,累及颈椎可能导致肩胛骨中部疼痛,累及胸椎可能导致胸部痛、胸腔或上腹部的带状紧绷感,腰骶部压迫可能导致腰骶或髋部疼痛。

4.2 运动障碍

60%~85%的患者会出现肢体无力,早期为乏力、精细动作困难、步行易疲劳等现象,随后晚期出现肌力减退至完全瘫痪。

4.3 感觉障碍

约40%~80%患者出现感觉异常,如麻木、蚁走、虫爬、寒冷、针刺、发痒、沉重等感觉。神经根受压到一定程度时,其传导功能逐渐低下以致丧失,出现感觉减退或消失。

4.4 自主神经功能障碍

较少的患者会出现膀胱和肠道等功能障碍,且往往较晚发生,一般在疼痛、运动和感觉障碍出现之后。早期可表现为排尿急迫、排尿困难,而后出现尿潴留、顽固性便秘,最终导致大小便失禁。

1 骨转移诊断

1.1 高危因素

原发性肺癌病史的患者出现以下情况之一,均可考虑发生骨转移的高危人群:① 骨痛/骨折;② 脊髓或神经受压症状;③ 碱性磷酸酶升高;④ 高钙血症。

1.2 诊断方法

对怀疑有骨转移的肺癌患者推荐进行以下检查:① 放射性核素骨扫描(emission computed tomography,ECT)检查或正电子发射型计算机断层显像(positron emission tomography-computed tomography,PET-CT)检查;② ECT检查阳性的部位行X线平片;③ ECT检查阳性的部位行CT及/或磁共振成像(magnetic resonance imaging,MRI)检查。

1.2.1 ECT

ECT与PET/CT是筛查骨转移的主要手段,原理是代谢成像。目前ECT是骨转移首选的筛查方法,具有灵敏度高、能够早期发现发生骨转移灶的独特优势。但可因对示踪剂摄取的误解导致假阳性结果,因此ECT诊断骨转移的特异度较低。而PET/CT对于骨转移的灵敏度、特异度更高。^{18}F-FDG PET/CT不仅可以反映全身骨骼受累的情况,同时可以评价肿瘤的全身分期情况,其缺点是价格相对昂贵。新型融合型显像设备PET/MRI集成了PET及多参数MRI的多重优势,但价格昂贵、临床普及性差,临床应用效价比有待更多研究进一步探究。

1.2.2 X线

X线平片作为诊断骨转移的基本工具,具有一定的特异性,且操作简单、费用低廉,但X线无法显示没有骨破坏的转移的局限,使其不作为骨转移的常规检查手段,而是用于对有临床症状的部位(如疼痛、病理骨折)或其他影像学检查(如ECT或MRI)所发现的异常进行补充评估。

1.2.3 CT/增强CT

CT诊断骨转移现已广泛用于诊断恶性肿瘤骨转移早期诊断与疗效,具有灵敏性较X线高,一次性检查可以显示全身骨骼转移状况等优点,但对脊柱、骨良性病变难以做出准确诊断。增强CT有助于显示骨转移瘤的血供特点、病变与周围神经、血管结构的关系。并且有助于判断脊柱的转移瘤组织是否突入椎管、压迫硬膜囊及神经根。

1.2.4 MRI

MRI是检测骨转移的高敏感技术,能够非常清晰地显示出骨转移病灶、神经根受压具体情形,通过检测肿瘤组织血液流动力学反映肿瘤浸润、生长情况,全身及增强扫描可显示全身骨转移情况。近年来有研究显示,全身MRI扫描技术可弥补常规MR扫描范围局限的问题,其诊断骨转移的敏感性同PET/CT。

1.2.5 骨活组织检查

病理学诊断是肺癌骨转移确诊的金标准。临床实践原则为:如果肺癌诊断明确,且全身多发骨破坏病灶,骨活检为非必须操作;如果肺癌诊断明确,但仅出现孤立性骨破坏病灶,则应积极进行活检。

1.2.6 骨代谢的生物化学标记

骨生物标志物有方便、相对无创、廉价的优点,但都无法独立于成熟的骨成像技术来进行骨转移的诊断,且因目前尚无前瞻性研究。除碱性磷酸酶(alkaline phosphates,ALP)外,暂不建议临床常规使用。

1.3 诊断标准

应满足以下两个条件之一:① 临床或病理诊断肺癌,骨病变活检符合肺癌转移;② 肺癌病理诊断明确,具有典型的骨转移影像学表现。

2 高钙血症诊断

2.1 诊断

高钙血症(hypercalcemia)是指血清蛋白浓度正常时,血清钙 > 2.6 mmol/L(10.5 mg/dl)。临床上血清钙的正常值为 2.25~2.55mmol/L,2.7~3.0 mmol/L 为轻度升高,3.0~3.4 mmol/L 为中度升高,> 3.4 mmol/L 为重度升高,> 3.75 mmol/L 时可能引起高血钙危象。诊断要点如下:

(1)血清钙 > 2.6 mmol/L(10.5 mg/dL)。

(2)主要临床表现:① 精神状态改变。精神错乱、嗜睡等;② 心电图表现。QT间期缩短,严重高钙血症时也可出现ST段下降、T波改变、窦性停搏及房室传导阻滞等;③ 便秘、胰腺炎。

(3)慢性高钙血症的特点是骨骼改变、带状角膜病。

2.2 鉴别诊断

① 与PTH-rP和其他循环因子有关的肿瘤本身病变;② 内分泌及代谢性疾病:如家族性低尿钙性高钙血症;③ 感染和肉芽肿病:如结核病;④ 食物和药物:如服用外源性维生素D、维生素A等。

3 转移性脊髓压迫症诊断

结合肺癌病史、临床表现、神经系统体征,以及辅助检查结果,可诊断脊髓压迫的存在及程度。其中MRI为诊断转移性脊髓压迫症(metastatic spinal cord compression,MSCC)的金标准,可准确显示脊髓病变的部位、范围及性质,是公认敏感度和特异度最高的检查。CT可作为MRI有禁忌时的选择,其灵敏度和特异度仅次于MRI。X线特异性较差,只有当骨质破坏达50%以上,且直径达1.0~1.5 cm时,才可能形成在X

线片上可见的骨转移灶。ECT 主要作为筛查手段,因其假阳性过高,需 MRI 或 CT 进一步确认。脊髓造影是硬膜外脊髓压迫的标准诊断和定位方法,但因其有创伤性及定位的局限性,已不作为首选。

四、肺癌骨转移相关急症治疗

1 高钙血症的治疗

恶性肿瘤导致的高钙血症是肿瘤患者病程中最常见并危及生命的代谢急症,发生在 20%~30% 的晚期癌症患者中,它是导致住院患者出现高钙血症最常见的原因。癌症患者因高钙血症入院治疗 30 d 死亡率接近 50%。高钙血症影响多器官功能,恶性肿瘤合并高钙血症的患者中位生存时间仅为 2~3 个月。高钙危象是指血钙浓度高于 3.75 mmol/L,进而引起脱水、胃肠道及精神神经症状、心律失常等一系列临床症状,病情凶险,病死率高,应早期诊断并及时治疗。

1.1 一般治疗

理想的治疗是针对引起高钙血症的原发疾病,针对肿瘤患者的高钙血症,最重要的即抗肿瘤治疗。同时应该停止使用一切能够使血钙升高的药物,如噻嗪类利尿剂、维生素 A 和维生素 D 等,影响肾血流的药物如非甾体类消炎药、ACEI、ARB 类降压药物应避免使用。如有可能,尽量做些最小限度的活动,因为不活动可加剧高钙血症。

1.2 液体复苏

所有高钙血症的患者都会因为肾小管功能障碍引起多尿及呕吐,进而产生脱水,随着脱水的加重,会加重心、肾功能不全。常规生理盐水的水化有助于增加肾小球滤过率并且促进尿钙的排泄,因此,治疗的第一步是液体复苏。对于心功能良好的患者,可以安全地以 500 mL/h 的速率输注生理盐水,以达到目标尿量 75 mL/h,患者通常需要 1~2 L 的初始剂量,然后维持 150~300 mL/h 的速度来维持足够的尿量。在急性或慢性肾功能不全和慢性心功能不全的患者中,必须注意避免容量超负荷。

利尿剂既往被推荐用于肿瘤相关高钙血症的治疗,因为它们增加了尿钙排泄。然而,多项研究证实利尿剂的使用并无获益,而且可能导致电解质紊乱。利尿剂可以用来治疗在积极复苏后循环超负荷的患者。且不应使用噻嗪类利尿剂,因为它们会增加钙的重吸收。

1.3 骨改良药物的应用

在进行充分补液扩容稳定患者一般情况后,可使用骨改良药物降低血清钙水平,现临床推荐静脉注射双磷酸盐和地诺单抗(denosumab,D-mab)。

1.3.1 双磷酸盐类药物

(1)简介 又称骨溶解抑制剂,目前主要用于治疗高钙血症及预防骨转移所致骨相关不良事件的发生,其治疗高钙血症机制为通过吸附在骨羟基磷灰石表面,从而干扰破骨细胞的代谢活动来抑制钙释放。

（2）分类　该类药物现已更新至第四代:第一代依替磷酸二钠,其阻止骨钙化作用较强,抗骨吸收作用较差（仅为帕米膦酸二钠的1/100）;第二代氯屈磷酸二钠（固令）药理活性有所提高;第三代帕米磷酸二钠（博宁、阿可达,APD）;第四代伊班磷酸（艾本）,唑来磷酸（静脉输注30 min）。由于双磷酸盐类药物不良反应相对较少,故广泛使用于恶性高钙血症,其中APD为恶性高钙血症首选药物。

（3）用法用量及注意事项　双磷酸盐类药物通常使用静脉注射,口服双磷酸盐类药物对治疗恶性高钙血症是无效的。静脉注射双磷酸盐包括帕米磷酸盐（2~6 h静脉注射60~90 mg）和唑来磷酸（15~30 min静脉注射4 mg）,对合并肾衰竭的患者应半量滴注。双磷酸盐类药物起效较慢,需要1~3 d才能显现效果。血清钙的最低点出现在4~7 d内,治疗反应可持续1~3周,因此使用时需联合使用快速降钙的药物。

（4）不良反应　接受双磷酸盐治疗的患者可能会在服药的第一天或第二天出现骨痛或类似流感的反应。其他不良反应包括肾病综合征、食管炎,以及长期治疗出现的颌骨坏死。科学预防可以有效降低发生颌骨坏死的风险,因此在初始治疗前应该进行口腔检查及预防性治疗并且保持良好的口腔卫生状态。一旦开始静脉双磷酸盐治疗,应尽量避免侵入性口腔科操作,如果必须进行牙科手术时,应尽量保守处理,减少手术操作范围。建议至少每6个月进行全面的口腔检查,一旦出现颌骨坏死应早期采取积极治疗。

1.3.2　地诺单抗

（1）简介　地诺单抗（denosumab,D-mab）是一种特殊的骨吸收抑制剂,本质是人源性单克隆抗体,2014年由美国FDA批准用于恶性高钙血症,其作用机制是阻止特异性靶向核因子κB受体活化因子配体（receptor activator of NF-κB ligand,RANKL）与破骨细胞的RANK结合,从而减少破骨细胞对骨的吸收。

（2）用法用量　通常采用皮下注射（每4周120 mg,第八天和第十五天负荷量）,起效时间为9 d,治疗持续时间长达104 d。

（3）不良反应及注意事项　研究显示地诺单抗对难治性高钙血症有肯定的疗效,在合并肾衰竭情况疗效更佳,极有可能成为恶性高钙血症的一线用药,但由于其可能导致低磷血症、低钙血症、恶心、皮炎/皮疹等不良反应,用药需定期监测血钙、血磷水平,特别是肾功能的检查十分重要。

1.3.3　其他治疗

（1）降钙素　降钙素（denosumab,D-mab）可以迅速抑制骨的重吸收,也可以增加尿钙的排泄量。起效迅速,但作用短暂,可作为诊断后立即治疗的理想选择。用法为每12 h肌肉内或皮下注射4~8U/kg,应用时应伍用糖皮质激素,否则机体会很快产生抗体。降钙素相对副作用小,但作用过于温和,因此不推荐作为一线治疗药物。

（2）糖皮质激素　糖皮质激素可抑制破骨细胞介导的骨吸收，降低胃肠道钙摄取。只适合用于对激素敏感的恶性肿瘤患者（如骨髓瘤、淋巴瘤、白血病、乳腺癌）。通常需要大剂量激素治疗直至出现明显的降钙效果，大多数患者甲基强的松龙的剂量需要 40~100 mg/d。

（3）透析治疗　分为腹膜透析和血液透析，适用于高血钙危象、顽固性高血钙及合并肾衰竭的患者。透析治疗可有效降低钙水平，血液透析钙净排泄率可达到每8 h 6 000 mg。

（4）局部治疗　对于肿瘤晚期的患者，如果90%以上的肿瘤可以切除，那么姑息性去瘤手术可能会控制症状，提高生活质量。其他可以作为减轻肿瘤负担的辅助手段的姑息治疗选择包括射频消融、冷冻消融、肝动脉栓塞和局部放疗等。

2　转移性脊髓压迫症的治疗

转移性脊髓压迫也称恶性脊髓压迫，是肿瘤骨转移常见的严重并发症，表现为椎体转移灶压迫脊髓并产生相应脊髓受压部位的一系列神经功能受损症状。肺癌是其最常见的原发肿瘤之一。最早在 1925 年，Spiller 就发现了 MSCC 并将其定义为恶性肿瘤转移至脊柱或硬膜外腔并压迫硬膜囊及其内容物（脊髓和/或马尾）所造成的一系列综合征。如果不经治疗，MSCC 最终将导致患者进行性瘫痪、麻痹、感觉丧失和括约肌功能障碍。MSCC 诊断后患者中位生存期 < 6 个月，特别是麻痹症状或治疗后没有反应的患者生存期更差。对于大多数患者而言，如果能获得早期诊断并正确治疗，上述症状在一定程度上是可以避免和逆转的。

2.1　治疗原则和目标

目前临床上对于脊柱转移瘤患者多采取姑息治疗，而非根治性治疗。转移性脊髓压迫症患者的治疗原则应做到以下几点：① 保存或恢复神经功能；② 缓解或控制疼痛；③ 提高生活质量；④ 维持脊柱稳定性；⑤减少并发症的发生；⑥ 控制局部肿瘤生长，改善生存。

2.2　治疗前评估

正确治疗方案基于对患者病情的全面评估，在转移性脊髓压迫症的治疗需考虑以下几个方面：① 临床表现（疼痛、神经系统症状等）；② 脊柱稳定性；③ 侵犯的椎体数量及肿瘤转移程度；④ 肿瘤的化疗、放疗敏感性；⑤ 脊髓受压程度；⑥ 病人的体力状态及预期生存时间。在对患者治疗前，通常依据客观的系统评分来制定决策，这些评分注重预后，如论证的 Tomita 评分和修正的 Tokuhashi 评分。以 Tokuhashi 评分为例（表41-1），从 6 个方面对于脊柱转移瘤进行系统评分。Tokuhashi 评分为 9 分或者更高，建议行根治性肿瘤切除术；如果评分≤5分，则采取姑息治疗；评分6 ~ 8分患者，Tokuhashi 评分没有给出相应建议。上述评分系统存在评估重点的差异，在临床应用中，要根据患者的具体问题，兼顾局部与全身情况、肿瘤病理类型、预期寿命等方面综合评估，不能完全依赖单一评估系统来决定治疗方案，MSCC 的治疗必须遵循由脊柱转移瘤总协调者主导的包括肿瘤学、脊柱外科学、放疗学、血液病学和组织病理学在内的多学科诊疗模式。

表41-1 Tokuhashi 脊柱转移瘤预后评分法（修正版）

状态	评分	
1. 全射情况（根据 Kamofsky 功能评分确定）	0分	差
	1分	中等
	2分	良好
2. 脊柱外骨转移灶数目	0分	≥3个
	1分	1~2个
	2分	0个
3. 受累脊椎数目	0分	≥3个
	1分	2个
	2分	0个
4. 主要脏器转移灶	0分	不能切除
	1分	可以切除
	2分	无转移灶
5. 原发肿瘤部位	肺、胃肠道、食管、膀胱和胰腺	0分
	肝、胆囊、原发灶不明者	1分
	淋巴、结肠、卵巢和尿道	2分
	肾脏、子宫	3分
	直肠	4分
	甲状腺、乳腺、前列腺	5分
6. 瘫痪情况（根据 Frankel 神经功能分级确定）	完全瘫（Frankel′s A、B）	0分
	不全瘫（Frankel′s C、D）	1分
	无瘫痪（Frankel′s E）	2分

2.3 一般治疗

2.3.1 脊柱固定

不管什么情况下，患者运动出现严重腰背部疼痛提示脊柱不稳定时，或者任何一种神经系统症状或体征提示MSCC时，理想的处置方式应该是在硬板床上平躺，这样脊椎可以呈中立位排列，直到可以确保骨性或神经性稳定时（理想情况是MRI和神经外科检查后），再开始进行物理治疗、谨慎地重新恢复脊柱运动。

2.3.2 糖皮质激素

糖皮质激素对减轻脊髓压迫引起的神经水肿和增加脊髓抗缺氧能力均有明显作用。糖皮质激素可以缓解血管性水肿，减轻动脉血流减少所致的继发性并发症和继发性缺血、梗死和不可逆性损伤，进而直接缓解脊髓压迫。一旦发生神经功能缺损，MESCC应常规使用皮质类固醇。但对于脊柱肿瘤导致的脊髓压迫，地塞米松是目前应用最广泛的类固醇激素。尽管糖皮质激素在延缓神经功能恶化方面的疗效已得到临床研究的证实,但对于合理的给药方案及合适的维持剂量目前还没有达成共识。2015年考克兰综述得出结论:大剂量地塞米松(96~100 mg)对MSCC患者产生严重不良反应(包括胃溃疡穿孔、精神病和感染导致的死亡)的风险很高,目前尚不清楚高剂量地塞米松是否比中剂量(10~16 mg)提供额外的益处。但多个研究证实了,大剂量地塞米松与中等或者小剂量地塞米松相比,在改善运动、缓解疼痛或改善膀胱功能无显著差别,却大大增加了激素导致的不良反应的发生率。综合各类文献综述,可以得出一些共识性意见,即地塞米松是最常用的皮质类固醇激素,均推荐以负荷剂量静脉给药,然后以较小剂量维持并逐渐减量。常用的给药方案包括:① 初始应用10 mg地塞米松静脉给药,随后每6 h给予4~6 mg,在放疗或外科治疗后应逐渐减少用量,在2周内逐渐减量。② 除淋巴瘤外,已出现MSCC的患者,术前5~7 d,每天给予16 mg地塞米松,术后减量再用5~7 d。③ 通常从静脉注射地塞米松16 mg开始,随后每天应用16 mg地塞米松(分次给药,如口服8mg,每日2次)。④ 先给予地塞米松96 mg静脉推注,每6 h口服24 mg,并在10 d内逐渐减少剂量直至停药。

需要注意的是,如果怀疑MSCC是由淋巴瘤引起的,应禁用类固醇激素,因为类固醇激素的肿瘤溶解效应可能会影响组织学诊断。使用过程中还需避免类固醇依赖,糖皮质激素有镇痛功效,初期还能改善神经系统功能。然而,长期疗效有限,并且没有证据显示可以改善生存期,建议在4~6周内完全停用,或者是减到能使症状保持稳定的最低剂量。

2.3.3 疼痛管理

大多数MSCC患者需要阿片类药物来止痛,这些药物通常与辅助止痛药联合使用。关键的神经病理性疼痛辅助剂包括皮质类固醇激素(如地塞米松)、抗惊厥药(如普瑞巴林)和三环类抗抑郁药。

2.3.4 骨改良药的应用

双膦酸盐化合物能够减弱破骨细胞活动,减少肿瘤相关性溶骨的产生,被用来缓解转移瘤性骨痛及预防和减少转移瘤骨相关事件的发生,具体的使用方法及注意事项,可以参考本章骨改良药的应用部分。

2.4 手术治疗

手术干预在MSCC患者的治疗中发挥着核心作用,特别是在骨碎裂引起的脊柱不稳定和脊髓受压的情况下。除了改善神经功能缺损外,手术可以立即和持续地缓解疼痛,提高生活质量。

2.4.1 目的

切除肿瘤,脊髓减压,重建或稳定脊柱,改善生存。

2.4.2 手术适应证

手术方式不同,适应证也有所不同:预后差、体力状态(performance status,PS)或美国东部肿瘤协作组(Eastern Cooperative Oncology Group,ECOG)评分低、有内脏转移迹象的患者,应行最小限度的切除术;PS或ECOG评分良好且疾病有限的患者应行刮除术和全肿瘤切除术。

2.4.3 手术指征

① 预期生存大于3月,体力状态好,能够耐受手术治疗;② 脊髓受压引起的进行性神经功能缺损;③ 存在或者即将发生脊柱不稳;④ 椎管内骨折;⑤ 存在非手术治疗无效的顽固性疼痛;⑥ 单个脊柱病变;⑦ 放疗后进展或者放疗抵抗性肿瘤;⑧ 其他转移部位病情稳定。其中脊髓受压和脊柱不稳是相对重要的手术指征,脊柱不稳的患者通常表现为机械性或功能性疼痛,这可能预示即将发生骨折。脊柱肿瘤不稳定评分(Spine Instability Neoplastic Score,SINS)预测脊柱稳定性的敏感度为95.7%、特异度为79.5%,可帮助确定MSCC患者是否需要手术治疗。该评分包括脊柱病变的六个特征。0~6分表示脊柱稳定,7~12分表示潜在不稳定脊柱,13~18分表示不稳定脊柱。硬膜外脊髓加压分级(Epidural Spinal Cord Compression scale)是一种有效的工具,用于根据MRI结果来表示脊髓受压程度(表41-2)。分级从0(纯骨骼疾病)~3级(受压,脊髓周围看不到脑脊液)。

表41-2　硬膜外脊髓压迫量表

等级	描述
0	纯骨疾病
1a	硬膜外撞击,无硬膜囊变形
1b	硬膜囊变形,无脊髓邻接
1c	硬膜囊变形,有脊髓邻接,无脊髓压迫
2	脊髓压迫,脊髓周围可见脑脊液
c	脊髓压迫,脊髓周围无脑脊液

2.4.4 手术禁忌

放疗敏感肿瘤、多部位MSCC或不能行走超过48 h的患者。

2.4.5 手术时机

手术时机是神经功能预后的重要因素,瘫痪的严重程度显著影响神经系统的恢复。对首次出现症状的MSCC患者的手术治疗最好在24 h内进行,早期手术也可以在48 h内进行,这样具有更好的神经学预后。如果神经功能恶化迅速加重,手术必须越早越好,但如果神经功能的恶化程度是逐渐进展的,则手术可以择期进行。

2.4.6 脊柱转移瘤外科治疗关键点

① 病变多位于椎体,可采用前入路;② 尽量去除肿瘤,彻底解除对脊髓的压迫;③ 避免单纯后路椎板减压术,这可能会加重脊柱不稳;④ 前路重建纠正后突畸

形,后路重建维护脊柱稳定性;⑤ 椎体成形术并不完全适于椎体转移瘤的治疗,风险大且效果不确定。具体的手术方式包括椎板切除、椎体切除、全脊椎切除、椎体成形、内固定减压重建等,近年来,经皮入路及微创治疗也取得了不错的进展,临床上需要根据患者的具体情况及治疗意愿选择合适的治疗方式。

2.5　放疗

放射治疗是转移性脊髓压迫症患者积极有效的治疗方法,首先放疗是消除骨转移引起的疼痛最有效的方法,能够取得大约80%的缓解率。此外,放射治疗可以控制肿瘤,减少肿瘤对骨质的破坏和对脊髓的压迫,从而达到改善生存质量,延长患者生存的目的。

2.5.1　目的

通过减少肿瘤负荷,达到缓解神经结构的压迫、防止神经损害的进展、缓解疼痛和防止局部复发。

2.5.2　适应证

无神经损害、无脊柱不稳定、无明显椎管内骨块压迫、生存期大于3个月、放射敏感性肿瘤(血液系统肿瘤、生殖细胞肿瘤、乳腺癌、前列腺癌、小细胞肺癌)。

2.5.3　时机

不适合手术治疗的MSCC患者应在24 h内接受放疗,另外对于所有手术为首选治疗方案的MESCC患者,都应接受伴或不伴有类固醇激素治疗的放疗。考虑到脊柱轴向不稳定性疼痛和脊髓神经的恢复,放疗前可实施稳定脊柱以及神经减压的手术,因为放疗会导致伤口感染和不愈合,放疗应安排在术后伤口彻底愈合后进行,一般是术后3~4周。

2.5.4　放疗方式及剂量

分为体外放疗(external beam radiotherapy, EBRT)、立体定向放疗(stereotactic body radiation there, SBRT)、调强放疗(intensity- modulated radiation therapy, IMRT)、质子束疗法等,EBRT、SBRT是最常用的治疗方法。

放射治疗脊髓压迫的剂量、单次或多次给予,分次剂量的大小与疗效的关系尚待进一步探究。目前的研究认为,对于预后好的患者(可以活动,或者不能活动时间小于24 h,生存期大于6个月),应该接受更长疗、高剂量的分次放疗,因为这对MSCC有更好的局部控制,对骨痛有更好的长期控制,可以使溶骨性病变更容易矿化,通常推荐接受总量30 Gy分10次的放疗方案。对于预后较差或生存期有限的患者(预期生存期在6个月以内、身体功能状态较差、明确的截瘫超过24 h),这些患者的中位生存期一般为1~2个月,神经系统功能恢复的机会渺茫。放疗仅仅是为了减轻疼痛,可以接受1周或更短疗程的放疗,通常推荐1次8 Gy的单剂量短程放疗。

脊柱立体定向放疗的发展为常规放疗开辟了新的方向。因为其剂量梯度陡峭的优势使其能够在治疗椎体转移时更好的保护周围脊髓、马尾等重要的神经器官。

目前SBRT主要适应证为：① 脊柱转移瘤疼痛发生之前的独立治疗；② 常规放疗失败转移瘤进展或局部复发后独立治疗或手术后辅助治疗；③ 转移瘤性硬膜外脊髓压迫症减压内固定手术后治疗。但是由于对SBRT的放疗剂量及靶区勾画缺乏统一的标准，暂不建议把SBRT作为转移性脊髓压迫症的主要治疗手段。通常，SBTT可以1次治疗1个或2个脊柱节段，剂量一般在8~18 Gy，对大范围多节段病变，高能定位照射目前仍不适宜。

3　髓内肿瘤转移

髓内肿瘤转移(intramedullary spinal cord metastasis, ISCM)少见，仅占所有髓内肿瘤的1%。ISCM的诊断预示着预后很差，中位生存期只有1.0~5.5个月。它最常见的继发于肺癌(54%)，其次是乳腺癌(11%)。尽管背部疼痛在90%以上的MSCC患者中很常见，但在ISCM患者中只有38%出现背部或颈部疼痛，感觉高度障碍(79%)、括约肌功能障碍(60%)和虚弱(91%)在ISCM患者中更为常见。ISCM和MSCC最显著的区别是ISCM患者同步脑转移的发生率高(41%)。ISCM的治疗方法应与MSCC相似，不同之处在于手术的作用。大多数外科医生不愿在ISCM中进行手术，因为手术的死亡率很高。糖皮质激素和放射治疗应及时启动。

五、小结

肺癌骨转移所致的骨相关事件包括骨痛、病理性骨折、脊髓压迫、高钙血症及相关治疗带来的痛苦等，严重影响患者的生活质量。其中高钙血症和脊髓压迫症是最常见的肿瘤急症之一，如处理不当可能造成严重后果，临床上应该早期识别诊断并正确治疗，并且遵循多学科诊疗模式为患者制定个体化的诊疗方案和处理流程。

主要参考文献

[1]　Chen W, Zheng R, Baade P D, et al. Cancer statistics in China, 2015[J]. CA Cancer J Clin, 2016, 66(2): 115-132.

[2]　Feng R M, Zong Y N, Cao S M, et al. Current cancer situation in China: good or bad news from the 2018 Global Cancer Statistics?[J]. Cancer Commun (Lond), 2019, 39(1): 22.

[3]　Siegel R L, Miller K D, Fuchs H E, et al. Cancer Statistics, 2021[J]. CA Cancer J Clin, 2021, 71(1): 7-33.

[4]　Santini D, Barni S, Intagliata S, et al. Natural History of Non-Small-Cell Lung Cancer with Bone Metastases[J]. Sci Rep, 2015, 5: 18670.

[5]　Tsuya A, Kurata T, Tamura K, et al. Skeletal metastases in non-small cell lung cancer: a retrospective study[J]. Lung Cancer, 2007, 57(2): 229-232.

[6]　Quint L E, Tummala S, Brisson L J, et al. Distribution of distant metastases from newly diag-

nosed non-small cell lung cancer[J]. Ann Thorac Surg, 1996, 62(1): 246-250.

[7] 中国抗癌协会. 恶性肿瘤骨转移及骨相关疾病临床诊疗专家共识(2010年版)[M]. 北京:北京大学医学出版社, 2010.

[8] Rosen L S, Gordon D, Tchekmedyian N S, et al. Long-term efficacy and safety of zoledronic acid in the treatment of skeletal metastases in patients with nonsmall cell lung carcinoma and other solid tumors: a randomized, Phase III, double-blind, placebo-controlled trial[J]. Cancer, 2004, 100(12): 2613-2621.

[9] Hernandez R K, Wade S W, Reich A, et al. Incidence of bone metastases in patients with solid tumors: analysis of oncology electronic medical records in the United States[J]. BMC Cancer, 2018, 18(1): 44.

[10] Youth Specialists Committee of Lung Cancer, Beijing Medical Award Foundaton, Chinese Lung Cancer Union[J]. Zhongguo Fei Ai Za Zhi, 2019, 22(4): 187-207.

[11] Wu S, Pan Y, Mao Y, et al. Current progress and mechanisms of bone metastasis in lung cancer: a narrative review[J]. Transl Lung Cancer Res, 2021, 10(1): 439-451.

[12] Sone S, Yano S. Molecular pathogenesis and its therapeutic modalities of lung cancer metastasis to bone[J]. Cancer Metastasis Rev, 2007, 26(3-4): 685-689.

[13] Zagzag J, Hu M I, Fisher S B, et al. Hypercalcemia and cancer: Differential diagnosis and treatment[J]. CA Cancer J Clin, 2018, 68(5): 377-386.

[14] Philbrick W M, Wysolmerski J J, Galbraith S, et al. Defining the roles of parathyroid hormone-related protein in normal physiology[J]. Physiol Rev, 1996, 76(1): 127-173.

[15] Narang M, Mohindra P, Mishra M, et al. Radiation Oncology Emergencies[J]. Hematol Oncol Clin North Am, 2020, 34(1): 279-292.

[16] Fonti R, Conson M, Del Vecchio S. PET/CT in radiation oncology[J]. Semin Oncol, 2019, 46(3): 202-209.

[17] Shiloh R, Krishnan M. Radiation for Treatment of Painful Bone Metastases[J]. Hematol Oncol Clin North Am, 2018, 32(3): 459-468.

[18] Rades D, Schild S E, Abrahm J L. Treatment of painful bone metastases[J]. Nat Rev Clin Oncol, 2010, 7(4): 220-229.

[19] Lewis M A, Hendrickson A W, Moynihan T J. Oncologic emergencies: Pathophysiology, presentation, diagnosis, and treatment[J]. CA Cancer J Clin, 2011, 61(5): 287-314.

[20] Halfdanarson T R, Hogan W J, Madsen B E. Emergencies in Hematology and Oncology[J]. Mayo Clin Proc, 2017, 92(4): 609-641.

[21] Macdonald A G, Lynch D, Garbett I, et al. Malignant spinal cord compression[J]. J R Coll Physicians Edinb, 2019, 49(2): 151-156.

[22] Prasad D, Schiff D. Malignant spinal-cord compression[J]. Lancet Oncol, 2005, 6(1): 15-24.

[23] Lawton A J, Lee K A, Cheville A L, et al. Assessment and Management of Patients With Metastatic Spinal Cord Compression: A Multidisciplinary Review[J]. J Clin Oncol, 2019, 37(1): 61-71.

［24］ Nater A, Sahgal A, Fehlings M. Management – spinal metastases［J］. Handb Clin Neurol, 2018, 149: 239-255.

［25］ Sciubba D M, Petteys R J, Dekutoski M B, et al. Diagnosis and management of metastatic spine disease. A review［J］. J Neurosurg Spine, 2010, 13(1): 94-108.

（陈曦　陈弘　郭婉婷）

第九篇　肺癌治疗相关的不良反应处理

第42章
免疫检查点抑制剂相关的不良反应处理

免疫检查点抑制剂(immune checkpoint inhibitors, ICIs)的应用极大改变了肺癌的治疗模式。多项临床研究表明,合理使用免疫检查点抑制剂可显著改善肺癌患者的生存。目前,国内外已有多种免疫检查点抑制剂单药或联合疗法获批用于非小细胞肺癌和小细胞肺癌的治疗,免疫检查点抑制剂在肺癌治疗中的应用越来越普遍。但是,随着免疫检查点抑制剂的广泛使用,其所暴露出的一系列不同于细胞毒药物和靶向药物的免疫相关不良反应(immune-related adverse events, irAEs)需要引起足够重视。

免疫相关不良反应的具体病理生理学机制尚未完全阐明。许多免疫相关不良反应的发生与该免疫检查点抑制剂的治疗作用具有相同免疫学机制,即阻断抑制机制。正常的免疫系统具有复杂的自我调节机制,可以适时控制或抑制免疫反应,避免免疫激活导致的自身组织破坏。免疫检查点抑制剂阻断了正常免疫系统的部分免疫调节机制,从而使自身组织遭受不受约束的急慢性免疫反应。研究发现,部分免疫相关不良反应是由针对肿瘤细胞和正常组织共同抗原的活化T细胞引起的。T细胞活化可导致炎症因子水平升高,亦可引起正常组织的炎症反应。此外,免疫检查点抑制剂与正常组织中的靶点结合,可直接介导相应的炎症反应。自身反应性抗体的水平升高也是免疫相关不良反应的可能机制之一。值得注意的是,早发性和迟发性免疫相关不良反应的发病机制可能不同。典型的常见早发性免疫相关不良反应似乎涉及广泛的上皮炎症,大量中性粒细胞被募集到正常组织中,可表现为皮疹、肠炎、肺炎等。而迟发性免疫相关不良反应相对少见,多表现为局限的器官特异性反应,例如神经系统不良反应和垂体炎。

不同免疫检查点抑制剂的免疫相关不良反应发生率有所不同。免疫检查点抑制剂单药治疗引发的任何级别免疫相关不良反应的发生率在不同临床研究中差异很大,约15%~90%。但荟萃分析显示,抗CTLA-4药物(伊匹单抗)引发的免疫相关不良反应的总发生率<75%,抗PD-1/PD-L1药物在Ⅲ期临床研究中的免疫相关不良反应的总发生率≤30%。伊匹单抗≥3级的严重免疫相关不良反应发生率高达43%,而PD-1/PD-L1抗体药物的发生率则≤20%。免疫联合治疗导致的免疫相关不良反应发生率远高于单药治疗。CheckMate 067试验显示,纳武单抗联合伊匹单抗高级别免疫相关不良反应发生率达59%。

免疫相关不良反应几乎可以累及人体所有组织器官。其中,皮肤、胃肠道、内分泌、肺和肌肉骨骼较常受累,心血管、血液、肾脏、神经和眼受累频率较低。大多数免疫相关不良反应发生在治疗后的数周至3个月内。但是,免疫相关不良反应也可首发于治疗后数月甚至1年后。由于免疫相关不良反应具有多器官、迟发和持续时间长的特点,免疫相关不良反应的良好管理更需要多学科协作和全程管理理念。

一、免疫相关不良反应的风险评估

随着越来越多的免疫检查点抑制剂获批上市和适应证扩展,免疫相关不良反应的易感性和风险评估也越来越引起大家的重视。尽管目前尚无明确的指标可良好预测免疫相关不良反应的发病风险,已有部分研究从临床特征、血液学指标、肠道微生态、遗传变异等多个角度对免疫相关不良反应的危险因素进行探讨。综合分析现有的危险因素,评估患者免疫相关不良反应的易感性和风险,有助于制定合理的临床治疗策略。

1 临床特征

目前较为明确的与免疫相关不良反应发病相关的临床特征主要是自身免疫性疾病和既往免疫相关不良反应病史。研究显示,自身免疫性疾病患者接受抗PD-1药物治疗后,约38%的患者出现自身免疫性疾病的恶化,约29%的患者发生了免疫相关不良反应。此外,既往接受抗CTLA-4药物伊匹单抗治疗后出现免疫相关不良反应的患者,如果接受抗PD-1药物治疗,约37%的患者会再次出现原有免疫相关不良反应或发生新的免疫相关不良反应,约21%的患者出现3~4级免疫相关不良反应。反之,接受抗PD-1药物治疗后,再接受抗CTLA-4药物伊匹单抗治疗的患者,3~4级免疫相关不良反应的发生率高达35%。

有研究利用CT扫描评估机体骨骼肌质量,并探讨其与免疫相关不良反应的关系。结果显示,骨骼肌质量低下(低肌肉衰减,low muscle attenuation)的患者更易发生高级别免疫相关不良反应。女性、低体力状况评分也是免疫相关不良反应的可能危险因素之一。

2 血液细胞指标

血液中的嗜酸性粒细胞、中性粒细胞、T细胞等免疫细胞及相关指标反映机体免疫及炎症状态,可用于免疫相关不良反应的风险评估。有研究显示,基线和治疗1个月后的淋巴细胞计数升高(>2 000个/mL)与免疫相关不良反应显著相关。基线和治疗1个月后的嗜酸性粒细胞计数升高不仅与>2级的免疫相关不良反应相关,而且还与免疫相关内分泌毒性和血液学毒性相关。中性粒细胞/淋巴细胞比值(NLR)高者接受免疫检查点抑制剂治疗效果欠佳。与之相一致,中性粒细胞/淋巴细胞比值高的患者免疫相关不良反应发生率更低。

T细胞作为抗肿瘤免疫的主力和免疫检查点抑制剂的靶细胞,在免疫相关不良反应的风险评估中也有重要价值。接受抗CTLA-4药物伊匹单抗治疗的患者,基线高水平的CD4[+]T细胞亚群和低水平的调节T细胞亚群与免疫相关性结肠炎发生相关。治疗后的T细胞多克隆增加亦与免疫相关不良反应相关。

3 自身抗体

自身抗体的存在可能增加免疫相关不良反应的风险。例如,免疫检查点抑制剂治疗前,基线抗甲状腺球蛋白抗体(TgAb)升高(≥28 IU/mL)与免疫相关性甲状腺功能异常的发病风险显著相关($OR = 26.5$,95% CI:8.18~85.8)。此外,I型糖尿病自身抗体阳性的患者接受免疫检查点抑制剂治疗后,发生免疫相关性糖尿病的中位周期数为2.5个周期;而自身抗体阴性者发生免疫相关性糖尿病的时间则较迟,中位周期数为13个周期。

4 细胞因子

细胞因子是免疫活性的重要调控因素,诸多研究探讨了细胞因子作为免疫相关不良反应预测因子的价值。多项研究表明,基线循环IL-6水平与免疫相关不良反应负相关,如基线IL-6低水平的患者免疫相关性结肠炎发生率更高。与之相反,治疗后循环IL-6水平升高与免疫相关皮肤毒性显著相关。研究显示,基线高浓度的IL-17与抗CTLA-4药物伊匹单抗导致的>3级结肠炎发病率显著相关,IL-17具有募集中性粒细胞的功能,这与抗CTLA-4相关结肠炎存在大量中性粒细胞浸润的病理特征是一致的。

Su等通过分析细胞因子谱的变化,建立细胞因子毒性评分系统(CYTOX)用于评估严重免疫相关不良反应的发病风险。研究共纳入了147例接受免疫检查点抑制剂治疗的患者,研究者先从98例患者的细胞因子谱变化中建立CYTOX评分系统,然后在包括49例患者的队列中进行独立验证,以评价CYTOX评分系统的可靠性。结果显示,在发生严重免疫相关不良反应的患者中,G-CSF、GM-CSF、Fractalkine、FGF-2、IFN-α2、IL-12p70、IL-1a、IL-1B、IL-1RA、IL-2、IL-13等细胞因子基线水平和治疗后1~4周水平均显著升高。由这些细胞因子构成的CYTOX评分系统在独立验证队列中预测严重免疫相关不良反应的AUC分别为0.68(基线,95% CI:0.51~0.84,$P = 0.037$)和0.70(治疗后,95% CI:0.55~0.85,$P = 0.017$)。

5 其他

研究显示,肠道微生态不仅与免疫检查点抑制剂的治疗疗效相关,在免疫相关不良反应的预测中也有一定的价值。肠道细菌中厚壁菌门基线水平升高与抗CTLA-4药物相关的结肠炎发生率增加有关,而拟杆菌门基线水平升高则与结肠炎发生率降低有关。研究还发现,参与多胺转运系统和B族维生素生物合成的微生物群缺乏与免疫相关性结肠炎发病风险增加有关,基于此建立的预测模型预测免疫相关性结肠炎的灵敏度为70%,特异性为83%。

研究者们还探讨了基因遗传变异、突变、表达谱、基线TSH等因素与免疫相关不良反应发病风险的关系,发现了一些有潜在价值的指标,然而,这些指标均尚需设计严谨的前瞻性大样本量的研究以进一步探讨其临床应用价值和前景。

二、免疫相关不良反应处理原则

1 分级管理

免疫相关不良反应的分级参照美国国立卫生研究院癌症研究所制定的《常见不良反应术语评定标准(CTCAE 4.03)》。具体如下:

(1)1级　轻度;无症状或轻微;仅为临床或诊断性检查所见;无须治疗。

(2)2级　中度;需要较小、局部或非侵入性治疗;与年龄相当的工具性日常生活活动受限。

(3)3级　严重或者具重要医学意义但不会立即危及生命;导致住院或者延长住院时间;致残;自理性日常生活活动受限。

(4)4级　危及生命;需要紧急治疗。

(5)5级　与不良反应相关的死亡。

临床处理免疫相关不良反应是按照分级原则进行的。一般原则如下:

①1级　可门诊处理。通常不建议使用糖皮质激素和其他免疫抑制剂。除了一些致死率高的免疫相关不良反应外,比如心脏和某些神经系统毒性,一般可以在密切监测下继续使用免疫检查点抑制剂;②2级　可门诊处理。局部使用糖皮质激素(皮疹);或全身使用糖皮质激素,口服泼尼松或静脉甲泼尼松龙 $0.5 \sim 1$ mg/(kg·d)。如果 $2 \sim 3$ d内无好转,糖皮质激素加量至 2 mg/(kg·d);如果CTCAE分级降至≤1级,糖皮质激素逐步减量(>4周)。不建议使用其他免疫抑制剂;③3级　需住院治疗。全身使用糖皮质激素,口服泼尼松或静脉甲泼尼松龙 $1 \sim 2$ mg/(kg·d)。如果CTCAE分级降至≤1级,糖皮质激素逐步减量(>4周)。如果使用糖皮质激素 $2 \sim 3$ d内无好转,与专科医师协商后,考虑加用其他免疫抑制剂。停用免疫检查点抑制剂,待毒性反应好转后再综合考虑获益/风险比,评估是否恢复使用;④4级　需住院治疗。全身使用糖皮质激素,静脉甲泼尼松龙 $1 \sim 2$ mg/(kg·d)。如果CTCAE分级降至≤1级,糖皮质激素逐步减量(>4周)。如果使用糖皮质激素 $2 \sim 3$ d内无好转,与专科医师协商后,考虑加用其他免疫抑制剂。除外一些可以激素替代治疗的内分泌系统的免疫相关不良反应,永久停用免疫检查点抑制剂。

2 早期发现、早期干预

虽然免疫相关不良反应多为轻度,具有可逆性,相对容易管理,但如果未及时处理,发展成严重的免疫相关不良反应,处理就比较困难。部分免疫相关不良反应致死率很高,一旦处理不及时,难以逆转。研究显示,延迟治疗(> 5 d)会影响部分免疫相关不良反应的最终处理效果,例如腹泻/结肠炎。因此,早期发现、早期干预极为重要。由于免疫相关不良反应通常具有迟发和持续时间长的特点,部分患者甚至在停药后数月或数年后才出现免疫相关不良反应,因此临床医师的全程管理意识对早期发现尤为关键。其次,对患者进行有关免疫相关不良反应的教育也有利于早期识别免疫相关不良反应。

3 早期足量、缓慢减量、及时评估

糖皮质激素是大多数免疫相关不良反应的主要治疗手段。临床上一般根据CTCAE级别来评估糖皮质激素的应用时机、剂量和给药途径。轻度免疫相关不良反应可考虑口服足量的糖皮质激素。对于严重的免疫相关不良反应和心脏、神经等系统损伤时,早期足剂量静脉使用糖皮质激素尤为重要。为防止免疫相关不良反应出现反复,糖皮质激素的减量应缓慢进行,一般需要4~6周,甚至更长时间。应及时评估患者对糖皮质激素的治疗反应,对于糖皮质激素治疗2~3 d仍无反应的严重免疫相关不良反应的患者,需要与相关专科医师协商后,考虑加用其他免疫抑制剂。

4 多学科协作

免疫相关不良反应几乎可以累及人体所有组织器官,而肿瘤专科医师对它专科的治疗措施了解相对较少,这种情况下多学科协作就可以集思广益,提高治疗疗效。比如,皮肤科医师可协助指导免疫相关皮肤不良反应的外用药物选择;内分泌科医师可协助指导免疫相关内分泌不良反应的激素替代治疗等。

5 器官差异化管理

虽然人体所有组织器官都可能出现免疫相关不良反应,但不同组织器官的发病特点、临床表现及致死率有所不同,因此其监测和处理措施也有所区别。例如,多数皮肤不良反应可以通过适当的外用糖皮质激素等治疗而不影响免疫检查点抑制剂的继续使用;部分内分泌系统不良反应仅需激素替代治疗,而无须应用糖皮质激素和其他免疫抑制剂;免疫相关性心肌炎的患者则应该尽早接受大剂量糖皮质激素治疗,并立刻终止免疫检查点抑制剂治疗。

三、免疫检查点抑制剂相关的不良反应处理方案

1 基线检查与特殊人群筛查

1.1 基线检查

(1)病史询问　全面询问患者的肿瘤诊疗经过、合并疾病(尤其是自身免疫性疾病、内分泌疾病、HBV感染、HCV感染、HIV感染等)、个人吸烟史、家族史、妊娠状况、合并用药、排便习惯(频率、形状)等。

（2）体格检查　全面体格检查,除肿瘤相关体征外,还需关注皮肤黏膜、甲状腺、心肺、四肢关节、肌力等。

（3）一般血液学检验　血常规、常规生化、尿常规、粪常规、感染性疾病筛查（HBsAg、HBsAb、HBcAb,HCVAb,HIV抗体和HIV抗原等）;如果有血糖升高则加做糖化血红蛋白;如果有HBV或HCV感染则加做HBV-DNA或HCV-RNA。

（4）一般影像学检查　根据肿瘤评估需要,行胸腹部等部位CT检查、颅脑MRI、全身骨显像等。

（5）甲状腺相关检验　FT3、FT4、TSH;如果TSH高则加做抗甲状腺过氧化物酶抗体(TPOAb);如果TSH低则加做促甲状腺激素受体抗体(TRAb)。

（6）肾上腺和垂体相关检验　早晨8点和下午4点血浆皮质醇和促肾上腺皮质激素(ACTH)、黄体生成素(LH)、促卵泡素(FSH)、睾酮、泌乳素、生长激素等。

（7）肺部相关检查　末梢血氧饱和度、常规胸部CT平扫;如有肺部疾病(如慢性阻塞性肺疾病、间质性肺病、肺纤维化等),加做肺功能和6 min步行试验。

（8）心血管相关检验检查　常规心电图、心脏彩超、心肌酶谱;部分患者可考虑加做肌钙蛋白TnI或TnT、BNP或pro-BNP、24 h动态心电图。

（9）其他检验检查　对既往有或怀疑合并自身免疫性疾病者,行自身抗体、ESR等相关检查。

1.2　特殊人群筛查

（1）自身免疫性疾病患者　由于自身免疫性疾病患者接受免疫检查点抑制剂治疗后,出现原有自身免疫性疾病恶化和/或发生免疫相关不良反应的风险高,因此该类患者需要谨慎分析获益/风险比。对于合并危及生命的自身免疫性疾病,或自身免疫性神经系统疾病,或自身免疫性疾病控制不佳的患者,不建议应用免疫检查点抑制剂。除外上述情况的自身免疫性疾病患者,应用免疫检查点抑制剂前,尽量将泼尼松的每日剂量控制在<10mg。

（2）HBV、HCV感染患者　研究显示,感染HBV或HCV的患者使用免疫检查点抑制剂的安全性和疗效与未感染患者相当。因此,有病毒性肝炎病史的患者是免疫检查点抑制剂治疗的潜在人群。对于HBsAg携带但HBV-DNA阴性者,建议在免疫检查点抑制剂治疗前行预防性抗病毒治疗;对于HBV-DNA阳性者,建议抗病毒治疗,将HBV-DNA控制低于2 000 IU/mL后再开始免疫检查点抑制剂治疗。HCV感染者,如无其他禁忌,可考虑直接免疫检查点抑制剂治疗,定期监测HCV-RNA,必要时请肝内科会诊抗病毒治疗。

（3）器官移植患者　器官移植患者接受免疫检查点抑制剂治疗后,发生移植相关并发症(包括潜在致命的移植物抗宿主病)的风险增加。因此,该类患者需要多学科协商,探讨一旦发生移植相关并发症的后果和替代措施,评估获益/风险比。对于部分无移植排斥且处于免疫抑制维持治疗阶段的患者,如果发生移植物排斥时有可行替代措施,可考虑接受免疫检查点抑制剂治疗。

（4）老年患者　老年患者免疫相关不良反应的发生率并没有显著增加,因此,高龄并非使用免疫检查点抑制剂治疗的禁忌。但由于老年患者的生理特点,不建议应用3~4级毒性相对较高的抗CTLA-4药物治疗。

（5）体能状态较差的患者　虽然体能状态差的患者接受免疫检查点抑制剂治疗的安全性可控,但该类患者从中获益有限,因此需谨慎考虑。

（6）接受免疫接种的患者　在免疫检查点抑制剂治疗期间,不建议接种活疫苗,可接种灭活疫苗。

（7）妊娠期患者　妊娠期患者接受免疫检查点抑制剂治疗会导致流产、死胎和新生儿死亡的风险增加。因此,需综合考虑患者病情和意愿,在妊娠期结束或终止后方可应用免疫检查点抑制剂。

（8）驱动基因阳性的非小细胞肺癌患者　需综合考虑驱动基因的类型、既往诊疗过程等因素,慎重选择免疫检查点抑制剂治疗人群和治疗方案。由于间质性肺疾病等不良反应发生率显著升高,因此不建议EGFR敏感突变患者接受EGFR-TKI联合免疫检查点抑制剂治疗。

（9）更换免疫检查点抑制剂的患者　患者可以根据病情需要,更换不同作用机制的免疫检查点抑制剂,但此类患者3~4级免疫相关不良反应的发生率可能增加,需注意监测。

（10）HIV携带者　现有数据表明,免疫检查点抑制剂不会增加HIV病毒感染率,也不会增加HIV感染患者的病毒复制,该类患者应用免疫检查点抑制剂安全性可控,可以考虑使用。

2　常见免疫检查点抑制剂相关不良反应与管理

2.1　皮肤毒性

皮肤毒性是最常见的免疫相关不良反应,通常在治疗后的数周内即发生。PD-1/PD-L1抑制剂的皮肤毒性发生率约为30%~40%,CTLA-4抑制剂伊匹单抗的皮肤毒性发生率约为50%。免疫相关皮肤不良反应多数较轻,严重的不良反应较为罕见,伊匹单抗和PD-1/PD-L1抑制剂的高级别皮肤毒性发生率约为1%~3%。免疫相关皮肤不良反应多表现为斑丘疹和瘙痒,还可表现为白癜风、湿疹、银屑病、色素沉着等,通常通过局部治疗和适当护理即可控制,无需停用免疫检查点抑制剂。也有报道一些罕见的严重剥脱性皮肤反应,比如史蒂文斯-约翰逊综合征/中毒性表皮坏死松解症（SJS/TEN）、伴嗜酸性粒细胞增多和系统症状的药疹（DRESS）,需要全身免疫抑制治疗和停用免疫检查点抑制剂。

2.2.1　斑丘疹/皮疹

（1）1级　定义为斑丘疹/皮疹覆盖面积<10%全身体表面积,伴或不伴症状。处理措施:局部外用中效糖皮质激素;口服抗组胺药物（如西替利嗪、氯雷他定）;局部

使用润肤剂;继续免疫检查点抑制剂;皮肤科会诊。

(2)2级　定义为斑丘疹/皮疹覆盖面积达10%~30%全身体表面积,伴或不伴症状;日常功能性活动受限。处理措施:局部外用强效糖皮质激素,如果对外用糖皮质激素无反应,则加用/换用泼尼松0.5~1 mg/(kg·d);口服抗组胺药物(如西替利嗪、氯雷他定);局部使用润肤剂;暂停免疫检查点抑制剂;皮肤科会诊。

(3)3级　定义为斑丘疹/皮疹覆盖面积>30%全身体表面积,伴或不伴症状;日常生活自理能力明显受限。处理措施:局部外用强效糖皮质激素,同时泼尼松0.5~1 mg/(kg·d),如无改善,泼尼松可加量至2 mg/(kg·d);口服抗组胺药物(如西替利嗪、氯雷他定);暂停免疫检查点抑制剂;皮肤科急会诊。

2.2.2　瘙痒

(1)1级　定义为轻度或局限性瘙痒。处理措施:局部外用中效糖皮质激素;口服抗组胺药物(如西替利嗪、氯雷他定);局部使用润肤剂;继续免疫检查点抑制剂;皮肤科会诊。

(2)2级　定义为间歇性强烈或广泛的瘙痒,可伴有搔抓引起的皮肤改变(如水肿、苔藓样变等);日常功能性活动受限。处理措施:局部外用强效糖皮质激素;口服抗组胺药物(如西替利嗪、氯雷他定);可考虑加用加巴喷丁或普瑞巴林;加强止痒对症处理后继续免疫检查点抑制剂,部分严重患者可考虑暂停;皮肤科会诊。

(3)3级　定义为持续性强烈或广泛的瘙痒;日常生活自理能力明显受限,或影响睡眠。处理措施:口服抗组胺药物(如西替利嗪、氯雷他定);泼尼松0.5~1 mg/(kg·d);可考虑加用加巴喷丁或普瑞巴林;暂停免疫检查点抑制剂;部分难治性瘙痒患者可考虑给予阿瑞吡坦或奥马珠单抗(血IgE升高者);皮肤科急会诊。

2.2.3　皮炎

大疱性皮炎、史蒂文斯-约翰逊综合征(SJS)、中毒性表皮坏死松解症(TEN)

(1)1级　定义为水疱覆盖面积<10%全身体表面积,无症状。处理措施:局部外用强效糖皮质激素;暂停免疫检查点抑制剂;皮肤科急会诊。

(2)2级　定义为水疱覆盖面积达10%~30%全身体表面积,伴有疼痛;日常功能性活动受限。处理措施:泼尼松0.5~1 mg/(kg·d);暂停免疫检查点抑制剂;皮肤科急会诊。

(3)3级　定义为水疱覆盖面积>30%全身体表面积;日常生活自理能力明显受限;或诊断SJS、TEN。处理措施:泼尼松1~2 mg/(kg·d);永久停用免疫检查点抑制剂;住院治疗,必要时入住ICU;皮肤科、眼科、泌尿外科急会诊;多学科会诊后,考虑使用免疫球蛋白。

(4)4级　定义为水疱覆盖面积>30%全身体表面积,合并水、电解质紊乱;或诊断为致死性SJS、TEN。处理措施:泼尼松1~2 mg/(kg·d);永久停用免疫检查点抑制剂;住院治疗,必要时入住ICU;皮肤科、眼科、泌尿外科急会诊;多学科会诊后,考虑使用免疫球蛋白。

2.2.4 皮肤毛细血管增生症（CCEP）

最容易引起皮肤毛细血管增生症的药物是PD-1抑制剂卡瑞利珠单抗，单药治疗发生率为77.1%，多为轻度。

（1）1级 定义为皮肤毛细血管增生结节最大径<10 mm。处理措施：如有出血，局部处理；继续免疫检查点抑制剂。

（2）2级 定义为皮肤毛细血管增生结节最大径>10 mm。处理措施：如有出血，局部处理；根据病情需要，考虑激光或外科切除等局部治疗；继续免疫检查点抑制剂。

（3）3级 定义为多发皮肤毛细血管增生结节，伴感染。处理措施：抗感染治疗；根据病情需要，考虑激光或外科切除等局部治疗；暂停免疫检查点抑制剂。

2.2 内分泌毒性

甲状腺和垂体是免疫相关不良反应最常累及的内分泌器官。荟萃分析显示，免疫相关性甲状腺功能减退总体发生率约6.6%，CTLA-4抑制剂伊匹单抗单药引发者约为3.8%，PD-1抑制剂约为7.0%，PD-L1抑制剂约3.9%，免疫联合治疗则高达13.2%；免疫相关性甲状腺功能亢进总体发生率约2.9%，CTLA-4抑制剂伊匹单抗单药引发者约为1.7%，PD-1抑制剂约为3.2%，PD-L1抑制剂约为0.6%，免疫联合治疗则高达8.0%；免疫相关性垂体炎总体发生率约1.3%，CTLA-4抑制剂伊匹单抗单药引发者约为3.2%，PD-1抑制剂约为0.4%，PD-L1抑制剂则<0.1%，免疫联合治疗引发的垂体炎发生率高达6.4%。其他内分泌毒性，如原发性肾上腺功能不全和I型糖尿病，比较罕见。

免疫相关内分泌不良反应经常引起永久性器官损伤，大多数情况下，糖皮质激素治疗并不能减轻和逆转这种器官损伤。因此，并不建议将糖皮质激素常规用于免疫相关性甲状腺功能减退或I型糖尿病的治疗。在垂体炎、肾上腺炎或某些甲状腺毒症的情况下，应用糖皮质激素可能有助于缓解急性炎症的症状。

2.2.1 甲状腺功能减退

（1）1级 定义为无症状，仅临床或诊断性检查所见。处理措施：继续免疫检查点抑制剂；如果TSH>10 μIU/ml，可考虑甲状腺激素替代治疗（每日左甲状腺素剂量约为1.6 μg/kg，罹患心血管疾病的老年患者酌减，每4~6周监测甲状腺功能，指导剂量调整）。

（2）2级 定义为有症状，需行甲状腺激素替代治疗；日常功能性活动受限。处理措施：甲状腺激素替代治疗（每日左甲状腺素剂量约为1.6 μg/kg，罹患心血管疾病的老年患者酌减，每4~6周监测甲状腺功能，指导剂量调整）；继续免疫检查点抑制剂；内分泌科会诊。

（3）3级 定义为有严重症状；日常生活自理能力明显受限；需要住院治疗。处理措施:甲状腺激素替代治疗(每日左甲状腺素剂量约为 1.6 μg/kg,罹患心血管疾病的老年患者酌减,每 4~6 周监测甲状腺功能,指导剂量调整);暂停免疫检查点抑制剂,直至毒性恢复至≤2 级;内分泌科会诊。

(4)4 级　定义为危及生命;需要紧急干预。处理措施:甲状腺激素替代治疗(每日左甲状腺素剂量约为 1.6 μg/kg,罹患心血管疾病的老年患者酌减,每 4~6 周监测甲状腺功能,指导剂量调整);暂停免疫检查点抑制剂,直至毒性恢复至≤2 级;内分泌科急会诊。

2.2.2　甲状腺功能亢进

(1)1 级　定义为无症状,仅临床或诊断性检查所见。处理措施:继续免疫检查点抑制剂;4~6 周监测甲状腺功能。

(2)2 级　定义为有症状,需行甲状腺激素抑制治疗;日常功能性活动受限。处理措施:β 受体阻滞剂对症处理(如普萘洛尔、美托洛尔等);继续免疫检查点抑制剂;4~6 周监测甲状腺功能;内分泌科会诊。

(3)3 级　定义为有严重症状,日常生活自理能力明显受限;需要住院治疗。处理措施:β 受体阻滞剂对症处理(如普萘洛尔、美托洛尔等);暂停免疫检查点抑制剂,直至毒性恢复至≤2 级;4~6 周监测甲状腺功能;内分泌科会诊。

(4)4 级　定义为危及生命;需要紧急干预。处理措施:β 受体阻滞剂对症处理(如普萘洛尔、美托洛尔等);暂停免疫检查点抑制剂,直至毒性恢复至≤2 级;4~6 周监测甲状腺功能;内分泌科急会诊。

2.2.3　垂体炎

(1)1 级　定义为无症状或轻微症状(如轻度乏力、厌食),无头痛。处理措施:继续免疫检查点抑制剂;根据临床指征给予相应激素替代治疗;内分泌科会诊。

(2)2 级　定义为中度症状,包括头痛但不伴有视力障碍,或者乏力/情绪改变但是血流动力学稳定,无电解质紊乱。处理措施:口服泼尼松 0.5~1mg/(kg·d),根据症状 2~4 周减量至 5 mg/d;暂停免疫检查点抑制剂,直到急性症状消失并开始激素替代治疗;内分泌科会诊。

(3)3 级　定义为有严重症状:严重的占位效应症状,包括严重的头痛,任何程度的视力障碍,或者严重的肾上腺功能减退包括低血压,重度电解质紊乱。处理措施:静脉甲泼尼松龙 1 mg/(kg·d),根据症状,逐渐转换为口服泼尼松,>4 周减量至 5 mg/d;暂停免疫检查点抑制剂,直到急性症状消失并开始激素替代治疗;内分泌科急会诊。

2.2.4　高血糖

(1)1 级　定义为正常值上限 < 空腹血糖< 8.9 mmol/L。

(2)2 级　定义为空腹血糖 8.9~13.9 mmol/L。

(3)3 级　定义为空腹血糖 13.9~27.8 mmol/L,需要住院治疗。

（4）4级　定义为空腹血糖>27.8 mmol/L；危及生命。

新发高血糖<11.1 mmol/L 和/或 2 型糖尿病病史且不似合并糖尿病酮症酸中毒者，处理措施：继续免疫检查点抑制剂；动态监测血糖；规律治疗高血糖；内分泌科会诊。

新发空腹血糖>11.1 mmol/或随机血糖>13.9 mmol/或 2 型糖尿病病史伴空腹/随机血糖>13.9 mmol/L 者，处理措施：排除是否合并酮症酸中毒；无酮症酸中毒者继续免疫检查点抑制剂，合并酮症酸中毒者暂停免疫检查点抑制剂并住院治疗；动态监测血糖；规律治疗高血糖；内分泌科急会诊。

2.3　肝脏毒性

免疫检查点抑制剂相关肝脏毒性一般无特征性的临床症状，主要表现为谷丙转氨酶（ALT）、谷草转氨酶（AST）、胆红素等检验指标升高，部分患者可伴有疲乏、食欲下降等非特异性症状，胆红素升高时可出现皮肤巩膜黄染等。PD-1/PD-L1 抑制剂单药治疗导致的免疫相关性肝脏毒性的发生率约为 0.7%~1.8%，CTLA-4 抑制剂伊匹单抗单药治疗的发生率在 3%~9%，3~4 级发生率约为 1%~2%。免疫联合治疗肝脏毒性的发生率可高达 29%，3~4 级发生率达 17%。免疫相关性肝脏毒性可发生于治疗后的任意时间，发病的中位时间通常为开始治疗后的 5~6 周。免疫相关性肝脏毒性的诊断需排除活动性病毒性肝炎、其他药物导致的肝损伤、自身免疫性肝炎、脂肪肝、酒精肝、肝脏肿瘤导致的肝损伤等。因此，开始免疫检查点抑制剂前的基线评估十分关键，完善的基线评估可以保证治疗过程中一旦出现肝损伤，可以在最短的时间内明确诊断。

（1）1级　定义为正常值上限<ALT 或 AST≤3 倍正常值上限；正常值上限<胆红素≤1.5 倍正常值上限。处理措施：排查其他原因引起的肝损伤，避免使用肝毒性药物；继续使用免疫检查点抑制剂；保肝治疗；每周复查肝功能；消化内科或肝内科会诊。

（2）2级　定义为 3 倍正常值上限<ALT 或 AST≤5 倍正常值上限；1.5 倍正常值上限<胆红素≤3 倍正常值上限。处理措施：排查其他原因引起的肝损伤，避免使用肝毒性药物，必要时行肝活检明确诊断；暂停使用免疫检查点抑制剂；口服泼尼松 0.5~1 mg/(kg·d)，若肝功能好转，2~4 周逐渐减量，泼尼松减量至≤10 mg/d 且肝脏毒性恢复至≤1 级时，可重新开始使用免疫检查点抑制剂；保肝治疗；每 3 d 复查肝功能；消化内科或肝内科会诊。

（3）3级　定义为 5 倍正常值上限<ALT 或 AST≤20 倍正常值上限；3 倍正常值上限<胆红素≤10 倍正常值上限。处理措施：排查其他原因引起的肝损伤，避免使用肝毒性药物，必要时行肝脏影像学及肝活检明确诊断；暂停使用免疫检查点抑制剂，治疗好转后，泼尼松减量至≤10 mg/d 且肝脏毒性恢复至≤1 级时，经充分评估及权衡利弊后可考虑重新开始使用免疫检查点抑制剂；静脉使用甲泼尼龙 1~2 mg/(kg·d)，若肝功能好转，肝脏毒性恢复至 2 级时，转换为口服泼尼松，4 周逐渐减量，若 3 天后

肝功能无好转,考虑加用吗替麦考酚酯,如仍无好转,考虑加用他克莫司;保肝治疗;每1~2 d复查肝功能;消化内科或肝内科会诊。

(4)4级 定义为ALT或AST>20倍正常值上限;胆红素>10倍正常值上限。处理措施:排查其他原因引起的肝损伤,避免使用肝毒性药物,必要时行肝脏影像学及肝活检明确诊断;永久停用免疫检查点抑制剂;静脉使用甲泼尼松龙2 mg/(kg·d),若肝功能好转,肝脏毒性恢复至2级时,转换为口服泼尼松,4周逐渐减量,若3 d后肝功能无好转,考虑加用吗替麦考酚酯,如仍无好转,考虑加用他克莫司;保肝治疗;每1~2 d复查肝功能;消化内科或肝内科急会诊。

2.4 胃肠毒性(腹泻/结肠炎)

免疫相关胃肠道不良反应主要表现为腹泻或结肠炎的症状,如水样泻、腹部绞痛和里急后重。CTLA-4抑制剂伊匹单抗单药治疗者腹泻发生率约27%~54%,结肠炎的发生率为8%~22%。胃肠道毒性是CTLA-4抑制剂治疗最常见和最严重的免疫相关不良反应,是导致治疗中断的主要原因。PD-1/PD-L1抑制剂单药引发的免疫相关胃肠道不良反应发生率则比较低,所有级别的结肠炎发生率为1.3%。

CTLA-4抑制剂相关结肠炎病变内镜下多表现为红斑、血管形态的缺失、糜烂和溃疡形成,大多数病例累及乙状结肠和直肠,病变通常比较广泛。显微镜下多表现为急性结肠炎,大量中性粒细胞和嗜酸性粒细胞浸润,或者是弥漫性或局灶性片状隐窝脓肿;部分病例也可与炎症性肠病类似,表现为肉芽肿、基底部浆细胞增多和片状病变(萎缩、扭曲、分枝和发芽)。PD-1/PD-L1抑制剂相关胃肠毒性内镜下可表现为正常黏膜、轻度红斑、黏膜易脆或溃疡等重度炎症表现。显微镜下主要表现有两类:① 伴有中性粒细胞性隐窝微脓肿、萎缩和腺窝上皮细胞凋亡的活动性结肠炎;② 以上皮内淋巴细胞增多为特征的淋巴细胞性结肠炎。

(1)1级 定义为无症状,仅临床检查或诊断性检查所见的结肠炎;或腹泻频率≤4次/日。处理措施:查血常规、粪常规、粪病原学等排除胃肠道感染;密切随访下继续使用免疫检查点抑制剂;酌情口服补液、止泻对症支持治疗;避免高纤维/乳糖饮食;消化内科会诊。

(2)2级 定义为有腹痛或黏液便或血便的结肠炎;或腹泻频率4~6次/d。处理措施:查血常规、粪常规、粪病原学等排除胃肠道感染;结肠镜检查;暂停使用免疫检查点抑制剂;无须等待肠镜结果,口服泼尼松1 mg/(kg·d),如病情改善,4~6周内逐渐减量,如48 h无改善,加量至2 mg/(kg·d),并考虑2周内加用英夫利昔单抗;酌情补液、止泻对症支持治疗;避免高纤维/乳糖饮食;消化内科会诊。

(3)3级 定义为有剧烈腹痛或大便习惯改变或腹膜刺激征的结肠炎;或腹泻频率≥7次/d。处理措施:查血常规、粪常规、粪病原学等排除胃肠道感染;结肠镜检查;有腹膜刺激征者推荐腹盆腔增强CT;暂停使用免疫检查点抑制剂;无须等待肠镜结果,静脉甲泼尼松2 mg/(kg·d),如病情改善,4~6周内逐渐减量,如48 h无改善,强烈考虑加用英夫利昔单抗,如果英夫利昔单抗耐药,考虑维多珠单抗;酌情补液、止泻对症支持治疗;酌情流食、或禁食、全肠外营养;消化内科急会诊。

(4)4级 定义为危及生命;需要紧急干预。处理措施:查血常规、粪常规、粪病原学等排除胃肠道感染;结肠镜检查;有腹膜刺激征者推荐腹盆腔增强CT;永久停用免疫检查点抑制剂;无须等待肠镜结果,静脉甲泼尼松2 mg/(kg·d),如病情改善,4~6周内逐渐减量,如48 h无改善,强烈考虑加用英夫利昔单抗,如果英夫利昔单抗耐药,考虑维多珠单抗;监测生命体征、肝肾功能、电解质等;酌情补液、止泻对症支持治疗;酌情流食或禁食、全肠外营养;消化内科急会诊。

2.5 肺毒性

免疫检查点抑制剂最常见的免疫相关肺毒性表现为肺炎。研究显示,PD-1/PD-L1抑制剂单药治疗导致的免疫相关性肺炎的发生率约为4.6%,CTLA-4抑制剂伊匹单抗单药治疗的发生率更低,发病率<1%。免疫联合治疗所致肺炎的发生率更高,达10%。免疫相关性肺炎可在治疗后任何时间发生,但是与其他免疫相关不良反应相比,肺炎发生的时间相对较晚,中位发生时间在治疗后2.8个月左右。部分研究显示,与恶性黑色素瘤相比,非小细胞肺癌、肾癌似乎更易发生免疫相关性肺炎。虽然约72%的免疫相关性肺炎为1~2级,但是免疫相关性肺炎却是免疫检查点抑制剂相关死亡的最常见原因之一。不同肿瘤发生3~4级免疫相关性肺炎的概率相近,但非小细胞肺癌患者因肺炎导致的治疗相关性死亡事件更多。

免疫相关性肺炎临床上可有咳嗽、呼吸困难、胸痛等非特异性表现,其影像学特点也缺乏特异性,多表现为磨玻璃结节影或斑片结节浸润影,主要位于两肺下叶为主,其次为中叶,上叶最少见,可表现为间质性肺炎、磨玻璃样肺炎、隐源性机化性肺炎、过敏性肺炎和其他非特异性肺炎,需注意与肺部感染、癌性淋巴管炎、弥漫性肺泡出血等相鉴别。

(1)1级 定义为无症状,仅临床检查或诊断性检查发现,病变仅累及<25%的肺实质或单个肺叶。处理措施:查胸部CT、肺功能、血氧饱和度、血常规、ESR、CRP、PCT、痰病原学等评估基线情况并排查肺部感染;暂停使用免疫检查点抑制剂,3~4周复查胸部CT及肺功能,如果影像学无进展,则在密切监测下恢复使用免疫检查点抑制剂,如果影像学进展,则升级治疗方案并暂停使用免疫检查点抑制剂;2~3 d进行自我症状及血氧饱和度监测,每周门诊随访;呼吸内科会诊。

(2)2级 定义为轻/中度的新发症状,或原有症状恶化,包括:呼吸急促、咳嗽、胸痛、发热和缺氧;病变累及多个肺叶且达到25%~50%的肺实质;日常功能性活动受限,需要使用药物干预治疗。处理措施:查胸部CT、肺功能、血氧饱和度、血常规、ESR、CRP、PCT、痰病原学等评估基线情况并排查肺部感染,必要时行支气管镜和肺泡灌洗协助诊断,考虑对非典型病变进行活检;暂停使用免疫检查点抑制剂;静脉甲泼尼松1 mg/(kg·d),治疗48~72 h后,若症状改善,4~6周逐渐减量,若无改善,则升级治疗方案；3~4周复查胸部CT及肺功能；呼吸内科会诊，必要时加用抗感染治疗。

（3）3级　定义为严重的新发症状；病变累及所有肺叶或>50%的肺实质；日常生活自理能力明显受限，需吸氧，需住院治疗。处理措施：查胸部CT、肺功能、血氧饱和度、血常规、ESR、CRP、PCT、血气分析、肝肾功能、电解质、痰病原学等评估基线情况并排查肺部感染，必要时行支气管镜和肺泡灌洗协助诊断，考虑对非典型病变进行活检；终止使用免疫检查点抑制剂，仅部分激素治疗敏感且恢复良好者，经过充分评估和权衡利弊后可考虑在密切监测下恢复使用；静脉甲泼尼松 2 mg/(kg·d)，治疗48 h后，若症状改善，继续治疗至症状改善至1级，然后6~8周内逐渐减量，若无改善，则考虑加用英夫利昔单抗，或吗替麦考酚酯，或免疫球蛋白；病情稳定后3~4周复查胸部CT及肺功能；呼吸内科急会诊，必要时加用抗感染治疗及肺通气治疗。

（4）4级　定义为危及生命的呼吸系统损害，需要插管等紧急干预措施。处理措施：查胸部CT、肺功能、血氧饱和度、血常规、ESR、CRP、PCT、血气分析、肝肾功能、电解质、痰病原学等评估基线情况并排查肺部感染，必要时行支气管镜和肺泡灌洗协助诊断，考虑对非典型病变进行活检；永久停止使用免疫检查点抑制剂；静脉甲泼尼松 2 mg/(kg·d)，治疗48 h后，若症状改善，继续治疗至症状改善至1级，然后6~8周内逐渐减量，若无改善，则考虑加用英夫利昔单抗，或吗替麦考酚酯，或免疫球蛋白；病情稳定后3~4周复查胸部CT及肺功能；呼吸内科急会诊，必要时加用抗感染治疗及肺通气治疗。

2.6　风湿免疫毒性

免疫检查点抑制剂相关的风湿免疫毒性主要包括为类风湿性关节炎、肌炎和肌痛，关节痛和肌痛是其最常见的症状。一项研究显示，524例接受免疫检查点抑制剂治疗的患者，有6.6%的患者发生风湿免疫毒性，出现的平均时间为70 d。

2.6.1　炎性关节炎

免疫检查点抑制剂引起的炎性关节炎主要表现为两大类：①与类风湿性关节炎相似，受累关节以近端指间关节、掌指关节和腕关节等小关节为主，可出现骨侵蚀，但该类型患者血清类风湿因子和抗瓜氨酸化蛋白抗体多为阴性，且骨侵蚀通常发生得更早；②类似脊柱关节炎的表现，例如炎性腰背痛、附着点炎、趾炎及以大关节受累为主的寡关节炎等，但该类型患者HLA-B27多为阴性。

（1）1级　定义为轻度疼痛伴炎症症状（睡眠或不活动后关节僵硬，通过运动或加温可改善），红斑，或关节肿胀。处理措施：继续免疫检查点抑制剂；非甾体类抗炎药（如萘普生或美洛昔康）止痛对症处理，持续4~6周；如果非甾体类抗炎药无效，则考虑口服泼尼松 10~20 mg/d，持续2~4周，若糖皮质激素治疗2~4周内没有改善，则按2级管理；当受累关节<2个，且 10 mg/d泼尼松和非甾体类抗炎药无效时，可考虑受累关节腔内注射糖皮质激素；风湿免疫科会诊。

（2）2级　定义为与炎症相关的中度疼痛，红斑，或关节肿胀；日常功能性活动受限。处理措施:暂停免疫检查点抑制剂;口服泼尼松0.5 mg/(kg·d),直至症状改善至≤1级,然后在4~6周内逐渐减量,若糖皮质激素治疗2~4周内没有改善,则按3级管理;风湿免疫科会诊,评估是否需要关节腔内注射治疗和检查早期骨损伤情况。

(3)3级 定义为与炎症相关的重度疼痛,红斑,或关节肿胀;不可逆的关节损伤;残疾;日常生活自理能力受限。处理措施:暂停免疫检查点抑制剂,如果经4~6周的治疗后症状没有改善,则永久停用免疫检查点抑制剂;泼尼松1 mg/(kg·d),直至症状改善至≤1级,然后在4~6周内逐渐减量,若糖皮质激素治疗1周内症状没有改善或2周内无法减量,则考虑加用其他免疫抑制药物,如甲氨蝶呤、来氟米特或柳氮磺吡啶;对糖皮质激素和抗炎治疗效果不佳的顽固性或重度的关节炎,可考虑使用托珠单抗或英夫利昔单抗;风湿免疫科会诊。

2.6.2 肌炎/肌痛

(1)1级 定义为轻度疼痛。处理措施:监测肌力、肌酸激酶、醛缩酶、乳酸脱氢酶等;继续免疫检查点抑制剂;非甾体类抗炎药止痛对症处理;风湿免疫科会诊。

(2)2级 定义为中度疼痛,或伴无力,日常功能性活动受限。处理措施:监测肌力、肌酸激酶、醛缩酶、乳酸脱氢酶等;暂停免疫检查点抑制剂,直至症状缓解,肌酸激酶恢复正常且泼尼松剂量<10 mg/d;非甾体类抗炎药止痛对症处理;如果肌酸激酶≥3倍正常值上限,或者肌酸激酶水平升高伴有肌力减弱,可予口服泼尼松0.5~1 mg/(kg·d),直至症状改善至≤1级,然后4~6周内逐渐减量;风湿免疫科会诊。

(3)3级 定义为重度疼痛,或重度无力,日常生活自理能力受限。处理措施:监测肌力、肌酸激酶、醛缩酶、乳酸脱氢酶等;暂停免疫检查点抑制剂,直至症状缓解,肌酸激酶恢复正常且泼尼松剂量<10 mg/d;非甾体类抗炎药止痛对症处理;予甲泼尼松龙1 mg/(kg·d),直至症状改善至≤1级,然后4~6周内逐渐减量;考虑使用免疫球蛋白;如果糖皮质激素治疗无效,可考虑血浆置换、英夫利昔单抗或利妥昔单抗;风湿免疫科急会诊。

2.7 输注反应

免疫检查点抑制剂的输注反应可表现为发热、皮疹、瘙痒、呼吸困难、喘息、心动过速、低血压等。不同免疫检查点抑制剂的输注反应发生率差异很大,其中PD-L1抑制剂Avelumab的输注反应最常见,发生率达25%,因此在输注Avelumab前建议使用对乙酰氨基酚和抗组胺药物预处理,其他免疫检查点抑制剂的输注反应发生率低于10%。

(1)1级 定义为轻度的一过性反应。处理措施:根据患者耐受性,可选择继续原速度输液或下调输液速度或暂停输液直至症状好转;根据病情,考虑使用非甾体类抗炎药、抗组胺药物、糖皮质激素等;后续治疗前考虑对乙酰氨基酚和抗组胺药物预处理。

(2)2级 定义为较重的反应。处理措施:暂停输液直至症状好转,再次输注时下调一半输液速度；根据病情，考虑使用非甾体类抗炎药、抗组胺药物、糖皮质激素等；后续治疗前考虑对乙酰氨基酚和抗组胺药物预处理。

(3)3级　定义为持续性的反应，经过对症治疗、中断输液等处理无法迅速缓解；经过治疗后，再次出现输注反应；需要住院治疗。处理措施：永久停用该免疫检查点抑制剂；根据病情，使用非甾体类抗炎药、抗组胺药物、糖皮质激素等；请变态反应科会诊。

(4)4级　定义为危及生命、需要紧急干预的反应。处理措施：永久停用该免疫检查点抑制剂；根据病情，使用非甾体类抗炎药、抗组胺药物、糖皮质激素等；请变态反应科急会诊。

3　少见免疫检查点抑制剂相关不良反应与管理

3.1　神经系统毒性

据报道，免疫检查点抑制剂相关神经系统不良反应在接受CTLA-4抑制剂伊匹单抗单药治疗的患者中发生率为3.8%，接受PD-1抑制剂单药治疗者发生率为6.1%，免疫联合治疗者发生率为12%，3~4级免疫相关性神经系统不良反应发生率<1%，发病的中位时间约为6周。免疫相关性神经系统不良反应可累及中枢神经系统和周围神经系统，如重症肌无力、格林-巴利综合征、无菌性脑膜炎、脑炎、横断性脊髓炎、周围神经病等。

3.1.1　重症肌无力

(1)1级　无。

(2)2级　定义为重症肌无力严重程度评1~2级，日常功能性活动受限。处理措施：暂停免疫检查点抑制剂；神经内科会诊；根据神经内科会诊意见，使用溴吡斯的明对症治疗，口服泼尼松1~1.5 mg/(kg·d)，如果初始治疗无效，可采用免疫球蛋白或血浆置换治疗。

(3)3~4级　定义为重症肌无力严重程度评3~4级，日常生活自理能力受限，可能危及生命。处理措施：避免使用可能加重肌无力的药物；永久停用免疫检查点抑制剂；神经内科急会诊；根据神经内科会诊意见，使用静脉甲泼尼松龙1~2 mg/(kg·d)，可采用免疫球蛋白或血浆置换治疗连续5 d。

3.1.2　格林-巴利综合征

(1)1级　无。

(2)2级　定义为中度，日常功能性活动受限。处理措施：密切监测生命体征、神经系统症状和呼吸功能；永久停用免疫检查点抑制剂；神经内科急会诊；根据神经内科会诊意见，使用免疫球蛋白或血浆置换治疗连续5 d，或联合静脉甲泼尼松龙1 g/d连续5 d，也可实验性使用静脉甲泼尼松龙2~4 mg/(kg·d)，后逐渐减量；对症支持治疗，疼痛患者可给予非阿片类药物治疗。

(3)3级　定义为重度，日常生活自理能力受限。处理措施：密切监测生命体征、神经系统症状和呼吸功能;永久停用免疫检查点抑制剂;神经内科急会诊;根据神经内科会诊意见,使用免疫球蛋白或血浆置换治疗连续5 d,或联合静脉甲泼尼松龙1 g/d连续5 d,也可实验性使用静脉甲泼尼松龙2~4 mg/(kg·d),后逐渐减量;对症支持治疗,疼痛患者可给予非阿片类药物治疗。

(4)4级　定义为危及生命,需要紧急治疗。处理措施:密切监测生命体征、神经系统症状和呼吸功能;永久停用免疫检查点抑制剂;神经内科急会诊;根据神经内科会诊意见,使用免疫球蛋白或血浆置换治疗连续5 d,或联合静脉甲泼尼松龙1g/d连续5天,也可实验性使用静脉基泼尼松龙2~4 mg/(kg·d),后逐渐减量;对症支持治疗,疼痛患者可给予非阿片类药物治疗。

3.1.3　无菌性脑膜炎

(1)1级　定义为轻度,无脑神经症状,日常功能性活动不受限。处理措施:完善头+脊髓MRI及脑脊液检查,排查其他原因所致脑膜炎;暂停免疫检查点抑制剂;神经内科会诊;根据神经内科会诊意见,口服泼尼松0.5~1 mg/(kg·d),病因明确前可经验性予阿昔洛韦抗病毒及抗生素抗感染治疗。

(2)2级　定义为中度,日常功能性活动受限。处理措施:完善头+脊髓MRI及脑脊液检查,排查其他原因所致脑膜炎;暂停免疫检查点抑制剂;神经内科会诊;根据神经内科会诊意见,静脉甲泼尼松龙1mg/(kg·d),病因明确前可经验性予阿昔洛韦抗病毒及抗生素抗感染治疗。

(3)3级　定义为重度,日常生活自理能力受限。处理措施:完善头+脊髓MRI及脑脊液检查,排查其他原因所致脑膜炎;永久停用免疫检查点抑制剂;神经内科急会诊;根据神经内科会诊意见,静脉甲泼尼松龙1 mg/(kg·d),病因明确前可经验性予阿昔洛韦抗病毒及抗生素抗感染治疗。

(4)4级　定义为危及生命,需要紧急治疗。处理措施:完善头+脊髓MRI及脑脊液检查,排查其他原因所致脑膜炎;永久停用免疫检查点抑制剂;神经内科急会诊;根据神经内科会诊意见,静脉甲泼尼松龙1 mg/(kg·d),病因明确前可经验性予阿昔洛韦抗病毒及抗生素抗感染治疗。

3.1.4　脑炎

(1)1级　定义为轻度,无脑神经症状,日常功能性活动不受限。处理措施:完善头颅MRI及脑脊液等检查,排查其他疾病;暂停免疫检查点抑制剂;神经内科会诊;根据神经内科会诊意见,静脉甲泼尼松龙1~2 mg/(kg·d),病因明确前可经验性予阿昔洛韦抗病毒及抗生素抗感染治疗。

(2)2级　定义为中度,日常功能性活动受限。处理措施:完善头颅MRI及脑脊液等检查,排查其他疾病;暂停免疫检查点抑制剂;神经内科会诊;根据神经内科会诊意见,静脉甲泼尼松龙1~2 mg/(kg·d),病因明确前可经验性予阿昔洛韦抗病毒及抗生素抗感染治疗。

（3）3级　定义为重度,日常生活自理能力受限。处理措施:完善头颅MRI及脑脊液等检查,排查其他疾病;永久停用免疫检查点抑制剂;神经内科急会诊;根据神经内科会诊意见,静脉甲泼尼松龙1~2 mg/(kg·d),如果3 d症状无改善或者脑脊液上出现寡克隆带,则连续3~5 d静脉给予甲泼尼松龙1 g/d,并加用免疫球蛋白,连续5 d,若1~2周后仍无明显改善或出现自身免疫性脑病,则考虑使用利妥昔单抗或者血浆置换;病因明确前可经验性予阿昔洛韦抗病毒及抗生素抗感染治疗。

（4）4级　定义为危及生命,需要紧急治疗。处理措施:完善头颅MRI及脑脊液等检查,排查其他疾病;永久停用免疫检查点抑制剂;神经内科急会诊;根据神经内科会诊意见,静脉甲泼尼松龙1~2 mg/(kg·d),如果3 d症状无改善或者脑脊液上出现寡克隆带,则连续3~5 d静脉给予甲泼尼松龙1 g/d,并加用免疫球蛋白,连续5 d,若1~2周后仍无明显改善或出现自身免疫性脑病,则考虑使用利妥昔单抗或者血浆置换;病因明确前可经验性予阿昔洛韦抗病毒及抗生素抗感染治疗。

3.1.5　横贯性脊髓炎

（1）1级　定义为轻度,无脑神经症状,日常功能性活动不受限。处理措施:完善头+脊髓MRI及脑脊液等检查,排查其他疾病;永久停用免疫检查点抑制剂;神经内科急会诊;根据神经内科会诊意见,静脉甲泼尼松龙2 mg/(kg·d),或连续3~5 d静脉给予甲泼尼松龙1 g/d,考虑加用免疫球蛋白或血浆置换。

（2）2级　定义为中度,日常功能性活动受限。处理措施:完善头+脊髓MRI及脑脊液等检查,排查其他疾病;永久停用免疫检查点抑制剂;神经内科急会诊;根据神经内科会诊意见,静脉甲泼尼松龙2 mg/(kg·d),或连续3~5 d静脉给予甲泼尼松龙1 g/d,考虑加用免疫球蛋白或血浆置换。

（3）3级　定义为重度,日常生活自理能力受限。处理措施:完善头+脊髓MRI及脑脊液等检查,排查其他疾病;永久停用免疫检查点抑制剂;神经内科急会诊;根据神经内科会诊意见,静脉甲泼尼松龙2 mg/(kg·d),或连续3~5 d静脉给予甲泼尼松龙1 g/d,考虑加用免疫球蛋白或血浆置换。

（4）4级　定义为危及生命,需要紧急治疗。处理措施:完善头+脊髓MRI及脑脊液等检查,排查其他疾病;永久停用免疫检查点抑制剂;神经内科急会诊;根据神经内科会诊意见,静脉甲泼尼松龙2 mg/(kg·d),或连续3~5 d静脉给予甲泼尼松龙1 g/d,考虑加用免疫球蛋白或血浆置换。

3.2　血液毒性

免疫相关性血液毒性发生率较低,一项纳入9 324例使用PD-1或PD-L1抑制剂患者的荟萃分析显示,贫血、粒细胞减少症和血小板减少症发生率分别为9.8%、0.94%和2.8%。由于肿瘤本身、其他抗肿瘤治疗、并发症等均可引起血细胞减少。因此,诊断免疫相关性血液毒性需要排除这些因素。

3.2.1 自身免疫性溶血性贫血

自身免疫性溶血性贫血是报道最多的免疫相关性血液毒性,中位发生时间约为用药后50 d。实验室诊断指标主要包括网织红细胞计数升高、间接胆红素升高、乳酸脱氢酶升高以及Coombs试验阳性,多为IgG型和温抗体型,少数为单纯C3型和冷抗体型。诊断时需排除其他原因导致的贫血,如检测血清铁和铁蛋白、血清叶酸、维生素B12等排除营养性贫血。

(1)1级 定义为100 g/L≤血红蛋白<正常值下限。处理措施:继续使用免疫检查点抑制剂;密切监测血常规。

(2)2级 定义为80 g/L≤血红蛋白<100 g/L。处理措施:排查其他原因引起的贫血;暂停使用免疫检查点抑制剂,如果溶血性贫血经糖皮质激素治疗后迅速好转,后续可考虑重新使用免疫检查点抑制剂;口服泼尼松0.5~1 mg/(kg·d),2~4周后开始减量,治疗持续时间3个月左右;密切监测血常规;血液内科会诊。

(3)3级 定义为血红蛋白<80 g/L;需要输血治疗。处理措施:排查其他原因引起的贫血;永久停用免疫检查点抑制剂;泼尼松1~2 mg/(kg·d),2~4周后开始减量,治疗持续时间3个月左右;必要时输注红细胞纠正贫血;考虑补充叶酸1 mg/d;密切监测血常规;血液内科会诊。

(4)4级 定义为危及生命,需要紧急干预。处理措施:排查其他原因引起的贫血;永久停用免疫检查点抑制剂;泼尼松1~2 mg/(kg·d),2~4周后开始减量,治疗持续时间3个月左右,如果病情无好转,考虑加用免疫球蛋白或免疫抑制剂,如利妥昔单抗、环孢素和吗替麦考酚酯等;必要时输注红细胞纠正贫血;考虑补充叶酸1 mg/d;密切监测血常规;血液内科急会诊。

3.2.2 免疫性血小板减少症

免疫性血小板减少症是发生率第二高的免疫相关性血液毒性,中位发生时间约为用药后41 d。免疫性血小板减少症无特征性诊断指标,自身抗体阳性仅可佐证免疫性血小板减少症的诊断,因此明确诊断需排查其他病因。

(1)1级 定义为75×10^9/L≤血小板计数<正常值下限。处理措施:继续使用免疫检查点抑制剂;密切监测血常规,至少每周2次。

(2)2级 定义为50×10^9/L≤血小板计数<75×10^9/L。处理措施:暂停使用免疫检查点抑制剂,如果经治疗后恢复至≤1级时,可重新开始使用免疫检查点抑制剂;口服泼尼松0.5~2 mg/(kg·d),2~4周后开始减量,4~6周内停药;如果需要快速升高血小板,考虑加用免疫球蛋白;密切监测血常规;血液内科会诊。

(3)3级 定义为25×10^9/L≤血小板计数<50×10^9/L。处理措施:暂停使用免疫检查点抑制剂,如果经治疗后恢复至≤1级时,可重新开始使用免疫检查点抑制剂;口服泼尼松1~2 mg/(kg·d),2~4周后开始减量,4~6周内停药,如果病情无好转,考虑加用免疫球蛋白或免疫抑制剂,如利妥昔单抗等;考虑使用血小板生成素受体激动剂;密

切监测血常规;血液内科会诊。

(4)4级 定义为血小板计数<25×10⁹/L。处理措施:暂停使用免疫检查点抑制剂,如果经治疗后恢复至≤1级时,可重新开始使用免疫检查点抑制剂,如为糖皮质激素难治性的免疫性血小板减少症,永久停用免疫检查点抑制剂;口服泼尼松1~2 mg/(kg·d),2~4周后开始减量,4~6周内停药,如果病情无好转,考虑加用免疫球蛋白或免疫抑制剂,如利妥昔单抗等;考虑使用血小板生成素受体激动剂;密切监测血常规;血液内科急会诊。

3.2.3 再生障碍性贫血

免疫性再生障碍性贫血通常发生在用药后约10周左右。免疫性再生障碍性贫血本身是排除性诊断,需要排除细菌/病毒、其他药物等所致全血细胞减少。建议进行骨髓穿刺和活检,一方面可以排除肿瘤浸润等原因,另一方面可以了解骨髓增生情况。再生障碍性贫血的骨髓象呈骨髓造血细胞普遍增生减低,通常未见巨核细胞。由于免疫性再生障碍性贫血的治疗效果欠佳,因此,出现免疫性再生障碍性贫血后能否恢复免疫检查点抑制剂治疗需要慎重考虑。

(1)1级 定义为骨髓增生程度<25%正常,0.5×10⁹/L<中性粒细胞<正常值下限,20×10⁹/L<血小板计数<正常值下限,20×10⁹/L<网织红细胞计数<正常值下限。处理措施:暂停使用免疫检查点抑制剂;酌情予以粒细胞集落刺激因子、促红细胞生成素、血小板生成素受体激动剂等造血生长因子治疗;必要时输血;密切随访;血液科会诊。

(2)2级 定义为骨髓增生程度<25%正常,0.2×10⁹/L≤中性粒细胞<0.5×10⁹/L,血小板计数<20×10⁹/L,网织红细胞计数<20×10⁹/L。处理措施:暂停使用免疫检查点抑制剂;予以粒细胞集落刺激因子、促红细胞生成素、血小板生成素受体激动剂等造血生长因子治疗;输血支持治疗;每天密切随访;血液科会诊,根据会诊意见,予以糖皮质激素、抗胸腺细胞球蛋白、环孢素治疗,并考虑行骨髓移植评估。

(3)3~4级 定义为骨髓增生程度<25%正常,中性粒细胞<0.2×10⁹/L,血小板计数<20×10⁹/L,网织红细胞计数<20×10⁹/L。处理措施:暂停使用免疫检查点抑制剂;予以粒细胞集落刺激因子、促红细胞生成素、血小板生成素受体激动剂等造血生长因子治疗;输血支持治疗;每天密切随访;血液科急会诊,根据会诊意见,予以糖皮质激素、抗胸腺细胞球蛋白、环孢素、环磷酰胺、艾曲波帕等治疗,并考虑行骨髓移植评估。

3.2.4 获得性血友病

(1)1级 定义为5%<凝血因子活性≤40%,或0.05 IU/mL<凝血因子活性≤0.4 IU/mL。处理措施:暂停使用免疫检查点抑制剂,慎重考虑是否重新启用免疫检查点抑制剂治疗;泼尼松0.5~1mg/(kg·d);输血支持治疗;密切监测随访;血液科会诊。

(2)2级 定义为1%≤凝血因子活性≤5%,或0.01 IU/ml≤凝血因子活性≤0.05

IU/ml。处理措施：暂停使用免疫检查点抑制剂，慎重考虑是否重新启用免疫检查点抑制剂治疗；凝血因子替代治疗；泼尼松 1mg/(kg·d)+利妥昔单抗+环磷酰胺 1~2 mg/(kg·d)；输血支持治疗；密切监测随访；血液科会诊。

（3）3~4级　定义为凝血因子活性<1%，或凝血因子活性<0.01 IU/ml。处理措施：永久停用免疫检查点抑制剂；凝血因子替代治疗；泼尼松 1 mg/(kg·d)+利妥昔单抗+环磷酰胺 1~2 mg/(kg·d)，如果病情无好转，考虑给予环孢素或其他免疫抑制剂治疗；输血支持治疗；密切监测随访；血液科急会诊。

3.3　肾毒性

免疫检查点抑制剂相关肾损伤的总体发生率约为2.2%，其中3~4级肾损伤发生率为0.6%。免疫相关性肾损伤可发生于治疗后的任意时间，CTLA-4抑制剂伊匹单抗相关的肾损伤出现时间较早，一般在治疗后的2~3个月出现，PD-1抑制剂引发的肾损伤一般在3~10个月出现。免疫检查点抑制剂相关肾损伤绝大多数表现为急性肾小管间质性肾炎，显微镜下可见其以淋巴细胞浸润为主，较典型的病理表现为光镜下间质肉芽肿病变和电镜下足突消失。临床主要表现为血清肌酐升高、氮质血症，部分患者可伴有尿量改变、尿白细胞升高、血尿、电解质紊乱以及继发高血压等。

（1）1级　定义为无症状或轻度症状，仅临床观察或诊断性检查所见，肌酐水平增长>26.5 μmol/L，1.5正常值上限<肌酐≤2倍正常值上限。处理措施：排查其他原因引起的肾损伤，避免使用肾毒性药物；继续使用免疫检查点抑制剂；每周复查肾功能、尿常规和尿蛋白；肾内科会诊。

（2）2级　定义为中度症状，日常功能性活动受限，2倍正常值上限<肌酐≤3倍正常值上限。处理措施：排查其他原因引起的肾损伤，避免使用肾毒性药物；暂停使用免疫检查点抑制剂，肾损伤恢复至≤1级时，可重新开始使用免疫检查点抑制剂；口服泼尼松 0.5~1 mg/(kg·d)，当肾功能好转至≤1级，4~6周逐渐减量；每3~7 d复查肾功能、尿常规和尿蛋白；肾内科会诊。

（3）3级　定义为重度症状，但不会立即危及生命；致残；日常生活自理能力受限；肌酐>3倍正常值上限，或肌酐>353.6 μmol/L。处理措施：排查其他原因引起的肾损伤，避免使用肾毒性药物；永久停用免疫检查点抑制剂；泼尼松或甲泼尼松 1~2 mg/(kg·d)，当肾功能好转至≤1级，4~6周逐渐减量，如1周后肾损伤仍>2级，可考虑加用硫唑嘌呤、环磷酰胺、环孢霉素、英夫利昔单抗、吗替麦考酚酯；每天复查肾功能、尿常规和尿蛋白；肾内科会诊。

（4）4级　定义为危及生命；需要透析。处理措施：排查其他原因引起的肾损伤，避免使用肾毒性药物；永久停用免疫检查点抑制剂；泼尼松或甲泼尼松 1~2 mg/(kg·d)，当肾功能好转至≤1级，4~6周逐渐减量，如1周后肾损伤仍>2级，可考虑加用硫唑嘌呤、环磷酰胺、环孢霉素、英夫利昔单抗、吗替麦考酚酯；每天复查肾功能、尿常规和尿蛋白；肾内科急会诊，必要时透析治疗。

3.4 心脏毒性（心肌炎）

免疫检查点抑制剂相关心脏不良反应表现形式多种多样，如心肌炎、心肌病、心包炎、心律失常、心肌缺血、心瓣膜病变和心室功能损害等。虽然免疫相关性心脏不良反应发生率<1%，但其致死率高，其中心肌炎的致死率高达39.7%~50%。

免疫相关性心肌炎发生时间差异很大，但其发病时间似乎相对早于其他器官免疫不良反应。研究显示，81%的免疫相关性心肌炎在用药后3个月内出现，76%的严重心肌炎发生于用药后6周内。免疫相关性心肌炎临床上常呈急性或爆发性发作的特征，初起可表现为乏力、心悸和气短等非特异性症状，进而出现胸痛、端坐呼吸、下肢水肿等表现，病情在数天内迅速加重，甚至出现心源性休克或心脏骤停。约90%的免疫相关性心肌炎患者出现肌钙蛋白升高，约70%出现BNP或NT-proBNP升高，肌红蛋白、肌酸激酶同工酶等标志物均可升高，而且这些标志物在免疫相关性心肌炎中的升高持续时间明显超过心肌梗死。约90%的免疫相关性心肌炎患者有心电图异常，可出现ST段抬高、T波倒置、异常Q波、QT间期延长以及各种类型的心律失常，其相对特异的心电图表现为房室传导阻滞。超声心动图可表现为左室壁普遍或节段性运动减低、左室（可能合并右室）射血分数减低，伴或不伴中重度瓣膜关闭不全。冠脉增强CT或冠状动脉造影无阻塞性冠状动脉疾病证据。心脏增强核磁共振（CMR）可见心肌水肿和/或心肌内延迟强化，左室射血分数降低；心内膜活检可见心肌细胞变性、坏死、纤维化，以及T淋巴细胞浸润。

免疫相关性心肌炎的分级如下：

（1）1级　日常活动无症状（或其他原因可以解释的症状），仅有心脏损伤标志物异常或心电图异常；

（2）2级　日常活动可引起（无法用其他原因解释的）轻微症状，心脏损伤标志物异常或心电图异常；

（3）3级　日常活动可引起（无法用其他原因解释的）明显症状，心脏损伤标志物异常和（或）心电图异常和（或）超声心动图/CMR显示心脏结构和功能异常；

（4）4级　症状严重无法耐受日常活动，或休息时也有症状，甚至危及生命。

免疫相关性心肌炎临床分型和处理措施如下：

3.4.1 亚临床心肌损伤

定义为仅有心脏损伤生物标志物升高（排除其他疾病所致），伴或不伴BNP或NT-proBNP升高，而无临床症状、心电图、超声心动图或CMR改变。处理措施：密切监测心电图、肌钙蛋白等心脏损伤生物标志物；暂停免疫检查点抑制剂，如肌钙蛋白保持相对稳定，则继续使用免疫检查点抑制剂，如肌钙蛋白进行性升高，则口服泼尼松1~2 mg/(kg·d)，5~7 d后开始减量，首次减量25%~40%，以后每周减量一次，减量过程不宜短于4周，直至心脏损伤生物标志物恢复到基线水平后停用，后恢复使用免疫检查点抑制剂；心内科会诊。

3.4.2 轻症型心肌炎

定义为临床情况介于亚临床损伤与重症型心肌炎之间,肌钙蛋白、BNP或NT-proBNP轻度升高。处理措施:密切监测心电图、肌钙蛋白等心脏损伤生物标志物;永久停用免疫检查点抑制剂;静脉甲基强的松龙1~2 mg/(kg·d),或口服等效泼尼松5~7 d,病情改善后开始减量,每1~2周减量一次,减量过程不宜短于4~6周,直至心脏损伤生物标志物恢复到基线水平后停用,如使用糖皮质激素治疗3~5 d后无改善,则增加糖皮质激素剂量或者考虑加用免疫球蛋白或吗替麦考酚酯;心内科会诊。

3.4.3 重症型心肌炎

定义为出现二度房室传导阻滞、束支传导阻滞、节段性室壁运动异常、LVEF<50%或心功能分级Ⅱ~Ⅲ级(排除其他疾病所致),肌钙蛋白、BNP或NT-proBNP明显升高。处理措施:密切监测心电图、肌钙蛋白等心脏损伤生物标志物;永久停用免疫检查点抑制剂;静脉甲基强的松龙1 g/d,持续3~5天,病情改善后甲基强的松龙改为1~2 mg/(kg·d),缓慢过渡至口服等效泼尼松,待传导阻滞及心功能恢复后开始减量,每1~2周减量1次,减量过程可能持续6~8周,甚至更长,直至心脏损伤生物标志物恢复到基线水平后停用,如使用糖皮质激素治疗1天后无改善,考虑加用胸腺细胞球蛋白或英夫利昔单抗;心内科急会诊。

3.4.4 危重型心肌炎

定义为血流动力学不稳定、心功能Ⅳ级、心电图多个导联QRS波增宽、完全性房室传导阻滞、室性心动过速、心室颤动、多器官功能衰竭等(排除其他疾病所致),肌钙蛋白、BNP或NT-proBNP显著升高。处理措施:密切监测心电图、肌钙蛋白等心脏损伤生物标志物;永久停用免疫检查点抑制剂;静脉甲基强的松龙1 g/d,持续3~5 d,病情改善后甲基强的松龙改为1~2 mg/(kg·d),缓慢过渡至口服等效泼尼松,待传导阻滞及心功能恢复后开始减量,每1~2周减量1次,减量过程可能持续6~8周,甚至更长,直至心脏损伤生物标志物恢复到基线水平后停用,如使用糖皮质激素治疗1天后无改善,考虑加用胸腺细胞球蛋白或英夫利昔单抗;心内科急会诊;生命支持治疗。

3.5 眼毒性

免疫检查点抑制剂相关眼毒性比较罕见,总体发生率<1%,病变可累及眼球、眼眶、视网膜及脉络膜,最常见的是葡萄膜炎,前葡萄膜炎又比后葡萄膜炎和全葡萄膜炎更常见。根据累及部位不同,临床可表现为视物模糊、飞蚊症、色觉改变、红眼症、畏光、视物扭曲、视野改变、盲点、动眼疼痛、突眼、复视、眼睑水肿等。

3.5.1 葡萄膜炎

(1)1级 定义为无症状,仅临床或诊断性检查所见。处理措施:继续免疫检查点抑制剂;酌情使用人工润滑滴眼液;一周内眼科会诊。

(2)2级 定义为前葡萄膜炎,需要医疗干预。处理措施:暂停免疫检查点抑制剂;2 d内眼科会诊;根据眼科会诊意见,局部或系统性使用糖皮质激素、睫状肌麻痹剂。

（3）3级 定义为后葡萄膜炎，或全葡萄膜炎。处理措施：暂停免疫检查点抑制剂，经充分评估及权衡利弊后，少部分患者可考虑重新开始使用免疫检查点抑制剂；眼科急会诊；根据眼科会诊意见，局部或系统性使用糖皮质激素。

（4）4级 定义为患眼失明。处理措施：永久停用免疫检查点抑制剂；眼科急会诊；根据眼科会诊意见，局部或系统性使用糖皮质激素。

3.5.2 巩膜炎

（1）1级 定义为无症状，仅临床或诊断性检查所见。处理措施：继续免疫检查点抑制剂；酌情使用人工润滑滴眼液；一周内眼科会诊。

（2）2级 定义为有症状，日常功能性活动受限，视力轻度下降。处理措施：暂停免疫检查点抑制剂；2天内眼科会诊；根据眼科会诊意见，局部或系统性使用糖皮质激素、睫状肌麻痹剂。

（3）3级 定义为有症状，日常生活自理能力受限，视力显著下降。处理措施：暂停免疫检查点抑制剂，经充分评估及权衡利弊后，少部分患者可考虑重新开始使用免疫检查点抑制剂；眼科急会诊；根据眼科会诊意见，局部或系统性使用糖皮质激素。

（4）4级 定义为患眼失明。处理措施：永久停用免疫检查点抑制剂；眼科急会诊；根据眼科会诊意见，局部或系统性使用糖皮质激素。

4 毒性监测

病史询问和体格检查：每次随访均需详细评估临床症状及不良事件症状，进行体格检查。需要注意询问排便习惯及进行皮肤黏膜、心肺、四肢关节、神经系统体格检查。

4.1 一般血液学检验

免疫检查点抑制剂治疗期间，如无特殊指征，先2~3周复查1次，然后6~12周复查1次。如有指征，则不定期复查血常规、常规生化、HBsAg、HBsAb、HBcAb、HCV-Ab、HBV-DNA、HCV-RNA等。

4.2 一般影像学检查

免疫检查点抑制剂治疗期间，每4~6周胸、腹、盆腔CT等复查，每6~12月复查颅脑MRI、全身骨显像。如有指征，不定期对特定部位进行相关检查。

4.3 皮肤毒性监测

每次随访均需行皮肤黏膜检查，如有异常，详细记录病变类型、程度，评估受累面积，摄影记录，必要时进行皮肤活检。

4.4 甲状腺毒性监测

免疫检查点抑制剂治疗期间，每4~6周复查甲状腺功能，然后根据症状，每12周复查1次；如果TSH高则不定期监测抗甲状腺过氧化物酶抗体（TPOAb）；如果TSH低则不定期监测促甲状腺激素受体抗体（TRAb）。

肾上腺和垂体毒性监测：免疫检查点抑制剂治疗期间，每2~3周复查早晨8点的血浆皮质醇、促肾上腺皮质激素（ACTH）和甲状腺功能，然后每6~12周复查1次。如有指征，不定期监测黄体生成素（LH）、促卵泡素（FSH）、睾酮、泌乳素、生长激素等。

4.5 肺毒性监测

免疫检查点抑制剂治疗期间，每4~6周复查末梢血氧饱和度、常规胸部CT平扫；如有肺部疾病（如慢性阻塞性肺疾病、间质性肺病、肺纤维化等），不定期监测肺功能和6 min步行试验，必要时行肺部活检。

4.6 心血管毒性监测

免疫检查点抑制剂治疗期间，每2~4周复查常规心电图、心肌酶谱等；不定期监测肌钙蛋白、BNP或NT-proBNP，必要时行24 h动态心电图。

4.7 风湿免疫毒性监测

如果无症状，无须常规监测。对既往合并风湿免疫性疾病的患者，不定期行关节检查、功能评估等相关检查。

4.8 胰腺毒性监测

如果无症状，无须常规监测。若有症状，及时行血、尿淀粉酶以及胰腺影像学检查。

主要参考文献

［1］ Puzanov I, Diab A, Abdallah K, et al. Managing toxicities associated with immune checkpoint inhibitors: consensus recommendations from the Society for Immunotherapy of Cancer（SITC）Toxicity Management Working Group［J］. J Immunother Cancer, 2017, 5(1): 95.

［2］ Haanen J, Carbonnel F, Robert C, et al. Management of toxicities from immunotherapy: ESMO Clinical Practice Guidelines for diagnosis, treatment and follow-up［J］. Ann Oncol, 2017, 28 (suppl_4): iv119-iv142.

［3］ 王汉萍, 郭潇潇, 周佳鑫, 等. 免疫检查点抑制剂相关肺炎的临床诊治建议［J］. 中国肺癌杂志, 2019, 22(10): 621-626.

［4］ 郭潇潇, 王汉萍, 周佳鑫, 等. 免疫检查点抑制剂相关心脏不良反应的临床诊治建议［J］. 中国肺癌杂志, 2019, 22(10): 627-632.

［5］ 史佳宇, 牛婧雯, 沈东超, 等. 免疫检查点抑制剂相关神经系统不良反应的临床诊治建议［J］. 中国肺癌杂志, 2019, 22(10): 633-638.

［6］ 斯晓燕, 何春霞, 张丽, 等. 免疫检查点抑制剂相关皮肤不良反应诊治建议［J］. 中国肺癌杂志, 2019, 22(10): 639-644.

［7］ 邱维, 郑可, 王汉萍, 等. 免疫检查点抑制剂相关肾脏不良反应的临床诊治建议［J］. 中国肺癌杂志, 2019, 22(10): 645-648.

［8］ 段炼, 王林杰, 斯晓燕, 等. 免疫检查点抑制剂相关内分泌不良反应的临床诊治建议［J］. 中国肺癌杂志, 2019, 22(10): 649-652.

［9］ 李玥, 王汉萍, 郭潇潇, 等. 免疫检查点抑制剂相关消化系统不良反应的临床诊治建议［J］.

中国肺癌杂志, 2019, 22(10): 661-665.

[10] 周佳鑫, 王迁, 段炼, 等. 免疫检查点抑制剂风湿性毒副反应诊治建议[J]. 中国肺癌杂志, 2019, 22(10): 671-675.

[11] 庄俊玲, 赵静婷, 郭潇潇, 等. 免疫检查点抑制剂相关血液毒性处理的临床诊疗建议[J]. 中国肺癌杂志, 2019, 22(10): 676-80.

[12] 中国抗癌协会整合肿瘤心脏病学分会, 中华医学会心血管病学分会肿瘤心脏病学学组, 中国医师协会心血管内科医师分会肿瘤心脏病学专业委员会, 等. 免疫检查点抑制剂相关心肌炎监测与管理中国专家共识(2020版)[J]. 中国肿瘤临床, 2020, 47(20): 1027-1038.

[13] Montenegro G B, Farid S, Liu S V. Immunotherapy in lung cancer[J]. J Surg Oncol, 2021, 123(3): 718-729.

[14] Nakamura Y. Biomarkers for Immune Checkpoint Inhibitor-Mediated Tumor Response and Adverse Events[J]. Front Med (Lausanne), 2019, 6: 119.

[15] von Itzstein M S, Khan S, Gerber D E. Investigational Biomarkers for Checkpoint Inhibitor Immune-Related Adverse Event Prediction and Diagnosis[J]. Clin Chem, 2020, 66(6): 779-793.

[16] Kimbara S, Fujiwara Y. Association of antithyroglobulin antibodies with the development of thyroid dysfunction induced by nivolumab[J]. Cancer Sci, 2018, 109(11): 3583-3590.

[17] Stamatouli A M, Quandt Z, Perdigoto A L, et al. Collateral Damage: Insulin-Dependent Diabetes Induced With Checkpoint Inhibitors[J]. Diabetes, 2018, 67(8): 1471-1480.

[18] Kang J H, Bluestone J A, Young A. Predicting and Preventing Immune Checkpoint Inhibitor Toxicity: Targeting Cytokines[J]. Trends in immunology, 2021, 42(4):293-311.

[19] Lim S Y, Lee J H. Circulating Cytokines Predict Immune-Related Toxicity in Melanoma Patients Receiving Anti-PD-1-Based Immunotherapy[J]. Clin Cancer Res, 2019, 25(5): 1557-1563.

[20] Hommes J W, Verheijden R J, Suijkerbuijk K P M, et al. Biomarkers of Checkpoint Inhibitor Induced Immune-Related Adverse Events-A Comprehensive Review[J]. Front Oncol, 2020, 10: 585311.

（黄理明）

第43章
酪氨酸激酶抑制剂相关的不良反应处理

酪氨酸激酶抑制剂（tyrosine kinase inhibitor，TKI）与三磷酸腺苷竞争性结合酪氨酸激酶或作为酪氨酸类似物阻断酪氨酸激酶活性，干扰或阻断酪氨酸蛋白激酶（protein tyrosine kinase，PTK）通路，抑制细胞增殖，现已成为抗肿瘤治疗研究的热点。21世纪以来，开发了多种针对非小细胞肺癌（NSCLC）不同靶标的特异性靶向治疗的TKI，主要有：①表皮生长因子受体（epidermal growth factor receptor，EGFR）-TKI：吉非替尼、厄洛替尼、埃克替尼、阿法替尼、达可替尼、奥希替尼；②间变性淋巴瘤激酶（anaplastic lymphoma kinase，ALK）-TKI，如克唑替尼、阿来替尼、色瑞替尼、布加替尼、劳拉替尼；③ROS1-TKI：克唑替尼；④BRAF抑制剂：达拉菲尼；⑤丝裂原活化细胞外信号调节蛋白激酶（mitogen-activated extracellular signal regulated kinase，MEK）抑制剂：曲美替尼；⑥神经营养酪氨酸受体激酶（neurotrophic tyrosine receptor kinase，NRK）抑制剂：恩曲替尼、拉罗替尼；⑦VEGFR-TKI，如安罗替尼；多靶点TKI，如卡博替尼、范德它尼等。

不同于传统的化疗药物，TKI药物有其独特的不良反应，如：皮疹、甲沟炎等皮肤相关不良反应；腹泻、药物性肝损伤、口腔黏膜炎等消化道不良反应，间质性肺疾病（interstitial lung disease，ILD）等。这些不良反应可能会导致靶向药物减量或者中断，从而降低抗肿瘤治疗的效果。因此，在TKI药物治疗前应充分告知患者及其家属可能出现的各种不良反应风险，指导其配合医生，在治疗过程中进行严密监测，以期早期发现，及时处理，以保证靶向治疗的完整性。

一、酪氨酸激酶抑制剂常见毒性与管理

1 皮肤毒性

1.1 皮肤毒性的临床表现

TKI中如EGFR-TKI可能影响皮肤滤泡和滤泡间质细胞内的EGFR信号通路的级联反应，具有刺激表皮生长、抑制分化、加速伤口的愈合的生理学作用，从而引起各种特异性的皮肤毒性反应。其中以痤疮样皮疹和甲沟炎两类皮肤毒性最为常见。

1.1.1 痤疮样皮疹

各大III期临床研究中，不同EGFR-TKI皮疹的发生率为15.5%~89.1%，3级及以

上皮疹的发生率为1%~16.2%。其中埃克替尼皮疹发生率最低，为15.5%，但是多为3级及以上皮疹，发生率为14.9%。超过80%的患者在服用EGFR-TKI后10 d内便可能出现皮疹，出现的中位时间为1~2周，在第3~4周的发生率最高，很少超过6个月。其他TKI皮疹发生率也不低，比如克唑替尼、色瑞替尼、阿来替尼、布加替尼皮疹的发生率为10%~20%；曲美替尼皮疹发生率可达56%，其中3级及以上皮疹为16%。临床表现上皮疹通常形态单一，主要表现为痤疮样皮疹，无黑头粉刺，可伴有瘙痒和皮肤干燥，常发生在皮脂腺丰富的部位，如头面部（一般不涉及眶周）、胸部和背部的"V"形区域等，严重的时候可能遍及全身，常常影响患者的日常生活和夜间睡眠，甚至影响治疗的顺利进行。

1.1.2 甲沟炎

据报道的III期临床研究中，EGFR-TKI导致的甲沟炎的发生率为4%~56.8%，3级以上的甲沟炎AE发生率为0~11.4%。其中阿法替尼的甲沟炎发生率最高，为32.6%~56.8%，奥希替尼次之，发生率为22%。ALK-TKI未见明显甲沟炎的报道。一般多在EGFR-TKI初始治疗后4~8周出现指甲的改变，任何指甲或脚趾甲都可能出现，大多先从指（趾）甲根部边缘开始出现红肿、疼痛，然后两侧甲沟逐渐出现发炎、溃疡、化脓性肉芽肿，严重的会出现指（趾）甲内嵌，影响患者活动。

1.1.3 其他皮肤毒性

应用TKI还可能出现皮肤干燥、毛发变化、色素沉着、光敏反应、鳞状细胞增生性病变、手足皮肤反应（多靶点TKI）、掌跖角化病（BRAF抑制剂）等少见皮肤毒性。其中EGFR-TKI导致皮肤干燥的发生率为4%~35%，大多数皮肤干燥发生在治疗的前30 d内。考虑是由于EGFR受到抑制，皮肤角质形成细胞出现异常增殖、分化及迁移，使得表皮更替不能正常进行，出现不正常的脱屑或脱皮，严重者甚至出现大面积皮肤剥脱。与皮疹不同，皮肤干燥、脱屑甚至皲裂的持续时间通常可伴随整个靶向治疗疗程，超过一半的患者合并局部瘙痒，严重者会出现疼痛、继发感染。ALK抑制剂阿来替尼光敏性皮炎的发生率为12%，3~4级发生率0.7%，目前光敏反应没有发现特定的风险因素或风险人群。

1.1.4 不良反应分级标准

目前对肺癌TKI靶向治疗相关的部分皮肤毒性严重程度评估主要参考2017年NCI发布的CTCAE 5.0标准分级（表43-1）。

1.2 皮肤毒性的预防和处理

TKI所导致的皮肤毒性类型和严重程度一方面与不同TKI的种类和治疗时间长短相关，另一方面也与患者本身因素相关，如吸烟、遗传变异（如K-ras突变）、免疫状态等。老年人、阳光暴晒、皮肤保湿不足、同期进行放疗、曾接受过细胞毒药物治疗等情况可能加重TKI所致皮肤毒性。在使用TKI前，医护人员应做好患者的健康教育，指导患者做好正确的预防措施。

表43-1　痤疮样皮疹和甲沟炎的严重程度分级标准

不良事件	分级1	分级2	分级3	分级4
痤疮样皮疹：出现丘疹和脓包为特征的疾患，主要出现在面对、头皮、上胸部和背部	丘疹和/或脓疱小于10%的体表面积，伴有/不伴有瘙痒或压痛症状	丘疹和/或脓疱覆盖10%~30%的体表面积，可能伴有/不伴有瘙痒和压痛；伴心理影响；影响工具性日常生活活动	丘疹和/或脓疱大于30%的体表面积，伴有中到重度症状；影响自理性日常生活活动；伴局部二重感染，需要口服抗生素治疗	危及生命；丘疹和/或脓疱遍布全身表面，可能伴有/不伴有瘙痒和压痛；伴广泛二重感染，需要静脉给予抗生素治疗
甲沟炎：发生于指甲周围软组织的感染性疾患	甲褶水肿或红斑；角质层受损	需要进行局部治疗；口服药物治疗（如抗生素、抗真菌、抗病毒治疗）；甲褶水肿或痛性红斑；指甲脱落或指甲板分离；影响日常生活工具性活动	需要手术治疗；静脉给予抗生素治疗；影响自理性日常生活活动	

对于皮疹或皮炎的预防，建议做好防晒，避免长时间阳光暴晒，日晒强烈时避免外出，可以戴帽子、撑伞进行物理防晒，使用防晒系数（sun protection factor，SPF）≥30的防晒霜；做好皮肤护理，避免使用碱性的肥皂水过度清洁皮肤，保持皮肤清洁、湿润，适当涂抹无酒精的滋润霜。国外推荐服用靶向药物起6周可以预防性用药：口服多西/米诺环素（100 mg bid）+外用低效糖皮质激素/克林霉素凝胶或者根据经验外用夫西地酸软膏。一旦出现皮肤毒性，应该要及时介入处理，防止症状加重。针对痤疮样皮疹，1~2级可外用2.5%氢化可的松霜剂及抗生素，酌情使用一代或二代抗过敏药缓解皮肤瘙痒。若无改善，可加用他克莫司软膏，口服多西环素或米诺环素；3级皮疹除维持1~2级治疗外，必要时需行细菌/真菌/病毒培养；酌情口服抗生素和局部使用糖皮质激素，并可加用0.5 mg/（kg·d）泼尼松×5 d；治疗2周若病情无改善，则需停用靶向药物，当皮疹恢复至≤2级，可重新使用EGFR-TKI（减少剂量）；4级皮疹建议停用靶向药物，皮肤专科治疗。

而对于甲沟炎的预防，则建议保持手部和足部的皮肤干燥、坚持温水洗脚，经常使用保湿滋润霜；修剪指甲时要小心，不宜过深，避免指甲受伤；戴棉手套；穿着宽松、舒适的鞋子；穿鞋前确保脚部干燥；治疗足癣等原发疾病。一旦发生甲沟炎，1~2级可外用抗生素（克林霉素，夫西地酸，百多邦），必要时外用强效的糖皮质激素和抗生素/抗真菌药物，如0.05%丙酸氯倍他索、0.3%戊酸二氟米松、硫酸新霉素、酮康唑、联苯苄唑乳膏、特比萘芬乳膏等;3级可按照说明书调整靶向药物剂量;必要时需行细菌/真菌/病毒培养;口服抗生素(如多西环素100 mg/d)治疗,必要时拔甲;治疗2周若病情无改善,则需停用靶向药物;停药后继续治疗甲沟炎,必要时可咨询皮肤科医生;当甲沟炎恢复至<2级,可重新使用EGFR-TKI(减少剂量);使用外用强效的糖皮质激素和抗生素/抗真菌药物,如0.05%丙酸氯倍他索、0.3%戊酸二氟米松、硫酸新霉素、酮康唑、联苯苄唑乳膏、特比萘芬乳膏等。

此外,对于TKI所致皮肤毒性,许多中医临床研究也报道了良好的疗效。张誉华等自拟养肺消疹方对照氢化可的松乳膏治疗EGFR-TKI所致皮疹有较好的疗效(总有效率为治疗组75% vs. 对照组55%,$P < 0.01$)。陈碧茵等将87例EGFRI-TKI相关性皮疹患者分为2组,在给予炉甘石洗剂局部外涂,针对感染严重者加用莫匹罗星软膏外涂的基础上,治疗组增加八宝丹胶囊内服,结果显示治疗组有效率优于对照组(86.36% vs. 37.21%)。其他的还有石闻光等的银翘散加减治疗、朱承兆等的加味消风散治疗都有良好的治疗EGFR-TKI所致皮肤毒性的效果,能够明显改善患者的生活质量。

总之,TKI所致皮肤毒性是可防、可控的,对轻/中度的皮肤毒性,通过生活方式的干预及药物介入的综合防治措施是可以改善患者症状,而不需要调整靶向药物的用量或中断靶向药物的治疗从而影响治疗效果;对重度皮肤毒性,通过系统用药对症处理,酌情减量或暂停靶向治疗,也是可以耐受的。应该要正确防治TKI所致的皮肤毒性,提高患者靶向治疗的依从性。

2 消化系统毒性

2.1 消化系统毒性的临床表现

TKI常见的消化系统不良反应包括腹泻、肝损伤、恶心呕吐、口腔黏膜炎等,可能困扰和影响患者的生活质量,降低治疗依从性,从而影响抗肿瘤治疗疗效。

2.1.1 腹泻

TKI导致腹泻的确切机制尚不明确。相关研究发现,TKI药物如EGFR-TKI本身直接抑制EGFR信号,导致肠上皮的生长和修复减少,从而肠黏膜处于易损伤状态而无法修复而出现腹泻,当TKI联合其他化疗药物或放疗时将加重肠黏膜损伤,加重腹泻。有研究提示,EGFR-TKI导致腹泻可能与氯离子的过度分泌有关。EGFR受体对钙离子诱导的氯离子转运具有负调控作用,当EGFR受体被抑制时,肠腔内氯离子过多,导致水分吸收减少,最终导致水性腹泻的发生。Secombe认为,肠道微生物群与TKI治疗存在潜在相互作用导致腹泻。

腹泻为TKI常见的不良反应,据报道的III期临床研究中,EGFR-TKI腹泻的发生率为9.5%~95.2%,3级及以上腹泻的发生率为1%~14.4%。其中吉非替尼腹泻发生率为34.2%~46.6%,3级及以上腹泻发生率为0.9%~3.8%;厄洛替尼的腹泻发生率为25%~57%,3级及以上腹泻发生率为1%~5%。腹泻也是奥希替尼最常见的消化道不良反应,发生率为58%,3级及以上腹泻发生率为2%。ALK-TKI药物导致腹泻的发生率也不低。克唑替尼腹泻发生率为58.7%,中位发生时间在用药后13天,有胃肠道穿孔致命性病例的报告。塞瑞替尼腹泻发生率为72%,阿来替尼为20%,布加替尼为38%,恩曲替尼腹泻发生率也有28%。

TKI相关的腹泻常发生在用药早期,随着治疗时间延长发生率显著减低,绝大多数腹泻在用药第一周至1个月内即可出现。腹泻主要表现为大便次数的增多和大便性状的改变。大便性状改变可表现为稀便、水样便、粘脓便或脓血便。腹泻严重时可出现脱水症状甚至伴有明显全身中毒症状。

此外,肿瘤患者通常免疫功能低下,是肠道感染的高风险人群,若出现肠道病原学微生物感染,可出现腹泻症状。肿瘤患者通常伴随肠道菌群紊乱,而肠道菌群紊乱亦可导致腹泻。一些肿瘤如神经内分泌肿瘤的类癌综合征、胃泌素瘤、血管活性肠肽(vasoactive intestinal peptide,VIP)瘤等,疾病本身也可导致腹泻的发生。因此,应注意排除或鉴别其他原因导致的腹泻,才可建立TKI所致腹泻的诊断。

2.1.2 肝脏毒性

肝脏毒性的具体表现包括胆红素升高、转氨酶升高、肝炎等,严重的肝毒性可导致患者肝脏衰竭或死亡。除阿法替尼以外,多数EGFR-TKI主要通过肝脏(cytochrome P450,CYP450)酶系代谢。然而TKI导致的肝损伤机制尚未阐明,有研究报道认为TKI药物的肝毒性与其活性代谢产物的代谢及自身免疫激活有关。Teo YL等的荟萃分析显示,服用EGFR-TKI药物会导致患者肝毒性风险显著增加,发生3级及以上肝毒性的风险分别上升了2倍和4倍。各大III期临床研究中,不同EGFR-TKI药物性肝损伤的发生率为5%~55.3%,3级及以上的发生率为0.4%~26.3%。克唑替尼转氨酶升高的发生率为69%,塞瑞替尼为22%~23%,阿来替尼为18%。ALK-TKI引起的药物性肝损伤一般多为1~2级,≥3级的发生率极低,超过90%的药物性肝损伤经治疗后可改善。大部分肝损伤多发生于治疗后3个月内,阿来替尼肝损伤中位发生时间为治疗开始后的28.5 d。

TKI相关肝毒性诊断应注意与其他原因引起的肝损害相鉴别,临床表现通常无特异性,部分患者可有乏力、食欲减退、肝区胀痛及上腹不适等消化道症状。淤胆明显者可有全身皮肤黄染、大便颜色变浅和瘙痒等。肝损伤分级标准,可参考中华医学会药物性肝病学组发布的《药物性肝损伤诊治指南》(表43-2)。

2.1.3 恶心呕吐

各TKI所导致的恶心呕吐的发生率和严重程度不尽相同,并受多种因素影响,比如使用剂量与放化疗联用和患者的个体差异(如性别、年龄、体能状态等)。其中,克唑替尼、塞瑞替尼为中-高度致吐风险药物(致吐风险≥30%),其他大部分TKI如厄洛替尼、埃克替尼、阿法替尼、奥希替尼、阿来替尼、卡博替尼、达拉非尼等为低度-轻微致吐风险药物(致吐风险<30%)。

表43-2　肝损伤的分级标准

分级	描述
1	轻度肝损伤：血清 ALT 和/或 ALP 呈可恢复性升高，TBIL< 2.5×ULN(2.5 mg/dL 或 42.75 μmol/L)，且 INR < 1.5。多数患者可适应。可有或无乏力、虚弱、恶心、厌食、右上腹痛、黄疸、瘙痒、皮疹或体重减轻等症状。
2	轻度肝损伤：血清 ALT 和/或 ALP 升高，TBIL≥ 2.5×ULN，或虽无 TBIL 升高但 INR ≥ 1.5。上述症状可有加重。
3	重度肝损伤：血清 ALT 和/或 ALP 升高，TBIL≥ 5×ULN(5 mg/dL 或 85.5 μmol/L)，伴或不伴 INR ≥ 1.5。患者症状进一步加重，需要住院治疗，或住院时间延长。
4	ALF：血清 ALT 和/或 ALP 升高，TBIL≥ 10×ULN(10 mg/dL 或 171 μmol/L)，或每天上升≥ 1.0 mg/dL(17.1 μmol/L)，INR ≥ 2.0 或 PTA < 40%，可同时出现腹水或肝性脑病或与 DILI 相关的其他器官功能衰竭。
5	致命：因 DILI 死亡，或需要接受肝移植才能存活。

注：ALT，谷丙转氨酶；TBIL，总胆红素；ALP，碱性磷酸酶；ULN，上限；ALF，急性肝衰竭/亚急性肝衰竭；DILI，药物性肝损伤；INR，国际标准化比值；PTA，凝血酶原活动度。

2.1.4　口腔黏膜炎

不同 TKIs 药物相关性口腔黏膜炎的发生率差异较大，且严重程度存在一定差异。以 EGFR-TKI 为例，第一代 EGFR-TKI 比较少见，吉非替尼、厄洛替尼所致所有级别口腔黏膜炎的发生率约8%~23.9%，3级及以上的发生率不超过1%；第二代阿法替尼所致口腔黏膜炎的发生率约51.9%~72.1%，3级及以上的发生率4.4%~8.7%；第三代奥希替尼所致口腔黏膜炎的发生率约15%~29%，3级及以上的发生<1%。其他TKI 也有一定的口腔炎发生概率，比如阿来替尼发生率为2%~10%。TKI 所致的口腔黏膜炎可表现为口腔黏膜充血、红斑、水肿、糜烂、溃疡等，可波及上下唇、双颊、舌、口底黏膜；引起疼痛、进食困难、味觉异常等。对使用TKIs相关药物的患者进行随诊时，应警惕并及时发现干预1~2级口腔黏膜炎，对症处理，防止口腔黏膜炎发展成3级及以上。

2.1.5　不良反应分级标准

目前对肺癌 TKI 靶向治疗相关的部分胃肠道反应毒性严重程度评估主要参考2017年NCI发布的CTCAE 5.0标准分级（表43-3）。

表43-3　TKI治疗相关的部分胃肠道反应的严重程度分级标准

不良事件	分级1	分级2	分级3	分级4
腹泻：疾病特征为便次数增加和/或稀便或水样便	与基线相比，大便次数增加每天＜4次；早镂空排出物轻度增加	与基线相比，大便次数增加每天4~6次；造瘘口排出物中度增加；借助于工具的日程生活活动受限	与基线相比，大便次数增加每天≥7次；需要住院治疗；与基线相比，造瘘口排出物重度增加；借助于工具的日程生活活动受限	危及生命；需要紧急治疗
恶心：以反胃和/或急需呕吐为特征的状态	食欲降低，不伴进食习惯改变	经口摄食减少不伴明显的体重下降，脱水或营养不良	经口摄入能量和水分不足；需要鼻饲，全肠外营养或住院	-
呕吐：胃内容物经口吐出的一种反射动物	不需要干预治疗	门诊静脉补液，需要医学干预	需要鼻饲，全肠外营养或住院治疗	危及生命
口腔黏膜炎：口腔黏膜出现溃疡或炎症	无症状或轻症，不需要治疗	中度疼痛或溃疡，不影响经口进食，需调整饮食	重度疼痛，影响经口进食	危及生命，需要紧急治疗

2.2　消化系统毒性的预防和处理

2.2.1　腹泻

收集患者TKI治疗开始前6周的大便信息以及同时服用的其他药物信息、其他临床状况，以更好评估TKI导致腹泻的状况。TKI治疗期间应低脂低纤维饮食，少食或避免食用咖啡因、酒精、奶制品、脂肪、纤维、橘子汁、葡萄汁以及辛辣食物，少食多餐。Control研究表明，TKI联合布地奈德可以缓解腹泻的发生。同时，Control研究发现，洛哌丁胺联合考来替泊进行腹泻预防可以显著降低三级腹泻发生率。

对于1~2级腹泻，无须调整剂量，密切观察，避免脱水，饮食上避免乳制品、少食多餐、清淡饮食；酌情予以益生菌调节肠道菌群，使用小檗碱、蒙脱石散。可使用洛哌丁胺止泻等处理。对于3~4级腹泻，建议暂停TKI直到缓解至1级及以下，降低原剂量后重启治疗，并给予益生菌、蒙脱石散、洛哌丁胺，严重时，可考虑加用生长抑素，同时补充水电解质以及营养物质。治疗后2周没有缓解至1级及以下，建议停用TKI。

近年来，对于TKI所致的腹泻，也有许多中医的研究报道。中医药治疗腹泻的优势在于缓解腹泻的同时可以调节患者胃肠道功能、促进食欲，并且可以预防腹泻的发生。刘浩等在50例晚期非小细胞肺癌的治疗中，在吉非替尼的基础上联合参一胶囊治疗组的1~4级腹泻发生率为8.16%，明显低于单用吉非替尼组的47.92%。张琇文等加用参苓白术颗粒联合EGFR-TKI治疗晚期NSCLC能明显降低腹泻发生率（联合组28.6% vs. 对照组70%，$P < 0.05$）。还可根据临床情况辨证使用中成药，如脾胃虚弱者，可选用参苓白术丸；肝气乘脾证，可选用逍遥丸合香砂六君丸；肾阳虚衰者可选四神丸等。

2.2.2 肝脏毒性

TKI治疗开始前、每个治疗周期以及临床需要时，均应密切监测其肝功能。由于大部分TKI主要通过CYP3A4酶代谢，因此当联合应用CYP3A4酶抑制剂或诱导剂时需注意剂量的调整。与CYP3A4酶抑制剂如酮康唑、伊曲康唑、红霉素、维拉帕米等联用可能减少药物的代谢，导致血药浓度增加，此时需减少TKI的剂量以预防严重不良反应的发生。而与CYP3A4酶诱导剂如地塞米松、苯巴比妥、苯妥英、卡马西平、利福平、异烟肼等联用可能增加TKI的代谢，导致血药浓度降低，此时可适度增加TKI的剂量。

处理上，轻度肝功能异常通常属于暂时性波动且可耐受，无须减药或停药；然而对于转氨酶持续升高并维持至正常范围2.5至5倍之间的患者，应仔细评估明确病因，予以减药或停药。若发生严重肝功能不良反应，胆红素升高至正常范围上限3倍或转氨酶升高正常上限5倍者，应停止TKI药物治疗，转诊到专科医生；直到上述指标分别胆红素降到正常范围上限1.5倍或转氨酶降至2.5倍以下之后，方可继续减量服用。

2.2.3 恶心呕吐

通常不做常规预防，在必要时可给予单一止吐药，如5-HT3受体拮抗剂、甲氧氯普胺或氯丙嗪中的一种，推荐使用口服或外用剂型以增加患者的依从性。另外，可指导患者进行良好的生活方式管理，如选择消化合口的食物、少食多餐等也能缓解恶心呕吐。

2.2.4 口腔黏膜炎

高危因素包括口腔卫生差、义齿、高龄、酒精和烟草摄入、吸氧、口呼吸、服用抗胆碱能、组织胺、类固醇药物、热、酸、粗糙食物、营养不良、脱水等。使用TKI治疗期间，在日常生活中需培养良好生活习惯以预防TKI相关性口腔黏膜炎的发生或减轻已发生的口腔黏膜炎的症状。如注意口腔卫生、湿润，避免酒精、烟草、辛辣、质硬食物；佩戴义齿者，注意避免义齿的机械刺激损伤黏膜；唇部干燥可使用无刺激性的油膏。TKI所致的口腔黏膜炎，其临床处理原则为：缓解疼痛，促进溃疡面尽早愈合；保持口腔清洁，防治继发出血、感染、营养不良、电解质紊乱等并发症；阻止口腔黏膜炎进展为3级或4级，从而提高治疗依从性。处理上，国外指南对口腔黏膜炎的用药推荐为：对于1级口腔黏膜炎，餐后可使用苄达明含漱液，可使用帕利夫明；3级：如严重疼痛影响生活质量，可局部给予2%吗啡含漱剂、0.5%多虑平含漱剂。

3 肺毒性

间质性肺疾病(interstitial lung disease,ILD)是以肺间质为主要病变的众多异质性疾病的总称,以局灶或弥漫性肺间质的非感染性炎性改变和进行性纤维化为病变特点。TKI导致的ILD虽然发生率较低,但危害性大,一旦发生甚至可威胁患者的生命。目前TKIs相关性ILD的发生机制在EGFR-TKIs中研究较多。有研究报道肺泡II型上皮细胞表达EGFR,参与肺泡壁的修复,而在抑制肿瘤组织EGFR活性的同时,也抑制气管上皮细胞的生长,抑制其损伤的修复,导致ILD发生。另外,EGFR-TKI可能通过引起支气管上皮和肺泡损伤及慢性炎症,诱导免疫介导的过敏反应等导致ILD的形成。

3.1 间质性肺疾病的临床表现

不同TKI相关性ILD的发生时间不同,如吉非替尼多发生在服药后4周内,中位时间24~42 d;奥希替尼大多发生在3个月以后,中位时间2.7 d;厄洛替尼发生时间跨度大,在5 d~9个月,中位时间39 d。TKI相关性ILD既可表现为急性或亚急性起病,也可表现为慢性隐匿起病。可表现为咳嗽(以干咳为主),伴或不伴有渐进性加重的呼吸困难和发热,部分患者可伴随食欲减退、消瘦、乏力等肺外症状,最终可导致严重的双肺纤维化,引起呼吸衰竭、肺心病等威胁生命。影像上ILD表现各异,有时与肿瘤进展难以鉴别。胸部CT影像学可表现为散在或融合的斑片状阴影,或磨玻璃样、网格状改变、小叶间隔增厚、多灶性肺实变、肺实变伴牵拉性细支气管扩张,最终可进展为肺纤维化、肺容积缩小、甚至蜂窝肺等。目前对肺癌TKI靶向治疗相关的间质性肺疾病的严重程度评估主要参考2017年美国国立癌症研究所(National Cancer Institute,NCI)发布的CTCAE 5.0标准分级(表43-4)。

表43-4 间质性肺疾病的严重程度分级标准

分级	症状	活动能力	影像学改变	治疗干预
1	无症状; 仅临床检查发现有症状	正常	<25%	无需干预
2	有症状	工具性日常 生活活动受限	25%~50%	需要药物治疗
3	症状严重	个人日常生活 自理活动受限	51%~75%	需氧疗
4	危及生命的 呼吸功能衰竭	卧床	>75%	紧急抢救(如气管插管或气管切开)

3.2 间质性肺疾病的预防和处理

高龄、体力状态评分>2分、既往接受过放疗、吸烟史、间质性肺疾病病史、肺气肿或慢性阻塞性肺病史、肺部感染、合并心血管疾病的患者ILD发病率高于普通人群。使用TKI前应对患者进行ILD危险因素评估;已有肺间质纤维化的患者,应谨慎使用TKI,避免与胸部放疗同步进行,避免与免疫检查点抑制剂同时使用,治疗期间要加强对患者呼吸功能的监测和影像学检查,做到早发现、早停药、早治疗。

ILD的治疗目标是抑制炎症反应,促进渗出吸收,防止肺间质纤维化,保护心肺功能。一旦怀疑或确诊ILD时,应停止TKI药物,避免使用引起或加重ILD的合并用药(如博来霉素、胺碘酮等)。主要治疗方法包括糖皮质激素、氧疗、根据病情经验性抗感染、机械通气等,要仔细评估病情变化。大部分TKI说明书建议一旦发生TKI相关性ILD,则建议永久停药。对于1~2级患者在充分评估临床获益与潜在风险后,待肺间质损伤消退或治愈后,如果打算再次使用TKI应该慎重考虑,做好沟通,治疗期间需密切观察病情。

4 心脏毒性

TKI治疗可以引起心脏毒性,因药物不同和个体化差异而不同,具体机制尚不明确,靶向药物相关的常见心脏毒性反应包括:无症状的Q-T间期延长、充血性心力衰竭、心律失常、左心室收缩功能障碍、心包积液、急性冠脉综合征等。尽管在TKI各系统不良反应中,心脏系统的不良反应发生率较低,然而一旦发生则病程凶险。

TKI治疗前需要进行心血管基线相关化验及检查,如心电图、超声心动图、肌钙蛋白I或T、脑钠肽或氮末端B型脑钠肽前体、肌酸激酶等,治疗过程中监测并记录心率、血压、心脏杂音、心包摩擦音、肺内啰音、下肢水肿、颈静脉充盈情况,并重点关注吸烟、肥胖、冠心病、高血压病、糖尿病和血脂异常的患者。一旦治疗过程中出现胸闷、胸痛、气短、心悸、足踝水肿、运动耐量下降、晕厥等临床症状,应抓紧时间快速明确诊断,以早期治疗,改善预后。一旦出现至少两次单独的心电图检测提示QTc间期大于500 ms;则建议暂停靶向治疗;待QTc间期小于481 ms或恢复到基线水平(如基线值大于或等于481 ms)可以考虑减量恢复靶向治疗。但是,一旦出现QTc间期延长合并尖端扭转性室性心动过速、多形性室性心动过速或严重心律失常的症状或体征;症状性充血性心力衰竭或无症状性左心室功能障碍持续≥4周,则要永久停药。

既往有QT间期延长病史、服用抗心律失常药物、心动过缓、电解质异常等患者,应定期进行心电图检查和血钾、血镁检测。对于使用TKIs出现心功能不全的患者是否继续抗肿瘤治疗,目前尚无推荐,应与心脏病学专科医师充分沟通并评估权衡继续治疗所带来的利弊之后再做决定。

5 其他毒性

TKI使用过程中除上述常见不良反应外,可能还出现其他毒性:如疲乏、高血压、水肿、脂肪酶/淀粉酶升高、中枢及周围神经系统毒性、视觉障碍(包括视觉损害、闪光幻觉、脉络膜视网膜病变等)、味觉障碍、心肌炎、肌肉骨骼疼痛和结缔组织异常、贫血、白细胞和中性粒细胞减少、血肌酐升高、血脂异常、电解质紊乱等,上述多数不良反应均可以通过减量或暂停用药、对症处理得到恢复,严重者应永久停药并及时转诊相应专科治疗。

二、结语

随着TKIs药物的发展,NSCLC患者使用TKI药物的机会增多且治疗时间延长,应多关注各TKI药物安全性以利于全程管理。临床医生须主动监测、及时处理、积极采取措施干预应对不良反应,通过多学科会诊讨论的模式综合评估,保证用药安全,提高患者治疗依从性,兼顾患者的治疗效果和生活质量,最大化患者获益。

主要参考文献

[1] Levitzki A, Mishani E. Tyrphostins and other tyrosine kinase inhibitors[J]. Annual review of bio-chemistry, 2006, 75: 93-109.

[2] Ferguson F, Gray N. Kinase inhibitors: the road ahead. Nature reviews[J]. Drug discovery, 2018, 17(5): 353-377.

[3] Califano R, Tariq N, Compton S, et al. Expert Consensus on the Management of Adverse Events from EGFR Tyrosine Kinase Inhibitors in the UK[J]. Drugs, 2015, 75(12): 1335-1348.

[4] Kozuki T. Skin problems and EGFR-tyrosine kinase inhibitor[J]. Japanese journal of clinical on-cology, 2016, 46(4): 291-298.

[5] 胡洁,林丽珠,骆肖群,等. EGFR-TKI不良反应管理专家共识[J]. 中国肺癌杂志,2019,22(2): 57-81.

[6] Peuvrel L, Bachmeyer C, Reguiai Z, et al. Semiology of skin toxicity associated with epidermal growth factor receptor (EGFR) inhibitors[J]. Support Care Cancer, 2012, 20(5): 909-921.

[7] Passaro A, Di Maio M, Del Signore E, et al. management of nonhematologic toxicities associated with different EGFR-TKIs in advanced NSCLC: a comparison analysis[J]. Clin Lung Cancer, 2014, 15(4): 307-312.

[8] Wu Y, Lu S, Lu Y, et al. Results of PROFILE 1029, a Phase III Comparison of First-Line Crizo-tinib versus Chemotherapy in East Asian Patients with ALK-Positive Advanced Non-Small Cell Lung Cancer[J]. J Thorac Oncol, 2018, 13(10): 1539-1548.

[9] Shaw A, Kim T, Crinò L, et al. Ceritinib versus chemotherapy in patients with ALK-rearranged non-small-cell lung cancer previously given chemotherapy and crizotinib (ASCEND-5): a ran-domised, controlled, open-label, phase 3 trial[J]. Lancet Oncol, 2017, 18(7): 874-886.

[10] Yang J, Ou S, De Petris L, et al. Pooled Systemic Efficacy and Safety Data from the Pivotal

Phase II Studies（NP28673 and NP28761）of Alectinib in ALK-positive Non-Small Cell Lung Cancer[J]. J Thorac Oncol, 2017, 12(10): 1552-1560.

[11] Camidge D, Kim H, Ahn M, et al. Brigatinib Versus Crizotinib in Advanced ALK Inhibitor-Naive ALK-Positive Non-Small Cell Lung Cancer: Second Interim Analysis of the Phase III ALTA-1L Trial[J]. J Clin Oncol, 2020, 38(31): 3592-3603.

[12] Lugowska I, Koseła-Paterczyk H, Kozak K, et al. Trametinib: a MEK inhibitor for management of metastatic melanoma[J]. OncoTargets Ther, 2015, 8: 2251-2259.

[13] Curry J, Torres-Cabala C, Kim K, et al. Dermatologic toxicities to targeted cancer therapy: shared clinical and histologic adverse skin reactions[J]. Int J Dermatol, 2014, 53(3): 376-384.

[14] Masago K, Irie K, Fujita S, et al. Relationship between Paronychia and Drug Concentrations of Epidermal Growth Factor Receptor Tyrosine Kinase Inhibitors[J]. Oncology, 2018, 95(4): 251-256.

[15] Belum V, Serna-Tamayo C, Wu S, et al. Incidence and risk of hand-foot skin reaction with cabozantinib, a novel multikinase inhibitor: a meta-analysis[J]. Clin Exp Dermatol, 2016, 41(1): 8-15.

[16] Chu E, Wanat K, Miller C, et al. Diverse cutaneous side effects associated with BRAF inhibitor therapy: a clinicopathologic study[J]. J Am Acad Dermatol, 2012, 67(6): 1265-1272.

[17] Melosky B, Leighl N, Rothenstein J, et al. Management of egfr tki-induced dermatologic adverse events[J]. Curr Oncol, 2015, 22(2): 123-132.

[18] 周晖, 王芳, 唐旭华, 等. EGFRIs抗肿瘤靶向药物相关皮肤不良反应及治疗进展[J]. 皮肤性病诊疗学杂志, 2015, 22(4): 328-331.

[19] Balagula Y, Lacouture M E, Cotliar J A. Dermatologic toxicities of targeted anticancer therapies[J]. J Supp Oncol, 2010, 8(4): 149-161.

[20] Baas J, Krens L, Guchelaar H, et al. Recommendations on management of EGFR inhibitor-induced skin toxicity: a systematic review[J]. Cancer Treat Rev, 2012, 38(5): 505-514.

[21] 张誉华, 沈洋, 龙麟, 等. 养肺消疹方治疗肺癌靶向药物相关性皮疹的临床观察[J]. 中华中医药杂志, 2016, 31(1): 100-103.

[22] 陈碧茵, 李一璟, 陈樟树. 八宝丹胶囊治疗表皮生长因子受体拮抗剂相关性皮疹临床观察[J]. 临床合理用药杂志, 2017, 10(31): 58-59.

[23] 石闻光, 周雍明, 何莉莎, 等. 银翘散加减治疗吉非替尼引起的皮疹临床研究[J]. 中医学报, 2014, 2907): 954-955.

[24] 朱兆承, 孙太振, 王生. 加味消风散治疗吉非替尼所致皮疹临床观察[J]. 实用中医药杂志, 2017, 33(5): 469-471.

[25] Bowen J. Mechanisms of TKI-induced diarrhea in cancer patients[J]. Curr Opin Supp Palliat Care, 2013, 7(2): 162-167.

[26] Barrett K, Keely S. Chloride secretion by the intestinal epithelium: molecular basis and regulatory aspects[J]. Annu Rev Physiol, 2000, 62: 535-572.

[27] Maemondo M, Inoue A, Kobayashi K, et al. Gefitinib or chemotherapy for non-small-cell lung

cancer with mutated EGFR[J]. N Engl J Med, 2010, 362(25): 2380-2388.

[28] Mok T, Wu Y, Thongprasert S, et al. Gefitinib or carboplatin-paclitaxel in pulmonary adenocarcinoma[J]. N Engl J Med, 2009, 361(10): 947-957.

[29] Rosell R, Carcereny E, Gervais R, et al. Erlotinib versus standard chemotherapy as first-line treatment for European patients with advanced EGFR mutation-positive non-small-cell lung cancer (EURTAC): a multicentre, open-label, randomised phase 3 trial[J]. Lancet Oncol, 2012, 13(3): 239-246.

[30] Zhou C, Wu Y, Chen G, et al. Erlotinib versus chemotherapy as first-line treatment for patients with advanced EGFR mutation-positive non-small-cell lung cancer (OPTIMAL, CTONG-0802): a multicentre, open-label, randomised, phase 3 study[J]. Lancet Oncol, 2011, 12(8): 735-742.

[31] Soria J, Ohe Y, Vansteenkiste J, et al. Osimertinib in Untreated EGFR-Mutated Advanced Non-Small-Cell Lung Cancer[J]. N Engl J Med, 2018, 378(2): 113-125.

[32] Drilon A, Siena S, Dziadziuszko R, et al. Entrectinib in ROS1 fusion-positive non-small-cell lung cancer: integrated analysis of three phase 1-2 trials[J]. Lancet Oncol, 2020, 21(2): 261-270.

[33] Wind S, Schnell D, Ebner T, et al. Clinical Pharmacokinetics and Pharmacodynamics of Afatinib [J]. Clin Pharmacok, 2017, 56(3): 235-250.

[34] 田宏. EGFR-TKI致肝损伤的研究进展[J]. 中国医学创新, 2015, 12(4): 152-156.

[35] Teng W, Oh J, New L, et al. Mechanism-based inactivation of cytochrome P450 3A4 by lapatinib[J]. Mol Pharmacol, 2010, 78(4): 693-703.

[36] Teo Y, Ho H, Chan A. Risk of tyrosine kinase inhibitors-induced hepatotoxicity in cancer patients: a meta-analysis[J]. Cancer treatment reviews, 2013, 39(2):199-206.

[37] 于乐成, 茅益民, 陈成伟. 药物性肝损伤诊治指南[J]. 临床肝胆病杂志, 2015, 31(11): 1752-1769.

[38] 姜文奇, 巴一, 冯继锋, 等. 肿瘤药物治疗相关恶心呕吐防治中国专家共识(2019年版)[J]. 中国医学前沿杂志(电子版), 2019, 11(11): 16-26.

[39] Barcenas C, Hurvitz S, Di Palma J, et al. Improved tolerability of neratinib in patients with HER2-positive early-stage breast cancer: the CONTROL trial[J]. Ann Oncol, 2020, 31(9): 1223-1230.

[40] 刘浩, 侯炜, 王辉, 等. 参一胶囊联合吉非替尼治疗晚期非小细胞肺癌50例临床研究[J]. 中医杂志, 2012, 53(11): 933-935+966.

[41] 张琇文, 邵怿, 张欣欣, 等. 参苓白术颗粒联合吉非替尼/厄罗替尼治疗脾气虚型晚期非小细胞肺癌临床研究[J]. 新中医, 2014, 46(1): 127-129.

[42] Rubenstein E, Peterson D, Schubert M, et al. Clinical practice guidelines for the prevention and treatment of cancer therapy-induced oral and gastrointestinal mucositis[J]. Cancer, 2004, 100: 2026-2046.

[43] Ryerson C, Collard H. Update on the diagnosis and classification of ILD[J]. Curr Opin Pulmon

Med, 2013, 19(5): 453-459.

[44] Travis W, Costabel U, Hansell D, et al. An official American Thoracic Society/European Respiratory Society statement: Update of the international multidisciplinary classification of the idiopathic interstitial pneumonias[J]. Am J Respirat Crit Care Med, 2013, 188(6): 733-748.

[45] Matsuno O. Drug-induced interstitial lung disease: mechanisms and best diagnostic approaches [J]. Respirat Res, 2012, 13: 39.

[46] Zhang Y, Yang H, Zhao M, et al. Successful treatment of gefitinib-induced acute interstitial pneumonitis with corticosteroid and non-invasive BIPAP-ventilation[J]. J Thorac Dis, 2012, 4 (3): 316-319.

[47] 聂志凤, 邢力刚. EGFR-TKI单药或联合放疗治疗非小细胞肺癌肺毒性研究进展[J]. 中国肿瘤临床, 2017, 44(11): 558-561.

[48] Yang B, Papoian T. Tyrosine kinase inhibitor (TKI)-induced cardiotoxicity: approaches to narrow the gaps between preclinical safety evaluation and clinical outcome [J]. J Appl Toxicol, 2012, 32(12): 945-951.

[49] Chen Z, Ai D. Cardiotoxicity associated with targeted cancer therapies [J]. Mol Clin Oncol, 2016, 4(5): 675-681.

（曾乌查　游昕）

第44章
抗血管生成抑制剂相关的不良反应处理

血管新生在多种实体肿瘤的生长、增殖和转移发挥着关键作用,抗血管药物生成药物可作用于肿瘤微环境,使异常增生血管正常化,同时抑制肿瘤新生血管生成。抗血管生成抑制剂包括VEGF的单克隆抗体贝伐珠单抗,VEGF配体抑制剂阿柏西普,重组IgG1类单克隆抗体雷莫芦单抗,抑制VEGF和其他如PDGF等生长因子的口服酪氨酸激酶抑制剂舒尼替尼、索拉非尼、培唑帕尼、凡德他尼、卡博替尼、阿昔替尼、仑伐替尼、瑞戈非尼、安罗替尼等。

其中在肺癌治疗过程中,已在我国批准使用包括贝伐珠单抗、安罗替尼。随着抗血管生成药物可及性的不断提高,抗血管生成药物作为肺癌患者不可或缺的治疗手段之一,而在使用过程中可能出现的不良反应,主要包括以下几个方面。

一、常见抗血管生成抑制剂相关不良反应和处理

1 高血压

VEGF可调控具有血管舒张作用的一氧化氮生成,并且通过新生血管而降低血管阻力,从而对血管稳态对维持起重要作。VEGF促进血管内皮生长、增殖,并与血管内皮细胞产生的生长因子受体相结合,激活下游信号转导通路,最终促进新生血管生成,从而促进肿瘤生长和增殖。抗血管生成抑制剂与VEGF结合,阻止其与VEGFR受体的相互作用,阻碍了一氧化氮的合成,导致外周血管舒张功能障碍,另外抑制新生血管的形成,从而导致外周循环阻力相应增加,使血压升高。

在使用贝伐珠单抗或安罗替尼的肺癌患者中,≥3级高血压的发生率分别为5%~9%、10.0%~13.6%,且呈剂量依赖性。既往已存在高血压、年龄≥60岁、BMI ≥ 25 kg/m²均与抗VEGF治疗引起的血压升高风险增加独立相关,故在使用治疗前评估和筛查就显得尤为重要,需注意识别和治疗患者的既存高血压,并且在治疗期间更频繁地监测血压。

对于既存的高血压,在使用贝伐珠单抗或安罗替尼前,应将血压控制150/100 mmHg以下。对于有糖尿病或肾脏疾病的患者,血压应控制在130/80 mmHg以下才考虑开始使用贝伐珠单抗或安罗替尼。在使用过程中如发现高血压(血压≥140/90 mmHg),或患者舒张压较基线明显升高(高于基线20 mmHg),推荐开始使用降压药,

最好控制在130/80 mmHg以下,合并心血管高危因素者目标值可以更低。

血管紧张素转化酶抑制剂(angiotensin-converting enzyme inhibitor, ACEI)、血管紧张素II受体拮抗剂(angiotensin II receptor antagonist, ARB)、β受体阻滞剂、钙离子通道阻滞剂都是可选择的降压药物,其中如患者合并蛋白尿、慢性肾功能不全或代谢综合征,应给予ACEI或ARB,因基础病需接受CYP450抑制剂治疗者不宜选择非二氢吡啶类钙离子通道阻滞剂。在治疗过程中,如果出现中度以上高血压(高于160/100 mmHg,CTCAE 3级)且降压药不能控制,应暂停贝伐珠单抗或安罗替尼,直至血压恢复至治疗前水平或160/100 mmHg,且为可控状态。如患者的CTCAE 3级高血压经治疗1个月仍未控甚至出现高血压危象、高血压脑病,则应永久停用贝伐珠单抗或安罗替尼。

2 蛋白尿

小部分接受抗血管生成抑制剂出现蛋白尿的患者行肾脏活检,其组织学包括血栓性微血管病、塌陷性肾小球病,以及冷球蛋白血症性和免疫复合性肾小球肾炎,但多为孤立报道,这其中使用贝伐珠单抗的最多。治疗方案中选择了贝伐珠单抗或安罗替尼的肺癌患者中,≥3级蛋白尿的发生率分别为<1%~4% 和0~2.4%,主要是因为这两类抗血管药物能抑制VEGF通路,导致肾小球毛细血管内皮失窗孔化、内皮水肿和脱离,进而破坏滤过屏障的完整性,出现蛋白尿,偶尔可达到肾病范围(即24 h尿蛋白>3.5 g),在更罕见情况下甚至还会导致肾病综合征。蛋白尿常伴随血压升高,通常无症状,只能通过实验室检查检出。在部分研究发现,贝伐珠单抗相关的蛋白尿存在剂量依赖性,并且贝伐珠单抗联合化疗时蛋白尿风险增加,而治疗时间长度与蛋白尿之间的关系目前尚不清楚。

患者多仅表现为无症状性蛋白尿,但是蛋白尿与慢性肾脏病患者的心血管不良结局及加重既存肾脏病进展为终末期肾病相关,因此合并肾脏疾病患者一般需要治疗蛋白尿。目前缺乏关于接受抗血管生成抑制剂患者的蛋白尿处理方法的循证医学指南,贝伐珠单抗药品说明书中推荐间断监测蛋白尿,但没有给出具体推荐意见,只指出在24 h尿蛋白排泄大于2 g时暂停使用贝伐珠单抗,如果发生肾病综合征则永久停用贝伐珠单抗。安罗替尼推荐CTCAE 3级的蛋白尿考虑暂停用药,待不良反应恢复到<2级,下调一个剂量后继续给药,如果2周后仍未恢复,则考虑永久停药。暂停使用抗血管生成抑制剂后一般尿蛋白可显著降低,但仍持续存在蛋白尿的情况很常见。对于持续存在蛋白尿的患者,可使用ACEI或ARB以降低肾小球内压,从而可能减少蛋白的排泄,不过尚无对照研究评估这些药物在抗血管生成抑制剂相关蛋白尿的益处。

3 动脉和静脉血栓栓塞

抗血管生成抑制剂与动脉血栓栓塞事件(arterial thromboembolic event, ATE)的风险增加有关,而静脉血栓栓塞事件(venous thrombotic event, VTE)的风险是否增加尚不清楚。关于贝伐珠单抗相关的研究部分显示其会增加肿瘤患者的VTE风险,但结论并不无完全一致。两项荟萃分析发现,使用贝伐珠单抗联合化疗与单用化疗相比,患者VTE风险并未显著增加,另两篇纳入实验的荟萃分析显示,使用贝伐珠单抗的患者有显著VTE风险,其中一篇纳入7 956例患者,分析显示风险显著增加($RR=1.33, P < 0.001$),但检验这些事件在单位时间的发生率后却发现该风险消失。血栓栓塞风险增加的病理生理学基础仍不明确,已知VEGF通路可通过抑制凋亡和炎症通路来保护内皮细胞功能,VEGF诱导内皮细胞产生一氧化氮的作用与几种血管保护效应有关,包括抑制血管平滑肌细胞增殖、抗血小板作用和抑制白细胞黏附。抗血管生成抑制剂可引起内皮细胞凋亡并抑制内皮细胞的再生,从而破坏内皮细胞的完整性,血管内皮下的促凝血磷脂及其下面的基质暴露促进血栓形成,另外抗血管生成抑制剂可引起一氧化氮和前列环素水平降低,可促使血小板聚集,还可介导产生促红细胞生成素,增加红细胞压积和血液黏稠度,还能通过促进肿瘤组织释放促凝血物质,增加致炎细胞因子释放,从而增加血栓风险。

所有使用贝伐珠单抗的患者都应警惕存在ATE风险,特别是有动脉血栓栓塞史、糖尿病或年龄>65岁以及易发血管病(如心脏支架植入史)的患者,使用贝伐珠单抗时应慎重。贝伐珠单抗治疗过程中出现任何级别的ATE事件,急性期应中止使用;近期发生过ATE者,至少在ATE发生后6个月内不能使用贝伐珠单抗治疗,开始贝伐珠单抗治疗前应确定患者处于稳定状态或无症状,并同时注意专科医生协诊。贝伐珠单抗治疗的同时使用小剂量阿司匹林可能引起极轻微的出血反应,但可有效地预防动脉血栓形成,由此认为在贝伐珠单抗治疗的同时使用小剂量阿司匹林可能是安全的,但是由于目前相关研究少,在临床使用抗凝药物的同时应监测患者的状况。

对于使用抗血管生成抑制剂治疗过程中,出现VTE事件的患者,应停止治疗,并推荐使用低分子肝素(low molecular weight heparin, LMWH)进行抗凝治疗,对于<3级的VTE患者,在开始LMWH后可恢复抗血管生成药物治疗,对于出现≥4级VTE或抗凝治疗后复发性或难治性血栓栓塞的患者,应终止抗血管生成药物治疗。

4 出血

所有抗血管生成抑制剂都可增加出血风险,靶向内皮细胞表面表达的分子如VEGFR,从而扰乱血管内皮细胞存活和增殖,导致血管完整性受损,可能增加了出血易感性,特别是在具有高VEGF依赖性的组织中,如气道黏膜受损;此外尤其是在肺鳞癌患者中,直接的抗肿瘤活性引起肿瘤区域空洞形成,这些空洞含有发育不良的新生血管,缺乏坚固的成形良好的支撑结构,这被认为可能是引起肺出血的原因。出血事件中最常见的情况为1级,也出现过较严重的出血事件,包括咯血、消化道出血、呕血、颅内出血及阴道出血等。一项试验层面的荟萃分析中,接受贝伐珠单抗治疗的晚期实体瘤患者发生严重出血风险为2.8%(95%CI: 2.1%~3.6%),高级别出血的总体*RR*值为1.6,每周2.5 mg/kg组*RR*为1.27,每周5 mg/kg组*RR*为3.02,接受每周5 mg/kg治疗组中非小细胞肺癌(*RR* = 3.41)出血风险更高。另一项荟萃分析中,接受贝伐珠单抗治疗的所有级别出血发生率为30%,高级别出血为3.5%,任何级别出血的总体*RR*为2.48,在肺癌中更高(*RR* = 5.02),大部分出血发生在开始治疗后的前5个月内。

其中致命性的出血是颅内出血、肺出血等。在贝伐珠单抗的相关研究中,颅内出血的发生率为0~3.8%,同时使用抗凝和贝伐珠单抗治疗可能增加患者的颅内出血风险(未接受抗凝3% vs. 抗凝11%)。另外经治的非出血性脑转移、既往未诊断的脑转移及治疗过程中出现的脑转移患者,接受贝伐珠单抗时发生颅内出血的风险并未显著升高。肺出血方面,在贝伐珠单抗或安罗替尼治疗的肺癌人群中,≥3级咯血发生率分别为1.0%~4.4%和0~3.1%,特别是肺鳞癌患者,出现肺出血的概率明显高于其他实体瘤。

在开始抗血管生成抑制剂治疗前应评价潜在风险因素,鉴别高出血风险人群,比如存在活动性溃疡、空洞型肺鳞癌、近期肿瘤有出血征象者,使用时都应持谨慎态度。3个月内发生过肺出血、咯血(>3 mL的鲜红血液)的患者不应该使用贝伐珠单抗或安罗替尼治疗;重度肺内出血时,可采用支气管镜下激光光凝、电凝、氩气刀、填塞止血和支气管动脉栓塞等。密切监测患者中枢神经系统出血症状和体征,一旦出现颅内出血应立即中断贝伐珠单抗或者安罗替尼治疗,并注意相关科室会诊。1级出血事件,不需调整抗血管生成抑制剂药物剂量,发生2级出血事件时,需暂停治疗,≥3级出血事件,应永久停用抗血管生成抑制剂。

5 肠穿孔/瘘管形成

所有接受抗血管生成抑制剂者都有胃肠道穿孔(gastrointestinal perforation, GIP)和瘘管形成风险,这一并发症在贝伐珠单抗治疗的研究中最为明确。在一项纳入17项随机临床试验的荟萃分析中,有3项非小细胞肺癌临床试验,试验中非小细胞肺癌患者使用贝伐珠单抗相比对照组GIP并未显著升高(*RR* = 1.55, 95%*CI*: 0.37~6.59),似乎肺癌患者接受抗血管生成抑制剂可能无明显GIP风险,而安罗替尼是否增加了消化道穿孔风险还不明确。然而有研究指出肠穿孔甚至可以在无肠道相关危险因素的情况下发生,在非肠道肿瘤发生GIP可能的机制为抗血管生成抑制剂导致的血小板—内皮细胞稳态破坏、血栓形成和/或血管收缩造成的肠系膜缺血。GIP是贝伐珠单抗的一个不常见但潜在致命的毒性作用,可能导致需要紧急手术干预的腹膜炎、瘘管形成或腹腔脓肿,而且目前仍然很难预测何种患者会出现这一并发症。

为最大程度降低GIP和瘘管形成风险,最后一次贝伐珠单抗使用后应至少间隔28 d(最好6~8周)再行手术,除非有紧急情况。抗血管生成TKI的半衰期相对较短,间隔至少2周再行手术可能即足够。任何接受抗血管生成抑制剂(特别是贝伐珠单抗)治疗的患者都应考虑到有发生GIP的风险,可能初始无症状,后可能因为腹膜炎、腹腔积血、腹腔脓肿而出现腹痛,一旦发生死亡率可高达50%,早期发现可能有助于减少这一并发症的死亡率。所以在接受贝伐珠单抗治疗过程中出现急腹症的患者,即使没有明显危险因素,临床医生也应高度怀疑GIP可能,应注意紧急评估有无潜在GIP,评估内容应包括完整病史、体征和腹部影像。任何GIP病例都应立即并且永久停止使用抗血管生成抑制剂。目前并没有专门针对抗血管生成抑制剂合并GIP的治疗推荐,已确定或高度怀疑者,如果总体情况不稳定,应考虑立即手术修复或改道,情况稳定者可以考虑创伤性更小如肠道休息和使用广谱抗生素治疗,合并腹腔脓肿可考虑穿刺引流。

6 伤口愈合延迟

抗血管生成抑制剂常会造成伤口愈合受损,这可能与伤口愈合初期VEGF和血管生成发挥的关键作用有关。有荟萃分析评估了贝伐珠单抗相关伤口愈合问题的发生率,结果提示贝伐珠单抗组患者中伤口愈合并发症的发生率更高(13% vs. 3.4%),但差异并没有统计学意义($P = 0.28$),在这10例术后出现伤口愈合并发症的患者中,5例使用贝伐珠单抗与手术间隔时间为0~29 d,5例为30~59 d,间隔60 d以上者无一例出现伤口愈合并发症。另外也有回顾性研究证实贝伐珠单抗使用间隔6周以上进行手术的安全性,患者严重出血风险低(0.1%~0.9%)和严重伤口愈合并发症风险低(1.3%~2.2%)。基于上述数据,结合贝伐珠单抗半衰期较长(20 d),最后一次使用贝伐珠单抗后应尽可能间隔至少28 d(最好6~8周)才实施手术。

在肺癌治疗过程中,部分患者选择输液港置入,贝伐珠单抗使用时机也会影响到胸壁皮下输液港置入后的伤口愈合,两项研究提示输液港置入后10~14 d内使用贝伐珠单抗治疗的患者伤口愈合并发症及开裂发生率更高,所以在情况允许时输液港置入最好在至少2周后再开始贝伐珠单抗治疗。另外也有使用贝伐珠单抗联合同步放化疗或既往接受过胸部放疗的患者发生气管食管瘘的报道,两项独立的II期试验分别入组了29例局限期小细胞肺癌和5例晚期非小细胞肺癌患者,所有患者都接受了贝伐珠单抗联合同步放化疗,研究因安全方面的原因中止了,在这34例患者中,4例确认发生了气管食管瘘,1例临床怀疑有气管食管瘘。其他研究也有发现至少有2例接受过纵隔放疗的患者在接受贝伐珠单抗治疗后发生了气管食管瘘。所以在既往接受过纵隔放疗的患者使用贝伐珠单抗应谨慎,并且要避免接受同步放化疗的患者同时使用该药。

另外也观察到使用抗血管生成TKI治疗后出现时伤口愈合受损,部分学者建议使用抗血管生成TKI接受手术前至少需停用1周,并且待术后伤口愈合良好后才重新使用。许多医疗机构会在大手术后停用抗血管生成TKI 4周,小手术后停用至少2周,目前尚无前瞻性研究证实这一方法。大手术后是否继续用药以及何时开始取决于术后恢复情况。

7　左心室功能不全与心肌缺血

任何抗血管生成抑制剂均有可能引起左心室功能减退。1项荟萃显示1 426例接受抗血管生成TKI治疗的患者中,17例发生3级或以上的心功能衰竭,发生率为1.19%,未接受TKI组1 232例患者中8例发生心功能衰竭,发生率为0.65%,TKI组相比于非TKI组的各级心功能衰竭总RR为$2.69(P<0.001,95\%CI:1.86\sim3.87)$,高级别心功能衰竭$RR$为$1.65(P=0.227,95\%CI:0.73\sim3.70)$。目前仅有零星报道贝伐珠单抗相关的心功能衰竭,来自于使用贝伐珠单抗联合蒽环类药物或紫杉醇来治疗转移性乳腺癌患者,而其他接受贝伐珠单抗治疗的晚期癌症患者中尚无心功能衰竭的报道。另外接受贝伐珠单抗患者缺血性心脏事件增多,相比未接受贝伐珠单抗患者,高级别心脏缺血的总RR为$2.14(95\%CI:1.12\sim4.08)$,总发生率为$1.5\%(95\%CI:1\%\sim2.1\%)$。

目前尚无令人信服的数据来支持对所有接受抗血管生成抑制剂的患者进行基线LVEF评估,笔者认为对年龄较大患者、高血压控制不良、既往心脏病史或蒽环类药物暴露史的患者,在接受抗血管生成抑制剂时需格外小心并密切连续监测心脏彩超和ECG检查。对于无症状心肌酶升高或ECG变化对检测心肌缺血的临床意义目前尚不明确,对于有症状的患者,临床医生应降低对心脏评估的标准。对于使用安罗替尼且合并基础心功能异常的患者,应每6周监测心功能,如出现III/IV级心功能不全或心彩超检查显示LVEF<50%则应停药,并注意心血管内科会诊治疗。出现心脏毒性的患者停药后,如果心脏不良事件不严重且已康复,考虑到从左心功能不全中恢复的患者有可能会继续耐受较长时间的药物再暴露,如果判断仍有临床获益可考虑重新开始使用此类药物,并需继续密切监测心脏彩超、ECG、心肌酶等。

8　QTc间期延长与心律失常

许多药物会延迟心脏复极,抗血管生成抑制剂也存在此副作用,在心电图表现为QTc间期延长,它与潜在致死性心律失常有关。QTc间期延长最常触发尖端扭转性室性心动过速,多为短阵发作,但持续性发作可引起发作性晕厥或恶化为室颤,甚至猝死。安罗替尼在ALTER0303研究中,实验组出现QTc间期延长3级或以上的为2.38%,安慰剂组为1.40%。贝伐珠单抗暂无相关报道。

既往有QTc间期延长史的、使用抗心律失常药物者、既存的相关心脏疾病、心动过缓或电解质紊乱者,更易发生QTc间期延长。故而患有先天性长QT间期综合征的患者应避免使用安罗替尼,同时患有充血性心力衰竭、电解质异常或使用已知能够延长QTc间期药物的患者应定期(3~6周)接受ECG和电解质(钠、镁、钾、钙)的监测。如果连续两次独立心电图提示QTc间期>500 ms应暂停使用安罗替尼,直至QTc间期≤480 ms或恢复至基线水平,此时可恢复用药,但应下调一个剂量,并密切监测心电图。对于出现任何级别的QTc间期延长(≥450 ms)并伴有以下任何一种情况者应永久停用安罗替尼:尖端扭转性室性心动过速、多形性室性心动过速、严重心律失常,并应及时接受心血管内科治疗。

9 血栓性微血管病

药物诱发性血栓性微血管病(thrombotic microangiography, TMA)又称为药物诱发性血栓性血小板减少性紫癜(thrombotic thrombocytopenic purpura, TTP)或药物诱发性溶血尿毒综合征(hemolytic uremic syndrome, HUS),患者可能表现为微血管病性溶血、仅有肾脏表现(包括肾衰竭和/或高血压),或是累及范围更广的TMA综合征。贝伐珠单抗似乎会加剧TMA的风险,这可能会发生于当它与抗血管生成TKI联合使用,因此除外临床试验,不应将贝伐珠单抗与抗血管生成TKI联合使用。由于药物诱发TMA可能致死,所以立即停用治病药物至关重要。

10 乏力

乏力是抗血管生成TKI的共同副作用,贝伐珠单抗会增加联合使用的其他药物(如化疗药物)所引起的乏力。轻度乏力很常见,严重的乏力较少见。目前机制尚不清楚,促发因素可能是联合其他药物相关、甲状腺功能减退、贫血、脱水和心功能不全等,给予相应处理可能可以改善乏力症状,另外可使用对症支持治疗和精神兴奋剂,重度乏力时可能需要调整剂量,偶尔可能需要停药。

11 颌部骨质坏死

在接受抗血管生成抑制剂治疗的患者中有孤立的颌部骨质坏死病例报道,使用贝伐珠单抗发生频率较其他抗血管生成抑制剂稍明显,但总体发病率较低。正在接受抗骨吸收药物预防骨相关事件的骨转移患者,同时使用抗血管生成抑制剂是颌部骨质坏死的危险因素。鉴于已确诊的颌部骨质坏死治疗很困难,所以预防显得尤为重要。有风险的患者,特别是同时接受双磷酸盐或地诺单抗,在开始抗血管生成抑制剂治疗前,应该进行全面的牙科检查和预防性牙科治疗,治疗过程中应定期口腔检查和口腔卫生状态检查,治疗期间应尽可能避免侵入性牙科操作(如植入种植牙)。对于已确诊为颌部骨质坏死的患者治疗目标是消除疼痛、控制软组织和骨感染并尽可能减少骨坏死的进展或发生,以及用氯己定或双氧水口腔冲洗。

12 可逆性后部脑白质病和脑毛细血管渗漏综合征

可逆性后部脑白质病和脑毛细血管渗漏综合征(RPLS)发病机制尚不明确,可能与脑部自我调节障碍及内皮功能紊乱有关,常表现为头痛、意识改变、视觉障碍和癫痫发作,高血压较常见但不一定出现,快速进展性、波动性或间断性高血压可导致RPLS,严格控制血压对于避免这种罕见并发症十分重要,使用抗血管生成抑制剂期间若疑似RPLS应停用可疑药物。

13 甲状腺功能不全

抗血管生成抑制剂导致甲状腺功能减退的机制尚不明确,可能是碘摄取被抑制,也可能是甲状腺激素过度降解造成消耗性甲状腺功能减退。在ALTER0303研究中,安罗替尼组有57例(19.39%)出现甲状腺功能减退,其中1例(0.34%)为3级,安慰剂组4例(2.80%)出现1级的甲状腺功能减退。在初次接受安罗替尼前应检查甲状腺功能,基础甲状腺功能减退或亢进者在使用安罗替尼前应给予相应的标准治疗。由于甲状腺功能减退的发生率高,所有患者在接受治疗期间需密切监测甲状腺功能,并注意症状及体征的变化如畏冷、食欲减退、水肿等。对于已出现甲状腺功能减退者,应3~6周复查甲状腺功能,并注意内分泌科诊治,已出现症状者需接受甲状腺激素替代治疗,一般不需停用抗血管生成药物或调整剂量。

14 皮肤黏膜毒性

使用抗血管生成TKI的患者可出现一系列皮肤黏膜毒性反应,如手足综合征(HFSR)、皮疹、瘙痒、荨麻疹、痤疮、干燥症、脱屑、口腔黏膜炎、口沿疼痛、齿龈疼痛等,其中HFSR最为常见。在ALTER0303临床研究中,安罗替尼和安慰剂组分别有127例(43.2%)和13例(9.09%)出现手足皮肤反应,其中3级或以上分别为3.74%和0%。1级的手足皮肤反应可继续观察,2级手足皮肤反应采取对症治疗包括加强皮肤护理、保持皮肤清洁、避免激发感染、避免按压和摩擦,可局部使用含尿素和皮质类固醇成分的软膏、乳液等,发生感染时局部使用抗生素治疗,注意请皮肤科指导治疗。如果出现≥3级的手足皮肤反应,应下调一个剂量后继续用药,如不良反应仍持续应停药。

15 胃肠道毒性

所有抗血管生成TKI均可以引起腹泻、恶心和呕吐,但一般程度较轻。在ALTER0303中腹泻是最常报告的安罗替尼治疗相关胃肠道不良事件,发生率为29.25%,其中1.02%为3级。使用安罗替尼期间出现3级或以上腹泻,建议可暂停用药,如果恢复用药后再次出现3级或以上腹泻可下调一个剂量继续用药,如果不良反应仍持续应停药。

综上所述,抗血管生成抑制剂存在许多不良反应,严重者甚至可能致死,尤其是出血。使用此类药物时,必须严格仔细选择患者,注意明确有无原发性高血压病、出血性疾病、血栓性疾病、胃肠道梗阻等合并症,同时密切监测和迅速处理是减少这些毒性相关风险的必要措施。

二、结语

目前肺癌抗血管生成抑制剂临床使用需注意:① 了解用药风险因素,规范使用抗血管生成药物是降低不良反应发生风险的重要前提,对于某些特殊人群需要用到抗血管生成药物时建议慎重 评估患者风险,必要时请研究者在专科医生参与指导下用药;② 以下因素可能增加出血风险,使用抗血管生成药物时应慎重:伴有空洞或者中央型鳞状细胞NSCLC、长期或大剂量使用抗风湿/抗 炎药物治疗或抗凝治疗的患者、原发病灶比较大且该病灶接受过放射治疗的患者、既往具有动脉硬化症病史的患者、具有消化性溃疡的患者等;③ 3个月内发生过肺出血、咯血(>3 mL的鲜红血液)的患者不应该使用抗血管生成药物治疗,有动脉血栓栓塞史,房颤、血管支架植入术后或糖尿病的患者,在抗血管治疗过程中发生动脉血栓栓塞的风险增高;④ 在采用抗血管生成药物对此类患者进行治疗时,应该慎重。有临床重度心血管病的患者(如有冠心病史或充血性心力衰竭),使用抗血管生成药物时应谨慎;⑤ 重大手术后至少28 d内不应该开始抗血管生成药物治疗,或者应该等到手术伤口完全愈合之后再开始。抗血管治疗过程中发生了伤口不愈合等并发症的患者,应该暂停抗血管生成药物治疗,直到伤口完全愈合。需要进行择期手术的患者也应该暂停抗血管生成药物治疗(4~6周);⑥ 贝伐珠单抗可能损害女性生育力,因此在使用贝伐珠单抗治疗前,应当与有潜在生育力的妇女讨论生育力的保护方法,妊娠期间不应该使用贝伐珠单抗。育龄妇女在采用贝伐珠单抗进行治疗时,应采取适当的避孕措施;⑦ 建议妇女在采用贝伐珠单抗进行治疗时停止哺乳,并且在最后一次贝伐珠单抗治疗后的至少6个月内不要采取母乳喂养。

主要参考文献

[1] Henry T D, Annex B H, McKendall G R, et al. The VIVA trial: Vascular endothelial growth factor in Ischemia for Vascular Angiogenesis[J]. Circulation, 2003, 107(10): 1359–1365.

[2] Hood J D, Meininger C J, Ziche M, et al. VEGF upregulates ecNOS message, protein, and NO production in human endothelial cells[J]. Am J Physiol, 1998, 274(3): H1054–H1058.

[3] Madeddu P. Therapeutic angiogenesis and vasculogenesis for tissue regeneration[J]. Exp Physiol, 2005, 90(3): 315–326.

[4] Carmeliet P. Manipulating angiogenesis in medicine[J]. J Intern Med, 2004, 255(5): 538–561.

[5] Robinson E S, Khankin E V, Choueiri T K, et al. Suppression of the nitric oxide pathway in metastatic renal cell carcinoma patients receiving vascular endothelial growth factor–signaling inhibitors[J]. Hypertension, 2010, 56(6): 1131–1136.

[6] Hamnvik O P, Choueiri T K, Turchin A, et al. Clinical risk factors for the development of hypertension in patients treated with inhibitors of the VEGF signaling pathway[J]. Cancer, 2015, 121 (2): 311–319.

[7] Izzedine H, Massard C, Spano J P, et al. VEGF signalling inhibition–induced proteinuria: Mechanisms, significance and management[J]. Eur J Cancer, 2010, 46(2): 439–448.

[8] Izzedine H, Massard C, Spano J P, et al. VEGF signalling inhibition–induced proteinuria: Mechanisms, significance and management[J]. Eur J Cancer, 2010, 46(2): 439–448.

[9] Johnson D H, Fehrenbacher L, Novotny W F, et al. Randomized phase II trial comparing bevacizumab plus carboplatin and paclitaxel with carboplatin and paclitaxel alone in previously untreated locally advanced or metastatic non–small–cell lung cancer[J]. J Clin Oncol, 2004, 22(11): 2184–2191.

［10］　Maynard S E, Min J Y, Merchan J, et al. Excess placental soluble fms-like tyrosine kinase 1 (sFlt1) may contribute to endothelial dysfunction, hypertension, and proteinuria in preeclampsia ［J］. J Clin Invest, 2003, 111(5): 649-658.

［11］　Bollée G, Patey N, Cazajous G, et al. Thrombotic microangiopathy secondary to VEGF pathway inhibition by sunitinib［J］. Nephrol Dial Transplant, 2009, 24(2): 682-685.

［12］　George B A, Zhou XJ, Toto R. Nephrotic syndrome after bevacizumab: case report and literature review［J］. Am J Kidney Dis, 2007, 49(2): e23-e29.

［13］　Li M, Kroetz D L. Bevacizumab-induced hypertension: Clinical presentation and molecular understanding［J］. Pharmacol Ther, 2018, 182: 152-160.

［14］　Sandler A B, Johnson D H, Herbst RS. Anti-vascular endothelial growth factor monoclonals in non-small cell lung cancer［J］. Clin Cancer Res, 2004, 10(12 Pt 2): 4258s-4262s.

［15］　Gressett S M, Shah S R. Intricacies of bevacizumab-induced toxicities and their management［J］. Ann Pharmacother, 2009, 43(3): 490-501.

［16］　Costero O, Picazo M L, Zamora P, et al. Inhibition of tyrosine kinases by sunitinib associated with focal segmental glomerulosclerosis lesion in addition to thrombotic microangiopathy［J］. Nephrol Dial Transplant, 2010, 25(3): 1001-1003.

［17］　Tomita Y, Uemura H, Fujimoto H, et al. Key predictive factors of axitinib (AG-013736)-induced proteinuria and efficacy: a phase II study in Japanese patients with cytokine-refractory metastatic renal cell Carcinoma［J］. Eur J Cancer, 2011, 47(17): 2592-2602.

［18］　Wu S, Kim C, Baer L, et al. Bevacizumab increases risk for severe proteinuria in cancer patients ［J］. J Am Soc Nephrol, 2010, 21(8): 1381-1389.

［19］　Zhu X, Wu S, Dahut W L, et al. Risks of proteinuria and hypertension with bevacizumab, an antibody against vascular endothelial growth factor: systematic review and meta-analysis［J］. Am J Kidney Dis, 2007, 49(2): 186-193.

［20］　Patel T V, Morgan J A, Demetri GD, et al. A preeclampsia-like syndrome characterized by reversible hypertension and proteinuria induced by the multitargeted kinase inhibitors sunitinib and sorafenib［J］. J Natl Cancer Inst, 2008, 100(4): 282-284.

［21］　Van Cutsem E, Tabernero J, Lakomy R, et al. Addition of aflibercept to fluorouracil, leucovorin, and irinotecan improves survival in a phase III randomized trial in patients with metastatic colorectal cancer previously treated with an oxaliplatin-based regimen［J］. J Clin Oncol, 2012, 30(28): 3499-3506.

（洪华兰）

第45章
化疗相关的不良反应处理

一、概述

即便是靶向治疗、免疫治疗热火朝天的今天,化疗仍然是肺癌治疗的基石之一。虽然学者们在不断探索去化疗的模式,但是完全去化疗还无法实现。由于化疗药物缺乏细胞毒特异性,在杀伤肿瘤细胞都同时也会损伤人体正常细胞从而出现相关器官组织的异常症状、体征及实验室检查异常表现等,这就是化疗相关毒副反应。严重的化疗相关毒副反应可显著影响肿瘤患者的生活质量,甚至可能威胁患者生命,应该充分重视。临床应用化疗药物时,除了要熟悉其作用机制、适应证、禁忌证、用法用量外,还需清楚了解其预期可能出现的不良反应,做到预防、及时发现、及时治疗,这样才能在更有效抗肿瘤的同时最大限度减少毒副反应的发生并降低毒副反应程度,使得抗肿瘤治疗更安全。

二、常见化疗相关不良反应和处理

1 消化道反应

1.1 恶心/呕吐

化疗所致恶心呕吐(chemotherapy-induced nausea and vomiting, CINV)是最常见的消化道反应,可能也是患者最担心的副作用之一。CINV可造成营养不良、体重减轻、代谢紊乱,对患者的情感、社会和体力功能都会产生明显的负面影响,更是引起患者畏惧化疗、生活质量下降和依从性下降的重要原因之一。目前已明确了CINV的5种不同类型:急性呕吐、迟发性呕吐、预期性呕吐、爆发性呕吐和难治性呕吐,识别不同类型CINV的差异有助于预防和治疗。① 急性呕吐。化疗后最初24 h内发生的呕吐,在没有有效预防措施的情况下,通常发生于化疗后1~2 h,在最初4~6 h达到高峰,一般在24 h内缓解;② 迟发性呕吐。指化疗后超过24 h出现的呕吐,肺癌治疗过程中大剂量顺铂化疗后的呕吐最具迟发性呕吐特征,在没有预防止吐情况下,在治疗后48~72 h达到高峰,然后在接下来2~3 d内逐渐消退;③ 预期性呕吐。指既往化疗周期中已出现过严重恶心和呕吐的患者的一种条件反射,随着初始化疗周期预防性止吐的完善、充分,目前临床上预期性呕吐的问题正逐渐减少;④ 爆发性呕吐。指即使进行预防处理仍出现的呕吐,并需进行解救治疗;⑤ 难治性呕吐。指以往的化疗周期中使用预防性和(或)解救行止吐治疗失败,而在后续化疗周期中仍然出现的呕吐。

2004年佩鲁贾止吐共识指南(Perugia Antiemetic Consensus Guideline)提出的对1997年化疗药物分类方案的修订版目前仍被广泛使用。指南将化疗药物被分为4类:高度致吐(呕吐风险高于90%)、中度致吐(呕吐风险30%~90%)、低度致吐(呕吐风险10%~30%)、极低度致吐(呕吐风险低于10%),目前NCCN、ASCO的止吐指南均采用了该分类法。其中在肺癌治疗中,高度致吐化疗药物主要为顺铂、卡铂(AUC≥5),中度致吐化疗药物主要为伊立替康、洛铂、奈达铂,低度致吐化疗药物主要为依托泊苷、吉西他滨、伊立替康(脂质体)、紫杉醇、多西他赛、白蛋白紫杉醇、培美曲塞,极低致吐主要为长春瑞滨。

除外明确治疗药物致吐等级分类以外,个体致吐风险评估也很重要,风险因素包括女性、<50岁、不饮酒或很少饮酒、妊娠呕吐史、晕动症史、焦虑症史、既往化疗时呕吐、伴随用药(如阿片类止痛药、5-羟色胺受体拮抗剂)等。

预防性止吐是化疗过程中控制恶心、呕吐等关键,而且提倡提前使用、全程管理,选择止吐方案需要基于化疗药物止吐风险等级、既往化疗呕吐情况、患者自身因素等。

1.1.1 单日静脉化疗恶心、呕吐预防策略

(1)预防方案的选择,应基于抗肿瘤药物的致吐风险等级、患者个体危险因素及既往化疗时恶心呕吐的控制情况;联合抗肿瘤方案以致吐风险最高的药物评估其致吐风险。

(2)高致吐风险药物预防期为抗肿瘤药物使用当天及结束后3 d,共4 d;中致吐风险药物预防期为抗肿瘤药物使用当天及结束后2 d,共3 d。

(3)预防药物应在首剂抗肿瘤药物开始前使用,具体时间应根据不同的剂型确定。

(4)酌情联合使用劳拉西泮(含奥氮平的方案,仅限口服制剂)以及H2受体阻滞剂/质子泵抑制剂。

(5)仅推荐帕洛诺司琼。

(6)仅推荐该方案用于三药联合方案预防后仍然出现恶心呕吐的患者。

(7)含奥氮平的三联方案预防中致吐风险药物所致恶心呕吐的临床研究数据来自于少量小样本随机临床研究。仅推荐用于接受中致吐风险药物治疗且合并高危因素或经两药联合方案预防仍然出现恶心呕吐的患者。

(8)多天抗肿瘤治疗方案,可以重复给药。

(9)如果抗肿瘤治疗方案中包含CAR-T疗法或免疫检查点抑制剂,则尽可能避

免同期使用糖皮质激素,特别是在CAR-T疗法或免疫检查点抑制剂使用前后的24 h之内。

1.1.2 含高/中度止吐风险化疗药物多天方案预防策略

(1)预防方案中各药物的使用频率和时间不同于单日抗肿瘤治疗的预防方案。

(2)含NK-1受体拮抗剂三联方案用于中度致吐风险多天方案所致恶心呕吐缺乏临床研究数据。仅推荐该方案用于合并呕吐发生高危因素的患者(参见抗肿瘤治疗相关恶心呕吐的评估),或经两药联合方案预防仍然出现恶心呕吐的患者。

爆发性呕吐和难治性呕吐的处理一般需增加不同作用机制的止吐药物,部分患者可能需要多种作用机制药物联合,注意根据计划按时连续使用止吐药物,而不是按需给药,并适当补充水分、电解质及营养支持,维持水电解质平衡及热量供应,下一周期化疗前务必重新充分评估患者呕吐风险。并且需要关注可能合并可引起爆发性呕吐的各种因素如脑转移、消化道梗阻或其他胃肠道异常、电解质紊乱及其他合并症和用药。

对于预期性呕吐,仍旧是预防为主,在每个周期应用最佳预防性止吐治疗方案,避免爆发性呕吐,化疗过程中注意避免强烈刺激性气味。其他包括放松/系统的脱敏疗法、催眠、放松训练(意象导引、渐进性肌肉放松、生物反馈疗法、音乐治疗)、认知干扰及病情允许时的瑜伽等行为治疗,和针灸/指压疗法等物理治疗,并可考虑抗焦虑治疗,如苯二氮卓类药物。

1.2 便秘

化疗药物可导致胃肠道蠕动减弱,同时合并使用止吐药物、阿片类镇痛药,更容易引起便秘,因此便秘也是化疗期间极为常见的消化道反应。防治措施包括:① 注意饮食调节,选择富含纤维素的食物,高纤维素性食物能够吸收并维持小肠中的水分,有助于粪块软化,利于排出。如绿色蔬菜、水果、粗粮等;② 体力状态允许可尽早适当运动,这样有助于胃肠道蠕动;③ 合理联合使用粪便软化剂、缓泻剂或灌肠剂,常用药物有乳果糖、聚乙二醇、番泻叶、开塞露、甘油灌肠剂等,必要时可由医护人员进行灌肠处理。

1.3 食欲减退

食欲减退也是化疗常见的胃肠道反应,表现为进食欲望下降,甚至厌食,影响营养摄取,可能使患者体力状态减弱,降低对化疗耐受性,影响化疗的进行。处理措施包括:① 充分预防性止吐治疗,出现症状时给予适当的止吐药物,使恶心、呕吐减少到最低程度,可一定程度改善食欲减退症状;② 必要时化疗同时给予甲地孕酮或甲羟孕酮(有血栓或血栓风险的慎用)增强食欲、胃肠动力药或复方消化酶改善肠道功能,女性患者使用甲地孕酮或甲羟孕酮还需注意停药后撤退性出血;③ 少吃多餐,给患者所喜欢的食物;④ 给高蛋白、富含维生素、易消化的饮食,要少而精,多变化品种,以提高患者的食欲,增加热量,改善营养状况,必要时可适当增加静脉营养支持。

1.4 腹泻

伊利替康、紫杉烷类、长春瑞滨等肺癌相关化疗药物可损伤胃肠道上皮细胞,增加肠管蠕动,影响水分和营养的吸收,而发生腹泻。治疗方面,需首先排查是否胃肠道感染造成腹泻;进食低纤维、高蛋白食物并补充足够液体,避免进食对胃肠道有刺激性的食物;多休息,给止泻药如易蒙停、蒙脱石散,严重时用洛哌丁胺。腹泻严重者,必要时静脉补充液体和电解质。

2 骨髓抑制

化疗相关骨髓抑制是指化疗药物导致骨髓造血功能下降,使外周血的血细胞或其产物数量低于正常参考范围,是细胞毒性化疗药物的最常见不良反应之一,是大多数细胞毒性药物的剂量限制性毒性。骨髓抑制主要表现为白细胞下降、血小板减少及贫血,曾有过化疗相关粒细胞缺乏者更容易发生明显的骨髓抑制。绝大多数细胞毒性药物可对造血细胞产生破坏,不同程度地抑制骨髓造血,不同的细胞毒性药物骨髓抑制的程度差别明显,在肺癌治疗过程中容易引起显著骨髓抑制常见于多西他赛、吉西他滨、卡铂、洛铂、长春瑞滨等。

2.1 白细胞减少

化疗相关性骨髓抑制最常见的是粒细胞减少,当接受化疗药物后,以粒细胞为主的白细胞数量进行性下降,一般在停药 7~14 d 达到最低点,在低水平维持 2~3 d 后缓慢回升,至第 21~28 d 恢复正常,不同药物发生粒细胞下降的程度和持续时间不同。一般认为,轻度白细胞减少不会出现特殊症状;中度白细胞减少常有乏力、头晕、食欲减退等非特异性症状;严重的白细胞减少甚至中性粒细胞缺乏会增加侵袭性、复杂性感染的发生风险,由于在这种情况下患者不能产生强有力的炎症反应,常常仅表现为发热等非特异性表现,但病情可能迅速进展出现脓毒血症、感染性休克、甚至死亡等,另外限制级别甚至特殊级别广谱抗生素的应用增加了其他副作用,还需要充分对症支持治疗,上述增加了治疗费用,也直接导致了化学药物的减量或延迟,最终影响抗肿瘤治疗疗效。

当中性粒细胞绝对值(ANC)下降至 0.5×10^9/L 时,发生感染的风险明显升高,且中性粒细胞减少持续时间延长(>7 d)的患者该风险更高。因粒细胞严重减少时患者不能产生强有力的炎症反应,可能仅表现为发热,也就是临床上常见的粒细胞减少性发热(febrile neutropenia, FN),严重的粒细胞减少指的就是 ANC<0.5×10^9/L,发热指单次口温测定≥38.3 ℃或≥38.0 ℃持续超过 1 h。

预防性使用粒细胞集落刺激因子(granulocyte colony stimulating factor, G-CSF)可降低化疗相关的中性粒细胞减少症及 FN 的发生率、持续时间和严重程度。预防性使用 G-CSF 可用于首次化疗后评估发生粒细胞缺乏风险高、既往化疗后出现 FN 或虽没有发热但出现严重的、持续时间较长的化疗相关粒细胞下降的且考虑需再次接受相关化疗方案化疗的患者。G-CSF 的预防可选择普通短效剂型重组人粒细胞刺激因子注射液(rhG-CSF)多次注射,也可使用半衰期更长的聚乙二醇重组人粒细胞刺激因子注射液(PEG-rhG-CSF)。治疗性使用G-CSF按照rhG-CSF每天5 μg/kg皮下注射,持续每天给药,直至ANC自最低点恢复至正常水平或者接近正常实验室水平。

FN的促进因素包括化疗对黏膜屏障和免疫系统的直接影响,以及与恶性肿瘤相关的集体防御下降。20%~30%的FN患者可检测出感染源,感染的唯一证据通常为菌血症,目前认为约80%的已确证的感染由患者的内源性菌群引起。FN出现感染的患者中,细菌是最常见的病原菌。近年来多重耐药菌感染似乎呈上升趋势;革兰阴性菌特别是耐药性革兰阴性菌往往与严重感染有关;革兰阳性菌中表皮葡萄球菌最常见,其毒力较小,而金黄色葡萄球菌(尤其是MRSA)、部分草绿色链球菌和肠球菌(特别是耐万古霉素菌株)可致严重感染,常导致血流动力学不稳定,革兰阳性菌已成为FN感染最常检出的病原体。在FN的发热初始阶段真菌感染较少见,更常见于减少一周后出现的持续或反复的发热,大多数由假丝酵母菌属(白色假丝酵母菌为多数,也包括光滑假丝酵母菌、热带假丝酵母菌等)和曲霉菌属引起。此外中性粒细胞减少也常见合并病毒感染,尤其是人类疱疹病毒,使用抗病毒药物可以有效预防和治疗。

早期识别FN并且及时尽快开始经验性系统性抗生素治疗非常重要(一般提倡在60 min中内给药,也有学者认为应该在30 min内),以避免发展为脓毒血症及感染性休克,甚至死亡。如果延迟开始抗生素治疗,死亡率可高达70%,有研究提示开始有效抗生素治疗每延迟1 h,生存率就下降约8%,因此凡是FN患者,在抽取血培养血样后以及其他任何检查前就应该立即开始经验性抗生素治疗。经验性治疗的目标为覆盖最可能且毒力最强的病原体(表45-1),因为这些病原体可能迅速引起中性粒细胞减少患者出现严重或危及生命的感染。

而如何选择抗生素治疗,则需要区分发生严重并发症的风险级别采用不同的抗感染治疗策略。美国感染病学会(Infectious Disease Society of America, IDSA)和美国国家综合癌症网络(National Comprehensive Cancer Network, NCCN)给出了不同标准。

(1)IDSA风险评估　高危患者定义为具有以下任一特征的患者:① 预期ANC≤0.1×10⁹/L持续>7 d,或存在活动性共存疾病的证据,例如但不仅限于:血流动力学不稳定,口腔或消化道黏膜炎引起吞咽受限或严重腹泻,腹痛、恶心、呕吐或腹泻等消化道症状,新发神经系统或精神状态改变,血管内导管相关感染,新发肺部浸润或缺氧,基础慢性肺疾病;② 有证据显示肝功能不全(转氨酶>5倍正常值)/肾功能不全(肌酐清除率<30 mL/min);③ 低危患者是指预期中性粒细胞减少(ANC≤0.1×10⁹/L)持续≤7 d、无共存疾病且无明显肝/肾功能障碍证据的患者。IDSA指南建议,即使MASCC评分(表45-2)显示风险较低(≥21分),但若存在上述特征则不适仍考虑为严重并发症高风险。

表45-1　FN常见病原体

常见病原体	较少见病原体	其他病原体
革兰阴性菌	革兰阴性菌	真菌
大肠埃希菌	变形杆菌属	隐球菌属
克雷伯菌属	嗜血杆菌属	荚膜组织胞浆菌
肠杆菌属	沙雷菌属	球孢子菌属
铜绿假单胞菌	脑膜炎奈瑟菌	毛霉菌
枸橼酸杆菌属	犬咬二氧化碳嗜纤维菌	肺孢子菌
不动杆菌属	军团菌属	病毒
嗜麦芽窄食单胞菌	莫拉氏菌属	单纯疱疹病毒1 单纯疱疹病毒2
革兰阳性菌	革兰阳性菌	水痘带状疱疹病毒
凝血酶阴性葡萄球菌	芽孢杆菌属	巨细胞病毒
金黄色葡萄球菌	李斯特菌	EB病毒
肠球菌属	口腔球菌属	人类疱疹病毒6
草绿色链球菌	杰氏棒状杆菌	肠道病毒
肺炎链球菌		呼吸道合胞病毒
化脓性链球菌		流感病毒
其他细菌		副流感病毒
艰难梭菌		其他
厌氧菌		巴贝斯虫属
分枝杆菌		疟原虫属
真菌		弓形虫属
曲霉菌属		粪类圆线虫
念珠菌属		诺卡菌属

表45-2　MASCC计算器评估FN风险(不适用于16岁以下患者)

项目		评分(分)
疾病负荷	无或伴有轻微症状	5
	伴有中度症状	3
	伴有严重症状	0
合并疾病	无高血压(收缩压>90 mmHg)	5
	无慢性阻塞性肺部疾病	4
	实体肿瘤或血液肿瘤既往无真菌感染病史	4
	无需要胃肠外补液的脱水症状	3
状态	发生FN时患者处于门诊状态	3
年龄(岁)	< 60	2
	≥ 60	0

　　(2)NCCN风险评估　　NCCN也制定了划分高危或低危的标准。满足下列任一标准的高危患者:① 住院期间出现发热;② 存在明显的共存疾病或临床情况不稳定;

③ 预期极重度中性粒细胞减少症的持续时间长（ANC≤0.1×10⁹/L 预期持续>7 d）；④ 肝功能不全（转氨酶水平>5 倍正常值）/肾功能不全（肌酐清除率<30 mL/min）；⑤ 未控制的进展性癌症，定义为任何未达到完全缓解的白血病，或者任何接受超过 2 个疗程化疗后有疾病进展证据的非白血病；⑥ 肺炎或者其他复杂感染的临床表现；⑦ 过去 2 个月内使用过阿仑单抗；⑧ 3 或 4 级黏膜炎；⑨ MASCC 风险指数评分<21 分。低危患者是指不满足上述高危标准中的任何一项，且满足以下大部分标准：① 门诊治疗期间出现发热；② 没有需要住院治疗或者密切观察的相关急性共存疾病；③ 严重中性粒细胞减少的预期持续时间短（ANC≤0.1×10⁹/L 预期持续≤ 7 d）；④ 体能状态良好（ECOG 量表评分为 0~1 分）；⑤ 无肝功能不全；⑥ 无肾功能不全；⑦ MASCC 风险指数评分≥21 分。

对于低危 FN 患者，可门诊口服抗生素治疗，未接受氟喹诺酮类预防性用药且没有证据显示有产超广谱 β-内酰胺酶阴性杆菌定植，首选经验性使用口服环丙沙星和 β-内酰胺类药物如阿莫西林-克拉维酸，也可口服左氧氟沙星替代环丙沙星；另外对于青霉素过敏者也可左氧氟沙星或莫西沙星单药治疗，也可使用克拉霉素替代阿莫西林-克拉维酸，若头孢菌素安全也可使用头孢克肟。

对于高危 FN 患者，抗生素选择需要考虑包括免疫功能受损程度、既往抗生素使用情况和感染史、当地抗生素耐药模式以及药物是否具有杀菌作用来决定，可以使用 β-内酰胺类药物开始治疗，如头孢吡肟、头孢哌酮舒巴坦、哌拉西林他唑巴坦或美罗培南、亚胺培南/西司他丁。当患者临床表现较为复杂（如低血压和/或神志改变）、有局部异常发现（如肺炎或蜂窝织炎）或者考虑存在抗生素耐药时，可在初始治疗方案中加用其他抗生素（如氨基糖苷类、氟喹诺酮类和/或万古霉素）。不推荐初始治疗联合万古霉素或其他抗革兰阳性菌抗生素，但如有疑似导管相关感染、皮肤或软组织感染或血流动力学不稳定的患者应考虑加用此类药物。对于可能存在耐药菌感染的患者、临床状况不稳定的患者以及血培养阳性提示耐药菌感染的患者，应考虑调整初始治疗方案。此外，若有证据提示存在坏死性黏膜炎、鼻窦炎、牙周蜂窝织炎、直肠周蜂窝织炎、腹腔感染、盆腔感染或厌氧菌菌血症，建议加入抗厌氧菌治疗。

既往有研究发现许多经历了长时间的中性粒细胞缺乏后死亡的患者存在未确诊的真菌感染，患者在经历了持续超过 7 d 的中性粒细胞减少性发热后，真菌感染（特别是白色假丝酵母菌或曲霉菌感染率）会升高。对于中性粒细胞减少的总持续时间预计超过 7 d 的高危患者，若发热持续或反复，且再次评估仍未能明确发热原因，应加用经验性抗真菌药物，对于临床不稳定或疑似真菌感染患者，考虑抗真菌治疗的时机应该更早。IDSA 在 2010 年发布的经验性抗真菌治疗指南推荐，两性霉素 B-去氧胆酸复合物、两性霉素 B 酯类制剂、卡泊芬净、伏立康唑或伊曲康唑作为中性粒细胞减少患者经验性抗真菌治疗的恰当选择。

FN 且持续性发热的患者，症状、体征及影像学未见明显感染灶（如肺结节），因病原菌很可能是假丝酵母菌,因棘白菌素类药物可极好地覆盖假丝酵母菌,且耐受性良好,故倾向于使用卡泊芬净(或另一种棘白菌素)。若伴有肺结节或结节性肺浸润,则应高度怀疑为侵袭性霉菌感染,并注意鉴别细菌与霉菌,同时开始抗细菌和抗霉菌治疗直至明确具体病因。由于卡泊芬净预防和治疗侵袭性曲霉菌病的失败率较高,而曲霉菌是最常见的霉菌感染病原体,FN患者中合并侵袭性真菌感染者曲霉菌感染占大多数,优选伏立康唑或两性霉素B脂类制剂,若不能应用伏立康唑或两性霉素B脂类制剂,可以考虑使用其他有抗霉菌活性的唑类药物,包括泊沙康唑和艾沙康唑,两者具有抗曲霉菌和毛霉菌活性,但还未被研究用于FN患者的经验性抗真菌治疗。

2.2 血小板减少

肿瘤化疗所致血小板减少症(CIT)是指抗肿瘤化疗药物对骨髓产生的抑制作用,尤其是对骨髓巨核细胞产生抑制作用,使血小板生成不足和血小板过度破坏,导致的外周血中血小板$<100\times10^9$/L。CIT是临床常见的化疗药物剂量限制性不良反应,可增加出血风险,并可能降低化疗药物剂量或延迟化疗时间,甚至终止化疗,明显影响抗肿瘤疗效。当血小板$<50\times10^9$/L时,可引起皮肤或黏膜出血;血小板$<20\times10^9$/L,高危险性自发性出血;血小板$<10\times10^9$/L,极高危险性自发性出血,可发生脑出血、胃肠道及妇女月经期大出血等。

许多细胞毒性化疗药物可引起不同程度的血小板减少,血小板数量降低的出现时间和程度视所用的化疗药物、剂量、是否联合用药及患者的个体差异和化疗次数而不同。血小板半衰期为5~7 d,降低出现较晚,2周左右下降到最低值,其下降迅速,在谷底停留较短时间即迅速回升,呈V形。

CIT的治疗方案有输注血小板与使用促血小板生长因子,其中促血小板生长因子有重组人白细胞介素11(rhIL-11)、重组人血小板生成素(rhTPO)、TPO受体激动剂罗米司汀和艾曲泊帕。

特殊人群CIT的药物选用:① 使用有心脏毒性的化疗方案者:rhTPO和rhIL-11的比较分析显示,rhTPO的不良反应更少,症状一般较轻微,且不会诱发心脏问题。相对来说,rhIL-11的不良反应更多,使用需谨慎;② 既往有体液潴留、充血性心衰、房性心律不齐病史者:尤其是老年者,优先推荐使用rhTPO;③ 重度CIT及有出血风险倾向者:推荐rhTPO。

2.3 贫血

化疗药物可通过阻断红系前体细胞的合成直接影响骨髓造血,化疗药物还能直接导致红细胞凋亡,同时可损伤肾小管细胞导致内源性促红细胞生成素减少而导致贫血,而且骨髓抑制毒性可能会在重复治疗周期的过程中蓄积,导致贫血的发生率和严重程度随着化疗周期增多而增高、加重。严重贫血会导致患者出现重要脏器缺血、缺氧性改变及免疫功能减退,从而促进疾病进展影响预后,且贫血合并的症状如活动后呼吸困难、头晕、胸闷、胸痛、乏力、晕厥等均可严重影响患者的生活质量。

化疗相关性贫血的治疗主要包括输血治疗、促红细胞生成治疗和补充铁剂。

（1）输血治疗　输注红细胞是治疗化疗相关贫血的主要方法，可迅速升高血红蛋白浓度，可用于严重贫血或急性出血引发贫血的肿瘤患者，或合并有心脏病、慢性肺疾病、脑血管病的无症状贫血者。一般无症状且无明显合并症，可密切观察并注意定期再评价；对于血流动力学稳定的慢性贫血，输血目标是使血红蛋白>70 g/L。如果血红蛋白水平进行性下降且近期进行过化疗或放疗，或虽无症状但有上述合并症，可考虑输血；有症状且已经影响日常生活、工作等也是输血指征，输血的目标是预防症状及维持日常活动需要的血红蛋白水平，一般每输注1 U悬浮红细胞约可补充10 g/L血红蛋白。然而输血会导致输血反应、循环过载、病毒传播、细菌污染、铁过载和红细胞同种异体免疫反应等一系列风险。

（2）促红细胞生成治疗　红细胞的生成受红细胞生成素的调控，EPO为肾脏内生成的细胞因子，已被明确证实能改善贫血症状和降低肿瘤化疗患者对输注悬浮红细胞的需要，因其耐受性好、使用方便，可于门诊使用，降低患者住院次数及时长。一般使用150U/kg或10 kU每周3次，4~6周为一个疗程，对于血红蛋白上升≥10 g/L为治疗有应答，对于无应答的可适当增加用量至300 U/kg或20 kU每周3次，并根据情况适当补充铁剂。

（3）补充铁剂　既存的肾衰竭或因肿瘤/化疗引起的肾衰竭患者中，持续使用红细胞生成素会引起功能性缺铁，储备于网状内皮系统中的铁在受到EPO刺激后被大量转运到骨髓而导致血清铁降低，无法支持进一步的造血功能，从而影响后续促红细胞生成的治疗效果。对于铁蛋白<30 μg/L且转铁蛋白饱和度<20%时，须行补铁治疗。目前补充铁剂主要方法为口服和肠道外补充铁剂，肠道外铁剂优于口服铁剂，能够完全被人体吸收、起效快，无胃肠道刺激症状。口服铁剂的不良反应主要为胃肠道刺激症状和过敏。胃肠道症状与剂量相关，餐后服用可减少胃肠道不良反应。维生素C可增强口服铁剂吸收，磷酸盐可影响铁剂吸收。对于口服铁剂不耐受或补铁治疗反应较弱的患者，推荐使用肠道外铁剂。

3　肝脏毒性

化疗药物性肝损伤通常是由细胞毒药物损伤肝细胞、胆管上皮细胞及肝窦和肝内静脉系统的血管内皮细胞。肺癌化疗过程中不同药物或不同剂量所致肝脏损伤的发病率不同，如吉西他滨所导致的肝脏损伤高达25%~85%，有些化疗药物则在高剂量时出现，如顺铂、紫杉醇等。多种化疗药物组成的联合方案可导致更多的肝损伤。

一般可分为急性和慢性，急性药物性肝损伤潜伏期差异很大，可短至1至数日、长达数月，多数患者可无明显症状，仅有肝脏生化指标不同程度的升高，部分患者可有乏力、食欲减退、厌油、肝区胀痛及上腹不适等消化道症状。淤胆明显者可有全身皮肤黄染、大便颜色变浅和瘙痒等。少数患者可有发热、皮疹、嗜酸性粒细胞增多甚至关节酸痛等过敏表现,还可能伴有其他肝外器官损伤的表现。病情严重者可出现急性肝衰竭(ALF)或亚急性肝衰竭(SALF)。慢性药物性肝损害临床上可表现为慢性肝炎、肝纤维化、代偿性和失代偿性肝硬化、自身免疫性肝炎样药物性肝损伤、慢性肝内胆汁淤积和胆管消失综合征等。少数患者还可出现肝窦阻塞综合征/肝小静脉闭塞病及肝脏肿瘤等。

预防抗肿瘤药物所致肝功能损害时,医师在使用抗肿瘤化疗药物时需尽可能避免有肝毒性的药物联合应用,对有肝脏基础疾病的高危人群慎重选用肝毒性药物,对于既往治疗后出现肝损伤的患者应根据肝损的程度调整所用的药物及其剂量;化疗期间和化疗后密切监测肝功能,出现肝功能异常及时保肝治疗,并根据异常程度适当推迟或减量甚至停用相关化疗药物。合并乙肝病毒感染患者,注意根据适应证明确是否同时予抗病毒治疗,同时需注意密切监测乙肝DNA。

一般抗肿瘤化疗药物在以情况需要停药:① ALT 或 AST>8×ULN;② ALT 或 AST>5×ULN,持续 2 周;③ ALT 或 AST>3×ULN,且总胆红素>2×ULN 或 INR >1.5;④ ALT 或 AST>3×ULN,伴逐渐加重的疲劳、恶心、呕吐,右上腹痛或压痛,发热、皮疹和(或)嗜酸性粒细胞>5%。

抗肿瘤药物所致肝功能异常的治疗主要包括以下几个方面:① 应及时按停药标准停用肝损伤药物;② 适当应用保肝药物:谷胱甘肽、甘草酸制剂、多烯磷脂酰胆碱、双环醇、水飞蓟素、熊去氧胆酸等,严重者如出现急性肝功能衰竭或亚急性肝功能衰竭需尽早使用N-乙酰半胱氨酸(NAC);③ 必要时加用糖皮质激素,应用需非常谨慎,严格掌握适应证,通常伴有自身免疫特征者效果较好;④ 必要时进行血浆置换;⑤ 必要时肝移植。

4 肾毒性

部分抗肿瘤药物及其代谢产物通过肾脏排出,主要通过肾小管滤过和肾小管分泌排出,化疗药物可通过影响肾小球、肾小管、肾间质组织或肾微血管系统导致肾功能异常,多数表现为无症状的肌酐升高,也有部分可进展为需要透析的急性肾损伤(acute kidney injury, AKI)。

肺癌治疗中,顺铂所致肾功能损伤尤为突出。使用顺铂24 h后,50%以上的药物会随尿液排出,肾皮质的顺铂浓度高于血浆和其他器官数倍。多种机制共同导致肾功能异常:暴露于顺铂后,肾小管细胞会启动复杂的信号通路导致肾小管细胞损伤甚至死亡;顺铂增加炎症细胞因子表达,促进炎症细胞激活,肾脏组织白细胞和T细胞浸润;有观察到肾脏微血管在注射顺铂短时间后出现血管收缩导致肾脏血流量下降。上述这些改变共同导致顺铂相关肾毒性,甚至出现AKI。发生顺铂相关的AKI危险因素主要有:高剂量顺铂导致血浆铂峰浓度较高、既往接受过顺铂化疗、基础肾功能异常、合并使用其他肾毒性药物,其他如高龄、女性、吸烟史、白蛋白低下、高血压病史、同时使用紫杉醇,血容量不足也可促进顺铂的肾毒性发生发展。

其他如吉西他滨,排泄部分通过肾脏,其肾毒性最常见表现为AKI伴微血管病性溶血性贫血,发生概率低,总体人群约0.015%~1.4%,也有研究提示吉西他滨累积量超过20 g/m²者风险明显升高,一旦出现上述情况建议停药。培美曲塞主要以原型从肾脏排出,可引起急性肾小管坏死、肾间质水肿、肾小管性酸中毒等,发生AKI风险低。卡铂的肾毒性明显小于顺铂,最常见的肾毒性表现为低镁血症,亦有少数出现AKI的报道,但多发生于先前接受顺铂数个疗程化疗的患者,主要机制是直接损伤肾小管。

仅有血肌酐升高暂停肾毒性药物、适当水化等治疗后多数可恢复,而严重化疗相关肾毒性可能需要长期透析甚至无法恢复正常肾功能,所以相比治疗更重于预防。首先需注意补液,特别是顺铂使用期间,在顺铂前2~3 h至少静脉补液1 000 mL,顺铂后仍需继续静脉补液,应使患者在使用顺铂前后2 h尿量至少100 mL/h,尚没有证据表明需要利尿处理,除非有液体过剩证据。另外需注意避免联合使用肾毒性药物,包括非甾体抗炎药、氨基糖苷类、PPI、碘造影剂等,还需注意明确有无继发于肿瘤或其他原因的泌尿道不畅甚至梗阻以及原发肾性肾病。对于合并既存的肾功能异常,因如上述药物可或多或少通过肾脏排泄。

5　心脏毒性

许多化疗药物都具有心脏毒性,接受化疗的肿瘤患者发生心血管并发症的风险增加,并且已有心脏病史者该风险甚至更高,目前已知的严重心脏并发症包括心律失常、心肌坏死引起扩张型心肌病、血管痉挛或血管阻塞导致心绞痛或心肌梗死、心包疾病。

肺癌治疗常用的化疗药物中可引起心脏毒性的包括抗微管药物如紫杉醇、多西他赛,烷化剂如顺铂,拓扑异构酶抑制剂如依托泊苷。紫杉醇最常报道的心脏不良反应为心动过缓和心脏传导阻滞,但通常无症状,其他心脏不良反应包括窦性心动过速、低血压、充血性心力衰竭、心肌缺血等。顺铂相关心脏毒性较少,可表现为室上性心动过速、心动过缓、ST-T改变、左束支传导阻滞、急性缺血性时间、心肌梗死和缺血性心肌病,这些毒性可能与在顺铂诱导的肾毒性所致电解质异常有关。依托泊苷也有报道与心肌梗死、血管痉挛性心绞痛有关。

使用化疗药物,特别是已明确有心脏毒性的药物,治疗前务必做好风险评估,治疗期间注意密切观察症状、体征,并注意检测TnI、BNP(或pro-BNP)、心电图、心脏彩超等,做到降低风险、合理监测、及早治疗。积极干预基础心脏病、糖尿病、高血压和电解质紊乱等,并在使用化疗药物前及时纠正。鼓励患者采取戒烟、减重和适当锻炼等健康生活方式。化疗药物累积剂量、给药方式、持续时间、联合用药等也能影响心脏毒性的发生概率,针对不同的抗肿瘤药物所致心脏毒性的特点采取不同的防治策略。此外,部分药物也被发现具有潜在的预防化疗药物所致心脏毒性的作用,如右雷佐生、β-受体阻滞剂、血管紧张素转化酶抑制剂（angiotensin converting enzyme inhibitors, ACEIs）和血管紧张素受体阻滞剂（angiotensin receptor blockers, ARBs）等。

一旦发生抗肿瘤药物所致心脏毒性，如心脏收缩功能下降或心力衰竭，需接受综合药物治疗，最好联合心血管内科共同诊治。目前，对于已经发生的抗肿瘤药物所致心力衰竭，推荐联合应用ACEIs/ARBs类药物和β-受体阻滞剂，严重者尚需应用利尿剂、洋地黄类药物、醛固酮拮抗剂等药物治疗。

6 呼吸系统毒性

约有10%~20%的患者在抗肿瘤过程中会发生肺毒性，其发生率因药物、剂量和其他原因的不同而有所区别。肺接受全部的血液供给，因而更多暴露于可能有害的抗肿瘤药物，所以相较于其他器官，肺毒性发生率可能更高。一般抗肿瘤药物诱发肺毒性的患者预后较差（尤其是晚期非小细胞肺癌），中位生存期3.5个月（95%CI：2.3~7.2个月）。另外曾经肺部放疗者，部分化疗药物（如肺癌治疗后中常用吉西他滨、紫杉醇等）可能诱发或加重放射性肺炎。现多数认为肺毒性可直接的细胞毒性引起，抗肿瘤药物可直接损伤肺泡上皮细胞、毛细血管内皮，也可通过释放细胞因子和募集炎症细胞，进一步介导肺损伤。在抗肿瘤治疗过程中出现肺毒性症状和体征通常无特异性，临床表现包括咳嗽、呼吸困难、低热等，查体可无阳性体征，或表现为低氧血症，肺部尤其是双肺底细湿啰音，伴或不伴干啰音。CT最常表现为双肺或单侧肺，多在下肺（基底）部，磨玻璃影、斑片影、蜂窝征、实变影、网状影、小叶间隔增厚、小叶中央结节、牵拉行支气管扩张等，高分辨率CT（HRCT）可以更详细评估肺部病变，有助于药物相关肺毒性诊断。其他如肺功能检查、支气管镜检查、组织学检查可指导诊断及评估病情轻重，心脏评估可以一定程度帮助鉴别诊断。

肺癌患者中，无论是小细胞肺癌还是非小细胞肺癌，大部分在整个病程中均可能使用到紫杉烷类，接受这类药物的患者可能在使用几天到几周内出现肺毒性，也可较晚出现，尤其是紫杉醇和多西他赛，常表现为间质性肺炎，一般认为是免疫介导的迟发型超敏反应，另外多西他赛也可导致毛细血管渗漏综合征，出现非心源性肺水肿和胸腔积液等。常规剂量的紫杉醇和多西他赛治疗过程中可能出现3级或3级以上肺炎，特别是有基础间质性肺疾病者，另外对比单独放疗，紫杉烷类同步放疗可导致更严重的肺毒性。吉西他滨作为非小细胞肺癌常用的化疗药物，也是导致肺毒性的常见药物，有研究提示吉西他滨相关肺毒性出现的中位时间在使用后48 d，同时它作为放疗增敏药物，同步放疗时也可产生肺毒性，而且可能再次激活既往放疗相关的潜在肺损伤。

针对化疗药物相关肺毒性的治疗是经验性的，包括停用相关化疗药物，以及糖皮质激素治疗和对症支持治疗。停用后是否再次启用需要结合肺毒性严重程度以及继续使用是否获益慎重权衡利弊。何种情况使用糖皮质激素目前尚缺乏随机试验支持，通常用于肺毒性较重且进展迅速的患者，表现为一般状态恶化、静息状态下呼吸困难、血氧饱和度＜90%或对比基线下降＞4%，同时需注意排除感染性肺部改变，必要时联合经验性抗感染治疗。可用静脉使用甲强龙40~60 mg/d治疗（病情危重者，可增加剂量），并在1~2个月逐渐减量直至停用，使用期间注意警惕及预防激素相关不良反应，如严重感染、消化道溃疡/出血、骨折等。其他治疗包括给氧、止咳、平喘等。

7 神经毒性

多种抗肿瘤治疗药物存在神经毒性，包括直接对神经系统的毒性作用和由药物诱导的代谢紊乱或脑血管病变，以化疗导致的周围神经毒性（chemotherapy-induced peripheral neuropathy, CIPN）最为常见，严重者可明显影响患者的生活质量，另外也可因为明显的CIPN有效化疗方案减量或停用，影响抗肿瘤疗效。在肺癌治疗过程中，CIPN最常发生于顺铂、紫杉烷类、长春瑞滨等。CIPN通常是药物剂量依赖性和累积性，一般表现为双侧对称的、肢体远端的手套或袜套样分布的麻木、感觉异常伴或不伴疼痛感，可向近端扩展甚至累及腿部和手臂；也可出现自主神经毒性，较罕见，长春碱类可出现，表现为便秘伴或不伴腹痛，偶可出现麻痹性肠梗阻；运动神经功能通常不受累，但也有例外，如紫杉醇可导致影响近端肌肉的运动神经病；其他神经毒性包括顺铂相关耳毒性，几乎为双侧且不可逆常伴耳鸣，以及暂时性脑病、癫痫发作、前庭病变、急性疼痛综合征（表现为明显关节痛和肌痛伴麻木或刺痛感）等。

目前尚无明确可用于预防化疗相关神经毒性的药物，故对接受潜在神经毒性药物的患者，治疗前及治疗过程中均应仔细评估获益与发生不可逆神经毒性的风险，尤其是合并糖尿病基础病、遗传性神经病变个人史或家族史。目前认为锻炼、压迫疗法、冷冻疗法可能可以预防周围神经毒性，但证据尚不足；其他如尼莫地平、氨磷汀、二甲双胍、维生素（维生素E、维生素B、全反式维A酸）、谷氨酰胺、硫辛酸、谷胱甘肽等，部分研究提示有获益，部分结果相反，甚至结局更差，故尚不用于预防；乙酰左旋肉碱、抗癫痫药（卡马西平、普瑞巴林、加巴喷丁等）、抗抑郁药（阿米替林、文拉法辛等）现有研究均无获益，故不推荐使用。对于长春碱类引起的自主神经毒性如便秘，预防性使用软便药物、轻泻剂可降低便秘发生概率。

一般轻度的CIPN可及继续原方案治疗，如果治疗过程相关症状加重或影响功能，权衡继续现方案、现剂量治疗的获益与神经毒性可能进展为不可逆甚至致残就显得尤为重要了，此时应注意考虑是否减量、推迟疗程或者停用。除外调整抗肿瘤治疗方案，对于已出现神经毒性者，对症治疗可选，但常收效甚微。对于合并出现活动度受损的患者，有针对性的康复性训练可一定程度缓解症状；另外考虑到危害较小，针刺疗法、锻炼、扰频器治疗可能是可选择的对症治疗方法，尚需更多证据支持。多项研究提示度洛西汀可用于化疗药物相关CIPN，ASCO也做此推荐，但临床上观察到其获益仍旧较小，未能让人满意。其他药物治疗包括加巴喷丁、普瑞巴林、谷氨酰胺等尚无足够证据支持。

8 皮肤黏膜毒性

化疗药物可导致皮肤、黏膜和指(趾)甲的毒性反应。皮肤黏膜毒性常见为色素改变,常为局限性或弥漫性色素沉积,长春瑞滨、多西他赛可出现沿输注部位静脉分布的蛇纹状色素沉着,多西他赛亦可表现为胶带部位的皮肤色素沉着;紫杉醇可能可引起下肢和(或)躯干网状色素沉着,伴或不伴有瘙痒;顺铂可见受压部位的色素沉着。指(趾)甲改变也很常见,包括甲色素改变、甲剥离和炎症病变,甲色素沉着表现为化疗后1~2个月甲板和(或)甲床弥散性或条带状色素沉着,可伴皮肤和黏膜色素沉着,也可因甲下出血致甲变红和真性白甲(可发生于紫杉烷类);最常导致甲剥离的化疗药物为紫杉醇和多西他赛;化疗药物如依托泊苷亦可导致疼痛性甲沟炎,可伴有感染,多西他赛和紫杉醇可引起渗出性甲沟炎,可进展为脓肿。光变态反应和光毒性反应也是化疗相关皮肤毒性反应的一种,紫杉烷类、长春碱类等可见,光变态反应可能扩散到非日光暴露区域,表现为瘙痒而不是烧灼感,为Ⅳ型超敏反应,停药4~8周内消失;光毒性反应类似严重晒伤,日光暴露区域出现红斑、水肿、疼痛,严重者可出现水泡。

紫杉烷类、吉西他滨使用后还可出现亚急性皮肤型红斑狼疮、硬皮病样改变等。皮疹在吉西他滨、培美曲塞、紫杉醇可见,可呈不同于感染性皮疹的麻疹样或大量红色斑丘疹,也可呈孤立性斑疹、斑块或大疱(固定型药疹)。严重皮肤反应如Stevens-Johnson综合征/中毒性表皮坏死松解症、药物反应伴嗜酸性粒细胞增多和全身症状,均为罕见但可能致命的严重皮肤反应;Stevens-Johnson综合征/中毒性表皮坏死松解症最初可出现发热和流感样症状,1~3 d后出现边界不清、融合性、红斑性斑疹,随后水疱和大疱形成,数日后皮肤开始脱落,常伴大量体液丢失、电解质紊乱、低血容量休克、脓毒血症和多器官功能障碍等;药物反应伴嗜酸性粒细胞增多和全身症状表现为皮疹及血液学异常(嗜酸性粒细胞增多、异形淋巴细胞增多)、淋巴结肿大和(或)脏器受累(肝脏、肾脏、肺部);上述严重皮肤反应一旦出现应立即停用相关药物并且不再启用。

大部分化疗相关皮肤毒性如色素沉着、甲病变、皮疹多在减量或停用药物后可改善,出现光毒性反应者需停药致病药物及充分防晒(使用防晒设备、防晒霜)避免直接日光暴露至少2周,冷敷和外用类固醇可能可以改善症状,重症常需静脉糖皮质激素治疗。Stevens-Johnson综合征/中毒性表皮坏死松解症、药物反应伴嗜酸性粒细胞增多和全身症状除需要立即停用相关药物并且不再启用,且需住院治疗。

化疗药物外渗也可导致皮肤受损甚至合并局部组织坏死,一般分为发疱剂-可能引起皮肤全层丢失,甚至皮下结构丢失,出现严重的组织坏死,以至于出现长期持续的后遗症;刺激剂-外渗区域温热感、红斑和压痛,但没有组织坏死脱落,没有长期持续的后遗症,但是当外渗量大且浓度高时,某些刺激剂也可导致组织坏死。若发生了药物外渗,应立即停止输液,抬高患肢,尝试将外渗区域的液体抽吸出后拔出输液针。局部是否可采取冷敷还是热敷并不是非常肯定，长春瑞滨、依托泊苷不可冷敷，冷刺激可能导致皮肤损伤恶化。局部注射硫代硫酸钠可用于顺铂外渗，透明质酸酶可用于长春碱类和紫杉类药物外渗。

9 输液反应

输液反应为输注药物或生物学成分引起的不良反应，通常包括标准输液反应（standard infusion reaction, SIR）和全身过敏反应，主要发生在首次输注，一般发生在开始输液数分钟到数小时发生，也可能在输注后1~2 d发生。多数抗肿瘤药物均可以引起SIR，在肺癌治疗中，最常见可能出现SIR的药物包括紫杉烷类、铂类、依托泊苷等。大多数SIR，适当调整输液速度后暂停即可很快改善，仍有小部分较严重甚至可能危及生命，常见的标准输液反应症状包括：潮红、瘙痒、心率和血压改变、呼吸困难或胸部不适、背痛或腹痛、发热和（或）寒战、恶心/呕吐等。

全身过敏反应为另外一种反应，肥大细胞和嗜碱性粒细胞广泛活化导致的一系列症状和体征，对比SIR，常规细胞毒性药物较少发生该反应。在肺癌治疗中，紫杉烷类和铂类可引起全身过敏反应，常见症状、体征为：皮肤症状（潮红、瘙痒、荨麻疹和/或血管性水肿）、呼吸系统症状（咳嗽、呼吸困难、支气管痉挛、喘鸣、低氧血症等）、心血管症状（晕厥、心动过速或心动过缓、血压降低、高血压等）、胃肠道症状（恶心/呕吐、痉挛性腹痛、腹泻）、神经肌肉症状（濒死感、管状视野、头晕和/或抽搐、严重胸/背/盆腔痛）。SIR和过敏反应在症状、体征尚有一部分重叠，出现荨麻疹、反复咳喘、低血压等因肥大细胞和嗜碱性粒细胞释放介质引起，一般考虑为过敏反应；而发热和（或）寒战及明显肌肉酸痛不是过敏反应特征，通常提示为SIR（无肥大细胞和嗜碱性粒细胞活化）；全身过敏反应通常更为严重，不同于SIR，再次给药全身性过敏反应复发且明显加重的概率非常高，故通常判断为全身过敏反应者不适合预处理用药或减慢输液速度再次给药。评估全身过敏反应，除了上述从症状及相关药物经验性判断，也可血液学检查及皮试获取肥大细胞和嗜碱性粒细胞活化的证据。

通常预处理可有效预防SIR，减轻其严重程度，但不能预防全身过敏性反应，即便如此仍旧推荐使用抗组胺和糖皮质激素用于如紫杉醇等全身过敏反应发生概率高的药物，因为预处理可一定程度降低全身过敏反应的严重程度

10 性腺毒性

临床上，常观察到化疗期间女性患者月经推迟甚至闭经，大部分可在化疗结束后数月或更长时间后逐渐恢复正常，提示化疗可能影响性激素水平。有研究提示既往有化疗者卵巢中原始卵泡数量正常到轻度减少，较大的成熟卵泡数量减少较明显，性腺功能障碍成为接受过细胞毒性治疗的男性癌症患者最常见的长期副作用之一。在肺癌患者治疗中，大部分化疗药物性腺毒性较低，但如顺铂（对男性性腺危害最大的烷化剂之一）累积剂量>400 mg/m^{2}会导致男性永久不育（约50%），低于此剂量通常不会导致生育力受损，其他如依托泊苷、长春瑞滨、紫杉烷类可能较轻微影响性

腺功能,但通常可逆。

在保证患者长期生存的前提下,为避免性腺功能低下甚至不育,通常在全身性抗肿瘤治疗前就应注重制定保护性腺功能、保存生育力策略,并需告知仍有不育风险。首先药物方面,促性腺激素释放激素(gonadotropin-releasing hormone, GnRH)激动剂似乎在男性暂时无证据可保存精子发生功能或促进其恢复,所以精子冻存成为男性保留生育力最简单实用的方法;使用GnRH激动剂抑制卵巢功能可能可减少化疗的卵巢毒性,但目前证据仍有限,可在治疗前冷冻保存胚胎、卵母细胞。当然,对于有生育要求者,只要有等效但性腺毒性明显较低的药物,应作为首选治疗方案。

主要参考文献

[1] Kris M G, Gralla R J, Clark R A, et al. Incidence, course, and severity of delayed nausea and vomiting following the administration of high-dose cisplatin[J]. J Clin Oncol, 1985, 3(10): 1379-1384.

[2] Grunberg S M, Warr D, Gralla R J, et al. Evaluation of new antiemetic agents and definition of antineoplastic agent emetogenicity-state of the art[J]. Support Care Cancer, 2011, 19(Suppl 1): S43-S47.

[3] Sickles E A, Greene W H, Wiernik P H. Clinical presentation of infection in granulocytopenic patients[J]. Arch Intern Med, 1975, 135(5): 715-719.

[4] Freifeld A G, Bow E J, Sepkowitz K A, et al. Clinical practice guideline for the use of antimicrobial agents in neutropenic patients with cancer: 2010 update by the infectious diseases society of america[J]. Clin Infect Dis, 2011, 52(4): e56-e93.

[5] Freifeld A G, Bow E J, Sepkowitz K A, et al. Clinical practice guideline for the use of antimicrobial agents in neutropenic patients with cancer: 2010 Update by the Infectious Diseases Society of America[J]. Clin Infect Dis, 2011, 52(4): 427-431.

[6] Pizzo P A. Management of fever in patients with cancer and treatment-induced neutropenia[J]. N Engl J Med, 1993, 328(18): 1323-1332.

[7] Schimpff S C, Young V M, Greene W H, Vermeulen GD, Moody MR, Wiernik PH. Origin of infection in acute nonlymphocytic leukemia. Significance of hospital acquisition of potential pathogens [J]. Ann Intern Med, 1972, 77(5): 707-714.

[8] Pagano L, Caira M, Nosari A, et al. Etiology of febrile episodes in patients with acute myeloid leukemia: results from the Hema e-Chart Registry[J]. Arch Intern Med, 2011, 171(16): 1502-1503.

[9] Mikulska M, Viscoli C, Orasch C, et al. Aetiology and resistance in bacteraemias among adult and paediatric haematology and cancer patients[J]. J Infect, 2014, 68(4): 321-331.

[10] Holland T, Fowler V G Jr, Shelburne S A 3rd. Invasive gram-positive bacterial infection in cancer patients[J]. Clin Infect Dis, 2014, 59(Suppl 5): S331-S334.

[11] Schimpff S, Satterlee W, Young V M, et al. Empiric therapy with carbenicillin and gentamicin for

febrile patients with cancer and granulocytopenia[J]. N Engl J Med, 1971, 284(19): 1061-1065.

[12] Kumar A, Roberts D, Wood K E, et al. Duration of hypotension before initiation of effective antimicrobial therapy is the critical determinant of survival in human septic shock[J]. Crit Care Med, 2006, 34(6): 1589-1596.

[13] Link H, Böhme A, Cornely O A, et al. Antimicrobial therapy of unexplained fever in neutropenic patients-guidelines of the Infectious Diseases Working Party (AGIHO) of the German Society of Hematology and Oncology (DGHO), Study Group Interventional Therapy of Unexplained Fever, Arbeitsgemeinschaft Supportivmassnahmen in der Onkologie (ASO) of the Deutsche Krebsgesellschaft (DKG-German Cancer Society)[J]. Ann Hematol, 2003, 82(Suppl 2): S105-S117.

[14] Rolston K V. Challenges in the treatment of infections caused by gram-positive and gram-negative bacteria in patients with cancer and neutropenia[J]. Clin Infect Dis, 2005, 40(Suppl 4): S246-S252.

[15] Kibbler C C. Empirical antifungal therapy in febrile neutropenic patients: current status[J]. Curr Top Med Mycol, 1997, 8(1-2): 5-14.

[16] Wingard J R, Leather H L. Empiric antifungal therapy for the neutropenic patient[J]. Oncology (Williston Park), 2001, 15(3): 351-369.

[17] Cho S Y, Choi H Y. Opportunistic fungal infection among cancer patients[J]. A ten-year autopsy study. Am J Clin Pathol, 1979, 72(4): 617-621.

[18] Patterson T F, Thompson G R 3rd, Denning D W, et al. Practice Guidelines for the Diagnosis and Management of Aspergillosis: 2016 Update by the Infectious Diseases Society of America[J]. Clin Infect Dis, 2016, 63(4): e1-e60.

(洪华兰)

限度缓解患者癌痛,其他非侵入性治疗策略主要包括心理疗法、康复疗法、整合医学疗法。

一、心理治疗

疼痛是一种多维度的体验,受患者认知和心理等多重变量的影响,疼痛和痛苦不仅是一种伤害性感受,患者认为的疼痛感觉的意义、既往经验、焦虑和抑郁的水平,以及其他心理和精神因素,例如个人应对技巧或者精神或宗教信仰与习俗都可能影响患者对于疼痛的认知和体会。正确应对与疼痛经历相关的思想和情绪可帮助患者缓解压力、焦虑以及与疼痛相关的其他心境障碍。数项随机试验证实,针对癌症疼痛的认知行为治疗(cognitive behavioral therapy, CBT)可有效改善患者的应对能力、自我效能和对疼痛的控制感。因此,认知行为治疗被认为是癌症相关慢性疼痛治疗的潜在有效辅助手段。CBT让患者参与到设定具体目标和监测结果中。这个过程包括患者教育、行为技能训练和认知技能训练。

1 患者教育

患者教育通常是CBT的第一阶段。根据认知行为模型,个体对外部事件和身体感受的理解会直接影响其对这些事件的情绪反应及后续行为。错误的思维模式会加重患者焦虑、放大对癌症的恐惧,增加患者的痛苦。二分式思维、灾难化思维和过度类推等思维模式都被认为是功能失调的认知模式,这些思维主要缘于患者对疾病不充分或者错误的认知。例如,经历疼痛的早期癌症患者可能失去生活的希望,将疼痛解释为病情在不断进展,这种思维会导致显著的情绪压力,以及焦虑、抑郁和整体痛苦增加,患者出现拒绝参与社会活动,由此引发的一系列社会功能缺失。因此在这一阶段,通过向患者详细解释治疗方法的基本原理,并使患者认识到如何思考、如何感觉与如何行为这三者之间的关系,帮助患者准确认知自身情况,消除疾病恐惧,期望将疾病对患者的生活影响降至最小。

2 行为技巧训练

此阶段着重于教患者应对和适应疾病的实用技巧。例如,教患者简单的放松技术,患者在感到压力或焦虑的情况下可以使用这类技术。也可教患者调整活动内容,从而减少疲劳或挫折感,这也可帮助患者处理情绪障碍。患者还可学习在日常生活中加入一些愉快的活动和经历。

3 认知技能训练

认知技能训练着重于教导患者如何识别和调整适应不良的思维模式,以及如何将其替换为更适应的思维方式(认知重建)。作为认知技能训练的一部分,应鼓励患者在尝试检查认知癌症或疼痛的过程中是否存在错误的思维或观念并予以纠正。

康复干预的主要目标可能是改善功能和/或控制症状。干预措施包括：治疗性锻炼，通常由理疗师启动或指导；水疗，这可能对躯体疾病尤其有帮助；使用矫形器、助步器和其他装置；物理方法，例如热疗、冷疗振动、超声、电刺激及治疗淋巴水肿。

1 治疗性锻炼

治疗性锻炼是一种有时间限制的干预措施，可能在改变病情的治疗（如手术或化疗）后减轻症状并改善功能，或者对于晚期疾病患者，可能减轻症状并提高自我效能和生存质量。锻炼的类型、频率和持续时间始终取决于患者的体能状态和总体治疗目标。治疗师和理疗师必须与肿瘤科医生合作，以确认锻炼是否安全、恰当，并明确患者的健康状况和治疗的具体目标。治疗性锻炼（理疗）包括系统地按计划进行身体运动、姿势或活动，以缓解损伤、改善功能和提高总体健康状况。该疗法包括手法拉伸、肌筋膜疗法、被动运动和主动锻炼。癌症患者利用充气球和普拉提自行锻炼也有望减轻疼痛、改善功能，普拉提是一种低强度运动方式，侧重于提高身体柔韧性、稳定性和关节活动度。

2 水疗

水疗是指将一小部分或较大体表面积浸泡在水中，通常在小水槽或浴缸中进行。水温通常不超过40 ℃，但可根据治疗的病况和期望的效果调整。水疗提供了重力减小的环境和感官体验，由于浮力的作用和关节受到的压力减小，可能使肌肉更加放松、改善患者情绪状态并便于理疗（即水中锻炼）。患者可能感觉到通常在运动时出现的疼痛有所减轻，这可改善躯体和心理方面的。与其他治疗性锻炼方法一样，在实施水疗和水中运动之前，理疗师和肿瘤科医生必须先进行会诊，并仔细评估患者。

3 矫形器和其他器械

矫形器包括：① 肩臂固定器，用于疼痛性臂丛神经痛；② 束身衣，用于椎体转移瘤治疗后的持续性疼痛；③ 腕关节或踝关节夹板，用于神经病相关的远端肢体无力或疼痛。

对于运动时疼痛的患者，使用夹板限制引发疼痛的运动可能有益。对于癌症患者，特别是晚期，使用矫形器可能优于其他改善功能的干预措施，如理疗。由专业治疗师进行评估，再请肿瘤科医生会诊，可以确定现有治疗选择和成本。

安装合适的假体可改善残端痛，助步器可减轻行走时的疼痛加重，旨在促进特定功能（如厕或进食）的器械可镇痛或降低与制动相关的继发性疼痛并发症风险。

4 物理方法

对与癌症无关的局灶性疼痛部位（如扭伤）进行热疗或冷疗、超声和神经电刺激治疗已被广泛接受。然而,这些物理方法在癌痛人群中的短期效果、长期效果和安全性的证据仍有限。作为轻至中度疼痛的辅助治疗手段,以及在等待镇痛药对爆发性疼痛起效期间,物理方法尤其有帮助。在治疗中至重度癌症疼痛时,单用物理方法是不够的。作为疼痛的辅助治疗手段,目前尚无比较研究数据可指导具体方法选择,一般根据经验选择适当方法。基于推断和皮肤不良反应问题,指南常常建议避免在感觉减退的区域和肿瘤包块处局部引用这类刺激。

4.1 冷疗

使用冰袋、延展性的化学凝胶袋和蒸汽冷却喷雾剂进行冷疗可减轻肌肉痉挛、炎症和水肿。其作用机制是先使血管收缩,随后再使血管舒张。尽管应用广泛,但尚无关于冷疗诱导镇痛治疗癌痛的对照研究。应避免对缺血和受照射的组织进行冷疗。

4.2 热疗

多种浅表和深部热疗方法可用于控制疼痛,在癌痛患者中应用较广。热疗能够镇痛的部分原因是增加血流量和减轻关节僵硬。它也可使精神处于放松状态。通过加热袋、药物加热贴(如含有0.025%辣椒碱)或热水浴进行浅表热疗可改善皮肤血流并放松最深0.5 cm的肌肉和韧带。

4.3 经皮神经电刺激和其他电刺激设备

尽管经皮神经电刺激(transcutaneous electrical nerve stimulation, TENS)对任何类型慢性疼痛(包括癌症相关疼痛)的疗效有限,但该方法仍被广泛应用。虽然没有有效的试验证据,但临床经验提示,一些癌症相关疼痛患者能从TENS中获益,并且美国国家综合癌症网络(National Comprehensive Cancer Network, NCCN)指南的成人癌症疼痛潜在非药物干预措施列表中包括了TENS。在理疗师的帮助下,可在家中尝试使用TENS。考虑到目前不确定个体患者中最有可能有效的刺激参数,一次严谨的TENS试验需要花费多日,并且应该尝试不同的刺激点和刺激时间以及多种刺激参数(振幅、频率和模式)。

4.4 扰频器疗法

扰频器治疗是一种新型经皮神经刺激方法,通过在皮肤两侧、疼痛部位上方和下方放置与心电图类似的皮肤垫来给予电流。已有病例系列研究、调查研究和小型试验评估了该方法,涉及的疾病包括慢性非癌症性神经病理性疼痛和化疗诱发性周围神经病。提示扰频器治疗对一些患者来说可能是安全的替代方法,从而无需提高阿片类药物剂量或操作性疼痛干预(如神经阻滞)。有神经病理性疼痛的患者更可能获益。

4.5 其他疗法

局灶性肌肉骨骼疼痛在癌症患者中常见,对于肌筋膜疼痛的患者可考虑使用超声或其他疗法。

5　治疗淋巴水肿

癌症人群中抗癌治疗常引起肢体淋巴水肿,通常引起疼痛。严谨的治疗方案是先进行患者教育,强调皮肤护理和避免创伤,然后根据病因和其他因素,可能推荐以下疗法:手法淋巴引流、间歇性充气加压、加压包扎、整合性退肿胀物理治疗、贴扎或锻炼(包括水中运动)。

三、整合治疗

整合疗法是一种联合常规医疗方法和大量"补充疗法"中任一种的治疗模式。整合医学是指协调使用常规医疗与补充治疗。这种情况下,通常由患者的治疗团队来协调治疗。整合肿瘤学(integrative oncology)是指将补充性和整合性实践及疗法与常规癌症治疗联用,以进行整体治疗,即有特定目标如控制疼痛,又有更广泛的生存质量改进目标。文献越来越多地采用更准确的术语补充和整合医学(complementary and integrative medicine, CIM)。

CIM 治疗包括以下几大类:① 替代医学系统,如中医(Traditional Chinese Medicine, TCM)、印度草医学(Ayurveda)、顺势疗法和自然疗法;② 身心干预措施,如冥想、催眠、舞蹈、音乐和艺术疗法、祈祷以及精神疗法(mental healing);③ 基于生物学的治疗,如草药疗法、特殊饮食疗法、正分子营养和个体生物疗法;④ 手法和基于身体的疗法,如按摩和脊柱推拿;⑤ 能量疗法,如生物场和生物电磁疗法。

整合医疗方法不包括替代抗癌疗法,据推测替代抗癌疗法有抗肿瘤效果,但尚未在临床试验中严格验证。但整合医疗方法会权衡各种补充疗法对癌症疼痛等指征的潜在益处与使用的风险,并对比这些预期与常规治疗。这些疗法缺乏明确的循证医学证据,且有很大的个体差异性。故使用前在排除对患者健康有害前提下,如果有相关治疗师并且患者能够承担费用,则可以鼓励患者在其他常规治疗的基础上整合后面这些疗法。

2017 年更新了关于整合治疗在乳腺癌治疗期间和之后的循证性应用的临床实践指南,发现没有证据等级为 A 级或 B 级的疼痛治疗方法。康复性触摸治疗化疗后疼痛,音乐疗法和催眠治疗术后疼痛,以及针刺疗法治疗芳香酶抑制剂相关疼痛,证据等级均为 C 级,主要由于缺少多项大型试验。与之前的版本相同,关于整合治疗在改善心理变量即焦虑、应激和生存质量中的作用,证据评分较高。尤其是,冥想用于减轻焦虑和应激的相应证据等级为 A 级,瑜伽用于改善生存质量的相应证据等级为 B 级。

以下介绍一些常见的整合疗法。

(1)身心疗法(mind-body therapy, MBT)这类疗法强调的原则相同:训练"思维"

（通过转变认知和/或创造理想的情绪状态）可改善身体功能，而癌症疼痛患者接受其中1种或多种治疗可能获益。通常将这些疗法作为药物治疗的辅助手段，纳入包含其他不相关非侵入性疗法的总体治疗方案当中。但有时可单独采用MBT专门治疗某一独特问题，例如与特定操作相关的疼痛。所有这些治疗方法的目的都是减轻疼痛和焦虑并提高自我效能。这些疗法通常需要由能胜任的医护专业人员提供训练，但某些方法（如基于缓慢专注的呼吸的放松训练）可由具备相关知识的初级保健人员提供指导。获益的患者可继续长期使用该疗法，往往不需要额外的支持，或者仅需要偶尔再次训练。最常用的一些MBT包括意象和放松、催眠、瑜伽、冥想、太极和气功，以及艺术疗法。

（2）放松疗法　放松技术有两个共同点：反复专注于一个词、声音、祈祷、短语、身体感觉或肌肉活动，以及对闯入性思维采用被动态度。总体而言，放松技术会试图诱导所谓的放松反应，其特征是兴奋减少和交感神经活性降低，心率降低和血压降低。这些反应会伴随出现脑电图慢波活动增加。用于治疗时，放松技术可细分为深度放松和简短放松，或者采用特定策略诱导放松状态，包括渐进性肌肉放松、自生训练和呼吸训练。在放松训练期间有较低概率出现不良反应。最常见的不良反应是闯入性思维、害怕失去控制、不愉快的感觉体验、肌肉痉挛、性兴奋和精神病性症状。对有广泛性焦虑障碍或惊恐障碍病史的患者和有过度通气史的患者更可能出现。虽然风险较小，但有这些病史的患者在放松过程中应接受密切监测。

（3）意象　意象是利用对愉快景象、气味、声音、味道或躯体感觉（触摸、动作或姿势）的回忆来创造一个积极的认知和情绪状态，这可预防或减轻疼痛或其他痛苦来源。引导意象的医生运用语言创造集中注意力的状态，这种状态被认为可改变患者的疼痛经历。该技术可能有多种用途，包括治疗疼痛。其他应对技术，如注意力分散、精神分离、肌肉放松和受控的腹式呼吸，也被用作引导意象的一部分。① 诊断性意象可为患者提供个体化和有意义的意象疗法所需的信息。要求患者详细描述其疼痛的感觉，这一信息随后会被用于设计个体化的心理演练或其他治疗性干预措施；② 心理演练意象是一种常用于让患者准备好接受疼痛的治疗或手术操作（如活检）的技术。它主要用于缓解由过度情绪反应而加重的焦虑、疼痛和副作用。通常先教患者一种放松策略，随后将患者引入一个从治疗期到恢复期的"引导意象旅程"。在心理演练意象期间，尊重事实，避免情绪激动或激发恐惧的言语以及用现实而积极的词汇再构医疗过程都是非常重要的；③ 结束状态意象是一种用于在人体内产生特定生理学或生物学变化的技术。其最明确的目的是减少交感神经系统兴奋。结束状态意象已被成功用于缓解化疗引起的恶心和帮助控制癌症疼痛。治疗疼痛的结束状态意象被称为镇痛意象，它能转化疼痛或者与疼痛不兼容。转化疼痛的意象着重于改变疼痛经历的特定方面，如疼痛经历的情境方面（如想象化疗针接触皮肤和插入前的那一刻，它会释放出大量强效的镇痛药物，完全麻痹手臂）。与疼痛不兼容的意象可用于唤起放松、兴奋或平静的积极情绪和感觉,这些与疼痛想象是不相容的;④引导意象可以是指令,当治疗师向患者提出一种意象时,患者随后可将它用作一种引导从而进一步发展出个性化的意象。或者,引导意象可以更具交互性,治疗师不为患者提供一个特定的意象而是仅提出这种意象会引出的一般感觉,让患者自己创建一种对应的或能够唤起期望的情绪状态的意象。大多数引导意象治疗计划在开始时帮助患者在心理上创建一种感到舒适、被关怀和平静的物理环境。治疗师可逐渐引导患者想象自己处于一个平静、舒适和受到关怀的环境。对于有创伤史的患者,最好避免使用"安全、受保护"等词语,至少在一开始避免使用,因为这些词语可能间接唤起患者的创伤记忆,从而可能增加总体兴奋水平并引起焦虑。

(4)催眠　催眠是指一种诱导的注意力集中并暂停一些外围意识的状态。催眠状态的主要特点包括专注(深度专注于特定主题或焦点的能力)、受控的注意力改变、分离(区分某一经历的不同方面的能力)和易暗示性(高度响应指令的能力)。催眠越来越多地用于治疗慢性和急性疼痛,并逐渐被接受用于急性和操作相关疼痛。尚不清楚产生催眠现象的机制。有关乳腺癌手术患者的研究提示,催眠产生益处的机制是改变反应预期[即对于非意志性事件(如术后疼痛和乏力)的具体预期],以及减少手术给患者造成的情绪压力。催眠还可减少不愉快感,降低对疼痛感的关注并将注意力转移到别处,从而产生疗效。患者达到催眠状态的能力有很大差异。通常通过已得到验证的工具评估者,例如宾州催眠易受性量表(Penn State Scale of Hypnotizability, PSSH)或斯坦福催眠临床量表(Stanford Hypnotic Clinical Scale, SHCS),将其归为"高催眠易受性"或"低催眠易受性"。这些催眠易受性量表可以相对稳定地测量个体差异。虽然镇痛的催眠暗示对"高催眠易受性"个体效果更好,但有证据表明,即使对于中等或低催眠易受性患者,催眠治疗通常包含的注意分散、放松和镇痛的催眠暗示也可调节疼痛体验。就目前的研究而言,支持催眠有积极效果的证据不一,因为干预方法的非标准化阻碍了最终明确结论

(5)生物反馈　生物反馈涉及使用一台机器来对特定的生理参数进行监测和反馈控制。该仪器能将生理反应(如皮肤温度)转换成电信号,并将其放大和呈现为可见和/或可听到的刺激,如变化的音调、光条或电脑屏幕上移动的线。通过监测刺激和学习控制产生这种刺激的生理反应,生物反馈可促进针对疼痛和压力的更健康的认知和行为反应模式。最常用于生物反馈的生理反应是呼吸、心率或脉搏、外周皮肤温度、皮肤电导和肌肉紧张度。例如,表面肌电图生物反馈可以靶向与患者的疼痛反应有关的肌群,已被用于治疗癌症相关疼痛。放松这些肌肉也可帮助诱导全身放松反应,从而可进一步改变疼痛感知或减少焦虑。对于任何有积极性的疼痛或痛苦患者,如果条件允许并且患者有能力参加治疗,则可以考虑生物反馈。慢性或复发性抑郁患者使用减压疗法(往往会降低患者已经较低的兴奋水平)可能会产生负面反应。此外,临床医生必须意识到,咖啡、尼古丁、类固醇和镇静药可能会带来一

些问题,因为它们可能会影响指标读数,从而混淆结果。

(6)冥想　虽然宗教形式的冥想已经被运用了几千年,但是直到最近西方文化才将冥想作为一种医学干预措施给予大量研究关注。与冥想有关的益处可能包括放松感改善、感知的压力水平降低、思维更积极、自信、同情心及对自己和他人的宽容度提高。冥想也可能会产生不良反应。一项纳入一小组冥想者的研究报道,63%的参与者发生了至少1项不良事件,包括定向障碍、困惑、抑郁、对个人负面品质和情绪的意识增加、恐惧和焦虑增加、厌烦以及疼痛。冥想的形式可分为集中式或非集中式:① 集中技术通过指导患者将注意力集中在单个不变的或重复的刺激(如声音、呼吸、焦点)从而限制刺激输入。如果患者注意力涣散,则会指导他/她将注意力逐渐重新集中于焦点;② 非集中技术会扩大患者的注意力,以便包括对患者心理活动和思想的观察(以非评判性形式)。

(7)创意艺术疗法　创意艺术疗法通过使用音乐、舞蹈/运动和艺术来尝试缓解身体和情绪压力。创意艺术疗法可改善癌症患者的疼痛症状、焦虑、抑郁和生存质量,但这些效果可能是暂时的。① 音乐疗法。音乐能改善疼痛造成的痛苦、减少疼痛感受、减少肌肉紧张、促进放松、减少焦虑、改善化疗相关恶心呕吐并改善总体心境。一部分研究证实其存在积极作用;② 舞蹈/运动疗法的益处不太明确。

(8)生物场疗法　主要有灵气疗法、治疗性触摸和康复性触摸。目前关于生物场疗法如灵气疗法、治疗性触摸和康复性触摸效果的研究数据有限,不能像推荐其他整合疗法如放松、意象、催眠镇痛和音乐疗法那样有把握地推荐这些补充疗法。不过这些疗法的害处极小。① NCCIH将灵气疗法归为补充治疗,治疗者将双手轻轻放在患者身上或置于患者正上方,目标是引导能量帮助促进患者自身的治愈反应。这种疗法是基于一种东方信仰:能量可支持身体固有或天然的治愈能量。但没有科学证据支持人们认为在灵气治疗中发挥作用的能量场真实存在。灵气疗法的支持者认为其可减轻压力并诱导放松反应,可能通过类似于身心干预的方式发挥治疗作用。在临床和研究环境中(包括临终关怀和舒缓医疗),灵气疗法已得到越来越多的关注,但关于其疗效的数据有限并且缺乏良好对照的大型研究,所以不能得出该疗法有益的确定结论;② 治疗性触摸是指一种特意引导的能量调控过程,治疗过程中治疗师使用手作为焦点来促进愈合。与灵气疗法一样,尚无证据支持该疗法的生理学意义。

(9)手法干预　① 按摩疗法。按摩被定义为对身体软组织进行系统性的手法操作来促进健康和愈合。它包括一系列手法技术(包括施加固定的或移动的压力)。按摩的主要特点是运用触摸和运动。关于按摩积极作用的证据级别较低。但根据集体经验,加上对按摩组织的可证实效果(提示可能存在特定作用方式),为这项技术在疼痛治疗中的广泛认可提供了理论依据。然而,在癌症患者中必须保持谨慎,以降低对那些因神经损伤而失神经支配或者因肿瘤的直接作用容易损伤的组织按摩相关的风险;② 针刺治疗、穴位刺激和电针刺疗法。10多年前,美国FDA发表了共识声明:针刺治疗不是实验性治疗,而是有效的医疗技术,对于某些临床病况,例如恶心和疼痛,其效果与常见的常规治疗相当。不过,目前数据有限,但鉴于有害可能性低,可以对有意向的患者试用此疗法。过程中除非有明显获益,否则治疗几次后就应停止。

(10)顺势疗法　根据希腊语Homoios(类似)和Pathos(痛苦),德国医生Samuel Hahnemann在18世纪90年代发明了"顺势疗法(homeopathy)"。该疗法假设对身体自然愈合能力的刺激可产生治愈效果。为了达到该效果,需要使用一种能在健康人中引起与疾病相同症状的物质。因此,顺势疗法的药物是将提取自植物、矿物和动物的物质。患者使用与其症状表现最为匹配的药物。在欧洲癌症患者中,顺势疗法是最常用的抗化疗副作用整合医学疗法之一。这种疗法在意大利、德国和英国也应用广泛。NCCIH认为目前几乎没有证据支持顺势疗法可有效治疗任何特定疾病。需开展更大规模的随机对照试验,以深入了解顺势疗法在管理癌症和癌症治疗相关疼痛中的潜在作用。目前将顺势疗法视为非循证治疗,很少有研究评估顺势疗法的不良反应。

主要参考文献

[1]　van den Beuken-van Everdingen M H, de Rijke J M, Kessels A G, et al. Prevalence of pain in patients with cancer: a systematic review of the past 40 years[J]. Ann Oncol, 2007, 18(9): 1437-1449.

[2]　Syrjala K L, Jensen M P, Mendoza M E, et al. Psychological and behavioral approaches to cancer pain management[J]. J Clin Oncol, 2014, 32(16): 1703-1711.

[3]　Eimer B N, Freeman A. Pain Management Psychotherapy: A Practical Guide [M]. New York: Wiley, 1998.

[4]　Gurman A S. Behavioral couple therapy: building a secure base for therapeutic integration [J]. Fam Process, 2013, 52(1): 115-138.

[5]　Epstein N B, Baucom D H. Enhanced cognitive-behavioral therapy for couples: a contextual approach[M]. Washington DC: Psychological Association, 2002.

[6]　Vlaeyen J W, Morley S. Cognitive-behavioral treatments for chronic pain: what works for whom? [J]. Clin J Pain, 2005, 21(1): 1-8.

[7]　Konlian C. Aquatic therapy: making a wave in the treatment of low back injuries[J]. Orthop Nurs, 1999, 18(1): 11-20.

[8]　Ferrell B R, Ferrell B A, Ahn C, et al. Pain management for elderly patients with cancer at home [J]. Cancer, 1994, 74(7 Suppl): 2139-2146.

[9]　Rhiner M, Ferrell B R, Ferrell B A, et al. A structured nondrug intervention program for cancer pain[J]. Cancer Pract, 1993, 1(2): 137-143.

[10]　Hurlow A, Bennett M I, Robb K A, et al. Transcutaneous electric nerve stimulation (TENS) for

cancer pain in adults[J]. Cochrane Database Syst Rev, 2012, 2012(3): CD006276.

[11] Hurlow A, Bennett M I, Robb K A, et al. Transcutaneous electric nerve stimulation (TENS) for cancer pain in adults[J]. Cochrane Database Syst Rev, 2012, 2012(3): CD006276.

[12] Pachman D R, Weisbrod B L, Seisler D K, et al. Pilot evaluation of Scrambler therapy for the treatment of chemotherapy-induced peripheral neuropathy[J]. Support Care Cancer, 2015, 23(4): 943-951.

[13] McEachrane-Gross F P, Liebschutz J M, Berlowitz D. Use of selected complementary and alternative medicine (CAM) treatments in veterans with cancer or chronic pain: a cross-sectional survey [J]. BMC Complement Altern Med, 2006, 6: 34.

[14] Greenlee H, Balneaves L G, Carlson L E, et al. Clinical practice guidelines on the use of integrative therapies as supportive care in patients treated for breast cancer[J]. J Natl Cancer Inst Monogr, 2014, 2014(50): 346-358.

[15] Elkins G, Jensen M P, Patterson D R. Hypnotherapy for the management of chronic pain[J]. Int J Clin Exp Hypn, 2007, 55(3): 275-287.

[16] van der Wurff F B, Stek M L. The efficacy and safety of ECT in depressed older adults: a literature review[J]. Int J Geriatr Psychiatry, 2003, 18(10): 894-904.

[17] Basmaijan J V. Biofeedback: principles and practice for clinicians[M]. Baltimore: Williams and Wilkins, 1989.

[18] Shapiro D H Jr. Overview: clinical and physiological comparison of meditation with other self-control strategies[J]. Am J Psychiatry, 1982, 139(3): 267-274.

（戴毅君　陈平）

第47章
癌症恶病质的发病机制、临床特征、评估及治疗

恶病质是一种高分解代谢状态,定义为慢性炎症反应状态下骨骼肌加速丢失,可见于晚期癌症,也可见于慢性感染、心力衰竭、类风湿性关节炎、慢性阻塞性肺病、手术后、吸收不良、严重创伤、严重的败血症等,其中以癌症伴发的恶病质最为常见。癌症恶病质是以持续性的骨骼肌丢失(伴有或不伴有脂肪组织丢失)为特征,且骨骼肌质量减少不能被常规营养支持完全逆转,并导致进行性功能损害的多因素综合征。其病理学特征表现为低摄入量和代谢异常导致的蛋白及能量负平衡。

一、发病机制

癌性恶病质发病机制是多因素综合作用的结果,其机制尚未完全明确,基于现有的临床研究,其可能机制如下。

1 荷瘤代谢异常

癌症恶病质患者,尤其是癌症晚期患者常常伴随代谢异常。① 蛋白代谢改变。骨骼肌蛋白质降解产生的氨基酸在肝脏用于维持糖异生以及急相蛋白的合成;肌肉组织释放谷氨酰胺被用于肿瘤细胞获取葡萄糖作为能量来源、合成蛋白质和 DNA;② 脂肪代谢异常。肿瘤细胞产生脂质动员因子促进脂肪组织消耗。肿瘤细胞诱导脂肪组织合成和/存储能力受损;③ 糖代谢异常。肿瘤细胞主要以糖酵解为主要功能方式。肿瘤细胞糖酵解产生大量乳酸,继而进入血液循环。这种在肿瘤和肝脏之间的乳酸代谢循环导致大量的能量耗散,因为乳酸燃烧提供的 ATP 远远不如葡萄糖。

2 骨骼肌的损耗

Foxo1、Foxo3、Atrogin-1 和 MuRF1 等与肌肉分解萎缩相关,癌症患者中,许多细胞内的信号通路被炎症介质和肿瘤因子激活通过相关通路调控上述相关分子促进骨骼肌的损耗。细胞因子 TNF-α、IL-1、IL-6、IFN-γ 等参与 ATP-泛素-蛋白酶体通路的激活,TNF-α、IFN-γ、IL-1、IL-6 能使肌肉中泛素 mRNA、Atrogin-1 mRNA 和 E3a-II 表达明显上调;TNF、IL-1 等炎症细胞因子通过 *NF-κB* 以激活 FOXO 家族转录因子而增加的蛋白质的降解,也促进了编码泛素连接酶 *MAFBX* 和 *MURF* 基因(参与肌纤维蛋白质水解)的转录。癌症恶病质病人在蛋白质流失的过程中 IGF1 表达下降,IGF-1 通过 PI3K/AKT 途径来抑制 Atrogin-1、MuRF1 表达,使骨骼肌蛋白合成减

少。此外,JAK/STAT通路被活化,并被证实参与癌症患者肌肉消耗相关。

3 白色脂肪组织的褐化

大量脂肪的降解加上脂肪合成下降,以及脂蛋白脂肪酶活性的下降导致脂肪酸的入路障碍,最终导致脂肪组织的耗散。另外,在癌症恶病质的过程中,白色脂肪细胞获得了某种分子水平变化而成为褐色脂肪细胞,称之为褐化。研究者们发现,在这个褐化的过程中,解偶联蛋白I表达并促进产热和供能的失效。这种细胞转变是由体液炎症介质(如IL-6)以及肿瘤衍生物(比如甲状旁腺激素相关蛋白)所触发的。

4 其他

与癌症相关的多种非特异性因素(如吞咽困难、腹痛、腹水、腹部包块等)、其他次级营养影响症状(疼痛、乏力、口干燥、恶心、便秘、抑郁等)、部分抗肿瘤药物也可能与癌性恶病质相关。

二、临床表现

1 症状

(1)体重下降 体重下降是恶病质最主要的临床表现。骨骼肌缺失是癌症恶病质的核心表现,而体重下降是骨骼肌持续下降的外在表现。当患者的体重丢失大于稳定体重的30%时,则死亡开始出现,而且不可避免。

(2)食欲减退 食欲减退既是恶病质的原因之一,也是恶病质的临床表现,在癌症早期及晚期均可出现。

(3)营养代谢改变 癌症恶病质与肿瘤患者营养代谢改变密切相关。包括高血糖症、高甘油三酯血脂,同时伴有蛋白过度分解。

2 体征

(1)体重下降/营养不良 表现为皮褶厚度降低、皮肤弹性变差、体质指数(body mass index, BMI)显著下降。

(2)肌肉萎缩 表现为肌肉体积变小、肌力下降。

(3)精神萎靡 表现为情绪低落、兴趣减低、悲观、思维迟缓、缺乏主动性、自责自罪等。

三、癌症恶病质的评估

对癌症恶病质患者的临床评估包括:① 详细的病史采集。着重于损害患者的获取或摄入营养物质能力的危险因素;② 体格检查。着重于皮下脂肪减少、肌肉消耗(通过触诊颞区、三角肌、四头肌,评估是否肌肉减少及肌张力下降),水肿(骶部、踝部)或腹水,连续体重测量是最重要的客观措施。关于恶病质的分期分级有助于评估病情的严重程度。

1 分期

癌症恶病质可分为三期:恶病质前期、恶病质期、恶病质难治期,但需要指出的是,并不是所有的肿瘤患者都会经历这三个阶段,具体分期如下。

(1)恶病质前期 表现为厌食或者代谢改变,如果有体重下降,则不超过5%。进展风险取决于肿瘤类型和分期、系统性炎症的存在、低摄入量、对抗癌治疗的无反应(也就是我们常说的耐药)。

(2)恶病质期 恶病质期可以分为几种情况:① 6 个月内体重下降 > 5%(排除单纯饥饿);② 或者 BMI < 18.5 kg/m²,同时体重丢失 > 2%;③ 四肢骨骼肌指数符合肌肉减少症诊断标准(男性 < 7.26 kg/m²,女性 < 5.45 kg/m²),同时体重丢失 > 2%;④ 常有进食减少或系统性的炎症;

(3)恶病质难治期 肿瘤持续进展,对治疗无反应,活跃的分解代谢,体重持续丢失无法纠正。WHO 体力评分 3 或 4 分,生存期预计不足 3 个月。

2 分级

恶病质的分级也就是恶病质的严重性,可分为 0~4 级,具体分级如下。

(1)0 级 BMI ≥ 25 kg/m² 的体重稳定者(即体重减轻 ±2.4%)。

(2)1 级 BMI 为 20~25 kg/m² 且体重减轻 ≤ 2.4% 者,或 BMI ≥ 28 kg/m² 且体重减轻 2.5%~6% 者。

(3)2 级 BMI 为 20~28 kg/m² 且体重减轻 2.5%~6% 者,或 BMI ≥ 28 kg/m² 且体重减轻 6%~11% 者。

(4)3 级 BMI 为 20~28 kg/m² 且体重减轻 6%~11% 者,BMI 从 22 kg/m² 到 > 28 kg/m² 且体重减轻 11%~15% 者.或 BMI ≥ 28 kg/m² 且体重减轻 > 15% 者。

(5)4 级 BMI ≤ 20 kg/m² 且体重减轻 6%~11% 者,BMI ≤ 22 kg/m² 且体重减轻 11%~15% 者,或 BMI ≤ 28 kg/m² 且体重减轻 > 15% 者。

四、癌症恶病质的治疗

癌症恶病质采用多模式综合的治疗方式,包括药物和非药物治疗。

1 药物治疗

治疗恶病质的药物,比较成熟的是食欲刺激剂和一些控制症状的药物,如:非甾体类抗炎药、糖皮质激素、孕激素类、大麻类似物、抗抑郁药、抗组胺药等;许多靶向药物及代谢调节剂量目前正在临床研究中。近年来,针对细胞因子的靶向药物越来越受到临床关注,在癌症恶病质治疗中取得了一定的治疗效果,例如针对 IL-6 的大分子药物ALD518,同样针对IL-6还有小分子TKI类药物司美替尼,另外针对生长激素胃泌肽的有阿拉莫林等。

2 非药物治疗

2.1 营养支持

营养支持治疗包括肠外营养支持和肠内营养支持,优先选择肠内营养支持治疗,在不能由肠内给予营养治疗的情况下才选择肠外营养支持。营养支持治疗分为五个阶梯,第一阶梯是对患者及家属进行营养教育,从饮食上供给患者所需的营养;第二阶梯是饮食加口服营养补充(ONS);第三阶梯是全肠内营养支持治疗(TEN);第四阶段是部分肠内营养支持治疗(PEN)加部分肠外营养支持治疗(PPN);第五阶段是全肠外营养支持治疗(TPN)。当低阶梯治疗方式不能满足患者60%目标能量需求3~5 d时,则应选择高一阶梯进行治疗。

2.2 其他

对各期恶病质患者,除营养支持外的非药物治疗,目前还推荐包括鼓励适当锻炼、心理干预等措施进行辅助治疗。体育锻炼方面建议每周≥5次,每日30~50 min的中等强度运动,以出汗为好。即使是卧床患者也建议进行适合的运动(包括手、腿、头颈部及躯干的活动)。肌肉减少的老年患者提倡杠铃弯举、直立提拉、卧推等抗阻运动。根据患者病情需要,必要时可予心理干预。

主要参考文献

［1］ 石汉平,许红霞,李苏宜,等. 营养不良的五阶梯治疗[J]. 肿瘤代谢与营养电子杂志,2015,2(1):29-33.

［2］ Kotler D P. Cachexia[J]. Ann Intern Med,2000,133(8):622-634.

［3］ Khan S, Tisdale M J. Catabolism of adipose tissue by a tumour-produced lipid-mobilising factor[J]. Int J Cancer,1999,80(3):444-447.

［4］ Bing C, Russell S, Becket E, et al. Adipose atrophy in cancer cachexia: morphologic and molecular analysis of adipose tissue in tumour-bearing mice[J]. Br J Cancer,2006,95(8):1028-1037.

［5］ Baracos V E, DeVivo C, Hoyle D H, et al. Activation of the ATP-ubiquitin-proteasome pathway in skeletal muscle of cachectic rats bearing a hepatoma[J]. Am J Physiol,1995,268(5 Pt 1):E996-E1006.

［6］ Llovera M, García-Martínez C, Agell N, et al. TNF can directly induce the expression of ubiquitin–dependent proteolytic system in rat soleus muscles[J]. Biochem Biophys Res Commun,1997,230(2):238-241.

［7］ Glass D J. Signaling pathways perturbing muscle mass[J]. Curr Opin Clin Nutr Metab Care,2010,13(3):225-229.

［8］ Li B G, Hasselgren P O, Fang C H, et al. Insulin-like growth factor-I blocks dexamethasone-induced protein degradation in cultured myotubes by inhibiting multiple proteolytic pathways: 2002

ABA paper[J]. J Burn Care Rehabil, 2004, 25(1): 112-118.

[9] Léger B, Cartoni R, Praz M, et al. Akt signalling through GSK-3beta, mTOR and Foxo1 is involved in human skeletal muscle hypertrophy and atrophy[J]. J Physiol, 2006, 576(Pt 3): 923-933.

[10] Quintás-Cardama A, Verstovsek S. Molecular pathways: Jak/STAT pathway: mutations, inhibitors, and resistance[J]. Clin Cancer Res, 2013, 19(8): 1933-1940.

[11] Bonetto A, Aydogdu T, Jin X, et al. JAK/STAT3 pathway inhibition blocks skeletal muscle wasting downstream of IL-6 and in experimental cancer cachexia[J]. Am J Physiol Endocrinol Metab, 2012, 303(3): E410-E421.

[12] 骆衍新. 欧洲癌症恶病质临床治疗指南解读[J]. 肿瘤代谢与营养电子杂志, 2014, 1(1): 33-35.

[13] Martin L, Senesse P, Gioulbasanis I, et al. Diagnostic criteria for the classification of cancer-associated weight loss[J]. J Clin Oncol, 2015, 33(1): 90-99.

（许天文　苏云霞）

营养不良是最常见的临床症状之一，往往可以直接导致肿瘤患者生活质量下降，手术风险增加，对放化疗耐受度降低以及机体不良预后。研究显示，在晚期肺癌患者中营养不良发生率高达30%以上。因此早期识别、诊断肺癌营养不良患者并及时采取营养治疗尤为重要。大量研究发现合理、有效地提供营养支持，可明显提高肿瘤患者术后营养和免疫状况，减少术后并发症和感染的发生，提高患者救治率、降低病死率，降低药占比及医疗支出，对晚期肺癌肿瘤患者具有积极意义。

一、晚期肺癌营养不良原因分析

1 疾病本身原因

由于癌症是一种严重的消耗性疾病，即使是活动减少到最低程度，其基础代谢率仍增10%左右。并且患者自身及体内存储的脂肪也会在代谢消耗加剧的情况下快速减退，肌蛋白分解加速，味觉、嗅觉出现明显的感应敏感度变化(对"苦"的阈值降低，对"甜"的阈值升高)，导致患者产生明显的腹胀、厌食以及恶心、呕吐等其他不良反应。在肺癌病情自身影响下，不仅患者的食欲下降，并且患者的机体营养摄取能力下降，正常摄入的食物在机体内并不能高效转化成为营养，最终肺癌患者化疗期间会出现营养不良的情况，影响到患者生存质量。病情原因是造成患者营养不良的直接因素，同时也会引发其他治疗中的并发症。

2 治疗原因

化疗作为晚期肺癌患者主要治疗手段之一，在接受治疗过程中会杀死患者体内的癌细胞，但同时也会引发其他不良反应。例如化疗药可直接刺激胃肠道引起恶心、呕吐。另外，血液中的化疗药物刺激肠道的嗜铬细胞释放5-羟色胺(5-HT)，5-HT作用小肠的5-HT受体，被激活后通过迷走神经传导至化学感受诱发区(CTZ)，激活位于延脑的呕吐中枢，引起恶心、呕吐。NH2等抗癌药可通过中枢或外周机械抑制或刺激食欲，使营养的消化、吸收、代谢发生改变。铂类等金属抗癌药物还可使患者味觉感受的敏感性降低，使之不能品尝食物原有的味道。患者在其本身癌细胞代谢异常增生消耗大量能源的情况下，药物导致的食欲不振、恶心呕吐和营养缺乏使本来就属于能量不足的机体更加向恶病质状态发展，最终可致严重的营养不良。

晚期肺癌患者一经确诊,即应进行营养风险筛查及营养评定,包括饮食调查、体重丢失量、体检、人体测量及实验室检查等,营养风险筛查及营养评定在肿瘤患者治疗过程中应多次进行。

营养风险是指现存或潜在的与营养因素相关的导致患者不利临床结局的风险。营养筛查是医务人员利用快速、简便的方法了解患者营养状况,其目的是发现已发生营养不良(营养不足)或存在营养风险的患者,从而决定是否需要制定营养支持计划。目前常用的营养筛查工具包括:营养风险筛查量表(NRS2002)、营养不良通用筛查工具(MUST)、营养不良筛查工具(MST)及微型营养评定简表修订版(MNA-SF),其中 NRS2002 可作为住院肿瘤患者营养风险筛查工具,MUST 和 MST 是常用的肿瘤患者营养风险筛查工具。

营养评定是通过对患者营养状态的多种指标进行综合评定,发现营养不良(营养不足)引起的并发症,估计营养需要量,制定营养治疗计划,评估营养治疗疗效等。营养评定常用的方法包括膳食摄入量评价、人体成分分析、身体活动评价和代谢模式评估等。此外,也可用一些简易的量表进行评估,如主观全面评定量表(SGA)、患者自评主观全面评定量表(PGSGA)、微型营养评定量表(MNA)等。骨骼肌含量是评价肿瘤患者营养不良及癌性恶病质的有效指标,与肿瘤患者生存时间和预后相关。

三、肿瘤患者对能量和营养底物的需求

1 能量

肿瘤本身是一种消耗性疾病,大部分患者因为长期的能量摄入不足导致慢性营养不良,所以肿瘤患者应给与充足的能量。个体化的能量评估应包括静息能量消耗(REE)、体力活动、食物特殊动力效应。如无法进行个体化的评估,可以按照正常人的标准给予,一般为 25~30 kcal/(kg·d)。

成人能量消耗 = 基础代谢+体力活动(轻中重)+食物特殊动力效应;

基础能量消耗(BEE)算法:经典公式 Harris-Benedict 公式(HBE)(无卧床、无应激等因素);

男性 BEE = 66.5 + 13.8 × 体重(kg)+ 5.0 × 身高(cm)-6.8 × 年龄(周岁);

女性 BEE = 65.5 + 9.5 × 体重(kg)+ 1.8 × 身高(cm)-4.7 × 年龄(周岁);

在疾病状态下:能量需要 = BEE × 活动系数 × 应激系数;

其中活动系数:卧床1.2,下床少量活动1.25,正常活动1.3。

2 蛋白质

在提供足够能量的前提下,蛋白质摄入增加可以促进肿瘤患者肌肉蛋白质合成,发挥纠正负氮平衡、修复损伤组织的作用;此外肿瘤患者由于代谢紊乱,存在糖异生,疾病本身也可导致蛋白质消耗增加,故而建议肿瘤患者提高蛋白质摄入。推荐其蛋白质摄入量为1~1.5 g/(kg·d),如果患者合并肾功能损害,蛋白质的摄入量则不应超过1 g/(kg·d),其中优质蛋白应占总蛋白量的50%以上。蛋白质的最好来源是鱼、家禽、瘦红肉、鸡蛋、低脂乳制品、坚果、坚果酱、干豆、豌豆、扁豆及大豆食品,尽量少食用加工肉。氨基酸溶液是目前肠外营养主要的蛋白质供给形式,由于静脉输注氨基酸的净利用率不到100%,因此应适当降低热氮比(≤100%)。同时,静脉输注氨基酸可能引起高氨基酸血症,进而加强蛋白质分解代谢,因此,以正氮平衡为目的时蛋白质目标需要量应接近2g/(kg·d)。

3 脂肪

脂肪和油类由脂肪酸构成,在营养中发挥着重要作用,由于大多数的肿瘤患者存在胰岛素抵抗,所以建议在适当范围内可以增加脂肪的摄入量,不但可以降低血糖负荷,还可以增加饮食的能量密度。推荐脂肪供能应占全日摄入能量的20%~35%,在一些特殊疾病治疗中可达到45%。鉴于脂肪对心脏和胆固醇水平的影响,宜选择单不饱和脂肪酸和多不饱和脂肪酸,减少饱和脂肪酸和反式脂肪酸的摄入,如存在体重下降并伴胰岛素抵抗,可增加中链甘油三酯(MCT)供能比,减少碳水化合物的供能比,优化糖脂比例,高饱和脂肪可能缩短生存时间,而增加单不饱和脂肪可能延长生存时间。

4 碳水化合物

碳水化合物是人体能量的重要来源,对不存在胰岛素抵抗者,可参考一般人群标准,碳水化合物供能占总能量的50%~65%。

但在体重下降并伴胰岛素抵抗者,若碳水化合物较高会加重血糖负荷,进而增加高血糖所致感染风险,故碳水化合物供能应占总能量的40%或更低。

碳水化合物应来源于全谷类食物、蔬菜、水果和豆类等,有利于减低肿瘤复发风险及合并心脑血管疾病风险,对超重或肥胖患者有利于降低体质量,添加糖可在一定程度上降低患者食欲,减少食物摄入量而导致营养风险。

5 维生素及微量元素

维生素和微量元素是维持机体正常代谢所必需的营养素,在调节体内物质代谢、促进生长发育和维持机体生理功能方面发挥着重要作用。它们不能在体内合成或合成的量不足以满足机体需要,必须接受外源性补充。美国癌症协会及欧洲临床营养与代谢学会推荐参照人体每日摄取推荐量向肿瘤患者提供微量营养素,此剂量具有良好的安全性,亦适用于正接受化疗和放疗的肿瘤患者,并可以提高治疗耐受性;应注意避免使用大剂量的微量营养素。

6 其他

膳食纤维与胰腺癌的发病呈负相关;益生菌和益生元可以通过调节宿主的肠道菌群,进而改善患者的代谢和免疫情况,从而起到抗肿瘤的作用;抗氧化营养素包括维生素C、类胡萝卜素、番茄红素等,能有效改善抗癌治疗的效果,减轻放、化疗的副作用;可选择性进行补充。

四、晚期肺癌化疗饮食指导

在化疗期间,除对症使用抗呕吐及促进食欲的药物外,应特别注意患者的饮食,良好的饮食指导可帮助患者减少或摆脱所处困难,有利于化疗计划的顺利完成。营养不良的预防要比逆转更容易,应注意保持平衡膳食,包括蛋白质、谷类、豆类、蔬菜类、水果和必需脂肪酸。

1 合理安排晚期肺癌患者的饮食内容

晚期肺癌化疗患者饮食既要因人而异,又要考虑营养价值。在化疗前,应食用高蛋白的食物 $1.2 \sim 1.5 \ g/(kg \cdot d)$,按患者的消化能力,选用蛋类、乳类、畜类、瘦肉、禽类及豆制品等食物。在化疗期应多食含维生素及碳水化合物丰富的食物,如西红柿、胡萝卜。对呕吐剧烈者,可给予冰块或果汁冰块,慢慢嚼碎咽下,也可给予新鲜果汁。铂类化疗药可损害患者味觉,并可出现口中金属味,此时可指导患者食入能缓和口中苦味和金属味的滋味浓厚的食物,如鱼、海藻类食物。化疗期间鼓励患者尽量摄取水分,如汤、果汁、开水等。每天不少于 2 500 mL,以促进毒性代谢产物的排出,同时可防止高浓度尿酸析出诱发肾结石。多食薄荷类食物及冷食等,限制含5-HT丰富的水果、蔬菜,如香蕉、核桃、茄子等,减少含色氨酸的蛋白质的摄入,以减少体内游离5-HT含量。应尊重患者的主观感觉,通过深入咨询,充分倾听及仔细观察,尽量满足患者的个体需要。

2 科学刺激食欲

由于化疗阶段患者在不良反应影响下会出现食欲下降的情况,甚至伴随着糖耐量异常影响的食欲下降,对此应该重点针对患者的食欲进行刺激,指导家属经常变换烹调方式,注意色、香、味调配,食物尽量温和,清淡不刺激,避免太腻或太甜及厚重的调味品,并避免同时摄入冷热食物,以免呕吐。并鼓励患者在餐前适当运动,根据患者自身身体情况,帮助设定合理的运动量,避免患者体能消耗过大出现低血糖或者眩晕的情况。如果在进食过程中,患者由于体力不支感到疲惫,可以鼓励患者稍做休息后再次进食,采用少食多餐的方法,提升患者对营养的摄取能力。

3 合理安排就餐时间及饮食方式

就餐时间安排中,可以根据患者自身的身体状况以及饮食意愿,帮助制定个性化的就餐计划。在时间安排上,还需要根据临床治疗情况进行阶段性调整。化疗当天把早餐提前,3~4 h后化疗,避免在化疗过程中,由于患者进食间隔时间较短,导致胃部不良反应加剧。如果在化疗治疗过程中患者出现口腔溃疡等临床症状,饮食时间设置中需要与口腔内服药物间隔开,避免进食与服药之间产生冲突,影响到药物作用的发挥。更应该尊重患者的主观感受,如果患者在治疗期间对进食比较抗拒,应该根据患者的自身情况对饮食间隔时间适当延长,避免造成患者消化系统负担加剧的情况。患者恶心呕吐时,胃的消化功能较差,可停止普通饮食改为流质或半流质,如稀饭、麦片粥或清汤。

4 均衡营养预防不良反应

肺癌患者在治疗阶段的饮食摄入,要确保营养均衡,根据患者的临床检验结果分析患者当前营养结构中不合理的部分。由于在化疗期间,患者自身机体消耗较大,要增加优质蛋白质的摄入,降低含色氨酸蛋白质的摄入比例。同时在饮食设置中还要考虑患者的自身口味喜好。营养含量相近的食物中选择患者更偏爱的食物类型。通过营养均衡搭配避免出现营养不良的问题,对于已经出现轻度营养不良的患者,可以通过饮食均衡搭配进行调节,但针对临床中已经出现严重营养不良问题的患者,需要借助药物进一步干预,预防营养不良症状持续加剧。

5 化疗期间饮食注意事项

在肺癌化疗过程中,消化道毒副反应直接影响到化疗能否坚持和化疗效果。鼓励患者少量多餐,饮食宜清淡。进食易消化、含纤维素少的流质、半流质,避免辛辣、生冷、过硬及过于油腻的食物。化学药物可引起白细胞减少,因此,应多食些富含蛋白质、铁、维生素的食物,如动物肝脏、瘦肉、大枣、桂圆、阿胶、新鲜水果和蔬菜等。对食欲不振、消化不良、腹泻的患者可辅之以健脾养胃的食品,如薏米仁、白扁豆、大枣等。对反应严重、长期营养摄入障碍的患者,可考虑用胃肠外营养输入法改善患者状况。化疗患者普遍存在食欲不振,单从静脉补充不能保证患者的能量供应,不利于疾病恢复,可给患者口服多酶,帮助消化,增进食欲。同时,要耐心劝告导,鼓励患者进食。呕吐严重者注意观察呕吐的次数、量及颜色,配合应用止吐治疗。有肝功能损害的,应卧床休息,少食多餐,进有营养的易消化饮食。

口腔溃疡是肿瘤患者化疗后7~10 d最常见的并发症之一,多在机体免疫力降低时产生。加之饮水进食少,口腔积聚的正常菌群大量繁殖,口腔自洁作用减弱,产生吲哚硫氢基及胺类等引起口臭,破坏口腔内环境,导致口腔黏膜受损而形成口腔溃疡。该类患者应避免食用太热、酸性强和粗糙、生硬、刺激的食物与饮料,如咖啡、辣椒等。

6 肿瘤患者膳食指导原则

(1)合理膳食,适当运动;

（2）保持适宜的、相对稳定的体重；

（3）食物的选择应多样化；

（4）适当多摄入富含蛋白质的食物；

（5）多吃蔬菜、水果和其他植物性食物；

（6）多吃富含矿物质和维生素的食物；

（7）限制精制糖摄入；

（8）肿瘤患者抗肿瘤治疗期和康复期膳食摄入不足，在经膳食指导仍不能满足目标需要量时，建议给予肠内、肠外营养支持治疗；

五、总结

采取有效的饮食指导，预防营养不良发生，不仅有利于提高晚期肺癌患者的疗效，也增进了护患之间沟通和了解，对促进肺癌患者的康复起到了积极作用，有利于提高肺癌患者的生命质量和生活质量。

主要参考文献

［1］ 易海维, 马东波, 宋悦, 等. 肺癌患者营养不良状况的调查和分析［J］. 肿瘤代谢与营养电子杂志, 2017, 4（4）: 453-457.

［2］ 裴云环. 肺癌化疗期营养不良原因分析与饮食指导［J］. 齐鲁护理杂志, 2008, 14（17）: 78-79.

［3］ 张青, 何莉. 肺癌患者化疗期间营养不良的引发原因及饮食控制指导研究［J］. 科学养生, 2020, 23（7）: 180.

［4］ 洪水强. 肺癌化疗患者营养状况与化疗不良反应及疗效和生活质量的关系［J］. 健康必读, 2019（35）: 214.

［5］ 中华医学会肠外肠内营养学分会. 肿瘤患者营养支持指南［J］. 中华外科杂志, 2017, 55（11）: 801-829.

［6］ 石汉平. 恶性肿瘤病人营养诊断及实施流程［J］. 中国实用外科杂志, 2018, 38（3）: 257-261.

［7］ 李增宁, 陈伟, 齐玉梅. 恶性肿瘤患者膳食营养处方专家共识［J］. 肿瘤代谢与营养电子杂志, 2017, 4（4）: 397-408.

［8］ 方玉, 辛晓伟, 王艳莉. 肿瘤患者家庭肠内营养治疗的规范化管理［J］. 肿瘤代谢与营养电子杂志, 2017, 4（1）: 97-103.

［9］ 中国营养学会肿瘤营养工作组. 恶性肿瘤患者康复期营养管理专家共识［J］. 营养学报, 2017, 39（4）: 321-323.

（林建光　康艺苹）

第49章
癌症的补充和替代疗法

根据美国国家补充和替代医学中心的定义，补充和替代医学（complementary and alternative medicine, CAM）是指一组通常不被认为是常规医学的各种医疗和卫生保健系统、医学时间和相关产品，能补充主流医学的不足并提供主流医学不能达到的诊断、治疗和预防方法。这些方法使医学的概念多元化并对医疗事业做出贡献。CAM包含的范围很广，包括天然产品、身心治疗、手法和身体为基础的锻炼及其他方法等。其中天然产品包括使用的各种中药、维生素、矿物质、益生菌和其他天然产物；身心治疗侧重于大脑、心智、身体和行为之间的互动，目的是用心灵影响身体机能、促进健康，方法包括冥想、瑜伽、深呼吸练习、意象引导、催眠治疗、音乐疗法、放松、针灸和太极拳等；手法和身体为基础的锻炼包括脊柱推拿、按摩等；其他方法还包括运动疗法、能量疗法（如磁疗、光疗）等。其中，中药、针灸、太极拳、推拿等又被定义为中国传统医学。

一、天然产品

中药、维生素等天然产品在癌症患者中的使用率达到70%。癌症患者常使用天然产品以缓解癌性疼痛、癌因性疲劳、失眠等症状，从而达到提高生活质量的目的。我国的中医在肿瘤的替代疗法中占有重要的地位。其在治疗肿瘤的作用日益受到国内外专家学者的关注。通过对大量服中药患者的观察，研究人员发现中草药在癌症治疗中有以下潜在作用：① 细胞保护剂。类似化学预防剂作用，可预防和成减少抗癌类药在癌症治疗过程中的细胞毒性治疗作用，预防和（或）减少癌症进展的风险；② 支持治疗。可改善患者的生存质量。有学者提出，中医药作为替代与补充治疗恶性肿瘤主要作用点总结如下：① 不能从化学+放射治疗获益的晚期患者可以用单纯中医药替代治疗；② 中医药与放射、化学治疗联合应用可作为减症或减毒、增效的补充治疗；③ 老年人、体力状态差患者的替代治疗；④ 中医药与新技术（体外高频热疗、粒子植入和射频消融等）结合的补充治疗；⑤ 中医药与分子靶向药物联合以增效减毒或增敏、改善生活质量及延长生存期等；⑥ 术后或放射、化学治疗后的中医药的维持治疗；⑦ 治未病：高危人群（癌前病变或"无瘤"患者）的预防。

二、针灸

针灸是中国传统医学的重要组成部分,是世界上最古老的治疗方法。目前在美国,针灸常用来治疗癌症及其癌症治疗引起的各种症状,如减轻化疗和放疗所致的恶性和呕吐、控制疼痛、减轻乳腺癌女性患者抗雌激素治疗和前列腺癌男性患者促性腺激素类似物治疗的血管舒缩症状、减轻癌症相关乏力,以及改善和预防接受放疗的头颈癌患者的口腔干燥。而中医认为针灸能通经络、调气血、改善气滞血瘀,解除病痛。同时,近年来的研究发现,针灸镇痛作用的生化基础是对内源性阿片肽的调节,这说明针灸有治疗癌性疼痛的理论基础。此外,针灸还可以显著减轻癌性疼痛患者心理方面的痛苦,同时也能减少患者对镇痛药物的需求。

三、放松、意象引导和音乐干预

放松技术包括想象、呼吸练习、手法按摩、艺术治疗、瑜伽、太极拳和反射疗法,这些技术已被用于减轻癌症患者的症状(如恶性、呕吐、疼痛、乏力),以及改善其情绪、睡眠、躯体功能和生活质量。放松疗法既可以减轻肌肉收缩,使大脑皮层处于较低的唤醒水平,又可以减轻负性情绪,从而缓解疼痛。意象引导就是让患者回忆或生动地描绘美好的经历、一个故事、一种感觉,或想象一些情景。音乐疗法的形式多样,如击鼓、唱歌、演奏乐器、歌曲创作及其他形式的音乐接触等。

同时,放松、意象引导和音乐干预等措施的实施方法简单,护理人员及患者易于掌握,且实施方便,为癌性疼痛的临床护理、家庭护理提供了更多的选择。

四、按摩

按摩运用适当压力按压患者局部可使局部麻木,减轻异常感觉;揉捏能缓解疲劳、松弛肌肉、改善微循环;背部按摩能产生与放松有关的生理学和心理学变化;足部按摩可缓解疼痛。按摩治疗有诸多禁忌证,如心血管病史、使用抗凝药物、外伤、局部皮肤破损或炎症等,因此,目前国内外对按摩干预癌性疼痛的研究相对缺乏,但作为一种方便可行的方法,仍有少量文献证实了按摩在干预癌性疼痛方面的作用。

五、补充和替代治疗的安全性

虽然针对癌症的多种形式CAM风险极低或没有风险，但仍有其潜在毒性，包括CAM药物和操作的直接毒性，CAM与其他药物相互作用导致的间接影响，以及治疗恶性疾病时采用CAM来避免或延迟明确有效治疗带来的风险。

CAM药物和操作的直接害处可能是多种草药相互作用导致的严重副作用。相关问题包括：不同作物的生物效力差异，真菌或细菌污染的现实可能性，使用不正确的植物物种以及欺骗消费者。而已报道的针刺治疗不良事件包括通过针刺传播感染因子、断针、遗忘或误用针、气胸、一过性低血压、轻微出血、接触性皮炎和疼痛。治疗性深层按摩可导致血肿，尤其是对于使用抗凝药或血小板减少的患者，并且其他严重并发症也有报道。最后，灌肠治疗的严重并发症包括肠道病原体的感染、严重脱水、电解质失衡和死亡。

CAM与常规治疗的相互作用是基于植物药具有的药理活性。例如，具有轻泻药作用的草药可能与止泻药物相互干扰，而具有抗凝作用的草药可能与华法林互相干扰。

在CAM治疗期间常常需要患者仅摄入天然物质，因为有人声称非天然产品可导致治疗无效。这种治疗策略会导致无论疼痛严重程度如何，患者都拒绝进行有效的药物治疗，如使用阿片类镇痛药。

六、总结

由于目前的现代医学不能够有效地解决癌症问题，且CAM能够补充现代医学的不足，同时癌症患者的需求不仅仅限于疾病的治疗，也更加关注生活质量的提高。因此，CAM在癌症患者中的作用已经逐渐得到主流医学的认可，而且越来越多的癌症患者选择和认可CAM疗法。因此，CAM在癌症患者中有很好的应用前景。可以预见，随着癌症患者逐年增多，且随着CAM研究的不断深入，主流医学界人士对CAM的认可，CAM在癌症患者的应用也会越来越广泛。

然而，目前国内对CAM的认识尚不够充分，尚没有令人信服的证据表明，任何替代疗法对癌症患者有效。从为患者利益的角度出发，应该公开和客观地探讨关于替代疗法的证据。

主要参考文献

［1］ 贺曼.替代医学在癌症患者中的应用现状与前景[J].实用医技杂志, 2012, 19(9): 942-943.
［2］ 李颖, 李萍, 刘宸希.补充和替代医学干预癌性疼痛的研究现状[J].解放军护理杂志, 2015, 32(15): 27-30.

（戴炀斌　许凰真）

第50章
癌症相关性疲劳的治疗

癌症相关性疲劳(cancer-related fatigue, CRF)也称癌症疲劳综合征或癌因性疲劳,是临床肿瘤常见的症状之一,是与癌症本身或癌症治疗相关,既可发生在进行癌症积极治疗的患者,也可发生在已经完成治疗的癌症生存者中,严重影响患者日常生活,并很可能导致抗癌治疗中断。因此认识和改善患者不同状态下的疲劳症状是非常必要的。

CRF与正常健康人群感受疲劳的概念完全不同的,这种疲劳感与近期的体力消耗不成正比,且不能通过睡眠或充分的休息而缓解,很少以孤立症状出现,通常伴有疼痛、情绪障碍、睡眠障碍等,相比之下这种疲劳比疼痛、恶心、呕吐等其他可缓解的症状更令患者痛苦。大多数患者(70%~90%)治疗前后经历CRF,尤其是终末期患者。现已提倡将CRF视为即体温、脉搏、呼吸、血压、疼痛后的第六个体征来看待,以引起医护人员及患者高度重视。

一、CRF的定义

NCCN-CRF指南将CRF定义为:一种有关躯体、情感或认知方面的痛苦的、持续的、主观的、疲劳感或疲惫感,与近期的活动量不符,与癌症或癌症的治疗有关,并且妨碍日常生活。因此为提高患者生存质量,CRF需要医疗干预。

二、CRF的相关因素及发病机制

尽管对CRF病理生理机制的研究还处于探索阶段,但已经确认的一些病因学因素表明,导致疲劳的因素往往是多个存在,它们之间可能相互促进、相互影响,共同促使CRF的发生发展。目前国内外学者公认的CRF病因主要与肿瘤本身、肿瘤相关治疗、肿瘤相关合并症、心理社会因素等有关。CRF相关机制学说主要是5-HT代谢异常、HPA轴功能失调、昼夜节律紊乱、迷走神经兴奋、细胞因子分泌和功能异常等。

NCCN-CRF 指南 2018 版将诊疗分为 4 个阶段,即筛查、初步评估、干预及再评估,并将诊疗 CRF 的一般策略单独进行归纳。

1 CRF 的筛查

NCCN 建议所有的癌症患者在最初确诊的时候,就应该对 CRF 进行筛查。筛查评估工具:① 目前至少已有近 20 种自评量表;② 自评方法大体分为单维型和多维型;③ 回答的格式包括 Likert 型计分法和视觉类比计分法。常用的有癌症治疗相关疲劳功能评价量表(FACT-F)、多维疲劳评估(MFI-20)、简明疲劳量表(BFI)、Piper 疲劳量表(PFS)等。

NCCN 提倡数值评定量作为 CRF 的筛查工具,包括 0~10 个分点,其中 0 分代表没有疲劳,1~3 分代表轻度疲劳,4~6 分代表中度疲劳,7~10 分代表重度疲劳,10 分代表为最严重的疲劳。在临床实践中会发现,某些患者无法用数值评价自己的疲劳水平,因此,这部分患者可能需要对疲劳水平进行简单的评定:轻度、中度和重度。2018 版指南更新强调,对从无到轻度的 CRF 患者仍要进行持续监测。

对于年龄>12 岁的患者采用 0~10 量表(0 为无疲劳,10 为能想象的最为严重的 CRF),7~12 岁的患儿采用 1~5 量表,5~6 岁的患儿用"累"或"不累"来筛查。

2 CRF 的初步评估

对筛查后 0~3 级疲劳进行教育及定期重新评估;对 4~10 级疲劳的患者进行包括病史采集、体格检查以及伴随症状和可干预影响因素的评估等。如果发现了任何已知与疲劳相关的因素(如贫血、甲状腺功能减退、性腺功能减退、睡眠障碍、阿片类药物相关镇静),都应当作为疲劳的初始症状进行治疗。应确定 CRF 是否与被治愈的癌症患者复发或与其潜在的恶性肿瘤恶化有关,如果 CRF 与疾病复发无关,明确告知将有效降低患者和家属的焦虑水平。

3 CRF 的干预

根据评分结果,轻度疲劳患者(0~3 分)推荐使用支持、教育、非药物治疗等方法进行干预;中重度(4~10 分)疲劳患者推荐使用药物治疗结合非药物治疗方法,大部分 CRF 患者均能从非药物治疗中获益。

干预措施分为教育咨询、一般策略,非药物性干预和药物性治疗,非药物干预主要是体力活动、按摩治疗、心理社会干预、营养辅导和睡眠认知行为治疗(cognitive behavioral therapy, CBT)以及明亮白光疗法(bright white light therapy, BWLT)。

3.1 教育咨询

理想的做法是在患者未出现疲劳前,对患者及家属进行有关疲劳信息的教育,例如,疲劳产生的原因、持续时间及形式。应告知患者,当接受放疗、化疗、生物治疗时,可能会出现中重度疲劳;出现中重度疲劳可以是治疗的后果,但它不是疾病进展或者治疗没有效果的指征。也应告知患者,在这些治疗措施完成之后,还是有能会出现不同程度的疲劳。

3.2 一般策略

包括监测疲劳水平、节省能量、分散注意力和发现现状价值等。每天自我评价疲劳强度的变化将有助于疲劳的处理。节省能量包括减少不必要的活动,合理安排自己的活动,在能量高峰期进行活动,使用省力的工具,适当进行小憩。

3.3 非药物治疗

3.3.1 认知行为和心理社会干预

对于大部分正在进行积极治疗和已经完成的CRF患者,笔者推荐某种形式的认知行为干预。应向患者提供可帮助处理疲劳的一般策略的建议和自我监测疲劳水平的指导。在日常生活中保存体能的具体建议,但不推荐癌症生存者采取这些措施,应鼓励进行规律的身体活动。一些研究分析,多种非药物心理教育干预可有效改善接受癌症积极治疗患者的CRF,这种获益在干预后至少持续2年。随机试验、系统评价和荟萃分析表明,认知/行为干预还可以减少治疗后生存者的疲劳,长期随访发现该益处似乎可维持。因此对接受治愈性治疗的患者和长期生存者更有可能获得某些益处。

3.3.2 睡眠认知行为治疗

睡眠认知行为治疗(cognitive behavioral therapy, CBT)睡眠紊乱属于CRF的一个可治疗因素,睡眠治疗应该包括非药物性干预和药物性干预,非药物性干预中CBT是认知疗法和行为疗法的整合,临床上多用于抑郁、焦虑、失眠、强迫障碍等疾病的治疗,常用的有认知重建、暴露和放松训练等。治疗睡眠障碍认知行为疗法有许多种形式,最常用的包括刺激控制、睡眠限制和睡眠卫生。刺激控制包括当有睡意时立刻就寝,每晚在几乎同一时间睡觉,以及每天保持规律的起床时间;还包括若20 min内无法入睡就起床,不管是刚开始就寝还是在半夜醒来。睡眠限制包括避免长时间的午睡和限制在床上的总时间。睡眠卫生包括一些促进夜晚良好睡眠和白天最佳功能状态的技巧,例如,在午后避免摄入咖啡因和创造一个利于入睡的环境(如黑暗、安静、舒适的环境)等。

3.3.3 BWLT

采用高亮度(10 000 lux)的家用荧光灯刺激调节昼夜节律的下丘脑视交叉上核,治疗情绪和睡眠障碍。

3.3.4 营养辅导

许多癌症患者在营养状态上有所改变,因为癌症本身及抗癌治疗都会使患者的进食量下降。营养咨询对于厌食、腹泻、恶心及呕吐所造成的营养缺乏会有所帮助,而电解质的平衡对于预防和治疗疲劳也是非常必要的。

3.3.5 按摩治疗

一个随机对照试验和一个回顾性综述均报道按摩治疗在积极治疗患者中具有减轻CRF的作用。

3.3.6 体力活动

很多研究表明,肿瘤患者对身体进行适当锻炼有效改善CRF。NCCN指南指出治疗中后期患者均应进行身体锻炼。运动项目与计划应该根据患者的年龄、性别、肿瘤类型、从较低的强度和较短的持续时间开始,循序渐进,根据患者情况的改变作调整。运动前要排除运动疾病和运动禁忌证(如广泛的溶骨性转移、极度血小板减少、发热或活动性感染,或者是安全问题)。美国临床肿瘤学会关于成人癌症生存者疲劳处理的指南推荐,每周进行150 min的中度有氧运动(如快走、骑自行车或游泳),且每周额外进行2~3次力量训练(如举重)。同样,欧洲医学肿瘤学会指南也推荐非恶病质癌症患者进行中等强度的身体锻炼、有氧运动和功能性抗阻训练。对于持续性疲劳的癌症生存者,建议采取身心疗法,如瑜伽。

3.4 药物性治疗

CRF的可治疗因素包括疼痛、情感障碍、贫血、睡眠紊乱及并发症(器官的功能障碍或衰竭、感染等),对于这些可治疗因素需要根据实际情况选用非药物干预和药物治疗相结合的方式,尽可能消除疲劳相关因素:例如对肿瘤患者的疼痛使用非甾体类抗炎药、吗啡等;对情感障碍使用5-HT再摄取抑制剂;对肿瘤化疗引起的贫血使用促红细胞生成素;对睡眠紊乱的患者使用安眠药等。对于无其他可治疗因素的药物干预,研究最多的有两大类药物:精神兴奋药和激素(包括皮质醇和孕酮、睾酮)。精神兴奋剂、皮质醇、孕激素有利于患者减轻疲劳的感觉,增加食欲。

值得注意的是,① 虽然贫血是CRF的最常见可逆性病因,尤其是在接受化疗的患者中。对症状性贫血的最佳处理需要准确诊断,以识别出潜在可治疗的病因(如持续失血、溶血、铁缺乏、叶酸缺乏或维生素B_{12}缺乏)。如果找不到潜在可治疗的病因,治疗选择包括输注红细胞,或者对化疗相关骨髓抑制患者采取红细胞生成刺激剂。输注浓缩红细胞需要较高质量的研究确定哪些患者最可能有反应,哪些没有,以及确定任何疗效的持续时间,注意需要反复输血的患者其潜在的输血危害。考虑使用红细胞生成刺激剂ESA的患者除要排除上述贫血可治疗的潜在病因外,还要注意使用ESA前提是贫血应当是由非血液系统恶性肿瘤的化疗所致且初始血红蛋白水平应当在10 g/dL或以下,但血红蛋白水平为10~11 g/dL且有明显症状的患者,也可根据个体情况考虑ESA治疗。对于符合上述所有标准的疲劳患者,建议使用ESA治疗,对于临床状况需要立即纠正血红蛋白水平的患者及输血频率并不是重要考虑因素时,红细胞输注是一个合适的替代治疗手段;② 对于有疲劳和癌症相关疼痛且正在接受阿片类药物治疗的患者,应逐步调整阿片类镇痛药的剂量,或者调整方案/药物,以便减轻疼痛而不显著改变精神状态。如果需要,试用精神兴奋剂可能有助于逆转阿片类相关镇静作用,达到控制促发CRF因素。

3.4.1 精神兴奋药

(1)哌甲酯和右派甲酯 哌甲酯是一种中枢神经系统兴奋剂,结构与苯丙胺相关,半衰期短,起效迅速,其药理特性和临床疗效存在于它的右旋异构体,右旋异构体在临床上可作为一种独特的药物可用,即右派甲酯。值得提醒的是,少部分接受哌甲酯治疗的患者会出现头痛、恶心等不良反应。哌甲酯剂量建议起始剂量为早上和中午各5 mg,根据需要逐渐调整剂量;对CRF可能有益的每日最大剂量为40 mg。右派甲酯只需哌甲酯剂量的约1/2即可有效。

(2)莫达非尼 是一种非苯丙胺类"促醒剂",用于治疗发作性睡病。研究结果显示在严重疲劳的患者中出现了疲劳的改善,而在轻中度疲劳的患者中未出现改善,莫达非尼的起始剂量通常为早上和中午各100~200 mg。每日最大剂量为400 mg。ESMO指南不建议使用其治疗CRF。

(3)右苯丙胺 是一种苯丙胺类精神兴奋药。有关这个药物在CRF中的研究不多,而且在CRF中的使用也不如哌甲酯和莫达非尼常见。

3.4.2 激素类

(1)皮质醇药物包括泼尼松及其衍生物、地塞米松等,一般用于姑息治疗的CRF患者。皮质醇类药物有短期减轻疲劳的作用,可提高终末期患者的生存质量,考虑到长期使用皮质醇导致的不良反应,该类药物的使用应被限制在终末期患者中,剂量管理很重要,因为这类药物可能诱发失眠和/或行为改变。

(2)孕激素 包括醋酸甲地孕酮等,一项系统性分析证明了醋酸甲地孕酮在治疗肿瘤恶病质的过程中是具有安全性和有效性的。

(3)睾酮 对存在性腺功能减退的疲劳男性,建议治疗性尝试补充睾酮。

(4)中草药 虽然一些研究显示中草药能改善CRF患者,但由于临床研究方法学上存在有问题,暂时还难以得出明确结论,需要严格设计的临床试验来证明中草药作用。

四、再评估

由于CRF可在整个疾病过程和抗肿瘤治疗的任何阶段发生,因此定期进行CRF的再评估是为患者提供有效CRF管理的重要组成部分。

CRF是肿瘤患者常见的并发症之一,严重影响患者生活质量及身体机能,多因素导致CRF的发生,病因学及发病机制目前还未完全阐明,虽然非药物干预及药物治疗可使肿瘤患者从中受益,但发现哪些患者受益于什么类型的干预与治疗是一个尚未解决的问题。还有在进行非药物干预时不确定是否所有患者都需要转诊到心理科医生处。因此如何将个体患者的特征与最有用且最符合成本效果的干预及治疗相匹配是对医生的挑战。

肿瘤对患者本身就是一座无形的山,当患者无助地的面对疾病带来的痛苦时,怎么样在患者即将承受的痛苦之上,计划总结一套理念及其重要,我们认为"身心社灵"理念建立可以帮助患者及其家属重新回归美好的生活!

下面对"身心社灵"四维度进行阐述:① 身体照护。采取措施对肿瘤患者的痛苦症状(共40余种)进行干预,譬如癌痛规范化示范病房中的正规止痛五原则:口服给药、按时给药、按阶梯给药、用药个体化和注意具体细节;② 心理照护。及时了解和评估患者及其家庭心理层面上存在的问题,以此确定心理照护方案,帮助其建立良好的心理状态;③ 社会照护。通过与患者及其家属的交流沟通,志愿者和社工的参与,了解其家庭、社会背景资料,从而制定个人化的家庭社会照护方案,帮助患者回归家庭和社会,承担其相应的家庭和社会责任;④灵性照护。在延长生命的长度有限的情况下,拓展生命的宽度。正确引导患者发现生命的价值及意义,做好"四道"(道爱、道谢、道歉和道别)人生,正确认识临终和探索死亡的意义,以求寻找自己的心灵归宿及精神寄托;同时反向关怀家属和照看他(或她)的家属、医护人员、志愿者等,让逝者安息、生者释然。从某种意义上讲,所有的患者(而非只是晚期癌症的患者)都需要身心社灵的照护。

主要参考文献

[1] Servaes P, Gielissen M F, Verhagen S, et al. The course of severe fatigue in disease-free breast cancer patients: a longitudinal study[J]. Psychooncology, 2007, 16(9): 787-795.

[2] Coackley A, Hutchinson T, Saltmarsh P, et al. Assessment and management of fatigue in patients with advanced cancer: developing guidelines[J]. Int J Palliat Nurs, 2002, 8(8): 381-388.

[3] Berger A M, Mooney K, Alvarez-Perez A, et al. Cancer-Related Fatigue, Version 2.2015[J]. J Natl Compr Canc Netw, 2015, 13(8): 1012-1039.

[4] 王琦, 李峻岭. 癌因性疲劳的相关因素及发病机制[J]. 癌症进展, 2011, 9(1) 85-88.

[5] Ryan J L, Carroll J K, Ryan E P, et al. Mechanisms of cancer-related fatigue[J]. Oncologist, 2007, 12(Suppl 1): 22-34.

[6] Mohandas H, Jaganathan S K, Mani M P, et al. Cancer-related fatigue treatment: An overview[J]. J Cancer Res Ther, 2017, 13(6): 916-929.

[7] Minton O, Richardson A, Sharpe M, et al. A systematic review and meta-analysis of the pharmacological treatment of cancer-related fatigue[J]. J Natl Cancer Inst, 2008, 100(16): 1155-1166.

[8] Escalante C P, Kallen M A, Valdres R U, et al. Outcomes of a cancer-related fatigue clinic in a comprehensive cancer center[J]. J Pain Symptom Manage, 2010, 39(4): 691-701.

[9] Bower J E, Bak K, Berger A, et al. Screening, assessment, and management of fatigue in adult survivors of cancer: an American Society of Clinical oncology clinical practice guideline adaptation [J]. J Clin Oncol, 2014, 32(17): 1840-1850.

[10] Barsevick A M, Whitmer K, Sweeney C, et al. A pilot study examining energy conservation for cancer treatment-related fatigue[J]. Cancer Nurs, 2002, 25(5): 333-341.

[11] Gielissen M F, Verhagen C A, Bleijenberg G. Cognitive behaviour therapy for fatigued cancer survivors: long-term follow-up[J]. Br J Cancer, 2007, 97(5): 612-618.

[12] Duijts S F, Faber M M, Oldenburg H S, et al. Effectiveness of behavioral techniques and physical exercise on psychosocial functioning and health-related quality of life in breast cancer patients and survivors—a meta-analysis[J]. Psychooncology, 2011, 20(2): 115-126.

[13] van der Lee M L, Garssen B. Mindfulness-based cognitive therapy reduces chronic cancer-related fatigue: a treatment study[J]. Psychooncology, 2012, 21(3): 264-272.

[14] Jacobsen P B, Donovan K A, Vadaparampil S T, et al Systematic review and meta-analysis of psychological and activity-based interventions for cancer-related fatigue[J]. Health Psychol, 2007, 26(6): 660-667.

[15] Kangas M, Bovbjerg D H, Montgomery G H. Cancer-related fatigue: a systematic and meta-analytic review of non-pharmacological therapies for cancer patients[J]. Psychol Bull, 2008, 134(5): 700-741.

[16] 李锐, 邓云龙, 李亚莉, 等. 睡眠记忆巩固和靶向记忆再激活对认知行为治疗的影响[J]. 中国神经精神疾病杂志, 2018, 44(2): 121-124.

[17] Brown J K. A systematic review of the evidence on symptom management of cancer-related anorexia and cachexia[J]. Oncol Nurs Forum, 2002, 29(3): 517-532.

[18] Post-White J, Kinney M E, Savik K, et al. Therapeutic massage and healing touch improve symptoms in cancer[J]. Integr Cancer Ther, 2003, 2(4): 332-344.

[19] Cassileth B R, Vickers A J. Massage therapy for symptom control: outcome study at a major cancer center[J]. J Pain Symptom Manage, 2004, 28(3): 244-249.

[20] Wanchai A, Armer J M, Stewart B R. Nonpharmacologic supportive strategies to promote quality of life in patients experiencing cancer-related fatigue: a systematic review[J]. Clin J Oncol Nurs, 2011, 15(2): 203-214.

（赖金枝　杨静波）

第51章
癌症患者精神障碍的管理

近年来,恶性肿瘤发病率不断攀升。在罹患恶性肿瘤之后,患者需要面对躯体状态的改变、社会功能的下降或丧失,以及治疗及死亡的恐惧。自1975年在首届心理肿瘤学国际会议上正式确立了心理-肿瘤学分科,并成立了心理肿瘤研究机构以来,恶性肿瘤相关的抑郁问题逐渐受到关注。目前,世界卫生组织已将恶性肿瘤明确为一种社会心理性疾病。随着科学的发展,肿瘤的治疗理论逐步从单纯的抗肿瘤药物治疗,转变为肿瘤的综合治疗,再过渡到现在的提高生存率与改善生存质量并重,体现了现代医学越来越重视满足患者的生理、心理及社会各方面的需要。

癌症是一种严重威胁人们健康和正常生活的疾病,但随着恶性肿瘤的发生率逐年上升,治疗过程较为复杂,没有好的根治方法,尤其是癌症中晚期,病情进展较快,患者的生命周期明显缩短。因为疾病的严重性,给很多患者造成了心理上的创伤,出现不同程度的焦虑、抑郁、恐惧等不良情绪。在癌症中,肺癌是我国男性最常见的肿瘤,目前出现肺癌的呈现年轻化的趋势,具有进展快、病情重和预后差的特点。肺癌患者因为疾病本身的原因,会产生严重的不良情绪,对临床治疗和预后影响很大,可以促进癌症的复发、恶化和转移等,还会降低患者的生活幸福感,导致对生活充满恶意和增加医疗费用,给患者的生活造成极大的影响。随着临床上对心理状态的研究的不断深入,临床工作者越来越重视患者的心理状态变化,力求通过改善患者的心理状况,对于肺癌患者存在的情绪障碍进行梳理,减轻因为情绪障碍造成的临床治疗效果的降低,不断促进患者的康复和增强治疗效果。

肿瘤相关情绪障碍是指在恶性肿瘤的诊疗过程中出现的如疲劳、失眠、恐惧、悲观等的异常情绪或行为,以肿瘤相关性焦虑和抑郁较为常见。肿瘤相关性抑郁是一类以心境低落为主要表现,伴有不同程度的认知和行为障碍的疾病。而焦虑是指在排除脑器质性疾病及其他精神疾病前提下,具有恐惧、急躁、逃避等心理特点的一组精神障碍。约三分之二的癌症患者有明显的临床焦虑症状,其中以肺癌、妇科肿瘤及血液系统肿瘤居多。目前国内外对于恶性肿瘤相关焦虑、抑郁情绪障碍的发病机制仍存在较多争议。其中"下丘脑-垂体-肾上腺轴(HPA)"理论最受认可,该学说认为焦虑、抑郁等负性情绪作为应激源作用于糖皮质激素受体(GRs),使之脱敏引起通路的错误反馈,结果是HPA轴的过度激活,进而产生昼夜节律异常,出现失眠、烦躁、恐惧等心境。有研究发现抑郁症患者的促炎细胞因子水平较高,认为促炎因子如C反应蛋白(c-reactive protein, CRP)、白细胞介素-2(interleukin-2, IL-2)、白细胞介素-

6(interleukin-6, IL-6)、肿瘤坏死因子(tumor necrosis factor, TNF)等通过促进抑郁症中神经递质、神经内分泌功能等生理学异常,在肿瘤患者情绪障碍中起重要作用。此外,神经递质中谷氨酸的过量,也可能是肿瘤患者焦虑抑郁发生的主要机制之一。谷氨酸是中枢神经系统中最主要的兴奋性神经递质,是诱导机体维持日常学习、记忆的主要物质。过量的谷氨酸可导致兴奋性毒性,干扰突触形成,使得神经元处于持续激活兴奋状态而发生凋亡或退化,导致认知和行为障碍,而在临床上表现为焦虑、抑郁的负性情绪。

在恶性肿瘤患者所有的情绪障碍中,以抑郁障碍最为常见。抑郁是以躯体、情绪、行为表现为特征的心理生理状态,可损害健康相关的生活质量(包括躯体、情绪和社会功能)。从一些国外的报道中(主要包括发达国家,如美国和英国)可以看出,分别有0~38%和4.5%~58%的恶性肿瘤患者存在抑郁障碍和抑郁症状。从精神疾病的角度来看,影响抑郁患者生活质量最重要的因素是精力、情绪角色和心理健康情况。而对于恶性肿瘤患者来说,恶性肿瘤给患者带来的精力不足、疲乏无力,影响日常活动和情绪,同时放化疗引起患者的失眠、情绪低落、食欲减低,也严重地影响了患者的生活质量,增加患者的心理负担,从而增加抑郁的发生率。不同恶性肿瘤患者对与抑郁的易感性不同,可基于下述多种原因:对恶性肿瘤诊断的反应,恶性肿瘤所致的不适症状(例如疼痛、恶心和乏力),以及对疾病复发或恶化的担忧。此外,某些特定治疗(如大剂量干扰素治疗、放疗和化疗)的生理学效应也会引发抑郁。确诊恶性肿瘤后的抑郁是可以纠正的。然而,有些患者持续处于高水平抑郁和焦虑状态,达数周甚至数月。恶性肿瘤患者中抑郁发生率明显高于普通人群,也高于一般普内科患者,其加重治疗不良反应,影响治疗效果,降低患者生活质量,并导致患者遵医行为改变、住院时间延长及医疗费用增加等。另有研究表明,抑郁者易患恶性肿瘤,恶性肿瘤患者高发抑郁,抑郁障碍与恶性肿瘤共病现状普遍存在,两者相互影响,加重患者身心痛苦,而识别和治疗恶性肿瘤伴发的抑郁障碍,对提高肿瘤患者的生存质量、改善其预后有重要意义;早期发现抑郁并积极干预能减少抑郁症状,缩短住院时间、降低医疗费用,甚至可能提高患者的生存率。总之,抑郁状态对肿瘤的全程包括发生、发展、死亡和转归均有不容忽视的影响,特别对肿瘤患者的治疗和康复意义重大。而目前的状况是,大多数肿瘤患者的抑郁状态未能被及时识别和有效治疗,且抑郁状态反过来又影响患者的住院时间、用药依从性、自我照料能力和生活质量。因此,识别和治疗肿瘤患者的抑郁症已成为医护人员面临的迫切任务。

肿瘤相关抑郁的影响因素主要包括:

(1)性别　目前几乎所有涉及性别和肿瘤抑郁相关的研究均认为,女性恶性肿瘤患者的抑郁发生率高于男性。且已证实雌激素水平下降与女性抑郁症状有关,故对于可使用激素替代疗法的患者,可以此协助减轻其抑郁症状。

(2)年龄　对于年龄与肿瘤抑郁的关系,主要分为两类观点,一类观点认为与之无关,而另一类观点则指出年龄越小,肿瘤抑郁的发病率越高,虽然也有少量研究提出相反意见,如年龄>65岁与肿瘤抑郁有关,但与之得出相同结论且接受该观点的学者较少。

(3)疲劳　大部分研究均认为,疲劳与抑郁呈显著正相关,尤其是对于化疗患者而言,化疗相关性疲劳较普遍且程度较严重、持续时间长,极大地影响了患者的情绪状态,导致抑郁;而抑郁这一不良心理反应还有可能在一定程度上反过来加重疲劳。这可能是由于疲劳与抑郁处于相同的通路,机制相同所致。

(4)疼痛　疼痛与肿瘤患者抑郁发生明显相关,且疼痛强度与抑郁评分存在明显正相关。

(5)其他因素　文化程度对恶性肿瘤患者的抑郁有一定的影响作用,文化程度越高的患者抑郁发生率越低,此外,KPS评分下降、收入状况差的患者,其抑郁的发生率也相应高。齐元富等的研究显示,不同中医辨证分型肿瘤相关性抑郁发生率不同,其中肝气郁结和气郁化火者抑郁发生率高,其次为痰气郁结者,其他辨证分型发生率较少。抑郁除了与患者上述不可变的因素有关之外,还与一些可变因素相关,例如,对于胃肠道肿瘤患者,围手术期对病情的了解程度、手术的恐惧感、手术根治的效果、术后生活质量、就业和工作前途的担忧等因素均与抑郁的发生显著相关。

(6)肿瘤抑郁与治疗的关系　肿瘤患者的抑郁伴随着整个治疗过程,故在治疗的不同阶段肿瘤抑郁的情况会有所不同。对于宫颈癌患者,放疗的前期、中期、后期抑郁的患病率是不同的,抑郁症状随时间的推移而减少。相似地,有研究显示,对于手术患者,术前的抑郁状态高于术后。其原因可能与对肿瘤外科手术的畏惧心理有关。这提醒我们,要格外关注肿瘤患者治疗前的抑郁症状,避免导致治疗过程中,因抑郁引起疗效的下降、治疗的失败。对于肿瘤抑郁的筛查,尽管用于评价抑郁的量表较多,但临床使用较为混乱,应尽早建立并使用统一的量表,使对肿瘤抑郁的评估可横向可比。

主要参考文献

[1]　Sun H, Sudip T, Fu X, et al. Cachexia is associated with depression, anxiety and quality of life in cancer patients[J]. BMJ Support Palliat Care, 2020, bmjspcare-2019-002176.

[2]　Pace T W, Miller A H. Cytokines and glucocorticoid receptor signaling. Relevance to major depression[J]. Ann N Y Acad Sci, 2009, 1179: 86-105.

[3]　McFarland D C, Jutagir D R, Rosenfeld B, et al. Depression and inflammation among epidermal growth factor receptor (EGFR) mutant nonsmall cell lung cancer patients[J]. Psychooncology, 2019, 28(7): 1461-1469.

[4]　Murrough J W, Abdallah C G, Mathew S J. Targeting glutamate signalling in depression: progress and prospects[J]. Nat Rev Drug Discov, 2017, 16(7): 472-486

[5]　Hotopf M, Chidgey J, Addington-Hall J, et al. Depression in advanced disease: a systematic re-

view Part 1. Prevalence and case finding[J]. Palliat Med, 2002, 16(2): 81-97.

[6] Pinquart M, Duberstein P R. Depression and cancer mortality: a meta-analysis[J]. Psychol Med, 2010, 40(11): 1797-1810.

（赵爱月　江振建）

第十篇　肺癌的减症治疗和替代治疗

673

活得幸福与死得安详同样都是一种艺术。

——伊壁鸠鲁

一、临终关怀/缓和医疗主要服务对象

1 临终关怀

（1）疾病终末期，出现症状；

（2）拒绝原发疾病的检查、诊断和治疗；

（3）接受临终关怀的理念，具有临终关怀的需求和意愿。

2 缓和医疗

（1）疾病早期，但尚未进展至终末期；

（2）出现症状，不论疾病的阶段和预后，可以在治愈疾病这个目标下进行；

（3）具有缓和医疗的需求和意愿。

二、WHO 提出姑息治疗/缓和医疗的三大原则

（1）肯定生命的价值并承认死亡是一种正常过程；

（2）既不刻意加速，也不刻意延迟死亡；

（3）提供方案缓解疼痛和其他令人痛苦的症状。

三、世界缓和医疗联盟提出的缓和医疗实践原则

（1）早期发现问题并全面评估和处理；

（2）提高生活质量，促进尊严和舒适，也可能对疾病进程产生积极影响；

（3）在整个疾病过程中为患者及其家人提供支持；

（4）与严重或限制生命的疾病问题结合考虑，并加以预防、早期诊断和治疗；

（5）适用于疾病早期，与其他旨在延长生命的治疗共同使用；

（6）为临终时价值存疑的疾病缓解和生命维持治疗提供替代方案，并协助关于生命维持治疗的优化利用决策；

（7）适用于患有严重或危及生命疾病并长期遭受身体、心理、社会或精神痛苦的患者；

（8）如果需要，在患者去世后为家庭成员提供丧亲后支持；

（9）旨在减轻因病致贫对患者和家庭的影响，避免因疾病导致经济困难；

（10）不是加速死亡，而是提供必要的治疗，根据患者的需求和价值观为其提供足够的舒适度；

（11）应由各级卫生服务系统的医务人员提供，包括初级卫生服务提供者，全科医生和专科医生；提供不同层次（基础-中等-专业）的缓和医疗技能培训；

（12）鼓励社区和民众积极参与；

（13）在各级卫生服务系统提供门诊、住院和居家照护；

（14）提供连续性服务，从而强化卫生服务系统。

四、开展姑息治疗/缓和医疗的意义

1 患方获益

患者的痛苦症状受到关注和积极处理，能够有尊严地走完生命最后一程；家属心灵受到照顾和开解，亲人得以善终，也能够更加坦然地面对亲人的离去；

2 医方获益

医患关系得到改善的同时，患者配合治疗且更加舒适坦然地走完最后一程，也使医方减少职业耗竭感；

3 国家获益

减少不必要的过度医疗，如临终患者心肺复苏抢救，重症病房监护，能够使得有限的医疗资源得到更加合理的使用。

五、诠释姑息治疗/缓和医疗意义的案例

那是一个鼻咽癌患者，上有年迈双亲，下有年幼稚子，旁有辛劳妻子。纵然辗转多处，积极配合治疗，可是癌症是那么强悍而无情，从未顾及这个家庭有多么需要这位年轻的男子，只是一意孤行地想要占据他身体的各个角落，带他前往另一个世界。

在看着病人病情逐渐恶化,似乎能够预见生命的终点的时候,医生终究想再为他做点什么,让他充满遗憾的生命旅程,在终点时哪怕有一次圆满。那是6月1日,所有孩子期盼的节日,期盼双亲的陪伴,期盼心仪已久的礼物,而医生们,仅仅只是想让他们父子俩,最后再过一次儿童节。孩童的欢声笑语充满的冷清的病房,别开生面的六一儿童节活动如期而至。可是癌魔似乎觉得这场欢乐对他已经是网开一面的恩赐,迫不及待地要结束这份恩典。病人的生命体征逐渐衰弱,懵懂无知,天真烂漫的孩子被转移到了隔壁,此间却已如同人间冰窟,医生为他换上洁净的衣物,陪他等待另一个世界大门的开启。隔壁依稀传来孩童的笑声,和此间全然不同,但他此时一定是欣慰而开心的,因为父母一生所愿,不就求子女一世长安吗,所求得尝,也算得上一场圆满。后来,患者妻子在一次分享中回忆起那天,说道:故人此生绝不能想象得到,在他人生的最后还有意识的时光里,是这位和他毫无血缘、毫无干系、甚至生前还会偶有埋怨的医生陪伴着他,这是一个我从来没有遇到过的医生,医者仁心,能做到这程度,真的是罕见至极。所以,即使无法挽留即将流逝的生命,但给予的善意也会不朽。

故此,缓和医疗让患者有尊严有意义走完人生最后一程的同时也让医生的人生与社会价值得到认可,是共赢的结局。

六、终末期患者的定义

我国对临终患者的定义是,医学上已经判定在当前医学技术水平条件下治愈无望、估计在6个月内将要死亡的人。

七、生命末期整体关怀原则

(1)生命末期关怀的关键是要与患者/家属进行良好的交流;

(2)由资深的医生评估,确认排除可逆转原因;

(3)确认患者将在几天或几个小时内死亡是不可逆转的;

(4)必须迅速为患者创建个体化的关怀计划;

(5)对有能力作决定的患者,记载患者对预后的理解和现实的期待;

(6)关注应优先解决的困扰,包括在哪里死亡等;

(7)缺乏能力作决定的患者,评估并确认先前所作决定的记录和文件,例如遗嘱、临终阶段是否进行心肺复苏等;

(8)必要时酌情与监护人/家属再交流和确认;

八、生命末期患者症状处理原则

1 评估
应该在处理之前进行评估,找出引起症状的原因是治疗有效的关键;

2 解释
尊重患者及家属的知情同意权,在制定治疗方案前,告知患者或家属检查结果,并在其同意下制定实施治疗方案;

3 处理
尽管疾病无法治愈,但恰当处理手段一般能够缓解患者的痛苦症状;

4 动态监测
个体差异使得一些特殊药物的用量难以预测,动态监测是评估患者最适治疗方案的重要手段;

5 注意细节
患者的特殊性、症状的复杂性使得细节在终末期医疗照护中显得更加重要。

九、姑息照护和临终关怀护理在晚期肿瘤患者中的应用

1 心理护理
晚期肿瘤患者会出现严重的心理障碍,主要表现为恐惧、绝望、烦躁、抑郁等。为了改善患者的心理状态,要加强相互之间的沟通交流工作,并采取合理的心理护理;在交流时,要使用通俗易懂的语言、温和友好的语气,使患者了解自己的疾病,然后给予患者鼓励和引导,使患者以良好的心态接受现实情况。在护理的过程中,护理人员要透漏出理解、支持的心态,多从患者的角度出发,认真了解患者的内心想法,为患者所遇到的问题出谋划策,减少患者的痛苦;在对患者护理的同时,需要积极地与患者家属沟通,向其说明患者的情况,以获得家属的支持。在患者最后的时光里,要求患者家属多陪伴患者,为患者提供精神和情感上的支持,家属在患者面前要保持积极乐观的态度,使患者受到感染,进而调节患者心态。向患者及其家属说明生命的意义,让其认识到生老病死的规律,促使患者更为坦然面对死亡。

2 疼痛护理
患者在最后的时光里,护理人员要保持病房的干净、卫生、舒适,使患者的身心得到更好的放松;在查房的过程中,注意观察患者的临床症状,询问患者的身体状况,对患者的疼痛感进行评估,对不同疼痛程度的患者,实施不同的止痛护理和治

疗;若患者有轻度的疼痛症状,在止痛时可以使用非阿片类药物,或者通过其他方法转移其注意力,以有效降低疼痛;若患者为中度疼痛症状,则需要给予患者非阿片类止痛药和弱阿片类止痛药联合治疗;若患者为重度疼痛,则需要使用强阿片类药物进行止痛;在使用药物止痛时,要保证用药的合理性和安全性。

3 并发症护理

晚期肿瘤患者会出现恶心、呕吐、躁动、呼吸困难、尿潴留等多种并发症,这些症状的出现会严重影响患者的身心健康和生活质量,因此护理人员要注意观察患者的临床症状,若患者出现并发症后要及时进行处理,以减少并发症对患者的危害。

4 饮食护理

晚期肿瘤患者的身体功能出现严重的障碍,患者无法正常的进食,并且会出现长时间营养消耗的情况;在对患者实施放疗治疗后,更容易出现恶心呕吐、食欲减退、营养不良的症状,影响其生活质量;在饮食护理时,要结合患者的身体情况和饮食习惯进行护理,饮食要以易消化为标准,增加维生素和蛋白质等物质的摄入,可以以流质食物或者半流质食物为主,保持少食多餐,保证身体营养的需求。

5 排泄护理

晚期肿瘤患者的身体功能严重受损,多会出现大小便失禁、腹泻的症状,这时患者往往伴有生活不能自理的情况,因此要为患者做好排泄的护理工作;患者在每次排便后要轻柔地进行擦洗,在肛门周围涂抹凡士林油,以保证其肛门和会阴部位的清洁;对于尿失禁患者,可以给予其导尿护理,保持会阴部位的干燥。对于长时间卧床患者,其会出现便秘、腹胀等情况,这时给予其合理的饮食调整,或者口服缓泻剂,在必要时可以灌肠处理。

十、志愿者团队在姑息治疗、缓和医疗实施中的作用

缓和医疗志愿者服务对象包括患者、家属及缓和医疗团队成员。相比于医护,志愿者更容易与患者及家属建立相互信任的关系,能够作为桥梁沟通医患相关,去完成很多医生无法完成的任务。他们更容易站在患者的角度思考问题,为患者提供个体化、全方位的陪伴、安慰与关怀,以提高患者生存质量,协助医护人员控制及缓解患者症状,缓解患者及家属的悲痛,帮助患者及家属理解并适应现状,安宁祥和地迎接生命终点。同时,具有专业知识的志愿者能够为患者提供专业的帮助,如心理咨询师可为患者及家属提供专业的心理咨询;律师可为患者及家属提供遗嘱等方面的建议;有丰富社会组织经验的人还可以为有需要的患者及家属提供筹款等帮助。总之,志愿者团队是姑息治疗/缓和医疗实施的重要助手,能够从各方面补充医生对其他领域知识的欠缺。

十一、不可治愈患者的居家治疗和安宁疗护中医护人员，患者、家属和志愿者分别能做的事情

（1）找到当地的医生（卫生院或者诊所都可以），再联系主诊医生指导他们用药。控制身体的一些痛苦（有四十余种症状）。

（2）协助和诱导患者本人做好四道人生告别题，道爱，道谢，道歉，最后7~30 d的道别！

（3）试探性询问，患者还有什么愿望和遗嘱。尽可能帮他们完成。回忆人生和坦然地面对！

（4）做好精美相册（包括患者的童年、少年、青年及婚礼的照片、儿女的童年、少年、青年、结婚照片，孙子孙女的美照），共同回忆温馨美好的时光！

（5）反向关怀是指患者对亲友、专业照顾团队、爱心人士怀感恩之情，知道如何给予反馈，愿意并采取行动对他们给予反向关怀，获得心理、灵性的连接与互动，达到患者善终、家属善别的目标，这是对患者实施反向关怀最大的激励。反向关怀具体方法可分为言语反向关怀、行为反向关怀、物品反向关怀和精神反向关怀，反向关怀的层次可分"立言、立功、立德"三个层次。

（6）尽量帮助患者相对没有遗憾而有尊严地走，有时候比用药更重要！身心社灵四方面都很重要！一个人的灵性通俗来说就是指人与"天人物我"的联系状态。嵌入性灵性照护的具体临床实践可以围绕"五觉"陪伴法展开，即在视觉、听觉、嗅觉、味觉及触觉五个方面嵌入灵性照护的元素，去照顾病人，与患者建立和谐的人际关系，并陪伴患者共同探寻灵性的世界。

十二、终末期医疗照护现状与思考

据WHO统计，每年约有4 000万人需要姑息治疗，其中约2 000万人需要临终关怀治疗，然而仅有大约300万人能够获得所需的临终关怀治疗。我国发布的《中国恶性肿瘤流行情况分析》报告指出：全国2015年新发恶性肿瘤病例约392.9万例，死亡病例约233.8万，说明我国需要终末期医疗照护的数量庞大。美国国家综合癌症网络（NCCN）指南推荐将缓和医疗纳入癌症综合治疗范畴，这一理念逐渐被人们所重视。但《2015年度死亡质量指数》研究报告显示，在对全球80个国家和地区有关"死亡质量指数"的排名调查发现，中国内地位于第71位，而"死亡质量指数"是衡量姑息治疗供应质量的指标。研究显示，中国约只有0.7%数量的医院提供姑息治疗与

临终关怀治疗服务。由此可见,终末期医疗照护在我国的实施与发展仍任重而道远。究其原因,可能有以下几个方面:

(1)临终关怀服务成本高、收益小,国家、患者及家属经济负担大。对此,国家、家属共同承担的同时,可鼓励社会支援。

(2)缺乏充足的法律依据导致临床实践的困难;对此,相关部门应逐渐完善立法,保障终末期医疗照护实施的合法性。

(3)我国缺乏死亡教育,国人忌谈生死。对此,应加强国人的死亡教育,理解死亡是每个人的必经之路。

(4)国人缺乏临终关怀、安宁疗护等相关理念的科普,认为这是安乐死。对此,国家与医方应积极参与到国人相关理念的科普中。目前相关概念仍是从国外引进,但中西方文化差异大,很多理念不适合中国国情和文化背景,因此,应该制定符合自己国情的理念和实施方案。

(5)医护均将重心放在先进治疗手段的学习和研究中,而忽略了终末期医疗照护的重要性。科普缓和医疗/安宁疗护的重要性,鼓励医护积极参与和学习。

(6)医护在繁重的工作下无力承担临终关怀服务耗时、耗力的压力。对此,大型综合医院应主要承担宣教和指导的任务,有条件的三甲医院,如果国家政策支持,可以模拟全科基地的学科建设,建立区域性的安宁疗护基地,培训基层医院医护人员对终末期患者的照护能力,并提供技术层面的支持和指导。

主要参考文献

[1] 李惠玲.临终关怀指导手册[M].苏州:苏州大学出版社,2014.

[2] 刘丰.开启你的高维智慧[M].北京:中国青年出版社,2020.

[3] 欧文·亚隆著.张怡玲译.给心理治疗师的礼物[M].北京:中国轻工业出版社,2019:37.

[4] 纪慈恩.遗愿清单[M].武汉:长江文艺出版社,2018.

[5] 路桂军.见证生命见证爱[M].广西:广西师范大学出版社,2020.

[6] 艾莉丝·摩根.从故事到疗愈—叙事治疗入门[M].台北:心灵工坊文化事业股份有限公司,2008.

[7] 罗伯特·内米耶尔著.王建平译.哀伤治疗[M].北京:机械工业出版社,2019.

(许天文　邱燕如)